职业病三级预防

理论与实践

主　编　曾　强

副主编　李晓林　王　欣

　　　　张　明　李树新

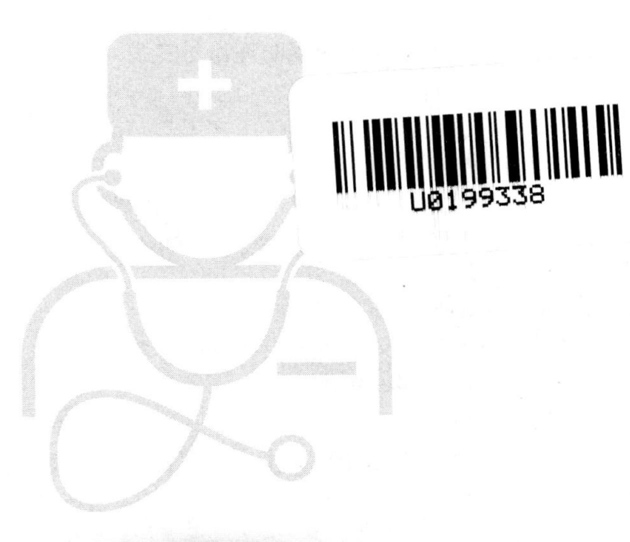

人民卫生出版社

·北　京·

图书在版编目（CIP）数据

职业病三级预防理论与实践 / 曾强主编. —北京：人民卫生出版社，2022.7

ISBN 978-7-117-33216-3

Ⅰ. ①职… Ⅱ. ①曾… Ⅲ. ①职业病—预防（卫生）Ⅳ. ①R135

中国版本图书馆 CIP 数据核字（2022）第 102322 号

人卫智网	www.ipmph.com	医学教育、学术、考试、健康，购书智慧智能综合服务平台
人卫官网	www.pmph.com	人卫官方资讯发布平台

职业病三级预防理论与实践

Zhiyebing San Ji Yufang Lilun yu Shijian

主　　编：曾　强
出版发行：人民卫生出版社（中继线 010-59780011）
地　　址：北京市朝阳区潘家园南里 19 号
邮　　编：100021
E - mail：pmph @ pmph.com
购书热线：010-59787592　010-59787584　010-65264830
印　　刷：北京汇林印务有限公司
经　　销：新华书店
开　　本：787 × 1092　1/16　　印张：51
字　　数：1241 千字
版　　次：2022 年 7 月第 1 版
印　　次：2022 年 7 月第 1 次印刷
标准书号：ISBN 978-7-117-33216-3
定　　价：179.00 元
打击盗版举报电话：010-59787491　E-mail：WQ @ pmph.com
质量问题联系电话：010-59787234　E-mail：zhiliang @ pmph.com
数字融合服务电话：4001118166　E-mail：zengzhi @ pmph.com

编委单位及编委名单

（以汉语拼音为序）

北京大学	陈章健
广东省职业病防治院	严茂胜
广东药科大学	陈青松
广州医科大学	邓棋霏
南开大学	刘　畅
深圳市南山区慢性病防治院	张钊瑞
深圳市职业病防治院	林大枫　张　明
首都医科大学	陈　田
天津市疾病预防控制中心	崔玉山　杜钟庆　封琳敏　高　申　韩　承　李　培　李晓林　李旭东　刘　静　刘　彦　刘保峰　刘春旭　刘蒙蒙　刘义涛　倪　洋　牛　振　秦汝男　任　婕　王　欣　杨雪莹　曾　强　张继勉　赵　雪
天津市胸科医院	马　静
天津医科大学	陈　曦　杨巧云　张　强　张利文
天津医科大学肿瘤医院	李　莲
中国医科大学	刘芳炜
中国医学科学院放射医学研究所	李树新
学术秘书	李　培　李旭东　赵　雪

序

党的十八大以来，以习近平同志为核心的党中央把维护人民健康摆在更加突出的位置，召开全国卫生与健康大会，确立新时期卫生与健康工作方针，发出建设健康中国的号召，明确了建设健康中国的大政方针和行动纲领。习近平总书记关于健康中国建设的重要论述，立意高远，内涵丰富，思想深刻。习近平总书记在党的十九大报告中指出："人民健康是民族昌盛和国家富强的重要标志。要完善国民健康政策，为人民群众提供全方位全周期健康服务。"职业人群是我国经济社会发展的生力军和中坚力量，职业人群的数量占总人口约55%，并且大多数职业人群的职业生涯占其生命周期的二分之一，而且是黄金时期，因此要保障全人群全生命周期的健康，就要保证职业人群的健康，没有职业人群的健康，就不可能有全民的健康，职业卫生发展是重中之重。

目前，一方面，我国职业危害和职业病防治成效明显，但问题仍然突出，职业病危害形势依然严峻；另一方面，我国社会主要矛盾已经转化为人民日益增长的美好生活需要和不平衡不充分的发展之间的矛盾。习近平总书记在全国卫生与健康大会上强调，要坚定不移贯彻预防为主方针，坚持防治结合、联防联控、群防群控，努力为人民群众提供全生命周期的卫生与健康服务。孙春兰副总理在职业病防治工作推进会上也指出，防控职业病要关口前移、重在抓防。保护职业人群健康，预防，特别是病因预防是最经济最有效的策略。面对职业健康老问题与新挑战共存，劳动者面临多重疾病威胁、多种健康影响因素交织的复杂局面，做好职业病的三级预防，建立并完善职业病三级预防体系，将有力推进新时代劳动者职业健康保护工作，为满足人民日益增长的美好生活需要奠定重要的基础。

"十四五"时期我国将进入新的发展阶段，职业健康被纳入大卫生、大健康的范畴统一管理，成为实施健康中国战略的一个重要战场，职业卫生科研工作者应全面为劳动者构筑职业安全健康屏障提供技术保障。职业病预防的前沿关口要延伸到各类用人单位、各种职业领域和职业者本身中，通过针对性地采取革新工艺设备、加强职业卫生防护、定期进行职业健康检查等措施，降低职业危害因素的风险，充分发挥三级预防策略的作用，持续为劳动者的全面健康保驾护航。

很欣慰看到这些中青年的职业卫生科技工作者组织编写了这本《职业病三级预防理论与实践》，该书参照国家现行的职业病目录，并考虑即将修订的职业病目录，从职业病三级预

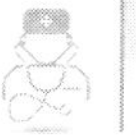

防的角度出发进行详细阐述。本书的出版将为政府相关管理部门、企业职业健康管理部门、职业卫生专业技术人员和劳动者提供新的参考资料。希望本书可以为进一步加强职业人群健康管理和完善职业健康体系提供一定的帮助，同时为保护职业人群健康、建设健康中国贡献专业力量。

中国工程院院士　华中科技大学　邬堂春　教授

2022 年 3 月

前　言

随着健康中国战略的展开，职业健康将由传统的以职业病防治为中心，转向以职业人群全人群、全周期的全面职业健康管理为中心。实施职业健康保护行动，强化政府监管职责，督促用人单位落实主体责任，对维护全体劳动者生命安全和身体健康起着至关重要的作用。随着我国经济的快速发展和工业化、城镇化进程不断推进，当前我国的职业病危害形势依然十分严峻。因此，构建高效的职业病三级预防管理体系，提高劳动者对职业病防治的认知和自我保护技能，是目前我国职业病防控领域亟待解决的关键问题。中共中央、国务院发布的《"健康中国 2030"规划纲要》中提到了职业健康安全要加强建立分级分类监管机制，对职业病危害高风险企业实施重点监管，面对目前职业健康的风险和挑战，应进一步完善职业安全卫生标准体系，解决职业健康服务的可及性、公正性和公平性，切实保护劳动者的健康权益。

职业病的防治工作重在坚持"预防为主，防治结合"的方针，"预防为主"是做好职业病防治工作的基础和前提。职业人群的健康关系到"健康中国"和全面建成小康社会目标的顺利实现，对于促进国民经济高质量发展和推动人类社会进步具有重要意义。"三级预防理论"作为预防医学的基本准则也同样适用于职业病防治工作，面对劳动者在职业活动中接触的职业病危害因素多样、复杂的情况，应该按照三级预防理论对职业病加以预防和控制，特别是要做好一级预防，全面提高职业病综合防治的能力和水平。

为了防止职业病的发生，必须针对每种具体的职业病采取积极的职业危害防治措施，通过生产工艺设备革新、职业安全卫生防护、职业健康检查等方面降低职业危害因素的风险，充分发挥三级预防策略的作用，为职业健康安全保驾护航。本书遵循上述目的，主要依据我国现行的《职业病分类和目录》中十类 132 种法定职业病，同时考虑了 2021 年国家卫生健康委发布的《职业病分类和目录》(征求意见稿) 中涉及的新增职业病，从三级预防的角度提出各类职业病预防控制要点，结合经典案例详细阐述预防某类或某种职业病的三级预防理论和策略。全书共有 22 章，涉及职业病近 140 种。

本书可供疾病预防控制机构从事职业病防治的专业人员、卫生行政部门管理和监督执法人员、医疗机构和职业健康检查机构从事职业病诊断、治疗和健康检查的医护人员、职业卫生技术服务机构技术人员、医学院校师生阅读参考，也可作为向企业管理者、职业健康安全管理与技术人员、劳动者普及职业病防治知识的培训教材。

本书编写过程中，全体编委通力合作，尽心编好每个章节，本书学术秘书花了大量时间进行全书书稿的合并整理、格式修改等工作。但由于编写人员知识水平、编写时间和经验有限，书中难免出现疏漏或不妥之处，敬请广大读者批评指正，以便再版时进一步修订和完善。

曾　强

2021 年 12 月

目　　录

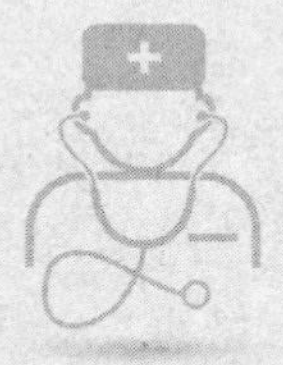

第一章 绪 论

第一节 职业病概述

为推进健康中国建设，提高人民健康水平，中共中央、国务院制定了《“健康中国2030”规划纲要》，职业病防治属于该纲要中“完善公共安全体系”的重要组成部分，主要包括推动企业落实主体责任，推进职业病危害源头治理，开展职业病危害基本情况普查，健全有针对性的健康干预措施；进一步完善职业安全卫生标准体系，建立完善重点职业病监测与职业病危害因素监测、报告和管理网络，遏制尘肺病和职业中毒高发势头；开展重点行业领域职业病危害专项治理；强化职业病报告制度，开展用人单位职业健康促进工作，预防和控制职业病发生。职业病防治迎来了历史性机遇和挑战。如何有效防治职业病成为了预防医学和职业病防治工作者需要解决的重要公共卫生问题，三级预防理论作为疾病预防的法宝，特别是一级预防，可从根本上消除或控制疾病的发生，职业病是一种可预防的疾病，阐述职业病三级预防理论和实践，对于消除或控制职业病的发生具有重要作用。

一、职业病的定义

职业病有广义和狭义两种定义。在医学含义上，广义的职业病是指职业性有害因素作用于人体的强度与时间超过一定限度，人体不能代偿其所造成的功能性或器质性病理改变，从而出现相应的临床征象，影响劳动力的疾病，即职业性有害因素所引起的特定疾病均可称为职业病。《中华人民共和国职业病防治法》（以下简称《职业病防治法》）也对职业病进行了定义，即企业、事业单位和个体经济组织等用人单位的劳动者在职业活动中，因接触粉尘、放射性物质和其他有毒、有害因素而引起的疾病，也就是指目前国家公布的《职业病分类和目录》（国卫疾控发〔2013〕48号）中规定的共十类132种法定职业病。但《职业病分类和目录》所规定的法定职业病并不是一成不变的，随着我国社会经济水平的不断发展，法定职业病的病种可能会有所变化，因此《职业病分类和目录》也可能随时进行修正。本书中所涉及的法定职业病以目前国家公布的《职业病分类和目录》（国卫疾控发〔2013〕48号）为依据，同时考虑了2021年国家卫生健康委职业健康司发布的《职业病分类和目录》（征求意见稿）。

根据《职业病防治法》对职业病的定义，可见劳动者在直接或间接接触职业有害因素时，不一定都会发生职业病，职业病需必备如下4个条件：

（1）患者需是企业、事业单位或个体经济组织等用人单位的劳动者。

（2）必须是因从事职业活动导致的患病。

（3）必须是因为接触粉尘、放射性物质或其他有毒、有害因素而引起的疾病。

（4）必须是国家公布的《职业病分类和目录》中规定的法定职业病。

二、职业病的特点

职业病具有5个特点：

（1）病因具有特异性：只有接触职业性有害因素后才可能患职业病。在诊断职业病时必须有职业史、职业性有害因素接触的调查以及现场调查的证据均可明确具体接触的职业性有害因素。

（2）病因大多可检测：病因可通过对职业性有害因素的接触评估进行检测。并且在一定范围内能呈现剂量-反应关系。

（3）不同接触人群的发病特征不同：在不同职业性有害因素的接触人群中，常有不同的发病集丛；由于接触情况和个体差异不同，可造成不同接触人群的发病特征不同。

（4）早期诊断，合理处理，预后较好；但仅指治疗患者，无助于保护仍在接触人群的健康。

（5）大多数职业病目前尚缺乏特效治疗，应加强保护人群健康的预防措施。

三、职业病的分类及调整

1957年我国首次发布了《关于试行“职业病范围和职业病患者处理办法”的规定》，将职业病确定为14种；1987年对其进行调整，增加至九类99种。2002年，原卫生部联合原劳动保障部发布了《职业病目录》，将职业病增加到十类115种。2013年，为了切实保障我国经济快速发展过程中劳动者的健康及其相关权益，根据《职业病防治法》的有关规定，国家卫生计生委、国家安全监管总局、人力资源社会保障部和全国总工会联合对《职业病分类和目录》进行了调整，原卫生部联合原劳动保障部发布的《职业病目录》同时废止。综上可见，随着我国社会经济水平的不断发展，《职业病分类和目录》也会随之进行不断的更新和修正。目前我国《职业病分类和目录》中规定的法定职业病共十类132种，具体如下：

（一）职业性尘肺病及其他呼吸系统疾病（19种）

1. 尘肺病（肺尘埃沉着病）（13种） 矽肺（硅肺，硅沉着病），煤工尘肺，石墨尘肺，碳黑尘肺，石棉肺，滑石尘肺，水泥尘肺，云母尘肺，陶工尘肺，铝尘肺，电焊工尘肺，铸工尘肺，其他尘肺病。

2. 其他呼吸系统疾病（6种） 过敏性肺炎，棉尘病，哮喘，金属及其化合物粉尘肺沉着病（锡、铁、锑、钡及其化合物等），刺激性化学物所致慢性阻塞性肺疾病，硬金属肺病。

（二）职业性皮肤病（9种）

接触性皮炎，光接触性皮炎，电光性皮炎，黑变病，痤疮，溃疡，化学性皮肤灼伤，白斑，其

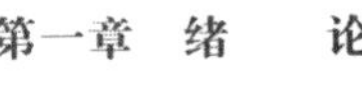

他职业性皮肤病。

（三）职业性眼病（3 种）

化学性眼部灼伤，电光性眼炎，白内障（含放射性白内障、三硝基甲苯白内障）。

（四）职业性耳鼻喉口腔疾病（4 种）

噪声聋，铬鼻病，牙酸蚀病，爆震聋。

（五）职业性化学中毒（60 种）

铅及其化合物中毒（不包括四乙基铅），汞及其化合物中毒，锰及其化合物中毒，镉及其化合物中毒，铍病，铊及其化合物中毒，钡及其化合物中毒，钒及其化合物中毒，磷及其化合物中毒，砷及其化合物中毒，铀及其化合物中毒，砷化氢中毒，氯气中毒，二氧化硫中毒，光气中毒，氨中毒，偏二甲基肼中毒，氮氧化合物中毒，一氧化碳中毒，二硫化碳中毒，硫化氢中毒，磷化氢、磷化锌、磷化铝中毒，氟及其无机化合物中毒，氰及腈类化合物中毒，四乙基铅中毒，有机锡中毒，羰基镍中毒，苯中毒，甲苯中毒，二甲苯中毒，正己烷中毒，汽油中毒，一甲胺中毒，有机氟聚合物单体及其热裂解物中毒，二氯乙烷中毒，四氯化碳中毒，氯乙烯中毒，三氯乙烯中毒，氯丙烯中毒，氯丁二烯中毒，苯的氨基及硝基化合物（不包括三硝基甲苯）中毒，三硝基甲苯中毒，甲醇中毒，酚中毒，五氯酚（钠）中毒，甲醛中毒，硫酸二甲酯中毒，丙烯酰胺中毒，二甲基甲酰胺中毒，有机磷中毒，氨基甲酸酯类中毒，杀虫脒中毒，溴甲烷中毒，拟除虫菊酯类中毒，铟及其化合物中毒，溴丙烷中毒，碘甲烷中毒，氯乙酸中毒，环氧乙烷中毒，其他化学中毒。

（六）物理因素所致职业病（7 种）

中暑，减压病，高原病，航空病，手臂振动病，激光所致眼（角膜、晶状体、视网膜）损伤，冻伤。

（七）职业性放射性疾病（11 种）

外照射急性放射病，外照射亚急性放射病，外照射慢性放射病，内照射放射病，放射性皮肤疾病，放射性肿瘤（含矿工高氡暴露所致肺癌），放射性骨损伤，放射性甲状腺疾病，放射性性腺疾病，放射复合伤，其他放射性损伤。

（八）职业性传染病（5 种）

炭疽，森林脑炎，布鲁氏菌病，艾滋病（限于医疗卫生人员及人民警察），莱姆病。

（九）职业性肿瘤（11 种）

石棉所致肺癌、间皮瘤，联苯胺所致膀胱癌，苯所致白血病，氯甲醚、双氯甲醚所致肺癌，砷及其化合物所致肺癌、皮肤癌，氯乙烯所致肝血管肉瘤，焦炉逸散物所致肺癌，六价铬化合物所致肺癌，毛沸石所致肺癌、胸膜间皮瘤，煤焦油、煤焦油沥青、石油沥青所致皮肤癌，β- 萘胺所致膀胱癌。

（十）其他职业病（3 种）

金属烟热，滑囊炎（限于井下工人），股静脉血栓综合征、股动脉闭塞症或淋巴管闭塞症（限于刮研作业人员）。

与 2002 年的《职业病目录》相比，现行的《职业病分类和目录》对 3 类职业病的分类名称进行了调整。第一是将原“尘肺”与“其他职业病”中的呼吸系统疾病合并为“职业性尘肺病及其他呼吸系统疾病”；第二是将原“职业中毒”修改为“职业性化学中毒”；第三是将“生物因素所致职业病”修改为“职业性传染病”。

除对分类名称进行调整外，《职业病分类和目录》还对职业病病种进行了相应的调整，新增了18种职业病，对2项开放性条款进行了整合，对16种职业病的名称进行了调整。将职业病病种向生产一线作业人员倾斜，例如煤炭、冶金、有色金属、化工、林业、建材、机械加工行业作业人员，另外，还倾向低温作业人员、医疗卫生人员和人民警察等。具体调整内容见表1-1和表1-2。

表1-1 《职业病分类和目录》新增的18种职业病

序号	新增职业病名称	所属职业病分类
1	金属及其化合物粉尘肺沉着病（锡、铁、锑、钡及其化合物等）	职业性尘肺病及其他呼吸系统疾病
2	刺激性化学物所致慢性阻塞性肺疾病	
3	硬金属肺病	
4	白斑	职业性皮肤病
5	爆震聋	职业性耳鼻喉口腔疾病
6	铟及其化合物中毒	职业性化学中毒
7	溴丙烷中毒	
8	碘甲烷中毒	
9	氯乙酸中毒	
10	环氧乙烷中毒	
11	激光所致眼（角膜、晶状体、视网膜）损伤	物理因素所致职业病
12	冻伤	
13	艾滋病（限于医疗卫生人员及人民警察）	职业性传染病
14	莱姆病	
15	毛沸石所致肺癌、胸膜间皮瘤	职业性肿瘤
16	煤焦油、煤焦油沥青、石油沥青所致皮肤癌	
17	β- 萘胺所致膀胱癌	
18	股静脉血栓综合征、股动脉闭塞症或淋巴管闭塞症（限于刮研作业人员）	其他职业病

表1-2 《职业病分类和目录》调整的16种职业病

序号	调整后名称	调整前名称	调整后分类
1	尘肺病	尘肺	职业性尘肺病及其他呼吸系统疾病
2	过敏性肺炎	职业性变态反应性肺泡炎	
3	光接触性皮炎	光敏性皮炎	职业性皮肤病

续表

序号	调整后名称	调整前名称	调整后分类
4	铀及其化合物中毒	铀中毒	职业性化学中毒
5	氟及其无机化合物中毒	工业性氟病	
6	有机磷中毒	有机磷农药中毒	
7	氨基甲酸酯类中毒	氨基甲酸酯类农药中毒	
8	拟除虫菊酯类中毒	拟除虫菊酯类农药中毒	
9	上述条目未提及的与职业有害因素接触之间存在直接因果联系的其他化学中毒	根据《职业性中毒性肝病诊断标准》可以诊断的职业性中毒性肝病。根据《职业性急性化学物中毒诊断标准(总则)》可以诊断的其他职业性急性中毒	
10	放射性肿瘤(含矿工高氡暴露所致肺癌)	放射性肿瘤	职业性放射性疾病
11	布鲁氏菌病	布氏杆菌病	职业性传染病
12	氯甲醚、双氯甲醚所致肺癌	氯甲醚所致肺癌	职业性肿瘤
13	砷及其化合物所致肺癌、皮肤癌	砷所致肺癌	
14	焦炉逸散物所致肺癌	焦炉工人肺癌	
15	六价铬化合物所致肺癌	铬酸盐制造业工人肺癌	
16	滑囊炎(限于井下工人)	煤矿井下工人滑囊炎	其他职业病

2021 年 7 月,国家卫生健康委职业健康司发布了《职业病分类和目录》(征求意见稿)。该征求意见稿拟将现行的十类 132 种职业病调整为十二类 146 种职业病。具体修订内容如下。

1. 增加二类 16 种职业病 新增两类职业病:职业性肌肉 - 骨骼系统疾病和职业性精神和行为障碍。职业性肌肉 - 骨骼系统疾病包括腕管综合征(限于长期腕反复用力、振动及极端姿势作业)、肘(鹰嘴)滑囊炎(限于肘长期反复用力姿势作业)、肩峰撞击综合征(限于肩关节长期过度上举及外展作业)、腰椎间盘突出症(限于重复搬运重物或过度弯腰作业、接触全身垂直振动的作业)、膑前滑囊炎(限于长期蹲跪姿作业)、半月板损伤(限于长期蹲跪姿作业)等 6 种职业病。原《职业病分类和目录》其他职业病中的滑囊炎(限于井下工人)调整至职业性肌肉 - 骨骼系统疾病。职业性精神和行为障碍包括创伤后应激障碍 1 种职业病。

在职业性传染病分类中,增加新型冠状病毒肺炎(限于职业活动中接触新冠病毒感染者或新冠肺炎病人,或者接触新冠病毒或被明确新冠病毒污染物品的劳动者)、病毒性肝炎(限于职业活动中经血液传播途径感染的乙、丙、戊型病毒性肝炎的劳动者)、结核病(限于职业活动中接触结核感染者或结核病人的医疗卫生、疾病控制及有关研究人员)、血吸虫病(限于血吸虫疫区,因职业活动中接触疫水作业的劳动者)4 种职业病。

职业病肿瘤分类中,增加镍及其化合物所致肺癌。职业性化学中毒分类中,增加丙烯腈中毒。物理因素所致职业病、职业病传染病、职业性肿瘤分类中增设 3 个开放性条款。

2. 修改 1 种职业病名称 在职业性尘肺病及其他呼吸系统疾病分类中,将“刺激性化学物所致慢性阻塞性肺疾病”修改为“粉尘或化学物所致慢性阻塞性肺疾病”。

3. 删除1种职业病　职业性化学中毒分类删除“杀虫脒中毒”。

《职业病分类和目录》(征求意见稿)解释了调整职业病目录的主要考虑要点及新增职业病的可能。截至2022年6月8日,尚未见到正式版本发布。

与我国不同,美国在职业病名单上采取的是开放性的态度,即与工作有关的疾病均被认定为职业病,没有法定的职业病名单,相关研究机构提出的建议性名单主要有急慢性中毒、气管类疾病、职业性癌症等217种。欧洲的职业病名单大致有三类,一类以瑞典为代表只要与工作有关的疾病即可被认定为职业病;一类以法国为代表,职业病认定存在一定的限制条件,包括过敏反应引起的疾病、潜水病、肿瘤、尘肺病等,并且规定了每种疾病的症状、工作类型和接触时间限制;第三类以英国和德国为代表,职业病名单限制介于瑞典和法国之间,有统一的职业病名单同时在职业病的定义上比较宽泛。日本采取的是开放性职业病名单,该名单由伤害所致疾病,物理因素所致疾病,作业方式所致疾病,化学物质所致疾病,吸入粉尘所致疾病,细菌、病毒引起的疾病,致癌物、致癌性因子或致癌性工程作业引起的疾病等9类构成,但在每一类中均有一条开放性的条款,即在9类中其他未被列入职业病的疾病,只要符合有关规定,也可按照职业病对待。

在2010年,国际劳工组织综合各国的职业病类别,修订的《职业病名录》中将职业病分为四大类,分别是由职业活动接触引起的疾病包括化学因素41种、物理因素7种、生物因素所致疾病和传染病或寄生虫病等共9种;特定靶器官系统的职业病包括呼吸疾病、皮肤病、肌肉骨骼疾病和精神行为障碍合计49种;职业肿瘤如接触石棉、苯等21种因素引起的癌症以及其他疾病如矿工眼球震颤和1条开放性条目。

四、职业病危害因素

职业病危害是指对从事职业活动的劳动者可能导致职业病的各种危害。职业病危害因素包括职业活动中存在的各种有害的化学、物理、生物因素以及在作业过程中产生的其他职业有害因素。2002年3月原卫生部印发了《职业病危害因素分类目录》,对于预防控制职业病危害起到了积极的作用。2015年,为贯彻落实《职业病防治法》,切实保障劳动者健康权益,根据职业病防治工作需要,国家卫生计生委、安全监管总局、人力资源社会保障部和全国总工会联合组织对职业病危害因素分类目录进行了修订。2002年3月11日原卫生部印发的《职业病危害因素分类目录》同时废止。调整后的《职业病危害因素分类目录》将职业病危害因素分为粉尘(52种)、化学因素(375种)、物理因素(15种)、放射性因素(8种)、生物因素(6种)和其他因素(3种),共6类(表1-3)。

表1-3　我国职业病危害因素分类

序号	危害因素类别	危害因素举例	数量/种
1	粉尘类	矽尘、煤尘、石墨粉尘、炭黑粉尘、石棉粉尘、滑石粉尘、水泥粉尘、云母粉尘、陶土粉尘、铝尘、电焊烟尘等	52
2	化学因素类	铅、汞、锰、镉、铍、铊等及其化合物、氯气、二氧化硫、光气、氨等	375
3	物理因素类	噪声、高温、高气压、低气压、高原低氧、振动、激光、低温、微波、紫外线等	15

续表

序号	危害因素类别	危害因素举例	数量 / 种
4	放射因素类	密封放射源产生的电离辐射、非密封放射性物质、加速器产生的电离辐射等	8
5	生物因素类	艾滋病病毒、布鲁氏菌、伯氏疏螺旋体、森林脑炎病毒、炭疽芽孢杆菌，以上未提及的可导致职业病的其他生物因素	6
6	其他因素类	金属烟、井下不良作业条件、刮研作业	3

除《职业病危害因素分类目录》规定的职业病危害因素分类外，在职业卫生评价过程中，也可将职业病危害因素按照来源不同分为生产工艺过程中产生的有害因素、工作组织过程中的有害因素和生产环境中的有害因素 3 个类别。

五、我国职业病的发病态势

近年来，随着我国工业化、城镇化的加速发展，我国职业病危害现状不容乐观。职业病发病虽有下降趋势，职业病报告人数仍居高不下，见图 1-1。2019 年，全国共报告各类职业病新病例 19 428 例，职业性尘肺病及其他呼吸系统疾病 15 947 例(其中职业性尘肺病 15 898 例)，职业性耳鼻喉口腔疾病 1 623 例，职业性化学中毒 778 例，职业性传染病 578 例，物理因素所致职业病 264 例，职业性肿瘤 87 例，职业性皮肤病 72 例，职业性眼病 53 例，职业性放射性疾病 15 例，其他职业病 11 例。

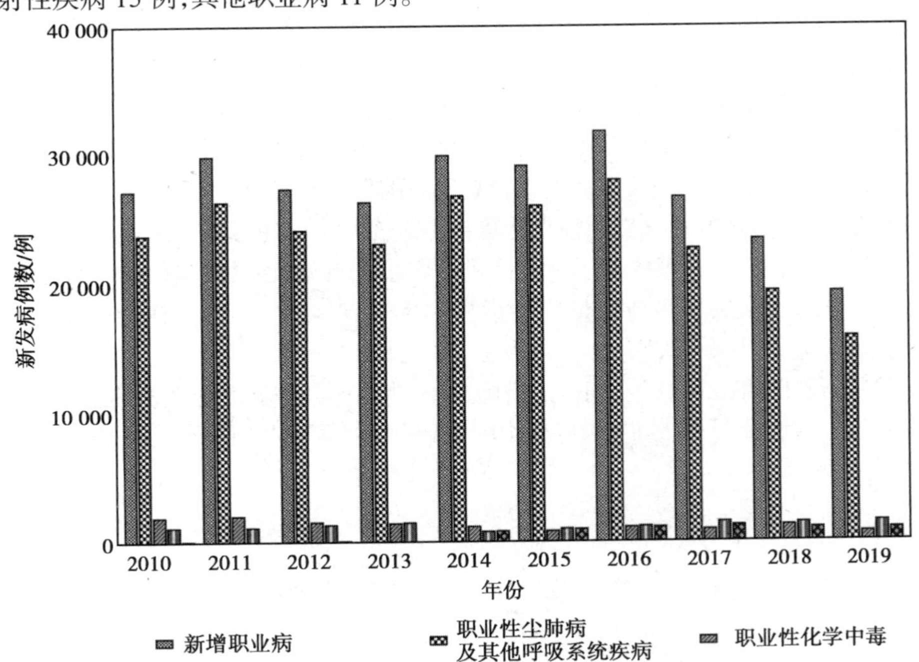

图 1-1 我国 2010 年至 2019 年十年期间新增职业病病例变化图

注：其他职业病为《职业病分类和目录》中所指的除职业性尘肺病及其他呼吸系统疾病、职业性化学中毒和职业性耳鼻喉口腔疾病以外的其他 7 类职业病。

六、我国职业病防治政策和措施

面对我国的职业病发病态势，我国的职业病防治迎来了新的机遇、挑战和任务。2016年习近平总书记在全国卫生与健康大会上强调，健康是促进人的全面发展的必然要求，是经济社会发展的基础条件，是民族昌盛和国家富强的重要标志，也是广大人民群众的共同追求。李克强总理在主持召开国务院常务会议上强调要保障劳动者职业健康权益，建立和完善职业病防治体系。在国务院召开的职业病防治工作推进会议上国务院副总理孙春兰强调要深入贯彻习近平总书记关于职业病防治工作的重要指示精神，认真落实党中央、国务院决策部署，聚焦重点行业、重点疾病、重点环节，依法防治、源头治理、综合施策，坚决防控职业病危害，增进广大劳动者的健康福祉。

2018 年 12 月，《职业病防治法》进行了第四次修订，目的是预防、控制和消除职业病危害，防治职业病，保护劳动者健康及其相关权益，促进经济社会发展。《职业病防治法》规定职业病防治工作坚持预防为主、防治结合的方针，建立用人单位负责、行政机关监管、行业自律、职工参与和社会监督的机制，实行分类管理、综合治理。

2016 年 10 月 25 日，中共中央、国务院发布的《"健康中国"2030 规划纲要》提出，将职业病防治归属于"完善公共安全体系"的重要组成部分。同年年底，国务院办公厅印发了《国家职业病防治规划(2016—2020 年)》，明确了职业病防治的总体要求及工作目标、主要任务、保障措施。规划指出到 2020 年，要建立健全用人单位负责、行政机关监管、行业自律、职工参与和社会监督的职业病防治工作格局。职业病防治法律、法规和标准体系基本完善，职业卫生监管水平显著提升，职业病防治服务能力显著增强，救治救助和工伤保险保障水平不断提高；职业病源头治理力度进一步加大，用人单位主体责任不断落实，工作场所作业环境有效改善，职业健康监护工作有序开展，劳动者的职业健康权益得到切实保障；接尘工龄不足 5 年的劳动者新发尘肺病报告例数占年度报告总例数的比例下降，重大急性职业病危害事故、慢性职业性化学中毒、急性职业性放射性疾病得到有效控制。上述规划目标目前已基本完成。

2019 年 7 月，国家"健康中国行动"推进委员会发布的健康中国行动中设立了职业健康保护行动，强调工作场所职业病危害因素检测率达到 85% 及以上，接触职业病危害的劳动者在岗期间职业健康检查率达到 90% 及以上。

综上可见，健康中国战略以及相应的措施改革，为新时期我国职业病防治工作带来了新的机遇和挑战；面对我国职业病的形势，健康中国战略也为我国职业病防治工作提出了新的任务。

(曾 强 倪洋)

第二节 职业病三级预防理论

《职业病防治法》指出，职业病防治工作坚持预防为主、防治结合的方针，建立用人单位负责、行政机关监管、行业自律、职工参与和社会监督的机制，实行分类管理、综合治理。"预防为主"是做好职业病防治工作的基础和前提。"三级预防理论"作为预防医学的基本准则

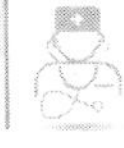

也同样适用于职业病防治工作，在职业病防治工作中，应按三级预防理论，特别需要注重一级预防，对职业病加以预防和控制，以保护和促进职业人群的健康。

一、职业病一级预防

一级预防（primary prevention）又称病因预防，在疾病控制中是指在疾病尚未发生时针对病因采取的措施，也是预防、控制和消灭疾病的根本措施。在职业病防治中是从根本上消除或控制职业性有害因素对人的作用和损害，即改进生产工艺和生产设备，合理利用防护设施及个人防护用品等，以减少或消除工人接触职业性有害因素的机会。概括来说，一级预防的措施主要有如下几个方面。

（一）相关法律、法规和标准制定和完善

中华人民共和国成立以来，陆续颁布了一系列的职业卫生相关法律、法规和标准，目前我国已建立了以《中华人民共和国宪法》为根本大法，以《职业病防治法》为基础的多层次多保障的职业健康和职业病防治法律法规体系，为开展职业病一级预防提供了强有力的支撑。除制定职业卫生相关法律法规外，我国也逐步制定和修订了大量适合我国国情的职业卫生相关标准，截至 2018 年年底，我国各类职业卫生标准合计 936 项，其中国家标准 227 项，国家职业卫生标准 391 项，安全行业标准 94 项，卫生行业标准 88 项，电力、铁路等的行业标准 136 项，初步建立了国家职业卫生相关标准体系，为保障劳动者的健康发挥了重要的作用。

《职业病防治法》坚持“预防为主，防治结合”的工作方针，工业企业建设项目卫生设计的目的是贯彻落实职业病危害源头控制的“前期预防”制度。《工业企业设计卫生标准》（GBZ 1—2010）主要适用于工业企业新建、改建、扩建和技术改造、技术引进项目的卫生设计及职业病危害评价，规定了工业企业选址与总体布局、工作场所、辅助用室以及应急救援的基本卫生学要求。为指导用人单位采取预防控制措施，避免劳动者在职业活动过程中因过度接触化学有害因素而导致不良健康效应，《工作场所有害因素职业接触限值 第 1 部分：化学有害因素》（GBZ 2.1—2019）规定了工作场所空气中 358 种化学有害因素、49 种粉尘、3 种生物因素等化学有害因素的职业接触限值。职业接触限值（occupational exposure limits，OELs）是指劳动者在职业活动过程中长期反复接触某种或多种职业性有害因素，不会引起绝大多数接触者不良健康效应的容许接触水平。化学有害因素的职业接触限值分为时间加权平均容许浓度（permissible concentration-time weighted average，PC-TWA）、短时间接触容许浓度（permissible concentration-short term exposure limit，PC-STEL）和最高容许浓度（maximum allowable concentration，MAC）三类，其中 PC-TWA 是以时间为权数规定的 8h 工作日、40h 工作周的平均容许接触浓度；PC-STEL 是在实际测得的 8h 工作日、40h 工作周平均接触浓度遵守 PC-TWA 的前提下，容许劳动者短时间（15min）接触的加权平均浓度；MAC 是在一个工作日内、任何时间、工作地点的化学有害因素均不应超过的浓度。为保护劳动者免受物理性职业有害因素危害，预防职业病，《工作场所有害因素职业接触限值 第 2 部分：物理因素》（GBZ 2.2—2007）规定了工作场所包括噪声、高温、激光辐射、微波辐射等在内的 10 种物理因素的职业接触限值，用于存在或产生物理因素的各类工作场所卫生状况、劳动条件、劳动者接触物理因素的程度、生产装置泄漏、防护措施效果的监测、评价、管理等。

虽然目前我国的职业卫生相关法律法规和标准体系不断完善，逐渐健全，但目前我国职

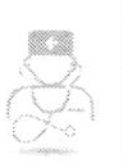

业危害依然严重，传统的职业病危害因素尚未得到有效控制，新的职业病危害因素仍不断出现，这也对我国的职业病一级预防提出了巨大的挑战。因此目前仍需根据《职业病防治法》对职业卫生相关的法律法规和规章制度、标准等进行梳理、整合或修订，以建立更加完备的职业卫生相关法律法规和标准体系。

（二）生产工艺和生产设备改进和革新

改进和革新生产工艺和生产设备是职业病一级预防的重要措施之一，可从根本上消除和控制职业病危害因素，预防职业病的发生。改进生产工艺，清除高危害的生产工艺，以无危害或低危害的生产工艺逐步替代高危害的生产工艺，可从源头有效地减少劳动者接触职业病危害因素的机会，例如，以湿法生产工艺替代干法生产工艺，可有效降低劳动者接触职业性粉尘的浓度，有效降低尘肺病的发病率。改进生产设备，尽量使生产设备自动化、机械化和密闭化，合理布局，将有害作业与无害作业分开、合理设计通风和采光、合理安排厂房朝向等，可避免和降低职业病危害因素与劳动者直接接触，预防相关职业病的发生。

（三）个体防护措施

《职业病防治法》规定用人单位必须采用有效的职业病防护设施，并为劳动者提供个人使用的职业病防护用品。个体防护用品和防护措施的合理使用能降低职业病危害因素对劳动者的早期危害，从源头预防职业病的发生，例如针对粉尘作业场所，劳动者可戴防尘口罩、送风头盔以及穿防尘服装等，防止粉尘的进一步吸入，减轻粉尘对人体的危害。《个体防护装备配备规范》（GB 39800—2020）系列标准对不同行业个体防护装备的配备和管理进行了规范，用人单位需根据该系列标准的要求合理配备和管理劳动者个体防护装备。对于某些特殊防护用品例如呼吸防护用品、护听器等个体防护装备的配备亦可参考相关标准，例如《呼吸防护 自吸过滤式防颗粒物呼吸器》（GB 2626—2019）、《护听器的选择指南》（GB/T 23466—2009）等标准。

（四）职业卫生管理

职业卫生管理主要是针对用人单位，对于职业病的早期预防也具有至关重要的作用。《职业病防治法》规定用人单位应严格落实主体责任，加强职业卫生管理，积极采取职业病防治管理措施，如设置或指定职业卫生管理机构或者组织，配备专职或者兼职的职业卫生管理人员负责本单位的职业病防治工作；制定职业病防治计划和实施方案；建立职业卫生管理制度等相关措施。此外用人单位还应根据《工作场所职业病危害警示标识》（GBZ 158—2003）规定的相关要求，针对存在或者产生职业病危害的工作场所、作业岗位、设备、设施，在醒目位置设置图形标识、警示线、警示语句等警示标识和中文警示说明，并且警示说明应当载明产生职业病危害的种类、后果、预防和应急处置措施等内容。针对存在或者产生高毒物品的作业岗位，应当按照《高毒物品作业岗位职业病危害告知规范》（GBZ/T 203—2007）的规定，在醒目位置设置高毒物品告知卡，告知卡应当载明高毒物品的名称、理化特性、健康危害、防护措施及应急处理等告知内容与警示标识。《工作场所有害因素职业接触限值 第1部分：化学有害因素》（GBZ 2.1—2019）对工作场所职业化学有害因素的行动水平（action level）进行了说明，行动水平为劳动者实际接触化学有害因素的水平已经达到需要用人单位采取职业接触监测、职业健康监护、职业卫生培训、职业病危害告知等控制措施或行动的水平，也称为管理水平（administration level）或管理浓度（administration concentration）；化学有害因素的行动水平，根据工作场所环境、接触的有害因素的不同而有所不同，一般为该因素容许浓度的一半；用人单位应根据实际情况设定不同的行动水平，劳动者接触化学有害因素的浓度超过行动水平时，用人单位应采取相应的技术及管理控制措施。这些均属于加强职业卫生管理的相关内容，也是用人单位开展职业病一级预防，落实职业病防治主体责任的重要措施。

（五）职业健康教育

随着与职业卫生相关法律、法规的贯彻实施，职业健康教育的作用和地位正在逐步显现。通过实施分对象、多层次、多形式、多部门参与的职业健康宣教，发挥公共媒体对职业病防治的公众宣教，加强对工人的健康教育，提高工人自我防护意识和自我保健能力，也属于职业病一级预防的范畴。

（六）上岗前职业健康检查

《职业病防治法》规定对从事接触职业病危害作业的劳动者，用人单位应当按照国务院卫生行政部门的规定组织上岗前职业健康检查，并将检查结果书面告知劳动者。《职业健康监护技术规范》（GBZ 188—2014）中规定，对拟从事接触职业病危害因素作业的新录用人员，包括转岗到该种作业岗位的人员以及拟从事有特殊健康要求作业的人员，如高处作业、电工作业、职业机动车驾驶作业等的人员均应在开始从事有害作业前进行上岗前职业健康检查。其主要目的是发现有无职业禁忌证。此外，《职业病防治法》还规定用人单位不得安排有职业禁忌证的劳动者从事其所禁忌的作业，对劳动者开展上岗前职业健康检查，早期筛检职业禁忌证，对于早期预防职业病具有重要意义。

（七）其他一级预防措施

除上述所述的一级预防措施外，还有一些其他的措施例如控制已明确能增加发病危险的社会经济、健康行为和生活方式等个体危险因素，如控制吸烟、饮酒等也能在一定程度上达到病因预防的效果，亦属于职业病一级预防的范畴。

二、职业病二级预防

二级预防（secondary prevention）是早期检测和诊断人体受到职业性有害因素所致的健康损害并予以早期治疗、干预。尽管第一级预防措施是理想的方法，但所需的费用较大，在现有的技术条件下，有时难以达到理想效果，仍可出现不同健康损害的人群，因此，第二级预防是十分必要的。其主要手段是定期进行职业病危害因素的识别与检测、对劳动者进行定期职业健康检查、加强新型生物监测指标的应用以及推进职业病的诊断和鉴定等，以早期发现病损和诊断疾病，特别是早期健康损害的发现，及时预防、处理。

（一）职业病危害因素的识别与检测

定期对工作场所的职业病危害因素进行识别和检测，可了解职业病危害因素的危害程度和劳动者的接触水平，了解职业病防护设施的防护效果，如发现问题可立即采取防止对策。该措施属于二级预防中的“早发现”措施。工作场所职业病危害因素的定期识别和检测应按照《工作场所职业卫生管理规定》（国家卫生健康委员会第 5 号令）执行。该规定要求，对于职业病危害严重的用人单位，应当委托具有资质的职业卫生技术服务机构，每年至少进行一次职业病危害因素检测，每三年至少进行一次职业病危害现状评价。职业病危害一般的用人单位，应当委托具有相应资质的职业卫生技术服务机构，每三年至少进行一次职业病危害因素检测。《工作场所空气中有害物质监测的采样规范》(GBZ 159—2004)规定了工作场所空气中有害物质(有毒物质和粉尘)监测的采样方法和技术要求,在对工作场所空气中有害物质(有毒物质和粉尘)进行检测时,应按照该标准要求的采样方法和技术要求进行空气样品采集。发现工作场所职业病危害因素不符合国家职业卫生标准和卫生要求时,应当立即采取相应治理措施,确保其符合职业卫生环境和条件的要求。

(二) 职业健康检查

职业健康检查是了解职业病危害因素作业劳动者的健康状况,及早发现异常变化的重要措施。长期从事职业病危害因素作业的劳动者,应定期进行在岗期间的定期健康检查,通过在岗期间的定期健康检查,可早期发现职业病患者或疑似职业病患者或劳动者的其他健康异常改变,及时发现有职业禁忌的劳动者,有助于动态观察劳动者的健康变化。此外对于接触的职业病危害因素具有慢性健康影响,所致职业病或职业肿瘤有较长的潜伏期,脱离接触后仍有可能发生职业病的劳动者,还需进行离岗后健康检查。除此之外应急健康检查也属于二级预防的范畴。在发生急性职业病危害事故时,对遭受或者可能遭受急性职业病危害的劳动者,或者从事可能产生职业性传染病作业的劳动者在疫情流行期或近期密切接触传染源者,均应及时开展应急健康检查。

对于劳动者的职业健康检查应按照《职业健康监护技术规范》(GBZ 188—2014)规定的内容执行,对于从事放射性危害因素作业的放射工作人员职业健康检查的相关要求,应按照《放射工作人员健康要求及监护规范》(GBZ 98—2020)的内容执行。

(三) 新型生物监测指标

目前很多研究者一直致力于新型生物监测指标的研究,并取得了一定的进展,例如克拉拉细胞蛋白(claracellprotein,CC16)对矽肺的炎症损伤和纤维化都起着负调节作用,血清CC16水平的变化可能反映粉尘颗粒对呼吸道上皮细胞的早期毒性影响,因此血清CC16可能成为检测矽肺早期毒作用的灵敏生物标志物,监测矽肺患者血清CC16水平的变化,对了解患者病情的发生和发展、临床诊断和预后判断可能具有重要的临床意义。但目前由于大部分职业病的发生发展机制还未完全清楚,因此一些新型生物监测指标虽对职业病的早期诊断具有一定的临床意义,但实际应用于职业病的早发现、早诊断过程还存在一定的困难。但积极探索新型生物监测指标,并将其应用于职业病的早期筛查或监测,对于职业病的早发现、早诊断无疑具有重大的实际意义。

(四) 职业病诊断与鉴定

早期诊断和鉴定职业病,对于及早采取预防和处理措施具有重要意义。职业病的诊断首先需要具备明确的职业病危害因素接触史,同时需要结合工作场所职业卫生学、流行病学调查资料和职业健康监护资料,参考临床表现和实验室检查,排除其他类似疾病后,方可诊断。目前我国针对多种职业病例如尘肺病、职业性肿瘤、多种化学物所导致的职业中毒等均颁布了诊断标准,在职业病诊断和鉴定过程中应按照职业病诊断标准进行诊断。

三、职业病三级预防

三级预防(tertiary prevention)是指在患病以后,给予积极治疗和促进康复的措施。第三级预防原则主要包括以下几个方面:

1. 对已有健康损害的接触者应调离原有工作岗位，并结合合理的治疗。

2. 根据接触者受到健康损害的原因，对生产环境和工艺过程进行改进，既能治疗患者，又能加强一级预防。

3. 促进患者康复，预防并发症的发生和发展。除极少数职业中毒有特殊的解毒治疗外，大多数职业病主要依据受损的靶器官或系统，采用临床治疗原则，给予对症治疗。特别对接触粉尘所致肺纤维化，目前尚无特效方法治疗。

四、职业病三级预防体系

职业病三级预防体系之间是相辅相成的。一级预防针对整个职业人群，是职业病防治体系中是最重要的，能够从源头降低和防止职业病的发生；二级预防和三级预防是一级预防的延伸和补充。全面贯彻和落实三级预防措施，做到源头预防、早期检测、早期处理、促进康复、预防并发症、改善生活质量，进而构成职业病防治和管理的完整预防体系，见图 1-2。

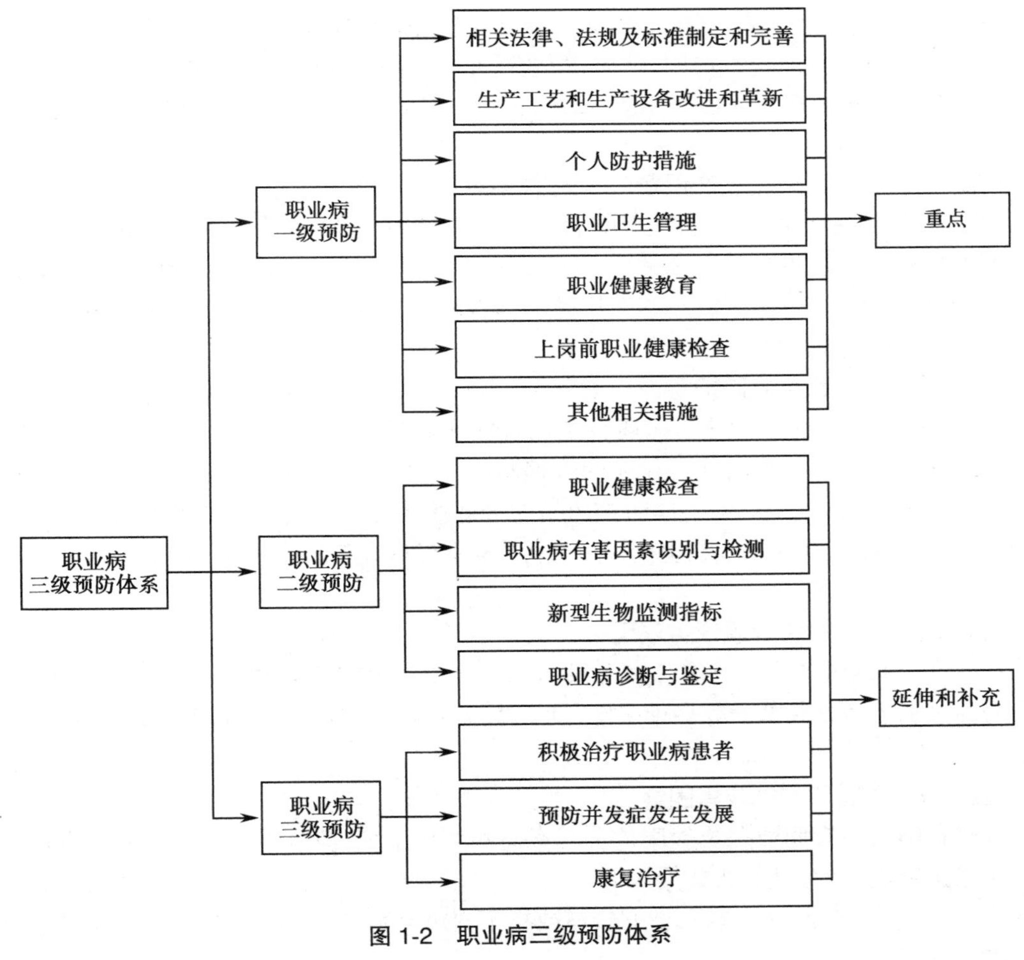

图 1-2 职业病三级预防体系

（曾 强 倪 洋）

第三节 我国职业病防治面临的问题和挑战

结合职业病三级预防体系，纵观我国职业病的发病态势、职业病防治的政策和措施，不难看出，我国职业病防治面临着新的问题和挑战。

一、职业病一级预防面临的问题和挑战

虽然一级预防可从根本上消除或控制职业有害因素，但在实际工作中仍存在许多问题。

（一）职业卫生相关的标准、法规不健全

虽然我国职业卫生标准在逐步修订，但仍存在一些职业有害因素相关标准制定时间久远，不适用于现代生产工艺；已制定的条款缺乏相应的技术标准或者实施细则的配合；还有一些法规范围较为宽泛，行业针对性差，管理弹性大。随着经济发展模式的转变，企业管理和职业类型也呈现出多元发展的趋势，随之出现新的职业有害因素，对于这些因素仍需进一步补充相关技术标准上的不足。

（二）改进生产工艺和生产设备所需成本高昂

改进生产工艺和生产设备，使其符合标准的设计要求，能够从根本上消除或减少工人接触职业性有害因素的机会，但是改进生产工艺和生产设备需要长时间的研制，所耗费的人力、物力和财力也较大，所需成本和费用高昂，此外改进生产工艺和生产设备有时也难以完全达到避免职业病发生的理想效果。

（三）用人单位和个人防护意识缺乏

企业忽视《职业病防治法》，未履行主体责任和义务，用人单位对职业病防护资金投入少，防护用品未能及时更新，缺乏相应的管理制度，工人对于个体防护用品使用的依从性还有待提升，进而导致工人对于个体防护用品的合理使用受到限制。另外由于用人单位和个人的防护意识缺乏，部分企业在上岗前未按照《职业健康监护技术规范》的要求对就业者进行职业禁忌证的筛查。

（四）控制个体危害因素任务艰巨

目前已经明确的能够增加职业病发病危险的个体危害因素较多，包括社会经济因素、健康行为因素和生活方式因素等多种多样，且个体危害因素的控制是针对整个人群的，控制范围广泛，任务艰巨。

（五）职业病监测数据收集困难

虽然我国目前有职业病及健康危害因素监测信息系统，但监测数据在收集和报告过程中存在数据准确性的问题，其数据来源广泛，涉及多个部门，且企业在报告时会在考虑自身利益的前提下，提供不完整资料、造假资料或拒不提供资料，难以有效整合分析，获得指导职业病防治工作的信息。

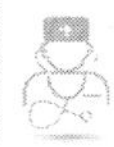

二、职业病二级预防中面临的问题和挑战

(一) 职业健康体检有待更新，对于早期发现职业病的能力有限

目前我国职业健康体检的项目和指标较为固定和传统，对于早期发现和预防职业病的能力还很有限，一些新型的职业病早期生物标志物还未被纳入常规的职业健康体检中，职业健康体检的项目和指标有待更新。

(二) 职业病危害因素监测机构的检测质量参差不齐

截至 2017 年 9 月底，全国实有企业总量共 2 907.23 万户，对如此多的企业进行职业病的检测评价，工作任务艰巨。但我国目前职业卫生现场调查与监测技术服务机构服务能力不同，行业入职门槛不高，很多非专业人员进入职业卫生领域。大多数监测机构为民营企业，在检测仪器设备上投入不足，检测仪器精密度和灵敏度达不到要求，或结果存在偏差，使得有的企业作业场所劳动卫生调查资料难以反映实际情况。这也对监管部门提出了更高的要求。

(三) 职业病的早期诊断难度大

职业病病因具有复杂性和多样性，多数职业病为生产环境中众多有害因素共同作用的结果，导致个体和群体复杂的健康损害，给职业病诊断带来极大的不确定性和难度。但目前部分具备职业病诊断资质的医疗机构及其可诊断职业病种类不能满足辖区职业病发病情况和多病种并存的现状，职业病的早期诊断难度巨大。

三、职业病三级预防中面临的问题和挑战

(一) 职业病治疗困难

由于缺乏专业的职业病临床治疗与康复机构，患者不得不远赴其他机构进行治疗，不利于职业病三级预防工作的开展。专业从事职业病专科医院或综合医院职业病科的职业病治疗被弱化，技术、设备等发展滞后，专业从事职业病预防和治疗工作的职业病防治院数量少，技术力量分散。

(二) 一些职业病无法根治，预后负担较大

目前除少数职业中毒有特殊的解毒治疗外，大多数的职业病主要采取对症治疗，并没有根治方法，因此一旦造成职业病将伴随患者终身，影响患者的生命质量，预后成本较高，对社会和个人造成较大的经济负担。

（曾　强　李晓林）

第四节　职业病三级预防典型案例

一、案例一

(一) 案例基本情况

某市煤矿装备公司一男性职工因胸闷、咳嗽、咳痰 1 年于 2014 年 8 月入院。患者从事

电焊作业 7 年，1 年前开始无明显诱因出现胸闷，活动后加重，伴阵发性咳嗽，在职业健康查体发现“可疑尘肺”。询问其职业史发现，患者在 2007 年 3 月至 2014 年 8 月在该公司任电焊工，主要接触电焊粉尘，日工作 10h。厂方提供的 2014 年环境监测与评价报告显示患者所在铆焊车间电焊烟尘浓度不超标，同工种已有人确诊为尘肺病。患者既往健康无烟酒嗜好，体格检查正常，营养状况一般，精神正常。经诊断认定为电焊工尘肺壹期。

（二）案例分析

焊接工艺是工业生产中广泛使用的一种技术，在焊接过程中不同材料制成的焊药、焊条芯和被焊接材料在高温的作用下熔化蒸发，逸散在空气中氧化冷凝而形成颗粒极细的气溶胶。电焊工长期吸入大量高浓度的电焊烟尘，尤其在密闭容器内或通风不良的环境中进行电焊作业，就有可能患电焊工尘肺。调查结果表明，该企业工作环境相对较好，车间配有 2 个风楼及 30 个窗户，工人配备有防尘口罩、面罩、护目镜等个人防护用品。该车间采用 CO_2 气体保护焊加工方式，飞溅大，日常工作时有 23 台焊机同时工作，每人每天使用焊丝 50~60kg，虽然既往现场环境粉尘浓度检测并未超标，但局部岗位检测中是否有超标现象并不清楚。该企业工作环境仅采用自然通风。此外虽然企业为工人安排了职业健康体检，但也存在未引起企业重视的现象，在体检中还发现其他相似症状的工人，被确诊为电焊工尘肺贰期，可见企业在二级预防方面工作不够完善。

（三）三级预防策略

如果从三级预防角度，可从以下方面避免或减少上述职业病的发生。

1. **一级预防策略** 通过对该企业的现场调查情况分析来看，该企业的焊接加工方式飞溅大，不能在有风处操作，应考虑以机械化、密闭化的工艺替代现有工艺，减少工人暴露量。企业应对职工进行上岗前健康体检，排除职业禁忌证。加强对工人的培训和宣传教育，提高工人的健康防护意识，加强工人对个人防护用品的使用。该企业应加强职业卫生管理，在醒目位置设置图形标识和警示语句等警示标识和中文警示说明，并且警示说明产生职业病危害的种类、后果、预防和应急处置措施等内容。虽然该现场环境粉尘浓度并未超标，但该企业应设置行动水平，加强局部岗位粉尘浓度的监测，若出现超标或超过行动水平的现象，应采取相应的技术及管理控制措施。

2. **二级预防策略** 该企业同工种已被确诊为尘肺的工人，应加强重视，对职工定期进行职业健康检查工作，尽早发现健康损害并进行治疗。同时在进行现场环境粉尘浓度检测的同时，应加强对局部岗位粉尘浓度和个体粉尘浓度的检测。

3. **三级预防策略** 该患者在体检发现可疑尘肺入院治疗好转后，应及时调离原岗位妥善安置，更换作业岗位，脱离暴露环境，避免继续接触电焊作业。

二、案例二

（一）案例基本情况

2002 年 4 月 16 日（事故前 1 日），某锑矿爆破矿石作业后，开启压入式通风设备排风 1h 左右。4 月 17 日即事故当日凌晨 4 时 30 分又通风 40min 后，4 名矿工进入矿井，行至距离洞口约 250m 处相继昏倒。第二批下井的 4 名工人发现险情，急忙返回求救，其中 1 人在距井口 40m 处昏倒，另 3 人跑出井外。本矿点和邻近矿点的矿工随即进入矿井救人，其间又

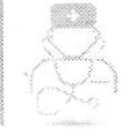

有 20 多人相继窒息、中毒。当地消防支队在 9 时 10 分接到报案后，9 时 50 分赶到现场投入抢救，将井下 20 余人全部救出，10 名消防队员也出现不同程度窒息中毒症状。本次事故共造成 3 名矿工死亡，1 名矿工和 1 名消防队员重伤，23 名矿工和 9 名消防队员中毒。

（二）案例分析

在长期不开放的矿井等密闭空间作业，可引起二氧化碳中毒。该事故矿井爆破后通风不足，导致二氧化碳蓄积。此外该事故矿井为锑矿，多以硫化物存在，可能存在二氧化硫气体，爆破后的炮烟氮氧化物在矿井内的潮湿环境下形成酸性介质，分解硫化物，进而可产生硫化氢气体。上述三种气体，在密闭空间作业环境内，通过呼吸道吸入人体，常引起急性中毒。针对事故矿井调查表明，该矿井为独眼矿井开采，巷道宽 1.5m，高 1.6m，深约 450m，采用压入式送风，每小时送风量 $90m^3/h$，按矿井下空间 $100m^3$ 计算，至少需送风 10h 才能将井内空气置换一次，所以当时采用的通风设施不能达到有效通风的效果。根据现场空气采样检测，距井口 90m 和 140m 处二氧化碳含量均大于 2.0%，而事故发生地距采样点相对落差为 5m，根据二氧化碳易于蓄积在低处的特性，估计事故点二氧化碳含量远远高于 20%。另外，入院者反映现场有异常臭味，分析可能为硫化氢联合作用。结合患者的临床表现和现场调查结果分析，该起事故被认定为二氧化碳、二氧化硫急性职业性中毒，此外不排除硫化氢气体中毒。

（三）三级预防策略

如果从三级预防角度，可从以下方面避免或减少上述职业病的发生。

1. **一级预防策略** 通过作业环境的现场调查情况分析来看，矿井爆破后应加强机械通风，待现场空气采样检测合格后再进入矿井作业。企业应加强职业卫生管理，制定矿井下工作制度，在作业区应有专人开展监护，严格遵守安全操作规程。加强作业工人的上岗前体检，发现有职业禁忌证者，避免从事该工作。此外需加强对作业工人的培训和宣传教育，提高工人的健康防护意识。配备防毒面具或口罩等呼吸个人防护用品，加强作业工人对个人防护用品的使用，未使用个人防护用品工人不下矿井，降低毒物的直接吸入。

2. **二级预防策略** 对于密闭空间作业环境应加强有毒气体的检测，待环境中有毒气体浓度降低至职业接触限值以下后，再进入作业环境中。加强工人的在岗期间职业健康检查。

3. **三级预防策略** 在发生中毒后，抢救人员必须佩戴空气呼吸器进入现场，没有防护时，不应开展盲目救援。救援人员进入现场后，应立即将中毒者移离现场至空气新鲜处，采取对症治疗和处理，并尽快就医。

（曾强 倪洋）

参考文献

［1］张斌，陈娅，徐敏. 我国职业卫生面临的挑战与机遇 [J]. 劳动保护，2012,(12): 74-76.

［2］樊晶光，王海椒，张建芳，等. "一带一路"倡议下职业卫生的挑战和对策探讨 [J]. 环境与职业医学，2018, 35 (9): 786-790.

［3］唐小哲，刘东山. 职业安全健康监督管理工作职责调整的解读与建议 [J]. 环境与职业医学，2018, 35 (9):

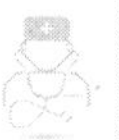

791-794.

[4] 贾晓东, 郭常义. 公共卫生监测理论对职业卫生监测工作的启迪 [J]. 环境与职业医学, 2014, 31 (10): 758-761.

[5] 廖静, 于碧鲲. 基层职业卫生技术服务面临的挑战和对策 [J]. 中国职业医学, 2015, 42 (6): 670-673.

[6] 孙新. 职业健康: 挑战与展望 [J]. 中国职业医学, 2018, 45 (2): 133-137.

[7] 张华, 兰克涛. 综合医院开展职业病诊断工作存在的问题及思考 [J]. 中国工业医学杂志, 2019, 32 (2): 150-152.

[8] 樊晶光, 王海椒, 贾世国. 坚决防控职业病危害 [J]. 劳动保护, 2019,(4): 35-37.

[9] 聂武, 周安寿. 中外职业病名单简述及对调整我国职业病目录的几点建议 [J]. 中国工业医学杂志, 2010, 23 (1): 59-61.

[10] 曹殿凤, 张宝玲, 邱菊. 逆变式 CO_2 气体保护焊致电焊工尘肺 2 例报告 [J]. 中国工业医学杂志, 2017, 30 (5): 345-346.

[11] 孙艳秋, 卢艳丽, 张圆媛, 等. 我国职业卫生标准建设与管理现状 [J]. 职业与健康, 2018, 34 (16): 2292-2296.

[12] 樊晶光, 王海椒, 张建芳, 等. 我国职业卫生工作 70 年回顾与展望 [J]. 职业卫生与应急救援, 2019, 37 (6): 507-511.

[13] 王倩. 职业卫生检测服务行业现状存在问题及建议 [J]. 山东化工, 2019, 48 (21): 111.

[14] 聂武, 孙新. 中国职业病防治 70 年回顾与展望 [J]. 中国职业医学, 2019, 46 (5): 527-532.

[15] 李涛. 新时期职业病防治形势分析及对策建议 [J]. 中国职业医学, 2018, 45 (5): 537-542.

[16] 孙承业, 孙道远. 我国职业健康发展历程与思考 [J]. 中国工业医学杂志, 2018, 31 (4):: 244-245.

[17] 李涛, 陈曙旸, 张敏. 职业中毒案例 [M]. 北京: 中国科学技术出版社, 2009.

[18] 邬堂春. 职业卫生与职业医学 [M]. 北京: 人民卫生出版社, 2017.

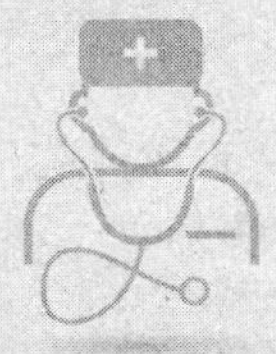

第二章　职业性尘肺病的三级预防

尘肺病（pneumoconiosis）是由于在职业活动中长期吸入生产性粉尘并在肺内潴留而引起的以肺组织弥漫性纤维化为主的全身性疾病，其早期表现为巨噬细胞肺泡炎，晚期导致不同程度的肺纤维化。尘肺病是我国目前最严重的职业病，占职业病发病总人数的80%左右。我国尘肺病患者人数在2019年已超过97.5万例，以煤工尘肺和矽肺为主，占比达到85%~90%。近年来，尘肺病整体发病率呈高发趋势，每年以2.6万例的速度增长。尘肺的发病率呈现不断上升的趋势，使其成为全社会关注的重大公共卫生问题。我国法定职业性尘肺病包括矽肺、煤工尘肺、石墨尘肺、炭黑尘肺、石棉肺、滑石尘肺、水泥尘肺、云母尘肺、陶工尘肺、铝尘肺、电焊工尘肺、铸工尘肺以及其他尘肺病。本章主要从三级预防的角度出发，阐述尘肺的防治措施。

第一节　职业性尘肺病概述

一、概述

（一）职业性尘肺病定义

尘肺病是由于在职业活动中长期吸入生产性粉尘并在肺内潴留而引起的以肺组织弥漫性纤维化为主的全身性疾病。通常职业病范畴的尘肺病是指因吸入职业性粉尘所致的肺泡功能结构单位的损伤，其早期表现为巨噬细胞肺泡炎，晚期导致不同程度的肺纤维化。

（二）职业性尘肺病主要接触作业

在我国尘肺病的发生主要集中在煤炭生产、有色金属、石棉、水泥生产等行业中。粉尘危害事件的分布具有明显的地区分布特征：山西省、陕西省主要以煤尘危害为主，广东省宝石加工业粉尘危害尤为突出，海南、陕西、湖南、河北、广西等省（自治区）的有色金属行业均为粉尘危害的高发地区。从工种分布来看，矽肺病主要高发于凿岩工、矿山其他工、主掘进工、纯掘进工和搬运工；煤工尘肺主要高发于主采煤工和纯采煤工，其次是煤矿混合工、主掘进工和纯掘进工；石棉肺主要高发于石棉制品工和石棉编织制品工；水泥尘肺病主要高发

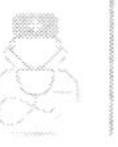

于水泥制成工和水泥原料工，其次为烧成工和包装工；电焊工尘肺病例绝大多数为电焊工；铸工尘肺病例主要为型砂工、冶炼浇铸工和清砂工。

（三）职业性尘肺病分类

《职业病分类和目录》中明确列出我国法定职业性尘肺病包括矽肺、煤工尘肺、石墨尘肺、炭黑尘肺、石棉肺、滑石尘肺、水泥尘肺、云母尘肺、陶工尘肺、铝尘肺、电焊工尘肺、铸工尘肺和其他符合尘肺病病理诊断标准的尘肺。根据2010年全国尘肺病报告情况，煤工尘肺和矽肺是最主要的尘肺病，共占新发病例总数的94.21%，其次为电焊工尘肺、水泥尘肺、铸工尘肺和石棉肺，报告例数均超过100例。从行业分布来看，煤工尘肺新发病例绝大多数分布在煤炭行业，矽肺病例主要分布在铁道、有色金属和煤炭行业，石棉肺病例和水泥尘肺病例主要分布在建材行业，电焊工尘肺和铸工尘肺病例主要分布在机械行业。

（四）职业性尘肺病发病机制

尘肺是吸入的粉尘在肺内沉积而引起肺部的病变，其发生过程十分复杂，涉及多种细胞和生物活性物质，表现为炎症反应、免疫反应、细胞和组织的结构损伤与修复、胶原增生与纤维化形成，是多种因素相互作用与制约的结果，反应多呈进行性。尘肺病无特异的临床表现，其临床表现多与合并症有关。

（五）职业性尘肺病诊断和临床表现

尘肺病早期无明显自觉症状，或者只有很轻微的自觉症状，往往是在职业健康检查时才会发现。但随着疾病的进展，特别是晚期的尘肺患者，会出现或轻或重的以呼吸系统为主的自觉症状。病情严重或有并发症时，由于呼吸和循环功能受到明显损害，会出现胸闷、气短、咳嗽、咳痰、胸痛、呼吸困难，还可能伴有咯血、无力、消瘦、失眠及食欲减退等。如有发热、肝大和浮肿，表明可能并发了其他疾病。尘肺诊断的前提条件是必须有确切的生产性粉尘接触史，以技术质量合格的X射线高千伏或数字化摄影（DR）后前位胸部X线表现作为主要依据，结合工作场所职业卫生学、尘肺流行病学调查资料和职业健康监护资料，参考临床表现和实验室检查，排除其他类似肺部疾病后，对照尘肺诊断标准片方可诊断。

二、职业性尘肺病的三级预防

在我国，尘肺仍是最主要的职业病。为了预防、控制和消除生产性粉尘的危害，防治职业性尘肺病，保护劳动者健康及其相关权益，国家先后出台一系列预防尘肺病的法律、法规，在职业性尘肺病防治方面发挥了重要作用，并且总结出了“革、水、密、风、护、管、教、查”八字综合防尘和降尘经验，对控制生产性粉尘危害方面极具指导意义。“革”是技术革新，改革工艺流程；“水”是要求湿式作业，禁止干式作业；“密”是密闭尘源，隔室操作；“风”是通风，排风除尘；“护”是加强个人防护；“管”是防尘设施管理制度化，确保防尘设施正常运转；“教”是宣传教育，安全卫生宣传，防尘和个人防护培训；“查”即加强对生产环境中粉尘浓度的检测，加强对粉尘作业工人的职业健康检查。

（一）一级预防

尘肺病一级预防的目的是从根本上消除或控制粉尘对人体健康的危害，主要通过改进生产工艺和生产设备，合理使用防护设施及个人防护用品，减少或消除工人的接触机会。

1. 相关法律、法规及标准制定和完善　中华人民共和国成立以来，我国政府陆续颁布

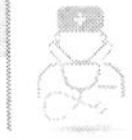

了一系列的政策、法令和条例来防止粉尘危害。《职业病防治法》自 2002 年 5 月 1 日开始实施，2016 年 12 月最后一次修订，这部法律充分体现了对职业病预防为主的方针，为控制粉尘危害和防治尘肺病的发生提供了明确的法律依据。我国还从卫生标准上逐步制订和完善了工作场所生产性粉尘最高容许浓度（MAC）的规定，确立了粉尘防控工作的基本目标。《工作场所有害因素职业接触限值　第 1 部分：化学有害因素》（GBZ 2.1—2019）列出了 47 种粉尘的 8h 时间加权容许浓度。《生产性粉尘作业危害分级》（GBZ/T 229.1—2010）在综合评估生产性粉尘的健康危害、劳动者接触程度等基础上，对粉尘作业场所危害程度进行分级，有助于企业加强粉尘作业场所分级管理，改善作业场所环境条件，保障职工身体健康，促进企业和谐发展，也为职业健康监督管理部门对粉尘作业场所的监管提供了依据。

2. 生产工艺和生产设备改进和革新　采用工程技术措施预防和控制粉尘造成的职业危害，是治本的对策，是防止生产性粉尘危害发生的根本措施。“革、水、密、风、护、管、教、查”八字方针中的前四字即“革、水、密、风”均属于粉尘控制的技术措施，根据各行各业存在生产性粉尘的特点，通过技术措施控制粉尘浓度。

（1）革，即技术革新，是防止生产性粉尘危害的根本措施。技术革新包括改革工艺过程，革新生产设备，优先选用那些在生产过程中不产生或少产生粉尘的工艺流程等，避免或减少作业人员接触粉尘的机会。如使用遥控操纵、计算机控制、隔室监控等措施。

（2）水，即湿式作业，采用湿法生产或用水抑制粉尘的扩散，这是一项简便、经济、有效的防尘措施。粉尘遇水后很容易吸收、凝聚、增重，这样可大大减少粉尘的产生及扩散，改善作业环境的空气质量。例如用水磨代替干磨，用水选代替干式筛选，用水力清砂代替风动工具打砂；在用风钻凿岩开铁时，先开水，后开钻，停钻时先关风后关水；放炮后采用喷雾水及水幕也可起到降尘作用。冲洗岩壁、顶板及工作台等可防止二次扬尘。湿式作业防尘的特点是防尘效果可靠，易于管理，投资较低。

（3）密，即密闭尘源，对不能采取湿式作业的场所，在不影响操作的前提下，尽可能地把产尘设备密闭起来，防止粉尘逸出，使操作工人和粉尘脱离接触。选择的密闭材料要轻便耐用，根据粉尘硬度等特点、密闭后承受的重量和检修时操作要求，选择各种密闭材料；要最大限度地把尘源密闭起来，并保持持久性。为此，密闭方式必须不影响生产操作和维修，同时，要降低密闭设备的停车率，减少频繁检修；干法生产（粉碎、拌料等）容易造成粉尘飞扬，应采取密闭通风除尘的办法，将密闭尘源与局部抽风相结合，使密闭系统内保持一定的负压，可有效防止粉尘外逸和飞扬。采取密闭通风除尘的前提是必须对生产过程进行改革，实现生产过程机械化、连续化、自动化，为采取通风除尘措施创造条件，例如玻璃行业采用的拌料、送料、加料一条龙流程，铸造行业采用的旧砂回用、气流送砂、双行程抛丸等生产流程。

（4）风，即通风除尘，是用通风的方法将尘源予以有效的控制，并将含尘气体抽出，经除尘器净化后排入大气，使作业区粉尘浓度达到卫生标准要求。在工作场所的防护设施中，常在密闭尘源的基础上，安装通风除尘装置。密闭通风除尘系统一般包括密闭排尘装置、吸尘罩、通风管道和风机、除尘设备等几个部分。这是目前工业生产中应用最为普遍、效果最好的一种技术措施。在不易密闭排尘扬尘点，可采用局部抽出式装置，抽风的方向尽量和粉尘运动方向一致，凡能产生粉尘的破碎机、运输装置、筛分设备、贮料库、拌排料机、喷砂设备等均可采用这种方法。在矿井下可采用全面通风系统，使含尘空气按设计方向自然排出，并且可以同时采用局部送入式机械通风，将新鲜空气送入工作面；或采用局部抽出式机械通风，将工作面的含尘空气沿风管排出。

3. **个体防护措施**　护，即个人防护，是对技术防尘措施的必要补救。在作业场所中密闭、通风等防尘、降尘措施难以使粉尘浓度降至国家卫生标准所要求的水平时，戴防尘口罩、送风头盔以及穿防尘服装等均是重要的辅助性技术性措施，进一步防止粉尘的吸入，减轻粉尘对人体的危害。防尘口罩的特点是滤尘率高，呼吸阻力小，使用时不憋气，重量轻，便于佩戴，滤料易于清洗或更换。送风头盔的防尘效果最好，适用于粉尘浓度很大的作业场所，但由于使用不方便，使用受到很大限制。防尘服装包括衣服、帽子、围裙、套袖和手套等，可以防止粉尘污染人的皮肤。在某些情况下为了防止粉尘污染眼睛，还需要佩戴防尘眼镜。此外，粉尘接触作业人员还应注意个人卫生，作业地点不吸烟，杜绝将粉尘污染的工作服带回家，经常进行体育锻炼，加强营养，增强个人体质。

4. **职业卫生管理**　管，即加强管理，是做好防尘工作的关键。要认真贯彻实施《职业病防治法》《尘肺病防治条例》和《工作场所职业卫生管理规定》，用人单位应当设置或者指定职业卫生管理机构或者组织，配备专职职业卫生管理人员，应当制定职业病危害防治计划和实施方案，建立、健全职业卫生管理制度和操作规程。如防尘操作制度和设备维护检修制度以及合理调配劳动组织，从组织制度上保证防尘工作的顺利开展，减少接触粉尘人数，缩短接触粉尘时间等。如某干磨石英厂制定的“十先十后”制度：先开防尘设备，后工作；先口罩，后进车间；先检查，后接班；先密闭，后生产；先吸风，后开车；先冲水，后加料；先轻拿，后轻放；先浇水，后扫地；先停车，后关风；先清洁，后下班。上述“十先十后”制度对巩固防尘技术措施效果起到了很重要的作用。按照《工作场所职业病危害警示标识》(GBZ 158—2003)的规定，在工作场所醒目位置设置图形、警示线、警示语句等“注意防尘”警示标识和中文警示说明。载明产生粉尘的种类、后果、预防和应急处置措施等内容。同时设置职业病危害公告栏，公布尘肺病防治的规章制度、操作规程、职业病危害事故应急救援措施和工作场所粉尘等职业病危害因素检测结果。

5. **职业健康教育**　教，即宣传教育，通过对工人进行相关法律法规以及尘肺病防治基本知识的宣传教育，提高其对尘肺防治的意识，认识到尘肺病是可预防的，而关键措施就是各个工作岗位的防尘降尘工作。通过实施分对象、多层次、多形式、多部门参与的职业健康宣教，发挥公共媒体对该类病症防治的公众宣教，将尘肺病纳入基层职业病防治体系中，深入开展尘肺病咨询服务，进一步促进对粉尘作业环境的定期检测和监督管理、对作业人员的职业健康监护以及职业卫生预防性监督工作。随着职业卫生相关法律、法规的贯彻实施，职业健康教育的作用和地位正在逐步显现，做好防尘的宣传工作，让广大职工全面了解粉尘的危害，提高自我防范、自我保护的意识，这对于改善劳动条件，减少尘肺病发生，保障职工身体健康和推动国民经济的发展均有着深远的意义。

6. **上岗前职业健康检查**　依据《职业健康监护技术规范》(GBZ 188—2014)要求，对拟从事接触粉尘危害作业的新录用人员，包括转岗到该种作业岗位的人员应进行上岗前健康检查，主要目的是发现有无职业禁忌证，建立接触职业病危害因素人员的基础健康档案。其职业禁忌证包括：活动性肺结核病、慢性阻塞性肺疾病、慢性间质性肺病、伴肺功能损害的疾病。检查的内容包括：①症状询问：重点询问呼吸系统、心血管系统疾病史、吸烟史及咳嗽、咳痰、喘息、胸痛、呼吸困难、气短等症状；②体格检查：内科常规检查，重点是呼吸系统，心血管系统；③实验室和其他检查：必检项目包括血常规、尿常规、心电图、血清 ALT、后前位

X 射线高千伏胸片或数字化摄影胸片（DR 胸片）、肺功能。

（二）二级预防

“八字方针”中的“查”，即加强对生产环境中粉尘浓度的检测和对粉尘作业工人的职业健康检查等，属于尘肺二级预防措施，其关键在于早发现、早诊断和早治疗。首先，应定期针对作业环境中的粉尘浓度进行检测，掌握工作场所空气中粉尘浓度是否超过国家卫生标准职业接触限值的要求，及时查找超过职业接触限值可能的原因，并加以改进。其次，定期的职业健康检查，依据《职业健康监护技术规范》（GBZ 188—2014）要求，对从事接触粉尘危害的作业人员进行岗中和离岗健康检查，早期发现职业健康损害、职业禁忌证和疑似职业病。根据早诊断依据《职业性尘肺病的诊断》（GBZ 70—2015）进行诊断和分期。

1. 职业病危害因素的识别与检测 对作业环境中粉尘浓度进行定期检测是职业卫生中重要的常规工作，依据《工作场所空气中有害物质监测的采样规范》（GBZ 159—2004）对工作场所空气中粉尘进行长时间采样和短时间采样。在采样过程中，应选择有代表性的采样点，在空气中粉尘浓度最高的工作日进行采样。在评价峰接触浓度时，选择有代表性接触点，在一个工作班接触粉尘浓度最高的时段进行采样。采样对象范围内，确定接触有害物质浓度最高和接触时间最长的劳动者。每种工作岗位不足 3 名时，全部选为采样对象；劳动人数在 3~5 名，采样对象选择 2 名；采样对象为 6~10 名，采样对象选择 3 名；采样对象 > 10 名，采样对象选择 4 名。采样时，空气收集器的进气口尽量安装在劳动者工作时的呼吸带。依据《工作场所空气中粉尘测定 第 1 部分：总粉尘浓度》（GBZ/T 192.1—2007）对总粉尘浓度进行检测，空气中的总粉尘用已知质量的滤膜采集，由滤膜的增量和采气量计算出空气中总粉尘的浓度。个体采样时将装好滤膜的小型塑料采样夹佩戴在采样对象的前胸上部，进气口尽量接近呼吸带，以 1~5L/min 流量采集 1~8h 空气样品；定点采样根据粉尘检测的目的和要求，可以采用短时间采样或长时间采样，短时间采样时将装好滤膜的粉尘采样夹在呼吸带高度以 15~40L/min 流量采集 15min 空气样品，长时间采样时将装好滤膜的粉尘采样夹在呼吸带高度以 1~5L/min 流量采集 1~8h 空气样品。依据《工作场所空气中粉尘测定 第 2 部分：呼吸性粉尘浓度》（GBZ/T 192.2—2007）对呼吸性粉尘浓度进行检测，空气中粉尘通过采样器上的预分离器，分离出的呼吸性粉尘颗粒采集在已知质量的滤膜上，由采样后的滤膜增量和采气量，计算出空气呼吸性粉尘的浓度。个体采样时将连接好的呼吸性粉尘采样器佩戴在采样对象的前胸上部，进气口尽量接近呼吸带，以预分离器要求的流量采集 1~8h 空气样品；定点采样根据粉尘检测的目的和要求，可以采用短时间采样或长时间采样，短时间采样时将连接好的呼吸性粉尘采样器，在呼吸带高度以预分离器要求的流量采集 15min 空气样品，长时间采样时将连接好的呼吸性粉尘采样器，在呼吸带高度以预分离器要求的流量采集 1~8h 空气样品。依据《工作场所空气中粉尘测定 第 3 部分：粉尘分散度》（GBZ/T 192.3—2007）对粉尘的分散度进行检测，分为滤膜溶解涂片法和自然沉降法。依据《工作场所空气中粉尘测定 第 4 部分：游离二氧化硅含量》（GBZ/T 192.4—2007）对粉尘中的游离二氧化硅的含量进行检测，分为焦磷酸法、红外分光光度法和 X 线衍射法，参考 GBZ/T 192.1—2007 和 GBZ/T 192.2—2007 的采样方法，焦磷酸法需要的粉尘样品量一般应大于 0.1g，红外分光光度法和 X 线衍射法需要的粉尘样品量一般应大于 0.1mg。粉尘浓度职业接触限值详见《工作场所有害因素职业接触限值 第 1 部分：化学有害因素》（GBZ 2.1—2019）。如果工作场所空气中粉尘浓度职业接触限值超过国家标准，及时查找超过职业接触

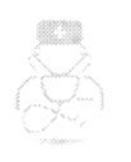

限值的原因，加以改进。

2. **职业健康检查** 职业健康检查的目的是早期发现职业病、职业健康损害和职业禁忌证；跟踪观察职业病及职业健康损害的发生、发展规律及分布情况；评价职业健康损害与工作场所中职业病危害因素的相关性及危害程度；识别高危人群，并进行目标干预，包括改善工作环境条件，改革生产工艺，采用有效的防护设施和个人防护用品，对职业病患者及疑似职业病和有职业禁忌人员的处理与安置等；评价预防和干预措施的效果，为制定职业卫生政策和职业病防治对策提供依据。

通过开展定期职业健康检查，及时发现疑似职业性尘肺相关职业健康损害，分析劳动者健康变化与所接触的粉尘职业病危害因素的相关性，并及时将健康检查资料、分析结果及相关建议报告用人单位和劳动者本人，以便及时、有效地采取干预措施。对于已脱离粉尘作业的工人，还应做脱尘作业检查。依据《职业健康监护技术规范》(GBZ 188—2014)要求，从事粉尘作业工人在岗期间职业健康检查的目标疾病为尘肺病，职业禁忌证同上岗前职业健康体检；检查的内容详见《职业健康监护技术规范》(GBZ 188—2014)。粉尘作业的职业健康检查周期要求：生产性粉尘作业分级Ⅰ级，2 年 1 次；生产性粉尘作业分级Ⅱ级及以上，1 年 1 次；胸部 X 线表现在有尘肺样小阴影改变的基础上，至少有 2 个肺区小阴影的密集度达到 0/1，或有 1 个肺区小阴影密集度到达Ⅰ级，每年检查 1 次，连续观察 5 年，若 5 年内不能确诊为矽肺患者，按不同生产性粉尘作业分级的要求执行；职工在岗期间如发现疑似尘肺病例，应督促并协助患者到专业的职业病医院进行全面的检查诊断，确保患者能够达到及时的治疗，减少对机体的伤害。尘肺病的潜伏期较长，有的劳动者在离职后仍存在发生尘肺病的危险。因此，劳动者在准备调离或脱离所从事粉尘作业岗位前，应进行离岗时健康检查，主要目的是确定其在停止接触粉尘时的健康状况。离岗时健康检查内容与在岗期间检查内容相同，为以后健康随访观察存留档案资料。

3. **新型生物监测指标** 用于职业健康监护的生物标志物分为生物接触标志物和生物效应标志物。接触标志物是反映机体生物材料中外源性物质或其代谢产物或外源性物质与某些靶细胞或靶分子相互作用产物含量的指标。效应标志物是指机体中可测出的生化、生理、行为或其他改变的指标。作为筛检职业健康监护目标疾病的生物标志物应满足以下条件：有灵敏可靠的生物检测方法，易为劳动者接受；生物接触标志物能够反映劳动者的内暴露水平；生物效应标志物能反映所暴露职业病危害因素的危害效应。目前，临床对尘肺的诊断主要是借助放射学或影像学检查和肺功能的异常检测，但都是晚于疾病的发生，因此寻找尘肺早期诊断的生物标志物对于预防尘肺和早期治疗具有重要意义，很多研究者一直致力于尘肺早期诊断生物标志物的研究，并取得了一定的进展。

4. **职业病的诊断与鉴定** 尘肺诊断的前提条件是必须有确切的职业性粉尘接触史，根据可靠的生产性粉尘接触史，以技术质量合格的 X 射线高千伏或数字化摄影(DR)后前位胸片表现作为主要依据，结合工作场所职业卫生学、尘肺流行病学调查资料和职业健康监护资料，参考临床表现和实验室检查，排除其他类似肺部疾病后，对照尘肺诊断标准片，方可诊断。劳动者临床表现和实验室检查符合尘肺病的特征，没有证据否定其与接触粉尘之间必然联系的，应当诊断为尘肺病。2015 年 12 月 16 日，我国颁布新的《尘肺病诊断标准》(GBZ 70—2015)，从 2016 年 5 月 1 日起开始实施。在诊断时应注意与下述疾病鉴别：急性和亚急性血行播散型肺结核、浸润型肺结核、肺含铁血黄素沉着症、肺癌、特发性肺间质纤维化、变态反应性肺泡炎、肺真菌病、肺泡微石症等。

对于少数生前有较长时间接尘职业史，未被诊断为尘肺者，根据本人遗愿或死后家属提出申请，进行尸体解剖。根据详细可靠的职业史，由具有尘肺病理诊断权的病理专业人员按照《尘肺病理诊断标准》(GBZ 25—2014)提供尘肺的病理诊断报告、患者的胸部X线、病例摘要或死亡志及现场劳动卫生学资料进行诊断，该诊断可作为享受职业病待遇的依据。

(三) 三级预防

目前职业性尘肺尚无彻底治愈方法，其三级预防主要是给予患者积极治疗和促进康复的措施。目前采用的治疗方法主要根据病情需要进行对症治疗、并发症治疗及保健康复治疗等综合治疗方式，以期能减轻尘肺病患者的症状、延缓病情进展、延长患者寿命和提高生活质量。

1. 治疗原则和方法 目前，尘肺无彻底治疗方法，现在采用的治疗方法主要根据病情需要进行对症治疗、并发症治疗、保健康复治疗等综合治疗方式，以期能减轻尘肺病患者的症状、延缓病情进展、延长患者寿命和提高生活质量。

(1) 对症治疗：对症治疗是尘肺治疗的基本策略，其目的是阻断致纤维化的因素、控制炎症、抑制间质细胞的增殖活化及细胞因子的生长释放、调节细胞外基质(包括胶原)的合成与降解等病理过程。通常先进行基础治疗，包括镇咳、解痉、平喘、清除积痰，根据实际情况可采取间断或持续低流量吸氧以纠正缺氧状态，改善肺通气功能和缓解呼吸肌疲劳。研究显示汉防己甲素可使肺胶原纤维松散、降解，脂类减少，微管结构消失、解聚，前胶原转化受阻，在间隙内出现新的细胞，可改善尘肺患者的临床表现及肺功能，其与苦参碱、乙酰半胱氨酸泡腾片以及六味地黄丸联合使用对尘肺确有限制纤维化进展、稳定病情，使块状阴影变淡、变小的作用。大容量肺泡灌洗术不是针对肺间质纤维化，而是针对尘肺患者积存于肺部的粉尘和巨噬细胞性肺泡炎、粉尘性炎性细胞而采取的有针对性的治疗。目前仍是一种探索性治疗方法，通过肺灌洗可以清除大量粉尘及吞尘巨噬细胞，从而延缓病变升级、肺功能的急剧恶化，但由于存在术中及术后并发症，因而存在一定的治疗风险，远期疗效也有待于继续观察研究。

(2) 并发症治疗：尘肺患者比较常见的并发症有肺结核、支气管炎、肺炎、肺气肿、肺源性心脏病、自发性气胸等，多发生呼吸系统感染、慢性肺源性心脏病、呼吸衰竭等症状。这些并发症常常可以促使尘肺病的发展，且常常是引起尘肺病死亡的主要原因。因此，防止尘肺患者发生并发症具有重要的意义。尘肺患者的机体抵抗力降低，呼吸系统的清除自净能力下降，呼吸系统炎症，特别是肺内感染是尘肺患者最常见、最频发症状，因此尽快尽早控制肺内感染对于尘肺病患者来说尤为重要。研究表明利用热毒宁注射液的抗菌、抗感染、抗病毒、免疫调节、镇静、解热等多重作用治疗尘肺并感染，收到了满意的临床疗效。另外抗感染治疗时，应避免滥用抗生素，并密切关注长期使用抗生素后引发真菌感染的可能。临床上常用洋地黄等强心剂、氢氯噻嗪等利尿剂以及酚妥拉明、硝普钠等血管扩张剂对慢性肺源性心脏病进行对症处理。有研究表明利用磷酸肌酸钠注射液治疗尘肺合并慢性心力衰竭疗效显著，而且无明显不良反应，值得临床进一步观察应用。尘肺可导致气道狭窄、扭曲、痰流不畅等，可产生呼吸道过敏，导致尘肺并发哮喘甚至呼吸衰竭。可采用氧疗、通畅呼吸道(解痉、平喘、祛痰等措施)、抗感染、纠正电解质紊乱和酸碱平衡失调等措施对呼吸衰竭进行综合治疗。有研究显示，沙美特罗替卡松单药或沙美特罗替卡松联合噻托溴铵治疗半年后，两组患

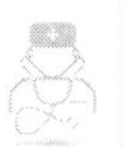

者哮喘症状及肺通气功能均较治疗前明显改善，说明两种方案治疗尘肺并发哮喘均有效。

(3)保健康复治疗：适当的体育锻炼，合理的营养膳食，良好的生活习惯，饮食、起居规律以及良好的心理干预、家庭管理指导都利于尘肺患者的康复治疗。研究显示心理干预后的患者不仅在负性情绪上有明显改善，在睡眠与精力、身体不适感、运动与感觉、精神紧张与焦虑、正性情感、认知功能、社会支持、人际交往能力、工作与学习、业余娱乐等多项因素上都有明显的改善。说明开展综合性心理干预可明显提高矽肺患者的生活质量，同时对尘肺的维持治疗、病情稳定起到至关重要的作用。

尘肺传统的治疗药物和方法未能获得可观的预后，尘肺的治疗仍是世界性的难题。尽管目前对其治疗的探索很多，像干细胞疗法、针对细胞因子的靶向药物等，通过细胞及动物实验在减少肺纤维化方面获得了良好的治疗效果，为今后临床研究奠定了基础，但真正能够广泛应用于临床且能够改善患者症状、延长患者生存期或延缓、逆转肺纤维化的治疗仍需进一步的研究及大量的临床试验证据。

2. **康复措施**

(1)尘肺一经确诊，不论期别，均应及时调离接尘作业。不能及时调离的，必须报告当地劳动、卫生行政主管部门，设法尽早调离。

(2)伤残程度轻者(六级、七级)，可安排在非接尘作业从事劳动强度不大的工作。

(3)伤残程度中等者(四级)，可安排在非接尘作业做些力所能及的工作，或在医务人员的指导下，从事康复活动。

(4)伤残程度重者(二级、三级)，不担负任何工作，在医务人员指导下从事康复活动。

(王　欣　高　申　刘蒙蒙)

第二节　矽肺的三级预防

矽肺(silicosis)是由于作业人员长期大量吸入含有较高浓度的矽尘所引起，以肺部弥漫性纤维化病变为主，进而影响肺功能，导致全身疾病，丧失劳动能力的一种疾病。其接触行业众多、发病机制复杂。一旦发生，呈进行性发展，严重危害工人健康，降低其劳动能力和生活质量。自然界中的二氧化硅分布极广，各类矿石中都含有各种形态的石英。通常将含游离二氧化硅 10% 以上的粉尘作业称为矽尘作业。矽尘作业所涉及的工种有很多，主要包括采矿业的凿岩工、放炮工、支柱工、运输工及煤矿的岩石掘进工等；开山筑路、隧道和涵洞的风钻工、爆破工等；钢铁冶金业的原料破碎工等；机械制造业的翻砂、清砂、喷砂工等；耐酸、耐火材料业的制造、焙烧等工种；玻璃、搪瓷、陶瓷业的原料破碎、研磨、运输等各工种。矽肺发病与作业人员接触粉尘中游离二氧化硅含量、粉尘浓度、接触时间有密切关系。一般发病比较缓慢，多在接触粉尘 5~10 年开始发病。矽肺为尘肺病主要病种，天津市 2009—2018 年新发尘肺病 4 657 例，其中矽肺 1 587 例，占 34.08%(1 587/4 657)。1958—2018 年广州市共诊断尘肺病 1 194 例，其中矽肺占 60.10%(718 例)；病例主要集中在土木工程建筑业，占 41.5%(298/718)和非金属矿采选业，占 26.0%(187/718)；病例的平均接尘工龄为 13.0 年。2006—2018 年柳州市共诊断尘肺病 160 例，以Ⅰ期矽肺为主，占 70.00%(112 例)；病例主要

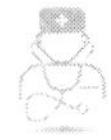

集中在金属冶炼及压延加工行业，占整个尘肺病例总数的82.50%（132例）；病例工种以冶炼及辅助工、烧结工、采矿工为主，分别占整个尘肺病例数的23.13%（37例）、27.50%（44例）、18.13%（29例）。

一、矽肺概述

（一）矽肺定义

矽肺是由于在生产过程中长期吸入矽尘而引起的以肺部弥漫性纤维化为主的全身性疾病。

（二）矽肺主要接触作业

游离二氧化硅的含量≥10%的无机粉尘，也称为矽尘，结晶型二氧化硅粉尘。其广泛存在于采石、建筑、冶金、制造、加工、铸造、交通运输等国民经济建设的多个领域中。接触矽尘的作业非常广泛，例如矿山采掘作业中的凿岩、掘进、爆破、运输等；修建公路、铁路、水利电力工程开挖隧道等；冶炼厂、石粉厂、玻璃厂、耐火材料厂生产过程中的原料破碎、研磨、筛分、配料等工序；机械制造业铸造车间的原料粉碎、配料、铸型、打箱、清砂、喷砂等工序；陶瓷厂原料准备，珠宝加工，石器加工等均能产生大量含游离二氧化硅粉尘，见表2-1。

表2-1　接触矽尘的部分行业工种举例

序号	行业	工种
1	金属矿采选业	穿孔、炮采、机采、装载、运输、回填、支护、破碎筛选、研磨、浮选、重选、磁选、选矿辅助
2	建筑材料采选业	土砂石打孔、炮采、机采、装载、运输、破碎、筛选、研磨、转运、开采辅助；河沙转运、河沙手采、河沙筛选、河沙运输、河沙开采辅助、浮选
3	金属冶炼业	铅锌配布料、铅电解液制备、矿石破碎
4	金属制品业	金属喷砂、模具喷砂、搪瓷喷花、焊药制备、焊条配粉
5	金属表面处理及热处理业	工件喷砂、喷砂粗糙、除油除锈
6	砖瓦、石灰和轻质建材制造业	砂石装卸、筛选、转运、堆垛、运输、辅助、投料、拌和、浇注、石材切割、雕琢、研磨、修整、荒料锯切、板材研磨、板材切割
7	玻璃制品业	玻璃喷砂、玻壳备料、玻璃纤维配料、玻璃备料
8	陶瓷制品业	陶瓷烘筛、灌砂、釉料粉碎
9	耐火材料制品业	耐火材料破碎、筛分、混合、磨制、配料、物料运送、耐火砖干燥、烧成、成型
10	机械工业	铸造型砂、铸造造型、铸造落砂、铸件清砂、熔模铸造、石英砂打磨、抛光
11	电子及通讯设备制造业	镀层喷砂、电子玻璃配料、玻粉制取

（三）矽肺发病机制

石英是如何引起肺纤维化的存在多种假说，如机械刺激学说、化学中毒学说、硅酸聚合学说、表面活性学说以及免疫学说等。石英表面具有很强的氧化还原能力，可与碳、氧、氢以及氮发生活性反应，其粉碎的断裂面可产生羟基活性基团，其与肺泡巨噬细胞构成氢键，产生氢的交换和电子传递，使细胞膜通透性增高、流动性降低，进而破裂。结晶型二氧化硅粉尘引起的细胞膜损伤被认为是矽肺发病的主要起因，而脂质过氧化的增加是导致膜损伤的主要原因。肺泡巨噬细胞是结晶型二氧化硅粉尘作用的主要靶细胞，其在吞噬结晶型二氧化硅粉尘颗粒时可产生大量的致纤维化因子和炎性因子，能够直接或间接损伤肺泡上皮细胞，激活成纤维细胞，诱导成纤维细胞的增殖及其表型转化为肌成纤维细胞，造成肺组织的不可逆损伤，最终导致肺间质纤维化。在矽肺纤维化发生发展过程中，存在着多种信号通路的激活与相互作用，通过不同信号通路调控纤维化相关因子的基因表达，形成瀑布效应最终导致纤维化病理改变。其中丝裂原活化蛋白激酶（mitogen activated protein kinase，MAPK）信号通路、转化生长因子 -β/Smad 蛋白（transforming growth factor-β，TGF-β）信号通路和 Wnt/β- 连环蛋白（β-catenin）信号通路与矽肺纤维化的相关研究较多。MAPK 信号通路能够调控许多转录因子继而调节纤维化相关因子的表达。TGF-β_1 一般通过 Smad 通路促进胶原纤维化，也可不依赖该通路由 MAPK 通路直接激活 Smad3 进而导致细胞外基质沉积。Wnt/β-catenin 信号通路的关键因子 β-catenin 与矽肺纤维化的发生发展密切相关，干扰 β-catenin 的表达能够抑制小鼠矽肺模型中 TGF-β_1、肿瘤坏死因子 -α（tumor necrosis factor-α，TNF-α）、白细胞介素 -6（interleukin-6，IL-6）、基质金属蛋白酶 2（matrix metallopeptidase 2，MMP2）和基质金属蛋白酶 9（matrix metallopeptidase 9，MMP9）的表达，并能够阻抑小鼠矽肺纤维化。总之，各种转录因子间、各信号通路的信号分子间存在“cross-talk”，形成了复杂的信号网络系统，参与调控矽肺纤维化相关基因的表达，见图 2-1。

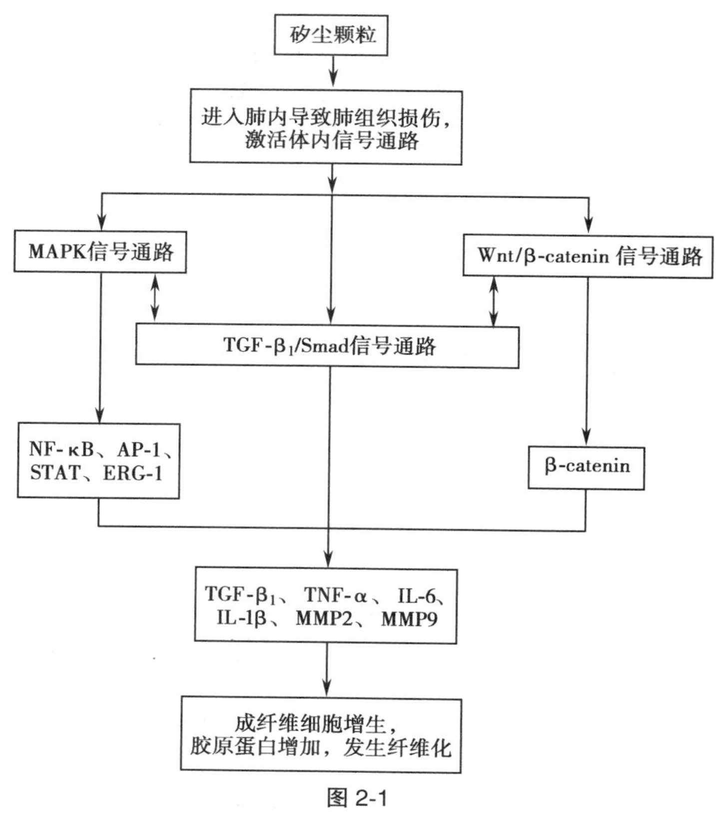

图 2-1

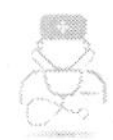

（四）矽肺诊断和临床表现

矽肺发病与作业人员接触的粉尘中游离二氧化硅的含量、粉尘浓度、接触时间有密切关系。一般发病比较缓慢，多在接触粉尘5~10年开始发病。接触含游离二氧化硅量较高粉尘、粉尘浓度大、缺乏个人防护措施、接触粉尘1~2年就发生的矽肺，称为"速发性矽肺"。有的作业人员接触过一定量的矽尘，当时并没有查出患有矽肺，而在脱离粉尘若干年后才查出矽肺，称为"晚发性矽肺"。矽肺的临床表现主要包括：

1. **症状与体征**　矽肺患者可在很长的一段时间内无自觉症状，随着病情深入可出现咳嗽、咳痰、胸痛、气短、胸闷等症状。听诊检查常伴有呼吸音改变，合并慢性支气管炎时可有呼吸音增粗、干性啰音或湿性啰音；晚期矽肺患者由于长期咳嗽导致肺气肿，检查可见桶状胸、肋间隙变宽；合并肺心病心衰者可见心衰的各种临床表现。

2. **胸部X线表现**　主要为圆形小阴影、不规则形小阴影、大阴影、胸膜增厚、弥漫性肺气肿、肺门和肺纹理增厚等改变。矽肺的特征性影像学表现为肺内多发结节状、斑片状及条索状影像、肺纹理加重、肺气肿以及小叶间隔增厚。

3. **肺功能变化**　可出现肺活量及肺总量降低。伴肺气肿和慢性炎症时，时间肺活量降低，最大通气量减少，所以矽肺患者的肺功能以混合性通气功能障碍多见。Ⅰ期矽肺患者肺功能障碍类型以阻塞性通气功能障碍和混合性功能障碍为主，Ⅱ期、Ⅲ期矽肺患者肺功能障碍类型以限制性通气功能障碍为主。

二、矽肺的三级预防

（一）一级预防

矽肺一级预防的目的是从根本上消除或控制粉尘对人体健康的危害。主要通过改进生产工艺和生产设备：减少原材料中游离二氧化硅含量，或以不含游离二氧化硅的材料来代替，例如以石灰石砂代替石英砂用于铸钢造型；以铁丸代替石英砂用于喷砂作业；用酸洗清理金属表面氧化层及铁锈代替干冲砂除锈等。在生产条件允许的情况下，应尽可能用湿法生产工艺，产生粉尘的作业区宜采用地面洒水措施；实现生产过程机械化、密闭化、自动化；把生产性粉尘的发生源密闭起来；工作环境通风，尽可能降低接尘作业过程中游离二氧化硅的产生和泄漏，从而达到降低二氧化硅浓度的目的。作业人员还应采取个人防护措施，工作期间必须佩戴符合卫生标准的防尘口罩、防尘服、防尘帽等。企业应加强技术管理，建立必要的防尘制度，做好宣传教育等。对新入职工人和转岗员工进行上岗前职业健康检查。详见本章第一节尘肺病的一级预防。

（二）二级预防

矽肺的二级预防主要以早发现、早诊断、早治疗为目的，主要包括定期粉尘监测、职业健康检查、早期生物标志物筛查以及诊断鉴定等措施。

1. **职业病危害因素的识别与检测**　矽尘指的是游离二氧化硅含量≥10%的无机粉尘，因此在进行现场采样前，应该按照《工作场所空气中粉尘测定　第4部分：游离二氧化硅含量》（GBZ/T 192.4—2007）对粉尘中游离二氧硅的含量进行检测，确认是矽尘以后，再按照《工作场所空气中有害物质监测的采样规范》（GBZ 159—2004）对工作场所空气中矽尘进行采样，由于《工作场所有害因素职业接触限值　第1部分：化学有害因素》（GBZ 2.1—2019）

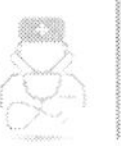

中，矽尘的限值既有总尘又有呼尘，按照《工作场所空气中粉尘测定 第2部分：呼吸性粉尘浓度》(GBZ/T 192.2—2007)对工作场所空气中矽尘的浓度进行检测，具体采样方法参考本章第一节尘肺病的内容。如果工作场所空气中粉尘浓度职业接触限值超过国家标准，及时查找超过职业接触限值的原因，加以改进。

2. **职业健康检查**　依据《职业健康监护技术规范》(GBZ 188—2014)要求，接触矽尘的作业工人，其在岗期间和离岗时职业健康检查内容与本章第一节尘肺病的内容相同。

3. **新型生物监测指标**　目前，很多研究者致力于矽肺的早期诊断生物标志物的研究，并取得了一定的进展。

克拉拉细胞蛋白(claracellprotein，CC16)对矽肺的炎症损伤和纤维化都起着负调节作用。研究显示血清CC16水平的变化可能反映二氧化硅颗粒对呼吸道上皮细胞的早期毒性影响，因此血清CC16可能成为检测矽肺早期毒作用的灵敏生物标志物，监测矽肺患者血清CC16水平的变化，对了解患者病情的发生和发展、临床诊断和预后判断具有重要的临床意义。新蝶呤是由活化的T淋巴细胞和自然杀伤细胞产生的一种γ干扰素，检测体液中新蝶呤的表达水平，能够间接反映矽肺的发病进程。矽尘接触研究结果显示矽尘接触工人组血清和尿液新蝶呤水平均高于健康对照组，这提示新蝶呤可作为一个潜在的早期发现、诊断矽肺的生物标志物。血小板衍生生长因子(platelet-derivedgrowthfactor，PDGF)是一种强有力的趋化因子，参与早期肺纤维化的发生发展，研究表明矽肺患者血清中PDGF水平明显高于正常对照组，并且随着硅肺由早期向中晚期发展，血清中PDGF的表达逐渐降低，提示血清中PDGF水平可作为硅肺的早期诊断指标。单核细胞炎性蛋白-1(monocyte chemotactic protein 1，MCP-1)是直接诱导胶原基因表达的因子，研究表明接尘组MCP-1表达水平显著高于正常对照组，而矽肺患者血清MCP-1水平明显高于接尘组，提示MCP-1在矽肺纤维化形成中也起了非常重要的作用，有望成为监测矽肺纤维化临床发生、发展过程的早期、灵敏的指标。除上述研究外，TGF-β、TNF-α、IL-1、IL-6、IL-16、IL-17、IL-18、可溶性细胞间黏附分子-1(Soluble intercellular adhesion molecule-1，sICAM-1)、CCAAT增强子结合蛋白β(CCAAT enhancer-binding proteinβ，C/EBPβ)、纤维蛋白降解产物(fibrinogen degradation product，FDP)和表面活性物质结合蛋白(SP)等均被作为可能具有矽肺早期诊断价值的生物指标进行了大量研究。但是，由于矽肺的发生发展机制到目前为止还没有完全阐述清楚，上述生物指标在矽肺的早期诊断中的灵敏度和特异度均不理想，还很难应用于矽肺患者的早期发现。今后应进一步研究其发病机制，并能在此基础上研究出一种或几种对矽肺早期诊断具有特异性和敏感性的生物标志物，对于探索矽肺早期诊断和筛检、预防和治疗措施有极大的帮助。

4. **职业病的诊断与鉴定**　矽肺诊断的前提条件是必须有确切的职业性矽尘接触史，其诊断与鉴定内容与本章第一节尘肺病的内容相同。

(三) 三级预防

矽肺的三级预防主要是给予患者积极治疗和促进康复的措施，采用的治疗方法主要根据病情需要进行对症治疗、并发症治疗、保健康复治疗等综合治疗方式，具体治疗方法参见本章第一节尘肺病的治疗。

(王 欣　高 申　杨雪莹)

第三节 煤工尘肺的三级预防

煤工尘肺(coal worker pneumoconiosis,CWP)是指煤矿工人长期吸入生产性粉尘所引起的尘肺的总称,在煤矿开采过程中由于工种不同,工人可分别接触煤尘、煤矽尘和矽尘。煤工尘肺是我国发病率最高、患病人数最多的职业病,严重危害煤矿工人的身心健康。据统计,全国报告的职业性尘肺病病例约有62%集中在煤炭行业,全国煤矿约有265万接尘人员,因此煤矿尘肺病的防治形势十分严峻。煤矿工人如长期吸入煤窑内的大量粉尘,肺组织就会引起广泛的纤维化,就可能导致煤工尘肺的发生。因煤尘中游离二氧化硅含量不同,煤工尘肺可分为矽肺、煤矽肺和煤肺。煤肺是长期吸入煤尘(含5%以下游离二氧化硅)引起的肺组织的纤维化,多见于采煤工、选煤工、煤炭装卸工。矿工的作业调动频繁,真正接触纯煤尘的矿工并不多,大部分接触的是煤矽混合尘。长期吸入大量煤矽尘引起的以肺纤维化为主的疾病称为煤矽肺。煤工尘肺的发病工龄一般较长,病程发展比较缓慢,患者早期多无症状。随着年龄增长及尘肺病变的进展,加之合并呼吸道感染,逐渐会出现咳嗽、咳黑痰、胸闷、胸痛、气急等症状。

一、煤工尘肺概述

(一) 煤工尘肺定义

煤工尘肺是指煤矿作业工人长期吸入生产性粉尘所引起的尘肺的总称。在煤矿开采过程中由于工种不同,工人可分别接触煤尘、煤矽尘和矽尘,从而引起肺的弥漫性纤维化,统称为煤工尘肺。

(二) 煤工尘肺主要接触作业

煤是主要能源和化工原料之一,可分为褐煤、烟煤和无烟煤。煤矿开采有两种方式,即露天开采和井下开采。露天开采主要用于开采埋藏表浅或裸露地表的煤炭,由于露天自然通风良好,在开采过程中产生的粉尘对工人健康的危害较小。井下开采的岩石掘进工序可产生大量岩石粉尘,是煤矿粉尘危害最严重的工序。随着机械化程度的提高,粉尘的产生量以及分散度不断增大。煤尘和煤矽尘是仅次于矽尘的对工人健康造成明显危害的粉尘,长期大量吸入煤尘、煤矽尘或矽尘,可导致煤工尘肺的发生。

煤矿开采及生产过程中涉及的工种和工序比较多,不同工种和工序所接触的工作面空气中粉尘性质不同,工人接触粉尘的情况亦各不相同。煤矿工人接触粉尘的种类决定其尘肺病变的性质,依据煤矿工人的工种大致分为三种情况:一是在岩石掘进工作面工作的工人,包括采煤凿岩及其辅助工、岩巷爆破、岩巷装载、岩巷掘进等,这些岗位的工人主要接触岩石粉尘,粉尘中游离二氧化硅含量均在10%以上,因此其所患尘肺的病变常有典型矽结节表现,为矽肺;二是在采煤工作面工作的工人,包括采煤打眼、采煤装运等,这些岗位的工人主要接触单纯性煤尘,其游离二氧化硅含量在5%以下,其所患尘肺有典型的煤尘灶或煤尘纤维灶表现,为煤肺;三是既在岩石掘进工作面也在采煤工作面工作过的工人,这些工人既接触矽尘又接触煤尘，其所患尘肺在病理上兼有矽肺和煤肺的特征，为煤矽肺，这种类型也是我国煤工尘肺最常见的类型。

（三）煤工尘肺发病机制

人体的呼吸系统结构和功能具有强大的异物清除能力。进入呼吸道98%左右的煤尘可通过呼吸系统的自我清洁机制清除出去。但是，当机体吸入大量煤尘，超过机体对其的清除能力时，巨噬细胞不能及时将煤尘颗粒吞噬，致使煤尘及含有煤尘颗粒的吞噬细胞较长时间滞留在邻近的细支气管区域。随后出现纤维母细胞，纤维的网状支架形成，其间尚有一定量的巨噬细胞。含有煤尘巨噬细胞很快出现崩解，释放出各种酶刺激纤维细胞产生一定量的胶原纤维，导致支气管及肺泡逐渐陷于由坏死巨噬细胞、煤尘和纤维母细胞构成的网状物中，这些碎屑和纤维母细胞的聚集导致煤斑的形成。当呼吸时肺内压力变化，支气管及肺泡壁逐渐膨胀，形成灶性肺气肿或小叶中心性肺气肿。这就是煤工尘肺的初始特征性改变。煤尘经呼吸道进入肺泡后，通过激活肺泡巨噬细胞聚集、吞噬粉尘，启动氧化应激、细胞凋亡、炎性反应，最后发展为纤维化。肺泡巨噬细胞受损后，可释放多种细胞因子，这些因子参与炎性反应及纤维化过程的调控，促进组织修复，但过度的炎性反应可直接或间接损伤肺组织，最终导致纤维化的发生。

（四）煤工尘肺临床表现

煤工尘肺患者早期一般无明显症状。当病变进展为大块纤维化或肺部感染时，会出现呼吸系统症状，主要是咳嗽、咳痰，多数呈现轻微的干咳或有少量白色泡沫状痰，时有少量黑色或灰色黏液；从事稍重劳动或爬坡时出现气短、气促。胸部时而呈现轻微的刺痛，多为前胸和两侧及肋部隐痛，持续时间不长。当煤工尘肺患者出现肺气肿，会导致肺泡大量破坏，肺功能测试显示通气功能、弥散功能和毛细血管气体交换功能都有减退或障碍。煤工尘肺患者不论是煤矽肺还是煤肺，胸部X线上主要表现为圆形小阴影、不规则形小阴影和大阴影，还有肺纹理和肺门阴影的异常变化，但多缺乏特异性。

二、煤工尘肺的三级预防

（一）一级预防

我国政府针对煤矿行业出台了专门的管理文件，2015年由国家安全监督管理总局颁布实施的《煤矿作业场所职业病危害防治规定》（以下简称“规定”），明确要求煤矿企业在煤矿开采过程中应采取防护措施。

1. 生产工艺和生产设备改进和革新

（1）煤矿企业必须建立防尘洒水系统。永久性防尘水池容量不得小于200m，且贮水量不得小于井下连续2h的用水量，备用水池贮水量不得小于永久性防尘水池的50%。防尘管路应铺设到可能产生粉尘和沉积粉尘的地点，管道规格和水质应满足降尘需要。

（2）掘进井巷和硐室时，必须采用湿式钻眼，使用水炮泥，爆破前后冲洗井壁巷帮，爆破过程中采用高压喷雾（喷雾压力不低于8MPa）或压气喷雾降尘、装岩（煤）洒水和净化风流等综合防尘措施。

（3）在煤、岩层中钻孔，应采取湿式作业。煤（岩）与瓦斯突出煤层或软煤层中瓦斯抽放钻孔难以采取湿式钻孔时，可采取干式钻孔，但必须采取捕尘、降尘措施，其降尘效率不得低于95%，并确保捕尘、降尘装置能在瓦斯浓度高于1%的条件下安全运行。

(4)炮采工作面应采取湿式钻眼法，使用水炮泥；爆破前、后应冲洗煤壁，爆破时应采用高压喷雾（喷雾压力不低于8MPa）或压气喷雾降尘，出煤时应当洒水降尘。

(5)采煤机作业时，必须使用内、外喷雾装置，内喷雾压力不得低于2MPa，外喷雾压力不得低于4MPa，如果内喷雾装置不能正常使用，外喷雾压力不得低于8MPa。无水或喷雾装置不能正常使用时，必须停机；液压支架必须安装自动喷雾降尘装置，实现降柱、移架同步喷雾；破碎机必须安装防尘罩，并加装喷雾装置或用除尘器抽尘净化。放顶煤采煤工作面的放煤口，必须安装高压喷雾装置，喷雾压力不低于8MPa。

(6)掘进机作业时，应使用内、外喷雾装置和控尘装置、除尘器等构成的综合防尘系统。掘进机内喷雾压力不得低于2MPa，外喷雾压力不得低于4MPa，如果内喷雾装置不能正常使用，外喷雾压力不得低于8MPa；除尘器的呼吸性粉尘除尘效率应不低于90%。瓦斯喷出区域和煤（岩）与瓦斯（二氧化碳）突出煤层的掘进不得采用除尘器抽尘净化防尘措施。

(7)采掘工作面回风巷应安设至少2道自动控制风流净化水幕。

(8)井下煤仓放煤口、溜煤眼放煤口以及地面带式输送机走廊，必须安设喷雾装置或除尘器，作业时进行喷雾降尘或用除尘器除尘。煤仓放煤口、溜煤眼放煤口采用喷雾降尘时，喷雾压力不得低于8MPa。

(9)预先湿润煤体。煤层注水过程中应当对注水流量、注水量及压力等参数进行监测和控制，单孔注水总量应使该钻孔预湿煤体的平均水分含量增量不得低于1.5%，封孔深度应保证注水过程中煤壁及钻孔不漏水或跑水。在厚煤层分层开采时，在确保安全前提下，应采取在上一分层的采空区内灌水，对下一分层的煤体进行湿润。

(10)锚喷支护防尘。打锚杆眼应实施湿式钻孔。喷射混凝土时应采用潮喷或湿喷工艺，喷射机、喷浆点应配备捕尘、除尘装置，距离锚喷作业点下风向100m内，应设置2道以上风流净化水幕。

(11)转载点应采用自动喷雾降尘，喷雾压力应大于0.7MPa，或密闭尘源、除尘器抽尘净化等措施。转载点落差超过0.5m，必须安装溜槽或导向板。装煤点下风侧20m内，必须设置一道风流净化水幕。运输巷道内应设置自动控制风流净化水幕。

(12)露天煤矿钻孔作业时，应采取湿式钻孔；破碎作业时应采取密闭、通风除尘措施；应加强对钻机、挖掘机、汽车等司机操作室的防护；挖掘机装车前，宜对煤（岩）洒水，卸煤（岩）时喷雾降尘；运输路面应经常洒水，加强维护，保持路面平整。

(13)洗选煤厂原煤准备，包括给煤、破碎、筛分、转载的过程中应采取密闭措施，当受生产工艺或工作场地条件限制，不能采取密闭措施时，应采取喷雾降尘或除尘器除尘等措施。

(14)储煤场厂区应定期洒水抑尘，储煤场四周应设抑尘网，装卸煤炭或起风时喷雾降尘或洒水车降尘，煤炭外运时应采取密闭措施。

综上，煤矿企业应首先从工程技术上降低或消除煤矿粉尘对工人的危害。因企业成本、技术能力等各种因素的限制，在工程技术上无法彻底消除粉尘危害时，就要加强煤矿工人的个人防护措施，为煤矿工人配备呼吸防护装备，这是目前保障煤矿工人健康的重要措施。

2. 个体防护措施 目前煤矿工人的呼吸防护用品主要有两种，即自吸过滤式防颗粒物呼吸器和电动送风过滤式呼吸器。自吸过滤式防颗粒物呼吸器又称防尘口罩，主要依靠佩戴者自主呼吸过滤空气中的粉尘，按结构分为随弃式面罩、可更换半面罩和全面罩3种。其中随弃式面罩是覆盖口、鼻和下颌不可拆卸的半面罩，一般不能清洗再使用，任何部件失效即应废弃；可更换式半面罩是覆盖口、鼻和下颌，能够通过更换过滤棉而多次使用的密合型半面罩；全面罩是覆盖口、鼻、下颌和眼部，并通过更换过滤棉而多次使用的密合型面罩。电动送风过滤式呼吸器主要依靠自身携带的电动风机提供气源，克服本身阻力的过滤式呼吸器，与自吸过滤式呼吸器有所不同的是其增加了电动送风装置，能够降低使用者的呼吸阻力，提高舒适度。电动送风过滤式呼吸器更适合高强度作业人员使用，在一定送风量下，可保证呼吸面罩内为正压，防止外部粉尘泄漏入面罩中，大大提高了防护效果。按面罩类型不同，电动送风过滤式呼吸器可分为四大类，包括密合型半面罩、开放型面罩、密合型全面罩与送气头罩。

煤矿工人选择呼吸防护用品进行粉尘防护时，应注意防尘口罩和电动送风过滤式呼吸器等过滤式呼吸器不能提供洁净气源，不能在缺氧和存在有毒气体环境中使用。因此佩戴过滤式呼吸器进入作业环境中，应首先确定环境的氧含量、是否存在有毒气体、粉尘浓度等信息。呼吸防护用品在使用前应首先检查其泄漏性，脸部应保持洁净，保证面罩与面部的密合度，大胡子、短毛茬或长胡须，以及垫在面罩密封垫和脸部之间的任何东西，都会使面罩出现泄漏。在国家标准《呼吸防护用品的选择、使用与维护》(GB/T 18664-2002)中，规定每个呼吸防护用品都有一个指定防护因数(APF)，即适用的粉尘范围，呼吸防护用品所使用环境的粉尘浓度，应不超过指定防护因数与国家职业卫生标准的乘积。我国的职业卫生标准《工作场所有害因素职业接触限值 第 1 部分：化学有害因素》(GBZ 2.1-2019)中明确规定，工作场所空气中煤尘的 PC-TWA 为 $4mg/m^3$，通过每种呼吸防护用品的指定防护因数值，即可得出各呼吸防护装备所适用的煤尘浓度。如自吸过滤式防颗粒物呼吸器中的随弃式面罩，APF 值是 10，工人在佩戴随弃式面罩进入煤矿中时，煤矿中的煤尘浓度不应超过 $4\times10=40mg/m^3$。各呼吸防护装备的适用环境范围见表 2-2。

表 2-2　呼吸防护装备的适用环境浓度范围

呼吸防护用品类型	呼吸防护用品分类	APF	适用环境的煤尘浓度限值 /($mg\cdot m^{-3}$)
自吸过滤式防颗粒物呼吸器(防尘口罩)	随弃式面罩	10	<40
	可更换式半面罩		
	全面罩	100	<400
电动送风过滤式	密合型半面罩	50	<200
	开放型面罩	25	<100
	密合型全面罩	<1 000	<4 000
	送气头罩		

3. **上岗前职业健康检查**　煤矿企业对新入职工人和转岗员工进行上岗前职业健康检查。详见本章第一节尘肺病的一级预防。

（二）二级预防

1. **职业病危害因素的识别与检测**　可导致煤工尘肺的粉尘包括：煤尘、煤矽尘和矽尘，其中煤尘指的是游离二氧化硅含量<10% 的无机粉尘，因此在进行现场采样前，应该按照《工作场所空气中粉尘测定 第 4 部分：游离二氧化硅含量》(GBZ/T 192.4—2007)对粉尘中

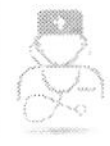

游离二氧硅的含量进行检测，确认尘种以后，再按照《工作场所空气中有害物质监测的采样规范》(GBZ 159—2004)对工作场所空气中粉尘进行采样，按照《工作场所空气中粉尘测定　第 2 部分：呼吸性粉尘浓度》(GBZ/T 192.2—2007)对工作场所空气中煤尘、煤矽尘和矽尘的浓度进行检测，具体采样方法参考本章第一节尘肺病的内容。依据《工作场所有害因素职业接触限值　第 1 部分：化学有害因素》(GBZ 2.1—2019)中的限值要求，煤尘(游离二氧化硅含量<10%)总粉尘 PC-TWA 为 $4mg/m^3$；呼吸性粉尘 PC-TWA 为 $2.5mg/m^3$。

煤矿企业应配备足够的粉尘监测人员和粉尘监测设备，其中采掘工作面应设置粉尘浓度传感器，其他测尘点可以使用粉尘采样器或直读式粉尘浓度测定仪。煤矿企业应采用定点或个体方法进行粉尘监测，或采用实时在线监测系统。井下每个月测定 2 次或实时在线监测，地面及露天煤矿每个月测定 1 次或实时在线监测；呼吸性粉尘浓度每个月测定 1 次，粉尘分散度、游离二氧化硅含量每 6 个月监测 1 次。粉尘监测采样点的选择和布置要求见表 2-3。

表 2-3　粉尘监测采样点的选择和布置要求

类别	生产工艺	测尘布置点
回采工作面	煤机落煤、工作面多工序同时作业	采样点在作业回风侧 10~15m 处
	司机操作采煤机、液压支架工移架、回柱放顶移刮板输送机、司机操作刨煤机、工作面爆破处	采样点在工人作业的地点
	风镐、手工落煤及人工攉煤、工作面顺槽钻机钻孔、煤电钻打眼、薄煤层刨煤机落煤	采样点在回风侧 3~5m 处
掘进工作面	掘进机作业、机械装岩、人工装岩、刷帮、挑顶、拉底	采样点在距作业地点回风侧 4~5m 处
	掘进机司机操作掘进机、砌碹、切割联络眼、工作面爆破作业	采样点在工人作业地点
	风钻、电煤钻打眼、打眼与装岩机同时作业	采样点在距作业地点 3~5m 处巷道中部
锚喷	打眼、打锚杆、喷浆、搅拌上料、装卸料	采样点在距作业地点回风侧 5~10m 处
转载点	刮板输送机作业、带式输送机作业、装煤(岩)点及翻罐笼	采样点在回风侧 5~10m 处
	翻罐笼司机和放煤工人作业、人工装卸料	采样点在作业人员作业地点
井下其他场所	地质刻槽、维修巷道采样点在作业人员	采样点在回风侧 3~5m 处
	材料库、配电室、水泵房、机修硐室等处工人作业	采样点在作业人员活动范围内
露天煤矿	钻机穿孔、电铲作业	采样点在下风侧 3~5m 处
	钻机司机操作钻机、电铲司机操作电铲	采样点在司机室内
地面作业场所	地面煤仓等处进行生产作业	采样点在作业人员活动范围内

2. 职业健康检查　煤矿工人应定期进行职业健康检查，依据《职业健康监护技术规范》（GBZ 188—2014）要求，接触煤尘的作业工人，其在岗期间、离岗时职业健康检查内容与接触矽尘的内容相同，仅针对粉尘作业的职业健康检查周期要求稍有差别，生产性粉尘作业分级Ⅰ级，3年1次；生产性粉尘作业分级Ⅱ级及以上，2年1次；胸部X线片表现有尘肺样小阴影改变的基础上，至少有2个肺区小阴影的密集度达到0/1，或有1个肺区小阴影密集度到达1级，每年检查1次，连续观察5年，若5年内不能确诊为煤工尘肺患者，按不同生产性粉尘作业分级的要求执行。检查结果发现胸部X线有肺尘埃沉着病样影像学改变的，应尽快调离工作岗位，脱离粉尘接触。

3. 职业病的诊断与鉴定　煤工尘肺依据《职业性尘肺病的诊断》（GBZ 70—2015）进行诊断和分期。煤工尘肺的诊断方法与矽肺基本相同，二者不同的是煤工尘肺诊断的前提是必须有确切的煤矿开采职业史和煤尘、煤矽混合性粉尘或游离二氧化硅粉尘接触史，矽肺诊断的前提是确实可靠的含游离二氧化硅粉尘接触史。

（三）三级预防

煤工尘肺的三级预防主要是给予患者积极治疗和促进康复的措施，采用的治疗方法主要根据病情需要进行对症治疗、并发症治疗、保健康复治疗等综合治疗方式，具体治疗方法参见本章第一节尘肺病。

（韩　承　杨雪莹）

第四节　石墨尘肺的三级预防

石墨尘肺（graphite pneumoconiosis）是指长期吸入较高浓度石墨粉尘导致的肺部呈弥漫性纤维化的一种尘肺病。石墨是一种银灰色有金属光泽的单质碳，按其来源可分为天然石墨和人造石墨。天然石墨广泛分布于火成岩、沉积岩及变质岩中，常混有一定量的游离二氧化硅，并且游离二氧化硅的含量有较大差异。在石墨矿的开采、碎矿、浮选、烘干、筛粉和包装各工序，以石墨为原料制造坩埚、滑润剂、电极、耐腐蚀管材等石墨制品，或使用石墨作为钢锭涂覆剂、铸模涂料等生产过程中均可接触到较高浓度的石墨粉尘，作业人员如果长期吸入大量高浓度的石墨粉尘，所患尘肺多是混合性尘肺。石墨尘肺发病工龄一般较长，多在15~20年，表现症状也较轻，一般无明显症状，病情发展较缓慢，一部分患者可有轻度咽部发干、咳嗽、咳黑色黏痰，劳动后可出现胸闷、气急等症状。石墨有质轻的特点，粉尘易在空气中飞扬。虽然鳞片石墨中游离二氧化硅含量较低，但可引起石墨尘肺。有资料显示，2010—2018年广州市共诊断石墨尘肺18例（3.77%）。江苏省南通市2007—2018年新发尘肺病40例，其中石墨尘肺1例（2.50%）。2011—2018年宝鸡市共诊断尘肺病124例，石墨尘肺2例（1.61%）。

一、石墨尘肺概述

（一）石墨尘肺定义

石墨尘肺是长期吸入较高浓度的生产性石墨粉尘并在肺内潴留而引起的以肺组织弥漫

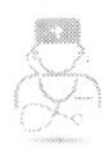

性纤维化为主的全身性疾病。

(二) 石墨尘肺主要接触作业

石墨是一种用途很广的非金属矿物,呈四层六角形的层状结晶结构,具金属光泽。石墨分为天然石墨和人工合成石墨。天然石墨矿石中含有一定比例的游离二氧化硅。人工合成石墨又称为高温石墨,是以无烟煤、焦炭、沥青等为原料,在 3 000℃的高温电炉中处理制成,几乎为纯净的结晶碳,与天然石墨相比几乎不含游离二氧化硅。

石墨化学性质较稳定,具有耐酸碱、耐高温、导热、导电、润滑、抗腐蚀等优良特性,可塑性和黏着力强。因此,石墨被广泛应用于电力、钢铁、润滑、国防工业、原子能、日用和化学染料等工业中。在石墨的开采、生产和使用过程中,均可能接触到石墨粉尘。如在石墨矿的开采、粉碎、浮选、烘干、筛粉和包装等各工序,以石墨为原料制造坩埚、滑润剂、电极、耐腐蚀管材等石墨制品,以石墨为钢锭涂覆剂、铸模涂料等用于原子反应堆、原子能发电站、火箭、导弹等的建造等。上述生产过程均可产生大量的石墨粉尘,工作人员经呼吸道吸入石墨粉尘后可发生石墨尘肺病。

(三) 石墨尘肺发病机制

石墨尘肺的发病机制目前还不太清楚。一般认为,石墨尘肺是由于人体吸入了大量的石墨粉尘,超出了肺组织自身的清除能力,粉尘在肺泡、细支气管及肺间质内滞留,引起一系列的病理变化所致。

(四) 石墨尘肺临床表现

石墨尘肺的病理表现,主要为肺门有石墨尘细胞灶和石墨尘纤维灶,部分尘灶有较明显的胶原纤维存在,并有明显的间质纤维增生。石墨尘肺发病工龄一般在 15~20 年。石墨尘肺患者的临床表现具有症状较轻微、病情进展较缓慢的特点。部分患者有口腔、鼻咽部发干、咳嗽、咳黑色痰、痰量不多等,劳动后可出现胸闷、胸痛、气短等症状。少数患者伴有肺部通气功能减退,表现为最大通气量和时间肺活量下降,可能并发或继发慢性支气管炎、肺结核、支气管扩张、肺气肿等。石墨尘肺属尘斑型尘肺病,其胸部 X 线与煤工尘肺相似,初期表现为两肺中区出现不规则和类圆形小阴影,肺纹理增多。半数以上肺门阴影密度增高或结构紊乱,少数有轻微肺气肿、肋膈角变钝和胸膜增厚改变。石墨尘肺常见并发或继发症有慢性支气管炎、肺结核、支气管扩张、肺气肿等。严重者可出现心肺功能不全。

二、石墨尘肺的三级预防

(一) 一级预防

预防石墨尘肺的关键是要做好通风防尘工作。加工和使用石墨的企业要重视和加强防尘设备的维护管理,使生产环境中的粉尘浓度达到国家规定的卫生标准,以保护工人的身体健康。在石墨开采、选矿、人造石墨生产以及使用石墨作原料的工厂,在生产过程中均应注意采取有效的防尘措施。在井下采矿时主要采用以“风”“水”为主的综合防尘措施,如湿式凿岩等。应设立必要的防尘操作规程等。在选矿过程中的防尘主要是采用“水、密、风”为主的综合工程技术措施,并注意其使用效果。要注意经常性的清扫,有条件的采用湿式作业,以防止粉尘二次飞扬。在石墨粉尘浓度较高的场所,工人要戴自吸过滤式防尘口罩。防尘口罩应选择滤尘效率高、呼吸阻力小,在劳动中不致感到憋气为宜。对新入职工人和转岗员工进行上岗前职业健康检查。

（二）二级预防

石墨尘肺的二级预防主要以早发现、早诊断、早治疗为目的，主要包括定期粉尘监测与职业健康检查等措施。加强粉尘危害日常监测和定期检测，确保作业场所粉尘浓度符合国家标准；依法组织劳动者进行岗中和离岗职业健康检查，并为劳动者建立职业健康监护档案。按照《工作场所空气中有害物质监测的采样规范》（GBZ 159—2004）对工作场所空气中石墨粉尘进行采样，按照《工作场所空气中粉尘测定 第2部分：呼吸性粉尘浓度》（GBZ/T 192.2—2007）对工作场所空气中石墨粉尘的浓度进行检测，具体采样方法参考本章第一节尘肺病的内容。依据《工作场所有害因素职业接触限值 第1部分：化学有害因素》（GBZ 2.1—2019）中的限值要求，工作场所空气中石墨总粉尘 PC-TWA 为 $4mg/m^3$，呼吸性粉尘 PC-TWA 为 $2mg/m^3$。

依据《职业健康监护技术规范》（GBZ 188—2014）要求，对于接触石墨粉尘工人应按国家规定进行定期的健康监护，以便早期发现患者，及时处理。接触石墨粉尘的作业工人，其在岗期间、离岗时职业健康检查内容与接触矽尘的内容相同，仅针对粉尘作业的职业健康检查周期要求稍有差别，生产性粉尘作业分级Ⅰ级，4年1次；生产性粉尘作业分级Ⅱ级及以上，2~3年1次；胸部X线表现有尘肺样小阴影改变的基础上，至少有2个肺区小阴影的密集度达到0/1，或有1个肺区小阴影密集度到达1级，每年检查1次，连续观察5年，若5年内不能确诊为尘肺患者，按不同生产性粉尘作业分级的要求执行。

石墨尘肺依据《职业性尘肺病的诊断》（GBZ 70—2015）进行诊断和分期。石墨尘肺的诊断方法与矽肺基本相同，二者不同的是石墨粉尘接触史，矽肺诊断的前提是含游离二氧化硅粉尘的接触史。

（三）三级预防

石墨尘肺的三级预防主要是给予患者积极治疗和促进康复的措施，采用的治疗方法主要根据病情需要进行对症治疗、并发症治疗、保健康复治疗等综合治疗方式，具体治疗方法参见本章第一节尘肺病的治疗。

（王 欣　杨雪莹　刘蒙蒙）

第五节　炭黑尘肺的三级预防

炭黑尘肺（carbon black pneumoconiosis）是指作业工人在生产和使用炭黑的过程中长期吸入较高浓度的炭黑粉尘所引起的尘肺病。炭黑是工业炭素中的主要族类，一般多用石油沥青、天然气、松脂、焦炭等为原料，经不完全燃烧和加热降解制取。炭黑粉尘质量轻，颗粒极细，直径一般在 0.04~1.04μm 之间，其中含有极少量的游离二氧化硅。炭黑在工业上广泛用于橡胶、塑料、电极、油漆、印刷油墨、墨汁、唱片等生产，作为填充剂、着色剂，也有用于脱色剂、净化剂、助滤剂和炭黑纸的制造。由于炭黑粉尘具有质轻、颗粒小和易漂浮的特点，致使作业环境中的炭黑粉尘浓度较高，尤其在密闭不良的情况下进行筛粉、包装、配料、混炼以及搅拌等工序，可产生大量炭黑粉尘，作业工人长期吸入较高浓度的炭黑粉尘可能罹患炭黑尘肺。炭黑尘肺病

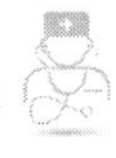

症状多不明显，仅有部分患者有胸闷、气短、咳嗽、咳痰等症状，多数患者一般都能参加一定的生产劳动，病程发展也较缓慢，发病工龄多在 15 年以上。有资料显示，2000—2015 年青岛曾报告某轮胎厂炭黑尘肺 18 例；1956—2008 年上海市杨浦区诊断炭黑尘肺 7 例；2010—2018 年广州市共诊断炭黑尘肺 1 例；江苏省南通市 2007—2018 年新发炭黑尘肺 1 例。

一、炭黑尘肺概述

（一）炭黑尘肺定义

炭黑尘肺是指生产和使用炭黑的工人长期吸入较高浓度炭黑粉尘所引起的尘肺。

（二）炭黑尘肺主要接触作业

炭黑是工业炭素中的主要族类，是以石油沥青、天然气、松脂、焦炭等为原料，经炉内燃烧后取其烟尘制成，也可将天然气在真空容器中加热获得。炭黑主要由 90% 以上的元素碳组成，含有少量氢、氧、氮、硫、钙、钠、镁等元素，含有极少量的游离二氧化硅，约占 0.5%~1.5%。炭黑粉尘质量轻，颗粒极细，直径一般在 0.04~1.04μm 之间，极易飞扬且长时间悬浮于空气中。

炭黑是一种重要的化工原料，它主要用于橡胶工业中作为补强剂，油墨、涂料和塑料工业中作为黑色配合剂。此外也用于造纸、唱片、干电池及无线电元件等工业。作为功能材料炭黑在许多领域中有着不可替代的作用，但在赋予其他材料或制品优异的性能和特殊用途的同时，也伴生了高污染性炭黑。随着国民经济的发展，炭黑的生产和使用日益广泛，接触炭黑粉尘作业的人数也不断增加。这些操作人员由于长期吸入大量的炭黑粉尘，可以引起不同程度的上呼吸道症状或炎症，也可能引起炭黑尘肺。发生炭黑尘肺的主要工种是炭黑厂的筛粉、包装工，其次是使用炭黑制品的工人，如电极厂配料、成型工，橡胶轮胎厂投料工。

（三）炭黑尘肺发病机制

有观点认为炭黑是一种惰性粉尘，不具有细胞毒性作用，不引起尘肺，肺部发生纤维化应归因于粉尘中混有游离的二氧化硅，或由其他感染和免疫因素所致。近年来，这一理论已被许多国内外学者所否认。另一种观点认为，炭黑尘肺产生肺纤维化的关键是肺泡腔内大量炭黑粉尘滞留而引起的异物性炎症反应的结果，且病变程度与染尘时间的长短和肺内粉尘滞留量的多少相关，染尘时间越长，肺内粉尘滞留量越大，病变越显著。因而肺内粉尘滞留的绝对量在炭黑尘肺的发病机制上是最重要的因素。有学者对炭黑粉尘致纤维化作用机制进行探讨，认为随着炭黑表面氧化程度的增高，其致纤维化的能力也随之增强，因此炭黑粉尘致纤维化能力在很大程度上取决于其粒子表面的氧化程度。同时也认为炭黑的生物学损害可能不只是与其表面的含氧化合物有关，其表面还有含氮的化合物，其细胞毒性和致纤维化作用有待于进一步研究。近年来人们愈加倾向于认为炭黑尘肺的病因主要是炭黑粉尘本身，而不是其中混杂的微量游离二氧化硅。

（四）炭黑尘肺临床表现

炭黑尘肺发病比较缓慢，发病工龄一般为 15~25 年。炭黑尘肺一般症状较轻，炭黑尘肺属尘斑型肺尘埃沉着病，两肺显著变黑，表面散在分布黑色粉尘灶。在呼吸性细支气管和小血管周围存在大量炭黑粉尘和少数致密的粉尘纤维结节。炭黑尘肺患者临床症状主要表现为胸闷、气短、咳嗽、咳痰等症状，在气候变化或劳累后加剧。少数患者肺功能有不同程度减退，以阻塞性通气障碍为主。多数患者无阳性体征，病情发展缓慢，一般不影响劳动能力。

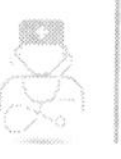

炭黑尘肺患者胸部X线改变亦与石墨尘肺、煤肺相似。两肺中下区出现不规则或类圆形小阴影。肺叶可呈磨玻璃状，50%患者可见到肺气肿和胸膜增厚改变，肺门可轻度增大和密度增高。

二、炭黑尘肺的三级预防

（一）一级预防

由于炭黑粉尘具有质轻、颗粒小和易漂浮的特点，所以长期接触炭黑粉尘的作业人员可能引起炭黑尘肺并对整个呼吸系统造成危害。生产或使用炭黑的企业应采取先进的生产工艺，优先采用现代化与密闭化程度较高的设备，减少人工直接操作。在炭黑包装间和其他可能的炭黑泄漏点设置完善的吸尘系统和高效的炭黑收集过滤系统，使炭黑的泄漏和飞扬降低到最少限度，改善车间作业环境。完善车间全面通风除尘净化系统，按照上吹、下吸的原则组织车间气流，保证车间新风量，防止扬尘，并及时吸除、回收落地炭黑尘。提高局部通风除尘效果，保障作业点呼吸带炭黑粉尘浓度稳定达标。车间的地面、墙壁、顶棚和构件需要做防水处理，定期对车间积尘进行湿式清除。为在炭黑发生泄漏时便于清扫，设备的安装设计应考虑便于吸尘或用水冲洗，楼面或地面应有水冲洗设备，冲洗后的含炭黑污水应有收集和回收处理后利用的设施。炭黑车间应设有专用的浴室和洗衣设施，使作业工人养成良好的个人卫生习惯。另外，加强作业工人的个人防护是重要且有效的防治措施，企业应为作业人员发放防尘口罩、防护面具、防护头盔和防护服等个人防护用品，并加强个体防护用品的佩戴管理。对新入职工人和转岗员工进行上岗前职业健康检查。

（二）二级预防

炭黑尘肺的二级预防主要以早发现、早诊断、早治疗为目的，主要包括定期粉尘监测与职业健康检查等措施。加强粉尘危害日常监测和定期检测，确保作业场所粉尘浓度符合国家标准；依法组织劳动者进行岗中和离岗职业健康检查，并为劳动者建立职业健康监护档案。按照《工作场所空气中有害物质监测的采样规范》（GBZ 159—2004）对工作场所空气中炭黑粉尘进行采样，按照《工作场所空气中粉尘测定　第1部分：总粉尘浓度》（GBZ/T 192.1—2007）对工作场所空气中炭黑粉尘的浓度进行检测，具体采样方法参考本章第一节尘肺病的内容。依据《工作场所有害因素职业接触限值　第1部分：化学有害因素》（GBZ 2.1—2019）中的限值要求，工作场所空气中炭黑总粉尘PC-TWA为4mg/m^3。

依据《职业健康监护技术规范》（GBZ 188—2014）要求，接触炭黑粉尘的作业工人，其在岗期间、离岗时职业健康检查内容与接触矽尘的内容相同。

炭黑尘肺依据《职业性尘肺病的诊断》（GBZ 70—2015）进行诊断和分期。炭黑尘肺的诊断方法与矽肺基本相同，二者不同的是炭黑粉尘接触史，矽肺诊断的前提是含游离二氧化硅粉尘的接触史。

（三）三级预防

炭黑尘肺的三级预防主要是给予患者积极治疗和促进康复的措施，采用的治疗方法主要根据病情需要进行对症治疗、并发症治疗、保健康复治疗等综合治疗方式，具体治疗方法参见本章第一节尘肺病的治疗。

（王　欣　杨雪莹　刘蒙蒙）

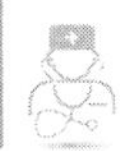

第六节　石棉肺的三级预防

石棉肺(asbestosis)是指在生产过程中长期吸入石棉粉尘所引起的以肺组织纤维化病变为主的疾病。石棉是天然存在的含有铁、镁、镍、铝、钙等硅酸盐的纤维状矿物,广泛分布于地表岩层。石棉具有抗拉性强,不易断裂,耐火,隔热,耐酸碱和绝缘性能好等特点,广泛用于建筑、汽车、机械、能源、化工乃至航空、航天及军工领域。石棉对人体危害较大,全球每年有数十万人因接触石棉而患病,数千人因此死亡。我国是石棉生产、进出口和消费大国。1990—2017 年我国人群石棉肺的发病数和死亡数分别共为 36 939 和 6 743 例,分别占同期我国人群尘肺病发病数和死亡数的 5.3% 和 3.0%,分别占同期全球人群石棉肺发病数和死亡数的 20.9% 和 9.8%。目前已采取全面禁止开采、加工、使用含角闪石棉等限用措施。石棉肺的发病与生产环境中的石棉粉尘浓度密切相关,一般发病工龄在 10~15 年。石棉肺发病早期症状很轻,仅有轻微咳嗽,无痰或少量黏液痰。晚期可出现气短、胸闷等症状。石棉肺患者在晚期易并发较严重的肺心病,还可能引发多种呼吸系统恶性疾病,包括肺癌、咽癌和无法治愈的间皮瘤(胸膜癌)。

一、石棉肺概述

(一) 石棉肺定义

石棉肺是在生产过程中长期吸入石棉粉尘所引起的以肺部弥漫性纤维化改变为主的疾病。其特点是全肺弥漫性纤维化,是弥漫性纤维化型尘肺的典型代表,不出现或极少出现结节性损害。石棉肺是硅酸盐尘肺中最常见、危害最严重的一种。

(二) 石棉肺主要接触作业

石棉具有抗拉性强、不易断裂、耐火、隔热、耐酸碱和绝缘性能好等特点,广泛用于建筑、汽车、机械、能源、化工乃至航空、航天及军工领域,如建筑行业的石棉板、石棉瓦和隔热保温材料等,以及用于制造绝缘电器材料、压力板、刹车板(片、带)、密封垫、水管、输气管等,在保障国家战略安全、提高交通运输效率,以及环保、节能等方面具有不可或缺的功能地位。

接触石棉的主要作业是采矿、加工和使用。石棉矿开采及相关产品生产中存在的粉尘危害,因工艺不同,尘源的特性、形成的原因、人员暴露时间、作业环境污染的程度等存在差异。综合考虑各种工艺的特点,职业危害较严重、对作业人员健康影响大的典型工序包括石棉矿石的破碎与分选工序、石棉制品生产过程中的原棉处理、含石棉的物料输送工序、梳纺工序、含石棉材料打磨成孔等。在石棉矿的开采、运输、储存、包装,石棉制品的制造和使用过程中,工人可能大量接触石棉并长期吸入石棉粉尘,导致石棉沉着病的发生,继续接触炎症发展并有纤维蛋白沉积和胶原形成,导致石棉肺。此外,石棉纤维可致肺癌、胸膜间皮瘤已被公认。

(三) 石棉肺发病机制

石棉肺的发病机制至今尚不清楚,根据近年来的研究报道,将石棉损伤细胞和致肺纤维化的发病机制归纳为几个方面。

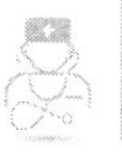

1. **物理特性** 石棉的致纤维化作用可能与其所共有的物理特性，即纤维性、坚韧性和多丝结构有关。石棉纤维的长短与纤维化的关系已讨论多年，倾向性的看法认为，长纤维石棉（>10m）致纤维化能力更强。但不少研究证实，短纤维（<5m）石棉因其具有更强的穿透力而大量进入肺深部，甚至远及胸膜，因而不仅具致弥漫性纤维化潜能，还引起严重的胸膜病变：胸膜斑、胸膜积液或间皮瘤。

2. **细胞毒性作用** 温石棉纤维的细胞毒性作用似乎强于闪石类纤维。当温石棉纤维与细胞膜相接触时，其表面的镁离子及其正电荷与巨噬细胞的膜性结构相互作用，致膜上的糖蛋白，特别是唾液酸基团丧失活性，形成离子通道，钾钠泵功能失调，使细胞膜的通透性增高和溶酶体酶释放，进而细胞肿胀、崩解。

3. **免疫学作用** 研究发现石棉肺患者存在细胞免疫和体液免疫障碍，从而认为石棉肺同免疫病理损伤有密切关系。首先石棉肺存在一系列免疫调节紊乱，主要表现为体液免疫亢进，细胞免疫降低。石棉进入肺泡、刺激并活化肺泡巨噬细胞是石棉肺发病的关键。肺泡巨噬细胞通过产生 IL-1 等细胞因子活化 T 细胞，其可释放淋巴因子进一步作用于巨噬细胞，活性介质相互作用和影响引起机体免疫调节紊乱，使体液免疫增强，细胞免疫减弱，抑制性 T 细胞活性增加，T 细胞监视功能降低等。

此外石棉还可诱导刺激肺泡巨噬细胞产生活性氧、活性氮等自由基，造成染色体 DNA 和细胞膜的氧化损伤，导致整个肺泡结构破坏，造成不可逆性纤维化。

（四）石棉肺临床表现

石棉肺发病比较缓慢，发病工龄多在 15 年以上，有的经过 20 多年才出现石棉肺的临床症状。患者初期无咳嗽症状、晚期为干咳或少许黏液性痰，痰液较难咳出。呼吸困难早期出现于体力活动时，晚期患者在静息时也发生气急。若有持续性胸痛，首先要考虑的是肺癌和恶性间皮瘤。早期肺功能损害表现为肺活量渐进性下降，随着病情加重，多数石棉肺患者肺功能改变主要表现为肺活量、用力肺活量、肺总量下降，而第一秒用力呼气容积 / 用力肺活量（forced expiratory volume in one second，FEV_1；forced vital capacity，FVC；FEV_1/FVC）变化不大，预示肺纤维化进行性加重，呈限制性肺功能损害的特征。胸部 X 线变化主要表现为不规则形小阴影和胸膜改变。早期多在两肺下区出现密集度较低的不规则形阴影，随病变进展而增粗增多，呈网状并逐渐扩展到两肺中、上肺区。胸膜斑是我国石棉肺诊断分期的指标之一，多分布在双下肺侧胸壁 6~10 肋间，不累及肺尖和肋膈角，不发生粘连。弥漫性胸膜增厚呈不规则阴影，中、下肺区明显，有时可见到条、片或点状密度增高的胸膜钙化影。若纵隔胸膜增厚并与心包膜和肺组织纤维化交叉重叠导致心缘轮廓不清，形成“篷发状心”，此为诊断叁期石棉肺的重要依据之一。晚期石棉肺患者并发呼吸道及肺部感染较矽肺多见，但合并结核者比矽肺少，由于反复感染，往往可致心力衰竭。石棉肺患者并发肺心病的概率较矽肺患者多，且较为严重。肺癌和恶性间皮瘤是石棉肺的严重并发症。

二、石棉肺的三级预防

（一）一级预防

预防石棉肺及其有关疾病的关键在于从源头上消除石棉粉尘的危害。近年来一些发达国家已禁止使用石棉，并组织研制石棉代用品，发展中国家尽可能使用温石棉。由于石棉开

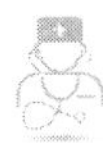

采和石棉相关产品生产过程中产生的石棉粉尘对作业人员身体健康造成严重损害，石棉被我国国家卫生健康委列入高毒物品名录。

我国石棉生产企业粉尘职业危害比较严重，特别是石棉矿山开采职业危害形势严峻。我国温石棉矿山主要集中在西北偏远地区，新疆、甘肃等石棉富产区水源少、雨水少，常年干旱，空气干燥，作业条件恶劣。就我国目前技术、经济水平和自然条件，石棉矿山开采粉尘控制可行的工程措施主要是湿法作业和密闭、通风措施。湿法作业是控制粉尘的有效方法，在石棉的开采中采用湿式凿岩、喷雾洒水等措施常可有效降低工作地点的粉尘浓度。持续地采用湿法作业用水量大，许多地区受水资源条件限制无法实施；分选、筛分工序需要石棉保持干燥状态，否则无法实施分选和筛分；矿山作业中，作业面不断移动，取水困难。因此，总体上讲，湿式作业在矿山开采中实施难度大。但在钻机穿孔、铲装作业前湿法降尘，卸料点、破碎机的进料口、带式传送机下料口连续洒水喷雾具有可行性。密闭通风措施：凿岩设备安装除尘装置；卸料点、破碎机的进料口、带式传送机下料口等高产尘点安装通风集尘装置；带式传送机、球磨机、振动筛密闭、设置吸尘罩并安装除尘设备；避免较长距离或较大高差垂直落料；通过输送带或其他设备向溜槽进料时，全过程采取密闭措施。

石棉制品生产企业粉尘控制技术措施的应用主要受制于经济水平。优先改革工艺，淘汰落后工艺；改革生产工艺，以其他纤维代替石棉，尽量减少石棉用量；其次采取通风、湿化、除尘等预防措施降低作业场所粉尘浓度。生产过程趋于机械化、自动化和密闭化；对石棉原料进行集中处理，减轻粉尘污染。通风除尘措施：在尘源设置排风罩，安装通风系统，如轮碾机、混料机应采用整体密闭，设置吸尘罩；石棉纺织品的编织、缝纫和裁剪工位，摩擦材料的打磨、钻孔，石棉建材裁剪、钻孔等作业采取局部通风措施。选择适宜的除尘器，如布袋除尘器、湿式收尘器及电除尘器等高效除尘装置或除尘机组，有效捕集粉尘，减少作业场所污染。密闭作业：使用传送带运输和传送石棉物料，应采用密闭式输送，在落料等位置尽量减小高度差。石棉原料搬运应尽可能机械化，拆包、称重、混合和各入料工位与其他工位应隔离。物料分离装置应密闭，避免泄漏。下料装置应有可靠的避免二次扬尘的措施。石棉和原棉加工过程中的物料传输，应采用气力输送，避免人工搬运。湿法作业：在纺织、切边、钻孔、包装各工位尽量采用湿法抑尘，喷雾降尘措施。作业场所地面应光洁、平整，工艺允许时宜洒水增湿，定期清洁。作业中应注意采用真空清扫方式清洁作业环境，以消除二次尘源。此外，作业人员应加强个体呼吸保护，佩戴自吸过滤式防尘口罩。

石棉粉尘控制管理措施，包括完善法规、标准和相关政策，应尽快完善有关石棉作业防尘的法规、规范和标准，制定切实可行的石棉开采、制品生产和使用的相关政策，使石棉行业职业危害控制做到有章可循、有法可依。对新入职工人和转岗员工进行上岗前职业健康检查。

（二）二级预防

石棉肺的二级预防主要以早发现、早诊断、早治疗为目的，主要包括定期粉尘监测与职业健康检查等措施。加强粉尘危害日常监测和定期检测，确保作业场所粉尘浓度符合国家标准；依据《工作场所空气中有害物质监测的采样规范》(GBZ 159—2004)和《工作场所空气中粉尘测定　第5部分：石棉纤维浓度》(GBZ/T 192.5—2007)对石棉纤维粉尘浓度进行检测，用滤膜采集空气中的石棉纤维粉尘，滤膜经透明固定后，在相差显微镜下计数石棉纤维数，计算单位体积空气中石棉纤维的根数，采样流量由石棉纤维采样器决定，一般个体采样可用2L/min，定点采样可采用2~5/Lmin采样时间可采用8h连续采样或分时段采样，每张滤膜的采样时间应根据空气中石棉纤维的浓度及采样流量来确定，要求在每 100 个视野中，石棉纤维应不低于 20 根，每个视野中不高于 10 根。当工作场所空气中石棉纤维浓度高时，可缩短每张滤膜的采样时间或及时更换滤膜。采样结束后，小心取下采样头，取出滤膜，受尘面向上放入滤膜盒中，不可将滤膜折叠或叠放。在运输过程中，应避免振动，以防止石棉纤维落失而影响测定结果。依据《工作场所有害因素职业接触限值 第 1 部分：化学有害因素》(GBZ 2.1—2019) 中的限值要求，工作场所空气中石棉总粉尘 PC-TWA 为 $0.8mg/m^3$，纤维总尘 PC-TWA 为 0.8f/mL。

依法组织劳动者进行岗前、岗中和离岗职业健康检查，并为劳动者建立职业健康监护档案。依据《职业健康监护技术规范》(GBZ 188—2014) 要求，对于接触石棉粉尘工人应按国家的规定进行定期的健康监护，以便早期发现患者，及时处理。接触石棉粉尘的作业工人，其在岗期间和离岗时职业健康检查内容与接触矽尘的内容大致相同，仅针对检查内容中的选检项目有所区别，接触石棉粉尘进行的岗前体检中，其选检项目包括肺弥散功能；在岗期间体检中，其选检项目包括侧位 X 射线高千伏胸片、CT 检查、胸腔穿刺和病理检查、肺弥散功能、血常规、尿常规和肝功能；离岗后体检中，其选检项目包括侧位 X 射线高千伏胸片。石棉肺依据《职业性尘肺病的诊断》(GBZ 70—2015) 进行诊断和分期。石棉肺的诊断方法与矽肺基本相同，二者不同的是石棉肺诊断的前提是石棉粉尘接触史，矽肺诊断的前提是含游离二氧化硅粉尘的接触史。

(三) 三级预防

石棉肺的三级预防主要是给予患者积极治疗和促进康复的措施，采用的治疗方法主要根据病情需要进行对症治疗、并发症治疗、保健康复治疗等综合治疗方式，具体治疗方法参见本章第一节尘肺病的治疗。

(王 欣　李晓林　杨雪莹)

第七节　滑石尘肺的三级预防

滑石尘肺是长期吸入滑石粉尘而引起的以弥漫性肺组织纤维增生为主要损害的一种尘肺病。滑石是一种含镁的硅酸盐或碳酸盐矿物，具有润滑性、耐热、耐水、耐酸碱、耐腐蚀、不易导电、吸附性强等特点，广泛应用于橡胶、纺织、陶瓷、造纸、医药、化妆品、油漆、农药、高级绝缘材料生产等行业。滑石尘肺的发病多缓慢，发病工龄一般在 10 年以上，发病症状一般都较轻，病情较重的患者可出现吸困难等症状。上海市某滑石粉厂 1937 年建厂，至 1998 年累积确诊滑石尘肺共 48 例。滑石尘肺的常见并发症有慢性支气管炎和肺气肿等，进入晚期的少数患者可并发肺心病。

一、滑石尘肺概述

(一) 滑石尘肺定义

滑石尘肺是由于在职业活动中长期吸入较高浓度的滑石粉尘而引起的尘肺。

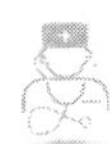

(二) 滑石尘肺主要接触作业

滑石是一种含镁的硅酸盐或碳酸盐矿物，外观呈白色、淡青绿色或淡黄色，具玻璃光泽，呈片状、鳞片状或致密块状集合体。有滑腻感，极软。滑石具有润滑性、耐热、耐水、耐酸碱、耐腐蚀、不易导电、吸附性强等性能，在工业上应用极为广泛，橡胶、纺织、陶瓷、造纸、医药、化妆品、油漆、农药、高级绝缘材料等生产中均使用滑石粉作为填料、防黏剂和不良导体。滑石的开采、运输、储存、包装和使用过程中，作业人员因大量接触并长期吸入滑石粉尘可导致滑石尘肺的发生。

(三) 滑石尘肺发病机制

滑石尘肺的发病机制目前还不太清楚。一般认为，当滑石粉尘被吸入人体的呼吸道之后，人体通过鼻腔滤尘、气管黏膜分泌物、支气管黏膜上皮的纤毛运动，伴随黏液往外移动运送，并通过咳嗽反射排出体外。人体通过自身的滤尘、运送和吞噬防御清除功能，可将97%~99% 的粉尘排出体外，只有 1%~3% 的尘粒沉积在体内。但是人体对粉尘的清除作用是有限度的，长期吸入大量滑石粉尘可使人体防御功能失去平衡，清除功能受损，而使粉尘在呼吸道内过量沉积，损伤呼吸道的结构，导致肺组织损伤，造成肺组织纤维化。

(四) 滑石尘肺临床表现

滑石尘肺的发病工龄一般为 10~35 年，早期无明显症状，随病情进展可出现咳嗽、咳痰、胸痛、气急等症状。滑石尘肺随着接触滑石粉尘时间延长发病数增多，X 线表现由于接触的滑石粉尘中所含杂质不同，其病变类型不同，可有不规则形的 s 型、t 型小阴影，也可有 p 型、q 型圆形小阴影，晚期病例可见大阴影。早期网纹较细，以中外带为主，呈磨玻璃外观，晚期增多增粗，紊乱可呈蜂窝肺改变。胸膜增厚，肋隔角变钝，可有胸膜斑和胸膜钙化，可发生于横膈表面。

二、滑石尘肺的三级预防

(一) 一级预防

生产或使用滑石粉的企业应采取先进的生产工艺，例如橡胶厂可使用油酸钠液体隔离剂代替滑石粉来防止橡胶成品或半成品粘连；还可以用碳酸钙等低毒物质代替滑石粉以根除滑石粉的危害。在碾磨滑石粉及加工生产中，采用降尘、密闭、抽风等方式做好通风防尘工作。用于破碎、粉碎、轮碾等作业的设备均应根据进料及排料方式设置密闭或半密闭罩，根据产尘点情况分别采取局部密闭罩、整体密闭罩或密闭室等不同密闭方式。同时设计合理的排风量，保证密闭罩内形成负压，并宜采用袋式除尘设备进行净化。采用湿法破碎设备，进料口上方应安装连续喷水装置，下部排料口适合部位，宜进行密闭，并排风。在工艺允许的条件下产生粉尘的作业区宜采用地面洒水措施，物料在装卸、转运、破碎、筛分等过程采用喷雾降尘。

此外，企业还需加强企业职业卫生管理工作，建立并公布粉尘危害防治规章制度和岗位操作规程，加大粉尘危害防护设施、个体防尘用品的投入，为劳动者配备合格的防尘口罩，并监督其正确佩戴与定期更换，做好防尘的宣传工作。对新入职工人和转岗员工进行上岗前职业健康检查。

(二) 二级预防

滑石尘肺的二级预防主要以早发现、早诊断、早治疗为目的，主要包括定期粉尘监测与

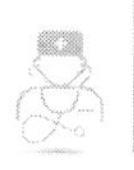

职业健康检查等措施。加强粉尘危害日常监测和定期检测，确保作业场所粉尘浓度符合国家标准，由于滑石粉尘要先确认游离二氧化硅含量<10% 的无机粉尘，因此在进行现场采样前，应该按照《工作场所空气中粉尘测定　第 4 部分：游离二氧化硅含量》（GBZ/T 192.4—2007）对滑石粉尘中游离二氧硅的含量进行检测，再按照《工作场所空气中有害物质监测的采样规范》（GBZ 159—2004）对工作场所空气中粉尘进行采样，按照《工作场所空气中粉尘测定　第 2 部分：呼吸性粉尘浓度》（GBZ/T 192.2—2007）对工作场所空气中滑石粉尘的浓度进行检测，具体采样方法参考本章第一节尘肺病的内容。依据《工作场所有害因素职业接触限值　第 1 部分：化学有害因素》（GBZ 2.1—2019）中的限值要求，工作场所空气中滑石总粉尘 PC-TWA 为 $3mg/m^3$，呼吸性粉尘 PC-TWA 为 $1mg/m^3$。

依法组织劳动者进行岗中和离岗职业健康检查，并为劳动者建立职业健康监护档案，依据《职业健康监护技术规范》（GBZ 188—2014）要求，接触滑石粉尘的作业工人，其在岗期间、离岗时职业健康检查内容与接触矽尘的内容相同。

依据《职业性尘肺病的诊断》（GBZ 70—2015）对滑石尘肺进行诊断和分期。滑石尘肺的诊断方法与矽肺基本相同，二者不同的是滑石尘肺诊断的前提是滑石粉尘接触史，矽肺诊断的前提是含游离二氧化硅粉尘的接触史。

（三）三级预防

滑石尘肺的三级预防主要是给予患者积极治疗和促进康复的措施，采用的治疗方法主要根据病情需要进行对症治疗、并发症治疗、保健康复治疗等综合治疗方式，具体治疗方法参见本章第一节尘肺病的治疗。

（王　欣　杨雪莹）

第八节　水泥尘肺的三级预防

水泥尘肺是长期吸入水泥粉尘而引起肺部弥漫性纤维化的一种疾病，属于硅酸盐类尘肺。水泥是一种人工合成硅酸盐，主要由石灰石、黏土、矿渣、煤粉、铁粉、石膏等原材料在一定温度及条件下混合而成。水泥生产可以分为生料和熟料两大工序，生料工序包括原料混合和烘干，熟料工序包括煅烧，磨粉，水泥成品包装。水泥粉尘中的游离二氧化硅含量一般在 2%~5% 之间，水泥尘肺发病与接尘时间、粉尘浓度和分散度等有关，其发病工龄一般在 10~20 年以上。水泥尘肺病发病慢，病情进展也较缓慢，症状表现多不明显。水泥尘肺的常见并发症有慢性支气管炎、支气管哮喘等。有资料显示，天津市 2009—2018 年新发尘肺病 4 657 例，其中水泥尘肺 858 例，占 18.42%。2009—2019 年黑龙江省共诊断水泥尘肺 62 例，占 0.79%。

一、水泥尘肺概述

（一）水泥尘肺定义

水泥尘肺是由于在职业活动中长期吸入较高浓度的水泥原料粉尘而引起的一种尘肺。

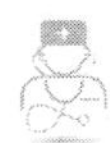

(二) 水泥尘肺主要接触作业

水泥是一种粉状水硬性无机胶凝材料，加水搅拌后形成浆体，能在空气中硬化或者在水中更好地硬化，并能把砂、石等材料牢固地胶结在一起。水泥可分为天然水泥和人工水泥。天然水泥是将有水泥结构的自然矿物质经过煅烧、粉碎而成。人工水泥也称为硅酸盐水泥，主要以石灰石、硅铝酸盐以及黏土为原料，与少量的校正原料如铁粉等，经破碎后按一定比例混合、磨细、混匀后放入水泥窑内煅烧成熟料，再加入少量石膏、矿渣或外加剂磨细、混匀，即成水泥。成品水泥中游离二氧化硅含量多少主要取决于水泥的原料和品种，一般多在10% 以下。水泥用途广泛，大量应用于建筑、水利、道路、国防等工程中。水泥生产工艺过程各环节均会产生粉尘，原料预均化、运输、粉磨、生料均化、水泥粉磨，以及水泥包装与储运过程，均会产生大量粉尘。

(三) 水泥尘肺发病机制

水泥尘肺的发病机制目前还不太清楚。一般认为，水泥尘肺是由于人体吸入了大量的水泥粉尘，超出了肺组织自身的清除能力，粉尘在肺泡、细支气管及肺间质内滞留，损伤呼吸道的结构，导致肺组织损伤，造成肺组织纤维化。水泥尘肺发病工龄较长，病情进展缓慢，发病工龄多在 20 年以上。

(四) 水泥尘肺临床表现

水泥尘肺的临床症状主要为气短、咳嗽，咳痰和慢性鼻炎等，进一步发展为以激烈喘息所致的呼吸困难为主，并有胸痛、胸闷、咳嗽、心悸、乏力、睡眠及食欲不佳等，其体征表现为呼吸音粗糙、减弱、干性啰音、湿性啰音和心脏杂音等。水泥尘肺从胸部 X 线所见，主要以广泛的网状纹理及细小结节为主。肺野外观混浊，似面纱状，肺纹理增多、变粗，肺门阴影扩大，境界不明显，可见到钙化灶，但无典型蛋壳样钙化。肺脏中下野多出现网织影，纹理亦可呈绒毛状，肺野可见少量散在粒状阴影，密度中等，边缘模糊。

二、水泥尘肺的三级预防

(一) 一级预防

预防水泥尘肺的关键是采用有效的防尘措施。在水泥原料运输过程中，在运输皮带、转接处，包装和装车等岗位设置除尘防护设施，在接包机、正包机、清包机、装车机和皮带运输等关键产尘点设置高效的吸尘装置。水泥生产企业应采用先进技术，强化防尘措施，着重对包装和装车环节进行综合防尘工程治理：加大对包装机技术改造，采用不漏灰、不插袋不出灰、掉袋自动停止灌装出灰的包装机；参照《水泥生产防尘技术规程》(GB/T 16911—2008)，科学设计、改造包装机和装车机的除尘系统，优先采用袋式除尘器，包装机底部、接包机、正包机、清包机、装车机、输送皮带转接处必须设置密闭除尘装置，并确保除尘风量；包装机周围必须安装围挡，提高除尘系统效率。必须使用符合要求的水泥包装袋，减少因包装袋喷灰、破袋导致的粉尘逸散。水泥生产企业应设立职业卫生管理机构，配备专兼职管理人员；建立并公布粉尘危害防治规章制度和岗位操作规程，加大粉尘危害防护设施、个体防尘用品的投入，为劳动者配备合格的防尘口罩，并监督其正确佩戴与定期更换，做好防尘的宣传工作。对新入职工人和转岗员工进行上岗前职业健康检查。

（二）二级预防

水泥尘肺的二级预防主要以早发现、早诊断、早治疗为目的，主要包括定期粉尘监测与职业健康检查等措施。加强粉尘危害日常监测和定期检测，确保作业场所粉尘浓度符合国家标准，由于水泥粉尘要先确认游离二氧化硅含量<10%的无机粉尘，因此在进行现场采样前，应该按照《工作场所空气中粉尘测定　第4部分：游离二氧化硅含量》（GBZ/T 192.4—2007）对水泥粉尘中游离二氧化硅的含量进行检测，再按照《工作场所空气中有害物质监测的采样规范》（GBZ 159—2004）对工作场所空气中粉尘进行采样，按照《工作场所空气中粉尘测定　第2部分：呼吸性粉尘浓度》（GBZ/T 192.2—2007）对工作场所空气中水泥粉尘的浓度进行检测，具体采样方法参考本章第一节尘肺病的内容。依据《工作场所有害因素职业接触限值　第1部分：化学有害因素》（GBZ 2.1—2019）中的限值要求，工作场所空气中水泥总粉尘PC-TWA为$4mg/m^3$，呼吸性粉尘PC-TWA为$1.5mg/m^3$。

依法组织劳动者进行岗中和离岗职业健康检查，并为劳动者建立职业健康监护档案，依据《职业健康监护技术规范》（GBZ 188—2014）要求，接触水泥粉尘的作业工人，其在岗期间和离岗时职业健康检查内容与接触矽尘的内容相同。

水泥尘肺依据《职业性尘肺病的诊断》（GBZ 70—2015）进行诊断和分期。水泥尘肺的诊断方法与矽肺基本相同，二者不同的是水泥尘肺诊断的前提是水泥粉尘接触史，矽肺诊断的前提是含游离二氧化硅粉尘的接触史。

（三）三级预防

水泥尘肺的三级预防主要是给予患者积极治疗和促进康复的措施，采用的治疗方法主要根据病情需要进行对症治疗、并发症治疗、保健康复治疗等综合治疗方式，具体治疗方法参见本章第一节尘肺病的治疗。

（王　欣　杨雪莹　刘春旭）

第九节　云母尘肺的三级预防

云母尘肺是由于在职业活动中长期吸入较高浓度的云母粉尘而引起的以慢性肺组织纤维增生为主的一种尘肺病。云母是一种天然的铝、铁、镁、钾硅酸盐，成分复杂、种类繁多，通常分为白云母、黑云母和金云母，具有易剥离为薄片，柔软透明、耐酸、耐热、绝缘等特性，被广泛应用于电器工业和国防工业。在开采、加工云母矿的过程中会产生大量的云母粉尘，尤其是在开矿时粉尘中往往含有一定量的游离二氧化硅。从事云母开采和加工的作业工人均可接触云母粉尘。云母尘肺发病缓慢，发病工龄一般在20年以上，病情进展一般较缓慢。临床症状主要表现为气短、咳嗽、咳痰、胸痛。此外，云母粉尘对上呼吸道有刺激作用，可表现为鼻腔干燥、鼻塞等症状。云母尘肺患者一般多患有慢性鼻炎、慢性支气管炎等并发症。云母主要用于涂料、填充物、绝缘材料及装饰品等。新疆曾报道，1971—1987年某云母加工厂云母作业工人869名，16年累计云母尘肺52例，占受检人数的5.98%。

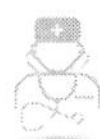

一、云母尘肺概述

(一) 云母尘肺定义

云母尘肺是由于在职业活动中长期吸入较高浓度的云母粉尘而引起的一种尘肺。

(二) 云母尘肺主要接触作业

云母是复杂的天然铝硅酸盐，在自然界中分布很广，其成分复杂、种类繁多、其晶体结构均含有硅氧层。云母矿井下常见的有白云母、黑云母和金云母，其共同特点为易剥离为薄片，柔软透明。由于云母具有良好的介电性能以及隔热和耐热性能，是电力、电子工业和国防工业的重要原料，被广泛应用于电器、绝缘材料火箭发射管内衬及火箭发动机的耐酸蚀层材料。此外，还用于制造机械零件、轻质建筑材料和造纸、塑料、橡胶的填充剂和耐冲击塑料、化妆品的原料。云母还被用作石棉的代用品。在云母矿的开采、研磨、加工、运输和使用过程中，工人长时间吸入云母粉尘可导致云母尘肺的发生。

(三) 云母尘肺发病机制

云母尘肺的发病机制目前还不太清楚。一般认为，云母尘肺是由于人体吸入了大量的云母粉尘，超出了肺组织自身的清除能力，粉尘在肺泡、细支气管及肺间质内滞留，损伤呼吸道的结构，导致肺组织损伤，造成肺组织纤维化，引起一系列的病理变化所致。

(四) 云母尘肺临床表现

临床症状与其他硅酸盐尘肺相似，主要表现为气短、咳嗽、咳痰、胸痛。此外，云母粉尘对上呼吸道有刺激作用，表现为鼻腔干燥、鼻塞等症状。云母尘肺患者一般多患有慢性鼻炎、慢性支气管炎等并发症。胸部 X 线表现：以不规则小阴影为主，可有少量类圆形小阴影。肺门不清楚，有类似磨玻璃样改变，少数见胸膜钙化。

二、云母尘肺的三级预防

(一) 一级预防

预防云母尘肺的根本措施是改革工艺和通风除尘。通过生产工艺技术革新，干式作业改为湿式作业，实现生产过程机械化、密闭化、自动化；把生产性粉尘的发生源密闭起来；工作环境通风，尽可能降低接尘作业过程中云母粉尘的泄漏和产生，从而达到降低云母粉尘浓度的目的。作业人员还应采取个人防护措施，工作期间必须佩戴符合卫生标准的防尘口罩、防尘服、防尘帽等。企业应加强技术管理，建立必要的防尘制度，做好宣传教育等。对新入职工人和转岗员工进行上岗前职业健康检查。

(二) 二级预防

云母尘肺的二级预防主要以早发现、早诊断、早治疗为目的，主要包括定期粉尘监测与职业健康检查等措施。加强粉尘危害日常监测和定期检测，确保作业场所粉尘浓度符合国家标准。按照《工作场所空气中有害物质监测的采样规范》(GBZ 159—2004)对工作场所空气中粉尘进行采样，按照《工作场所空气中粉尘测定　第 2 部分：呼吸性粉尘浓度》(GBZ/T 192.2—2007)对工作场所空气中云母粉尘的浓度进行检测，具体采样方法参考本章第一节尘肺病的内容。依据《工作场所有害因素职业接触限值　第 1 部分：化学有害因素》

(GBZ 2.1—2019)中的限值要求,工作场所空气中云母总粉尘 PC-TWA 为 2mg/m^3,呼吸性粉尘 PC-TWA 为 1.5mg/m^3。

依法组织劳动者进行岗中和离岗职业健康检查,并为劳动者建立职业健康监护档案。依据《职业健康监护技术规范》(GBZ 188—2014)要求,接触云母粉尘的作业工人,其在岗期间、离岗时职业健康检查内容与接触矽尘的内容相同。

云母尘肺依据《职业性尘肺病的诊断》(GBZ 70—2015)进行诊断和分期。云母尘肺的诊断方法与矽肺基本相同,二者不同的是云母尘肺诊断的前提是云母粉尘接触史,矽肺诊断的前提是含游离二氧化硅粉尘的接触史。

(三) 三级预防

云母尘肺的三级预防主要是给予患者积极治疗和促进康复的措施,采用的治疗方法主要根据病情需要进行对症治疗、并发症治疗、保健康复治疗等综合治疗方式,具体治疗方法参见本章第一节尘肺病的治疗。

(王 欣　杨雪莹)

第十节　陶工尘肺的三级预防

陶工尘肺(pottery worker's pneumoconiosis)是指瓷土采矿工和陶瓷制造工长期吸入大量陶土粉尘而引起的尘肺。陶工尘肺发生在陶瓷工业生产过程中,其中制陶原料包括高岭土、黏土、瓷石、瓷土、着色剂、青花料、石灰釉、石灰碱釉等,可分为瓷石矿和瓷土矿两大类。瓷石含有一定比例的二氧化硅;瓷土属黏土矿物,为硅酸盐。作业工人在瓷土开采、原料粉碎、配料、制坯、成型、烘干、修坯、施釉、焙烧等各工序中均可接触多种粉尘。按不同工种,其接触的粉尘种类为:陶器制作,主要接触黏土、长石、滑石、耐火土及石膏等粉尘;釉料加工及釉子生产,主要接触石英、长石及硼砂等粉尘;耐酸水泥生产,主要接触硅石及黏土等粉尘。陶工尘肺潜伏期较长,病情发展较慢,肺功能受损害程度较轻,患者早期有轻度咳嗽、咳少量痰,在爬坡、劳动时可感到胸闷、气急。陶工尘肺患者易并发肺结核病和肺炎,病情严重者还会出现呼吸困难、发绀、心慌等症状。2006—2017 年唐山市私营企业新发尘肺病 420 例,其中陶工尘肺新发 128 例,仅次于矽肺,占尘肺病发病总数的 30.5%。

一、陶工尘肺概述

(一) 陶工尘肺定义

陶工尘肺是瓷土采矿工和陶瓷制造工长期吸入大量陶土粉尘而引起的尘肺。

(二) 陶工尘肺主要接触作业

陶瓷是把石英、黏土、长石、石膏等粉碎后,经配料、制坯、成品、干燥、修坯、施釉、烧制等工艺过程制成的各种器皿或材料。黏土是含水的硅酸盐,长石是钾、钠、钙及钡的铝硅酸盐。从事陶瓷工业生产的瓷石开采、粉碎、配料、除杂、制坯、成型、烘干、修坯、施釉、焙烧等工序,均存在大量的陶瓷粉尘。陶瓷粉尘的种类包括原料粉尘、生料粉尘、燃料粉尘和烟尘等。原料粉尘

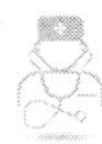

主要来自石英砂、硅质砂岩等硅质原料、砂岩、黏土、粉煤灰等硅铝质原料以及钙、镁质原料等进厂、破碎和预均化环节。生料粉尘主要是原料配料、粉磨、均化、输送过程中产生的。燃料粉尘指在以水煤浆、水煤气为燃料的陶瓷生产企业中包括煤进厂、储存、倒运、破碎、粉磨、输送等过程中产生的。烟尘来源于生产过程中,水煤浆和油等陶瓷燃料、陶瓷原料和陶瓷坯体附着的颗粒物及释放物质,如铅及其氧化物、镉及其氧化物等。从陶瓷生产工艺来看,除彩绘环节外,几乎所有环节均产生粉尘。陶瓷工人长期大量吸入陶瓷粉尘可导致陶工尘肺的发生。

(三) 陶工尘肺发病机制

陶工尘肺的发病机制目前还不太清楚。一般认为,陶工尘肺是由于人体吸入了大量的陶瓷粉尘,超出了肺组织自身的清除能力,粉尘在肺泡、细支气管及肺间质内滞留,损伤呼吸道的结构,导致肺组织损伤,造成肺组织纤维化。

(四) 陶工尘肺临床表现

陶工尘肺发病比较缓慢,平均发病工龄 25 年以上。病程较长,症状较轻,早期有轻度咳嗽、少量咳痰,并没有呼吸困难,只有当体力劳动或爬坡时才感到胸闷、气短。当合并阻塞性肺气肿,出现明显呼吸困难,晚期由于肺组织广泛纤维化,肺循环阻力增加,患者不能平卧,呼吸困难明显,出现发绀,心慌等症状。肺功能测定有轻度损害,以阻塞性通气障碍为主。容易并发肺结核,仅次于矽肺。肺引流淋巴结粟粒样小矽结节形成,偶有结节融合。X 线表现可见两肺以不规则小阴影为主,最早出现在两肺中下区,阴影细而稀疏,表现为“s”形小阴影。随着病情发展,不规则小阴影渐渐增粗、致密,相互交织成网状或蜂窝状,出现“t”形阴影。在两肺的上半区还会出现许多较大的“q”形或“u”形的阴影。晚期可见到典型大阴影,呈圆形、椭圆形或长条形,周边常有肺气肿。大阴影可由小阴影聚集融合形成,也可由斑点、条索状阴影融合而成。矽结节、淋巴结、胸膜均可见钙化。易见结核病灶。

二、陶工尘肺的三级预防

(一) 一级预防

预防陶工尘肺的关键是采用有效的防尘措施。生产工艺技术革新,干式作业改为湿式作业,尽量使用不含游离二氧硅或含量较低的原料;实现生产过程机械化、密闭化、自动化等;把生产性粉尘的发生源密闭起来;工作环境通风等。陶瓷生产企业应参照《陶瓷生产防尘技术规程》(GB 13691—2008),设置除尘防尘设施。烧制陶瓷的多道工序中,原料加工产生的粉尘最多,尤其是粗碎和粉碎应采用机械联动作业,集中控制;控制区与粉尘作业区要隔离;加料口、卸料点和物料运转点设密闭罩或吸风罩。矿石粗碎加工应采用湿式作业,矿石的粗碎、粉磨、混合、干燥等设备应设置密闭罩和吸风罩防止粉尘逸出。成型工序粉尘相对要少,主要措施是保持作业环境、设备清洁。多余的泥料应在收集箱内处理,干燥设备应保护清洁,修坯采用湿式作业。干法作业点必须设置吸风罩。上釉喷雾,应在吸风罩内和在通风柜内进行。清底釉要用湿式作业,干法作业时应设置吸风罩。精坯清灰应设置吸风罩,采用风枪等机械清灰,不能用嘴吹灰。坯体黏接、钻孔用湿式作业,若用干法作业,要设置吸风罩。坯体砂轮切割、打磨、刷坯更应该设置吸风罩。烧制工序也存在粉尘,企业宜采用隧道窑或间歇式大型台车窑,淘汰落后的人工炉窑。装坯作业时尽量处在机械通风或自然通风的上风侧,匣钵内需用垫层,严禁用石英粉或糠灰等作垫层。待烧的坯体及时装入匣内,避免粉尘污染。焙烧加煤口需设置吸风罩，并及时清理煤灰，加水润湿。作业人员应采取个人防护措施和增强体质，工作期间必须佩戴符合卫生标准的防尘口罩、防尘服、防尘帽等，下班后及时洗澡、换衣；陶瓷企业应加强技术管理、建立必要的防尘制度；做好宣传教育，使防尘工作成为工人的自觉行动。对新入职工人和转岗员工进行上岗前职业健康检查。

(二) 二级预防

陶工尘肺的二级预防主要以早发现、早诊断、早治疗为目的，主要包括定期粉尘监测与职业健康检查等措施。由于陶工尘肺是根据工种来命名的，应根据生产工艺和原材料来确认实际的粉尘种类，无法确定粉尘种类时，参考“其他粉尘”进行管控，加强粉尘危害日常监测和定期检测，确保作业场所粉尘浓度符合国家标准，具体采样方法参考本章第一节尘肺病的内容。

依据《职业健康监护技术规范》(GBZ 188—2014)要求，接触陶土粉尘的作业工人，其在岗期间和离岗时职业健康检查内容与接触矽尘的内容相同。

陶工尘肺依据《职业性尘肺病的诊断》(GBZ 70—2015)进行诊断和分期。陶工尘肺的诊断方法与矽肺基本相同，二者不同的是陶土粉尘接触史，矽肺诊断的前提是含游离二氧化硅粉尘的接触史。

(三) 三级预防

陶工尘肺的三级预防主要是给予患者积极治疗和促进康复的措施，采用的治疗方法主要根据病情需要进行对症治疗、并发症治疗、保健康复治疗等综合治疗方式，具体治疗方法参见本章第一节尘肺病的治疗。

(王　欣　刘春旭)

第十一节　铝尘肺的三级预防

铝尘肺(aluminosis)是长期吸入较高浓度金属铝粉或氧化铝粉尘，包括金属铝、铝矾土、刚玉粉尘等引起的一种尘肺。铝为银白色轻金属，铝矾土是铝在自然界中存在的主要矿石，从铝矾土中提取三氧化二铝，再制取金属铝。刚玉是三氧化二铝的晶体，而人造刚玉则是铝矾土经熔炼而成的结晶型三氧化二铝，因加入的辅料不同而生成白刚玉、棕刚玉和黑刚玉。1989—2014 年，上海市青浦区某矿粉厂初次诊断出 83 例铝尘肺病例，该厂 1972 年建厂投产，主要从事来料加工黑刚玉粉，1989 年关闭。该厂当时缺乏有效的防尘设施，作业场所黑刚玉粉尘浓度严重超标，导致关厂后发生聚集性铝尘肺病例暴发的不良事件。作业工人长期吸入金属铝粉或氧化铝粉尘可导致铝尘肺的发生。铝尘肺患者发病最短工龄为 3 年，最长工龄可在 37 年。患者临床表现一般不明显，可有咳嗽、咳痰、胸痛、胸闷、气短、乏力等症状。

一、铝尘肺概述

(一) 铝尘肺定义

铝尘肺是因长期吸入较高浓度金属铝尘或氧化铝粉尘所致的尘肺。

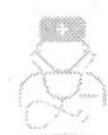

（二）铝尘肺主要接触作业

铝是一种银白色轻金属，分布广泛，占地壳重量的7.45%，在金属元素中居第一位。金属铝粉有颗粒状和鳞片状2种，空气中能够形成一层很薄的氧化铝膜，仅占铝粉粒子表面的10%左右。除动力作用外，由于铝尘带电性相同，粉尘之间相互排斥，能长时间悬浮于空气中。氧化铝粉尘可分为砂状、面粉状和中间状三大类。在生产、使用铝粉和冶炼铝等过程中均可产生金属铝粉尘或氧化铝粉尘。金属铝及其合金比重轻、强度大，作为轻型结构材料广泛用于航空、船舶、建筑材料和电器等工业部门。金属铝粉用于制造炸药、导火剂等。氧化铝经电炉熔融成的聚晶体可制成磨料粉和磨具等，还用于制造坩埚、瓷器、耐火材料以及人造宝石等，并可用于生产电器绝缘制品。从事铝、铝粉、氧化铝生产、制造和使用行业的工人，长期吸入金属铝粉或氧化铝粉尘可导致铝尘肺的发生。

（三）铝尘肺发病机制

铝尘肺的发病机制尚缺乏深入的研究。研究者对铝尘肺的发病机制曾提出三点意见：①铝尘肺是由铝尘的毒性作用引起的一种特殊的肺炎症过程；②铝尘能导致肺部组织纤维化，使肺内潜在的生物因子活跃起来，从而加重了纤维化过程；③铝尘肺是肺组织的胶原化反应，是由铝的毒性作用和机械刺激综合作用于机体的结果。

（四）铝尘肺临床表现

铝尘肺发病工龄多为10~32年，平均24年，早期症状一般较轻，表现为咳嗽、气短、胸闷伴全身乏力。痰量以清晨稍多，常有胸部钝痛，与呼吸运动无关。晚期呼吸困难较为明显。此外，还可出现食欲不振、胃痛、易疲劳、失眠、体重下降等。晚期患者合并支气管和肺部感染时，咳痰、发热，肺部可闻及干、湿性啰音。早期对肺功能损伤较轻，以阻塞型或限制型通气功能障碍为主，晚期由于肺容积的缩小，以限制型或混合型通气功能障碍为主，伴有换气功能障碍，严重时反复肺内感染，呼吸衰竭死亡。铝尘肺胸部X线主要表现为明显的s类不规则形小阴影和一定量p类圆形小阴影。s类小阴影是出现较早和常见的一种征象，最先见于两肺中下肺区，随着病情进展，小阴影增多，逐渐向全肺蔓延，但无融合影出现。肺纹理紊乱，扭曲变形。Ⅲ期患者在上、中肺野可见大阴影。此外，肺门阴影可增大、密度增高、结构紊乱、淋巴结钙化、移位，胸膜有不同程度增厚、粘连，肺气肿明显，呈泡液和/或弥漫性肺气肿。

二、铝尘肺的三级预防

（一）一级预防

预防铝尘肺的根本措施是改革工艺和通风除尘，通过生产工艺技术革新，干式作业改为湿式作业，实现生产过程机械化、密闭化、自动化等；把生产性粉尘的发生源密闭起来；工作环境通风等防尘措施，尽可能降低接尘作业过程中铝粉尘的泄漏和产生，从而达到降低铝粉尘浓度的目的。作业人员还应采取个人防护措施，工作期间必须佩戴符合卫生标准的防尘口罩、防尘服、防尘帽等；企业应加强技术管理、建立必要的防尘制度，做好宣传教育等。对新入职工人和转岗员工进行上岗前职业健康检查。

（二）二级预防

铝尘肺的二级预防主要以早发现、早诊断、早治疗为目的，主要包括定期粉尘监测与职

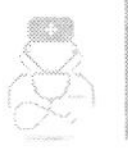

业健康检查等措施。加强粉尘危害日常监测和定期检测，确保作业场所粉尘浓度符合国家标准；依法组织劳动者进行岗中和离岗职业健康检查，并为劳动者建立职业健康监护档案。按照《工作场所空气中有害物质监测的采样规范》（GBZ 159—2004）对工作场所空气中铝尘进行采样，按照《工作场所空气中粉尘测定 第2部分：呼吸性粉尘浓度》（GBZ/T 192.2—2007）对工作场所空气中铝尘的浓度进行检测，具体采样方法参考本章第一节尘肺病的内容。依据《工作场所有害因素职业接触限值 第1部分：化学有害因素》（GBZ 2.1—2019）中的限值要求，工作场所空气中铝金属、铝合金粉尘总尘 PC-TWA 为 $3mg/m^3$，氧化铝粉尘总尘 PC-TWA 为 $4mg/m^3$。

依据《职业健康监护技术规范》（GBZ 188—2014）要求，接触铝粉尘的作业工人，其在岗期间、离岗时职业健康检查内容与接触矽尘的内容相同。

铝尘肺依据《职业性尘肺病的诊断》（GBZ 70—2015）进行诊断和分期。铝尘肺的诊断方法与矽肺基本相同，二者不同的是铝尘肺诊断的前提是铝粉尘接触史，矽肺诊断的前提是含游离二氧化硅粉尘的接触史。

（三）三级预防

铝尘肺的三级预防主要是给予患者积极治疗和促进康复的措施，采用的治疗方法主要根据病情需要进行对症治疗、并发症治疗、保健康复治疗等综合治疗方式，具体治疗方法参见本章第一节尘肺病的治疗。

（王 欣　韩 承）

第十二节　电焊工尘肺的三级预防

电焊工尘肺（welder’s pneumoconiosis）是长期吸入高浓度的电焊烟尘而引起的以慢性肺组织纤维化增生为主的一种尘肺。焊接工艺是工业生产中广泛使用的一种技术，在焊接过程中不同材料制成的焊药、焊条芯和被焊接材料在高温的作用下熔化蒸发，逸散在空气中氧化冷凝而形成的颗粒极细的气溶胶。电焊烟尘的成分因使用不同的焊条而有所差异。电焊工长期吸入大量高浓度的电焊烟尘，尤其在密闭容器内或通风不良的环境中进行电焊作业，就有可能患电焊工尘肺。其发病与焊接环境、粉尘浓度、气象条件、通风状况、焊接种类、焊接方法、操作时间及电流强度等有密切关系。2010—2017年无锡市5家职业病诊断机构共计诊断新发尘肺病例1 270例，其中电焊工尘肺占22.36%。电焊工尘肺发病工龄一般在15~20年，病情发展也较缓慢。临床症状较轻微。此外，电焊工尘肺常并发肺结核、锰中毒、氟中毒、金属烟雾热、电光性眼炎等。

一、电焊工尘肺概述

（一）电焊工尘肺定义

电焊工尘肺是长期吸入高浓度的电焊烟尘而引起的以慢性肺组织纤维化增生损害为主的一种尘肺。

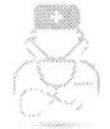

（二）电焊工尘肺主要接触作业

电焊作业时在电弧高温（2 000~6 000℃）作用下，使液态金属和熔渣过热而蒸发，这种高温蒸气一脱离电弧高温区，即被迅速氧化与冷凝成细小的固态分散性粒子或细小的固态凝集性粒子，在空气中悬浮，成为电焊烟尘。电焊烟尘成分取决于焊条种类和金属母材以及被焊金属，主要成分为氧化铁，还可能混杂有二氧化硅、氧化锰、氟化物、臭氧及各种微量金属和氮氧化物等。电焊作业在建筑、机械加工、造船、国防等工业部门广泛存在。从事电焊作业的工人长期大量吸入电焊烟尘，可导致电焊工尘肺的发生。

（三）电焊工尘肺发病机制

电焊工尘肺属于混合性尘肺，其发病机制目前还不太清楚。有学者认为电焊工尘肺的主要致病因子并不是游离二氧化硅，也非单纯的铁末沉着，而是以氧化铁为主，包括锰、铬等多种金属元素以及硅酸盐，氟、氮氧化物等对肺组织的综合作用所致，严重时引起肺组织纤维化。

（四）电焊工尘肺临床表现

电焊工尘肺发病缓慢，病程较长，发病工龄多在15~20年，最短发病工龄为4年。早期症状不明显，在胸部X线已有改变时仍可无明显自觉症状和体征。随病程发展，尤其是出现肺部感染或并发肺气肿后，患者会出现胸闷、胸痛、咳嗽、咳痰和气短等临床症状。肺功能检查早期基本在正常范围，并发肺气肿等病变后肺功能才相应地出现通气和换气功能损害。电焊工可合并有锰中毒、氟中毒和金属烟雾热等职业病。X线表现早期以不规则形小阴影为主，多分布于两肺中、下区，同时有肺纹理增多、增粗，出现有“白点黑圈”或“磨玻璃”状网状阴影。圆形或类圆形小阴影出现较晚，以“p”影为主，且有分布广、密集度低的特点，随病情发展密集度逐渐增加。个别晚期病例出现大阴影。肺门一般不增大，很少有胸膜粘连和肺气肿。少数病例可见肺门密度增高、阴影增大、结构紊乱等征象。

二、电焊工尘肺的三级预防

（一）一级预防

预防电焊工尘肺，消除电焊烟尘对人体健康的危害，最根本的措施是采用通风除尘、改革工艺等综合措施，减少电焊烟尘的产生，达到降低电焊烟尘浓度的目的。首先，积极开展焊接工艺的技术革新，提高焊接技术，实现焊接操作的机械化、自动化，使人与焊接环境相隔离，能降低甚至消除电焊作业对人体的危害。改进焊接工艺，如采用单面焊、双面成型新工艺，合理设计焊接容器结构，避免焊工在通风极差的容器内进行焊接，能很大限度地改善焊工的工作条件。由于电焊产生的危害大多与焊条药皮的成分有关，所以通过不断研制和推广使用低尘毒焊条，也是降低电焊烟尘危害的措施之一。

通风除尘排除电焊烟尘的有效措施包括车间整体通风、狭窄工作区间的通风换气和焊接工位的抽烟排尘等。可根据实际情况选择全面通风或局部通风方式，其中局部通风的效果比较明显。一般在专门的焊接车间或焊接量大、焊机集中的工作地点采用全面机械通风，焊工的工作场所在局部区域则采用局部通风。此外，要充分利用自然通风，焊接车间要有一定的面积和高度，正确调节侧窗和天窗，以形成良好的自然通风。能在露天焊接的工作，尽量安排在露天作业。一般情况下只要保证焊接场所有良好的自然通风，适当使用排风抽吸

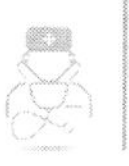

装置，焊工在上风处工作，就可以有效地预防电焊工尘肺的发生。特别需要注意的是，在有限空间场所，如封闭容器、舱室等进行焊接作业时，由于其封闭程度高，电焊烟尘不易排出，积聚的电焊烟尘浓度较高，对焊工的危害就更大，更要保持有效的通风。此外，合理组织劳动和作业布局，以避免作业区过于拥挤，减少接触电焊烟尘的机会，也可以保护焊工的健康。

由于生产现场条件限制，焊接场所在采用通风除尘等措施后，在不能将电焊烟尘浓度降至职业卫生标准以下时，焊工应佩戴防尘口罩作为辅助措施。个人防护用品是保护焊工健康的最后一道防线。在有限空间场所等恶劣条件下焊接作业时，需要做好个人防护工作，除佩戴防尘口罩外，还可佩戴送风式头盔等密闭式个人防护用品。对新入职工人和转岗员工进行上岗前职业健康检查。

（二）二级预防

电焊工尘肺的二级预防主要以早发现、早诊断、早治疗为目的，主要包括定期粉尘监测与职业健康检查等措施。加强粉尘危害日常监测和定期检测，确保作业场所粉尘浓度符合国家标准；按照《工作场所空气中有害物质监测的采样规范》（GBZ 159—2004）对工作场所空气中电焊烟尘进行采样，按照《工作场所空气中粉尘测定　第1部分：总粉尘浓度》（GBZ/T 192.1—2007）对工作场所空气中电焊烟尘的浓度进行检测，具体采样方法参考本章第一节尘肺病的内容。依据《工作场所有害因素职业接触限值　第1部分：化学有害因素》（GBZ 2.1—2019）中的限值要求，工作场所空气中电焊烟尘总尘PC-TWA为4mg/m^3。依法组织劳动者按照《职业健康监护技术规范》（GBZ 188—2014）要求进行岗中和离岗职业健康检查，在岗期间和离岗时职业健康检查内容与接触矽尘的内容相同，为劳动者建立职业健康监护档案。

接触电焊烟尘的作业工人，电焊工尘肺依据《职业性尘肺病的诊断》（GBZ 70—2015）进行诊断和分期。电焊工尘肺的诊断方法与矽肺基本相同，二者不同的是电焊工尘肺诊断的前提是电焊烟尘接触史，矽肺诊断的前提是含游离二氧化硅粉尘接触史。

（三）三级预防

电焊工尘肺的三级预防主要是给予患者积极治疗和促进康复的措施，采用的治疗方法主要根据病情需要进行对症治疗、并发症治疗、保健康复治疗等综合治疗方式，具体治疗方法参见本章第一节尘肺病的治疗。

（王　欣　曾　强）

第十三节　铸工尘肺的三级预防

铸工尘肺（founder pneumoconiosis）是指铸造作业中的翻砂、造型作业者长期吸入游离二氧化硅含量低的粉尘，如陶土、高岭石、石墨、煤粉、石灰石和滑石等混合性粉尘而引起的尘肺。铸造作业是机械制造工业的首道工序，在型砂的粉碎、搅拌、运输、使用，以及在砂箱拆开、清砂和清理铸件时，都会产生大量粉尘。根据2001—2015年天津市尘肺病发病情况分析资料显示，铸工尘肺病例占尘肺病总例数的18.12%，构成了该市尘肺病的第二病种。铸工尘肺一般发病缓慢，病情也多不严重。铸工尘肺发病工龄为20~30年，多因并发慢性支

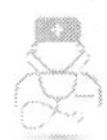

气管炎、肺气肿等疾病时，才表现有咳嗽、咳痰、气短等呼吸系统症状。此外，铸工尘肺患者还易并发肺结核、自发性气胸等疾病。

一、铸工尘肺概述

（一）铸工尘肺定义

铸工尘肺是指铸造作业中的翻砂、造型作业者长期吸入成分复杂而游离二氧化硅含量不高的粉尘，如陶土、高岭石、石墨、煤粉、石灰石和滑石等混合性粉尘，所引起的以结节型或尘斑型并伴有肺间质纤维化损害为主的尘肺。

（二）铸工尘肺主要接触作业

铸造是机械制造工业的第一道工序，生产过程包括型砂配制、砂型制造、型砂干燥、合箱、浇铸、开箱和清砂等工序。型砂原料主要是天然砂，含二氧化硅量一般为 70% 以上；其次是黏土，主要成分是硅酸铝。铸造生产的铸件常分为铸钢、铸铁和有色合金铸件。铸钢的浇铸温度为 1 500℃左右，配料用耐火性强的石英砂（含游离二氧化硅 77%~98%）；铸铁温度为 1 300℃，可用耐火性稍差的天然砂（含游离二氧化硅 70%~85%）；铸有色金属合金温度为 1 100℃以下，也多用天然砂并混有黏土、石墨粉、焦炭粉等混合性材料。在铸造过程的各工序都可产生大量粉尘，铸造工人长期吸入大量较高浓度的生产性粉尘，可导致铸工尘肺的发生。不同工种对铸工尘肺的发病影响较大，其中铸钢清砂工患病率为最高，型砂配制次之，砂型制造工最低。

（三）铸工尘肺发病机制

铸工尘肺是一种混合性尘肺，其发病机制十分复杂，目前尚不十分清楚。

（四）铸工尘肺临床表现

铸工尘肺发病较为缓慢，病程较长，发病工龄一般在 20 年以上。初期多无自觉症状，随着病变的进展而出现的胸闷、轻度胸痛、咳嗽、咳痰、气短等症状多不严重。由于砂型制造作业的空气中烟尘较大，且存在劳动姿势不良等原因，常可并发慢性支气管炎和肺气肿。病变初期肺功能多属正常，以后可逐渐出现阻塞性或以阻塞为主的通气功能障碍。X 线表现为两肺出现不规则形小阴影，以“t”阴影为多，“s”阴影相对较少，中、下肺区分布较明显。随着病情的进展，不规则形小阴影逐渐增多，并向中、上肺区扩展，呈网状或蜂窝状，常伴有明显肺气肿。两肺中、下肺区可出现圆形小阴影，以“p”影为主，数量较少，阴影密度较低，大阴影极为少见。

二、铸工尘肺的三级预防

（一）一级预防

预防铸工尘肺的根本措施是改革工艺和通风除尘，企业应参照《铸造防尘技术规程》（GB 8959—2007）的要求，做好铸造工序的防护工作。首先，从工艺措施方面，要在车间内空气流通处设立固定作业工位处，保证空气质量较好；对于合箱去灰、落砂、开箱、清砂、打磨、切割、焊补这些工序，作业地点应该固定；分开分布大污染和小污染的工作点，如在独立的厂房内放置大型铸造车间的清理、砂处理工段；在全年最小频率风向的下风侧放置小污染的制芯、造型工段等。依据作业场所及环境状况的不同，采用局部机械通风或全面机械通风措施，向工作场所送入新鲜清洁的空气，尽可能稀释工作区域空气中的粉尘浓度；在可能产生粉尘危害的定型设备设置密闭罩，如筛砂机、混砂机、抛丸清理设备带式输送机等；在输送粉料时，应将输送距离尽量缩短，尽量用力气来输送粉状的辅料；当输送散粒状的干物料时，最好在密闭管道内进行，保证机械化和自动化；当准备砂石并进行处理生产时，最好采取密闭化、机械化措施，输送大量粉状辅料时也最好使用有着较好密闭性的集装箱或料罐车。个人防护用品是保护铸造工人健康的最后一道防线。依据《个体防护装备配备规范 第1部分：总则》(GB 39800.1—2020)和《呼吸防护用品的选择、使用与维护》(GB/T 18664—2002)的要求，为作业人员配备合格的个体劳动防护用品，并指导其正确佩戴以保证防护效果。对新入职工人和转岗员工进行上岗前职业健康检查。

(二) 二级预防

铸工尘肺的二级预防主要以早发现、早诊断、早治疗为目的，主要包括定期粉尘监测与职业健康检查等措施。加强粉尘危害日常监测和定期检测，确保作业场所粉尘浓度符合国家标准；由于铸工尘肺是根据工种来命名的，应根据生产工艺和原材料来确认实际的粉尘种类，无法确定粉尘种类时，参考“其他粉尘”进行管控，具体采样方法参考本章第一节尘肺病的内容。依据《工作场所有害因素职业接触限值 第1部分：化学有害因素》(GBZ 2.1—2019)中的限值要求，工作场所空气中其他粉尘总尘PC-TWA为8mg/m^3。依据《职业健康监护技术规范》(GBZ 188—2014)要求，依法组织劳动者进行在岗期间和离岗职业健康检查，铸造工人其在岗期间和离岗时职业健康检查内容与接触矽尘的内容相同，并为劳动者建立职业健康监护档案。

铸工尘肺依据《职业性尘肺病的诊断》(GBZ 70—2015)进行诊断和分期。铸工尘肺的诊断方法与矽肺基本相同，二者不同的是铸工尘肺的诊断前期是铸造作业史，矽肺诊断的前提是含游离二氧化硅粉尘接触史。

(三) 三级预防

铸工尘肺的三级预防主要是给予患者积极治疗和促进康复的措施，采用的治疗方法主要根据病情需要进行对症治疗、并发症治疗、保健康复治疗等综合治疗方式，具体治疗方法参见本章第一节尘肺病的治疗。

(王 欣　刘春旭　刘蒙蒙)

第十四节　职业性尘肺病典型案例

一、案例一

(一) 案例基本情况

2002年来自贵州省某乡的许氏两兄弟应聘到福建省某石英厂从事石英矿石粉碎工作。该石英厂规模较小，采用作坊式生产，在没有配备任何通风除尘措施和设备的情况下，采用

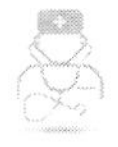

干式作业粉碎石英矿石，导致工作厂区长时间布满石英灰尘，厂房顶堆积厚厚的石英灰尘，无人及时清理。工厂用于防尘的是最普通的单层纱布口罩，难以阻挡粉尘进入作业工人口鼻。许氏兄弟等作业工人每天工作12h，工厂未给工人进行健康体检。2006年许氏兄弟出现了咳嗽、胸闷、乏力、呼吸困难的症状，经当地医院检查，确诊其所患疾病为矽肺。

（二）案例分析

上述案例中许氏兄弟工作的石英厂是粉尘危害严重的企业，在石英矿石的粉碎、筛分、输送及储存过程中均会产生浓度较高的石英尘，特别是粉碎工艺，石英尘的主要成分是游离二氧化硅，长期吸入会导致矽肺。该企业没有采取通风除尘措施，工人采用的是干式作业，佩戴的是最普通的单层纱布口罩，工人长期接触矽尘，最后导致了矽肺。

（三）三级预防策略

如果从三级预防角度，可从以下方面避免或减少上述职业病的发生。

1. 一级预防策略　作为职业病危害严重的企业，用人单位应该按照国家法律法规设置或者指定职业卫生管理机构或者组织，配备专职或者兼职的职业卫生管理人员；建立健全职业卫生管理制度和操作规程，并按管理规定严格落实；用人单位主要负责人、职业卫生管理人员和职业病危害严重的工作岗位的劳动者应接受职业卫生培训。而本案例中企业作为职业病防治的主体，主体责任意识淡化，没有按照相关法律法规预防、控制职业病危害。导致企业在生产工艺革新、个体防护措施、职业卫生管理和职业健康检查等技术和管理方面的空白。

石英砂（粉）厂防尘技术规程中要求，在生产条件允许的情况下，应尽可能用湿法生产工艺，产生粉尘的作业区宜采用地面洒水措施，在破碎、筛分、输送等过程中宜采用喷雾降尘。所有用于破碎、粉碎、轮碾等作业的设备均应根据进料及排料方式设置密闭或半密闭罩；根据产尘点情况分别采取局部密闭罩、整体密闭罩或密闭室等不同密闭方式，不允许敞开式生产。同时设计合理的排风量，保证密闭罩内形成负压，并宜采用袋式除尘设备进行净化。而本案例中企业采用的是干式作业，加之没有任何通风除尘措施和设备，导致工作场所的粉尘浓度很高。案例中的许氏兄弟没有个人防护意识，企业不能给作业工人提供有效的防护口罩，这些也是导致作业工人罹患矽肺的重要原因。石英砂（粉）厂防尘技术规程中要求，凡从事粉尘作业的作业人员应具有正确使用个人防护用品的能力，上岗时应穿戴好个人防护用品。个人防护用品应按要求进行维护、保养，按规定定期更换。严禁在粉尘作业区饮食、休息。粉尘作业区应设立具有空气净化增压功能的工作室和休息室。企业应设置更衣室、更衣箱、职工浴室，便于接尘工人更换劳动防护用品和下班后淋浴。存在粉尘危害的作业岗位应在显著位置设置“注意防尘”警告标识和“戴防尘口罩”指令标识和说明等问题。

2. 二级预防策略　用人单位应定期对车间粉尘浓度进行检测，确保作业环境的粉尘浓度不超过职业接触限值的要求，同时该企业使用的是石英粉尘，应该对其中游离二氧化硅的含量和浓度进行检测，并定期组织员工开展岗中职业健康体检，本案例中的企业没有定期对车间粉尘浓度进行检测，也没有对员工进行定期的职业健康检查。

3. 三级预防策略　确诊为矽肺的患者，应及时进行规范性治疗，同时加强个体保健，增加机体抵抗力，建立良好的生活习惯，不吸烟，预防感冒和呼吸系统感染，预防并发症的发生。

二、案例二

（一）案例基本情况

1993 年，来自重庆某县的罗某及其兄弟四人到某珠宝厂打工。珠宝加工一般要经过切粒、定型、冲坯、打磨、抛光、打孔、过蜡、穿珠等多道工序，其中第一道工序切粒过程中产生的粉尘污染最为严重，罗氏四兄弟都在切粒车间工作过，每到下班他们的头上、身上落满粉尘，有红有绿，有黄有白，当天切割什么颜色的石头他们的身上就会落满什么颜色的粉尘。罗某的四弟，每班工作时间最长，接触粉尘的机会最多，也是最早出现咳嗽、胸闷、多痰、乏力等症状的；随后，罗某的大哥也出现了咳嗽、胸闷、多痰、乏力的症状。2003 年 1 月，此珠宝厂抽取包括罗某在内的 11 人进行职业健康体检，经复查后确诊为矽肺。

（二）案例分析

上述案例中珠宝加工行业存在着严重的粉尘危害，在切粒、定型、冲坯、打磨、抛光、打孔、过蜡、穿珠等工序中，切粒或称切割以及打磨工序粉尘危害最为严重。该企业没有采取合理的通风除尘措施。在职业健康监护管理方面严重缺失，仅在工人出现症状后抽取部分人员进行职业健康检查。最终导致工人尘肺病的发生。

（三）三级预防策略

如果从三级预防角度，可从以下方面避免或减少上述职业病的发生。

1. **一级预防策略**　珠宝加工过程应采取粉尘综合控制措施。首先，珠宝加工作业场所应综合考虑粉尘发生源的位置，合理布置工艺设备，生产过程应采用湿式作业方式，产生粉尘的设备宜采取局部密闭措施，室内作业场所应安装通风除尘设施，采用自然通风的作业场所应采取喷雾降尘等综合措施，作业场所应采取二次扬尘控制措施，定时进行地面清扫。切割工艺应选用自动洒水、产尘少的切割设备，并配备具有护尘盖的专用锯台；框架锯机、切机等切割设备应采用吸尘罩，连接吸尘罩的吸风管应置于粉尘散发中心；研磨过程应减少手工操作，并采用水磨工艺替代干磨工艺。研磨宜选用自动研磨设备和连续研磨机械，并配备吸尘罩装置；抛光过程宜采用半密闭作业方式，并采取防护措施。同时应加强接触粉尘岗位的作业人员个体防护措施，佩戴防尘口罩，并按《呼吸防护用品的选择、使用与维护》（GB/T 18664）要求进行维护、保养、更换。存在粉尘危害的作业岗位应在显著位置设置“注意防尘”警告标识和“戴防尘口罩”指令标识和说明等问题。本案例中企业防尘除尘措施不到位，导致工人身上“落满粉尘”。

2. **二级预防策略**　用人单位应定期对车间粉尘浓度进行检测，确保作业环境的粉尘浓度不超过职业接触限值的要求，同时该企业应该对其中游离二氧化硅的含量和浓度进行检测，并定期组织员工开展岗中职业健康体检。粉尘作业的职业健康检查周期要求：生产性粉尘作业分级Ⅰ级，2 年 1 次；生产性粉尘作业分级Ⅱ级及以上，1 年 1 次；胸部 X 线表现有尘肺样小阴影改变的基础上，至少有 2 个肺区小阴影的密集度达到 0/1，或有 1 个肺区小阴影密集度到达 1 级，每年检查 1 次，连续观察 5 年，若 5 年内不能确诊为矽肺患者，按不同生产性粉尘作业分级的要求执行。本案例中的企业没有定期对车间粉尘浓度进行检测，也没有对员工进行定期的职业健康检查，仅是员工出现症状后才抽取部分人员进行职业健康检查。

3. **三级预防策略**　确诊为矽肺的患者，应及时进行规范性治疗，同时加强个体保健，增加

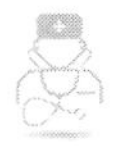

机体抵抗力，建立良好的生活习惯，不吸烟，预防感冒和呼吸系统感染，预防并发症的发生。

三、案例三

（一）案例基本情况

某金矿1987年建成，每年产黄金100多千克，是某县的支柱企业。金矿有十几个采矿坑道，矿上把这些坑道长年对外承包，由包工头组织民工开采矿石。每个坑道大约有20多个民工昼夜轮流干活。金矿的包工头为了降低采矿成本，长期以来一直不买压水机，而是采用打干眼的方法采矿，使矿洞里的粉尘浓度非常大，一两米远的地方都看不到人，100W的灯泡都看不清。在该金矿打工的农民工在这种工作环境中长期工作，多数都患有矽肺。

（二）案例分析

上述案例中的企业作为职业病防治的主体，主体责任意识淡化，没有按照相关法律法规预防、控制职业病危害。企业在生产过程中没有采取合理有效的防尘除尘措施，导致矿洞内粉尘浓度非常大。同时没有对工作场所定期开展粉尘浓度检测，没有对农民工进行定期职业健康检查，甚至必要的康复治疗。导致农民工患上矽肺，甚至因此病死亡。

（三）三级预防策略

如果从三级预防角度，可从以下方面避免或减少上述职业病的发生。

1. **一级预防策略**　作为职业病危害严重的企业，用人单位应该按照国家法律法规设置或者指定职业卫生管理机构或者组织，配备专职或者兼职的职业卫生管理人员；建立健全职业卫生管理制度和操作规程，并按管理规定严格落实；用人单位主要负责人、职业卫生管理人员和职业病危害严重的工作岗位的劳动者应接受职业卫生培训。根据矿山作业的相关规定，应优先采用湿式凿岩作业，采用干式凿岩作业时必须使用带有专用捕尘装置的钻孔设备，除尘设备必须与主体设备同时运行、同时检修、同时维护，保证除尘率、设备完好率和同步运转率。爆破作业时，为抑制爆破粉尘产出，可同时加入一定比例的润湿剂，增加润湿能力。机械采掘工作面必须采取喷淋抑尘措施。铲装前石料应预先采取洒水或喷淋措施。而本案例中企业没有按照相关规定作业，使矿洞里的粉尘浓度非常大，对工人的危害较大。另外，应加强接触粉尘岗位的作业人员个体防护措施，佩戴防尘口罩，并按《呼吸防护用品的选择、使用与维护》（GB/T 18664）要求进行维护、保养、更换。

2. **二级预防策略**　用人单位应定期对工作场所粉尘浓度进行检测，确保作业环境的粉尘浓度不超过职业接触限值，并定期组织员工开展职业健康体检。本案例中的企业没有定期对车间粉尘浓度进行检测，也没有对员工进行定期的职业健康检查。

3. **三级预防策略**　确诊为矽肺的患者，应及时进行规范性治疗，同时加强个体保健，增加机体抵抗力，建立良好的生活习惯，不吸烟，预防感冒和呼吸系统感染，预防并发症的发生。本案例中甚至出现青壮年就因此病而死亡。

四、案例四

（一）案例基本情况

王某，是安徽省皖北某矿区的矿工，他在矿上的工作是打炮眼，塞进雷管，点着炸药，只

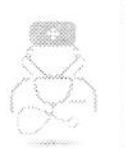

听“轰”的一声，地动山摇，四周全是灰，2m 以内的灯都看不见。而他们工作时，几乎没有什么防尘措施，仅有的是一人一个口罩。每次打完炮眼，身上全是粉尘。2004 年，王某感到自己的身体大不如前，稍微干点重活，就像扛了千斤重担一样沉重，气到一半就喘不动了，并且不时咳嗽。开始他以为是支气管炎，可无论打针、吃药，怎么也治不好。两年以后，他被确诊煤工尘肺。

（二）案例分析

上述案例中煤矿开采工作存在严重的粉尘危害，特别是爆破作业，会产生浓度较高的煤尘或煤矽尘，是职业病危害防治的关键控制点，企业在生产过程中没有采用有效的防尘措施。同时没有对作业环境进行定期的粉尘监测，没有对工人进行定期职业健康检查。最终导致工人患有煤工尘肺。

（三）三级预防策略

如果从三级预防角度，可从以下方面避免或减少上述职业病的发生。

1. **一级预防策略** 2015 年国家安全监督管理总局颁布实施的《煤矿作业场所职业病危害防治规定》明确要求煤矿企业在煤矿开采过程中应采取的防护措施。首先，煤矿企业必须建立防尘洒水系统，防尘管路应铺设到可能产生粉尘和沉积粉尘的地点，管道规格和水质应满足降尘需要。炮采工作面应采取湿式作业，使用水炮泥；爆破前、后应冲洗煤壁，爆破时应采用高压喷雾或压气喷雾降尘，出煤时应当洒水降尘。而本案例中采用的是干式作业，加之没有任何通风除尘措施和设备，导致工作场所的粉尘浓度很高。个人防护用品是保护煤矿工人健康的最后一道防线，企业应依据《个体防护装备选用规范》（GB/T 11651）和《呼吸防护用品的选择、使用与维护》（GB/T 18664）的要求，为作业人员配备合格的个体劳动防护用品，并指导其正确佩戴以保证防护效果。

2. **二级预防策略** 该工人会接触到煤尘和煤矽尘，用人单位应委托有资质的单位，定期对工作场所煤尘或煤矽尘的浓度进行检测，确保作业环境的粉尘浓度不超过职业接触限值，并定期组织员工开展职业健康体检。检查的内容包括①症状询问：重点询问呼吸系统、心血管系统疾病史、吸烟史及咳嗽、咳痰、喘息、胸痛、呼吸困难、气短等症状；②体格检查：内科常规检查，重点是呼吸系统、心血管系统；③实验室和其他检查：必检项目是血常规、尿常规、心电图、血清 ALT、后前位 X 射线高千伏胸片或数字化摄影胸片（DR 胸片）、肺功能。

3. **三级预防策略** 确诊为煤工尘肺的患者，应及时进行规范性治疗，同时加强个体保健，增加机体抵抗力，建立良好的生活习惯，不吸烟，预防感冒和呼吸系统感染，预防并发症的发生。

五、案例五

（一）案例基本情况

李某，27 岁，四川某县人。2001 年 9 月，他经熟人介绍进入厦门一家加工机械配件的工厂从事金属焊接切割专业，成为一名电焊工，开始电焊工作。李某工作的工厂里通风设备不健全，空气里到处弥散着灰尘，平时工作也不戴耳塞、口罩，只戴手套和防护面具。由于他所在的工厂承接了厦门某大型企业大量的焊接业务，所以每天工作时间很长。2008 年 11 月 9 日，李某突然感觉胸口好像针扎似的疼，浑身憋闷，呼吸困难。他以为是自己多年前的肺结

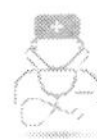

核复发了，到医院进行检查，医生告知他患有肺结核是不适合做电焊工的，而李某所在的公司在上岗前却没有进行上岗前体检。经过医生进一步诊断确定李某患有电焊工尘肺。

（二）案例分析

上述案例中企业在职工上岗前没有开展岗前职业健康检查，未进行职业禁忌证筛查，导致工人具有职业禁忌证，仍从事相关工作。针对存在电焊烟尘的工作场所，该企业未设置有效的通风设施，未保证作业人员在进行电焊作业时佩戴有效的个人防护用品。同时没有对作业环境进行定期的尘毒监测工作，也没有对工人进行定期职业健康检查。最终导致李某患上电焊工尘肺。

（三）三级预防策略

如果从三级预防角度，可从以下方面避免或减少上述职业病的发生。

1. **一级预防策略**　消除电焊烟尘对人体健康的危害，最为有效的防护措施是加强焊接工作场所的通风除尘工作。包括车间整体通风、狭窄工作区间的通风换气和焊接工作岗位通风降尘，使工作场所烟尘浓度达到国家卫生标准以下。同时，做好个体防护及增强自我保护意识及监护措施，作业人员必须使用相应的防护眼镜、面罩、口罩、手套，穿白色防护服、绝缘鞋，不能穿短袖衣或卷起袖子，若在通风条件差的封闭容器内工作，还要佩戴使用有送风性能的防护头盔。而企业未设置有效的通风设施，未保证作业人员在进行电焊作业时佩戴有效的个人防护用品，同时应对电焊作业人员进行必要的职业安全卫生知识教育，提高其自我防范意识，降低职业病发病率。企业应对拟从事接触粉尘危害作业的新录用人员，包括转岗到该种作业岗位的人员应进行上岗前健康检查，主要目的是发现有无职业禁忌证，建立接触职业病危害因素人员的基础健康档案。而本案例中该企业人员所患肺结核是电焊工人从业的职业禁忌证，而其所在企业未安排他进行上岗前职业健康体检，因此未能及时发现他的职业禁忌证。

2. **二级预防策略**　企业应加强电焊作业场所的尘毒危害的监测工作，定期组织电焊工开展职业健康检查，及时发现和解决问题。

3. **三级预防策略**　确诊为电焊工尘肺的患者，应及时进行规范性治疗，同时加强个体保健，增加机体抵抗力，建立良好的生活习惯，不吸烟，预防感冒和呼吸系统感染，预防并发症的发生。

（王 欣　刘春旭　刘蒙蒙）

参 考 文 献

［1］邬堂春. 职业卫生与职业医学 [M]. 北京: 人民卫生出版社, 2017.

［2］余善法. 职业病案例与防治 [M]. 河南: 河南人民出版社, 2017.

［3］樊乃根. 矽肺发病及治疗研究的最新进展 [J]. 职业与健康, 2016, 32 (8): 1140-1142.

［4］金凡力, 张蓝熙, 陈锴, 等. 细胞因子在尘肺发病机制中的研究进展 [J]. 中华劳动卫生职业病杂志, 2020, 38 (12): 948-952.

［5］管美风, 张宁香. CT 与高 KV 摄影检查矽肺临床价值分析 [J]. 医学影像学杂志, 2013, 23 (8): 1321-1323.

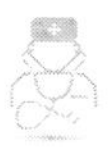

[6] 刘桂桃, 刘辉. 矽肺患者肺功能障碍的临床观察 [J]. 临床肺科杂志, 2011, 16 (6): 871-873.

[7] 樊茂蓉, 韩克华, 王冰, 等. 通肺络补宗气方对特发性肺间质纤维化患者血清 TGF-β、TNF-α、CTGF 及 PDGF 的影响 [J]. 辽宁中医杂志, 2017, 44 (12): 2572-2575.

[8] 李金木, 王瑞, 孙音音, 等. 单核细胞炎性蛋白-1 及巨噬细胞趋化蛋白-1α 作为矽肺诊断生物标志物的可行性研究 [J]. 中国工业医学杂志, 2017, 30 (1): 18-20.

[9] 缪荣明, 房中华, 姚雍铭, 等. 汉防己甲素联合苦参碱注射液治疗矽肺的疗效观察 [J]. 中华劳动卫生职业病杂志, 2012, 30 (10): 778-780.

[10] 缪荣明, 孙先锋, 张颖轶, 等. 汉防己甲素联合乙酰半胱氨酸泡腾片治疗矽肺的疗效观察 [J]. 中华劳动卫生职业病杂志, 2013, 31 (11): 857-859.

[11] 向正中, 黄静, 石丽娟, 等. 汉防己甲素联合六位地黄丸治疗矽肺 56 例临床疗效 [J]. 中华劳动卫生职业病杂志, 2011, 29 (10): 785-786.

[12] 谢伟民, 张久红, 许婷, 等. 大容量全肺灌洗治疗尘肺病的效果评价 [J]. 右江民族医学院学报, 2020, 42 (3): 336-340.

[13] 蔡志钢, 靳伟. 热毒宁注射液治疗矽肺合并感染临床疗效观察 [J]. 时珍国医国药, 2013, 24 (8): 1965.

[14] 李红萍, 孙振文, 沈树根. 磷酸肌酸钠治疗矽肺合并慢性心力衰竭疗效观察 [J]. 河北医药, 2011, 33 (12): 1857-1858.

[15] 胡晓群. 老年矽肺病人的护理干预措施探讨 [J]. 护理实践与研究, 2012, 9 (11): 133-134.

[16] 李玉洁. 矽肺的治疗进展 [J]. 临床肺科杂志, 2017, 22 (6): 1119-1121.

[17] CUI X, XU R, ZHANG H, et al. Exogenous Clara cell protein 16 attenuates silica particles-induced inflammation in THP-1 macrophages by down-regulating NF-κB and caspase-1 activation [J]. The Journal of Toxicological Sciences, 2020, 45 (10): 651-660.

[18] H MOHAMMADI, S DEHGHAN, F GOLBABAEI, et al. Evaluation of serum and urinary neopterin levels as a biomarker for occupational exposure to crystalline silica [J]. Annals of Medical and Health Sciences Research, 2016, 6 (5): 274-279.

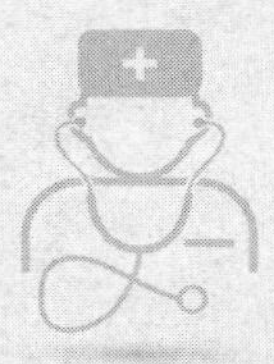

第三章　其他职业性呼吸系统疾病的三级预防

随着新技术、新材料、新工艺的广泛应用，我国原有的《职业病目录》已越来越难以满足职业病防治工作的具体需求。新修订的《职业病分类与目录》新增金属及其化合物粉尘肺沉着病（锡、铁、锑、钡及其化合物）、刺激性化学物所致慢性阻塞性肺疾病和硬金属肺病 3 种职业病，并与过敏性肺炎、棉尘病、职业性哮喘 3 种原有职业病合并入“其他职业性呼吸系统疾病”类目中。与尘肺病相比，我国目前其他职业性呼吸系统疾病的新发病例较为少见，根据《我国卫生健康事业发展统计公报》数据显示，2015—2019 年，我国其他职业性呼吸系统疾病的新发病例数分别为 89 例、96 例、89 例、56 例和 49 例。这 6 类职业病均是在职业劳动过程中，接触到职业环境中的某些职业性有害因素而引起的以呼吸系统为靶器官的职业病。有些与尘肺病有相同之处，会出现不同程度纤维增生，有些在脱离致病因素后得到明显缓解。6 类疾病有其各自的特点，其致病因素、作用机制、临床表现也各不相同。本章将从三级预防策略的角度入手，在各节中详细介绍。希望通过本章的介绍，能引起职业卫生劳动者、管理者的广泛关注，为保障劳动者的身心健康作出贡献。

第一节　职业性过敏性肺炎的三级预防

职业性过敏性肺炎（occupational hypersensitivity pneumonitis，OHP，变态反应性肺泡炎）的最早报道是在 1713 年，农民在晾晒秸秆时出现过敏性肺炎的症状，于是研究人员用“农民肺”来定义了由霉变的干草引发的过敏性肺炎。20 世纪 90 年代以来，很多国家开始开展职业性过敏性肺炎的登记工作，我国“农民肺”的发病率大约占职业病总数的 0.5%~3%。随着社会经济的不断发展，“农民肺”逐渐减少，OHP 涉及的职业种类也越来越多，如发动机等大型机械制造业、多种化学物合成业等。

一、职业性过敏性肺炎概述

（一）职业性过敏性肺炎定义

职业性过敏性肺炎是指劳动者在职业活动中短时间或反复多次吸入生物性有机粉尘或特定的化学物质后所引起的以肺泡和肺间质炎症改变为主的免疫介导性肺部疾病。

（二）职业性过敏性肺炎主要接触作业

职业性过敏性肺炎的致敏物质多种多样，并广泛存在于职业环境中，按其性质主要分为以下 4 种：

1. **细菌类抗原**　劳动者在职业活动过程中如接触发霉的干草、混合肥料、甘蔗渣、洗涤剂等，则可能接触到此类抗原，如嗜热放线菌、普通高温放线菌、芽孢杆菌等。

2. **真菌类抗原**　劳动者在职业活动过程中接触发霉的谷物、蘑菇堆肥、乳酪、烟草、软木、枫树皮及使用金属工作液等可能接触到此类抗原，如青霉菌属、曲霉菌属、支链孢属、葡萄孢属等。

3. **动植物蛋白**　劳动者从事鸟类饲养、软体动物壳加工、养蚕、大豆及咖啡加工等可能接触到此类抗原，如鸟类蛋白、软体动物壳蛋白、丝虫幼虫蛋白、大豆、咖啡等。

4. **特定的化学物质**　指具有半抗原性质的异氰酸酯、酸酐类低相对分子质量化学物。

不同作业环境暴露会导致不同类型的职业性过敏性肺炎，在实际工作中，我们也可根据劳动者的职业暴露因素或致病因素对不同类型的职业性过敏性肺炎进行命名，见表 3-1。

表 3-1　不同职业性过敏性肺炎的致病因素及职业暴露因素

序号	病名	致病因素	职业暴露因素
1	农民肺	嗜热放线菌、普通高温放线菌、芽孢杆菌	接触发霉的干草、青储饲料及谷物等
2	蔗渣肺	甘蔗热放线菌	接触在甘蔗种植加工过程中发霉的甘蔗残渣
3	蘑菇肺	青霉菌	接触在蘑菇种植加工过程中发霉的蘑菇堆肥
4	饲鸟肺	鸟类蛋白	接触鸟的排泄物、血液或羽毛
5	机械操作者肺	假单胞菌、不动杆菌属、分枝杆菌	接触金属产品的加工（如切割、钻孔等）和塑形（锻造、冲压、成型、打磨）工艺过程中应用的金属清洗液、切割油、润滑剂、加工液或冷冻液
6	橡树软木尘病	青霉菌和烟曲霉菌	接触发霉的软木粉尘引起，软木多用树皮合成，常用于制作葡萄酒的瓶塞，常因水煮后放置于黑暗、潮湿的环境下而发霉。软木混合物还可用于制造复合地板、墙纸、鞋底、工业用消声板材等
7	枫树皮剥脱肺	皮质隐子座菌	接触发霉的枫树皮
8	木工肺	产黄青霉菌、出芽短柄霉菌、支链孢菌	接触锯屑、木片及树皮。木材在加热机中进行干燥处理时可产生嗜热菌属，也可引起木工肺
9	麦芽工人肺	棒曲菌	接触发霉的谷物
10	烟草工人肺	曲霉属	接触烟草霉菌

续表

序号	病名	致病因素	职业暴露因素
11	油漆工肺(抛光工肺)	异氰酸酯类	接触聚氨基甲酸酯复合物的生产过程,如弹性或硬质泡沫、人造橡胶、黏合剂、喷漆等
12	化学工人肺、塑料工人肺、环氧树脂工人肺	酸酐	接触塑料
13	咖啡工人肺	咖啡	接触咖啡豆加工制作过程中的咖啡豆粉尘
14	大豆工人肺	大豆	接触大豆壳
15	牡蛎壳肺	软体动物壳蛋白	对贝壳进行切割或加工等过程中接触贝壳粉尘
16	空调和加湿器肺	白色嗜热放线菌	空调和加湿器
17	洗涤剂工人肺	枯草芽孢杆菌	洗涤剂酵素
18	乳酪清洗工人肺	乳酪青霉菌	乳酪

(三) 职业性过敏性肺炎发病机制

现有研究认为 OHP 主要为Ⅲ型、Ⅳ型变态反应共同作用的结果。有机粉尘进入机体后,一部分随呼吸道纤毛摆动或以痰液等形式排出,剩余部分可被巨噬细胞识别进而引起 Th1/Th2 型免疫应答介导炎症的发生。以巨噬细胞为代表的先天免疫细胞释放大量细胞因子和趋化因子,聚集大量中性粒细胞和淋巴细胞浸润,导致病灶局部炎症,进而激活机体产生适应性免疫。病理改变表现为急性、亚急性及慢性形式,急性期表现为肺泡和间质的炎性细胞浸润,肺泡腔中淋巴细胞聚集和巨噬细胞增多;亚急性期可出现肉芽肿;反复发作可发展为慢性期,出现不同程度的肺间质纤维化。

(四) 职业性过敏性肺炎临床表现

OHP 的临床过程可分为三期:急性期、亚急性期及慢性期。不同状态下呈现不同的临床特征:急性期以肺泡和间质的淋巴细胞炎症为特征,肺泡腔中淋巴细胞聚集,浆细胞和巨噬细胞增多。亚急性期表现为与结节病相似的非干酪化肉芽肿。病情反复发作进展为慢性 OHP 者,可出现不同程度的肺间质纤维化。

急性期症状一般出现在接触致病因子后数小时。主要表现为畏寒、发热、头痛、气短伴咳嗽,可有明显的胸闷、气短,大多于脱离接触后 1~3d 症状得到缓解或消失。体征检查时,两肺底可闻及小水泡音或捻发音,具有特征性意义。血清沉淀素抗体试验阳性,可作为近期接触指标。大部分的患者在接触 2~3 个月后,急性症状反复发作,可发展为亚急性期,该期表现为气短、咳嗽加重,促使患者就诊的原因常常是呼吸困难加重。胸部 X 线上出现弥漫性网状和细小阴影。慢性期主要表现为进行性呼吸困难加重,体重显著下降。经过若干年接触和反复发作,晚期症状加重可产生不可逆的肺纤维化,胸部 X 线出现蜂窝囊状改变,肺功能为限制性通气功能和弥散功能障碍的表现。

二、职业性过敏性肺炎的预防策略

(一) 一级预防

一级预防是在 OHP 发病前针对病因进行预防,尽可能有效地减少作业环境中的有机粉尘暴露量，最为有效的措施就是避免接触过敏原。一级预防的主要措施包括：

1. **粉尘控制措施**

(1) 加强通风，加强排气通风和采用吸风罩，降低生产环境中这些有机物质粉尘的浓度。

(2) 劳动者在处理柴草、粮食、饲料、甘蔗渣等物料时，要注意保持干燥，注意通风，防止发霉。

(3) 种植蘑菇的建筑一定要规范合理，如温度、湿度、通风、光线的调节设备，以控制菌孢浓度。喷雾洒水，以减少蘑菇孢子散发。掌握采摘时机，最好选在蘑菇生长不太大、在大量菌孢弹射前。

(4) 饲养家禽、鸽子等鸟类，要保持饲养棚清洁，及时处理粪便及脱落的羽毛，工作时要戴防护口罩，湿化器及空调器要经常清洁，防止发霉或其他污染。有过敏史者要避免接触抗原，一旦患病，及时就诊，以免病情恶化。

(5) 持续推进劳动设备的改造革新，逐步采用自动化机械化生产，减少劳动者暴露粉尘的机会。

2. **职业健康教育**　加大宣传力度，使劳动者了解职业性过敏性肺炎的危害，使有粉尘接触史的劳动者在出现类似感冒或哮喘等症状时主动就医，以便及时诊断，及时治疗。

3. **个体防护措施**　合理使用防护用品，劳动时，可使用防护口罩，以减少抗原的吸入。

4. **上岗前职业健康检查**　此外，对于拟从事接触生产性粉尘的职业人员，真实可靠的上岗前职业健康检查对预防 OHP 的发生具有十分重要的意义，特别是针对以下职业禁忌证的检查：致喘物过敏和支气管哮喘；慢性阻塞性肺疾病；慢性间质性肺病；伴肺功能损害的疾病。主要检查内容包括：一是症状询问，重点询问花粉、药物过敏，哮喘病史，吸烟史，呼吸系统、心血管系统疾病史，以及有无喘息、气短、咳嗽、咳痰、呼吸困难、喷嚏、流涕等症状。二是体检、内科常规检查，重点检查是否存在呼吸系统和心血管系统疾病，特别是是否患有过敏性鼻炎。三是实验室和其他检查，包括：血常规、尿常规、心电图、血清丙氨酸氨基转移酶、血嗜酸细胞计数、肺功能、胸部 X 线摄片等。

尽管我们都认为避免接触抗原性粉尘就可以抑制疾病的发生和进展，但一些动物学研究显示在烟雾所致肺气肿模型中，去除烟雾后，破坏性的 $CD8^+$T 细胞介导的免疫反应依然存在。而此类情况是否也发生在 OHP 患者中还没有得到证实。在现实劳动作业中，很难做到完全避免接触抗原，因此，正确适当地使用过滤器，从而减少接触环境中抗原也是很有效的。

5. **职业卫生管理**　加强管理，是做好防尘工作的关键。要建立和健全防尘管理制度，合理调配劳动组织，从组织制度上减少接触有机粉尘的人数，缩短接触时间等。

（二）二级预防

二级预防又称临床前期预防，即通过早期发现、早期诊断、早期治疗防治病损的发展。针对职业性过敏性肺炎的二级预防策略，主要从以下两方面入手：

1. **职业病危害因素的识别与检测**　一方面是要定期对生产环境进行监测，发现问题立即采取防治对策。依据《工作场所有害因素职业接触限值　第 1 部分：化学有害因素》(GBZ 2.1—2019) 中的限值要求，部分致 OHP 粉尘的容许浓度如下：皮毛粉尘 PC-TWA 为 $8mg/m^3$，烟草尘 PC-TWA 为 $2mg/m^3$，茶尘 PC-TWA 为 $2mg/m^3$，木粉尘 PC-TWA 为 $3mg/m^3$，枯草杆菌蛋白酶 PC-TWA 为 $15ng/m^3$，PC-STEL 为 $30ng/m^3$，白僵蚕孢子 MAC 为 6×10^7(孢子数 $/m^3$)，异氰酸甲酯 PC-TWA 为 $0.05mg/m^3$，PC-STEL 为 $0.08mg/m^3$。如果工作场所空气中粉尘浓度职

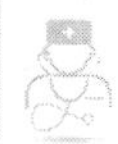

业接触限值超过国家标准，应及时查找超过职业接触限值的原因，并采取措施加以改进。

2. **职业健康检查**　另一方面是对职业接触人群，开展定期健康检查，明确诊断以达到早期治疗，防止病情进一步发展的目的。针对 OHP 的职业健康检查与接触无机粉尘的职业人群不完全相同。在岗期间职业健康检查需注意有无罹患致喘物过敏、支气管哮喘、慢性阻塞性肺疾病、慢性间质性肺病、伴肺功能损害的疾病等职业禁忌证，以及职业性哮喘、职业性过敏性肺炎等职业病。同时要求在开始工作的半年到一年内进行 1 次健康检查。此后，粉尘作业分级Ⅰ级及以上，4~5 年 1 次；粉尘作业分级Ⅱ级及以上，2~3 年 1 次。此外，对于接触职业病危害的辞职人员、退休人员、内部转岗人员要进行离岗时的职业健康检查，基本内容同在岗期间检查内容。

诊断职业病需结合职业史、临床表现和职业卫生学调查结果综合分析。依据职业病诊断的基本原则，劳动者需具备短时间或反复多次吸入生物性有机粉尘或特定的化学物质的职业史，同时出现了以呼吸系统损害为主的临床症状、体征和胸部影像学表现，结合实验室辅助检查结果，参考现场职业卫生学调查，综合分析，排除其他原因所致的类似疾病后，方可诊断 OHP。目前我国《职业性过敏性肺炎的诊断》(GBZ 60—2014)规定了 OHP 的诊断及分级标准：

(1) 接触反应：吸入生物性有机粉尘或特定的化学物质数小时后出现呼吸困难、干咳、胸闷、胸部影像学检查未见肺实质和间质改变。上述症状多于脱离接触致病物质后 1~3d 内自然消失。

(2) 急性过敏性肺炎：短时间吸入生物性有机粉尘或特定的化学物质数小时后，出现下列表现者：①干咳、胸闷、呼吸困难，并可有高热、畏寒、寒战、出汗、周身不适、食欲不振、头痛、肌痛等，肺部可闻及吸气性爆裂音。②胸部影像学检查显示双肺间质浸润性炎症改变。

(3) 慢性过敏性肺炎：常有急性过敏性肺炎发作史，亦可由反复吸入生物性有机粉尘或特定的化学物质后隐匿发生，出现下列表现者：①渐进性呼吸困难及咳嗽、咳痰，体重明显下降，双肺可闻及固定性吸气性爆裂音。②胸部影像学检查显示肺间质纤维化改变。

有研究表明职业环境中有超过 200 种抗原可引起 OHP 的发生。在国外，OHP 的发病率占职业病总数高达 50% 以上。我国随着工农业生产的不断发展，在产品生产及加工过程环境中暴露的有机粉尘越来越复杂，因此 OHP 的发病率会出现逐年增加的趋势。但由于 OHP 的临床表现复杂、致病抗原的种类众多等原因，使得 OHP 的诊断存在很大的困难。大约有 40% 已被证实为过敏性肺炎的病例，其致病抗原不明确。有研究显示，肺泡灌洗液中内凝集素 Intelectin-1 水平升高可能是过敏性肺炎患者潜在的生物标记物。随着科技的不断发展，相信未来会有更为有效的特异性强的方法和手段帮助我们进行 OHP 早期诊断。

（三）三级预防

OHP 的三级预防主要是对症治疗，加强患者预后。OHP 的对症治疗方法以吸氧为主，根据病情适量使用糖皮质激素。并应及时脱离作业现场，避免再次暴露于抗原。

针对接触反应者应暂时脱离现场，给予相应的检查及处理措施，并密切观察 24~72h；对于急性 OHP 患者，应给予镇咳、平喘、吸氧等对症处理措施，对于急性发作患者用适当的糖皮质激素进行治疗，其剂量可为 20~50mg/d，但糖皮质激素并不能长期改善 OHP。患者自觉症状完全缓解即可停药，并定期检查肺部体征和胸部 X 线的变化；对于慢性 OHP 患者可由于反复肺部感染、肺气肿、肺大疱、气胸，或因广泛肺间质纤维化导致呼吸功能严重损害，继而发生慢性肺心病，出现右心衰竭、呼吸衰竭，因此预后较差。

有研究提示血清中骨膜蛋白水平对 OHP 患者的预后有一定的提示意义。尽管早期给予激素治疗有助于防止肺纤维化的发生，但现有疗法较难逆转非炎症性肺纤维化的慢性型疾患。激素治疗无效者可考虑行肺移植。尽管有研究提示 B 细胞在 OHP 的病理进程中发挥了一定作用，但抗 B 细胞疗法目前并未在临床中推行。动物实验显示，调节性 T 细胞也可以对 OHP 的发生发展发挥重要的调控作用，但其具体的临床应用尚缺少进一步的临床实验研究数据支撑。

（刘芳炜　倪　洋）

第二节　棉尘病的三级预防

棉尘病（byssinosis）属于我国 1988 年公布实施的《职业病范围和职业病患者处理办法的规定》的其他职业病之一。有报道表明，我国棉纺厂工人约有 32% 受到该疾病的困扰。棉尘病的发病率在很多发展中国家也各不相同。

一、棉尘病概述

（一）棉尘病定义

棉尘病是长期接触棉、麻等植物性粉尘引起的、具有特征性的胸部紧束感和 / 或胸闷、气短等症状，并有急性通气功能下降的呼吸道阻塞性疾病，又称“棉尘热”“纱厂热”等。职业人群长期暴露以上环境，可致症状反复发作引起慢性肺通气功能损害。

（二）棉尘病主要接触作业

棉尘病主要见于在棉、麻纺织厂从事处理棉花、麻、亚麻等的纺织工人，不同工序如纺织厂的开棉、混棉、清棉、梳棉、并条、粗纱、细纱、整经、上浆、织布等工序，均可在不同程度上接触到不同种类的棉麻粉尘。轧棉籽厂和废棉加工厂的操作工，麻纺织行业的打麻工、梳麻工等也可以在职业过程中接触到棉尘。此外，以棉布面料的制衣过程中的裁剪和缝制工序，棉花收购、棉籽油生产、造纸、合成纤维、硝化棉制造过程也有棉尘接触。

（三）棉尘病发病机制

目前对于棉尘病的发病机制尚不完全清楚，主要有以下几种学说：

1. **组胺释放**　棉尘病的表现之一为支气管痉挛，棉尘提取液可使人体肺组织释放过量组胺，引起支气管平滑肌痉挛。

2. **内毒素**　棉尘受革兰氏阴性细菌及内毒素污染，内毒素激发的炎症反应是棉尘病发病的基础。内毒素可激活肺泡巨噬细胞并使之产生生物活性物质，引起中性粒细胞聚集和一系列生物学反应，从而引起肺部的急性和慢性炎症反应。

3. **细胞反应**　主要指棉尘浸出液激活巨噬细胞，使巨噬细胞分泌各种介质引起支气管痉挛。

（四）棉尘病临床表现

棉尘病的主要临床表现为典型的胸部紧束感或气短和呼吸道刺激症状。疾病早期上

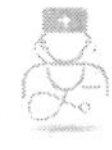

述症状主要出现于假日或周末休息后，重新上班的第一天工作几小时后，所以又称为“星期一症状”，随着病情进展，此症状可延续至一周的几天，甚至每天都出现，并有咳嗽、咳痰等呼吸道刺激症状，晚期可出现慢性气道阻塞性症状、支气管炎、支气管扩张乃至肺气肿。接触棉尘后还能引起肺通气功能损害，表现为阻塞性通气障碍，在早期，FEV_1 班后可显著低于班前，这在没有症状的棉工中也能见到。到晚期，FEV_1 可持续降低，发展为慢性肺功能损害。吸烟可加重棉尘对呼吸功能的影响，棉尘病的胸部 X 线无特异性改变。

二、棉尘病的三级预防

（一）一级预防

棉尘病的一级预防即病因预防，是指在棉尘病未发病之前，针对作业环境中的致病棉、麻粉尘采取措施，控制其产生、传播及被劳动者吸入，从而从根本上预防棉尘病的发生。主要包括改进生产工艺及设备，科学监控职业环境中粉尘浓度，合理使用防护设施及个人防护用品等。

1. **棉尘控制的技术措施**　采用不产生或少产生粉尘的操作方法和设备。密闭尘源防止棉尘向外逸散，采用局部通风除尘措施。缩短工艺流程，减少棉尘散发环节。在满足生产条件下，保持车间较大湿度，从而控制棉尘在车间空气中停留时间，减少飞扬。

改“革”工艺，开展机械手臂操作替代传统人工开棉，清理线头并进行预混，可减少后续工序中粉尘的产生。采用“湿”式作业，棉尘吸收水分后，重量显著增加，促进粉尘的尽快沉降，减少和防止棉尘的扩散。“密”闭尘源，在不影响操作的前提下，尽可能地把产尘设备密闭起来，防止粉尘逸出，减少作业工人暴露在粉尘环境中。同时调控机器运转速度，采用油喷技术，不仅可有效降低前期工序约50%的粉尘产生，也可减少后续整经成卷过程中作业环境中粉尘的浓度。安装通“风”除尘装置，利用机械设备以通风的方式将含尘气体抽出，经除尘器净化后排入大气，使作业区粉尘浓度达到卫生标准要求。见图 3-1。

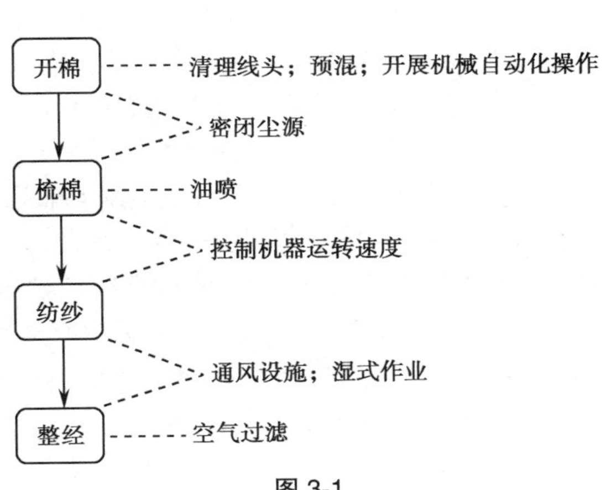

图 3-1

2. **棉尘控制的管理措施**　在建立有效的防尘技术措施的同时，建立健全保护劳动者身心健康及正当利益的法律法规；从卫生标准上逐步制订和完善生产场所棉尘的 MAC 的规定；经常性地、规律性地对已有生产设备进行维修和管理工作；加强对劳动者的宣传教育工作，都能在不同层面上降低劳动者暴露棉尘的危险性，从而有效保护劳动者的身心健康。

3. **个体防护措施**　棉尘经呼吸道进入人体，佩戴有效的防尘口罩、面罩是做好防尘工作的基本要求。因此要重视个体佩戴防尘罩的选择：首先，国家认证的“防尘口罩”是指可以有效地防止细微粉尘，特别是对 5μm 以下的呼吸性粉尘具备有效地阻止作用。其次，选择防尘口罩、面罩要尽量做到与劳动者脸型相适应，并按使用说明正确佩戴，以最大限度保证空气不会从缝隙直接进入呼吸道。最后，是要选择佩戴舒适轻便，方便佩戴及保养的口

罩、面罩。同时要教育劳动者注意个人卫生，经常进行体育锻炼，加强营养，增强个人体质。

4. **上岗前的职业健康检查** 对拟从事接触棉尘的新录用人员和转岗拟接触人员应进行上岗前的职业健康检查，及时发现活动性肺结核病、慢性阻塞性肺疾病、伴肺功能损害的疾病等棉尘的职业禁忌证，积极预防和控制棉尘病的发生也是棉尘病一级预防的重要措施。

（二）二级预防

针对棉尘病的二级预防策略，主要包括棉尘病的早发现、早诊断以及早治疗，具体主要包括以下几个方面。

1. **职业病危害因素的识别与检测** 对生产环境进行定期针对性的监测，及时发现问题。依据《工作场所有害因素职业接触限值 第1部分：化学有害因素》(GBZ 2.1—2019)中的限值要求，不同类型的含棉、麻等植物粉尘的接触限值(PC-TWA)如下：亚麻尘为1.5mg/m^3，黄麻尘为2mg/m^3，苎麻尘为3mg/m^3，棉尘为1mg/m^3。如果工作场所空气中粉尘浓度职业接触限值超过国家标准，及时查找超过职业接触限值的原因，加以改进。

2. **职业健康检查** 对接触生产性棉尘的在岗工人进行规律周期性的职业健康检查是早期发现职业病及职业健康损害的有效方式。一般来说，在开始工作的6~12个月之间进行1次健康检查。粉尘作业分级Ⅰ级及以上，4~5年1次；粉尘作业分级Ⅱ级及以上，2~3年1次。对于接触棉尘的辞职人员、退休人员、内部转岗脱离接触人员也要进行离岗时职业健康检查，以及时发现棉尘病。如最后一次在岗期间的健康检查在脱离岗位前90d内，可视为离岗体检。

3. **职业病的诊断与鉴定** 根据我国《棉尘病诊断标准》(GBZ 56—2016)，棉尘病分为①棉尘病壹级：工作期间发生胸部紧束感和/或胸闷、气短等特征性呼吸系统症状，脱离工作后症状缓解，FEV_1上班后与班前比较下降15%以上，或支气管舒张试验阳性。②棉尘病贰级：呼吸系统症状持续加重，且脱离工作环境后症状不能完全缓解，并伴有慢性通气功能损害，FEV_1及FVC小于预计值的80%。具有长期接触棉、麻等植物性粉尘的职业史，出现胸部紧束感和/或胸闷、气短、咳嗽等特征性呼吸系统症状为主的临床表现和急慢性通气功能损害，结合工作场所职业卫生学调查结果及健康监护资料，综合分析并排除其他原因所致类似疾病，即可诊断。研究发现，棉尘暴露工人外周血血清组胺水平明显高于非接尘工人，且暴露工人肺功能检测时多种肺功能指标下降，表明棉尘暴露工人支气管出现狭窄，而血清中大量释放的组胺可导致各气道明显收缩，可在一定程度上影响棉尘病的鉴别诊断。

由于棉尘病患者支气管灌洗液中可见大量炎性细胞及CD23$^+$淋巴细胞，但很难检测到特异性IgE或IgG，目前尚无明确的靶蛋白可用来早期诊断或筛查棉尘病的证据。实验研究表明，棉麻叶片中所含有的单宁酸，可通过降低气道细胞β-肾上腺素受体发挥抑制肾上腺素和cAMP的释放的作用，进而影响棉尘病的病理进程，其作用与单宁酸分子链的长度有关。人群研究发现，血清α-1-抗胰蛋白酶及MZ表型可影响棉尘病的发病及纺织工人罹患棉尘病的家族倾向。

（三）三级预防

对于棉尘病的患者应尽早采取治疗措施：棉尘病一经确诊，应立即脱离棉尘作业。棉尘病壹级应积极进行抗非特异性炎症、降低气道反应性等治疗。棉尘病贰级宜按阻塞性呼吸系统疾病治疗原则，给予吸氧、支气管舒张剂及对症治疗。

（刘芳炜　倪　洋）

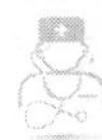

第三节　职业性哮喘的三级预防

支气管哮喘是常见的呼吸系统疾病，我国哮喘的患病率约1%~5%，其中职业性哮喘（occupational asthma，OA）患者约占哮喘患者的2%~15%。一些从事接触特殊致喘物（如异氰酸酯、蛋白水解酶等）的职业人群哮喘的患病率更高，甚至可以达到50%。流行病学研究认为，从世界范围角度，OA的发病率与工业发达程度密切相关且有逐渐增加的趋势，日本和美国患OA约占职业性疾病患病人群的15%~20%，英国和加拿大占26%~52%。

一、职业性哮喘概述

（一）职业性哮喘定义

职业性哮喘是指劳动者在职业活动中因接触某些化学物质引起的由多种细胞包括嗜酸粒细胞、肥大细胞、T淋巴细胞、中性粒细胞、平滑肌细胞、气道上皮细胞等细胞组分参与的气道慢性炎症性疾病，伴有可变的气流受限和气道高反应性，包括职业性变应性哮喘及职业性反应性气道功能不全综合征。

职业性变应性哮喘是指在职业活动中吸入变应原后引起的以间歇发作性喘息、气急、胸闷或咳嗽等为特点的气道慢性炎症性疾病，具有一段时间的潜伏期。

职业性反应性气道功能不全综合征指的是在职业活动中短时间内吸入大剂量气态、烟雾等呼吸道刺激性化学物后，在24h内出现以咳嗽、喘息和呼吸困难为主要表现的慢性气道神经源性炎症性疾患，症状持续时间大于3个月。

（二）职业性哮喘主要接触作业

职业性哮喘作为支气管哮喘的一类，多由遗传因素和诱发因素共同作用，导致职业人群出现哮喘症状，严重危害劳动者的健康。与职业性哮喘直接相关的因素，称为致喘因子。根据我国职业病诊断相关规定，目前所包括的致喘因子（变应原）主要有12类，见表3-2。

表3-2　主要致喘因子

类别	致喘因子
异氰酸酯类	甲苯二异氰酸酯（TDI）、二苯亚甲基二异氰酸酯（MDI）、六亚甲基二异氰酸酯（HDI）、萘二异氰酸酯（NDI）等
酸酐类	邻苯二甲酸酐（PA）、马来酸酐（MAH）、偏苯三酸酐（TMA）、四氯苯酐（TCPA）、六氢苯酐（HHPA）等
多胺类	乙二胺、二乙烯二胺、三乙基四胺、氨基乙基乙醇胺、对苯二胺、哌嗪等
金属	铂复合盐、钴盐
剑麻	
药物	含β-内酰胺类抗生素中的含6-氨基青霉烷酸（6-APA）结构的青霉素类和含7-氨基头孢霉烷酸（7-ACA）的头孢菌素类、铂类抗肿瘤药物

续表

类别	致喘因子
甲醛	
过硫酸盐	过硫酸钾、过硫酸钠、过硫酸铵等
生物蛋白	米曲霉 α- 淀粉酶、枯草杆菌蛋白酶、木瓜蛋白酶、实验动物等
木尘	西方红雪松、东方白雪松、伊罗科木、黑黄檀木、非洲枫木等
大型真菌	
天然乳胶	

致喘因子广泛地存在于许多职业环境中，包括化工、合成纤维、橡胶、染料、塑料、电子、制药、纺织、印染、皮革、油漆、颜料、冶炼、农药、实验动物和家禽饲养、粮食、食品加工与作物种植等。与职业性哮喘直接相关的职业包括：喷漆工、面包师和从事食品加工、护士、化学工作者、与动物接触的劳动者、电焊工、理发师和木材工人等。有数据显示，铂冶炼工人职业性哮喘的发病率高达 40%；酶洗涤剂制造业工人有 16%~45% 发生哮喘；谷类作业工人有 2%~40% 患有哮喘。表 3-3 仅列出一小部分有代表性的致喘因子。目前已明确的致喘因子约有 250 余种，且仍有许多因素有待确定。

表 3-3　职业环境中常见的与哮喘发病密切相关的因素

分类	代表性物质
植物性物质	谷物、面粉、无花果、木粉尘、海藻、咖啡豆、真菌孢子、黄芪胶、蓖麻子、茶、烟草、亚麻、大麻、棉、蛇麻草、细菌酶、树脂
动物性物质	羽毛、昆虫、蚕、贝类、动物排泄物、鱼饵、动物酶
化学物质	酸酐、环氧树脂、二异氰酸酯、过硫酸盐、对苯二胺、邻苯二甲酸酐、二甲基乙醇胺、偶氮二甲酰胺、甲醛、乙二胺、丙烯酸酯、染料
金属物质	不锈钢、镀锌钢、氟化铝、钒、钴、硬质合金、铂盐、镍、铬
药品	青霉素、头孢菌素、哌嗪、车前草、甲基多巴、螺旋霉素、四环素、氨丙啉、西咪替丁、异烟肼、苯基甘氨酸

（三）职业性哮喘发病机制

职业性哮喘的发病机制十分复杂，往往是由多因素诱导发生的。首先，哮喘与遗传因素有关。有研究显示，职业性哮喘患者一般具有特应性体质，在接触致喘物后较易发生哮喘。其次，诱发职业性哮喘的变应原多种多样，其具体的发病机制也不尽相同。目前对职业性哮喘的发病机制研究仍不完善，主要包括以下 3 种假说。

1. **变应性机制**　职业性致喘物可刺激机体产生特异性 IgE 抗体，Ⅰ型超敏反应，进而引起气道炎症性改变导致过敏性、职业性哮喘。

2. **药理性机制**　以棉麻尘、谷尘为代表的某些职业性变应原具有药理刺激作用，可直接刺激呼吸道上皮细胞释放组胺，诱导哮喘的发生。

3. **神经源性炎症机制**　氯气、硫化氢、农药等为代表的刺激性物质，可刺激暴露的神经末梢，引起神经纤维释放神经肽，导致黏液分泌增多、平滑肌收缩、血浆渗出、炎性细胞浸润

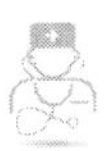

等神经源性炎症，引起职业性哮喘。总之，职业性哮喘的发病机制极为复杂，是一个多因素多系统参与，涵盖免疫机制、遗传机制、信号转导等多种机制的发病过程。

（四）职业性哮喘临床表现

职业性哮喘的典型表现为工作期间或工作后出现咳嗽、喘息、胸闷或伴有鼻炎、结膜炎等症状，且症状的发生与工作环境有密切关系。根据接触的职业性变应原不同，职业性哮喘一般分为速发型哮喘和迟发型哮喘。由高相对分子质量职业性致喘物诱发的速发性哮喘反应，表现为患者进入工作环境即出现哮喘症状，离开现场后症状迅速缓解，具有接触工作环境 - 哮喘发作 - 脱离工作环境 - 哮喘缓解 - 再接触再发作特点；由低相对分子质量致喘物诱发的职业性哮喘则表现为迟发性哮喘反应，哮喘症状出现在下班后某段时间，因而易被人们忽视或误诊。

职业性哮喘具有以下临床特征：

1. 职业性哮喘早期发作 - 好转 - 再发作 - 慢性持续。

2. 职业性哮喘通常接触 2 年内发生，但暴露于变应原的工人可能在任何时间发病。有时先发生工作相关的鼻炎和结膜炎。

3. 早期咳嗽和轻微的气短症状会被误认为是反复发作的感冒，但随着暴露持续，可出现明显的哮喘症状，和工作之间的联系也显现出来。

4. 症状可以在进入工作环境的几分钟内发生，也可以延迟数小时后发生。

5. 迟发性哮喘反应，在开始暴露 2 个多小时后发作，4~8h 后达高峰，症状在工作日的傍晚或夜间加重，可能在工作日逐渐恶化，在周末和假期改善。

6. 早期诊断和及时调离有害作业环境非常重要，大多数患者可以明显改善症状甚至不药而愈。

二、职业性哮喘的三级预防

（一）一级预防

由于职业性哮喘的致病因素较为复杂，因此一级预防也要从多方面多途径进行开展。首先，在建厂时应考虑职业危险因素和职业环境因素，进行建设项目职业健康评价，将作业环境中的过敏原或刺激物降到尽可能低的水平，并进行定期监测。其次，在劳动过程中采取多种措施清除变应原或者降低其浓度，如通过利用替代物或改进工艺，采用自动化、管道化、密闭化，严防致喘物质外泄，加强工作场所通风，最大限度地降低工作场所致喘物浓度。同时，加强对工人进行岗前教育与培训，明确生产材料中的变应原并做好标识。积极开展上岗前职业健康检查，尽早发现致喘物过敏、支气管哮喘、伴肺功能损害的心血管及呼吸系统疾病等职业禁忌证，将高危人群（特应性体质等）排除在接触人群之外。

（二）二级预防

依据《工作场所有害因素职业接触限值 第 1 部分：化学有害因素》（GBZ 2.1—2019）中的限值要求，对工作场所致敏原、变应原进行规律且有效的检查监控，是预防职业性哮喘发病的有效方式。职业性哮喘的发病机制复杂、潜伏期波动范围较大，应对接触职业性变应原的工人进行定期医学监护。接触变应原的职业人群进行职业健康监护周期为 1 年，一旦发生哮喘，应及时调离工作岗位接受治疗。如确诊为哮喘病的患者应尽快脱离接触环境，适当治疗，恢复后可安排其他工作。对重度哮喘患者，可考虑改变工作环境，积极治疗，并根据健康恢复状况安排适宜的工作。一般来说，职业性哮喘患者在脱离变应原暴露后，血清特异性 IgE 半衰期为 1~2 年，经过 1~1.5 年肺功能和组胺激发试验将逐步恢复至工作前水平。

根据确切的职业性变应原接触史和哮喘病史及临床表现，结合特异性变应原试验结果（包括作业现场支气管激发试验、实验室变应原支气管激发试验、变应原特异性 IgE 抗体检测、特异性变应原皮肤试验），参考现场职业卫生学调查资料，进行综合分析，排除其他病因所致的哮喘或呼吸系统疾患后，方可进行职业性哮喘的诊断。根据《职业性哮喘诊断标准》（GBZ 57—2019），职业性哮喘的诊断及分级标准包括以下 3 级：

1. **轻度哮喘**　劳动者在从事接触职业性变应原工作数月至数年后，出现发作性喘息、气急、两肺哮鸣音，可伴有咳嗽、咳痰，脱离变应原可自行或通过治疗很快缓解，发作间隙期无症状，肺功能正常，再次接触变应原可再发作，且至少具备一项特异性变应原试验结果为阳性；或劳动者哮喘临床表现不典型，但有实验室指征（包括非特异性支气管激发试验或运动激发试验阳性，支气管舒张试验阳性，或最大呼气流量（PEF）日内变异率或昼夜波动率 ≥20% 之一异常者），且至少具备一项特异性变应原试验结果为阳性。

2. **中度哮喘**　在轻度哮喘的基础上，再次接触变应原后，哮喘反复发作，脱离变应原亦不能很快缓解；或出现夜间哮喘间歇发作，每个月 ≥2 次，影响活动和睡眠；或发作间期 FEV_1<80% 预计值或 PEF<80% 个人最佳值，FEV_1 或 PEF 变异率 ≥20%，治疗后肺通气功能可恢复正常者。

3. **重度哮喘**　在中度哮喘的基础上，出现难治性哮喘；或治疗后肺通气功能障碍仍不能完全恢复，呈持久性肺通气功能异常；或并发气胸、纵隔气肿或肺心病等。

传统意义上过敏性哮喘气道炎症以嗜酸性粒细胞浸润为主，分泌 IL-8、MCP 等炎性因子。近年研究表明，职业性哮喘患者气道炎症则是以中性粒细胞浸润为主而并不仅仅是嗜酸粒细胞。这提示通过无创性检测患者诱导痰中的嗜酸性粒细胞、中性粒细胞比例、IL-4、IL-8、IL-13、嗜酸性细胞阳离子蛋白（eosinophil cationic protein，ECP）和髓过氧化物酶（myeloperoxidase，MPO）等的分泌水平，对于职业性哮喘的鉴别诊断具有潜在的临床意义。此外，表观遗传调控、细胞免疫、氧化应激等多种机制均参与职业性哮喘的发病机制。有研究报道，铁蛋白、维生素 D 结合蛋白及白细胞抗原具有成为职业性哮喘早期诊断生物标志物的潜力。但目前尚缺乏高敏感性特异性的监测靶标，易感基因或可作为对职业性哮喘易感人群筛选和早期预防的手段。

（三）三级预防

对于职业性哮喘的处理原则首先是要在明确诊断后立即调离原职业活动环境，避免和防止哮喘再次发作。待哮喘缓解后可安排其他工作，对重度哮喘患者根据其健康状况酌情安排工作。如能做到早期诊断，及时治疗，一般的职业性哮喘患者是可以好转或痊愈的。但如果继续接触致哮喘物质，可导致哮喘反复发作，病情恶化，最终可发展为慢性气道阻塞性疾病。

职业性哮喘的治疗一般根据其病情不同遵循以下方案：治疗急性哮喘发作的患者，应使用速效 $β_2$- 受体激动剂（如沙丁胺醇、叔丁喘宁等）、口服或静脉使用糖皮质激素（如地塞米松）、吸入抗胆碱药物和静脉应用氨茶碱等尽快缓解症状，解除气流受限和低氧血症。严重哮喘发作合并急性呼吸衰竭者，必要时予以机械通气治疗；治疗慢性持续期患者时，应根据病情严重程度选择适当的治疗方案，以抗感染及对症治疗为主要原则。一般长期使用一种或多种哮喘控制性药物，如吸入糖皮质激素（如倍氯米松气雾剂）、长效 $β_2$- 受体激动剂（如沙

 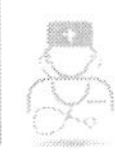

美特罗)、口服半胱氨酰白三烯受体拮抗剂、缓释茶碱等,必要时可口服最小控制剂量的糖皮质激素;对缓解期患者的治疗则以抗感染为首要原则,以吸入糖皮质激素为主,控制气道的慢性炎症、预防哮喘的急性发作。

(刘芳炜　倪 洋)

第四节　锡、铁、锑、钡及其化合物粉尘肺沉着病的三级预防

职业性金属及其化合物粉尘肺沉着病又称"良性尘肺",自19世纪起,国外就陆续有铁、钡、锡、锑等金属粉尘肺沉着病的报道。在国内,广西首先报道锡末沉着症和锑尘肺,相继又报道了铁末沉着症、钡尘肺、铝尘肺等。20世纪60~70年代,广西、贵州、湖南也相继报道过300多例锑尘肺。研究表明,在从事金属冶炼、加工、研磨、制造以及特殊金属矿产的开采和粉碎加工等职业过程中,可接触多种金属粉尘,且均可造成职业危害,其中造成金属粉尘沉着症的常见金属有铁、钡、锡、锑等。

一、粉尘肺沉着病概述

(一) 粉尘肺沉着病定义

职业性金属及其化合物粉尘肺沉着病(occupational pulmonary thesaurosis induced by dust of metal and its compounds)是指在职业活动中长期吸入锡、铁、锑、钡及其化合物粉尘,引起吞噬金属及其化合物粉尘的肺巨噬细胞在终末细支气管及周围肺泡腔内聚集并沉积的肺部疾病,可伴有轻度肺组织纤维增生。

(二) 粉尘肺沉着病主要接触作业

较长时间悬浮在空气中的金属及其化合物的微小固体颗粒称为金属粉尘。我国矿产资源丰富,在金属冶炼、加工、研磨、制造和使用过程中,以及某些特殊金属矿产的开采和粉碎加工过程中,常有大量的金属粉尘产生。目前认为职业性接触的金属粉尘有铝、铍、锡、铁、锑、钡、铜、钴、镍、钛等30多种,其中有近20多种金属粉尘可造成职业危害。造成金属及其化合物粉尘沉着病的常见金属有铁、钡、锡、锑及其相关化合物等,见表3-4。

(三) 粉尘肺沉着病发病机制

金属粉尘肺沉着病主要包括锡末沉着病、锑末沉着病、铁末沉着病、钡末沉着病等。尽管目前其发病机制尚不十分清楚,不同金属导致粉尘沉着症的发病机制也不尽相同。但总体上看,可能是由于锡、锑、铁、钡及其化合物粉尘经呼吸道进入人体后,沉积于呼吸道深部、肺泡和肺间质内,诱导机体免疫反应增强,中性粒细胞、淋巴细胞、脱落残存的肺泡上皮细胞等渗出,巨噬细胞增生,形成肺泡炎。随着金属粉尘的大量聚集,逐步形成由吞噬尘粒的巨噬细胞、单核上皮样细胞和成纤维细胞组成的细胞结节病灶,而对于金属粉尘是否能够诱导肺泡及间质血管、细支气管上皮细胞损伤进而活化纤维母细胞,形成肺间质纤维化,目前尚无定论。

表 3-4 常见金属粉尘及其职业暴露机会

金属	接触行业及暴露机会
锡	用于制造黄铜、青铜及巴必脱合金。在锡及其制品的研磨、焙烧、筛粉、包装过程中可产生细小的锡及其氧化物的微粒子
铁	接触行业包括铁矿的开采、运输、粉碎、冶炼及合金生产;钢的研磨可产生金属铁粉尘;焊接作业中可产生氧化铁烟尘;机械铸件的铲边、磨光、研磨;工业漆料氧化铁红的生产、加工均可产生铁尘或含铁混合尘
锑	用于制造各种合金、合成橡胶、纺织工业的煤染剂、油漆、玻璃、陶瓷工业的颜料以及其他一些工业
硫酸钡	作为扩充剂和充填剂,应用在造纸业、纺织业、染料业、油印业、玻璃陶瓷制造、电子工业等行业中;钡矿的开采,硫酸钡的合成、加工及应用过程中均可暴露于钡尘

(四)粉尘肺沉着病临床表现

各类型的粉尘沉着病在胸部 X 线表现有其共同之处:弥漫性的小结节影。双肺广泛分布的小结节阴影,多呈点状、圆形或类圆形,其直径通常小于 5mm,可伴有不规则阴影,无融合团块影改变。一般来说,患者脱离接触后病变多无进展,部分患者数年后肺内结节阴影可逐渐变淡、减少,甚至消失。四种不同类型粉尘沉着病也有其各自的特征性改变。

1. 锡所致粉尘沉着症患者早期无特异临床症状和体征,肺功能可无明显改变,随病程的进展可出现有咳嗽、咳痰、疲倦和胸痛等。当合并有肺部感染时症状和体征增多。胸部 X 线表现有弥漫性的小斑点,密度较高,部分可形成致密影。这些致密影多分布在胸膜下以及叶间隔组织。有时肺野内可见指向肺门的条索状阴影,又称“铸型征”。可能是锡尘沿支气管、血管周围沉着的阴影,如金属铸型状。

2. 锑所致粉尘沉着症患者一般症状轻微,无明显体征。表现有气急、咳嗽、咳痰、胸痛等。当合并金属中毒时,可出现头晕、头痛、乏力、失眠、恶心、肌肉痉挛、牙齿色素沉着等。胸部 X 线表现可有两肺弥漫结节阴影,在结节间可见网状及磨玻璃样的改变。动物实验表明,吸入锑后并不能看到胶原纤维的增生,停止染尘以后,粉尘可以自净,同时粉尘细胞灶也在逐渐消散。

3. 铁所致粉尘沉着症患者发展缓慢,病程较长,其发病工龄一般为 10~20 年或更长。发病早期症状较轻微,随病程的进展可出现有咳嗽、咳痰、胸痛、胸闷、呼吸困难及呼吸道阻塞等症状,部分患者可出现轻度肺气肿表现。单纯铁末沉着症的 X 线表现为两肺均匀分布的小粟粒状影。病理检查可见肺表面多呈棕色,存在致密度不均匀圆形小黑点,可掺杂色素沉着。

4. 钡所致粉尘沉着症患者胸部 X 线表现为小而致密的点状阴影,直径在 1~4mm 左右,全肺均匀可见,与铁末沉着症的胸部 X 线表现类似。患者临床表现一般没有明显的症状,也不存在明显肺功能的损害。脱离作业环境后患者的肺部影像可逐渐自净。

二、粉尘肺沉着病的三级预防

(一)一级预防

2002 年国际劳工大会正式提出将锡、铁、锑、钡等及其化合物粉尘所引发的呼吸系统

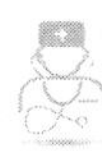

疾病列入职业病名单中，且与可致纤维化的粉尘相区分。2013 年我国最新颁布的《职业病分类与目录》中也将金属及其化合物粉尘肺沉着病明确地划分为其他呼吸系统疾病中的一项。为了能从源头上对粉尘沉着症进行预防，我国制定和颁布了《职业病防治法》《中华人民共和国安全生产法》《中华人民共和国劳动合同法》等一系列涉及职业健康的法律法规，出台了一系列有关职业健康的标准规范，为保护劳动者的健康和保障人民群众生命财产安全提供了有力的保障。

一级预防，是指从技术、管理、教育等多层次对致病金属粉尘进行防控，即病因预防。积极贯彻和落实“革、水、密、风、护、管、教、查”八字方针，在控制致病金属粉尘危害方面具有重要的指导意义。控制金属粉尘危害，技术控制措施是关键，作为主体责任的企业可通过以下举措改善工作环境：完善职业卫生管理；工艺改革、革新生产设备，加强金属冶炼、粉碎等工序的机械化，以减低劳动过程中金属及其化合物粉尘的产生；利用湿式作业降低作业环境中粉尘的浓度；密闭尘源并利用通风设施进行抽风除尘，防止粉尘飞扬。

企业负责人要对本单位职业病防治工作负担直接的责任，不仅要使本单位作业场所粉尘浓度达到国家卫生标准，而且要建立健全粉尘监测、安全检查、定期健康监护制度。同时完善个人防护设施，并对劳动者进行宣传教育，督促其佩戴防尘护具，如防尘安全帽、防护口罩、送风头盔、送风口罩等。加强劳动者的职业卫生培训，告知职业危害以及危害性质及其防护方法，提高劳动者的自我防护能力。对新录用人员及拟转岗人员，要组织其进行上岗前职业健康检查，建立基础健康档案，重点关注粉尘作业工人需注意的一系列职业禁忌证。

（二）二级预防

依据《工作场所有害因素职业接触限值　第 1 部分：化学有害因素》（GBZ 2.1—2019）中的限值要求，部分金属及其化合物粉尘 PC-TWA 如下：硫酸钡为 10mg/m^3，锑及其化合物为 0.5mg/m^3，二氧化锡为 2mg/m^3，钒铁合金尘为 1mg/m^3，二氧化钛粉尘为 8mg/m^3，铝金属及铝合金尘为 3mg/m^3，氧化铝粉尘为 4mg/m^3，稀土粉尘为 2.5mg/m^3。如果工作场所空气中粉尘浓度职业接触限值超过国家标准，及时查找超过职业接触限值的原因，加以改进。研究显示，人体吸入锡、锑、铁、钡及其化合物粉尘，引起的锡末沉着症、锑末沉着症、铁末沉着症、钡末沉着症等疾病被认为是不会引起肺部纤维化的。尽管可能对肺功能造成影响，但大多可自行恢复，所以被认为无需进行特异性治疗，亦称“良性尘肺”。但如混合暴露于二氧化硅、石棉等粉尘则会加重矽肺、石棉肺等的病情进展。对早期患者或观察对象进行支气管肺泡灌洗术可有效地发挥二级预防的作用。

此外，针对临床前期预防，对劳动者进行规律的职业健康检查。

1. 在岗期间定期检查的目的在于早期发现早期诊断粉尘沉着症患者、动态观察。一旦发现粉尘沉着症患者，则立即脱离接尘作业工种。

2. 离岗时健康检查目的在于明确劳动者在离岗时的健康状况，是否患有目标疾病。

3. 离岗后医学检查，对脱离粉尘接触的劳动者定期进行医学随访检查，了解患者在离岗后的健康状况，动态观察粉尘沉着症患者病情的转归及合并症。

根据可靠的锡、铁、锑、钡及其化合物粉尘职业接触史，以胸部 X 线影像学表现为主要依据，结合工作场所职业卫生学、流行病学调查资料及职业健康监护资料，参考临床表现和实验室检查结果，综合分析，排除其他类似肺部疾病，即可根据《职业性金属及其化合物粉

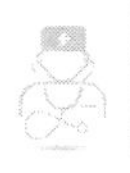

尘(锡、铁、锑、钡及其化合物等)肺沉着病的诊断》(GBZ 292—2017)诊断。一般来说,职业接触锡、铁、锑、钡及其化合物粉尘 5 年以上,X 射线高千伏或数字摄影(DR)后前位胸片表现为双肺弥漫性的小结节影。可伴有不同程度咳嗽、胸闷等呼吸系统损害临床表现。在进行鉴别诊断时,必要时可进行胸部 CT 检查。本病的胸部 CT 表现为双肺弥漫分布小结节,可呈磨玻璃样或高密度结节,部分可表现为树芽征;小结节主要呈小叶中心性分布,也可沿淋巴管分布,可伴有支气管血管束增粗紊乱,以及小叶间隔增厚。

在对金属及其化合物粉尘沉着症进行早期诊断时,由于其自身症状及胸部 X 线表现的非特异性,易与电焊工尘肺、急性粟粒性肺结核、结节病、肺泡微结石症、细支气管肺泡癌等混淆。因此,需结合职业病接触史、细致分辨其影像学改变进行鉴别诊断。如电焊工尘肺所接触粉尘为含二氧化硅的混合粉尘,可引起迟发性肺纤维化。而金属粉尘沉着症的接触粉尘为金属及其化合物,一般脱离接触有"自净"作用。可做肺部 CT 及支气管纤维镜冲洗液检查进一步明确诊断;急性粟粒性肺结核多见于儿童,且无职业接触史,有严重中毒症状,有时可伴发其他部位的结核病。而金属粉尘肺沉着症有职业接触史,临床表现无全身中毒症状,且小结节阴影在胸部 X 线上表现密度较高;结节病可侵犯多个脏器,出现对称分布的广泛的结节状阴影,晚期可出现肺组织纤维化改变,混有肉芽肿阴影,且 Kvein 试验阳性;肺泡微结石症一般多有家族史而无粉尘接触史;细支气管肺泡癌患者痰中可查见癌细胞。

(三) 三级预防

金属粉尘沉着病一般不会引起肺部纤维化,其病理改变多为可逆变化,故一般不需要特殊治疗,及时脱离职业性锡、铁、锑、钡及其化合物粉尘作业,适当增加营养及对症处理,定期拍片体检以动态观察肺部 X 线的变化即可。一般情况下,停止接尘后一定时间,肺部 X 线阴影可自行消退。也有研究显示,用金属络合剂二巯丙磺钠、二巯丁二酸钠进行驱锡、锑治疗,发现血金属含量下降,尿、粪金属排出增加,患者胸部 X 线和症状有不同程度好转。

(刘芳炜　倪 洋)

第五节　刺激性化学物所致慢性阻塞性肺疾病的三级预防

慢性阻塞性肺疾病(chronic obstructive pulmonary disease,COPD)是一种常见的呼吸道疾病。据统计 2010 年,全球约有 3.84 亿人患有 COPD,2015 年,全球约有 320 万人死于 COPD。各地区 COPD 的患病率不同,据估计我国 COPD 的患病率约为 8.6%。其中,职业危害因素是导致 COPD 患者发病和死亡的第四位危险因素。流行病学研究表明,很多职业危害因素可以促进慢性阻塞性肺疾病患者病情的发展,如职业性粉尘、刺激性气体等,这类职业暴露和吸烟同样都是导致职业性肺病的危险因素。刺激性气体在导致 FEV_1 下降的同时可以增加慢性气道阻塞和呼吸道症状的发生概率。

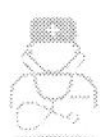

一、刺激性化学物所致慢性阻塞性肺疾病概述

（一）刺激性化学物所致慢性阻塞性肺疾病定义

职业性刺激性化学物所致慢性阻塞性肺疾病是指在职业活动中长期从事刺激性化学物高风险作业引起的以肺部化学性慢性炎性反应、继发不可逆的阻塞性通气功能障碍为特征的呼吸系统疾病。COPD 主要累及肺部，但也可以引起肺外器官的损害。

（二）刺激性化学物所致慢性阻塞性肺疾病主要接触作业

刺激性化学物是指由于自身特性，在小剂量即可对生物体黏膜、皮肤产生刺激毒性的化学物。每一种刺激性化学物对不同的生物体有不同的刺激阈，即能够引起生物体刺激反应的最低剂量，超过这一刺激阈可引起咽喉不适、咳嗽、流泪等刺激症状，长期或反复暴露于刺激阈之上水平的刺激性化学物可致呼吸系统慢性炎症。

研究表明，COPD 的发病是环境和遗传因素共同作用的结果。刺激性化学物质在生产过程中，以原料、成品、半成品、中间体、反应副产物和杂质等形式存在，在工人操作时可经呼吸道进入人体而对健康产生危害。可导致 COPD 发病的职业性刺激性化学物主要指的是氯气、二氧化硫、氮氧化合物、氨、甲醛、光气、一甲胺、五氧化二磷等，见表 3-5。

表 3-5 刺激性化学物的主要接触作业

刺激性气体	主要接触作业
氯气	电解食盐产生氯；使用氯气制造各种含氯化合物，如四氯化碳、漂白粉等。 应用氯气作为强氧化剂和漂白剂，如制药业、皮革业、造纸业、印染业等过程中的漂白。医院、游泳池、自来水的消毒等
二氧化硫	燃烧含硫燃料、含硫矿石的冶炼、熔炼硫化矿石、烧制硫磺、制造硫酸和亚硫酸、硫化橡胶、制冷、漂白、消毒、熏蒸杀虫、镁冶炼、石油精炼、某些有机物合成
氮氧化合物	化工工业：制造硝酸、硝基化合物等；苯氨染料的重氮化过程接触浓硝酸。 作为燃料和爆破：排放尾气及矿井、隧道用硝铵炸药。 焊接行业：电焊、气焊、气割及电弧发光时产生。 农业（谷仓气体）：存放谷仓中的谷物，经缺氧发酵，高温分解可产生
氨	制造化肥、制药、制碱、鞣皮；染料、塑料、树脂、炸药、造纸、化学试剂、合成纤维等有机化学工业；冷冻剂和石油精炼、炼钢等工业
甲醛	工业生产、制造树脂、合成塑料和橡胶。 建筑材料、木材防腐、皮革加工、炸药、石油工业、饮料制造业、化工原料制造业、化学试剂制造业、熔模铸造、贴面材料黏制、酚醛材料压制等生产制造加工业。 在农、林、畜牧业、生物学和医药中广泛用作防腐、消毒、熏蒸剂
光气	光气制造。 光气作为化工的基础原料用于多种有机合成，如橡胶、染料、制药、农药等。 脂肪族氯代烃类燃烧：如氯仿、三氯乙烯、聚氯乙烯塑料制品等可产生光气。 曾用作军事毒剂

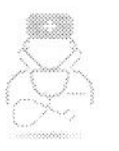

续表

刺激性气体	主要接触作业
一甲胺	制药、橡胶硫化促进剂、染料、炸药、制革和有机合成等工业生产过程。合成脱漆剂、涂料和添加剂等
五氧化二磷	制造干燥剂、有机合成的脱水剂、涤纶树脂的防静电剂、药品和糖的精制剂。高纯度磷酸、磷酸盐、磷化物及磷酸酯的制备。溶胶、气溶胶的制造。制造光学玻璃、透紫外线玻璃、隔热玻璃、微晶玻璃和乳浊玻璃等

(三)刺激性化学物所致慢性阻塞性肺疾病发病机制

COPD 作为一种复杂的全身性疾病，其发病机制仍不完全清楚。最初 COPD 被认为是一种慢性炎症性病变，吸入有害物质引起肺与气道的持续炎症病变是引起 COPD 的关键。肺与气道内巨噬细胞、T 淋巴细胞（主要 $CD8^+T$ 细胞）和中性粒细胞增加，并导致肺损害，即引起气道狭窄与纤维化、肺实质破坏及黏液分泌亢进。2017 慢性阻塞性肺疾病全球倡议（Global Initiative for Chronic Obstructive Lung Disease，GOLD）给出了 COPD 的最新概念：是一种常见的、可以预防和治疗的疾病，其特征是持续存在的呼吸系统症状和气流受限，原因是气道和 / 或肺泡异常、通常与显著暴露于毒性颗粒和气体相关。许多文献已经证实很多职业危害因素可以促进 COPD 患者病情的发展。

目前对于 COPD 的致病机制总体上看有以下几种学说：

1. **氧化 - 抗氧化失衡机制** 刺激性气体进入到呼吸道后，可直接或间接诱导机体产生多种活性氧。氧化剂可对呼吸道上皮细胞及细胞外基质产生损伤。

2. **蛋白酶 - 抗蛋白酶失衡机制** 刺激性有害气体可诱发气道及肺组织局部炎症反应，募集中性粒细胞大量浸润，引起蛋白酶的释放增多，同时抑制抗蛋白酶活性。过量的蛋白酶可分解肺组织造成肺气肿，也可造成慢性支气管炎，促进 COPD 的发展。

3. **气道免疫炎症反应机制** 中性粒细胞、巨噬细胞及 T 淋巴细胞等多种炎症细胞聚集在气道腔内，对 COPD 进行性气流阻塞发挥着重要作用。以 IL-8、TNF-α 为代表的炎性细胞因子，可通过趋化中性粒细胞并增强血管通透性，促进炎症反应的发展。

(四)刺激性化学物所致慢性阻塞性肺疾病临床表现

COPD 的主要症状是咳嗽、咳痰、活动后呼吸困难，并呈进行性加重。体征早期不明显，晚期可有发绀、桶状胸，呼气音延长，两肺呼吸音减低，干、湿性啰音等。COPD 主要累及肺脏，但也可以引起肺外的不良效应，如骨骼肌萎缩等。

1. **慢性和进行性呼吸困难是 COPD 的特征性症状** 早期症状在患者劳累时出现，以后逐渐加重，以至在日常活动甚至休息时也会感到气短，呼吸费力，胸部沉重或喘息。

2. **慢性咳嗽常为首发症状** 由间歇性的晨起咳嗽逐渐发展为持续性咳嗽。少数病例咳嗽不伴咳痰，也有部分病例有各种明显气流受限但无咳嗽症状。

3. **咳痰** 咳嗽时产生少量的痰液，反复咳痰 3 个月以上持续 2 年为慢性支气管炎。部分患者在清晨较多，一般为白色黏液或泡沫样痰。急性发作期痰量增多，可有脓性痰。

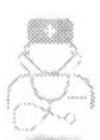

二、刺激性化学物所致慢性阻塞性肺疾病的三级预防

(一) 一级预防

COPD 目前尚无有效的治疗手段，但通过改革劳动工艺、设置有效的防护设施、防护措施、建立健全管理监测机制及推广适当的健康教育是完全可以预防或延缓的。为了能有效地预防职业性刺激性化学物所致的 COPD，我国从立法、监管、实施等多个层面建立健全多种机制，以期降低职业性 COPD 的发病率，保护劳动者的身心健康。具体的预防措施如下：

1. 生产工艺和生产设备改进和革新 用无毒或低毒物质代替毒性大的物质，限制原材料中有毒物质含量；改革工艺过程，尽量采用自动化、机械化和密闭化生产工艺；定时检修机器设备，防止"跑、冒、滴、漏"；加强作业场所通风换气，使作业环境刺激性化学物浓度达到国家标准要求，见表 3-6。

表 3-6 部分刺激性气体的职业性接触限值 单位：mg/m^3

刺激性气体	化学文摘号	MAC	PC-TWA	PC-STEL
氯气	7782-50-5	1	—	—
二氧化硫	7446-09-5	—	5	10
一氧化氮	10102-43-9	—	15	—
二氧化氮	10102-44-0	—	5	10
氨	7664-41-7	—	20	30
甲醛	50-00-0	0.5	—	—
光气	75-44-5	0.5	—	—
一甲胺	74-89-5	—	5	10
五氧化二磷	1314-56-3	1	—	—

将工人操作地点与生产设备隔离开来，如将生产设备置于隔离室内，用排风使隔离室保持负压状态；或将工人操作地点设在隔离室内，用送风使隔离室内处于正压状态，从而使劳动者与刺激性化学物隔离开来。

2. 职业健康教育和职业卫生管理 对从事或将要从事接触刺激性化学物的劳动者，进行上岗前培训及在岗期间定期培训，使他们充分认识劳动工作中可能接触到的刺激性化学物的种类、性质，对人体的危害，国家规定的接触限值，操作规程，掌握防护设备和个人防护用品的使用及维护等，以增强劳动者的自我保护意识，在工作中严格按操作规程作业。

3. 上岗前职业健康检查 对拟上岗人员积极开展上岗前职业健康检查，及早发现包括慢性阻塞性肺疾病、支气管哮喘、慢性间质性肺病、支气管扩张等职业禁忌证，避免高危人群暴露于刺激性化学物这一职业危险因素。

(二) 二级预防

依据《工作场所有害因素职业接触限值 第 1 部分：化学有害因素》(GBZ 2.1—2019)中的限值要求，定期监控工作场所空气中刺激性化学物浓度，避免"跑、冒、滴、漏"等事故的发生。

根据长期刺激性化学物高风险职业接触史、相应的呼吸系统损害的临床表现和实验室检查结果，以及发病、病程与职业暴露的关系，结合工作场所动态职业卫生学调查、有害因素检查资料及上岗前的健康检查和系统的职业健康监护资料，综合分析，排除其他非职业因素的影响，方可做出诊断。如工作中接触刺激性化学物情况不明确，应做现场调查。其中，“长期刺激性化学物高风险职业接触史”指工作中长期或反复暴露于超过刺激性化学物“刺激阈”的作业，累计工龄5年以上。

由于刺激性化学物对人体的刺激阈值无法测定，实际工作中可用下列因素综合判断作业环境是否经常超过刺激性化学物的刺激阈值：

1. 工作暴露时有经常反复发作的上呼吸道及黏膜的刺激症状，且有就医记录。

2. 有作业环境刺激性化学物动态监测资料，监测结果或常常超过国家标准。

3. 同工作环境中具有相近暴露水平的可能有多人发病或有相似的症状。

4. 生产工艺落后，非密闭作业，存在“跑、冒、滴、漏”现象，无通风排毒设施或通风排毒效果差，无个人防护或为无效防护。

同时满足上述4项中的2项，可认为有“刺激性化学物高风险职业接触史”。具体诊断依据参考《职业性刺激性化学物致慢性阻塞性肺疾病的诊断》(GBZ/T 237—2011)。

积极开展有规律的职业健康监护有助于刺激性气体所致COPD的早期诊断和鉴别诊断，对患者的预后也有积极有效的促进作用。此外，吸烟是职业性刺激性化学物致COPD的主要影响因素。吸烟5年以上的长期吸烟史可诱导COPD的发生。吸烟者慢性支气管炎患病率比不吸烟者高2~8倍，烟龄越长、吸烟量越大，COPD患病率越高。烟草中所含的化学物质，可损伤气道上皮细胞，使气道净化能力下降；支气管黏膜充血水肿、黏液积聚，易继发感染。因此，想要有效预防COPD必须戒烟，减少被动吸烟，并注意个人防护，预防呼吸道感染。

由于COPD的发病有时可能与多种呼吸系统疾病并存，如哮喘、结核、支气管扩张等。因此有效的鉴别诊断对“早发现、早诊断、早治疗”COPD有着极为重要的现实意义。GOLD网站给出了关于COPD鉴别诊断的要点，见表3-7。

表3-7　COPD的鉴别诊断

诊断	鉴别诊断要点
COPD	中年发病；症状缓慢进展；长期吸烟史或其他烟尘的暴露史
支气管哮喘	早年发病(通常在儿童期)；每日症状变化快；夜间和清晨症状明显；也可有过敏史、鼻炎和/或湿疹；哮喘家族史；合并肥胖症
充血性心力衰竭	胸部X线示心脏扩大、肺水肿；肺功能测定示限制性通气障碍(而非气流受限)
支气管扩张	大量脓痰；常伴有细菌感染；胸部X线或胸部CT示支气管扩张、支气管管壁增厚
结核病	所有年龄均可发病；胸部X线示肺浸润性病灶或结节状阴影；微生物检查可确诊；流行地区高发
闭塞性细支气管炎	发病年龄较轻，且不吸烟；可能有类风湿关节炎病史或急性烟雾接触史；发生在肺或骨髓移植后；胸部CT在呼气相显示低密度影
弥漫性泛细支气管炎	主要发生在亚洲患者中；大多数为男性非吸烟患者；几乎所有患者均有慢性鼻窦炎；胸部X线和高分辨率CT示弥漫性小叶中央结节影和过度充气征

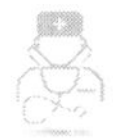

寻找COPD相关生物标志物以帮助筛查和诊断COPD，监测疾病活动和进展一直是研究热点。如何有效地利用痰、血液等可常规获得的生物样本筛选出特异性高靶向性强的生物标志物是近年来研究的一个核心问题。研究表明，血浆组织蛋白酶S和血清胱抑素C可以作为COPD急性加重的潜在生物标志物。肽素、纤维蛋白原、生长分化因子-15及肾上腺髓质素前体被认为与COPD预后密切相关。也有调查发现，血清中Clara细胞蛋白16、肺表面活性蛋白-A和肺表面活性蛋白-D可能成为早期诊断COPD及判断其预后的生物标志物。相信随着对生物标志物展开的研究，将会有更多容易获取的生物标志物应用于临床并帮助临床医生评价COPD预后。

（三）三级预防

职业性刺激性化学物致COPD的治疗原则，首先要使患者尽快脱离接触刺激性化学物的工作环境；其次，尽量避免接触环境中刺激性烟、雾、尘等；最后，COPD按病程可分为急性加重期和稳定期。急性加重期是指在疾病过程中，短期内咳嗽、咳痰、气短和/或喘息加重，痰量增多，呈脓性或黏液脓性，可伴发热等症状。稳定期是指患者咳嗽、咳痰、气短等症状稳定或症状减轻。急性加重期积极抗感染治疗、积极处置并发症；病情稳定期以对症、支持治疗为主。减轻症状，阻止病情发展，缓解或阻止肺功能下降。日常生活要远离空气污染的人群密集场所，保证摄入营养结构合理的膳食，加强体育锻炼，提高机体免疫力。

（刘芳炜　倪　洋）

第六节　硬金属肺病的三级预防

硬金属肺病（hard metal lung disease，HMLD）最早在1940年由德国医学人员报道，我国学者于20世纪80年代提出“硬质合金肺病”的概念。流行病学研究表明，年龄、吸烟、过敏性疾病及暴露钴的浓度是硬金属肺病的主要危险因素。2016年5月湖北省职业病医院报告1例职业性硬金属肺病，该患者所在企业主要生产硬质合金焊接刀片、合金圆棒、长条薄片和硬质合金板材等。现场调查时，可见工人在混料、研磨、过筛、压制、锻造和喷砂过程中均接触粉尘，操作间无通风除尘设备，工人无佩戴个人防护用品。

一、职业性硬金属肺病概述

（一）职业性硬金属肺病定义

硬金属肺病是指由于反复或长期吸入硬金属粉尘引起的肺间质性疾病，其特征性病理改变为巨细胞间质性肺炎。可见肺泡腔内大量多核巨细胞沉积，并伴有肺间质炎症及纤维化为主要病理特征的肺弥漫性病变。

（二）职业性硬金属肺病主要接触作业

硬金属是指硬质金属合金，以碳化钨为主要成分，以钴为黏结材料，加入少量其他金属（如钛、镍、钼、铬、钒等）碳化物，经粉末冶金工艺制成的一类硬质金属合金。最常用的硬质合金是由70%~95%碳化钨和5%~25%钴组成的合金。生产硬质合金的球磨、混合、压制和成型过程以及加工使用中的研磨、切削过程，均可使空气中的粉尘（碳化钨和钴）浓度增高，见表 3-8。钴暴露来源于硬金属制造的各个阶段，约 15% 钴产量用于硬金属和金刚石工具的制造，如维修和打磨硬质金属工具和刀片，制造和使用含钴的金刚石工具。钨可以用于制造枪械、航天推进器的喷管、耐高温设备、耐酸容器、X 线球管的阳极、超硬模具、切削金属的刀片、钻头等。钨的化合物还可用于电真空照明材料、颜料和陶瓷的釉料等。

表 3-8　常见的硬金属职业暴露作业

硬金属暴露	硬金属作业
硬金属生产	钨、钴等金属粉的冶炼；钨粉等的碳化生成碳化钨；碳化钨与钴粉加入其他辅料的配制混合；压制成型；烧结；成品检验等
硬金属工具生产	钨钢球、钨钢铣刀、齿轮刀具、螺纹刀、拉刀、铣刀、铰刀、钻头、车刀、牙具、喷丝板等的生产等
硬金属应用	使用硬金属工具进行切削、研磨、磨削、钻探、凿岩等，镍氢电池（储氢合金粉）生产等

从事稀有金属粉末有关工作的人员为硬金属肺病的好发人群，可以在接触硬金属粉尘数年甚至更长时间后发病。国外病例报道，硬金属接触至发病的时间差异较大，表现为过敏性哮喘或过敏性肺炎者发病时间较短，慢性起病者接触时间较长，一般 1 年以上。

（三）职业性硬金属肺病发病机制

硬金属肺病根据其发病不同，可分为急性和慢性两种：急性硬金属肺病主要表现为 IgE 介导的过敏反应；慢性硬金属肺病表现为弥漫性肺间质的纤维化、肉芽肿。目前，硬金属肺病的具体发病机制尚未完全阐明，研究者认为钴是导致硬金属肺病的主要原因，碳化钨在硬金属肺病的发病中则起协同作用。

现有研究对于硬金属肺病的发病机制有 3 种假设：

1. **活性氧自由基学说**　钴金属本身难于被氧化，钨可作为电子传递体，充当催化剂的作用，促进钴的氧化反应，进而增强钴的溶解度及生物利用度；抗氧化防御能力较低的个体更容易受到吸入硬金属粉尘引起的活性氧的毒性作用。

2. **免疫反应学说**　硬金属粉尘进入肺泡后，激活肺泡巨噬细胞，通过一系列的炎症介质引起肺泡炎症性改变，肺间质增厚；硬金属粉尘可促进成纤维细胞增生最终导致肺间质纤维化。

3. **基因易感性**　研究者发现硬金属肺病与 HLA-DP β 链上的第 69 位谷氨酸残基有强烈的相关性。

（四）职业性硬金属肺病临床表现

HMLD 的临床表现具有多样性特征，较为典型的病例可表现为职业性哮喘，部分患者以缓慢进展的间质性肺病为主要临床表现。患者初期主要表现为过敏性肺泡炎，出现咳嗽、鼻炎、胸部紧束感、进行性呼吸困难、虚弱、食欲减退和体重下降等症状，出现巨细胞间质性肺炎（giant cell interstitial pneumonia，GIP）。离开作业环境，症状、体征即可消失。如反复接触，可发展为不可逆的肺间质纤维化。如发展到晚期，可出现低氧血症和肺源性心脏病。肺功能检查早期可无异常，或出现轻度限制性通气功能障碍；中晚期患者具有不同程度的肺功能损伤，以限制性通气功能障碍及弥散性功能降低为主。胸部 X 线表现为两肺磨玻璃样改变、实变影和弥漫性小结节影；晚期两肺可见广泛的网状影、囊状影和牵引性支气管扩张。

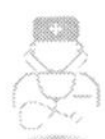

二、职业性硬金属肺病的三级预防

（一）一级预防

硬金属肺病的一级预防策略与其他粉尘作业的预防策略相似。切实贯彻"革、水、密、风、护、管、教、查"八字方针，降低作业环境中硬金属粉尘浓度的同时，落实卫生保健措施、加强个人防护措施以及定期开展健康监护等都是对技术防尘措施的必要补充。从企业层面，改进工艺，选用对钴溶解力小的冷却剂，有助于控制钴对人体的致病作用；加强通风，密闭尘源，降低粉尘在空气中的浓度；积极促进落实监管责任，按国家卫生标准要求，控制生产场所硬金属粉尘的MAC，见表3-9。

表3-9　钴、钨的职业接触限值

单位：mg/m^3

	国家或部门	PC-TWA	PC-STEL	TLV-TWA	REL-TWA	PEL-TWA
钴	中国	0.05	0.10	—	—	—
	日本	0.05	0.20	—	—	—
	荷兰	0.02	—	—	—	—
	瑞典	0.05	—	—	—	—
	瑞士	0.10	—	—	—	—
	爱尔兰	0.10	—	—	—	—
	墨西哥	0.10	—	—	—	—
	澳大利亚	0.05	—	—	—	—
	美国政府工业卫生协会	—	—	0.02	—	—
	美国国家职业安全与卫生研究院	—	—	—	0.05	—
	职业安全与健康管理局	—	—	—	—	0.10
钨	中国	5.00	10.00	—	—	—
	美国政府工业卫生协会	—	—	5.00	—	—
	美国国家职业安全与卫生研究院	—	—	—	5.00	—

（二）二级预防

硬金属粉尘作业人员的职业健康检查目的在于早期发现硬金属肺病的职业禁忌证和早期职业健康损害，及早采取干预措施，如在岗期间职业健康检查、离岗时职业健康检查等。如发现对钴斑贴试验阳性或有反复发作的过敏接触性皮炎患者，应调离硬金属作业环境。

根据反复或长期吸入硬金属粉尘的职业接触史、以呼吸系统损害为主的临床表现、肺部影像学异常改变，结合肺组织病理学及实验室检查结果，参考工作场所职业卫生学和职业健康监护资料，综合分析，排除其他原因引起的类似病变，方可诊断。根据《职业性硬金属肺病的诊断》（GBZ 290—2017），硬金属肺病的诊断需同时满足以下3个条件：

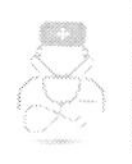

1. **有明确的反复或长期吸入硬金属粉尘的职业接触史** 如果硬金属粉尘接触史不明确，可测定所接触粉尘中含有钨、钴成分（X射线荧光光谱分析）或检测肺组织或肺泡灌洗液中的钨、钴成分（电感耦合等离子发射光谱法、电子探针显微分析或X线衍射能谱分析），符合其中之一即可确认。

2. **具有相应的呼吸系统临床表现** 多数患者出现不同程度的咳嗽、咳痰、胸闷或胸部紧束感、进行性呼吸困难等症状。肺部可闻及爆裂音、捻发音或哮鸣音。部分患者也可表现为过敏性哮喘和过敏性肺炎。

3. **肺部影像学表现** 胸部X线检测表现为急性期双肺野磨玻璃样改变，可见边缘模糊的粟粒样或腺泡状小结节影，或片状致密影。慢性期主要表现为线状、细网状或网结节影。晚期或严重病例可见弥漫性间质纤维化、牵拉性支气管扩张及蜂窝状肺。高分辨率CT表现为急性期肺野薄雾状密度减低或磨玻璃样影、斑片状影、弥漫模糊小结节影。慢性期可见磨玻璃影、线条影、网格影、小结节影及实变影，可局限或弥漫分布。可见小叶间隔不规则增厚，支气管血管束增粗、僵直、扭曲，不规则索条影，局限性肺气肿征，晚期可见囊状影和/或蜂窝样改变。仍不能确诊者加做肺组织病理学检查：特征性病理表现为巨细胞间质性肺炎样改变；少数表现为其他间质病变。

国内外对于硬金属肺病的研究并不深入，目前多认为其典型的病理性特征为：小叶中央性片状分布，可见大量淋巴细胞、浆细胞浸润及不同程度的肺间质纤维化。通常分为巨细胞间质肺炎和普通型间质性肺炎两种病理类型。光学显微镜下可见Ⅱ型肺泡上皮细胞增生，肺泡间隔和肺泡腔内出现多核巨细胞，胞质内有吞噬的细胞成分。可见肺泡腔内巨噬细胞聚集，呈“脱屑性间质性肺炎样”改变。也可以看到闭塞性细支气管炎伴机化性肺炎样病灶。但目前尚缺少靶向性的标记蛋白对该疾病进行早期诊断。

（三）三级预防

对于职业性硬金属肺病的处理，一经确诊宜早期脱离硬金属作业环境，可给予吸氧、抗过敏、抗感染、止咳、平喘、抗纤维化等对症治疗。目前尚无有效的特异性治疗药物。急性和亚急性期患者应用支气管扩张剂、皮质类固醇治疗可缓解患者的临床症状，改善影像和肺功能。再次接触硬金属粉尘可引起复发，且纤维化后期使用激素无效。具有严重限制性通气功能障碍的患者，使用环磷酰胺可使病情稳定。

（刘芳炜 倪 洋）

第七节 其他职业性呼吸系统疾病典型案例

一、案例一

（一）案例基本情况

屈某，男，34岁，从事藻类养殖业工作2年，包括藻泥清洗、脱水干燥、粉碎及混筛作业，工作时仅戴纱布口罩防护。屈某于某年7月21日夜班突感胸闷痛、气短、咳嗽被送当地县

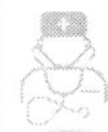

医院治疗。患者无吸烟史，无使用可致肺纤维化的药物史，进厂前经当地职业病医院诊断就业前体检结果正常。12 月 6 日胸部 X 线示：胸廓对称，气管、纵隔居中，双膈光滑，肋膈角锐利，双肺纹理增多，紊乱，双肺浅淡的弥漫性结节小阴影。HR-CT 示胸廓对称，气管、纵隔居中，双肺纹理增多，模糊、双肺上、中、下叶可见散在分布的结节状阴影，边缘清，以上、中叶为更明显，段及亚段支气管开口清晰，未见狭窄及阻塞征象。胸膜、胸腔正常，肺门及纵隔内未见肿大淋巴结。心脏、血管未见异常。

（二）案例分析

生物性生产性粉尘是该工厂的主要职业性危害因素，广泛存在于藻类加工过程中的脱水、干燥、粉碎、混筛等作业工序。调查结果表明，屈某工作两年的藻类养殖厂，工作场地螺旋藻粉尘属有机物质组成的植物性粉尘。成品螺旋藻粉质细极轻，分散度高，大多<5μm，极易形成扬尘。屈某的个人防护意识薄弱，仅佩戴纱布口罩，并不能有效地防止粉尘。根据临床症状和体征，结合胸部 X 线 CT 检查结果初步考虑为职业性过敏性肺炎。

（三）三级预防策略

如果从三级预防角度，可从以下方面避免或减少上述职业病的发生。

1. **一级预防策略**　工厂应切实贯彻八字方针，采用湿式作业，尽量密闭尘源，减少生产性粉尘的产生。同时应加强对员工的教育和宣传工作，提高工人的个人防护意识。同时工程应提供有效的防尘用品，要求防尘口罩的过滤效果（阻尘率），颗粒直径<5μm 阻尘率须大于 90%，颗粒直径<2μm 阻尘率须大于 70%，并督促工人合理使用和佩戴个人防护用品。工厂应对工人开展上岗前职业健康检查，对于具有致喘物过敏和支气管哮喘、慢性阻塞性肺疾病、慢性间质性肺病、伴肺功能损害等职业禁忌证的人员，应禁止从事接触生物性生产性粉尘的工作。

2. **二级预防策略**　藻类养殖厂应定期对工作场所的粉尘浓度进行检测，并控制工作场地粉尘不超出国家规定的职业接触限值。同时应定期组织工人开展在岗期间的职业健康检查，对呼吸系统等相关临床症状的患者进行职业病的早期诊断和鉴别。对于患有致喘物过敏和支气管哮喘、慢性阻塞性肺疾病、慢性间质性肺病、伴肺功能损害等疾病的人员，应禁止从事接触生物性生产性粉尘的工作。职业健康检查需注意有无罹患致喘物过敏、支气管哮喘、慢性阻塞性肺疾病、慢性间质性肺病、伴肺功能损害的疾病等职业禁忌证，以及职业性哮喘、职业性过敏性肺炎等职业病。

3. **三级预防策略**　确诊职业性过敏性肺炎后，屈某应立即脱离原工作岗位，根据具体病情给予吸氧、糖皮质激素等对症治疗，痊愈后不能从事原工作，调至其他工作岗位妥善安置。

二、案例二

（一）案例基本情况

王某，男，47 岁，在河北石家庄市一家棉纺厂工作 30 年。5 年前王某出现反复胸闷、胸部紧束感、气急、咳嗽等症状且在周末休息后，星期一上班接触棉尘后发生尤为明显。王某一直被诊断为心脏病、肺部疾病，但治疗无效。经严格、反复检测肺功能，结合现场劳动卫生情况调查，石家庄市职业病防治院职业病诊断小组排除其他原因引起的阻塞性呼吸系统疾病，确定王某所患疾病为棉尘病Ⅰ级。

（二）案例分析

棉纺厂的多种工序均涉及棉麻尘的暴露，如开棉、梳棉、纺纱等，王某有长期接触棉麻尘，可导致棉尘病。调查结果表明王某有长期接触棉麻尘的职业史，其一直被诊断为心脏病、肺部疾病，却未引起用人单位的注意，并未采取有效的预防措施。最终确定王某为棉尘病Ⅰ级。

（三）三级预防策略

如果从三级预防角度，可从以下方面避免或减少上述职业病的发生。

1. **一级预防策略**　企业应加强使用滤尘设备，加强通风，有效除尘、降尘。企业应组织员工进行上岗前体检，如发现活动性肺结核病、慢性阻塞性肺疾病、伴肺功能损害等职业禁忌证，应避免员工接触棉麻尘等作业。企业应为员工提供和配备阻尘率达标的防尘口罩，同时应加强员工的教育和宣传工作，使员工提高对职业病的认识，督促员工使用个人防护用品。

2. **二级预防策略**　企业应按照国家规定监测厂房内棉尘浓度，确保其不超过职业接触限值。同时应定期组织在职接尘工人接受在岗期间职业健康体检，及时发现工人健康状况的异常，对于活动性肺结核病、慢性阻塞性肺疾病、伴肺功能损害的工人应尽早脱离原岗位，避免接触棉麻尘作业。在开始工作的6~12个月之间进行1次健康检查。粉尘作业分级Ⅰ级及以上，4~5年1次；粉尘作业分级Ⅱ级及以上，2~3年1次。对于接触棉尘的辞职人员、退休人员、内部转岗脱离接触人员也要进行离岗时职业健康检查，及时发现棉尘病。

3. **三级预防策略**　对于诊断为棉尘病的工人，应立即脱离棉尘作业，防止进一步暴露于棉尘中。同时积极针对非特异性炎症、气道反应性进行对症治疗。治疗后应调换工种，妥善安置。

三、案例三

（一）案例基本情况

李某，男性，57岁，于2006—2012年间在某制药股份有限公司工作38年。期间在该企业某新药分厂从事翻、出、凉药粉和更换清洗空调滤布等工作。2006年3月前身体健康，自2006年3月调到新药分厂工作后不久即经常出现气促、胸闷等症状，自行前往该分厂职工医院门诊就诊，诊断为过敏性支气管哮喘。服用抗过敏药和局部使用止喘喷雾剂后痊愈，预后上岗后不久，又再出现哮喘，且病情时有反复，需常年服药。2011年1月29日其在工作时出现呼吸困难、休克，工友给予喷雾剂局部使用后，送往该分厂职工医院就诊，诊断为支气管哮喘急性发作、急性肺性脑病。经气管插管、呼吸机辅助呼吸等治疗12d后痊愈出院，住院期间经全面检查未发现其他疾病。病休4个月后返回原工作岗位，工作中呼吸困难症状仍有间断出现，脱离工作岗位后可减轻或缓解，随着工龄的增加，其哮喘发作渐频繁，每次需用喷雾剂缓解症状，间断口服抗过敏药，但其仍一直坚持工作。2012年12月24日工作时再次晕倒，工友给予喷雾剂局部喷雾简单救治后，经120急救人员现场心肺复苏并在重症监护室抢救无效死亡，诊断为职业性过敏性哮喘。

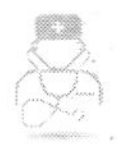

（二）案例分析

本案例中，李某自至新药分厂工作不久后即出现了过敏性支气管哮喘的症状，并诊断为过敏性支气管哮喘，期间多次治疗后未调离原岗位，仍返回至原岗位继续从事接触致喘因子的岗位，致使哮喘反复发作且进行性加重，最终发展为气道阻塞性疾病。可见该企业在职业卫生管理和职业健康监护方面存在较大的问题。

（三）三级预防策略

如果从三级预防角度，可从以下方面避免或减少上述职业病的发生。

1. **一级预防策略**　首先企业应加强职业卫生管理，对工人开展健康教育，提升工人的个人防护意识，并配备口罩和呼吸过滤器等个人防护用品，督促工人加强个人防护用品的使用。同时企业应明确各岗位生产材料中的变应原并做好标识，设置警示标识等，主动告知岗位工作人员。此外企业应积极开展上岗前职业健康检查，及早发现有致喘物过敏、支气管哮喘、伴肺功能损害的心血管及呼吸系统疾病等职业禁忌证，将高危人群（特应性体质等）排除在接触人群之外。

2. **二级预防策略**　企业应对作业环境致敏原变应原进行监测，防止致敏原超出职业接触限值。并积极开展在岗期间职业健康检查，及早发现工人健康状况的异常，如发现工人有致喘物过敏、支气管哮喘、伴肺功能损害的心血管及呼吸系统疾病等，应尽早进行职业病诊断和鉴别，并立即脱离原岗位。

3. **三级预防策略**　对于职业性哮喘患者，应尽快进行对症治疗，缓解急性发作的症状，解除气流受限和低氧血症。对于长期治疗应选择适当治疗方案以达到维持肺功能正常的活动水平。同时应立即调离原职业活动环境，避免和防止哮喘再次发作。待缓解后可安排其他不接触致敏原的工作岗位。

四、案例四

（一）案例基本情况

张某，男，44 岁，在某木材厂家具车间做油漆配料工 22 年。1983 年 8 月至 2003 年 12 月期间，张某主要接触酚醛清漆、醇酸清漆等，空气中有害化学物质测定无甲苯二异氰酸酯（toluene diisocynate，TDI）。2004 年 1 月起张某主要的工作就是将聚氨酯树脂漆与聚氨酯漆稀释剂（内含二甲苯）按一定比例调配，每周工作 3~4 次，每次半小时，测定空气中 TDI 浓度为 0.02mg/m^3。张某工作的车间室内无通风设备，企业也未配备给员工任何个人防护设备。2005 年 1 月开始，张某在每次配料后即出现胸闷、咳喘等症状，未进行任何治疗，脱离现场后症状自行缓解。再次工作接触聚氨酯漆后，反复多次发生咳喘。发作时胸闷、咳嗽、咳少量白色泡沫痰，严重时呼吸困难，出汗，不能平卧，夜间咳喘加重。2006 年 5 月 27 日入院就诊，根据确切的职业史、临床表现、结合现场职业卫生学调查资料，以及现场职业性支气管激发试验阳性，患者既往及家族中无过敏性疾病史，根据职业性哮喘诊断标准，可确诊张某所患支气管哮喘系由 TDI 所致职业性哮喘。入院后给予平喘、抗感染、祛痰等对症支持疗法，住院第 10d 症状好转，双肺哮鸣音消失，住院 20d，病情好转出院，嘱调离 TDI 作业。

（二）案例分析

二异氰酸酯为白色液体，属低毒类，在高浓度下对黏膜有极明显的刺激作用，可以导致

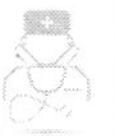

支气管炎、支气管肺炎，甚至肺水肿，对部分人群即使在极低浓度下也可引起哮喘或过敏性肺炎，是职业性致喘物中主要化学物质之一。调查结果表明，张某所在的木材厂未按照国家规定，在其工作的车间内安置通风设备，使作业场所空气中二异氰酸酯浓度达 0.02mg/m^3。此外，企业未配备给员工任何个人防护设备。张某从事油漆配料工种，有 20 余年的职业接触史，但在 2004 年调换工作岗位之前，并未接触二异氰酸酯类职业致喘物。而调换工作岗位之后，其接触的职业性有害物质种类发生变化，其中包括二异氰酸酯类。张某在发生接触 TDI 后出现症状，未及时就诊，进行职业病的诊断和鉴别，而是待自行缓解后继续从事该工作，以致最终发展为职业性哮喘。

（三）三级预防策略

如果从三级预防角度，可从以下方面避免或减少上述职业病的发生。

1. **一级预防策略**　企业应在工作的车间按照国家规定设置通风设备，有效降低作业场所空气中的二异氰酸酯浓度。其次该企业应加强职业卫生管理，对员工开展健康教育和培训，提升员工的个人防护意识。为员工配备呼吸过滤器等个体防护用品，并加强和督促员工使用个人防护用品。此外，企业应积极组织员工开展上岗前职业健康检查，尽早发现致喘物过敏、支气管哮喘、伴肺功能损害的心血管及呼吸系统疾病等职业禁忌证，将高危人群（特应性体质等）排除在接触人群之外。

2. **二级预防策略**　企业应积极组织工人进行在岗期间的职业健康检查，以早期发现职业性损害，如发现致喘物过敏、支气管哮喘、伴肺功能损害的心血管及呼吸系统疾病等疾病以及相关职业健康损害，应立即调离原岗位，并进行职业病诊断和鉴别。同时工厂应定期对工作场所二异氰酸酯类化学物进行识别和检测。

3. **三级预防策略**　应及时调离 TDI 接触作业，并进行对症治疗，缓解症状，维持肺功能。症状缓解后可安排其他不接触二异氰酸酯类化学物等相关致敏原的工作岗位。

五、案例五

（一）案例基本情况

赵某，男性，42 岁。2004 年 4 月至 2013 年 10 月在某厂钢管电焊车间工作，主要从事气保焊工作，即使用碳钢焊丝焊接铁板。主要接触的生产性粉尘为电焊烟尘、铁末粉尘等。测定作业车间空气中电焊烟尘浓度为 5.644mg/m^3。和他同工种的工友已有两人诊断为电焊工尘肺。赵某于 2013 年 9 月体检胸部 X 线发现两肺少许散在类圆形小阴影，密集度和分区达到Ⅰ期尘肺诊断标准。当时未予诊断，嘱其 1 年后复查并脱离铁焊岗位转至铝焊岗位。1 年后复查，类圆形小阴影明显减少，已达不到Ⅰ期尘肺诊断标准。胸部 CT 检测发现两肺广泛磨玻璃样、粟粒样稍高密度影。经支气管镜肺活检：肺泡腔和肺间质内大量含铁血黄素沉着。病原学检查排除肺结核。血常规、尿常规、免疫生化等实验室检查均正常，肺功能正常，心脏彩超正常。无呼吸系统疾病、泌尿系统疾病、心血管疾病和自身免疫疾病等其他疾病史。经集体讨论，依据《职业病诊断通则》（GBZ/T 265—2014），诊断为铁末肺沉着病。

（二）案例分析

上述案例中，赵某有 9 年的气保焊工作经历。接触大量的电焊烟尘和铁末粉尘，且其工作现场电焊烟尘浓度为 5.64mg/m^3，已远超过《工作场所有害因素职业接触限值　第 1 部分：

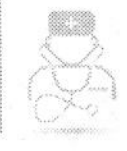

化学有害因素》(GBZ 2.1—2019)中电焊烟尘职业接触限值的规定(PC-TWA:4mg/m^3)。同工种工人已有2人确诊为电焊工尘肺,因此最初疑似电焊工尘肺。赵某在脱离铁焊岗位1年后,高千伏胸片中类圆形小阴影明显减少,这不符合尘肺的典型症状。最后根据其职业接触史(焊接过程会产生氧化铁粉末)、现场流行病学调查及数据监测及赵某的临床监测和症状表现,最终作出铁末肺沉着病的诊断。

(三) 三级预防策略

如果从三级预防角度,可从以下方面避免或减少上述职业病的发生。

1. **一级预防策略**　企业应改进其技术工艺,革新生产设备,加强机械通风,采取机械化、密闭化的作业方式,减少空气中的粉尘浓度,加强职业卫生管理,将"革、水、密、风、护、管、教、查"的八字防尘方针落到实处。同时企业应加强员工的健康教育和培训,提升员工的个体防护意识,同时为员工配备防尘口罩、呼吸器等个体防护用品,加强并督促员工积极使用个人防护用品。此外,该企业应加强对员工的上岗前职业健康检查,如发现活动性肺结核病、慢性阻塞性肺疾病、慢性间质性肺病、伴肺功能损害的疾病等相关职业禁忌证,应避免接触粉尘作业。

2. **二级预防策略**　企业应加强对作业环境金属及其化合物粉尘浓度的定期识别和检测,保证其浓度低于国家规定的职业接触限值。同时企业应积极组织员工进行在岗期间职业健康检查,在发现活动性肺结核病、慢性阻塞性肺疾病、慢性间质性肺病、伴肺功能损害的疾病等相关职业禁忌证和早期肺部病变或职业性损害时,应立即调离原岗位,进行职业病的诊断和鉴别。

3. **三级预防策略**　应尽快脱离电焊车间的作业环境,根据病情加强营养并对症治疗。待症状好转痊愈后,应脱离接触粉尘的作业环境。

六、案例六

(一) 案例基本情况

陈某,男性,65岁,退休前就职于某大型国有铁路运输设备制造公司。1970年9月至2000年4月从事机械加工技术管理工作,未接触职业病危害因素。2000年5月至2006年9月调换工作,从事绝缘清漆浸渍、烘烤工作,主要接触甲醛、树脂、甲苯、苯以及苯的氨基与硝基化合物等。每周工作5d,每天工作8h。这期间,陈某主要工作场所是一个临时用彩钢瓦搭建的简易厂房,使用的个人防护用品为帆布手套。2006年10月后内退在家休养至正式退休,不再从事任何工作。2000年9月开始因咳嗽、咳痰先后于当地某市级医院门诊就诊20余次,以2003年、2004年和2012年为多。初期多因"咳嗽、咳痰"就诊,体格检查表现为:双肺呼吸音粗,可闻及干性啰音,心脏听诊无异常。多次被诊断为"支气管炎",予抗感染、激素等治疗后,稍有好转。但病情反复发作,并逐渐加重,出现气促、胸闷、乏力,活动后加剧。2000年5月18日体检显示:呼吸音清晰,心电图、胸部X线检查未见明显异常。2006年1月14日胸部X线显示:右肺纹理增加,主动脉型心脏病。2010年10月20日胸部CT显示:肺气肿、肺大疱形成。2012年1月31日胸部CT显示:双侧慢性支气管炎、肺气肿改变,双肺多发肺大疱。2012年3月26日肺功能检查FEV_1/FVC为67.41%。2012年8月2日肺功能复查FEV_1/FVC为65.17%,FEV_1为98.9%预计值。既往有高血压病史9年

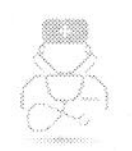

余，无吸烟史与慢性呼吸系统疾病、肺心病病史。

（二）案例分析

上述案例中，陈某主要工作场所是一个临时用彩钢瓦搭建的简易厂房，使用的个人防护用品为帆布手套。简易厂房通风效果不佳，个体防护用品未按规定使用。且用人单位未能提供其完整的职业健康监护档案资料和所在工作场所职业病危害因素检测资料，可见该企业的职业卫生管理存在较大问题。陈某临床表现以进行性加重的慢性咳嗽、咳痰为主，肺功能检查示 FEV_1/FVC 为 65.17%，可确定为阻塞性通气功能障碍，结合其体格检查、胸部 X 线和 CT 检查结果，支持诊断 COPD。结合患者有工作中持续接触甲醛 6 年余的长期刺激性化学物高风险职业接触史，无吸烟史，无慢性呼吸系统疾病、肺心病病史，上岗前职业健康检查未发现慢性呼吸系统健康损害，从事甲醛作业约 4 个月后出现“支气管炎”临床症状，继而发展为 COPD，肺功能检查有不完全可逆的阻塞性通气功能障碍，达到使用支气管扩张剂后 $FEV_1/FVC<70\%$ 的诊断起点，并且 $FEV_1 \geqslant 80\%$ 预计值，对照 GBZ/T 237—2011，可诊断为职业性慢性甲醛中毒性阻塞性肺病（轻度）。

（三）三级预防策略

如果从三级预防角度，可从以下方面避免或减少上述职业病的发生。

1. 一级预防策略 该企业应加强职业健康管理，由专人建立健全职业健康监护档案资料。同时应为员工配备防尘口罩、呼吸器等个体防护用品，并督促员工积极使用个体防护用品。同时应采取技术措施，如加强作业环境的通风，有效降低作业环境的刺激性化学物质的浓度。同时应积极组织员工进行上岗前职业健康检查，如发现慢性阻塞性肺疾病、支气管哮喘、慢性间质性肺病、支气管扩张等职业禁忌证，应避免接触刺激性化学物或职业性粉尘。

2. 二级预防策略 该企业应按照规定，进行作业场所刺激性化学物浓度和职业性粉尘等职业病危害因素的识别和检测，保证作业场所内的职业病危害因素不超过国家规定的职业接触限值。同时应积极组织员工进行在岗期间职业健康检查，如发现慢性阻塞性肺疾病、支气管哮喘、慢性间质性肺病、支气管扩张等职业禁忌证或呼吸系统早期病变和职业性损害，应立即调离原工作岗位，进行职业病诊断和鉴别。

3. 三级预防策略 该患者应积极进行抗感染治疗，同时进行对症支持治疗，加强营养。此外应尽量避免接触环境中刺激性烟、雾、尘等。

七、案例七

（一）案例基本情况

杨某，男性，31 岁，近 5 年在某硬质合金厂从事稀有金属粉末有关工作，主要工作内容就是将经过冷压的含碳化钨、钴粉、铜粉的混合金属半成品，高温煅烧固定成形。杨某接触半成品时有较多的金属粉末，工作时戴手套、口罩，工作场所通风好。近期出现咳嗽、咳痰、活动后气促等症状入院求治。无发热、皮疹、关节痛和体重减轻，无吸烟和饲养宠物嗜好。化验结果显示：血气分析 pH 7.38，PO_2 71mmHg，PCO_2 44.6mmHg，嗜酸性粒细胞正常，血管炎全套及狼疮全套自身抗体谱均阴性，痰中抗酸杆菌阴性。肺功能检测显示：用力肺活量 0.99L，占预计值的 22.5%；第 1s 用力呼气容积 0.97L，占预计值的 26.2%；一氧化碳弥散量占预计值的 7.2%。肺部 CT 可见两肺弥漫性磨玻璃样影和实变影，网状及条索状影。经左

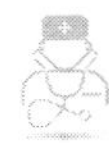

氧氟沙星和阿奇霉素联合抗感染治疗后症状和影像学均无改善。肺穿刺活检结果显示：间质性肉芽肿性炎，伴肺泡腔内巨噬细胞和大量的多核巨细胞，过碘酸雪夫比染色及结核检查均阴性。该院职业病科医生到工作现场调查发现，患者工作场所的定点检测结果显示：钨及其不溶性化合物的 PC-STEL 为 0.98mg/m^3，PC-TWA 为 0.85mg/m^3，钴及其氧化合物 PC-STEL 为 0.05mg/m^3，PC-TWA 为 0.04mg/m^3。根据临床症状、体征及经皮肺穿刺活检报告结果，符合巨细胞间质性肺炎，确诊为硬金属肺病。经口服强的松及对症治疗后，患者病情明显好转。

（二）案例分析

接触或吸入合金粉尘引起呼吸系统症状、肺功能损害和影像学弥漫性肺病变，称为硬金属尘肺，是卫生部 2013 年新增职业病之一，我国于 2017 年出台《职业性硬金属肺病的诊断》(GBZ 290—2017)。上述案例中，杨某有 5 年的硬金属加工合成的职业接触史，接触大量金属粉末，尽管工作时佩戴手套、口罩，但未能完全抵抗金属粉尘对人体的危害。工作场所中均检测出钴和钨，证明存在职业接触，虽均未超标，但钴接近正常上限值，国外诊断标准中职业卫生方面也主要是根据作业场所检测到硬金属这一明确的职业接触。

（三）三级预防策略

如果从三级预防角度，可从以下方面避免或减少上述职业病的发生。

1. **一级预防策略** 企业应改进工艺，选用对钴溶解力小的冷却剂，有助于控制钴对人体的致病作用；加强通风，密闭尘源，降低粉尘在空气中的浓度。加强宣传教育，提升员工个人防护意识；配备防尘率达标的防尘口罩等个体防护用品，并督促员工及时使用个体防护用品；企业应积极组织员工进行上岗前职业健康检查，如发现对钴斑贴试验阳性或有反复发作的过敏接触性皮炎患者，应避免接触硬金属作业环境。

2. **二级预防策略** 企业应积极对工作场所中的粉尘、金属粉尘等职业病危害因素进行识别和检测，保证工作场所中的粉尘浓度低于职业接触限值。同时应积极组织员工进行在岗期间职业健康检查，如发现以呼吸系统损害或对钴斑贴试验阳性或有反复发作的过敏接触性皮炎患者，应立即脱离硬金属作业环境，同时必要时应及时进行职业病的诊断和鉴别。

3. **三级预防策略** 该患者应尽快脱离硬金属作业环境。根据病情进行对症治疗，适量使用肾上腺糖皮质激素，可给予吸氧、抗过敏、抗感染、止咳、平喘、抗纤维化治疗等。

（刘芳炜 倪 洋）

参 考 文 献

[1] 邬堂春. 职业卫生与职业医学 [M]. 北京: 人民卫生出版社, 2017.

[2] 刘芳炜. 职业性变态反应性肺泡炎发病机制研究进展 [J]. 中国工业医学杂志. 2016, 29 (3): 198-201.

[3] 刘喜房, 赵晓明. 职业性棉尘病的预防 [J]. 劳动保护, 2018,(2): 86-87.

[4] 袁志清, 袁永辉, 郝冬生, 等. 棉花检验人员呼吸系统健康状况调查 [J]. 工业卫生与职业病, 2014, 40 (3): 194-199.

[5] 邱菊, 董亮, 曹殿凤, 等. 职业性哮喘患者诱导痰中免疫学指标特征分析 [J]. 中国职业医学, 2015, 42

(5): 535-538.

［6］王晓群, 邵华, 贾强, 等. 甲苯二异氰酸酯所致职业性哮喘的机制 [J]. 中国工业医学杂志, 2016, 29 (6): 429-432.

［7］刘钊, 徐应军, 李宝平, 等. 锡、铁、锑、钡及其化合物等致尘肺沉着病研究进展 [J]. 职业与健康, 2015, 31 (1): 125-127.

［8］张伊莉, 陈育全, 刘薇薇, 等. 金属粉尘肺沉着病研究进展 [J]. 中国工业医学杂志, 2016, 29 (1): 53-57.

［9］蔡柏蔷. 慢性阻塞性肺疾病诊断、处理和预防全球策略 (2017GOLD 报告) 解读 [J]. 国际呼吸杂志, 2017, 37 (1): 6-17.

［10］徐辉, 蔡宇星, 陈凯, 等. 血浆组织蛋白酶 S 和胱抑素 C 作为慢阻肺急性加重的潜在生物标志物的临床研究 [J]. 临床肺科杂志, 2018, 23 (4): 678-681.

［11］刘星, 冯玕珠. 生物标志物在慢性阻塞性肺疾病急性加重期研究进展 [J]. 临床肺科杂志, 2017, 22 (5): 934-937.

［12］戴飘飘, 刘婷, 柳明坤, 等. 慢性阻塞性肺疾病相关血清生物学标志物 [J]. 中国组织化学与细胞化学杂志, 2016, 25 (5): 463-466.

［13］刘尚军, 李西西, 罗英男, 等. 硬金属粉尘职业暴露危害的研究进展 [J]. 实用预防医学, 2016, 23 (4): 509-513.

［14］严蓉, 阮艳君, 孙道远. 硬金属肺病的研究进展 [J]. 中华劳动卫生职业病杂志, 2016, 34 (3): 228-231.

［15］代静泓, 苗立云, 肖永龙, 等. 硬金属致巨细胞间质性肺炎一例报道及文献复习 [J]. 中华结核和呼吸杂志, 2009, 32: 493-496.

［16］许天培. 螺旋藻粉尘致职业性变态反应性肺泡炎 1 例报告 [J]. 职业卫生与病伤, 2004, 19 (4): 257.

［17］郭英. 被误会的工人和被误诊的棉尘病 [N]. 中国安全生产报, 2009-11-19 (7).

［18］黄燕, 张瑞丹, 杨丽莉, 等. 1 例制药企业职业性变应原致职业性哮喘死亡病例分析 [J]. 中国职业医学, 2014, 41 (3): 295-296.

［19］蔡丽娜. 油漆配料工异氰酸酯职业性哮喘 1 例 [J]. 工业卫生与职业病, 2008, 34 (2): 121.

［20］胡炜燚. 铁末肺沉着病一例报道及其诊断思考 [J]. 中华劳动卫生职业病杂志, 2016, 34 (4): 293-294.

［21］周瑜, 朱建全, 徐琪, 等. 职业性慢性甲醛中毒性阻塞性肺病 1 例分析 [J]. 中国职业医学, 2013, 40 (2): 124-127.

［22］李颖, 肖雄斌, 肖云龙, 等. 职业性硬金属肺病一例并文献复习 [J]. 环境与职业医学, 2016, 33 (1): 73-76.

［23］LIU F, WENG D, CHEN Y, et al. Depletion of $CD4^+CD25^+Foxp3^+$ regulatory T cells with anti-CD25 antibody may exacerbate the 1, 3-β-glucan-induced lung inflammatory response in mice [J]. Arch Toxicol, 2011, 85 (11): 1383-1394.

［24］SHINOHARA T, TSUJI S, OKANO Y, et al. Elevated levels of intelectin-1, a pathogen-binding lectin, in the BAL fluid of patients with chronic eosinophilic pneumonia and hypersensitivity pneumonitis. Intern Med. 2018, 57 (24): 3507-3514.

［25］SOUMAGNE T, DALPHIN JC. Current and emerging techniques for the diagnosis of hypersensitivity pneumonitis [J]. Expert Rev Respir Med, 2018, 12 (6): 493-507.

［26］NUKUI Y, MIYAZAKI Y, MASUO M, et al. Periostin as a predictor of prognosis in chronic bird-related hypersensitivity pneumonitis [J]. Allergol Int, 2019, 68 (3): 363-369.

［27］DABA WAMI S, CHERCOS D H, DESSIE A, et al. Cotton dust exposure and self-reported respiratory symptoms among textile factory workers in Northwest Ethiopia: a comparative cross-sectional study [J]. Journal of Occupational Medicine & Toxicology, 2018, 13 (1): 13.

［28］HOMSPM AV, LOKOSSOU VK, SCHLUNSSEN V, et al. Cotton dust exposure and respiratory disorders

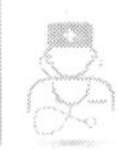

among textile workers at a textile company in the southern part of Benin [J]. Int J Environ Res Public Health. 2016, 13 (9): 895.

[29] ER M, EMRI SA, DEMIR AU, et al. Byssinosis and COPD rates among factory workers manufacturing hemp and jute [J]. Int J Occup Med Environ Health, 2016, 29 (1): 55-68.

[30] TARLO SM, LEMIERE C. Occupational asthma [J]. N Engl J Med, 2014, 370 (7): 640-649.

[31] KENYON NJ, MORRISSEY BM, SCHIVO M, et al. Occupational asthma [J]. Clin Rev Allergy Immunol, 2012, 43 (1-2): 3-13.

[32] KEFELI M, AKPOLAT I, ZEREN H, et al. Clinical, histopathological and mineralogical analysis findings of an unusual case of pneumoconiosis [J]. Turk Patoloji Derg, 2012, 28 (2): 184-188.

[33] TANAKA J, MORIYAMA H, TERADA M, et al. An observational study of giant cell interstitial pneumonia and lung fibrosis in hard metal lung disease [J]. BMJ Open, 2014, 4 (3): e004407.

[34] HUR GY, PARK HS. Biological and genetic markers in occupational asthma [J]. Curr Allergy Asthma Rep, 2015, 15 (1): 488.

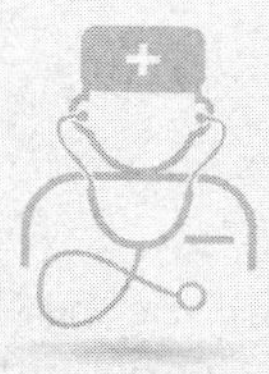

第四章　职业性化学中毒的三级预防

职业性化学中毒是职业病中一类复杂而特殊的中毒类型，目前已登记的化学物多达千万余种，并且在生产过程中还会出现一些有毒的中间体和半成品。在生产劳动中使用或接触有毒物质时，由于防护不足，使一定量的毒物经呼吸道、皮肤或消化道进入人体引起器官或组织病变，重者可危及生命。在短时间内大量毒物进入人体可引起急性中毒，长期的微量进入可引起慢性中毒，微量毒物进入并在体内滞留而暂不出现症状的状态称“吸收状态”。1993—2016 年的职业病数据研究显示，职业病总病例数居高不下，在职业中毒病例中，历年慢性职业中毒人数均超过急性职业中毒人数。流行病学资料显示，2009—2018 年我国共确诊职业病 270 254 例，其中职业性化学中毒 15 589 例（占 5.77%），尤其一氧化碳和硫化氢是职业中毒的主要危险化学品，化工、冶金、有色金属、轻工业以及煤炭工业是发生职业中毒的高发行业。以期通过职业性化学中毒有效的三级预防措施尽可能降低疾病的发生风险。

第一节　职业性化学中毒概述

一、职业性化学中毒定义

劳动者在劳动生产过程中由于接触生产性化学毒物而引起的中毒称为职业性化学中毒。

二、职业性化学中毒主要接触作业

随着新产品、新材料、新技术的大量应用，劳动者作业过程中接触到的职业危害因素越来越多，急性职业中毒主要分布在化工、冶金、有色金属、轻工和煤炭行业，其中，化工行业出现频率最高；慢性职业中毒主要发生在有色金属、冶金、机械以及电子等行业。职业性化学中毒主要接触作业，见表 4-1。

表 4-1　职业性化学中毒主要接触作业

序号	分类	行业	岗位
1	金属及类金属	金属冶炼业；玻璃及玻璃制造业；印刷业；涂料及颜料制造业；电气机械及器材制造业；有色金属矿采选业；金属制品业；医药制造业；交通运输设备制造业	熔铅作业；玻璃备料；活字铸造，油漆、涂料、催化剂等材料的生产；电池备料，电焊作业；有机原料合成，试剂合成；机采、装载、运输；合成药氧化；汽车、船舶装置及航空航天制造
2	刺激性气体	化学原料制造业；化学农药制造业；无机盐制造业；食品制造业；有色金属冶炼业；医药制造业；燃料制造业；橡胶制品业	有机合成、半导体材料合成、军用毒气制造；农药合成；氯化物、硫酸盐制取；食品酿造，食品运输与仓储；烧结、熔炼；合成药卤化、氧化；染料合成；橡胶制浆
3	窒息性气体	煤矿采选业；石油加工业；炼焦、煤气及煤制品业；化学工业；有色金属冶炼业；石油加工业；催化剂制造业；化学纤维工业；食品制造业；污水处理业；医药制造业；化学农药制造业	采煤、装载；常压蒸馏，汽油精制；煤气提纯、输配；炼焦、金属冶炼；石油提炼，井下维修；硫化剂和其他制剂的合成；化纤纺丝、皮革脱毛、合成橡胶及硫化染料等生产；皮革、造纸工业；制糖、酿酒、酱菜等食品加工；污物、垃圾清理和下水道疏通等作业；合成药剂；生产纯碱、化肥、和防腐剂
4	有机溶剂	家具制造业；有机化工原料制造业；涂料及染料制造业；合成纤维制造业；橡胶制品业；石油加工业；塑料制造业；交通运输设备制造业；电气机械及器材制造业	家具涂饰，油漆、喷漆、黏合剂、化工原料生产；油漆调配、包装； 溶剂、燃料、萃取剂、麻醉剂等有机溶剂、有机合成的中间体；生产纤维、玻璃纸及橡胶；催化重整，高压分离；有机玻璃合成，涂塑；船舶泥工、涂装；电机绝缘、涂布
5	苯的氨基和硝基化合物	化学农药制造业；化学试剂制造业；炸药及火工产品制造业；染料制造业；塑料品制造业；橡胶制造业	农药合成、制造；有机试剂配料、合成；炸药备料、装药；爆炸加工；染料、涂料合成；橡胶、塑料制造
6	高分子化合物合成单体	有机化工原料制造业；化学试剂制造业；塑料品制造业；橡胶制造业；医药制造业	卤代烃、醛类合成；制造化工原料、合成单体；塑料、合成纤维、合成橡胶、涂料和胶黏等生产；生产助剂；高分子化合物在加工、受热时产生的毒物；合成药环合
7	农药	化学农药制造业；农田生产	农药的生产、合成、加工及包装；农药装卸、运输、供销；农药配药、喷药及检修；农药贮存、搬运等环节
8	其他职业性化学中毒	木材加工业；家具制造业；有机化工原料制造业；化学试剂制造业；化学农药制造业；涂料及颜料制造业；造纸及纸制品业	木材防腐；酚类、醇类合成；除漆剂、橡胶和木材防腐剂；生产酚醛树脂、胶黏剂、肥料、油漆、建筑材料、皮革加工、造纸、染料

三、职业性化学中毒分类

在我国法定的十大类132种职业病中，职业性化学中毒占60种。职业性化学中毒分类，见表4-2。

表4-2　职业性化学中毒分类

序号	职业性化学中毒分类	职业性化学中毒名称
1	金属及类金属中毒	铅及其化合物中毒（不包括四乙基铅），汞及其化合物中毒，锰及其化合物中毒，镉及其化合物中毒，铍病，铊及其化合物中毒，钡及其化合物中毒，钒及其化合物中毒，磷及其化合物中毒，砷及其化合物中毒，铀及其化合物中毒，四乙基铅中毒，有机锡中毒，羰基镍中毒，铟及其化合物中毒，磷化氢、磷化锌、磷化铝中毒
2	刺激性气体中毒	砷化氢中毒，氯气中毒，二氧化硫中毒，光气中毒，氨中毒，氟化氢中毒，氮氧化合物中毒
3	窒息性气体中毒	一氧化碳中毒，硫化氢中毒，氟及其无机化合物中毒，氰化氢中毒
4	有机溶剂中毒	苯中毒，甲苯中毒，二甲苯中毒，正己烷中毒，汽油中毒，二硫化碳中毒，二氯乙烷中毒，四氯化碳中毒，甲醇中毒，溴丙烷中毒，二甲基甲酰胺中毒
5	苯的氨基和硝基化学物及胺类化合物中毒	三硝基甲苯中毒，苯的氨基及硝基化合物（不包括三硝基甲苯）中毒，偏二甲基肼中毒，一甲胺中毒
6	高分子化合物合成单体中毒	氯乙烯中毒，三氯乙烯中毒，氯丙烯中毒，有机氟聚合物单体及其热裂解物中毒，氯丁二烯中毒，丙烯酰胺中毒
7	农药中毒	有机磷中毒，氨基甲酸酯类中毒，杀虫脒中毒，溴甲烷中毒，拟除虫菊酯类中毒
8	其他职业性化学中毒	酚中毒，五氯酚（钠）中毒，甲醛中毒，硫酸二甲酯中毒，碘甲烷中毒，氯乙酸中毒，环氧乙烷中毒

四、职业性化学中毒发病机制

生产性毒物对人体危害的性质及程度取决于接触毒物的种类、剂量和体内转化等，也与机体的健康状态密切相关。经呼吸道吸收是生产性毒物进入机体的主要途径，还可经皮肤和消化道吸收。经呼吸道吸收的毒物因其无需经肝脏生物转化解毒而直接进入大循环，故毒作用发生较快。经皮肤吸收具有脂溶性又具有水溶性的毒物，如苯胺类、有机磷农药等，易被完整的皮肤吸收入血。经消化道吸收在生产过程中极为少见。多数毒物吸收后会在体内代谢酶作用下，经氧化、还原、水解或结合反应使其化学结构发生一系列改变，多数毒物经生物转化后毒性减弱或消失，但少数毒物毒性可有增高。毒物可经肾脏、呼吸道、消化道等多种途径排出，其中经肾脏排出是排泄毒物及其代谢物最有效且最重要的排泄途径。

生产性毒物种类繁多，毒性作用机制不尽相同，如刺激性气体对机体局部损害主要表现为对眼、呼吸道黏膜及皮肤产生的炎性病理反应，刺激性气体引起的中毒性肺水肿发病机制涉及肺泡壁通透性增加、肺毛细血管壁通透性增加、肺毛细血管渗出增加、肺淋巴循环受阻等。窒息性气体的主要致病环节均是引起组织细胞缺氧，如氰化氢的氰离子作用于细胞色素氧化酶，使细胞不能摄取并利用氧；一氧化碳进入机体后与血红蛋白结合形成碳氧血红蛋白，使红细胞失去携氧能力；金属毒物主要通过与体内巯基共价结合进而改变生物大分子结构功能、产生过多自由基引起氧化损伤、与体内必需金属元素相互作用干扰其正常功能、诱导保护性蛋白合成等机制发挥毒性作用。大多数生产性毒物的毒作用确切机制仍有待进一步研究。

五、职业性化学中毒诊断和临床表现

首先要明确病因的证据，包括职业史、现场职业卫生调查、相应的临床表现和必要的实验室检测，并排除非职业因素所致的类似疾病，综合分析方能做出合理的诊断。在诊断过程中，一定要结合患者实际情况，判断两者是否存在因果关系。因为急、慢性中毒情况有所不同，所以分析方法也不尽相同。急性中毒起病急，与接触毒物时间的关系比较明确，根据毒物损害靶器官作用和剂量 - 效应等毒作用特点，综合分析病因、疾病的资料，得出初步诊断意见。慢性中毒特点是起病缓慢、确切起病时间常不易明确，确诊不易。

从接触毒物到发病时间不同，可将临床类型分为急性中毒、亚急性中毒、慢性中毒。急性中毒是指短时间内（一般指 24h）吸收较大量毒物，迅速作用于人体后所发生的病变。亚急性中毒指接触毒物数天至 60d（或 90d）以内发生的中毒病变。亚急性中毒的发病机制、临床表现以及诊断、治疗措施等，与急性中毒基本相同。慢性中毒是长期接触较小量毒物后缓慢产生的中毒病变。

同一毒物的急、慢性中毒靶器官常相同，许多毒物可选择性损害神经系统，尤其是中枢神经系统对毒物更为敏感，以中枢和周围神经系统为主要毒作用靶器官或靶器官之一的化学物统称为神经毒物。但有些毒物因侵入时间和剂量等不同，靶器官损害亦可有差异。例如急性氧化镉中毒主要引起呼吸系统疾病，而慢性中毒则引起肾脏、骨骼病变；又如急性苯中毒主要是引起中枢神经系统功能改变，而慢性苯中毒则引起造血功能障碍等。引起泌尿系统损害的毒物很多，其临床表现大致可分为急性中毒性肾病、慢性中毒性肾病、泌尿系统肿瘤以及其他中毒性泌尿系统疾病，其中前两种类型较多见。循环系统毒物可引起心血管系统损害，临床可见急、慢性心肌损害，心律失常，房室传导阻滞，肺源性心脏病，心肌病和血压异常等多种表现。

（张　明　秦汝男）

第二节　职业性化学中毒的三级预防

一、一级预防

一级预防又称病因预防，采用有利于职业病的工艺、技术和材料，合理利用职业病防护设施及个人防护用品，减少劳动者职业接触的机会和程度，预防和控制职业危害的发生。针对职业人群而言，一级预防就是让劳动者从根本上消除或最大可能减少职业性有害因素的伤害。

(一) 相关法律、法规及标准制定和完善

我国的职业卫生法律法规体系现已形成了完善的法律、法规、规章、标准等不同层级的条文,对职业卫生监管及职业病防治工作的有效开展起到了根本的作用。职业卫生相关法令的基本法《职业病防治法》是我国预防、控制和消除职业病危害,防治职业病的一部专门法律。职业卫生标准是职业病防治工作标准化管理的技术规范,包括国家标准、行业标准、地方标准、团体标准和企业标准五个层次。《工业企业设计卫生标准》(GBZ 1—2010)详细规定了工业企业的选址与整体布局、防尘防毒、防暑防寒等方面的内容,以保证工业企业的设计符合卫生要求。《工作场所防止职业中毒卫生工程防护措施规范》(GBZ/T 194—2007)包括车间设备布置、工作场所卫生要求、防毒设备及设施等内容,适用于各类产生有害有毒气体的作业场所。《工作场所有害因素职业接触限值 第1部分:化学有害因素》(GBZ 2.1—2019)中规定了生产性毒物 PC-TWA 以及 PC-STEL。工作场所空气中化学毒物的测定方法以及毒物所致职业病的诊断均应按照相应法律法规执行。企业相关部门应根据《职业健康监护技术规范》(GBZ 188—2014),组织接触生产性毒物的劳动者进行上岗前职业健康检查。

(二) 生产工艺和生产设备改进和革新

为了预防、控制和消除职业病危害,防治职业病,工业企业建设项目应优先采用有利于保护劳动者健康的新技术、新工艺、新设备和新材料等,当消除和替代措施不足以控制职业危害时,应采取综合控制措施使工作场所职业性有害因素符合国家职业卫生标准要求。

降低毒物的浓度是控制工作场所毒物毒性的根本措施,优先采用先进生产工艺、技术和无毒或低毒的原材料,对产生毒物的生产过程和设备优先采用自动化、密闭化和机械化,在局部设置移动式排毒通风设备,通过改变工艺建筑布局,减少人员直接接触毒物的机会;加强生产设备的维护和管理,特别是化工生产中防止“跑、冒、滴、漏”的措施;工作场所中毒物的发生源应布置在工作地点的自然通风或进风口的下风侧,高毒物质工作场所墙壁、顶棚和地面等内部结构和表面应采用耐腐蚀、不吸收的材料;车间应有通风排风设备,同时设计净化、回收设备合理利用资源,使毒物排放达到国家或地方排放标准的要求,当数种溶剂蒸气或数种刺激性气体同时放散于空气中时应满足足够的通风量,并通过净化处理设备后排出;工作场所存在两种或两种以上的毒物,混合后具有协同作用时应隔开进行生产,分别单独设置排放系统。

(三) 个体防护措施

个体防护用品是指在劳动生产过程中使劳动者免遭或减轻事故和职业危害因素的伤害而提供的个体保护用品,直接对人体起到保护作用。个体防护就是为了降低职业健康风险,减少劳动者暴露于职业健康危害因素而采取的技术措施。用人单位和企业应按照识别、评价、选择的程序,结合劳动者作业方式和工作条件选择功能和效果适用的个体防护用品。依据《个体防护装备配备规范 第1部分:总则》(GB 39800.1—2020)为劳动者提供符合国家标准或者行业标准的个人防护用品,防护用品应当按照存放的要求妥善保存,及时更换,保证其在有效期内。

接触有毒作业的劳动者需着防护服,佩戴合适的呼吸防护用品,防止有害气体、蒸气、烟和雾直接危害劳动者的身体健康;毒物呈粉尘、烟和雾的状态时,劳动者需使用机械过滤式防毒口罩,毒物呈气体和蒸气形态时宜使用化学过滤式防毒口罩或防毒面具;在毒物浓度过高或空气中氧含量过低的特殊作业环境情况下应采用隔离操作或供氧式防毒面具;接触强酸、强碱的劳动者应着耐酸、耐碱工作服,接触局部作用强或经皮中毒危险性大的物质,应佩戴相应质地的防护手套,避免皮肤与毒物的直接接触;工作后应淋浴更衣,重点清洁双手、头

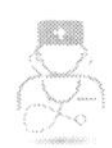

发和各处黏膜，防护服应当及时换洗并严禁带回家中，个人卫生设施中应设置盥洗设备，淋浴室及更衣室，配备个人专用更衣箱。

（四）职业卫生管理

为了加强职业卫生管理工作，预防、控制职业病危害，保障劳动者健康和相关权益，用人单位须依法建立健全职业病防治责任，设立职业卫生管理机构，配备职业卫生管理人员，确立本单位的职业病防治计划和规划，建立完善职业卫生管理制度与操作规程、职业卫生档案，确保职业病防治经费投入和加强劳动过程中职业卫生管理等方面工作。用人单位负责职业卫生管理的人员应当具备与本单位所从事的生产经营活动相适应的职业卫生知识和管理能力，并接受职业卫生培训。

建立、健全职业卫生管理制度和操作规程，对职业病防护设备、应急救援设施进行经常性的维护、检修和保养，依法依规对有毒物质建立严格的管理，建立使用制度和科学合理的操作规范。含毒物的废料应当妥善保存和处理，防止污染水源及土壤。按照《工作场所职业病危害警示标识》（GBZ 158—2003）、《高毒物品作业岗位职业病危害告知规范》（GBZ/T 203—2007），存在职业危害的作业环境在醒目位置设置图形、警示线、警示语句、警示标识和中文警示说明。将工作场所可能产生的职业病危害如实告知劳动者，在醒目位置设置职业病防治公告栏，并在可能产生严重职业病危害的作业岗位以及产生职业病危害的设备、材料、贮存场所等设置警示标识，保障劳动者职业健康。

（五）职业健康教育

用人单位应当对劳动者进行上岗前的职业卫生培训和在岗期间的定期职业卫生培训，普及职业卫生知识，督促劳动者遵守职业病防治的法律、法规、规章、国家职业卫生标准和操作规程。对职业病危害严重的岗位的劳动者进行专门的职业卫生培训，经培训合格后方可上岗作业。对于生产性毒物，相关企业和生产单位应当制定严格的管理、使用制度，通过工程防护、个人防护等减少操作人员接触，劳动者应学习和掌握相关的职业卫生知识，增强职业病防范意识，遵守职业病防治法律法规，正确使用和维护职业病防护设备和个人使用的职业病防护用品，发现职业病危害事故隐患应当及时报告。因变更工艺、技术、设备、材料或者岗位调整导致劳动者接触的职业病危害因素发生变化的，用人单位应当重新对劳动者进行上岗前的职业卫生培训。

（六）上岗前职业健康检查

上岗前健康检查的主要目的是发现有无职业禁忌证，建立接触职业病危害因素人员的基础健康档案。上岗前健康检查均为强制性职业健康检查，对于拟从事接触职业病危害因素作业的新录用人员和拟从事有特殊健康要求作业的人员应在开始从事有害作业前完成。

（七）其他

对于已明确能增加职业性化学中毒的发病危险和因素应及时采取控制措施，个体危险因素包括社会经济、健康行为和生活方式等，如禁止吸烟可预防多种慢性非传染性疾病、职业病或肿瘤。

二、二级预防

职业中毒二级预防的目的在于职业性急性中毒和职业性慢性中毒的早期诊断和发现，如果早期确诊并在毒物造成严重的神经系统、消化系统以及皮肤肌肉等损害前对毒物进行驱排解毒、对症支持治疗等，可以有效减少生产性毒物对患者的健康损害，切实保障劳动者的健康。

（一）职业病危害因素的识别与检测

《工作场所空气中有害物质监测的采样规范》（GBZ 159—2004）规定了有害物质监测的采样方法和技术要求，采样点根据监测需要和工作场所状况，选定有害物质浓度最高、劳动者接触时间最长的工作地点，采样对象选择具有代表性的劳动者，凡接触和可能接触有害物质的劳动者都列为采样对象范围。工作场所空气中有毒物质测定的基本原则和要求依据《工作场所空气有毒物质测定》进行测定，根据待测化学物质的职业接触限值和在工作场所空气中存在状态及浓度等现场检测的需要选用合适的标准检测方法。检测人员认真做好采样前的现场调查和检测所需仪器、试剂和设备等的准备工作，以及测试所用空气收集器的空白、采样效率、解吸效率和 / 或洗脱效率等。

（二）职业健康检查

职业健康检查的目的是早期发现职业病、职业健康损害和职业禁忌证，跟踪观察职业病及职业健康损害的发生、发展规律及分布情况；评价职业健康损害与工作场所中职业病危害因素的相关性及危害程度；识别高危人群，进行目标干预，包括改善工作环境条件，改革生产工艺，采用有效的防护设施和个人防护用品，对职业病患者及疑似职业病和有职业禁忌人员的处理与安置等；评价预防和干预措施的效果，为制定或修订职业卫生政策和职业病防治对策根据《职业健康监护技术规范》（GBZ 188—2014），接触毒物的劳动者应进行在岗期间、离岗时职业健康检查。此外，如发生生产事故劳动者短期大量吸入或经皮肤、消化道接触大量毒物时，还应进行应急健康体检。各类检查的频次及内容应严格按照法规执行，做到切实保障劳动者健康。

（三）新型生物监测指标

通常生物标志物分为接触生物标志物和效应生物标志物，检查一种疾病特异性的生物标志物，对于疾病的鉴定、早期诊断及预防、治疗过程中的监控可能起到帮助作用。寻找和发现有价值的生物标志物是早期确诊和发现疾病的强有力手段。

对于目前发现新型生物监测指标的热点研究，学者们在检测方法，特异性等方面进行优化。例如，尿中苯巯基尿酸（SPMA）与苯接触存在良好相关性，是低浓度苯接触特异和敏感的生物标志物。SPMA 可用高效液相色谱法、液质联谱、气质联谱和酶联免疫吸附试验等方法检测，其特异性在于尚未有其他化学物或食物有类似代谢产物的存在，其生物监测的应用价值明显优于尿苯酚和反 - 反黏糠酸。对于职业性长期低剂量苯的氨基硝基化合物接触的作业劳动者可通过测定尿中代谢产物、血红蛋白加合物，作为判断慢性毒性效应的指标，早期发现危害因素，预防中毒事件的发生。对于急性苯的氨基硝基化合物中毒患者可同时检测尿中的代谢产物、高铁血红蛋白水平及变性珠蛋白小体，以此评价毒物对机体的危害程度及性质，辅助临床疾病的诊断与治疗。

对有些暂时不能明确诊断的患者，应先作对症处理、动态观察、逐步深化认识，再做出正确的诊断，否则可能引起误诊误治，如将铅中毒所致急性腹绞痛误诊为急性阑尾炎而进行阑尾切除术等。

（四）职业病的诊断与鉴定

职业中毒的诊断具有很强的政策性和科学性，直接关系到劳动者的健康和国家劳动保

护政策的执行。2016 年修订的法定职业病名单分 10 类共 132 种，并配套相应的诊断标准；职业病诊断标准经常定期更新，应注意查阅并使用最新颁布的诊断标准。职业性化学中毒是我国最常见的法定职业病种类，其诊断是遵从法定职业病的诊断原则。法定职业病的诊断是由 3 人及以上组成的诊断组严格按国家颁布的职业病诊断标准集体诊断。

在诊断职业中毒的具体操作过程中，尤其是某些慢性中毒，因缺乏特异的症状、体征及检测指标，不易确诊。所以，职业中毒的诊断应有充分的资料，包括职业史、现场职业卫生调查、相应的临床表现和必要的实验室检测，并排除非职业因素所致的类似疾病，综合分析方能做出合理的诊断。

1. **职业接触史** 职业接触史是职业中毒诊断的重要前提。应详细询问患者的职业史，包括现职工种、工龄、接触毒物的种类、生产工艺、操作方法、防护措施；既往工作经历，包括部队服役史、职业史等，以便综合判断患者接触毒物的机会和程度。

2. **职业卫生现场调查** 职业卫生现场调查是诊断职业中毒的重要参考依据。应深入作业现场，进一步了解劳动者所在岗位的生产工艺过程、劳动过程、空气中毒物的浓度、预防措施；同一接触条件下的其他人员有无类似发病情况等，从而判断患者在该条件下，是否可能发生职业中毒。

3. **症状与体征** 职业中毒的临床表现复杂多样，同一毒物在不同致病条件下可导致性质和程度截然不同的临床表现；不同毒物可引起同一症状或体征；非职业因素也可导致与职业因素危害完全相同或相似的临床症状和体征。因此，在临床资料收集与分析时既要注意不同职业中毒的共同点，又要考虑到各种特殊和非典型的临床表现；不仅要排除其他职业性有害因素所致类似疾病，还要考虑职业病与非职业病的鉴别诊断。一般来说，急性职业中毒因果关系较明确；而慢性职业中毒的因果关系有时还难以确立。诊断分析应注意其临床表现与所接触毒物的毒作用特点是否相符，中毒的程度与其接触强度是否相符，尤应注意各种症状体征发生的时间顺序及其与接触生产性毒物的关系。

4. **实验室检查** 实验室检查对职业中毒的诊断具有重要意义，主要包括接触指标和效应指标。

三、三级预防

职业中毒的三级预防关键在于及时识别职业性中毒，及时脱离毒物的作业环境，通过药物治疗以及支持疗法，避免出现不可逆转的神经毒性及脏器损害，以改善患者的预后及生活质量。

（一）治疗原则和方法

职业中毒的治疗可分为病因治疗、对症治疗和支持疗法三类。病因治疗即解毒治疗，目的是尽可能消除或减少致病的物质基础，并针对毒物致病的机制进行处理。及时合理的对症处理是缓解毒物引起的主要症状，促进机体功能恢复的重要措施。支持疗法可改善患者的全身状况，促进患者康复。

1. **急性中毒治疗原则** 脱离中毒环境，立即将患者移至上风向或空气新鲜的场所，注意保持呼吸道通畅。若患者衣服、皮肤被毒物污染，应立即脱去污染的衣物，并用清水彻底冲洗皮肤（冬天宜用温水）；如被酸、碱性物质污染，应立即使用中和剂；如遇水可发生化学反应的物质，应先用干布抹去污染物，再用水冲洗。现场救治时，应注意对心、肺、脑、眼等重要脏器的保护。对重症患者，应严密注意其意识状态、瞳孔、呼吸、脉搏、血压的变化；若发现呼吸、循环障碍时，应及时对症处理，具体措施与内科急救原则相同。对严重中毒需转送医院者，应根据症状采取相应的转院前救治措施。

应尽早使用解毒排毒药物，解除或减轻毒物对机体的损害。必要时，可用透析疗法或换血疗法清除体内的毒物。常用的特效解毒剂有：①金属络合剂：主要有依地酸二钠钙（$CaNa_2$-EDTA）、二乙基三胺五乙酸三钠钙（DTPA）、二巯基丙醇（BAL）、二巯基丁二酸钠（NaDMS）、二巯基丁二酸等，可用于治疗铅、汞、砷、锰等金属和类金属中毒；②高铁血红蛋白还原剂：常用的有亚甲蓝（美蓝），可用于治疗苯胺、硝基苯类等高铁血红蛋白形成剂所致的急性中毒；③氰化物中毒解毒剂：如亚硝酸钠 - 硫代硫酸钠疗法，主要用于救治氰化物、丙烯等含“CN^-”化学物所致的急性中毒；④有机磷农药中毒解毒剂：主要有氯磷定、解磷定、阿托品等；⑤氟乙烷胺中毒解毒剂：常用的有乙酰胺（解氟灵）等。

由于针对病因的特效解毒剂种类有限，因而对症治疗在职业中毒的救治中极为重要，主要目的在于保护体内重要器官的功能，缓解病痛，促使患者早日康复；有时可挽救患者的生命。其治疗原则与内科处理类同。

2. **慢性中毒治疗原则**　早期常为轻度可逆的功能性改变，继续接触则可演变成严重的器质性病变，故应及早诊断和处理。中毒患者应脱离毒物接触，及早使用有关的特效解毒剂，如 NaDMS、$CaNa_2$-EDTA 等金属络合剂；但目前此类特效解毒剂为数不多，应针对慢性中毒的常见症状，如类神经症、精神症状，周围神经病变、白细胞降低、接触性皮炎，慢性肝、肾病变等，对患者进行及时合理的对症治疗，并注意适当的营养和休息，促进康复。慢性中毒患者经治疗后，应对其进行劳动能力鉴定，并安排合适的工作或休息。

（二）康复措施

轻度或中度中毒治愈后可恢复原岗位；重度中毒患者必须调离作业并根据病情予以治疗和休息；如需劳动能力鉴定，按《劳动能力鉴定职工工伤与职业病致残等级》（GB/T 16180—2014）处理。

（张　明　李旭东）

第三节　职业性化学中毒预防典型案例

一、案例一

（一）案例基本情况

某磷化公司反应炉车间锅炉内检修时，因锅炉内电焊作业无防护、救援不当发生急性一氧化碳、二氧化碳和氮氧化物混合气体中毒事故。事故当日 8 时 30 分至 11 时 20 分，公司电焊工甲和乙进入处于检修期的 1 号锅炉内进行电焊作业，无异常情况发生，该锅炉除炉顶工作窗和底部有两个 20cm × 15cm 的小窗口外，基本密闭。13 时 20 分，甲和另外 1 名工

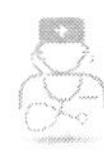

人丙进入1号锅炉内准备继续工作，随即昏倒。其他工人发现后急忙下炉抢救，先后下去4人，除1人因戴防毒面具无异常外，其余3人也昏倒在炉内。炉外1名工人拿氧气瓶的通气管从炉底小窗口往炉内通氧气，因其面部离小窗口太近（约8cm），1分钟后也昏倒。救援人员用气割炉底后，将炉内5人救出，当场死亡3人，另外3人住院治疗。

（二）案例分析

该案例中电焊作业工作场所属于密闭空间，现场环境空气不流通，化学毒物极易聚集，用人单位并未为劳动者配备个人防护用品，并且在发生中毒事故时未采取正确的应急救援措施，导致中毒事故的发生。

（三）三级预防策略

如果从三级预防角度，可从以下方面避免或减少上述混合气体中毒事故的发生。

1. 一级预防策略

（1）锅炉内电焊作业应按密闭空间作业进行管理，禁止向锅炉内通氧气。采用工程技术措施，控制职业性有害因素的扩散。采用适当的生产工艺，包括加料、出料、包装等方法，以减少空气污染，储存中注意温、湿度，用低毒物质代替高毒物质。

（2）采取远距离操作、自动化操作，辅以个人防护用品，防止直接接触。

（3）控制职业性有害因素的作用条件。职业有害因素的作用条件是能否引起职业病的决定性前提之一，其中最主要的是接触机会和作用强度（剂量），决定接触机会的主要因素是接触时间。

2. 二级预防策略　加强对劳动者的健康监护，健康监护的基本内容包括健康检查、健康监护档案建立、健康状况分析和劳动能力鉴定等。健康检查包括上岗前健康检查和在岗期间定期健康检查。依据一氧化碳、二氧化碳和氮氧化物的中毒诊断标准及时鉴别与诊断，第一时间采取应急救援处置，做到早发现、早诊断、早治疗的预防措施。

（1）一氧化碳的在岗期间职业健康检查：检查内容包括①内科常规检查：血压测定，心、肺、腹部检查，甲状腺、咽喉检查；握力，肌张力，腱反射，三颤（眼睑震颤、舌颤、双手震颤）。②血常规、尿常规、肝功能、心电图、肝脾B超、胸部X线摄片。③血碳氧血红蛋白指标测定。

（2）氮氧化合物的在岗期间职业健康检查内容包括①症状询问：重点询问呼吸系统疾病史及相关症状。②体格检查：内科常规检查。③实验室和其他检查必检项目：血常规、尿常规、心电图、血清ALT、肺功能、胸部X线摄片；选检项目：肺弥散功能。

3. 三级预防策略　针对已明确诊断的患者，采取适时、有效的处置，以防止病情恶化、促使功能恢复、预防并发症。对于轻度中毒者，可给予氧气吸入及对症治疗；重度中毒者视病情应给予消除脑水肿、维持呼吸循环功能及镇静等对症及支持治疗，视病情安排治疗和休息。

二、案例二

（一）案例基本情况

某塑料泡沫厂生产车间发生原料库爆炸引起的以氟化物、氮氧化物和氰化物为主的混合气体中毒及烧伤。事故当日18时25分，车间突然冒烟起火，8t塑料泡沫和3t原材料被

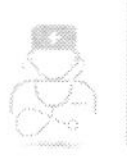

燃烧殆尽，约 1h 后，原料库房发生爆炸，响声震天，巨大热浪将房屋顶墙上数十名救火人员冲击烧伤；同时，由于县中学和某兵站紧靠该车间，爆炸导致师生和解放军中毒烧伤。事故共造成 23 人中毒，33 人烧伤伴中毒，其中 4 人病危。调查发现，燃烧物品为聚醚多元醇、塑料泡沫、二异氰酸酯、氟利昂、辛酸亚锡、硅油等，事故受伤患者诊断为高分子化学物质混合气体（氟化物、氮氧化物、氰化物为主）中毒及爆炸气体冲击浪烧伤。该用人单位原系一竹编厂，于 1985 年经当地县政府批准转生产泡沫塑料，但未按照国家法律法规进行“三同时”审核验收，生产布局极不合理，同时毒物车间紧邻学校和兵站人群密集区，车间没有三废处理和防护措施，车间管理混乱。爆炸中毒事故发生时，未能及时疏散教师、学生和军人，导致受害人群迅速扩大。

（二）案例分析

该案例为高分子化学物质混合气体中毒爆炸事故。事发工厂车间内有大量化学品物质，生产车间布局不合理，车间没有三废处理和防护措施，并且工厂未按照国家法律法规进行“三同时”审核验收，车间内职业卫生管理薄弱，该工厂有很大的安全风险。同时毒物车间紧邻生活区，爆炸中毒事故时，未能及时疏散群众导致受害人群扩大。

（三）三级预防策略

如果从三级预防角度，可从以下方面避免或减少上述高分子化学物质混合气体中毒爆炸事故的发生。

1. 一级预防策略

（1）对含氟残液进行焚烧处理，残液贮罐要密闭，防止暴晒；含有机氟化合物的瓶罐，未经处理不得随意开放。对用聚四氟乙烯薄膜包裹的垫圈、管道阀门等，如需焊接或高温切割时，应将聚四氟乙烯薄膜去除后方可操作。

（2）对粉尘、有毒蒸气或气体的操作应在密闭条件下进行，辅以局部抽风，有毒气体泄漏时，可采用局部排气罩，控制职业性有害因素的扩散。

（3）注意个人防护，保持良好卫生习惯，在采样、检修或处理残液时须佩戴供氧式防毒面具。

2. 二级预防策略

（1）加强作业场所空气中毒物浓度监测，将车间空气中有机氟的浓度控制在职业接触限值以下。

（2）加强对氟化物、氮氧化物、氰化物的上岗前健康检查和在岗期间定期体检，发现有慢性阻塞性肺部疾病、支气管哮喘、慢性间质性肺病和心肌病，均不宜从事接触有机氟的工作。

3. 三级预防策略　增强机体抵抗力，保护受化学毒物作用的靶组织、靶器官，应根据所接触职业性有害因素的性质和特点，适当补充某些特别需要的营养成分。

三、案例三

（一）案例基本情况

职工甲，女，1999 年 10 月至 2000 年 6 月 17 日在塑料厂从事擦字工作，2000 年 4 月底出现乏力、恶心、头晕等症状，5 月初开始出现鼻出血、牙龈出血等情况，于 6 月 22 日住院治疗，7 月 7 日该市卫生监督所接到举报后进入该厂调查，发现作业场所空气中苯浓度严

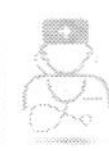

重超标，工厂使用的是某精细化工厂生产假冒伪劣的混合二甲苯擦洗溶液，实际苯含量占54.4%，二甲苯仅占4.4%。7月20日该市卫生系统部门对该厂其余14名印刷或擦字的劳动者进行体检，经诊断，2人为慢性重度苯中毒（再生障碍性贫血，包括甲），6人慢性轻度苯中毒。

（二）案例分析

由于苯是确定的人类致癌物，企业应予以严格管理并做好三级预防措施。案例中作业车间空气中苯浓度严重超标，并且劳动者使用的擦洗溶液为假冒伪劣产品，劳动者长期接触作业导致患有苯中毒的职业病。

（三）三级预防策略

如果从三级预防角度，可从以下方面避免或减少上述苯中毒的发生。

1. 一级预防策略

（1）生产工艺改革和通风排毒：生产过程密闭化、自动化和程序化，安装有充分有效的局部抽风排毒设备，并定期维护和检修，使工作场所空气中苯的浓度保持低于国家卫生标准。

（2）以无毒或低毒的物质取代苯：如在油漆及制鞋工业中，以汽油、二乙醇缩甲醛、环己烷等作为稀薄剂或黏胶剂；以乙醇等作为有机溶剂或萃取剂。

2. 二级预防策略 对苯作业现场进行定期劳动卫生学调查，监测空气中苯的浓度。作业劳动者应加强个人防护，进行岗前和在岗期间定期体检，有血常规异常者和造血系统疾病的劳动者调离岗位。女工怀孕期及哺乳期必须调离苯作业，以免对胎儿产生不良影响。

苯的在岗期间健康检查内容包括①症状询问：重点询问神经系统和血液系统症状，如头痛、头晕、乏力、失眠、多梦、记忆力减退、皮肤黏膜出血、月经异常等。②体格检查：内科常规检查。③实验室和其他检查必检项目：血常规（注意细胞形态及分类）、尿常规、心电图、血清ALT、肝脾B超；选检项目：尿反-反黏糠酸测定、尿酚、骨髓穿刺。

3. 三级预防策略 及时脱离苯作业环境，通过药物治疗以及支持疗法。对于慢性中毒，无特效解毒药，治疗根据造血系统损害所致血液疾病对症处理，如发绀等则静脉滴注葡萄糖溶液加维生素，或采用亚甲蓝（美蓝），甲苯胺蓝加硫堇，同时除注意给予高糖、高蛋白、低脂肪、富含维生素的饮食外，还要积极采取“护肝”治疗。

四、案例四

（一）案例基本情况

职工乙在维修部工作，12月3日调至精焊部从事焊锡工作，每天工作8h，作业岗位离使用三氯乙烯的手工清洗机约15m。12月14日因皮肤瘙痒等不适请假就医，20日出现上腹持续性疼痛、阵发性加剧、恶心、呕吐，21日入院治疗，22日10时30分死亡。尸检发现皮肤呈暗黄色，背部有暗红色尸斑，角膜重度混浊，巩膜黄染，右面部剥脱性皮疹，左颈部和胸部也有剥脱性皮疹，组织学检查见肝组织以肝小叶中央静脉为中心向四周呈不同程度变性坏死，结合三氯乙烯职业接触史和临床资料，诊断为三氯乙烯药疹样皮炎致死。

（二）案例分析

该案例为三氯乙烯中毒，事件经调查发现，该厂使用三氯乙烯作为清洗剂，作业工序中清洗区和其他工作区没有隔离，工作场所没有通风排毒设施，缺少防护手套等防护用品，上岗前、岗中都未做职业健康体检。现场采样检测,作业环境中清洗区空气中三氯乙烯浓度严重超标。

(三)三级预防策略

如果从三级预防角度,可从以下方面避免或减少上述三氯乙烯药疹样皮炎的发生。

1. 一级预防策略

(1)进釜出料和清洗之前,应先通风换气,或用高压水或无毒溶剂冲洗,经测定釜内温度和三氯乙烯浓度合格后,佩戴防护服和送风式防毒面罩,并在他人监督下,方可入釜清洗。

(2)生产企业应设立专职或兼职职业卫生管理人员,进行本单位职业危害防护监督管理,做好安全生产标准化建设,建立安全生产标准化运行机制,实现管理标准化、现场标准化和操作标准化。

2. 二级预防策略

(1)加强生产设备及管道的密闭和通风,将车间空气中氯乙烯的浓度控制在职业接触限值(PC-TWA 30mg/m^3)以内。

(2)加强健康监护,每年1次体检,凡查出过敏体质,或有神经系统器质性疾病,明显的心、肝、肾疾病,眼底病变者,均应禁止或脱离从事三氯乙烯作业。

(3)三氯乙烯在岗期间的体检内容包括①症状询问:重点询问慢性肝病、皮肤疾病史及相关症状。②体格检查:内科常规检查,神经系统常规检查,皮肤科检查。③实验室和其他检查:必检项目包括血常规、尿常规、心电图、肝功能;选检项目为肝脾B超。

3. 三级预防策略 确诊三氯乙烯中毒的患者,应及时进行规范性治疗,同时加强个体保健,增加机体抵抗力,预防并发症的发生。

(张 明 林大枫)

参 考 文 献

[1] 菅向东, 杨晓光, 周启栋. 中毒急危重症诊断治疗学 [M]. 北京: 人民卫生出版社, 2009.
[2] 何凤生. 中华职业医学 [M]. 北京: 人民卫生出版社, 1999.
[3] 邬堂春. 职业卫生与职业医学 [M]. 北京: 人民卫生出版社, 2017.
[4] 金泰廙, 王生, 邬堂春. 职业卫生与职业医学 [M]. 北京: 人民卫生出版社, 2011.
[5] 崔泽. 职业中毒应急处理与防控 [M]. 北京: 人民军医出版社, 2014.
[6] 丁洁瑾, 孙宝林, 郝鹏鹏, 等. 我国职业中毒的现状分析及防治对策 [J]. 中国安全生产科学技术, 2008, 4 (1): 63-66.
[7] 孙国翔, 周川, 杨小兵, 等. 1993—2016 年我国职业中毒现状分析及防治对策 [J]. 中国安全生产科学技术, 2018: 14 (10): 187-192.
[8] 徐桂芹. 2000—2009 年全国职业中毒状况规律分析和对策探讨 [J]. 中国安全生产科学技术, 2011 (5): 98-102.
[9] 黄金祥, 周安寿, 邝守仁, 等. 职业病诊断标准研制现状与展望 [J]. 工业卫生与职业病, 2007, 33 (1): 1-4.
[10] 尚波, 傅恩惠. 职业性化学中毒通用诊断标准应用体会 [J]. 职业卫生与应急救援, 2020, 38 (1): 94-96.
[11] 张巡淼, 阮艳君, 严蓉, 等.《职业性急性化学物中毒诊断》标准应用评析 [J]. 中华劳动卫生职业病杂

志, 2013, 31 (6): 478-479.

[12] 吴玉霞, 夏斯伟. 职业性突发化学中毒事故的现场调查与应急处置 [J]. 健康教育与健康促进, 2013, 8 (3): 235-237.

[13] 王瑾. 化工职业性中毒及预防 [J]. 贵州工业职业技术学院学报, 2010, 6 (3): 48-52.

[14] 樊晶光, 王海椒, 李晗. 我国职业中毒现状及防治建议 [J]. 伤害医学 (电子版), 2017, 6 (2): 1-4.

[15] 施惠平, 陈三凤, 单宝荣. 某市 1972—2008 年职业中毒分析 [J]. 中华劳动卫生职业病杂志, 2012, 30 (3): 239-240.

[16] 张雪艳, 王忠旭, 李珏, 等. 2002—2012 年我国文献报道的中毒事故发生现状及原因分析 [J]. 工业卫生与职业病, 2014, 40 (5): 338-341.

[17] 毕海侠, 王红军, 吕虹. 关于急性职业中毒的原因与预防措施分析 [J]. 中国医药指南, 2017, 15 (29): 298-299.

[18] 吴玉霞, 夏斯伟. 职业性突发化学中毒事故的现场调查与应急处置 [J]. 健康教育与健康促进, 2013, 8 (3): 235-237.

[19] 于方圆, 刘小方, 王丽华, 等. 2006—2015 年上海市金山区职业病发病特征及防治对策 [J]. 职业与健康, 2017, 33 (21): 2927-2930.

[20] 张飙. 新时期职业病防治形势分析及对策建议 [J]. 疾病监测与控制, 2019, 13 (6): 433-435.

[21] 张雪娟, 樊晶光, 王海椒, 等. 我国职业病危害事故调查处理的现状与对策 [J]. 职业与健康, 2018, 34 (10): 1419-1423.

[22] 朱晓俊, 李涛, 王丹, 等. 重点职业病监测现状及问题对策分析 [J]. 中国工业医学杂志, 2016, 29 (6): 403-407.

[23] 李晓艺, 杨敏, 温贤忠, 等. 我国 2008—2017 年职业性化学中毒研究文献计量学分析 [J]. 中国职业医学, 2018, 45 (5): 620-622.

[24] 陆一鸣, 盛慧球. 我国急性中毒的现状分析及其专业发展特点 [J]. 中华急诊医学杂志, 2010, 19 (4): 341-343.

[25] 裴松. 职业病防治工作现状及对策 [J]. 公共卫生与预防医学, 2013, 24 (2): 90-91.

[26] 杨黎明, 黄云彪, 王宇, 等. 80 起急性职业中毒事件流行病学分析 [J]. 环境与职业医学, 2012, 29 (3): 171-172.

[27] 裴雪松, 尹英, 金连梅, 等. 2004—2009 年全国急性职业中毒事件分析 [J]. 疾病监测, 2010, 25 (6): 499-501.

[28] 徐桂芹. 2000—2009 年全国职业中毒状况规律分析和对策探讨 [J]. 中国安全生产科学技术, 2011 (5): 98-102.

[29] 余彬, 丁帮梅, 朱晓俊, 等. 某省 2006—2015 年职业中毒发病分析 [J]. 中华劳动卫生职业病杂志, 2018, 36 (8): 622-625.

[30] 丁帮梅, 沈涵, 韩磊, 等. 2005—2009 年某省急性职业中毒事故分析 [J]. 中华劳动卫生职业病杂志, 2010, 28 (12): 931-933.

[31] 孙国翔, 周川, 杨小兵, 等. 1993—2016 年我国职业中毒现状分析及防治对策 [J]. 中国安全生产科学技术, 201814 (10): 187-192.

[32] WANG N, WANG B, WEN J, et al. Types of Exposure Pesticide Poisoning in Jiangsu Province, China; The Epidemiologic Trend between 2006 and 2018 [J]. Int J Environ Res Public Health, 2019, 16 (14): 2586.

[33] YU B, DING B, SHEN H, et al. Analysis of reports of cases of pesticide poisoning in Jiangsu Province, China, from 2006 to 2013 [J]. Zhonghua Lao Dong Wei Sheng Zhi Ye Bing Za Zhi, 2015, 33 (3): 194-198.

[34] WANG B S, CHEN L, Li XT, et al. Acute Pesticide Poisoning in Jiangsu Province, China, from 2006 to 2015 [J]. Biomed Environ Sci, 2017, 30 (9): 695-700.

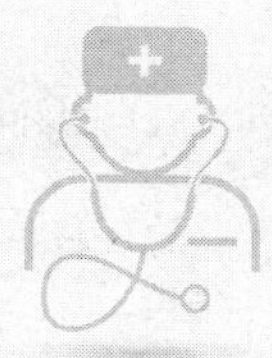

第五章　金属及类金属中毒的三级预防

全世界已经发现的108种元素中，属于金属或类金属的元素达92种，约占元素总量的85%。人体生理生化功能所需的15种必需元素中，除氟之外，其余均为金属元素。金属和类金属在维持人体健康方面，有着不可替代的作用。但过量金属和类金属暴露也会对人体健康产生不良影响，尤其是作业场所的较高浓度职业接触，会导致劳动者出现金属及类金属中毒。1989—2003年全国报告发生的金属及类金属化合物重大急性职业中毒事件共39起，年均2.6起，涉及金属及类金属化合物共计13种，确诊中毒609例，死亡32例。金属及类金属中毒的职业病三级预防工作对于保护相关劳动者的职业健康具有重要意义。

第一节　金属及类金属中毒概述

一、概述

（一）金属及类金属中毒定义

金属一般是指原子结构中最外层电子数小于4的元素组成的单质，如铅、汞、锰、镉、铍等。类金属是在元素周期表对角线上的几种元素组成的单质，其性质介于金属和非金属之间，如磷、砷等。金属和类金属可以通过氧化反应生成金属氧化物，也可以与酸、盐发生置换反应生成金属化合物。本文中提到的金属及类金属中毒是指在作业场所劳动者因过量接触金属和类金属及其化合物而导致的急性或慢性中毒性疾病。

（二）金属及类金属毒物主要接触作业

金属和类金属及其化合物在工农业生产以及人们日常生活中应用广泛，如建筑、汽车、航空航天、电子产品等领域以及油漆、涂料、催化剂等材料的生产过程中都大量使用。各种金属和类金属都是通过矿山开采、冶炼、精炼和加工后成为工业用金属原料的。在这些生产加工的过程中，金属及类金属通常会以气溶胶的形式悬浮于作业场所空气中，从而对车间和工作场所造成污染，给劳动者的身体健康造成潜在危害。了解金属和类金属的接触机会和毒性作用及可能引起的职业中毒，在职业病的预防工作中具有重要意义。

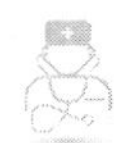

(三) 金属及类金属中毒分类

金属和类金属中毒所致法定职业病在我国每年的职业病报告中占有重要地位。根据我国2016年职业病报告,全国31个省、自治区、直辖市和新疆生产建设兵团共报告砷及其化合物中毒342例,占所有慢性职业中毒病例的42.1%,是引起慢性职业中毒最多的化学物质。铅及其化合物中毒(不包括四乙基铅)共89例,在慢性职业中毒病例中排第三位。铬及其化合物职业暴露所引起的铬鼻病是一种重要的职业性耳鼻喉口腔疾病,2016年报告13例。急性金属或类金属中毒多由吸入高浓度金属烟雾、金属气化物或食入含金属化合物的食品所致,在现代工业中,这种类型的接触比较少见,常常是由于意外的化学反应、事故或在密闭空间燃烧或焊接造成。低剂量长时间接触金属和类金属引起的慢性职业中毒是目前金属中毒的重点。从行业分布看,除了煤炭开采和矿采行业,报告职业病病例主要分布在有色金属矿采行业(4 110例)以及开采辅助活动行业(3 829例)。金属及类金属中毒引起的职业病防治工作依然刻不容缓。

(四) 金属及类金属中毒发病机制

金属和类金属的毒作用方式具有一些特点。第一,金属和类金属作为一种元素单质往往不会在体内被代谢性降解破坏,而是转变为其原价态或形成化合物,并提高毒性。如铅在体内变为可溶性二价铅离子干扰一系列酶的活性而引起铅中毒;砷在体内转变为具有毒性的三价甲基砷,尤其是单甲基三价砷毒性最高。金属也可与有机物结合,改变其物理特性和毒性,如金属氰化物和金属羰基化物毒性很大。第二,不同金属和类金属的排泄通道和速率有很大差异。金属与类金属多经肾脏排出,如铅、汞、镉、铬等,有些还可经唾液、汗液、乳汁、毛发等排出体外。甲基汞在人体的生物半减期仅70d,而镉大约是10~20年。同一种金属在不同组织的生物半减期也可能不一致,如铅在血液和肝脏中仅几周,而在骨骼内却长达20年。第三,很多金属和类金属的毒作用具有靶器官特异性,即选择性地在某些器官或组织中蓄积并发挥生物学效应,引起慢性毒性作用。第四,虽然不同金属和类金属的毒作用机制往往不同,但也存在一些相似点,比如多种金属可与巯基共价结合,改变生物大分子的结构和功能;产生过多自由基,破坏机体抗氧化系统,引起氧化损伤;有毒金属与必需金属元素之间相互作用,干扰机体必需金属元素的正常生理生化作用;诱导合成保护性蛋白,限制细胞损伤。

(五) 金属及类金属中毒诊断和临床表现

金属和类金属中毒的诊断原则与其他职业中毒相同,如确切的接触史、特异的临床表现、可靠的实验室依据、排除其他引起类似表现的疾病等。但由于金属及类金属元素本身不易分解破坏,多能从体液中检出它的原型,则是其他化合物难以具备的特点,也是进行临床毒理学研究最有利的条件。

每一种金属和类金属因其毒性和靶器官不同而出现不同的临床表现。了解金属中毒表现,结合职业史可帮助诊断。大多数金属通过代谢可在血和尿中检出从而帮助确立诊断。临床诊断为金属和类金属中毒后,常使用络合剂治疗。金属毒物在体内代谢过程中,一般主要通过和体内巯基及其他配基形成稳定复合物而发挥生物学作用,正是这种特性构成了应用络合剂疗法治疗金属中毒的基础。治疗金属中毒常用的络合剂有两种,即氨羧络合剂和巯基络合剂。氨羧络合剂中的氨基多羧酸能与多种金属离子络合成无毒的金属络合物并排出体外,如依地酸二钠钙、促排灵。巯基络合剂的碳链上带有巯基,可和金属结合,保护人体的巯基酶系统，免受金属的抑制作用，同时亦可解救已被抑制的巯基酶，使其活性恢复，如二巯基丙醇、二巯基丙磺酸钠、二巯基丁二酸钠、青霉胺等。

金属和类金属中毒预防原则与其他职业危害的预防相同，应采取管理、卫生技术、个人防护以及卫生保健措施。

二、金属及类金属中毒的三级预防

（一）一级预防

控制工作场所呼吸道暴露是金属及类金属中毒一级预防的关键。完善相关法律、法规及标准，确定金属及类金属的监测方法和限值，完善金属及类金属中毒的诊断标准。对于金属和类金属及其化合物，相关企业和生产单位应当制定严格的管理、使用制度，通过工程防护、个人防护等减少操作人员接触，并对相关劳动者进行严格的培训。降低金属和类金属的浓度是控制工作场所金属和类金属毒性的根本，车间应有通风排风设备，并采取一定措施实现生产过程自动化、密闭化和机械化防止粉尘扩散。

（二）二级预防

金属及类金属中毒二级预防的关键在于早发现、早诊断和早治疗。早发现，首先应当对工作场所空气中金属和类金属浓度进行监测，通过标准方法检测并与职业接触限值进行比较，早期发现可能的过量职业接触史。其次，定期的职业健康检查，包括岗前、岗中、离岗和应急体检，按照《职业健康监护技术规范》（GBZ 188—2014）的要求，早期发现职业病、职业健康损害和职业禁忌证。同时，相关生物标志物的检测对于金属及类金属中毒的早发现也具有重要意义。早诊断，主要在于根据相应的国家标准，对金属及类金属中毒进行及时的诊断。早治疗，主要在于早期金属及类金属中毒的及时治疗以及应急治疗等。

（三）三级预防

金属及类金属中毒的三级预防关键在于及时识别职业性金属及类金属中毒，通过解毒治疗和对症治疗，以改善患者的预后及生活质量。金属及类金属中毒职业病一旦确诊，即应立即脱离接触，并进行相应治疗和妥善安置。

（陈章健　刘保峰）

第二节　铅及其化合物中毒（不包括四乙基铅）的三级预防

铅（plumbum，Pb）是人类最早使用的金属之一。人类在 7 000 年前就已经认识到铅了，公元前 3 000 年，人类已经可以从矿石中熔炼铅。在英国博物馆里藏有在埃及阿拜多斯清真寺发现的公元前 3 000 年的铅制塑像。我国二里头文化的青铜器中也发现有加入铅作为合金元素，并在整个青铜时代与锡一起，构成了我国古代青铜器最主要的合金元素。铅制的酒器卣、爵、觚和戈等也在我国殷代墓葬中被发现。在欧洲，从希腊、罗马时代起直到16世纪，人们还没有开始用石墨制造铅笔，就将铅条夹在木棍里在纸上写字，这也正是铅笔一词的来源。到了中世纪，由于铅具有很好的耐腐蚀性，在铅的富产国——美国，铅板开始用来被制造成教堂及房屋的屋顶。最初制造硫酸使用的铅室法也是利用了铅耐腐蚀这一性质。我国受不同程度职业危害的人群高达2亿，其中铅中毒是我国慢性中毒的首要病因。铅中毒主要集中在冶炼和蓄电池行业，患病率分别为23.8%和18.8%，上述行业铅中毒人数占铅总中毒人数的66%，以中小型乡镇企业铅中毒尤为严重，患病率高达9.35%。三级预防理论为铅及其化合物中毒的预防提供了重要的指导思想。

一、铅及其化合物中毒概述

(一) 铅及其化合物中毒定义

铅及其化合物中毒是指在作业场所劳动者因过量接触铅及其化合物而导致的急性或慢性中毒性疾病。

(二) 铅及其化合物中毒主要接触作业

由于铅对环境的污染，20世纪80年代开始，铅的应用开始骤然下降，现在的汽油、燃料、焊锡和水管一般都不含铅。由于耐硫酸腐蚀、防电离辐射等性能优良，铅被广泛应用于建筑、铅酸蓄电池、军工、焊接物料、防辐射物料、部分合金（如电子焊接用的铅锡合金）中。

涉及铅及其化合物接触的行业主要有铅矿开采及冶炼工业；熔铅作业，制造铅丝、铅皮、铅箔、铅管、铅丸等；制造蓄电池；玻璃、搪瓷、景泰蓝、铅丹、铅白、油漆等；碱式硫酸铅、碱式亚磷酸铅等塑料稳定剂；砷酸铅用作杀虫剂、除草剂。

(三) 铅及其化合物中毒发病机制

铅中毒的机制尚未完全阐明。铅作用于全身各器官和系统，主要累及神经系统、血液及造血系统、消化系统、心血管系统及肾脏等。目前，在铅中毒机制研究中，铅对卟啉代谢和血红素合成影响的研究最为深入，并认为出现卟啉代谢紊乱是铅中毒重要和较早的变化之一。

卟啉代谢和血红素合成是在一系列酶促作用下发生的。在这个过程中，目前比较清楚的是铅抑制δ-氨基-γ-酮戊酸脱水酶（ALAD）和血红素合成酶。ALAD受抑制后，δ-氨基-γ-酮戊酸（ALA）形成胆色素原受阻，血ALA增加并由尿排出。血红素合成酶受抑制后，二价铁离子不能和原卟啉Ⅸ结合，使血红素合成障碍，同时红细胞游离原卟啉（FEP）增加，使体内的Zn离子被络合于原卟啉Ⅸ，形成锌原卟啉（ZPP）。铅还可抑制δ-氨基-γ-酮戊酸合成酶（ALAS），但由于ALA合成酶受血红素反馈调节，铅对血红素合成酶的抑制又间接促进ALA合成酶的生成。

此外，铅对红细胞，特别是骨髓中幼稚红细胞具有较强的毒作用，使点彩细胞形成增加。铅可使骨髓幼稚红细胞发生超微结构的改变，如核膜变薄，胞浆异常，高尔基体及线粒体肿胀，细胞成熟障碍等。铅在细胞内可与蛋白质的巯基结合，干扰多种细胞酶类活性，例如铅可抑制细胞膜三磷酸腺苷酶，导致细胞内大量钾离子丧失，使红细胞表面物理特性发生改变，寿命缩短，脆性增加，导致溶血。

目前，铅对神经系统的损害日益受到关注。除了对神经系统的直接毒作用外，还由于血液中增多的ALA可通过血脑屏障进入脑组织，因其与γ-氨基丁酸（GABA）化学结构相似，

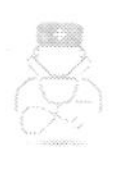

可与GABA竞争突触后膜上的GABA受体，产生竞争性抑制作用而干扰神经系统功能，出现意识、行为及神经效应等改变。铅还可影响脑内儿茶酚胺的代谢，使脑内和尿中高香草酸（HVA）和香草扁桃酸（VMA）显著增高，最终导致中毒性脑病和周围神经病。铅还可损害周围神经细胞内线粒体和微粒体，使神经细胞膜改变和脱髓鞘，表现为神经传导速度减慢；还可以引起轴索变性，导致垂腕。

铅可抑制肠壁碱性磷酸酶和ATP酶的活性，使肠壁和小动脉平滑肌痉挛收缩，肠道缺血引起腹绞痛。

铅可影响肾小管上皮线粒体功能，抑制ATP酶活性，引起肾小管功能障碍甚至损伤，造成肾小管重吸收功能降低，同时还影响肾小球滤过率。

（四）铅及其化合物中毒诊断和临床表现

《职业性慢性铅中毒诊断标准》（GBZ 37—2015）规定了职业性慢性铅中毒的诊断原则、诊断分级和处理原则，适用于职业接触铅烟或铅尘引起的慢性铅中毒的诊断及处理。该标准规定对职业病慢性铅中毒的诊断原则为：根据确切的职业史及以神经、消化、造血系统损害为主的临床表现与有关实验室检查结果为依据，其中实验室检查包括血铅、尿铅、ALA、血锌原卟啉参考作业环境调查，进行综合分析，排除其他原因引起的类似疾病，方可诊断。职业性慢性铅中毒经诊断分级为：轻度中毒、中度中毒、重度中毒。中毒患者宜根据具体情况，使用金属络合剂驱铅治疗，如依地酸钙钠、二巯丁二酸钠等注射或二巯丁二酸口服，辅以对症治疗。

经口摄入大量铅化合物可致急性铅中毒，多表现为胃肠道症状，如恶心、呕吐、腹绞痛等，少数出现中毒性脑病。工业生产中急性中毒已极罕见。职业性铅中毒基本上为慢性中毒，早期表现为乏力、关节肌肉酸痛、胃肠道症状等。随着病情进展，可出现下列表现：

1. **神经系统**　主要表现为类神经征、周围神经病，严重者出现中毒性脑病。类神经征是铅中毒早期和常见症状，表现为头昏、头痛、乏力、失眠、多梦、记忆力减退等，属功能性症状。周围神经病分为感觉型、运动型和混合型。感觉型表现为肢端麻木，四肢末端呈手套、袜套样感觉障碍。运动型表现为握力减退，进一步发展为伸肌无力和麻痹，甚至出现“腕下垂”或“足下垂”。严重铅中毒病例可出现中毒性脑病，表现为头痛、恶心、呕吐、高热、烦躁、抽搐、嗜睡、精神障碍、昏迷等症状，在职业性中毒中已极为少见。

2. **消化系统**　表现为口内金属味、食欲不振、恶心、隐性腹痛、腹胀、腹泻与便秘交替出现等。重者可出现腹绞痛，多为突然发作，部位常在脐周，发作时患者面色苍白、烦躁、冷汗、体位卷曲，一般止痛药不易缓解，发作可持续数分钟以上；检查腹部常平坦柔软，轻度压痛但无固定点，肠鸣减弱，常伴有血压升高和眼底动脉痉挛；腹绞痛是慢性铅中毒急性发作的典型症状。

3. **血液及造血系统**　可有轻度贫血，多呈低色素正常细胞型贫血，亦有呈小细胞性贫血；卟啉代谢障碍，点彩红细胞、网织红细胞、碱粒红细胞增多等。

4. **其他**　口腔卫生不好者，在齿龈与牙齿交界边缘上可出现由硫化铅颗粒沉淀形成的暗蓝色线，即铅线。部分患者肾脏受到损害，表现为近曲小管损伤引起的Fanconi综合征，伴有氨基酸尿、糖尿和磷酸盐尿；少数较重患者可出现蛋白尿，尿中红细胞、管型及肾功能减退。此外，铅可使男工精子数目减少、活动力减弱和畸形率增加；还可导致女性月经失调、流产、早产、不育等。

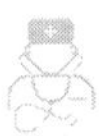

二、铅及其化合物中毒的三级预防

（一）一级预防

对于铅及其化合物，相关企业和生产单位应当制定严格的管理、使用制度，通过工程防护、个人防护等减少操作人员接触，并对相关劳动者进行严格的培训，因此控制工作场所经呼吸道和消化道的铅暴露是铅及其化合物中毒一级预防的关键。

1. **相关法律、法规及标准制定和完善**　铅具有致畸性和可能致癌性，国际癌症研究机构（International Agency for Research on Cancer，IARC）于 1987 年将铅列为 2B 类致癌物，于 2006 年将无机铅化合物和有机铅化合物分别列为 2A 和 3 类致癌物，鉴于铅的毒性主要来源于其可溶性化合物，铅的监测方法和限值同样主要针对可溶性的铅化合物。《工作场所有害因素职业接触限值　第 1 部分：化学有害因素》（GBZ 2.1—2019）中规定了铅尘、铅烟的 PC-TWA 分别为 0.05mg/m^3 和 0.03mg/m^3。《职业健康监护技术规范》（GBZ 188—2014）对铅及其化合物接触的劳动者进行职业健康检查，以便及时采取干预措施，保护劳动者健康。

2. **生产工艺和生产设备改进和革新**　依据《工作场所防止职业中毒卫生工程防护措施规范》（GBZ/T 194—2007），降低工作场所空气中铅的浓度是控制工作场所铅毒性的根本，车间应有通风排风设备，并采取一定措施实现生产过程自动化、密闭化和机械化，其中，铅合金生产炉、氧化铅炉、电池生产极板均应完全密闭以防止铅尘扩散，蓄电池制造中采用铸造机、涂青机、切边机等减少铅尘飞扬，控制熔铅温度，在高于 500℃的高温熔炉上方应设通风橱或设局部通风排毒设施，研磨岗位应配备便携式的除铅尘设备。采用湿式作业、用湿锯末混合扩散出来的原料粉末等湿法作业手段减少铅及其化合物的蒸气或粉尘逸散到工作环境中。

3. **个体防护措施**　为铅作业人员配备防尘口罩、防化学品手套、化学品防护服和工作帽等个人防护用品，避免皮肤与含铅化合物的直接接触；严禁穿工作服、口罩等个体防护用品进出食堂，工作后应淋浴更衣，重点清洁双手、头发和各处黏膜，防护服严禁带回家中并应当及时换洗。个体防护用品应按要求进行维护、由用人单位集中清洗并及时更换。待清洗的个体防护用品应置于密闭容器中储存，并设置警示标识。从事清扫作业人员应穿工作服、佩戴防尘口罩等。收集的铅粉尘应放置在专用容器内，不应与其他垃圾等堆放在一起。铅的密度很大，因此在人力搬运铅制品时需要考虑人体工效学的影响。孕妇及哺乳期妇女应脱离铅作业。严禁在工作区域吸烟、饮食或摘下防护用品。

4. **职业卫生管理**　按照《工作场所职业卫生管理规定》，用人单位执行有关职业病防治的法律、法规和规章，建立健全职业卫生管理制度，设置职业卫生管理机构或者组织，配备专职职业卫生管理人员，保障劳动者健康和相关权益。建立完善具体的车间清洁制度，定时清洗车间地面及角落的含铅粉尘，并减少劳动者的作业时间。监督工作场所空气中铅及其化合物浓度的监测情况，不符合国家职业卫生标准和卫生要求时，应当立即采取相应治理措施，对职业病防护设备、应急救援设施进行经常性的维护、检修和保养，定期检测其性能和效果。依据《工作场所职业病危害警示标识》（GBZ 158—2003）和《高毒物品作业岗位职业病危害告知规范》（GBZ/T 203—2007），铅（尘、烟）属于高毒物品，在高毒物品作业场所应设置红色警示线，警示线设在生产、使用有毒物品的车间周围外缘不少于 30cm 处，警示线宽度不少于10cm。在铅作业岗位的醒目位置上设置“当心中毒”“禁止入内”和“注意防护”的警告标识，应急撤离通道设置“紧急出口”提示标识，还应当在其醒目位置设置职业病危害告知卡包括铅的健康危害、理化特性、应急处理和防护措施。

5. **职业健康教育**　接触铅的操作人员应当接受培训，对铅及其化合物的毒性和操作原则有清晰明确的认识，并严格按照操作规程执行。依法依规，对铅及其化合物建立严格的管理、使用制度和科学合理的操作规范。

6. **上岗前职业健康检查**　企业应依据《职业健康监护技术规范》(GBZ 188—2014)对铅及其化合物接触人员进行上岗前体检，主要目的是发现有无职业禁忌证，建立接触职业病危害因素人员的基础健康档案。此阶段的主要目标为提前发现职业禁忌证人员，减少用人单位和劳动者的不必要损失，铅及其化合物接触的职业禁忌证为：中度贫血、卟啉病、多发性周围神经病。检查内容包括：

(1)症状询问：重点询问消化系统、神经系统及贫血等相关病史及症状，如便秘、腹痛、头痛、头晕、乏力、失眠、多梦、记忆力减退、四肢麻木等；

(2)体格检查：①内科常规检查；②神经系统常规检查。

(3)实验室和其他检查①必检项目：血常规、尿常规、心电图、血清丙氨酸氨基转移酶(ALT)；②选检项目：血铅或尿铅、血红细胞锌原卟啉、红细胞游离卟啉、神经-肌电图。

(二) 二级预防

铅及其化合物中毒二级预防的关键在于慢性铅中毒的早期诊断和发现，如果早期确诊并在铅所致氧化应激和代谢紊乱造成严重的循环衰竭、中毒性肝病、中毒性肾病、中毒性脑病、不可逆的神经损害等之前进行对症治疗和驱铅治疗，可以有效减少铅及其化合物对患者的健康损害，有效提升铅中毒患者的预后及生活质量。我国铅诊治的临床经验表明，仅凭单一指标进行铅中毒诊断往往存在漏诊或误诊可能，建议采用多项指标联合应用，取长补短，结合接触史、现场调查资料及临床表现等综合分析再下结论。其中，为避免环境中的铅影响结果，工作场所的铅测定应当严格依照GBZ/T 300.15—2017中所述质控方法实施，在对各项实验室指标进行检测时，应当遵守GBZ 37—2015中附录B所述质控方法和要求开展，保障职业卫生鉴定结果的科学和公正。

1. **职业病危害因素的识别与检测**　依据《工作场所空气中有害物质监测的采样规范》(GBZ 159—2004)，《工作场所空气有毒物质测定 第15部分：铅及其化合物》(GBZ/T 300.15—2017)是我国工作场所铅测定的现行标准，该标准针对测定方法、铅及其化合物的溶剂洗脱方法、标准曲线的制作等细节均进行了改进和优化，确保对工作场所的监管更加精准和科学。空气中气溶胶态铅及其化合物(包括铅尘和铅烟等)用微孔滤膜采集，选择铅浓度最高的，劳动者接触时间最长的工作地点，长时间采样时，在采样点用装好微孔滤膜的空气采样器以5.0L/min流量采集15min的空气样品；个体采样时，选择代表性的采样对象用装好微孔滤膜的空气采样器，以1.0L/min流量采集2~8h空气样品。采样后，将微孔滤膜接尘面朝里对折两次，放入清洁的塑料袋或纸袋中，样品在室温下可长期保存。样品采用酸消解-火焰原子吸收光谱法进行处理，在283.3nm波长下测定吸光度后定量计算。工作场所的铅及其化合物浓度依据《工作场所有害因素职业接触限值 第1部分：化学有害因素》(GBZ/T 2.1—2019)，若铅尘PC-TWA超过0.05mg/m^3或铅烟PC-TWA超过0.03mg/m^3时应当立即停止生产，对工作场所铅及其化合物超标的原因进行排查及整改，对责任主体进行追责，切实保障劳动者的健康权益。

2. **职业健康检查**　职业健康检查的目的是早期发现职业病、职业健康损害和职业禁忌证；跟踪观察职业病及职业健康损害的发生、发展规律及分布情况；评价职业健康损害与工作场所中职业病危害因素的相关性及危害程度；识别高危人群，进行目标干预，包括改善工作环境条件，改革生产工艺，采用有效的防护设施和个人防护用品，对职业病患者及疑似职业病和有职业禁忌人员的处理与安置等；评价预防和干预措施的效果，为制定或修订职业卫生政策和职业病防治对策服务。根据《职业健康监护技术规范》(GBZ 188—2014)，对接触铅及其化合物的劳动者进行健康体检，主要关注其在岗期间及离岗时是否有职业中毒、职业禁忌证及相关毒性表现，各类检查的频次及内容如下：

(1) 在岗期间职业健康检查：在岗人员每年参加 1 次职业健康体检，检查是否出现职业性慢性铅中毒、其他禁忌证(同上岗前体检)或接触铅引起的临床表现。检查内容包括：

1) 症状询问：重点询问神经系统和消化系统症状及贫血所致的常见症状，如：头痛、头晕、乏力、失眠、烦躁、多梦、记忆力减退、四肢麻木、腹痛、食欲减退、便秘等。

2) 体格检查：内科常规检查重点检查消化系统和贫血的体征；神经系统常规检查。

3) 实验室和其他检查①必检项目：血常规、尿常规、心电图、血铅或尿铅；②选检项目：δ-ALA、ZPP、FEP、神经 - 肌电图。

重点关注人群：对于体检中发现的血铅 400~600μg/L，或尿铅 70~120μg/L 者，应每 3 个月复查血铅或尿铅 1 次。

(2) 离岗时职业健康检查：职业性铅及其化合物接触者离岗时应当接受离岗时职业健康检查，检查内容及目标疾病与在岗期间职业健康检查相同。

3. **新型生物监测指标**　FEP 的含量曾被用作效应标志物，作为轻度职业性慢性铅中毒的诊断依据，但在最新版本的《职业性慢性铅中毒的诊断》(GBZ 37—2015) 中，相应表述被删除，FEP 不再作为职业性慢性铅中毒的诊断及分级依据；尿粪卟啉的特异性和敏感性皆较差，用作早期诊断不够理想；血 ALAD 则太敏感，不适合用作个体诊断指标，仅适用于用作环境评价和上岗前筛查。国外使用 X 荧光法测定活体骨骼中铅含量来对体内负荷进行评估，国内尚未开展；神经行为学测试也可用于铅对中枢神经影响的检查，但对个体诊断缺乏特异性。

4. **职业病的诊断与鉴定**　《职业性慢性铅中毒的诊断》(GBZ 37—2015) 规定了职业性慢性铅中毒的诊断原则、诊断分级和处理原则，适用于职业接触铅烟或铅尘引起的慢性铅中毒的诊断和处理。需要根据确切的铅职业接触史，以神经、消化、造血系统损害为主的临床表现和有关实验室检查结果为主要依据，结合现场职业卫生学调查资料，进行综合分析，排除其他原因引起的类似疾病后，方可诊断。

(1) 职业性慢性铅中毒的诊断：职业性慢性铅中毒主要造成神经、消化、造血系统功能障碍。职业性慢性铅中毒所致中枢神经症状多不明显，且无特异性；对周围神经损害以运动功能受累为主，主要表现为伸肌无力，重者可出现肌肉无力，亦称“铅麻痹”，受累的往往是活动最多的肌肉，如前臂(腿)伸肌和指(趾)肌肉等，出现垂腕、垂足。有些患者尚可出现关节肌肉酸痛、肢端麻木、四肢远端呈手套袜套样浅感觉障碍等表现；铅容易引起消化系统分泌和运动功能异常，出现消化功能障碍、口内有金属味，腹绞痛为铅中毒的特征性表现，发作前常有腹胀或顽固性便秘，绞痛部位多在脐周，呈持续性伴阵发性加重，体检时腹壁稍紧张但无固定压痛点；铅中毒可引起低色素性正常细胞型贫血，在铅中毒早期即可见到尿 δ-ALA 排出增加。此外，血铅、尿铅、驱铅试验尿铅结果、齿龈"铅线"等均可作为辅助铅中毒诊断的标志物。

（2）职业性慢性铅中毒的诊断分级：职业性慢性铅中毒是由于接触铅烟或铅尘所致的以神经、消化、造血系统功能障碍为主的全身性疾病，其诊断分级标准，见表 5-1。

表 5-1　职业性慢性铅中毒的诊断分级

分级	标准
	慢性中毒
轻度	血铅 ≥ 2.9μmol/L（600μg/L），或尿铅 ≥ 0.58μmol/L（120μg/L），且具有下列一项表现者： （1）红细胞锌原卟啉（ZPP）≥ 2.91μmol/L（13.0μg/gHb）（见 WS/T 92）； （2）δ-ALA ≥ 61.0μmol/L（800μg/L）（见 WS/T 92）； （3）有腹部隐痛、腹胀、便秘等症状。 络合剂驱排后尿铅 ≥ 3.86μmol/L（800μg/L）或 4.82μmol/24h（1 000μg/24h）者可诊断为轻度铅中毒
中度	在轻度中毒的基础上，具有下列一项表现者： （1）腹绞痛； （2）贫血； （3）轻度中毒性周围神经病（见 GBZ/T 247）
重度	在中度中毒的基础上，具有下列一项表现者： （1）铅麻痹； （2）中毒性脑病

（3）鉴别诊断：职业性慢性铅中毒需要进行鉴别的疾病主要如下。

1）出现腹绞痛者应与阑尾炎、胆道蛔虫症、胆石症、胃穿孔、肠梗阻、输尿管结石、血卟啉病相鉴别。

2）出现贫血症状患者应与缺铁性贫血和溶血性贫血相鉴别。

3）出现周围神经病者应与药物性、其他化学物中毒，糖尿病，感染性多发性神经炎等疾病鉴别。

4）铅性脑病应与脑炎、脑肿瘤和其他化学物引起的中毒性脑病相鉴别。

（三）三级预防

铅及其化合物中毒的三级预防关键在于及时识别职业性慢性铅中毒，通过对症治疗和金属络合剂驱铅治疗，纠正铅中毒引起的氧化应激和对金属阳离子代谢的干扰，避免出现不可逆转的神经毒性及脏器损害，以改善患者的预后及生活质量。慢性铅中毒一旦确诊，即应立即脱离接触，并进行驱铅治疗。

1. 治疗原则和方法

（1）解毒治疗：中毒患者应使用金属络合剂进行驱铅治疗，如注射 $CaNa_2$ EDTA、二巯丁二钠或口服二巯丁二酸等，一般用药 3d 为一疗程。剂量及间隔期应根据患者临床表现、用药后尿铅排出量等具体情况确定；一般而言，轻度铅中毒的治疗不超过 3~5 个疗程。

（2）对症治疗：腹绞痛发作时，可静脉注射葡萄糖酸钙、肌内注射阿托品。铅中毒性脑

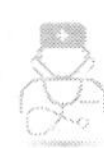

病、周围神经病和贫血等给予对症治疗。及时纠正水电解质紊乱，注意休息，合理膳食，注意补充维生素C，注意保暖，严防感染。

2. **康复措施**　慢性轻度、中度铅中毒治愈后可恢复原岗位；重度中毒患者必须调离铅作业并根据病情予以治疗和休息；如需劳动能力鉴定，按《劳动能力鉴定职工工伤与职业病致残等级》(GB/T 16180—2014)处理。

（陈章健　刘保峰）

第三节　汞及其化合物中毒的三级预防

汞(mercury，Hg)在地壳中自然生成，通过火山活动、岩石风化或作为人类活动的结果，释放到环境中。汞在自然界中分布量极小，被认为是稀有金属。汞极少以纯金属状态存在，多以化合物形式存在，主要常见含汞矿物有朱砂、氯硫汞矿、硫锑汞矿和其他一些与朱砂相连的矿物，常用于制造科学测量仪器(如气压计、温度计等)、药物、催化剂、汞蒸气灯、电极、雷汞等，也用于牙科医学和化妆品行业。2005—2013年天津市汞及其化合物中毒的病例数为2例，占天津市急慢性职业中毒人数总数的2.3%。汞及其化合物能选择性地损害中枢和周围神经系统，引起人易兴奋、易激动以及震颤、感觉异常、听力障碍、视野缩小、共济失调、精神性格异常等症状。三级预防理论为汞及其化合物中毒的预防提供了重要指导思想。

一、汞及其化合物中毒概述

(一) 汞及其化合物中毒定义

汞及其化合物中毒是指在作业场所劳动者因过量接触汞及其化合物而导致的急性或慢性中毒性疾病。

(二) 汞及其化合物中毒主要接触作业

汞矿开采与冶炼，尤其是土法火式炼汞，除了职业接触外，还严重污染空气、土壤和水源。电工器材、仪器仪表制造和维修，如温度计、气压表、血压计、石英灯、荧光灯等。用汞作阴极电解食盐生产烧碱和氯气，塑料、染料工业用汞作催化剂。生产含汞药物及试剂，用于鞣革、印染、防腐、涂料等；用汞齐法提取金银等贵金属，用金汞齐镀金及镏金；口腔科用银汞齐填补龋齿；军工生产中，用雷汞制造雷管做起爆剂；在原子能工业中用汞作钚反应堆冷却剂等。

(三) 汞及其化合物中毒发病机制

汞中毒的机制尚不完全清楚。汞进入体内后，在血液内通过过氧化氢酶氧化为二价汞离子(Hg^{2+})。Hg^{2+}与蛋白质的巯基(SH)具有特殊亲和力，而巯基是细胞代谢过程中许多重要酶的活性部分，当汞与这些酶的巯基结合后，可干扰其活性甚至使其失活，如汞离子与谷胱甘肽(GSH)结合后形成不可逆性复合物而损害其抗氧化功能；与细胞膜表面上酶的巯基结合，可改变酶的结构和功能。汞与体内蛋白结合后可由半抗原成为抗原，引起变态反应，出现肾病综合征，高浓度的汞还可直接引起肾小球免疫损伤。汞与巯基结合并不能完全解释汞毒性作用的特点。汞毒性作用的确切机制仍有待进一步研究。

(四) 汞及其化合物中毒诊断和临床表现

诊断根据接触金属汞的职业史、出现相应的临床表现及实验室检查结果,参考职业卫生学调查资料,进行综合分析,排除其他病因所致类似疾病后,方可诊断,具体诊断标准参见《职业性汞中毒诊断标准》(GBZ 89—2007)。

汞及其化合物中毒临床表现如下:

1. 急性中毒 短时间吸入高浓度汞蒸气或摄入可溶性汞盐可致急性中毒,多由于在密闭空间内工作或意外事故造成。一般起病急,有发热、咳嗽、呼吸困难、口腔炎和胃肠道症状,继之可发生化学性肺炎伴有发绀、气促、肺水肿等。急性汞中毒常出现皮疹,多呈现泛发性红斑、丘疹或斑丘疹,可融合成片。肾损伤表现为开始时多尿,继之出现蛋白尿、少尿及肾衰。急性期恢复后可出现类似慢性中毒的神经系统症状。口服汞盐可引起胃肠道症状,恶心、呕吐、腹泻和腹痛,并可引起肾脏和神经损害。

2. 慢性中毒 慢性汞中毒较常见,其典型临床表现为易兴奋症、震颤和口腔炎。

(1) 神经系统:初期表现为类神经症,如头昏、乏力、健忘、失眠、多梦、易激动等,病情进一步发展则会发生性格改变,如急躁、易怒、胆怯、害羞、多疑等。震颤是神经毒性的早期症状,开始时表现为手指、舌尖、眼睑的细小震颤,多在休息时发生;进一步发展成前臂、上臂粗大震颤,也可伴有头部震颤和运动失调。震颤、步态失调、动作迟缓等症候群,类似帕金森病,后期可出现幻觉和痴呆。部分患者出现周围神经病,表现为双下肢沉重、四肢麻木、烧灼感,四肢呈手套、袜套样感觉减退。

(2) 口腔 - 牙龈炎:早期多有流涎、糜烂、溃疡、牙龈肿胀、酸痛、易出血;继而可发展为牙龈萎缩、牙齿松动,甚至脱落;口腔卫生不良者,可在龈缘出现蓝黑色汞线。

(3) 肾脏损害:少数患者可有肾脏损害。

(4) 其他:胃肠功能紊乱、脱发、皮炎、免疫功能障碍,生殖功能异常。

二、汞及其化合物中毒的三级预防

(一) 一级预防

汞及其化合物可经呼吸道和消化道进入人体,金属汞及汞盐不易经完整皮肤吸收,具体吸收量及毒性取决于汞的化学形式、可溶性及接触途径。金属汞在室温下为液体且有较强的挥发性,在生产条件下主要以蒸气形式经呼吸道侵入人体,汞蒸气容易经肺泡吸收且吸收速度快,吸收量可达 75%~100%,金属汞经消化道的吸收量甚微,约小于摄入量的 0.01%。无机汞盐主要经消化道进入人体,吸收量主要取决于其溶解性。进入人体后,汞主要以 Hg^{2+} 的形式发挥作用,因此金属汞与无机汞造成毒性的机制十分相似。所以,控制汞及其化合物中毒,重点在于汞蒸气及汞化合物(尤其是可溶性汞化合物)粉尘的控制。IARC 组织于 1993 年将甲基汞化合物评估为 2B 类致癌物,将汞和无机汞化合物评估为 3 类致癌物。

1. 相关法律、法规及标准制定和完善 汞及其代谢物均属高毒物品,其检验规则、标志、包装、运输、贮存等过程均应严格按照《汞》(GB 913—2012)执行,从事生产、经营、储存、运输、使用或处置汞及其化合物活动的人员,必须接受有关法律、法规、规章和安全知识、专业技术、职业卫生防护和应急救援知识的培训,并经考核合格,方可上岗作业。《工作场所有害因素职业接触限值 第 1 部分:化学有害因素》(GBZ 2.1—2019)中规定金属汞

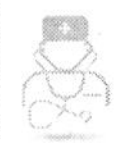

(蒸气)的 PC-TWA 为 0.02mg/m³、PC-STEL 为 0.04mg/m³；汞 - 有机汞化合物(按 Hg 计)的 PC-TWA 为 0.01mg/m³、PC-STEL 为 0.03mg/m³；氯化汞(升汞)的 PC-TWA 为 0.025mg/m³。依据《职业健康监护技术规范》(GBZ 188—2014)对汞及其化合物接触人员进行上岗前职业健康体检。

2. 生产工艺和生产设备改进和革新　车间应有通风排风设备,并采取一定措施,实行生产过程自动化、密闭化和机械化,通过封闭、隔离及湿法作业等手段减少汞及其化合物的蒸气或粉尘逸散到工作环境中。改进含汞金属的冶炼工艺,尽可能替代含汞材料,如用合成修复原料代替牙科汞合金;用有机化合物进行毛皮毡合预处理;用碳浆过滤黄金代替老式汞干馏等;对含汞浓度高的物料,应通过采用提取工艺进行回收。

接触汞的工作区域应充分考虑汞的溅出问题,建议使用防渗漏地板(如环氧基树脂、聚氨酯或聚乙烯地板),避免使用木板或毛毯。此外还应密封连接地板边缘,防止溅出的小汞滴渗漏。含汞的废料应当妥善保存和处理,含汞废气排放时,应先经过净化程序(注满硫磺或碘酒的碳包,或让空气通过装有汞络合剂的带有除雾器的水槽中起泡),汞可在通风管道内凝结,可使用光滑的管道通过重力作用回收这些冷凝物,防止污染水源及土壤。汞的熔沸点很低,应当贮存在密闭、水封的容器中,受热后其挥发性将大大增强,因此应当严格控制操作中的反应温度,应尽量避免高温操作。

3. 个体防护措施　加强个人防护,要戴手套,注意穿连体式的防护服及合理选用防毒口罩,当空气中逸散大量汞时,应当使用供气式呼吸器,注意戴化学安全防护眼镜进行眼部防护。工作后应淋浴更衣,重点清洁双手、头发和各处黏膜,防护服严禁带回家中并应当及时换洗。严禁在工作区域吸烟、饮食或摘下防护用品,孕妇及哺乳期妇女应调离汞接触岗位。

4. 职业卫生管理　依法依规对汞及其化合物建立严格的管理、使用制度和科学合理的操作规范。在汞高浓度区域设定醒目的"当心中毒"和"注意防护"的警示标识及红色警示线,有毒物品作业岗位职业病危害告知卡应包括理化特性、健康危害、接触限值、防护措施、应急处理等,提示劳动者按规章操作。对工作场所空气中汞及其化合物浓度进行监测,工作场所提供淋浴和洗眼设施,并为生产事故建立应急预案。

5. 职业健康教育　对于汞及其化合物,相关企业和生产单位应当制定严格的管理、使用制度,通过工程防护、个人防护等减少操作人员接触,并对相关劳动者进行严格的培训。接触汞的操作人员应当接受培训,对汞及其化合物的毒性和操作原则有清晰明确的认识,熟练掌握正确的操作方法以及出现重大泄漏时应当采取的净化处理程序,并严格按照操作规程执行。

6. 上岗前职业健康检查　企业应依据《职业健康监护技术规范》(GBZ 188—2014)对汞及其化合物接触人员进行上岗前体检,主要目的是发现有无职业禁忌证,建立接触职业病危害因素人员的基础健康档案。此阶段的主要目标为提前发现职业禁忌证人员,减少用人单位和劳动者的不必要损失,汞及其化合物接触的职业禁忌证为:中枢神经系统器质性疾病,已确诊并仍需要医学监护的精神障碍性疾病,慢性肾脏疾病。检查内容包括:

(1)症状询问:重点询问神经精神、肾脏病史及相关症状,如头痛、头晕、乏力、失眠、多梦、记忆力减退、多汗等。

(2)体格检查:①内科常规检查;②口腔科常规检查:重点检查口腔黏膜、牙龈;③神经系统常规检查及共济运动检查。

(3) 实验室和其他检查①必检项目：血常规、尿常规、心电图、血清 ALT；②选检项目：尿汞、尿 β_2- 微球蛋白或尿 α_1- 微球蛋白、尿视黄醇结合蛋白。

(二) 二级预防

汞及其化合物中毒的二级预防的目的在于职业性急性汞中毒和职业性慢性汞中毒的早期诊断和发现，如果早期确诊并在汞造成严重的神经毒性前对汞进行驱排，可以有效减少汞及其化合物对患者的健康损害，切实保障劳动者的健康，工作场所的汞及其化合物浓度依据《工作场所空气有毒物质测定　第 18 部分：汞及其化合物》(GBZ/T 300.18—2017) 进行测定，劳动者职业性汞中毒的诊断主要依据《职业性汞中毒诊断标准》(GBZ 89—2007) 进行。

1. 职业病危害因素的识别与检测　工作场所的汞及其化合物浓度依据《工作场所空气中有害物质监测的采样规范》(GBZ 159—2004) 和《工作场所空气有毒物质测定　第 18 部分：汞及其化合物》(GBZ/T 300.18—2017) 进行测定，空气中的蒸气态汞可采用汞 - 原子荧光光谱法和冷原子吸收光谱法采集，生成的汞离子被还原成游离汞原子，分别用原子荧光光度计测定原子荧光强度和测汞仪测定汞浓度后进行定量。选择汞浓度最高的，劳动者接触时间最长的采样点，串联 2 支各装有 5.0mL 汞吸收液的大气泡吸收管，以 500mL/min 流量采集 ≥ 15min 空气样品。采样后，立即封闭吸收管进出气口，置清洁容器内运输和保存，样品在 24h 内测定。

2. 职业健康检查　根据《职业健康监护技术规范》(GBZ 188—2014)，接触汞及其化合物的劳动者应进行在岗期间、离岗时职业健康检查。此外，在发生生产事故，劳动者短期大量吸入或经呼吸道、消化道接触大量汞时，还应进行应急健康体检。

(1) 在岗期间职业健康检查：在岗人员应按照规定参加职业健康体检，检查是否出现职业病或其他禁忌证。检查内容：

1) 症状询问：重点询问神经精神症状，如头痛、头晕、乏力、失眠、烦躁、多梦、记忆力减退、易激动、多汗等。

2) 体格检查：①内科常规检查；②神经系统常规检查、共济运动检查及震颤（眼睑、舌、手指震颤）；③口腔科常规检查：重点检查口腔及牙龈炎症。

3) 实验室和其他检查①必检项目：血常规、尿常规、心电图、尿汞、尿 β_2- 微球蛋白或 α_1- 微球蛋白；②选检项目：尿视黄醇结合蛋白、肾脏浓缩功能试验。

检查周期设定方法如下：

1) 作业场所有毒作业分级Ⅱ级及以上：1 年 1 次。

2) 作业场所有毒作业分级Ⅰ级：2 年 1 次。

(2) 应急职业健康检查：由于汞可能造成急性毒性（多由急性吸入高浓度含汞蒸气引起），在岗期间，若发生生产安全事故，应对劳动者进行应急健康检查，重点关注是否出现职业性急性汞中毒。检查内容：

1) 症状询问：重点询问短时间内吸入高浓度汞蒸气的职业接触史及发热、头晕、头痛、震颤，流涎、口腔溃疡、牙龈肿胀，恶心、呕吐、腹痛、腹泻，咳嗽、气急、胸闷等症状。

2) 体格检查①内科常规检查；②神经系统常规检查及运动功能、病理反射检查；③口腔科常规检查：重点检查口腔黏膜、牙龈。

3) 实验室和其他检查①必检项目：血常规、尿常规、心电图、肾功能、胸部 X 线摄片、血

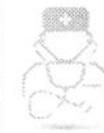

氧饱和度、尿汞；②选检项目：尿 β_2- 微球蛋白、尿蛋白定量、脑电图、头颅 CT 或 MRI。

(3)离岗时职业健康检查：离岗时检查项目、目标疾病及内容同在岗时体检。

3. 新型生物监测指标　Cx43 属于磷蛋白，在维持心肌正常节律性收缩和保证心室肌细胞正常电生理活动方面起着关键性作用。有研究发现汞中毒大鼠 Cx43 的表达显著下降，提示汞中毒具有心脏毒性，进而影响心室肌的电传导速度。有研究报道汞中毒会增加心肌梗死、动脉粥样硬化、高血压等心血管疾病的风险，目前，汞中毒心肌损伤与 Cx43 蛋白间具体机制尚待进一步深入研究。

国外研究采用 circRNA 芯片实验筛选汞中毒和汞吸收劳动者差异性表达的 circRNAs 并进行扩大样本验证，评估其作为汞中毒和汞吸收生物标志物的价值。结果显示汞中毒和汞吸收劳动者血清差异性表达的 circRNA 可调控重组人细胞色素 B5、HAND2、SLC35F6 等靶基因的表达，通过信号通路参与汞中毒的发生发展。

4. 职业病的诊断与鉴定

(1)职业性汞及汞化合物中毒的诊断分级：职业性急性、慢性汞中毒的诊断依据为《职业性汞中毒诊断标准》(GBZ 89—2007)，分级标准见表 5-2。

表 5-2　职业性汞中毒诊断分级标准

分级	标准
	急性中毒
轻度	短期内接触大量汞蒸气，尿汞增高，出现发热、头晕、头痛、震颤等全身症状，并具有下列一项者： 1)口腔牙龈炎和/或胃肠炎； 2)急性支气管炎
中度	轻度中毒基础上，同时具有以下任意一项者： 1)间质性肺炎； 2)明显蛋白尿
重度	在中度中毒基础上，同时符合下列条件之一者： 1)急性肾功能衰竭； 2)急性中毒或重度中毒性脑病
	慢性中毒
观察对象	长期接触汞后，尿汞增高但无慢性汞中毒临床表现者
轻度	长期密切接触汞后，且具有以下任意 3 项者： 1)神经衰弱综合征； 2)口腔 - 牙龈炎； 3)手指震颤，可伴有舌、眼睑震颤； 4)近端肾小管功能障碍，如尿低分子蛋白含量增高； 5)尿汞增高
中度	在轻度中毒基础上，具有下列一项者： 1)性格情绪改变； 2)上肢粗大震颤； 3)明显肾脏损害
重度	重度中毒 慢性中毒性脑病

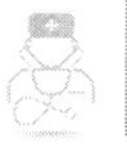

(2)鉴别诊断:汞在体内主要以 Hg^{2+} 形态存在,由于其存在高度的亲电子性,对体内含有巯基、羰基、羧基、羟基等基团的分子以及DNA具有很强的攻击性,对机体的生理生化功能有重大影响,同时 Hg^{2+} 还可以引起细胞内钙超载、导致磷脂酶 A_2 激活、花生四烯酸产物及超氧阴离子生成,引起细胞损伤;此外,还可诱发肾的免疫性损伤,导致过敏性间质性肾炎或肾小球肾炎。由于小部分汞可以元素汞的形式透过血脑屏障,在脑内被氧化为 Hg^{2+} 而长期蓄积,因此,金属汞中毒更易见到中枢神经损害。

1)急性汞中毒应根据急性大量吸入较高汞蒸气的病史,以呼吸系统、消化系统、肾及皮肤改变为主的临床表现不难做出判断。尿汞明显增高对其有重要诊断价值。但应当注意与急性胃肠炎、急性呼吸系统感染、急性泌尿系统感染及其他急性传染病鉴别。

2)慢性中毒主要根据长期汞接触史,以易兴奋、震颤、口腔炎三大临床特征为主,严重病例可见精神异常,结合作业环境调查和尿汞测定结果不难做出诊断,驱汞试验下的尿汞含量对诊断有重要提示意义。诊断时应当注意同脑血管疾病、帕金森综合征(震颤麻痹综合征)、精神疾病等相鉴别。

(三)三级预防

职业性急性汞中毒主要引起呼吸系统、消化系统、肾及皮肤改变,慢性中毒以神经系统毒性为主,有兴奋症、震颤、口腔炎三大特征,病情严重者可出现性格异常及精神改变。汞及其化合物的三级预防关键在于及时识别和救治汞中毒,对症治疗并对汞进行驱排,避免遗留神经系统异常或精神方面的后遗症,促进患者的康复,改善预后及生活质量。

1. 急性汞中毒治疗原则和方法

(1)应急处理:脱离汞接触急性吸入高浓度汞蒸气者,应立即脱离中毒现场,淋浴更衣,静卧保暖。

(2)驱汞治疗:常用二巯丙磺钠(5%,5mL肌内注射)或二巯丁二酸(1g溶于5%葡萄糖液30mL中静脉注射)治疗,2次/d,3~5d为一个疗程,两个疗程之间的间隔应当不少于4d,根据病情及尿汞排出情况决定是否进行下一疗程。但是出现明显肾损伤、尿量减少(尿量在400mL/d以下)及发生急性肾功能衰竭(ARF)时,则不宜进行药物驱汞,应以防治ARF为中心组织全身治疗;必要时可在血液透析配合下进行药物驱汞。

(3)对症治疗

1)化学性肺炎可给吸氧、糖皮质激素、抗生素。

2)口腔炎可给0.1%雷佛奴尔或3%过氧化氢溶液含漱。

3)神经系统症状可用镇静安神药物,严重皮疹可用糖皮质激素,同时投用硒化合物、谷胱甘肽、硫代硫酸钠、维生素C、ATP等,以助解毒排泄。

4)出现ARF者,应注意补足血容量,并投用速尿(20~100mg静脉滴注)或利尿酸钠(25~75mg静脉滴注);有条件者应当尽早采用血液透析,情况缓解后也可以在血液透析的配合下采用驱汞药物。

5)皮肤水疱糜烂者可用4%硫代硫酸钠、3%硼酸交替湿敷。

6)注意休息,维持体温,均衡营养,可投用维生素、葡萄糖、能量合剂、肌苷等营养药物。

2. 急性汞中毒康复措施

(1)轻度中毒经治疗恢复后可继续从事原工作。

(2)中度、重度中毒者经治疗后,不宜再从事接触汞及其他有害物质的作业。

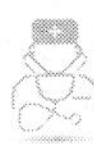

(3) 需要进行劳动能力鉴定者，按《劳动能力鉴定职工工伤与职业病致残等级》(GB/T 16180—2014) 处理。

3. 慢性汞中毒治疗原则和方法

(1) 驱汞治疗：慢性中毒一旦确诊，应立即脱离原岗位，采用二巯丙磺钠、二巯丁二钠或二巯丁二酸给予驱汞治疗。近年来使用二巯丁二酸胶囊小剂量 (0.25g，3 次 /d，3d 一个疗程) 口服，亦显示出一定效果。

(2) 对症治疗

1) 神经衰弱症状可用镇静安眠、健脑补肾、维生素类、硒类微量元素等药物，并适当采用脑代谢促进剂，如脑复康、脑复新、胞二磷胆碱、三磷酸胞苷、肌苷等。

2) 其他一般对症治疗。

4. 慢性汞中毒康复措施

(1) 观察对象应加强医学监护 (每 3~6 个月进行复查)，可进行药物驱排。

(2) 轻度中毒经治疗恢复后可继续从事原工作。

(3) 中度、重度中毒者经治疗后，不宜再从事接触汞及其他有害物质的作业。

(4) 需要进行劳动能力鉴定者，按《劳动能力鉴定职工工伤与职业病致残等级》(GB/T 16180—2014) 处理。

(陈章健　刘保峰)

第四节　锰及其化合物中毒的三级预防

锰 (manganese，Mn) 是一种化学元素，它的原子序数是 25，是一种灰白色、硬脆、有光泽的过渡金属，纯净的金属锰是比铁稍软的金属，含少量杂质的锰坚而脆，潮湿处会氧化。锰广泛存在于自然界中，土壤中含锰 0.25%，茶叶、小麦及硬壳果实含锰较多。1774 年，甘恩分离出了金属锰。柏格曼将它命名为 manganese (取自 magnes，意为“有磁性的”)。锰可用铝热法还原软锰矿得。作为重要的工业原料，锰被广泛应用于钢铁、有色冶金、化工、电子、电池、农业、医学等领域。某省 2002—2011 年职业中毒发病情况以锰中毒为主，10 年间锰及其化合物中毒例数为 42 例，占该省职业中毒总例数的 20%。三级预防理论为锰及其化合物中毒的预防提供了重要指导思想。

一、锰及其化合物中毒概述

(一) 锰及其化合物中毒定义

锰及其化合物中毒是指在作业场所劳动者因过量接触锰及其化合物而导致的急性或慢性中毒性疾病。

(二) 锰及其化合物中毒主要接触作业

锰矿石的开采、粉碎、运输、加工和冶炼，制造锰合金。锰化合物用于制造干电池，焊料、氧化剂和催化剂，焊接和风割锰合金以及制造和应用二氧化锰、高锰酸盐和其他锰化合物等。用锰焊条电焊时，可发生锰烟尘。

（三）锰及其化合物中毒发病机制

锰中毒与锰作业时间、锰烟尘浓度、防护措施有密切关系。锰主要通过呼吸道和胃肠道吸收，皮肤吸收甚微。锰主要以烟尘形式经呼吸道吸收，入血的锰与血浆中的β-球蛋白结合为转锰素分布于全身，小部分进入红细胞，形成锰卟啉，并迅速从血液中转移到富有线粒体的细胞中，以不溶性磷酸盐的形式蓄积于肝、肾、脑及毛发中，且细胞内的锰2/3潴留于线粒体内；少部分经胃肠道吸收的锰入肝，在血浆铜蓝蛋白作用下将Mn^{2+}氧化成Mn^{3+}，再经铁传递蛋白转运至脑毛细血管脉络丛。锰能特异性地蓄积在线粒体中，在有线粒体的神经细胞和神经突触中，抑制线粒体三磷酸腺苷酶和溶酶体中的酸性磷酸酶活力，从而影响神经突触的传导能力。锰还引起多巴胺和5-羟色胺含量减少。锰又是一种拟胆碱样物质，可影响胆碱酯酶合成，使乙酰胆碱蓄积，此与锰中毒时出现震颤麻痹有关。后期脑中含锰量甚至可超过肝的存积量，多在豆状核和小脑。锰大多经胆囊分泌，随粪便缓慢排出，尿中排出少量，唾液、乳汁、汗腺排出微量。慢性锰中毒的发病机制至今尚未完全阐明，但与神经细胞变性、神经纤维脱髓鞘以及多巴胺合成减少、乙酰胆碱递质系统兴奋作用相对增强等导致精神-神经症状和出现震颤麻痹综合征有关。

（四）锰及其化合物中毒诊断和临床表现

慢性锰中毒的诊断应根据密切的职业接触史和以锥体外系损害为主的临床表现，参考作业环境调查、现场空气中锰浓度测定等资料，进行综合分析，具体参照《职业性慢性锰中毒诊断标准》（GBZ 3—2006）。

1. **急性锰中毒**　可因口服高锰酸钾或吸入高浓度氧化锰烟雾引起急性腐蚀性胃肠炎或刺激性支气管炎、肺炎。口服高锰酸钾可引起口腔黏膜糜烂、恶心、呕吐、胃痛，重者胃肠黏膜坏死，剧烈腹痛、呕吐、血便，5~10g高锰酸钾可致死。在通风不良条件下进行电焊，可发生咽痛、咳嗽、气急，并发生寒战和高热（金属烟热）。

2. **慢性锰中毒**　主要见于长期吸入锰烟尘的劳动者。慢性锰中毒一般在接触锰的烟、尘3~5年或更长时间后发病。早期主要表现为类神经征，继而出现锥体外系神经受损症状，肌张力增高，手指细小震颤，腱反射亢进，并有神经情绪改变如激动、多汗、欣快、情绪不稳定。后期出现典型的震颤麻痹综合征：说话含糊不清、面部表情减少、动作笨拙、慌张步态、肌张力呈齿轮样增强、双足沉着感、静止性震颤，并于精神紧张时加重，以及不自主哭笑、记忆力显著减退、智力下降、强迫观念和冲动行为等精神症状。少数患者可有手套袜子样分布的感觉障碍，浅反射由引出转向迟钝、消失，深反射由正常转向活跃、亢进。此外，还会出现血压、心率、心电图以及肝功能等方面的改变。

二、锰及其化合物中毒的三级预防

（一）一级预防

职业性锰接触主要通过粉尘及烟雾的吸入，皮肤及消化道吸收很少，几乎可以忽略。锰中毒最常见于采矿、运输、研磨及锰矿筛选等接触锰粉尘劳动者中，有报道认为，粉尘浓度超过250mg/m^3，即会发生中毒；其次常见于生产铁锰合金的冶炼劳动者、使用锰焊条的电焊工以及加工铁锰合金的磨工。急性锰中毒主要由口服高锰酸钾引起，职业人群中少见，急性吸

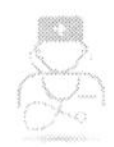

入大量氧化锰粉尘可引起“金属烟雾热”。本节着重介绍长期接触锰及其化合物所致职业性慢性锰中毒的三级预防。

1. 相关法律、法规及标准制定和完善　职业性锰及其化合物急性大量暴露可引起“金属烟雾热”，慢性长期暴露可引起“锰性精神病”。《铁合金、电解金属锰行业规范条件》和《铁合金、电解金属锰生产企业公告管理办法》对金属锰企业的生产过程中的工程控制进行了详细的要求和规定。《工作场所有害因素职业接触限值 第1部分：化学有害因素》（GBZ 2.1—2019）中规定了锰及其化合物的PC-TWA为0.15mg/m^3，若PC-TWA超过0.15mg/m^{3}时，应当立即停止生产，停止劳动者继续接触超限值锰及其化合物，对工作环境锰及其化合物超标的原因进行排查并对相关责任主体进行追责，切实保障劳动者的健康权益。企业应依据《职业健康监护技术规范》（GBZ 188—2014）对锰及其化合物接触人员进行上岗前体检。

2. 生产工艺和生产设备改进和革新　加强工艺革新和生产技术，锰矿井下开采应实行湿式凿岩并加强通风，经常进行空气采样监督检查；同时，在爆破前应当冲洗巷道且在岩石堆喷水，均有助于降低粉尘浓度，定期进行空气中锰浓度的测定。在装卸和搬运时应当将矿渣喷水，选矿过程应当密闭化，并配备防潮措施。锰合金生产最好以真空电炉代替一般电炉。

车间应有通风排风设备，并采取一定措施，实行生产过程自动化、密闭化和机械化，通过封闭、隔离及湿法作业等手段减少锰及其化合物的蒸气或粉尘逸散到工作环境中，如炉前采用机械操作，出铁口配备有活动风罩，干电池生产的配料搅拌环节应过筛、碾压且在压型等工序中采用湿法、密闭和机械化，焊条生产过程应当密闭排尘。

3. 个体防护措施　加强个人防护，佩戴防化学品手套和工作帽，穿化学品防护服及合理使用防毒口罩，接触噪声的劳动者应正确佩戴适用的防噪耳塞。工作后应淋浴更衣，防护服严禁带回家中，并应当及时换洗。严禁在工作区域吸烟、饮食或摘下防护用品。

4. 职业卫生管理　依法依规对锰及其化合物建立严格的管理、使用制度和科学合理的操作规范，在锰高浓度区域设定醒目的毒性标识，提示劳动者按规章操作。工作场所应当控制明火、火花，应尽量避免高温操作，使用防爆电器和应急照明设备。对工作场所空气中锰及其化合物浓度进行监测（每个月1次浓度监测，每半年1次控制效果评价），并为生产事故建立应急预案。

5. 职业健康教育　对于锰及其化合物，相关企业和生产单位应当制定严格的管理、使用制度，通过工程防护、个人防护等减少操作人员接触，并对相关劳动者进行严格的培训。接触锰的操作人员应当接受培训，对锰及其化合物的毒性和操作原则有清晰明确的认识，并严格按照操作规程执行。

6. 上岗前体检职业健康检查　企业应依据《职业健康监护技术规范》（GBZ 188—2014）对锰及其化合物接触人员进行上岗前体检，主要目的是发现有无职业禁忌证，建立接触职业病危害因素人员的基础健康档案。此阶段的主要目标为提前发现职业禁忌证人员，减少用人单位和劳动者的不必要损失，锰及其化合物接触的职业禁忌证为：中枢神经系统器质性疾病，已确诊并仍需要医学监护的精神障碍性疾病。检查内容：

（1）症状询问：重点询问神经精神病史及症状，如头晕、疲乏、睡眠障碍、健忘、错觉、幻觉、抑郁或躁狂等。

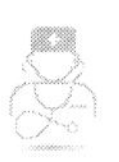

(2)体格检查:①内科常规检查;②神经系统常规检查及四肢肌力、肌张力检查。

(3)实验室和其他检查①必检项目:血常规、尿常规、心电图、血清 ALT;②选检项目:尿锰、脑电图。

(二)二级预防

职业性慢性锰中毒的绝大多数中毒病例的接触时间都在数年以上,早期主要以神经衰弱综合征和自主神经功能紊乱为主,锰及其化合物中毒二级预防的关键在于慢性锰中毒的早期诊断和发现,通过早期确诊并在产生严重的神经、肌肉症状前对锰进行驱排,可以有效减少锰及其化合物对患者的健康损害,改善中毒患者的预后及生存质量,切实保障劳动者的健康。

1. **职业病危害因素的识别与检测** 工作场所的锰及其化合物浓度依据《工作场所空气有毒物质测定 第 17 部分:锰及其化合物》(GBZ/T 300.17—2017)进行测定,锰及其化合物可采用酸消解 - 火焰原子吸收光谱法,空气中气溶胶态锰及其化合物用微孔滤膜采集,短时间采样用装好微孔滤膜的大采样夹,以 5.0L/min 流量采集 15min 空气样品。长时间采样用装好微孔滤膜的小采样夹,以 1.0L/min 流量采集 2~8h 空气样品。采样后,打开采样夹,取出微孔滤膜,接尘面朝里对折两次,放入清洁的塑料袋或纸袋中,置清洁容器内运输和保存,样品在室温下可长期保存。样品酸消解后,用乙炔 - 空气火焰原子吸收分光光度计在 279.5nm 波长下测定吸光度,进行定量。

2. **职业健康检查** 根据《职业健康监护技术规范》(GBZ 188—2014),接触锰及其化合物的劳动者应进行上岗前、在岗期间、离岗时健康检查,此外由于锰在人体内具有蓄积性且病程进展缓慢,规范推荐劳动者在离岗后定期进行离岗后健康检查。各类检查的频次及内容如下:

(1)在岗期间职业健康检查:在岗人员应按照规定,每年参加职业健康体检,检查是否出现职业病或其他禁忌证。关注的职业病为职业性慢性锰中毒;关注的职业禁忌证同上岗前职业健康检查。检查内容:

1)症状询问:重点询问神经精神症状,如头晕、易疲乏、睡眠障碍、健忘、多汗、心悸、肢体震颤,感情淡漠、性格改变、不自主哭笑等。

2)体格检查:①内科常规检查;②神经系统常规检查及运动功能检查、语速、面部表情等。

3)实验室和其他检查①必检项目:血常规、尿常规、心电图、血清 ALT;②选检项目:脑电图、头颅 CT 或 MRI、尿锰。

(2)离岗时职业健康检查:目标疾病及检查内容同在岗时职业健康检查。

(3)离岗后职业健康检查(推荐性):接触锰及其无机化合物离岗后,建议每 3 年进行 1 次职业性健康体检,检查的目标疾病为职业性慢性锰中毒,检查内容同在岗时体检。

检查周期:接触锰及其无机化合物工龄在 10 年(含 10 年)以下者,随访 6 年;接触工龄超过 10 年者,随访 12 年,检查周期均为每 3 年 1 次。若接触锰工龄<5 年,且劳动者工作场所空气中锰浓度符合国家卫生标准,可以不随访。

3. **新型生物检测指标**

(1)接触标志物:慢性锰中毒的实验室检查尚缺乏特异指标。粪锰虽是体内锰的主要排出途径,但易受食物及饮水中锰含量的影响,不同地区、不同个体差异均很大,其临床意义也有待进一步探讨。正常脑脊液中仅有微量锰（<7.0μg/L），有研究表明锰中毒时脑脊液含锰量显著增高，超过正常人或锰接触者近10倍，但由于取材不易，资料尚不多，有待进一步积累。此外，锰中毒患者脑部MRI检查可发现锰在脑组织沉积的特征性信号改变，有助于锰接触的确认及鉴别诊断。

(2)效应标志物：锰中毒后，反映毒性的实验室检查效应标志物较少，锥体外系症状的出现是病情加重的重要指征，表现为四肢肌张力增高（hypermyotonia），下肢尤为明显；查体示"齿轮样"肌张力增高，行走时双手摆动不协调，闭目站立试验阳性，轮替和连续动作困难，下蹲时易跌倒，举止缓慢，表情呆板，语音低沉，言语单调，情感淡漠，口吃，完成精细动作困难，眼球聚合不全。晚期患者出现典型的"震颤麻痹综合征"，常伴精神症状，表现为假面具样面容表情呆板；前冲步态，步行时身体前冲、双臂外展、抬腿缓慢、足尖着地、步基较宽，转向后退均甚困难，有分解动作，易跌倒，被称为"公鸡步态"（cock gait）；此外，静止状态下亦出现震颤，四肢张力明显增高，屈肌尤甚。检查时肌张力可呈"齿轮样"或"铅管样"表现；多有中等节律和幅度的四肢震颤；共济失调十分明显，轮替试验、跟膝试验等均可显示阳性，并有书写微缩现象，也称书写过小症（micrographia）。患者可出现智能下降、不自主哭笑等精神症状；可有不恒定的病理反射、单侧中枢性面瘫、腹壁反射或提睾反射减弱或消失等锥体系损害；或有周围神经病。

4. 职业病的诊断与鉴定　我国《职业性慢性锰中毒诊断标准》（GBZ 3—2006）修订后标准增加中度中毒这一诊断分级，并将有不恒定的肌张力增高，连同手指明显震颤、精神情绪改变等表现作为慢性锰中毒的诊断起点，将诊断关口前移，以早期发现轻度中毒患者，保护劳动者的健康。职业性慢性锰中毒一般在接触3~5年后发病，也可长至20年。因此职业性锰及锰化合物中毒的诊断分级需要依据确定的长期锰职业接触史，出现神经系统、自主神经功能紊乱等临床表现及实验室检查结果，参考工作环境职业卫生学调查资料进行综合分析，注意在排除其他原因所致类似疾病后方可鉴别诊断。

(1)职业性慢性锰中毒的诊断分级：呼吸道是职业性慢性锰中毒的主要侵入途径，锰烟和粒子较小的锰尘可进入肺泡，被巨噬细胞吞噬或经淋巴管进入血液；锰的化合物有8种不同的化学价（一般而论，其化学价愈低，毒性越大），其中，血中的锰主要以二价形式与球蛋白结合分布于全身组织，少部分可进入红细胞形成锰卟啉。体内的锰多在肝脏与胆红素或胆酸结合，随胆汁排入粪中，仅有少部分被肠道再吸收；经尿排出的锰尚不到总排出量的10%，故尿锰测定的临床意义并不大。锰主要以三价形式生成磷酸盐蓄积于线粒体内；体内各器官中以肝、胰、肾、肠道、心、脑等含量较高，骨骼中的锰含量较少。但除脑外，各软组织锰的生物转化率较高，故晚期脑内锰含量远超过其他软组织。锰的主要毒性在于它以中枢神经系统为其主要靶器官的慢性损伤作用：染毒动物显示基底神经节的纹状体变化最为显著，丘脑、脑干神经节、大脑皮层也均可见病理改变，如神经细胞变性，局部血管充血、内膜增厚、血栓形成，血管周围水肿及淋巴细胞浸润等；神经纤维也可发生脱髓鞘改变；严重者其他脏器亦可受累，如肾血管扩张、肾小管细胞变性，肝细胞脂肪变性、心肌纤维水肿变性、肾上腺缺血或坏死等。

实验表明，慢性锰中毒可能与锰在神经细胞的能量供应中心——线粒体内蓄积过量，从而抑制线粒体乃至整个神经细胞的正常代谢功能有关。生化研究亦显示，染毒动物脑内ATP生成及神经递质（多巴胺、5-羟色胺、去甲肾上腺素等）生成均明显减少，这些变化在脑内锰蓄积量最多的部位——纹状体（尾状核、苍白球、壳核）尤为明显。纹状体对调节肌张力、维持姿势、调节联合运动有重要作用，正常情况下通过抑制性神经介质——多巴胺和兴奋性神经介质——乙酰胆碱的动态平衡完成生理功能。锰中毒时由于纹状体部位多巴胺生成减少，乙酰胆碱的兴奋性相对增强，导致运动减少（hypokinesia）、静止性震颤（static tremor）、肌强直（myotonia）等表现，与震颤麻痹综合征十分相似，但后者的损伤部位在黑质，与锰中毒稍有区别。职业性慢性锰中毒的诊断标准见表 5-3。

表 5-3　职业性慢性锰中毒诊断标准

分级	标准
观察对象	具有头晕、头痛、易疲乏、睡眠障碍、健忘等类神经症症状以及食欲减退、流涎、多汗、心悸、性欲减退等自主神经功能紊乱的表现，同时可有肢体疼痛、下肢无力和沉重感等
	慢性中毒
轻度	除观察对象症状外，具有下列情况者，可诊断为轻度中毒： 肌张力增高不恒定，手指明显震颤，并有情绪低落、注意力涣散、对周围事物缺乏兴趣或易激动、多语、欣快感等精神情绪改变
中度	在轻度中毒基础上出现恒定的四肢肌张力增高，常伴有静止性震颤
重度	在中度中毒基础上具有下列情况之一者，可诊断为重度中毒： 1）明显的锥体外系损害：全身肌张力明显增高；四肢出现粗大震颤，震颤可累及下颌、颈部和头部；步态明显异常。 2）严重精神障碍：有显著的精神情绪改变，如感情淡漠、反应迟钝、不自主哭笑、强迫观念、冲动行为、智力障碍等

（2）鉴别诊断：慢性锰中毒虽然与特发性帕金森病有许多相似之处，但近来的一些研究发现，在临床和病理方面二者均有着明显的不同：锰中毒患者在疾病的早期精神症状偏多，肌张力异常，而静止性震颤较少，对抗帕金森病治疗药物例如左旋多巴反应较差，其特有的“公鸡步态”在帕金森病患者中则没有；锰中毒的病理损伤，包括人和动物模型，都显示更为弥散（例如苍白球、尾状核、豆状核、丘脑，可能还有皮质），而特发性帕金森病则相对较集中，主要是损伤色素区域例如黑质。帕金森患者经常在黑质中出现 Lewy 小体，在锰中毒的患者中则罕见；锰中毒患者 MRI 检查可见锰在脑组织沉积的特征性信号改变，而特发性帕金森病患者 MRI 检查通常是正常的。

慢性锰中毒应结合职业史、劳动卫生状况、典型的锥体外系损害为主的临床表现（神经衰弱综合征及自主神经功能紊乱基础上出现肌张力增高及震颤麻痹综合征），综合现场空气中锰浓度测定等资料进行分析诊断。生物材料中锰含量测定，尤其是驱锰试验后，尿锰和血锰明显升高具有重要提示意义。慢性中毒应注意与震颤麻痹综合征、肝豆状核变性（progressive lenticular disease）、其他原因（CO、汞、二硫化碳、乙醇、铅等）引起的中毒性脑病（toxic encephalopathy）、脑动脉硬化（cerebral arteriosclerosis）、脑炎后遗症（postencephalitit）等相鉴别。

（三）三级预防

锰及其化合物中毒的三级预防关键在于及时识别和治疗慢性锰中毒，避免锰中毒对神

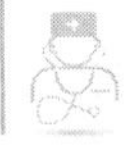

经系统和肌肉运动造成不可逆的损害，通过给予患者积极治疗并清除体内锰及其化合物，促进锰中毒的康复，改善患者的预后及生活质量。

治疗原则和方法为慢性中毒一经确诊，即应调离锰作业，停止锰接触，观察对象应每半年至一年复查一次，中毒患者治愈后亦不得继续从事锰作业。

(1) 驱锰治疗：特殊疗法为驱锰治疗，一般多用 $CaNa_2$ EDTA 常规疗法进行驱锰，轻度中毒者经 2~3 个疗程治疗，症状可以得到改善；二巯丁二钠也有驱锰作用，但驱锰治疗的效果欠佳。还有报告认为对氨基水杨酸钠（sodiumpara-aminosalicylate，PAS）对驱锰及改善锰中毒症状均有一定疗效，口服疗法为每日 8~12g，分 3 次服，3~4 周为一疗程；也可用 PAS 6g 加入 10% 葡萄糖液中静脉滴注，3d 为一疗程，间隔 4d 后可开始下一疗程，一般经 4~5 个疗程后症状可得到明显改善。

(2) 对症治疗：神经衰弱综合征及自主神经功能紊乱可用谷维素、安定、缬草合剂、芬那露、脑复新，脑复康等，但不宜用氯丙嗪，因其能增加脑基底神经节内锰含量，有加重中毒症状的可能。

肌紧张、震颤、运动障碍等锥体外系损伤症状可参考震颤麻痹症治疗方案进行处理，尽管效果不够理想，但也是一种可用的疗法。常用药物如：

1) 抗乙酰胆碱药物减轻震颤：常用安坦（2~4mg，3 次 /d）、东莨菪碱（0.2~0.4mg，3 次 /d）、苯甲托品（1~3mg，1~2 次 /d）、开马君（5~10mg，3 次 /d）等，但青光眼患者禁用，老年人慎用。

2) 多巴胺替代疗法：主要采用可透入血的左旋多巴（L-dopa），其在脑中脱羧变成多巴胺，以补充生成的不足。初用量为 0.25~0.5g，1~3 次 /d，每 3~5d 增加 0.25~0.5g，直至效果显著而副作用尚轻为止，一般每日需用 3.5~4.5g，分 4~6 次服用。还可以脑外多巴脱羧酶抑制剂与左旋多巴合用，以增加进入脑内的左旋多巴量，常用药物为美多巴、信尼麦等。

3) 多巴胺受体激动剂：如溴麦角隐亭等。

4) 多巴胺释放促进剂：如金刚烷胺，同时加用苯丙胺效果更好。

还有报告认为左旋多巴疗效不佳者可试用 5- 羟色氨酸，以补偿脑内 5- 羟色胺的减少，改善症状。有报告，将胎儿黑质或肾上腺髓质移植于纹状体治疗震颤综合征获得成功，但对锰中毒效果尚有待探讨。中医针灸按摩、天麻钩藤饮、神经营养药物（ATP、谷氨酸、磷脂类）均可试用，但 B 族维生素因有增加锰潴留、降低脑内左旋多巴的作用，不宜使用。近期有报告表明，移植的骨髓间充质干细胞可以明显改善锰中毒大鼠的行为学，缓解其临床症状，且移植的骨髓间充质干细胞可分化为多巴胺神经元和星形胶质细胞，将来有望应用于锰所致神经毒性的逆转治疗。

（陈章健　刘保峰）

第五节　镉及其化合物中毒的三级预防

镉（cadmium，Cd）是一种微带蓝色的银白色金属，质软，耐磨，延展性较好。常见的镉化合物有氧化镉（CdO）、硫化镉（CdS）、硫酸镉（$CdSO_4$）和氯化镉（$CdCl_2$）等。随着工业的迅速发展，镉的生产和使用不断增加，镉及其化合物被广泛应用于电镀工业，也用于制造合金、电池、焊料及半导体材料等。江苏省某镍镉电池生产企业镉作业空气中镉及其化合物 STEL 与 TWA 超标最严重的岗位在投料 / 炼合岗位，尿镉超标的人均为卷绕与点焊岗位劳动者。经调查发现该岗位在操作过程中不可避免地产生较大的镉尘，且该岗位仅有简单的防尘及通风换气设施，即使加装了密闭罩仍有部分镉尘逸散出来，该岗位技术要求较高，接触劳动者紧靠生产线工作，且个体防护重视不到位，接触机会较多。各省份陆续有镉及其化合物中毒病例报道，例如湖南省益阳市 2007—2017 年共发现新确诊职业病病例 1 002 例，其中镉及其化合物中毒有 47 例。

一、镉及其化合物中毒概述

（一）镉及其化合物中毒定义

镉及其化合物中毒是指在作业场所劳动者因过量接触镉及其化合物而导致的急性或慢性中毒性疾病。

（二）镉及其化合物中毒主要接触作业

单纯镉矿少见，主要和锌、铅及铜矿共生。镉及其化合物主要用于电镀，以及工业颜料、塑料稳定剂、镍镉电池、光电池及半导体元件制造等；镉合金用于制造高速轴承、焊料、珠宝等。从事上述职业（包括金属开采与冶炼、电镀及镉的工业应用等）均可接触镉及其化合物。非职业接触包括：吸入镉污染的空气（如金属矿开采与金属炼厂附近），食用含镉废水灌溉生产的粮食、蔬菜，经常食用镀镉器皿贮放的酸性食物或饮料等。吸烟是慢性接触镉的另一途径。

（三）镉及其化合物中毒发病机制

镉中毒机制目前尚不十分清楚。研究表明：镉与巯基、羟基等配基的结合能力大于锌，因此可干扰以锌为辅基的多种酶类活性（主要是置换酶中的锌），导致机体功能障碍。例如：镉中毒时，可见到肾小管细胞中含锌的亮氨酰基氨肽酶（leucylaminopeptidase）活性受抑制，致使蛋白质分解和重吸收减少，出现肾小管性低分子蛋白尿。实验还显示，锌和硒可防止或抑制镉的某些毒作用。镉对下丘脑 - 垂体 - 性腺轴调节功能的影响是其生殖内分泌干扰作用的重要机制之一。

（四）镉及其化合物中毒临床表现

1. **急性中毒**　急性吸入高浓度镉烟数小时后，出现咽喉痛、头痛、肌肉酸痛、恶心、口内有金属味，继而发热、咳嗽、呼吸困难、胸部压迫感、胸骨后疼痛等。严重者可发展为突发性化学性肺炎，伴有肺水肿和肝、肾损害，可因呼吸衰竭死亡。

2. **慢性中毒**　低浓度长期接触可发生慢性中毒，最常见的是肾损害。肾小球滤过功能多为正常，而肾小管重吸收功能下降，以尿中低分子蛋白（相对分子质量 30 000 以下）增加为特征，如 β_2- 微球蛋白等。继续接触可发展成 Fanconi 综合征，伴有氨基酸尿、糖尿、高钙和高磷酸盐尿。肾小管功能障碍可引起肾石症和骨软化症。也可引起呼吸系统损伤和肺气肿。慢性接触镉者可出现嗅觉减退及贫血（主因红细胞脆性增加），可致肺部损害，如肺气肿等。流行病学调查表明，接触镉劳动者中肺癌及前列腺癌发病率增高。含镉工业废水污染环境（如饮用水、稻谷的镉污染），因饮食而致镉摄入量增加后可致骨痛病，日本发生的“痛痛病事件”即属此类。镉污染区育龄妇女生殖状况调查结果显示，其月经异常发生率、流产发

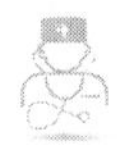

生率均高于对照人群。

二、镉及其化合物中毒的三级预防

（一）一级预防

镉的烟雾和灰尘可经呼吸道吸入，也可经吞咽由消化道吸收或附着在皮肤表面在进食或活动时经呼吸道或消化道进入人体。经呼吸道进入肺内的镉约有 25%~40% 可被吸收进入机体。镉经消化道吸收率与镉化合物的种类、摄入量及是否共同摄入其他金属有关。轻微的铁缺乏即可造成消化道对镉吸收的显著增加，因此女性对镉毒性往往更加敏感，是镉健康危害预防的重点关注对象。肝脏和肾脏是体内贮存镉的两大器官，两者所含的镉约占体内镉总量的 60%，镉可蓄积在肾小管，造成长期慢性毒性，镉在体内的排出缓慢，生物半减期可长达 15 年。因此减少作业环境中经呼吸道和消化道接触的镉，减少人体对镉的接触，是预防控制镉致职业健康危害的关键。

1. **相关法律、法规及标准制定和完善** IARC 认定镉为 1 类致癌物，早在 1987 年 8 月，第四届 IRPTC 国内联络员工作会议中，与会代表以危害大、污染严重和我国拥有一定数量的毒性实验资料和人群流行病学调查资料为原则，提出了 40 种（类）优先登记的有毒化学品清单，镉是其中的一个。《工作场所有害因素职业接触限值 第 1 部分：化学有害因素》（GBZ 2.1—2019）中对工作场所中镉职业接触限值进行了规定，其中镉 PC-TWA 为 0.01mg/m^3，PC-STEL 为 0.02mg/m^3。依据《职业健康监护技术规范》（GBZ 188—2014）要求拟从事接触镉及其化合物的新录用人员。

2. **生产工艺和生产设备改进和革新** 卫生工程防护措施是指应用工程技术手段控制工业作业场所产生的有毒有害气体，防止发生职业中毒的一切技术措施。改进生产工艺、优化生产流程，采用工程技术措施减少镉的产生和劳动者的接触，能够从根本上控制镉对劳动者的健康危害。其中，革新技术，采用湿法作业，将原料及反应体系密闭，劳动者通过遥控操作，工作场所通风，及时排出生产性粉尘及蒸气都属于工程控制措施，可以有效地降低工作环境中的镉含量。工程控制措施的实施和改进不仅需要技术上的不断创新和改良，也离不开企业对《职业病防治法》的认真贯彻落实，以及各级政府的严格执法，敦促企业将各项工程保护措施顺利落实，切实保障劳动者的健康权益。

由于在生产工艺中消除和替代镉是很难实现的，因此预防空气中产生粉尘或烟雾是控制镉暴露的关键，如在焊接电镀时降低温度、使用机械切割代替热切割镀铬产品；在萃取液中过滤和回收镉及镉盐的操作需要更加谨慎；在镉的熔炼、精炼和熔化铸造过程中，敞开的金属流槽或熔池表面积应该设计的尽可能小，在操作孔、出口和溜槽处应安装排风罩；铸镉过程中，应当在熔锅上方及墙上安装机械排风装置；为减少镉的蒸气逸散，所有的熔池表面需要用厚层苛性钠覆盖，并安装高效吸尘器；镉的酸浸提和置换沉淀过程中，可能会产生砷化氢，应当重点防护，可通过加强通风、安装检测及报警装置、加强安全教育，确保劳动者严格按照生产规程操作等实现。

对于含镉材料进行高温硬焊、熔焊或热切割时，镉浓度可急剧增高，需要采用初级烟/尘控制和中效微粒过滤滤膜（P_2）或具有高效微粒（P_3）防护功能的空气供应系统，同时应注意供应系统的排风需要经过妥善处理，避免出现继发的旁观者接触。

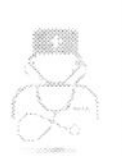

3. **个体防护措施**　个人防护用品的屏蔽和吸收过滤作用能消除或减轻职业病危害因素对劳动者健康的影响，特别是在生产环境职业危害因素不能根本改善或者发生中毒事故时，这是劳动者最主要也是最后一道防护措施，能否有效地进行个人卫生防护直接影响到劳动者的健康甚至生命安全。因此，应根据有害环境性质和危害程度、空气污染物种类、作业状况和使用者特点等，有针对性地为劳动者配备符合要求的呼吸防护用品。特别是过滤元件的使用周期，应查出标准浓度和标准防毒时间，计算得出实际浓度下的防毒时间，确立过滤元件更换时间表，定期更换。

在实际应用中关键还在于建立健全个人防护用品使用管理的规章制度，包括采购、验收、保管、发放、使用培训、日常维护保养、监督检查以及是否正确使用与奖惩制度挂钩等。个体防护措施的有效性不仅体现在选用是否合理科学，很大程度上取决于日常管理水平。因此，企业要严格按照国家相关法律、法规和标准的要求，切实加强个人防护用品各个环节的管理，并做到专人负责，经常检查落实情况，使劳动者能够做到自觉使用、正确使用个人防护用品，从而切实保障他们的生命安全与健康。

4. **职业卫生管理**　为有效保护劳动者在职业活动中的身体健康，用人单位应建立、健全职业病防治的规章制度、操作规程以及职业病危害事故应急救援预案；建立工作场所职业病危害因素检测结果档案；建立有毒有害化学品的化学品安全技术说明书（material data safety sheets，MSDS）；生产工作中，可以在改善作业环境条件，改革生产工艺，采用有效的防护设施和个人防护用品的基础之上，对劳动者定期调换工种以减少镉及其化合物对人体健康的危害；对相关岗位职工在上岗前、在岗期间、离岗时进行职业健康检查，建立职业健康监护档案；在作业场所醒目位置警示说明镉产生职业病危害的种类、后果、预防以及应急救治措施等内容；一线作业人员应学习相关防护设备的使用方法及事故发生时的避险和应急处理措施，定期申请岗位轮换，缩短接触毒物时间。用人单位应对作业场所存在的职业病危害因素增加检测频次和范围，以更全面了解镉的暴露情况，为镉暴露评价与防护提供重要依据。

5. **职业健康教育**　劳动者对有害物质的识别和防护意识是决定职业卫生干预效果的基本前提，如果没有正确地意识到操作物质的毒性和健康危害，劳动者可能因不重视或违规操作而受到本不必受的健康危害。一项针对电解锌厂铟、镉回收工段劳动者的研究表明，虽然该厂劳动者接触空气中镉、砷浓度符合国家标准，但职业健康检查仍出现尿镉、尿砷超标者。原因系劳动者在冶炼过程中，有不同程度与毒料的直接皮肤接触，加上劳动者的卫生意识淡薄，并未及时洗去这些毒物，在随后的吃饭、吸烟等活动中，镉主要经消化道或呼吸道进入人体。实施分对象、多层次、多形式、多部门参与的职业健康宣教，发挥公共媒体对镉健康危害的认识和防护意识，让金属冶炼行业中的广大职工都能了解镉的健康危害，提高自我防范、自我保护的意识，正确使用防护服和防护设施，将工作服同生活着装区分开，下班后及时洗手、洗头、洗澡，减少经消化道、呼吸道的二次暴露，此外，呼吁劳动者生活中注意营养、合理膳食、避免其他金属元素失调，对于改善劳动条件，减少职业镉中毒的发生，保障职工身体健康，推动国民经济的发展均有着深远的意义。

6. **上岗前职业健康检查**　依据《职业健康监护技术规范》（GBZ 188—2014）要求拟从事接触镉及其化合物的新录用人员，包括转岗到该种作业岗位的人员应进行上岗前健康检查，主要目的是发现有无职业禁忌证，建立接触职业病危害因素人员的基础健康档案。此阶

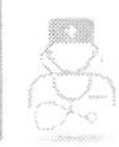

段职业健康检查的目标疾病为慢性肾脏疾病和骨质疏松症，职业禁忌证为慢性肾小管 - 间质性肾病；慢性阻塞性肺疾病；支气管哮喘；慢性间质性肺病以及原发性骨质疏松症。检查内容包括：

（1）症状询问：重点询问有关肾脏疾病和骨质疏松症及高血压的病史及相关症状。

（2）体格检查：内科常规检查。

（3）实验室和其他检查：其中血常规、尿常规、心电图、血清 ALT、肝肾 B 超、胸部 X 线摄片和肺功能是必检项目，尿 β_2- 微球蛋白或尿视黄醇结合蛋白和骨密度是选检项目。

（二）二级预防

早发现、早诊断、早治疗是镉中毒二级预防的首要目标，主要包括工作场所空气镉含量定期监测以及早期生物标志物筛查等措施。

1. **职业病危害因素的识别与检测**　镉的健康危害极大，易中毒，且中毒后对机体造成长期健康影响。根据《工作场所空气中有害物质监测的采样规范》（GBZ 159—2004），对接触镉及其化合物的劳动者采取长时间采样和短时间采样。按照《工作场所空气有毒物质测定　第 6 部分：镉及其化合物》（GBZ/T 300.6—2017）对工作场所空气镉及其化合物测定。空气中镉及其化合物用微孔滤膜采集，短时间采样在采样点，将装好微孔滤膜的采样夹，以 5L/min 流量采集 15min 空气样品。长时间采样在采样点，将装好微孔滤膜的小型塑料采样夹，以 1L/min 流量采集 2~8h 空气样品。个体采样将装好微孔滤膜的小型塑料采样夹佩戴在监测对象的前胸上部，进气口尽量接近呼吸带，以 1L/min 流量采集 2~8h 空气样品。采样后，将滤膜的接尘面朝里对折 2 次，放入清洁的塑料袋或纸袋内，置容器内运输和保存。样品在室温下可长期保存。样品消解后，在 422.7nm 波长下，用乙炔 - 空气火焰原子吸收光谱法测定。若工作场所 TWA 超过 0.01mg/m^3 或 STEL 超过 0.02mg/m^3，应当立即停止生产，停止劳动者继续接触镉，对镉超标的原因进行排查并对相关责任主体进行追责，切实保障劳动者的健康权益。

2. **职业健康检查**　通过《职业健康监护技术规范》（GBZ 188—2014）的要求，定期全面地对所有接触职业病危害的作业劳动者进行职业健康检查。职业健康检查包括常规的在岗期间、离岗时健康检查，考虑到镉可同时致急性毒性和慢性毒性的特点，在某些特殊情况下，还包括应急健康体检和离岗后健康检查两种职业健康检查。

（1）在岗期间职业健康检查：在岗人员应按照规定，每年参加职业健康体检，检查是否出现职业性慢性镉中毒或其他禁忌证，在岗期间禁忌证同上岗前体检相同。检查内容包括：

1）症状询问：重点询问头晕、乏力、咳嗽、气短、腰背及肢体疼痛等症状。体格检查：内科常规检查。

2）实验室和其他检查：其中血常规、尿常规、尿镉、尿 β_2- 微球蛋白或尿视黄醇结合蛋白、胸部 X 线摄片和肺功能为必检项目。

3）骨密度和肝肾 B 超为选检项目。

（2）应急职业健康检查：由于镉可能造成急性毒性，在岗期间，若发生生产安全事故，应对劳动者进行应急安全检查，重点关注是否出现急性职业性镉中毒或金属烟尘热。检查内容包括：

1）症状询问：重点询问短时间内吸入高浓度氧化镉烟、尘的职业接触史及头晕、头痛、乏力、胸闷、四肢酸痛、寒战、发热、咳嗽、咳痰、发绀、呼吸困难等症状。

2）体格检查：内科常规检查重点检查呼吸系统。

3）实验室和其他检查，其中：血常规、尿常规、心电图、肝功能、血氧饱和度、胸部X线摄片和血镉为必检项目，肺功能和血气分析为选检项目。

(3) 离岗时职业健康检查：离岗时检查项目及内容同在岗时体检，对于离岗时健康检查尿镉>5μmol/mol肌酐的镉作业者，推荐进行离岗后的健康体检，对于尿镉>5μmol/mol肌酐者，随访3年；尿镉>10μmol/mol肌酐者，随访6年；检查周期均为每年1次。随访中尿镉≤5μmol/mol肌酐，可终止随访。每次检查的内容与在岗时体检相同。

3. **新型生物监测指标** 尿镉是常用的接触标志物，可以反映长期接触强度，血镉是可以反映近期暴露的接触标志物，但是研究尚不充分，仅供急性中毒时的诊断参考；尿β_2-微球蛋白、视黄醇结合蛋白等低分子质量蛋白可反映肾近端小管重吸收功能，因此常用作慢性中毒诊断的效应标志物。

尿镉主要与体内镉负荷量及肾镉浓度有关，可用作职业性镉接触和镉吸收的生物标志物。据调查，当尿镉达5~10μmol/mol肌酐时，肾小管功能异常的患病率可达5%~20%，故以5μmol/mol肌酐的尿镉作为现职劳动者慢性镉中毒的诊断下限值。慢性镉中毒时，尿镉通常超过此值，脱离接触较久者可有所降低，但应高于当地正常参考值上限。

血镉主要反映近期接触量。但是由于尚不能建立镉的近期吸收量与血镉浓度之间的定量关系，血镉与肾功能异常的剂量-反应关系资料远较尿镉少，因此，未将血镉列为慢性镉中毒的诊断指标。但在急性镉中毒时，血镉增高可作为过量接触镉的佐证。

在慢性镉中毒的肾脏损害中，公认的早期改变主要是近端小管重吸收功能减退，故本标准以肾小管性蛋白尿为诊断起点。目前诊断的主要依据是尿β_2-微球蛋白、视黄醇结合蛋白等低相对分子质量蛋白排出增多。

尿镉、尿β_2-微球蛋白和视黄醇结合蛋白测定多用点采样标本，易受尿液稀释度的影响，故上述尿中被测物的浓度均需用尿肌酐（测定方法可参见WS/T97）校正。对肌酐浓度小于0.3g/L或大于3.0g/L的尿样应重新留尿检测。

肾损伤分子-1（kidney injury molecule-1，Kim-1）是目前备受关注的一种新的生物标志物。其属于跨膜蛋白，正常状况下不被检出；一旦发生缺血或中毒使近端肾小管受损时，Kim-1即可高度表达。动物实验发现，在蛋白尿出现前4~5周即可在尿中检出Kim-1。提示检测Kim-1能更早发现镉所致的肾损害。但通过检出Kim-1确定有镉接触时，某种程度上中毒性损伤已发生，因此，在中毒性细胞损伤前发现镉接触更受关注。有研究发现，镉可使肾脏上皮NRK-52E细胞microRNA表达方式发生改变。因此，监测镉所致的microRNA表达的改变如何影响蛋白表达和肾小管的功能变化，将成为未来关注的热点。

4. **职业病的诊断与鉴定** 急性、慢性镉中毒诊断标准见表5-4。

吸入高浓度含镉烟尘后，可出现上呼吸道黏膜刺激症状，经4~10h的潜伏期后，可出现咳嗽、胸闷、呼吸困难，伴寒战、肌肉关节酸痛，胸部X线见肺纹理增粗和片状阴影，严重者可出现迟发性肺水肿，可死于呼吸衰竭、循环衰竭。少数病例合并肝、肾损害。胸部X线检查显示肺纹理增多、增粗、延伸，典型者胸部X线可见双肺散在或广泛斑片状浸润阴影或云絮状影，符合急性气管-支气管炎或急性支气管周围炎表现。急性中毒引起的呼吸道病变多数可在2周以后恢复，少数病例可发生肺纤维化而遗留肺通气功能障碍。急性吸入性镉中毒诊断时应注意与金属烟雾热、心源性肺水肿等鉴别。

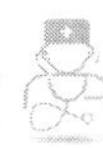

表 5-4　职业性镉中毒诊断标准

标准	尿镉
急性中度中毒	具有下列表现之一者： 1）急性肺炎； 2）急性间质性肺水肿
急性重度中毒	具有下列表现之一者： 1）急性肺泡性肺水肿； 2）急性呼吸窘迫综合征
慢性中毒观察对象	连续两次在 5μmol/mol 肌酐（5μg/g 肌酐）以上，尚无慢性镉中毒的临床表现
慢性轻度中毒	除尿镉增高外，检查发现有以下任何一项改变者： 1）尿 β_2- 微球蛋白含量在 9.6μmol/mol 肌酐（1 000μg/g 肌酐）以上； 2）尿视黄醇结合蛋白含量在 5.1μmol/mol 肌酐（1 000μg/g 肌酐）以上
慢性重度中毒	除慢性轻度中毒的表现外，出现慢性肾功能不全，可伴有骨质疏松症、骨质软化症

食入性急性镉中毒可有急性肠胃炎样表现，成人致死量为 300mg，应结合镉接触职业史或镉暴露史同食物中毒、急性胃肠炎或流行性感冒等鉴别。

慢性镉中毒早期通常无症状，主要为肾小管重吸收功能障碍，比较早出现的是不可逆性肾小管性蛋白尿，此外还有葡萄糖尿、高氨基酸尿、高磷酸尿、高尿钙、低渗尿、氯化铵负荷能力下降等。随着疾病进展，可以出现肾小球滤过率下降，直至终末期肾病，吸入引发的慢性镉中毒可在门齿和犬齿颈部出现黄色的“镉环”。由于早期终止镉暴露有望阻止肾损伤进展，因此，及早识别无症状的早期肾损害非常有价值。应注意与其他各种原因引起的肾脏疾病、药物及其他工业毒物中毒、溢出性蛋白尿、Wilson 病、特发性 Fanconi 综合征、营养不良所致的骨质疏松和软化等疾病相鉴别。

此外，短时间内吸入高浓度氧化镉烟尘，还可以引起金属烟热，表现为在数小时或 1d 后出现咳嗽、咳痰、胸闷等，两肺呼吸音粗糙，或可有散在的干、湿啰音，胸部 X 线表现为肺纹理增多、增粗、延伸，符合急性气管 - 支气管炎或急性支气管周围炎表现。应与急性镉中毒引起的化学性气管 - 支气管炎或支气管周围炎相鉴别，并要警惕发生化学性肺炎和肺水肿。

（三）三级预防

镉中毒的三级预防主要是给予患者积极治疗和促进康复的措施。

1. 急性中毒治疗原则和方法

（1）应急处理：对于急性吸入性中毒，抢救人员应穿戴防护用具，迅速将患者移至空气新鲜处，去除污染衣物；注意保暖、安静；皮肤污染或溅入眼内应用流动清水冲洗各至少 20min；呼吸困难者应给氧，必要时用合适的呼吸器进行人工呼吸并立即与医疗急救单位联系进行抢救。

（2）治疗：中毒者脱离有毒环境后，食入者应尽快洗胃、导泻（洗胃可用温水，忌用生理盐水）。为防止肺水肿的发生，宜早期、短程、足量使用肾上腺糖皮质激素，吸入中毒者可应用地塞米松 20~80mg/d 静脉注射或静脉点滴 3~5d。重症者可行血液透析，并予 EDTA-Ca 驱镉。

2. 慢性中毒治疗原则和方法

（1）观察对象：观察对象应当予以密切观察，每年复查一次；其他各级患者，一经查出，即应调离镉作业。治疗以对症、支持治疗为主，因目前尚无可靠药物可以驱排储存于肾脏的镉，如巯基络合剂虽对镉有很强的亲和力，但形成的低分子复合物很容易被肾小管重吸收，反而起到向肾脏富集镉的作用，加强了镉的肾脏毒性；氨羧络合剂由于不易透入肾细胞，难以驱排肾内的镉，它还可能引起镉在体内重新分布后，使肾内蓄积量增加，故也不宜使用。近年来发现，二硫代氨基甲酸盐类对肾镉有较强驱排作用，我国学者在20世纪90年代，曾更进一步改进了此类化合物的化学结构，使之毒性更低、细胞透过性更好、对肾镉的驱排作用更强，有望成为驱镉的有效药物，但目前该药物仍处在临床试验阶段，因此目前一般不主张对慢性职业性镉中毒患者进行驱镉治疗。

(2) 对症支持：剧烈咳嗽、躁动者给予吸氧、镇咳剂、镇静剂；高热、全身肌肉疼痛可给予解热镇痛药；肺炎或肺水肿者应保持呼吸道通畅，给予抗生素预防继发感染，有明确感染者应加强抗生素使用；腹痛明显者可适当使用解痉剂，如阿托品、丙胺太林、颠茄制剂等。此外，还应当适当增加营养保障维生素C、维生素E等营养素摄入，补充蛋白质增强免疫力；增加硒、锌摄入；保障维生素D、钙剂的摄入缓解或预防骨质疏松。

(3) 安置措施：对于职业性慢性镉中毒患者，应调离接触镉及其他有害作业，避免使用肾毒性药物，经规范治疗后，轻度中毒患者可从事其他工作；中度、重度中毒患者应根据病情适当的非化工作业安排轻工作或全休。

（陈章健 杨雪莹）

第六节 铍病的三级预防

铍(beryllium，Be)为银灰色轻金属，熔点1 278℃，沸点2 970℃，相对密度1.85，为银灰色稀有金属，难溶于水，可溶于酸，与碱反应可生成盐类。由于铍具有重量轻、强度高、导热导电性好、无磁性、加工时不产生火花等特点，制成合金可明显提高金属的抗震性、防腐性及抗疲劳性，在航天、卫星、原子能和军事等特殊领域有重要用途。铍病是由于吸入铍及其化合物引起的以侵及肺部为主，并可累及其他器官的全身性疾病。急性铍病国内外多已得到控制，但慢性铍病仍不断有新病例发生，且常有误诊误治。文献报道上海市肺科医院、上海市职业病医院本院1976—1999年共收治慢性铍病16例。1999年新发病例2例。宁夏也曾报道1978—2006年间因接触铍粉尘、每两年进行胸部平片检查，连续观察胸部X线，最后被职业病鉴定机构诊断为慢性铍病11人。

一、铍及其化合物中毒概述

(一) 铍及其化合物中毒定义

大量吸入铍及其化合物的烟尘、蒸气可以导致急性铍中毒，临床表现为化学性支气管炎和肺炎，引起以急性呼吸道化学性炎症为主的病变，称急性铍病。长期接触铍及其化合物后，经一定的潜伏期发生以肺部肉芽肿和肺间质纤维化为主的病变，称慢性铍病。

(二) 铍及其化合物中毒主要接触作业

铍是原子能工业之宝，火箭、导弹、卫星、航空、宇航、电子以及冶金工业等可暴露铍。

（三）铍及其化合物中毒发病机制

铍及其化合物为高毒物质，主要以粉尘、烟雾和蒸气经呼吸道吸入，破损皮肤易吸收引起皮炎或溃疡。难溶的氧化铍主要储存在肺部，可引起肺炎。可溶性的铍化合物主要储存在骨骼、肝脏、肾脏和淋巴结等处，它们可与血浆蛋白作用，生成蛋白复合物，引起脏器或组织的病变。

（四）铍及其化合物中毒临床表现

急性铍中毒表现为化学性支气管炎和肺炎。慢性铍中毒引起以肺肉芽肿病变为主的全身性疾病，又称铍病。急性铍病以急性呼吸道化学性炎症为主；慢性铍病以肺部肉芽肿和肺间质纤维化为主。

二、铍及其化合物中毒的三级预防

（一）一级预防

完整的皮肤不吸收铍及其化合物，仅损伤部位可铍侵入，但以局部作用为主；铍及难溶性化合物很难经胃肠道吸收，可溶性铍化合物则会在胃肠内生成不溶性的磷酸盐沉淀随粪便排出，因此胃肠道对铍的吸收率一般不超过 0.2%。相比之下，呼吸道是铍的主要侵入途径，粒子较小（直径 $<5\mu m$）的金属铍或其化合物可进入呼吸道深部并滞留在肺泡或小气道；水溶性较强的可被间质血管或淋巴管吸收；难溶的化合物则可被巨噬细胞吞噬，部分随痰排出，部分进入肺间质。上述吸收特性决定了铍的一级预防重点是控制铍的呼吸道暴露。

1. **相关法律、法规及标准制定和完善**　《工作场所有害因素职业接触限值 第 1 部分：化学有害因素》（GBZ 2.1—2019）中规定了铍及其化合物的 PC-TWA 和 PC-STEL。我国《职业性铍病诊断标准及处理原则》（GB 4868）于 1985 年正式颁布实施，分别于 1996 年、2002 年修订（对慢性铍病诊断的描述参照了尘肺病诊断中肺区与密集度的概念，且强调了铍病的胸部 X 线改变是肉芽肿和肺纤维化的反映，不再按所谓小阴影出现的肺区数等来划分疾病的轻重程度）。《职业性铍病的诊断》（GBZ 67—2015），进一步调整了影像学表现在诊断和分级标准中的应用，使之更加贴合铍病的影响表现，对指导临床医师明确诊断疾病、保护劳动者合法权益有非常重要的实际意义。铍除了可以引起呼吸系统症状以外，还可能引起皮肤损害，针对铍引起的皮肤损害可以参照《职业性皮肤病诊断标准（总则）》（GBZ 18—2013）和《职业性皮肤溃疡诊断标准》（GBZ 62—2002）进行诊断。

2. **生产工艺和生产设备改进和革新**　生产过程自动化、密闭化、机械化，采用湿法作业；工作场所应提供淋浴和洗眼设施。

3. **个体防护措施**　接触铍及其化合物的劳动者应当佩戴头罩型电动送风过滤式防尘呼吸器，必要时佩戴隔离式呼吸器。穿连衣式防毒工作服，戴橡胶手套和防护眼镜；工作时穿戴工作服和鞋帽，工作区域严禁饮食，工作后淋浴，并将工作服严格处理，禁止携带出厂；加强个人防护，采用聚氯乙烯布作为口罩的滤料（过滤效果可超过 96%）。

4. **职业卫生管理**　加强工作场所职业卫生管理，避免高温作业，注意安全防火，工作场所严禁吸烟（微细铍颗粒可燃烧甚至发生爆炸）。

5. **职业健康教育**　加强对劳动者的安全培训，让劳动者对铍的健康危害有清晰明确的认识，认真按照规章制度进行作业。

6. **上岗前职业健康检查** 企业应依据《职业健康监护技术规范》(GBZ 188—2014)对铍及铍化合物接触人员进行上岗前体检,主要目的是发现有无职业禁忌证,建立接触职业病危害因素人员的基础健康档案。此阶段的主要目标为提前发现职业禁忌证人员,减少用人单位和劳动者的不必要损失,铍及铍化合物接触的职业禁忌证为:活动性肺结核、慢性阻塞性肺疾病、支气管哮喘、慢性间质性肺病、慢性皮肤溃疡。检查内容包括:

(1)症状询问:重点询问呼吸系统、心血管系统病史及症状,过敏性疾病史和皮肤病史。

(2)体格检查:内科常规检查;皮肤科常规检查。

(3)实验室和其他检查:必检项目包括血常规、尿常规、心电图、血清 ALT、肺功能、胸部 X 线摄片。

(二)二级预防

铍病的二级预防的关键在于铍病的早期诊断和发现,进而对铍病早期治疗,切实保障劳动者健康,工作场所的铍及铍化合物浓度依据《工作场所空气有毒物质测定 第 4 部分:铍及其化合物》(GBZ/T 300.4—2017)进行测定,劳动者铍病的诊断主要依据《职业性铍病的诊断》(GBZ 67—2015)进行。

1. **职业病危害因素的识别与检测** 根据《工作场所空气中有害物质监测的采样规范》(GBZ 159—2004),对工作场所接触铍及铍化合物的劳动者采取长时间采样和短时间采样。在检测过程中,应选择有代表性的采样点,在空气中有害物质浓度最高的工作日进行采样。在评价短时间接触容许浓度时,选择有代表性接触点,在一个工作班接触浓度最高的时段进行采样。依据《工作场所空气有毒物质测定 第 4 部分:铍及其化合物》(GBZ/T 300.4—2017)进行测定,空气中铍及其化合物用微孔滤膜采集,短时间采样在采样点,将装好微孔滤膜的采样夹,以 5L/min 流量采集 15min 空气样品。个体采样将装好微孔滤膜的小型塑料采样夹佩戴在监测对象的前胸上部,进气口尽量接近呼吸,以 1L/min 流量采集 2~8h 空气样品。样品消解后,铍离子与桑色素反应生成黄绿色荧光络合物;测量荧光强度,进行定量。若 TWA 超过 0.000 5mg/m^3 或 STEL 超过 0.001mg/m^3,应当立即停止生产,对工作环境铍及铍的化合物超标的原因进行排查并对相关责任主体进行追责,切实保障劳动者的健康权益。

2. **职业健康检查** 职业健康检查包括常规的在岗期间、离岗时健康检查,考虑到铍可同时致急性毒性和慢性毒性的特点,在某些特殊情况下,还包括应急健康体检和离岗后健康检查两种职业健康检查。

(1)在岗期间职业健康检查:在岗人员应按照规定,每年参加职业健康体检,检查是否出现职业病或其他禁忌证,职业病包括:职业性慢性铍病、职业性铍接触性皮炎、职业性铍溃疡,禁忌证同入职前职业禁忌证。检查内容包括:

1)症状询问:重点询问胸闷、气急、咳嗽、咳痰、胸痛等呼吸系统症状。

2)体格检查:内科常规检查;皮肤科常规检查。

3)实验室和其他检查①必检项目:血常规、尿常规、心电图、血清 ALT、肺功能、胸部 X 线摄片;②选检项目:肺弥散功能、尿铍。

(2)应急健康检查:由于铍可能造成急性毒性,在岗期间,若发生生产安全事故,应对劳动者进行应急健康检查,重点关注是否出现职业性急性铍病。检查内容包括:

1)症状询问:重点询问短时间内吸入高浓度可溶性铍盐的职业接触史及胸闷、气急、咳

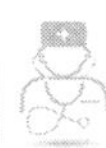

嗽、咳痰、胸痛等呼吸系统症状。

2）体格检查：内科常规检查。

3）实验室和其他检查①必检项目：血常规、尿常规、心电图、血清 ALT、胸部 X 线摄片、血氧饱和度；②选检项目：血气分析、肝脾 B 超、尿铍。

（3）离岗时和离岗后健康检查：离岗时检查项目及内容同在岗时体检，由于 GBZ 67—2015 中删除了铍接触者"观察对象"这一概念，目前铍及铍化合物接触劳动者离岗后的健康体检尚无明确（建议）标准，对于想要进行离岗后健康体检的劳动者，建议每 2 年进行 1 次体检，持续 10 年，检查内容及目标疾病同在岗时体检。

3. 生物标志物

（1）接触标志物：尿铍可反映近期铍接触，急性铍病可见尿铍显著增高（>5μg/L），但慢性铍病时，尿铍可检出但多低于（5μg/L），此时常采用：

1）铍皮肤斑贴试验（慢性铍病患者阳性率可在 99% 以上，铍接触者阳性率为 4.3%，非接铍者及矽肺患者阳性率仅为 2.2%）。

2）以铍为抗原的淋巴细胞转化试验（慢性铍病患者阳性率可达 77%~80%，铍接触者阳性率仅为 6%，无铍接触者为阴性）。

3）以铍为抗原的白细胞移动抑制试验，可随胸部病变的进展而阳性率增高，慢性铍病患者阳性率可达 97% 以上，对铍在人体的内暴露进行评估，辅助铍病同其他疾病的鉴别。

（2）效应标志物：X 线、CT 等影像学改变是铍病诊断的最重要效应标志，结合血清学指标和铍暴露接触史有助于铍病的诊断。

急性铍病时，患者可在吸入大量可溶性铍化合物后，经 3~6h 的潜伏期，出现咽痛、咳嗽、气短、胸闷、胸痛等呼吸道刺激症状，两肺可闻及啰音，胸部 X 线检查可见肺门阴影扩大，肺纹理增多，两肺野甚至出现弥散的对称绒毛状的浸润阴影，恢复期则阴影界限逐渐清楚，呈播散性结节病变，实验室检查可见血白细胞总数及嗜酸性粒细胞增多，血清 ALT 及胆红素增高。急性铍病呼吸道刺激症状一般 2~4 周即可消失，病变持续 3~4 个月后逐渐吸收，但也有少数患者肺内可残留纤维化病变，甚至转化为慢性肉芽肿。

慢性铍病，多是由长期接触难溶性铍化合物（主要是金属铍、氧化铍等）引起。潜伏期长，早期症状体征不明显，有时 X 线已经可见明显改变而患者仍无自觉症状，因此临床主要依靠 X 线进行检查诊断。铍病 X 线胸部改变的主要特点为在网状阴影改变的背景上出现颗粒或结节样阴影，肺透明度降低，肺门上提。有人将慢性铍病的 X 线背景改变分为 3 期：①"飞砂"期肺野出现细小的、弥散的、对称的颗粒阴影，有如细砂纸遍布肺野边缘部分，并侵及肺尖。②肺门阴影增加，在颗粒背景上出现广泛的网状纹理。③"暴雪"期全肺出现清晰的结节状阴影，直径为 1~5mm，互不融合，也不钙化。网状和结节阴影之间可见很多小的肺气肿透亮区。此期病变与结节病极为相似。

鉴于 X 线的辐射损害，近来也有使用螺旋 CT 替代 X 线进行铍病的影像学检查和辅助诊断的报道，将来 CT 或许能够替代 X 线作为铍病筛查以及诊断的重要手段。

4. 职业病的诊断与鉴定

（1）铍病的诊断分级：急性铍病应当依据短时间内吸入大量铍化合物（可溶性）的职业史，出现以呼吸系统损害为主的临床表现和胸部 X 线影像学改变，结合现场职业卫生学调查资料，进行综合分析，排除其他原因所致的类似疾病后，方可诊断。

慢性铍病应依据长期接触铍及其化合物的职业史，出现以呼吸系统损害为主的临床表现，以胸部X线影像学改变为主要依据，必要时参考其他实验室检查，此外，还可结合现场职业卫生学调查资料，进行综合分析，排除其他原因所致类似疾病后方可诊断。诊断分级标准见表5-5。

表5-5 职业性铍病诊断分级

分级	标准
	急性铍病
轻度	短期内吸入大量铍化合物后出现鼻咽部干痛、剧咳、胸部不适等呼吸道刺激症状，胸部X线影像学改变符合急性气管-支气管炎表现（见GBZ 73）
重度	短期内吸入大量铍化合物并符合下列条件之一者： 1）急性支气管肺炎（见GBZ 73—2009）； 2）肺水肿
	慢性铍病
轻度	有较长时间铍及其化合物接触史； 出现胸闷、咳嗽、活动时气短等呼吸系统症状； 胸部X线表现有散在分布的圆形和不规则形小阴影，符合肺肉芽肿及轻度肺间质纤维化改变
重度	有较长时间铍及其化合物接触史； 出现胸闷、咳嗽、气短等呼吸系统症状； 胸部X线表现有散在分布的圆形和不规则形小阴影，符合肺肉芽肿及轻度肺间质纤维化改变

（2）急性铍中毒是短期吸入大量可溶性铍化合物后，高浓度铍引起的对呼吸系统的直接化学毒性刺激和肝肾等脏器的中毒，表现为呼吸道炎症及化学性肺炎为特征的组织形态学，可溶性铍可对肺直接刺激，使溶酶体大量释出，造成细胞损伤，同时可见到中毒性肝小叶中央带肝细胞的坏死及肾曲管上皮细胞脱落坏死。可溶性铍盐还可进入破损皮肤产生铍皮肤溃疡，类似“铬疮”呈鸟眼状，也可在深部皮肤形成铍肉芽肿，常常要较长时间的治疗才能愈合（铍引起的皮肤损害参照GBZ 18—2013和GBZ 62—2002诊断，但不作为职业性铍病诊断标准的内容）。诊断急性铍病时，应结合近期大量铍化合物接触史及尿铍检测，注意与尘肺、粟粒性肺结核等其他可引起X线絮状或斑点影的疾病鉴别。

慢性铍中毒发病机制虽仍未完全清楚，但多数学者认为它是迟发型细胞免疫性疾病。难溶性氧化铍吸入后与体内的蛋白结合形成特异性铍抗原，并诱导产生抗铍特异抗体，再次接触铍时（即使铍暴露浓度很低）引起铍抗原-抗体反应，产生炎性病变，表现为以肺间质纤维化和肉芽肿形成为主要病变的全身性疾病，潜伏期可数月或数十年不等。在诊断慢性铍病时，应注意与粟粒性肺结核、肺血吸虫病、含铁血黄素沉着症、尘肺、结节病、肺泡癌、肺微石症及非特异性肺间质纤维化等疾病相鉴别。

（三）三级预防

铍病的三级预防主要是给予患者积极治疗和促进康复的措施，改善铍病患者的预后及生活质量。

1. 急性铍中毒治疗原则和方法

（1）应急处理：应立即停止接触铍作业，清除体表及衣物上污染的毒物；有接触皮炎者

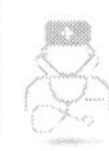

可用炉甘石洗剂或用 2% 硼酸液湿敷，再用皮炎平或氟轻松霜(肤轻松霜)涂擦；铍溃疡清洗后敷氢化可的松软膏，皮下肉芽肿应予切除。眼部污染用 2% 硼酸水流水冲洗。急性铍中毒患者应卧床休息、保持体温视情况给予止咳、祛痰、解痉、镇静等药物，施行吸氧、抗感染治疗。

(2) 对症治疗：中毒病例除常规对症治疗外，视病情需要应早期短程给予足量糖皮质激素，如早期给予地塞米松(20~40mg/d，分次肌内注射)，3~5d 后改为泼尼松(20~40mg/d) 口服治疗，待症状好转，逐渐减量，疗程 2~4 周不等。

2. **康复措施**　经治疗后，急性铍病患者原则上不再从事铍作业。应密切观察，每半年 1 次胸部 X 线检查，若连续两年无变化，可按铍离岗作业人员进行动态观察(2 年 1 次胸部 X 线检查，随访 10 年，参见 GBZ 188—2014)。

(陈章健　杨雪莹)

第七节　铊及其化合物中毒的三级预防

铊(thallium，Tl) 是一种化学元素，原子序为 81。铊是一种质软的灰色贫金属，在自然界中并不以单质存在。铊金属外表和锡相似，但会在空气中失去光泽。两位化学家威廉·克鲁克斯和克洛德 - 奥古斯特·拉米在 1861 年独立发现了这一元素。水溶铊盐大部分几乎无味，且都是剧毒物，曾被用作杀鼠剂和杀虫剂以及谋杀工具。目前这类化合物的使用已经被多国禁止或限制，铊是世界卫生组织(WHO) 重点限制清单中主要危险废物之一，也被我国列入优先控制的污染物名单，在我国铊及其化合物根据《危险化学品安全管理条例》受公安部门管制。日常接触摄入是导致铊中毒的重要因素。铊化合物可以经由皮肤吸收，或通过遍布体表的毛囊、呼吸道黏膜等部位吸收。有病例显示，暴露于含铊粉尘中 2h，便可能导致急性铊中毒。此外，由于矿山开采等原因造成的土壤和饮用水污染，也有可能导致居民通过饮食摄入含铊化合物急性或慢性铊中毒。大多数铊盐无色无味，溶解性良好，因此误食以及投毒也是铊中毒患者接触铊化合物的途径之一。据文献报道，2012 年 9 月广西壮族自治区职业病防治研究院收治 5 例患者。该病发病较少，临床护理诊断复杂，血液净化疗法对药物中毒的治疗的安全性高，疗效肯定。

一、铊及其化合物中毒概述

(一) 铊及其化合物中毒定义

铊及其化合物中毒是指在作业场所劳动者因过量接触铊及其化合物而导致的急性或慢性中毒性疾病。

(二) 铊及其化合物中毒主要接触作业

铊离子在自然界中大部分出现在含钾矿石中。铊是硫化重金属矿提炼过程的副产品之一。总产量的 60%~70% 应用在电子工业，其余则用于制药工业和玻璃产业。铊还被用在红外线探测器中。放射性同位素铊 -201(以水溶氯化铊的形态)，在核医学扫描中可用作示踪

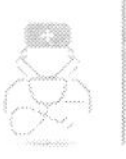

剂，例如用于心脏负荷测试。因此上述行业及铊矿石的焙烧、铊冶炼行业劳动者都可能因接触到铊产生职业健康损害。

(三) 铊及其化合物中毒发病机制

铊属高毒类，职业活动中暴露的含铊烟尘、蒸气或可溶性铊盐可通过消化道、皮肤和呼吸道吸收。铊可迅速分布到机体各组织中的细胞内，铊和钾类似，可稳定地和一些酶(如 Na^{+}-K^{+}-ATP 酶)结合，铊还可和巯基结合干扰细胞内呼吸和蛋白质合成，铊和核黄素结合可能是其神经毒性的原因。

(四) 铊及其化合物中毒临床表现

急性中毒表现为胃肠道刺激症状，继而出现神经麻痹，精神障碍，甚至肢体瘫痪，肌肉萎缩。脱发是铊中毒的特殊表现(症状)，常于急性中毒后 1~3 周出现，头发呈束脱落，表现为斑秃或全秃，严重者体毛全部脱落。慢性中毒主要有毛发脱落及皮肤干燥，并伴疲劳和虚弱感，可发生失眠、行为障碍、精神异常，以及内分泌紊乱，包括阳痿和闭经。

二、铊及其化合物中毒的三级预防

(一) 一级预防

铊及其化合物可经呼吸道、消化道和皮肤吸收，吸收量与其水溶性有直接关系。吸收入体的铊在血清中不与蛋白质结合，故可迅速分布至全身各组织器官，并可透过血脑屏障和胎盘，以肝、肾、脑中含量最高，且有一定蓄积性。值得注意的是，铊及其化合物可因皮肤、黏膜和眼睛直接接触蒸气，而通过完整的皮肤产生吸收，因此，即使空气中铊及其化合物浓度不高于浓度限值，也要注意预防因皮肤接触引起的中毒。

1. **相关法律、法规及标准制定和完善** 铊及其化合物具有蓄积性，为强烈的神经毒物，并可引起肝、肾损害，对成人、儿童的最小致死量分别为 10~12mg/kg 和 2~10mg/kg。在我国被列为《危险货物品名表》(GB 12268)第 6 类第 1 项中，属于毒害品，其生产、经营、储存、运输及使用都受《危险化学品安全管理条例》的约束，受公安部门管制。生产、经营、储存、运输、使用和处置铊及其化合物的单位，其主要负责人必须保证该单位铊及其化合物的安全管理符合有关法律、法规、规章的规定和国家标准的要求，并对其单位铊及其化合物的安全负责。《工作场所有害因素职业接触限值 第 1 部分：化学有害因素》(GBZ 2.1—2019)中规定了铊及其化合物的 PC-TWA 和 PC-STEL。我国《职业性铊中毒诊断标准》(GBZ 226—2010)正式颁布实施突出了慢性接触铊对神经系统，特别是周围神经系统损害的临床意义，并主要依据其程度进行诊断分级。对慢性铊中毒的其他较常见的临床表现如脱发、视神经损害等在诊断中的作用也作了具体规定。

2. **生产工艺和生产设备改进和革新** 改进含铊金属的冶炼工艺，对含铊浓度高的物料，应通过采用提取工艺进行回收。车间应有通风排风设备，并采取一定措施，实行生产过程自动化、密闭化和机械化，通过封闭、隔离及湿法作业等手段减少铊及其化合物的蒸气或粉尘逸散到工作环境中。

3. **个体防护措施** 加强个人防护，要戴手套，穿防护服及合理使用防毒口罩，工作后应淋浴更衣，重点清洁双手、头发和各处黏膜，防护服严禁带回家中并应当及时换洗。严禁在工作区域吸烟、饮食或摘下防护用品。铊的熔沸点很低，304°C 即转变为液态，应尽量避免

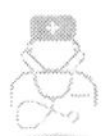

高温操作。

4. 职业卫生管理　依法依规，对铊及其化合物建立严格的管理、使用制度和科学合理的操作规范。对工作场所空气中铊及其化合物浓度进行检测，工作场所提供淋浴和洗眼设施，并为生产事故建立应急预案。在铊高浓度区域设置醒目的毒性标识，提示劳动者按规章操作。含铊的废料应当妥善保存和处理，防止污染水源及土壤。

5. 职业健康教育　对于铊及其化合物，相关企业和生产单位应当制定严格的管理、使用制度，通过工程防护、个人防护等减少操作人员接触，并对相关劳动者进行严格的培训。接触铊的操作人员应当接受培训，对铊及其化合物的毒性和操作原则有清晰明确的认识，并严格按照操作规程执行。

6. 上岗前职业健康检查　企业应依据《职业健康监护技术规范》(GBZ 188—2014)对铊及其化合物接触人员进行上岗前体检，主要目的是发现有无职业禁忌证，建立接触职业病危害因素人员的基础健康档案。此阶段的主要目标为提前发现职业禁忌证人员，减少用人单位和劳动者的不必要损失，铊及其化合物接触的职业禁忌证为：多发性周围神经病、视神经病或视网膜病。检查内容包括：

(1)症状询问：重点询问神经系统症状和眼科病史及症状，如头痛、头晕、失眠、记忆力减退、乏力、毛发脱落、色弱、色盲等。

(2)体格检查：内科常规检查，神经系统常规检查及肌力、共济运动检查，眼科常规检查及辨色力、眼底检查。

(3)实验室和其他检查

1)必检项目：血常规、尿常规、心电图、肝功能。

2)选检项目：视野、神经-肌电图、尿铊、肝脾B超。

(二)二级预防

铊及其化合物中毒的二级预防的关键在于铊中毒的早期诊断和发现，如果早期确诊并在铊造成严重的神经毒性前对铊进行驱排，可以有效减少铊及其化合物对患者的健康损害，切实保障劳动者的健康。依据《工作场所空气有毒物质测定 第25部分：铊及其化合物》(GBZ/T 300.25—2017)进行检测分析。劳动者职业性铊中毒的诊断主要依据《职业性铊中毒诊断标准》(GBZ 226—2010)进行。

1. 职业病危害因素的识别与检测　依据《工作场所空气中有害物质监测的采样规范》(GBZ 159—2004)，对接触铊及其化合物浓度的劳动者采取长时间采样和短时间采样。依据《工作场所空气有毒物质测定 第25部分：铊及其化合物》(GBZ/T 300.25—2017)进行测定，空气中可溶性气溶胶态铊及其化合物用微孔滤膜采集，短时间采样在采样点，将装好微孔滤膜的采样夹，以5L/min流量采集15min空气样品。个体采样将装好微孔滤膜的小型塑料采样夹佩戴在采样对象的前胸上部，进气口尽量接近呼吸带，以1L/min流量采集2~8h空气样品。若TWA超过0.05mg/m^{3}或STEL超过0.1mg/m^3，应当立即停止生产，停止劳动者继续接触铊及其化合物，对工作环境铊及其化合物超标的原因进行排查并对相关责任主体进行追责，切实保障劳动者的健康权益。

2. 职业健康检查　根据《职业健康监护技术规范》(GBZ 188—2014)，接触铊及其化合物的劳动者应进行在岗期间、离岗时健康检查，在发生生产事故，劳动者短期大量吸入或经皮肤、消化道接触大量铊时，应施行应急健康体检。各类检查的频次及内容如下：

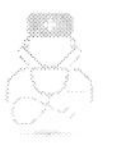

(1) 在岗期间职业健康检查：在岗人员应按照规定，每年参加职业健康体检，检查是否出现职业病或其他禁忌证。职业病包括职业性慢性铊中毒（见 GBZ 226）；禁忌证同入职前职业禁忌证。检查内容包括：

1) 症状询问：重点询问有无脱发、头痛、头晕、失眠、记忆力减退、乏力、四肢发麻、足趾、足底和足跟疼痛、视力减退等症状。

2) 体格检查同入职前健康检查。

3) 实验室和其他检查①必检项目：血常规、尿常规、心电图、肝功能、肝脾 B 超、尿铊；②选检项目：视野、神经 - 肌电图。

(2) 应急健康检查：由于铊可能造成急性毒性，在岗期间，若发生生产安全事故，应对劳动者进行应急健康检查，重点关注是否出现职业性急性铊中毒。检查内容包括：

1) 症状询问：重点询问短期内大量高浓度含铊烟尘、蒸气的职业接触史及头晕、头痛、乏力、呕吐、腹痛、咽部烧灼感、四肢麻木、足趾疼痛、足底和足跟疼痛、视力减退等症状。

2) 体格检查：内科常规检查；神经系统常规检查及肌力、肌张力、共济运动检查；皮肤科常规检查及皮肤附件检查，如胡须、腋毛、阴毛和眉毛，指、趾甲 Mees 纹。

3) 实验室和其他检查①必检项目：血常规、尿常规、心电图、肝功能、肝脾 B 超、尿铊；②选检项目：神经 - 肌电图。

(3) 离岗时职业健康检查：离岗时检查项目及内容同在岗时体检。

3. 新型生物监测指标

(1) 接触标志物

1) 急性中毒：正常人血铊 <2μg/L，尿铊 <5μg/L。如尿铊 >0.3mg/L (0.015μmol/L)、血铊 >40μg/L 即有诊断意义，症状明显者血铊水平可超过 100μg/L。急性铊中毒者的血铊在铊摄入后即可增高，但由于铊在血中的半衰期极短，1 次接触后约 4h 达到峰值，4~5d 明显下降，至 1 周后，摄入量 99% 以上的铊已从血中消失，因此，血铊仅在急性接触后短期内有参考价值，不适用于慢性接触的诊断。

人体内的铊几乎全部从尿排泄，因此尿中铊含量的高低可反映铊的接触水平和中毒情况，且尿铊可持续数周，取样方便，因而较血铊测定更为常用。目前，较为公认的确诊铊中毒的“金标准”是收集中毒者 24h 的尿液，以原子吸收光谱法测定铊的含量。尿铊超过 100μg/24h 时，提示有过量急性铊接触，临床症状明显者尿铊多超过 200μg/24h，则有明显的临床症状。严重中毒者尿铊可达 10mg/24h。尿铊浓度为 5μg/L，大致相当每天经口摄食 10μg 的可溶性铊化合物。

2) 慢性中毒：对职业铊接触人群而言，尿铊在 20μg/L 以下者多无中毒的临床表现，故认为其生物接触限值以 20μg/L 较为合适，有关慢性中毒尿铊的诊断下限值，目前仍有争论，且资料甚少，因此目前多主张以其生物接触限制为诊断起点，以其临床表现作为诊断分级依据，以增强可操作性。

(2) 效应标志物：铊中毒的机制较为复杂，目前尚未完全阐明，一般认为可能与如下几种生化特性相关：

1) 铊和铊化合物进入体内后，可溶性的离子与体内的生物分子（如酶类）中的基团的巯基（—SH）、$—NH_2$、—COOH、—OH 等结合，导致其生物活性丧失，从而使组织功能出现障碍。

2）铊离子对钾离子有拮抗抑制作用，钾离子在体内有重要的生物活性，三羧酸循环的重要限速酶——丙酮酸激酶、维持细胞静息电位的 Na^+-K^+ATP 酶均依赖钾离子方能发挥作用。铊离子与钾离子在电荷量、离子半径两方面都很相似，因而大多数生物膜都不能区别铊离子和钾离子。丙酮酸激酶催化磷酸烯醇式丙酮酸和 ADP 生成 ATP，是三羧酸循环的重要限速酶，丙酮酸激酶与铊离子的亲和力是其与钾离子亲和力的 50 倍，因此铊中毒后抑制了丙酮酸激酶的催化作用。铊与 Na^+-K^+-ATP 酶的亲和力大约是钾离子的 10 倍，Na^+-K^+-ATP 酶的活性受到抑制，导致丙酮酸代谢和能量代谢发生障碍。当铊在细胞内聚积，产生铊中毒效应，与人体高钾状态相似。

3）铊与蛋白和酶分子上的巯基结合干扰其生物活性，铊和巯基有较高的亲和力。铊与线粒体膜的巯基结合可导致氧化磷酸化脱耦联，干扰能量的产生，干扰含硫氨基酸的合成，使神经系统首先受到影响；干扰毛囊角蛋白的合成，导致毛发、指甲生长障碍；使肝内还原型谷胱甘肽减少，引起过氧化损伤。在铊中毒动物的脑组织发现脂质过氧化反应，导致儿茶酚胺代谢紊乱。

4）铊可与核黄素结合形成不溶性复合物，引起细胞内核黄素摄取减少，导致丙酮酸代谢和其他有关能量代谢障碍，临床表现与核黄素缺乏症十分相似。

5）铊具有明显的细胞毒性，这种毒性抑制细胞的有丝分裂，造成细胞代谢紊乱，对脑和周围神经系统糖代谢影响较大，因而多发性神经病等神经系统症状表现突出；干扰 DNA 的合成，诱发染色体突变，是一种致突变物。

6）铊对外周神经有明显的毒性作用，推测其对外周神经毒性的作用机制可能与铊干扰神经细胞突触前递质有关。蓄积在脑内的铊还可以抑制琥珀酸脱氢酶、鸟嘌呤脱氢酶等酶类的活性，并可干扰儿茶酚胺代谢，产生中枢神经毒性。

7）铊离子还可以通过胎盘屏障，给胎儿造成上述伤害。

铊及其化合物中毒患者尿液中可见红细胞、白细胞、蛋白与管型，可见尿中 β_2- 微球蛋白增高，反映了近端肾小管功能紊乱。血生化检查可见 ALT 活性增高，BUN 增高，此外铊中毒患者血清可见巯基水平低下、血钙下降、血糖升高、尿糖阳性。脑电图检查可显示不同程度的异常改变，重度中毒患者可见棘波、慢波。神经肌电图检查包括神经传导速度（NCV）和肌电图（EMG）两部分，可提示神经源性损害。当周围神经轴索发生变性时，肌电图显示神经源性改变，如在安静时，出现正锐波或纤颤电位，小力收缩时运动单位平均时限延长。感觉与运动传导速度减慢、远端潜伏期延长。心电图检查窦性心动过速、心律失常、T 波平坦、倒置，甚至 T 波消失，上述指标主要起到提示和辅助鉴别诊断作用，目前的分级诊断主要依据血铊、尿铊结合相关临床表现进行。铊及其化合物的毒性效应主要通过神经损伤、毛发脱落、肌力变化及各个脏器的损伤情况进行评估。

4. 职业病诊断与鉴定　铊属于高毒类，但铊中毒从毒物摄入到症状出现有一段潜伏期。急性中毒临床表现，特别是早期无特异性症状和体征，使得诊断难度加大。职业性铊及铊化合物中毒的诊断分级需要依据铊的职业接触史、出现的相应临床表现及实验室检查结果，参考工作环境职业卫生学调查资料进行综合分析，排除其他原因所致类似疾病后方可鉴别诊断。

（1）职业性铊及铊化合物中毒的诊断分级：急性铊中毒主要临床表现在消化道、神经系统、毛发脱落等，慢性铊中毒多数程度较轻，进展缓慢，但其起病隐匿，不易发现，临床表现缺乏特异性，容易漏诊或误诊，病情进展可导致肌肉运动功能、神经功能受损，严重者可引发残疾，因此对有职业铊接触史的患者，在诊断过程中需要加以足够重视，结合尿铊等暴露标志物结果进行诊断，尽早治疗。急性、慢性铊中毒的诊断分级标准见表 5-6。

表 5-6　职业性铊及铊化合物中毒的诊断分级

分级	标准
	急性中毒
轻度	具有头晕、头痛、乏力、食欲减退、腹痛症状及尿铊明显增高且具备以下任意一项者： 1）四肢远端特别是下肢痛觉过敏、麻木、疼痛或痛觉、触觉减退呈手套、袜套分布，可伴跟腱反射减弱； 2）明显脱发，指（趾）甲出现 Mees 纹； 3）神经 - 肌电图显示有神经源性损害
中度	轻度中毒基础上，同时具有以下任意一项者： 1）四肢远端痛觉、触觉障碍达肘、膝以上，伴跟腱反射消失；或深感觉明显障碍伴感觉性共济失调； 2）四肢受累肌肉肌力减退至 4 级； 3）脑神经损害； 4）发生轻度心、肺、肝、肾、脑损害之一者
重度	在中度中毒基础上，同时符合下列条件之一者： 1）四肢受累肌肉肌力减退至 3 级，或四肢远端肌肉明显萎缩； 2）发生中 - 重度心、肺、肝、肾、脑损害之一者
	慢性中毒
轻度	长期接触后出现乏力或下肢无力，连续两次检测尿铊增高，且具有以下任一项者： 1）双下肢疼痛、麻木，出现对称性袜套样分布的痛觉、触觉或音叉振动觉障碍，伴跟腱反射减弱； 2）明显脱发； 3）轻度视神经病或视网膜病； 4）神经肌电图显示有神经源性损害
重度	在轻度中毒基础上，同时具有以下任一项者： 1）四肢远端感觉障碍、跟腱反射消失，伴四肢肌力减退至 3 级或四肢远端肌肉萎缩； 2）视神经萎缩

（2）急性铊中毒主要临床表现在消化道、神经系统、毛发脱落等，有一定潜伏期，潜伏期长短与接触剂量有关，一般在接触后 12~24h 出现症状，早期以消化道症状为主，可出现头晕、头痛、乏力、恶心、呕吐、腹部绞痛、咽部烧灼感等症状，可见尿铊含量增高。数日后出现多发性颅神经和周围神经损害。出现感觉障碍及上行性肌麻痹。中枢神经损害严重者，可发生中毒性脑病。脱发为其特异表现。皮肤出现皮疹，指（趾）甲有白色横纹（Mees 纹），可有肝、肾损害。接触引起的急性中毒，因中毒途径不同（经呼吸道、皮肤和消化道吸收）而临床表现不同，经口服中毒者首发症状以消化道症状尤为突出。此外，急性铊中毒还可造成：

1）周围神经系统损害：轻度中毒以周围神经系统损害为主，重度中毒周围神经系统受损加重，或出现中枢神经和多发性脑神经损害。中毒后短至 12h、长至 1 周，一般周围神经损害

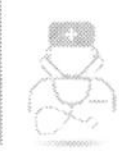

症状在中毒后 2~5d 出现。开始感双下肢酸、麻、蚁走感，足趾、足底及足跟疼痛并逐渐向上蔓延，轻触皮肤即感疼痛难忍，双足踏地时剧烈疼痛，以致不能站立与行走。因此，下肢特别是足部痛觉过敏是铊中毒周围神经病的突出表现。运动障碍出现稍晚，开始双下肢发沉、无力，严重时出现肢体瘫痪、肌肉萎缩，一般上肢受累较轻。

2）中枢神经系统受损：铊中毒时颅神经常被累及，表现为视力减退、球后视神经炎、视神经萎缩、上睑下垂、眼肌麻痹、周围性面瘫、构音障碍及下咽困难。中枢神经系统障碍时，轻者头痛、睡眠障碍、情绪不稳、焦虑不安及癔病样表现；重者出现急性中毒性脑病，表现为嗜睡、谵妄、惊厥、癫痫发作、昏迷。亦可出现精神失常、行为改变、幻觉、痴呆。有报道中毒患者可出现共济失调、舞蹈样运动、帕金森综合征、脊髓痨、多发性硬化、呼吸肌麻痹等。

3）胃肠系统表现：经口中毒者胃肠道症状出现早，表现为恶心、呕吐、食欲减退、腹绞痛或隐痛、顽固性便秘、后期腹泻。也可见到口腔炎、舌炎、牙龈糜烂、胃肠道出血。有些病例可发生中毒性肝病。

4）脱发表现：毛发脱落是铊中毒特异性体征之一，一般在中毒后 1~3 周出现，也可短至 4d 发生。有报告于中毒 4d 内显微镜下可见毛发根部有黑色素，这种色素主要见于头发，其次为胸毛、腋毛和眉毛。头发呈一束束地脱落，表现为斑秃或全秃，严重者 1 个月内可脱光，胡须、腋毛、阴毛和眉毛亦可脱落或易拔下，但眉毛内侧 1/3 常不受累。也有中毒患者不发生脱发。一般情况下，脱发是可逆的，大约在第 4 周开始再生，至 3 个月完全恢复，然而严重铊中毒可致持久性脱发。

5）皮肤：皮肤干燥、脱屑，并可出现皮疹，皮肤痤疮、色素沉着、手掌及足趾部角化过度。指（趾）甲营养不良，于中毒后第 4 周出现白色横纹（Mees 纹）。

6）肌肉与骨骼：关节疼痛，关节局部肿胀、发热、压痛，运动时疼痛加重。肌肉痛以腓肠肌最常见，伴明显压痛，其他部位肌肉亦可受累。

7）其他：部分病例有心肌、肝、肾功能损害，肝脏肿大、血清转氨酶升高，出现蛋白尿、管型、血尿等。

除上述临床表现外，铊中毒还可诱发中毒性脑病，惊厥、癫痫发作，出现昏迷、精神失常、幻觉、共济失调、痴呆等并发症。可造成心肌、肝脏、肾脏功能损害，发生中毒性肝病等，严重者造成死亡。鉴别诊断时应当结合临床症状与近期铊暴露史，主要需要排除癔病、格林 - 巴利综合征、血卟啉病、肉毒中毒、糖尿病及铅、砷、二硫化碳、一氧化碳等中毒性疾病。

职业性慢性铊中毒多数程度较轻，病情轻缓、进展缓慢，且起病隐匿不易引起重视，最初主要为类神经症表现，如头痛、头晕、耳鸣、嗜睡、失眠、多梦、记忆力减退、易激动以及食欲缺乏、恶心、腹痛、腹泻、头皮灼热、发痒、毛发脱落、心悸等，缺乏特异性，而后可逐渐出现肢体麻木、疼痛、肌力减退、感觉和运动障碍，重者出现远端肌肉萎缩，影响运动功能，严重时可致残。此外，视神经病及视网膜病变也是铊中毒的临床特征之一，早期主要表现为双眼难以矫正的视力下降、周边视野缺损、有中心暗点或旁中心暗点，视网膜水肿及渗出等，严重者可出现视神经萎缩。由于其起病隐匿，最初仅表现为视力下降而不为患者所注意，故应严密观察，对铊作业劳动者尤应定期进行视力及视野检查。此外，还有性格改变、言语迟钝、消瘦、乏力、多梦等症状出现。鉴别诊断时应注意结合铊职业接触史、尿铊含量，同慢性砷中毒、正己烷中毒、三氯乙烯中毒、氯丁二烯中毒、有机汞中毒、丙烯酰胺中毒以及感染性、代谢性（如糖尿病）、营养性（如维生素 B 缺乏、酒精中毒等）、药物性（如呋喃类、异烟肼等）周围神经

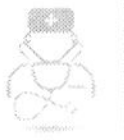

病等疾病鉴别，其中以四肢麻木、疼痛及乏力为首发症状的铊中毒易误诊为格林 - 巴利综合征，应当格外注意。

（三）三级预防

1. 急性铊中毒治疗原则和方法

（1）应急处理：吸入中毒者应立即脱离现场，移至空气新鲜处吸氧，皮肤或眼受污染者应立即用清水彻底冲洗，及早及时脱离铊接触。经消化道中毒者应尽快彻底采用 2% 硫代硫酸钠或 1% 碘化钠（使之形成不溶性碘化铊）溶液洗胃、灌入甘露醇配置的活性炭 30g 导泄，以吸附并排出残余铊化合物（最好间断多次洗胃，重者活性炭首次剂量可 50~100g，之后可用 20g/ 次，每日 3 次）；此外还可给予 50% 硫酸镁 40~60mL 口服导泄。对接触反应者给予观察，患者需卧床休息，密切观察至少 48h，并给予必要的检查及处理。

（2）排铊治疗：目前尚无特效驱排药物，传统金属络合剂 EDTA、二巯丙醇和 D- 青霉胺有害无益；二巯丙磺酸、二巯丁二酸不能降低全血铊浓度。目前常用排铊治疗主要有如下几种：

1）普鲁士蓝：急性铊中毒时，肠 - 肝循环的存在使得铊无法迅速从体内排出，口服普鲁士蓝可打破铊的肠肝循环，促进铊从肠道的排出。普鲁士蓝是一种无毒色素，对急、慢性铊中毒有明显疗效。其作用机制是铊可置换普鲁士蓝上的钾形成普鲁士蓝 - 铊复合物随粪排出。普鲁士蓝一般用量 250mg/（kg·d），分 4 次口服，每次需溶入 15% 甘露醇 50mL 中。用药时间可持续到 24h 尿铊含量小于 0.5mg。给药同时用硫酸镁导泻。该药无副作用，治疗时粪、尿均排出铊，且粪铊超过尿铊，治疗后不出现反跳现象，WHO 推荐使用普鲁士蓝作为急性铊中毒的驱排药物，美国 FDA 已经于 2003 年将其用于铊中毒的治疗，但我国尚未将其纳入国家药品管理范围，使用时须慎重。

2）补钾：适当补钾（氯化钾）使钾维持在正常高限（4.5~5.0mmol/L）有利于铊的排出，但由于此治疗方法可能动员储存在组织、细胞里的铊进入血液，使血铊含量增高，可能导致神经症状恶化，因此不建议使用，使用前要格外慎重，至少在最初 48h 内不主张补钾。

3）青霉胺：研究表明，D- 青霉胺的异构体，DL- 青霉胺对 1 价铊显示高度的亲和力，能降低组织中的铊而不引起铊向脑组织再分布。但单独使用时不能降低组织器官中的铊浓度，需与普鲁士蓝联用。

4）活性炭：其吸附作用有助于增加粪铊排泄，但在铊浓度较高时作用并不明显。

5）利尿：可采用补液利尿方法促使铊的排出，但须注意维持电解质的平衡。

6）血液净化疗法：在铊中度早期尤其适用，可以使体内铊的半减期由 8d 缩短为 1.4d。血液净化疗法可分为血液透析、血液灌流、血液置换等，因铊主要分布在细胞内，血液中含量少，因此使用血液灌流比血液透析效果好，如血液透析与血液灌流合用，效果更好。

（3）对症支持治疗

1）症状较重患者应早期、足量、短程使用糖皮质激素治疗。重症患者首日可给予甲泼尼龙 600~1 000mg，分次给予，逐日减半，4~5d 后停用。糖皮质激素应尽早应用，后期使用常常弊大于利。

2）补液、利尿、补充神经营养剂（B 族维生素、神经生长因子等）、根据情况使用止痛剂及保护心、肝、脑、肾、微循环等药物。必要时使用呼吸机辅助呼吸。

3）加强营养，注意保温，病程中应注意眼科检查。

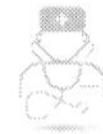

4)既往曾将一些含巯基化合物(蛋氨酸、半胱氨酸等)作为辅助解毒剂使用,但研究表明,上述药物既不能降低组织中的铊含量,又不能降低动物死亡率,故认为对铊中毒无效。

2. 康复措施

(1)轻度中毒:经治疗恢复后可继续原工作。

(2)中度、重度中毒:经治疗后,应调离铊作业,并根据恢复情况,安排其他工作或休息。

(3)需要进行劳动能力鉴定者:按《劳动能力鉴定职工工伤与职业病致残等级》(GB/T 16180—2014)处理。

(陈章健　杨雪莹)

第八节　钡及其化合物中毒的三级预防

钡(barium,Ba)是一种化学元素,属于周期表的ⅡA族,是一种银白色的碱土金属,是碱土金属中最活泼的元素。元素名来源于希腊文,原意是“重的”。1774年瑞典化学家舍勒在软锰矿中发现钡,1808年英国化学家戴维通过电离分解出金属钡。钡在地壳中的含量为0.05%,主要矿物有重晶石(硫酸钡,$BaSO_4$)和毒重石(碳酸钡,$BaCO_3$),二者皆不溶于水。需要注意的是,除碳酸钡和硫酸钡外,其余钡化合物多溶于水,碳酸钡虽不溶于水,但口服后可在胃酸的作用下转化成可溶的氯化钡,而可溶性钡盐都有剧毒,急性中毒严重时可累及生命。钡在工业中主要用于制钡盐、合金、焰火、核反应堆等,也是精炼铜时的优良除氧剂。钡广泛用于合金,有铅、钙、镁、钠、锂、铝及镍等合金。金属钡可用作除去真空管(如电视显像管)和显像管痕量惰性气体的消气剂、精炼金属的脱气剂等。钡及其化合物在工业上应用相当广泛,劳动者接触机会较多,职业性钡盐中毒事故时有发生。文献报道,2013年3月,某公司将装有328t碳酸钡的12个集装箱由港口经水路转运至仓库,为尽快完成将碳酸钡由汽车集装箱转至码头集装箱的任务,公司临时共聘用17名民工分3d进行搬运工作。第一天工作5h,4人搬运108t货物;其中1名民工搬运2h后出现咳嗽、恶心、呕吐、头昏症状停止工作,自服感冒药好转后未再接触毒物。第2次搬运,7名民工5h搬108t货物;其中1名民工夜间感觉身体不适,距作业结束8h后就医途中出现意识障碍、呼吸困难,严重低钾,送市急救中心抢救,治疗无效死亡。第3次,6名民工8.5h搬运112t货物;1名民工完成搬运1h后突发晕厥、呼吸困难,严重低钾,经当地医院初诊后送至上级医院抢救,治疗无效死亡。其余民工次日陆续来就医,经2~6d治疗均痊愈出院。

一、钡及其化合物中毒概述

(一) 钡及其化合物中毒定义

钡及其化合物中毒是指在作业场所劳动者因过量接触钡及其化合物而导致的急性或慢性中毒性疾病。

(二) 钡及其化合物中毒主要接触作业

钡矿开采、冶炼、各种钡化合物的生产和使用。金属钡可作消气剂和制造各种合金。钡化合物应用甚广，如硫酸钡可作白色颜料，医用造影剂，纺织、橡胶、肥皂、水泥、塑料的填充剂；氯化钡用于制造其他钡盐、钢材淬火等；碳酸钡用于陶瓷、搪瓷、玻璃工业。

（三）钡及其化合物中毒发病机制

除难溶的硫酸钡外，所有钡的化合物都有毒。钡剂可以经过消化道、皮肤、呼吸道吸收。钡是一种肌肉毒，钡离子对骨骼肌、平滑肌、心肌等各种肌肉组织产生过度的刺激和兴奋作用。钡中毒时细胞膜上的 Na^+-K^+-ATP 酶继续活动，故细胞外液中的钾不断进入细胞，但钾从细胞内流出的孔道被特异地阻断，因而发生低钾血症。

（四）钡及其化合物中毒临床表现

钡中毒主要表现为胃肠道刺激症状和低钾综合征。早期钡中毒表现为头晕或头痛，咽干、恶心、轻度腹痛和腹泻等神经及消化系统症状。重者胸闷、心悸、肌无力或瘫痪，甚至呼吸肌麻痹。心电图异常及血清低钾，多伴有严重的心律失常、传导阻滞。

二、钡及其化合物中毒的三级预防

（一）一级预防

钡不溶于水，不被吸收，几乎无毒，其可溶性化合物可经消化道、呼吸道和破损皮肤吸收，吸收入血的钡离子可在 24h 内大部分转移到肌肉和骨骼，而后主要蓄积于骨，多经粪便和尿液排出。成人氯化钡经口中毒量为 0.2~0.5g，致死量为 0.8~0.9g。因此钡的一级预防应当严格控制皮肤、消化道、呼吸道途径的钡接触。

1. 相关法律、法规及标准制定和完善　鉴于钡的毒性主要来源于其可溶性化合物，钡的监测方法和限值同样主要针对可溶性的钡化合物。《工作场所有害因素职业接触限值　第 1 部分：化学有害因素》（GBZ 2.1—2019）中规定了钡及其化合物的 PC-TWA 和 PC-STEL。《工作场所空气有毒物质测定　第 3 部分：钡及其化合物》（GBZ/T 300.3—2017）是我国工作场所钡测定的现行标准，该标准针对测定方法、标准曲线的制作等细节均进行了改进和优化，确保对工作场所的监管更加精准和科学。急性中毒依据 2017 年 11 月实施的《职业性急性钡及其化合物中毒的诊断》（GBZ 63—2017），该标准对职业性急性钡中毒从发现、鉴别诊断到治疗均进行了调整，力求更好地帮助医疗劳动者开展职业病的诊断和治疗工作，切实保障劳动者的生命健康权益。慢性中毒由于缺乏特异性指标，诊断相对困难，目前尚未颁布专门针对钡及其化合物的慢性中毒的诊断标准，长期接触不溶性钡粉尘者可出现钡粉尘肺沉着病，应当依据《职业性金属及其化合物粉尘（锡、铁、锑、钡及其化合物等）肺沉着病的诊断》（GBZ 292—2017），与其他尘肺、结核疾病等鉴别诊断。

2. 生产工艺和生产设备改进和革新　车间应有通风排风设备，并采取一定措施，实行生产过程自动化、密闭化和机械化，通过封闭、隔离及湿法作业等手段减少钡及其化合物的蒸气或粉尘逸散到工作环境中，建立完善具体的车间清扫制度，定时清洗车间地面及角落的含钡粉尘。

3. 个体防护措施　加强个人防护，作业过程中配戴手套，穿防护服及合理使用防毒口罩，避免皮肤与含钡化合物的直接接触；工作后应淋浴更衣，重点清洁双手、头发和各处黏膜，防护服严禁带回家中并应当及时换洗。严禁在工作区域吸烟、饮食或摘下防护用品。

4. 职业卫生管理　依法依规，对钡及其化合物建立严格的管理、使用制度和科学合理

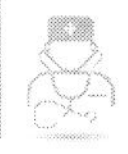

的操作规范。在钡高浓度区域设定醒目的警示标识，提示劳动者按规章操作。绝对禁止与面粉、食用碱等放在一个仓库内保管，以杜绝误食。对工作场所空气中钡及其化合物浓度进行监测，工作场所提供淋浴和洗眼设施，并为生产事故建立应急预案。孕妇及哺乳期妇女应脱离钡作业。含钡的废料应当妥善保存和处理，防止污染水源及土壤。

5. **职业健康教育** 对于钡及其化合物，相关企业和生产单位应当制定严格的管理、使用制度，通过工程防护、个人防护等减少操作人员接触，并对相关劳动者进行严格的培训。接触钡的操作人员应当接受培训，对钡及其化合物的毒性和操作原则有清晰明确的认识，并严格按照操作规程执行。

6. **上岗前职业健康检查** 企业应依据《职业健康监护技术规范》（GBZ 188—2014）对钡及其化合物接触人员进行上岗前体检，主要目的是发现有无职业禁忌证，建立接触职业病危害因素人员的基础健康档案。此阶段的主要目标为提前发现职业禁忌证人员，减少用人单位和劳动者的不必要损失，钡及其化合物接触的职业禁忌证为：钾代谢障碍，慢性器质性心脏病。检查内容包括：

（1）症状询问：重点询问有无周期性麻痹、进行性肌营养不良等钾代谢障碍疾病；

（2）体格检查：内科常规检查；神经系统常规检查及肌力、肌张力检查；

（3）实验室和其他检查①必检项目：血常规、尿常规、心电图、血清 ALT、血钾；②选检项目：心肌酶谱、肌钙蛋白。

（二）二级预防

1. **职业病危害因素的识别与检测** 依据《工作场所空气中有害物质监测的采样规范》（GBZ 159—2004），对接触钡及其化合物浓度的劳动者采取长时间采样和短时间采样。依据《工作场所空气有毒物质测定 第 3 部分：钡及其化合物》（GBZ/T 300.3—201）进行测定，空气中可溶性钡化合物用微孔滤膜采集，短时间采样在采样点，将装好微孔滤膜的采样夹，以 5L/min 流量采集 15min 空气样品。个体采样将装好微孔滤膜的小型塑料采样夹佩戴在监测对象的前胸上部，进气口尽量接近呼吸带，以 1L/min 流量采集 2~8h 空气样品。样品水洗脱后，用电感耦合等离子体发射光谱仪，在 455.4nm 波长处测量发射强度进行定量。

若 TWA 超过 $0.5mg/m^3$ 或 STEL 超过 $1.5mg/m^3$，或硫酸钡时间加权容许浓度超过 $10mg/m^3$ 时，应当立即停止生产，停止劳动者继续接触钡及其化合物，对作业场所钡及其化合物超标的原因进行排查并对相关责任主体进行追责，切实保障劳动者的健康权益。

2. **职业健康检查** 根据《职业健康监护技术规范》（GBZ 188—2014），接触钡及其化合物的劳动者进行健康体检，主要关注其在岗期间（患者脱离钡接触后病变多无进展，部分患者病变可在脱离接触数年后痊愈，因此未设定钡及其化合物接触者离岗时和离岗后职业健康体检）是否有职业中毒、职业禁忌证及相关毒性表现，在发生生产事故，劳动者短期大量吸入或经皮肤、消化道接触大量钡时，应施行应急健康体检。各类检查的频次及内容如下：

（1）在岗期间职业健康检查（推荐性）：在岗人员可按推荐，每 3 年参加 1 次职业健康体检，检查是否出现职业病、其他禁忌证或接触钡引起的临床表现，检查内容及目标疾病同上岗前健康检查。

（2）应急健康检查：职业性急性钡中毒主要见于生产或使用过程中的意外事故，如维修碳酸钡烘干炉时吸入大量钡化物，钢材淬火液爆溅灼伤皮肤，不慎掉进硫化钡或氯化钡溶液池内等。生活性中毒多由误食引起，在职业场所通过设定明确标识和对工作人员进行规范的安全培训一般不会出现此类事故。在岗期间，若发生上述生产安全事故，应对劳动者进行应急健康检查，重点关注是否出现职业性急性钡中毒。

检查内容：①症状询问：重点询问短期内较大量钡化合物的职业接触史及乏力、咽干、恶心，胸闷、心悸，腹痛、腹泻等症状；②体格检查：内科常规检查重点检查心脏；神经系统常规检查及肌力、肌张力检查；③实验室和其他检查：必检项目包括血常规、尿常规、心电图、心肌酶谱、肌钙蛋白、血钾。

3. 新型生物监测指标

(1) 接触标志物：血清钡可以特异地反映钡近期接触状况，但该检查项目目前难以普及，加上中毒后的临床血清钡变化规律尚不明确，因此未列入诊断标准，但在条件允许的情况下可作为近期过量接触的指标，临床工作中可积极检测血清钡浓度。我国目前对血清钡的检测方法尚无统一标准，有学者推荐石墨炉原子吸收光谱法（GFAAS）或电感耦合等离子体质谱法（ICP-MS），具体采用何种标准对钡元素进行定量分析，仍需进一步积累数据，尿钡同样可以对病因起到提示作用，但与血钡面临相同的难以普及的问题。由于吸收入血的钡离子多数在 24h 内即完成转移，仅少部分形成不溶性的磷酸钡，因此血钡浓度的意义更多在于对短期接触量的评估和佐证，对于慢性钡接触的提示意义有限，目前有关慢性钡接触评估尚缺乏特异标志物报道。

(2) 效应标志物

1) 急性钡化合物中毒：低钾血症是急性钡化合物中毒的病理基础，也是衡量急性钡中毒进展的重要效应标志物，低钾血症可致相应的心电图异常表现：①中毒性心律失常（见 GBZ 74—2009）。②低钾心电图改变：U 波增高（大于 0.1mV），与 T 波融合成为“双峰 T 波”，与既往心电图比较，出现 ST 段压低、T 波改变（波振幅减小、双相、倒置）、U 波增高、T-U 融合、Q-T 间期延长、QRS 波幅增宽。除了血钾降低外，急性中毒患者还可见多种心律失常表现：如心率增快或减慢，频发室性、结性或多元性期前收缩，房颤或室颤，心房或心室扑动，各类传导阻滞等。重症患者体温可升至 38~39℃，尿中出现蛋白、红细胞和管型，血白细胞增高，并可发生多器官功能衰竭。

2) 慢性钡化合物中毒：长期吸入 / 服食可溶性钡化合物可引起血钾降低、口周麻木、四肢无力，长期吸入不溶性钡粉尘者，可以引起钡粉尘沉着病（钡尘肺，barytosis），一般患者无自觉的症状和呼吸功能损害，胸部 X 线仅见两肺细小致密结节状阴影。长期吸入（5 年或以上）钡及其化合物粉尘者，可见终末细支气管及周围肺泡腔内有吞噬了钡及其化合物粉尘的肺巨噬细胞聚集，可伴有轻度肺组织纤维增生。以胸部影像学资料为主要依据，参考上述实验室检查结果，并结合长期职业钡粉尘接触史，排除其他类似肺部疾病，方可作出诊断。总体而言，由于缺乏易获得的较为特异的暴露和效应指标，钡的慢性中毒诊断难度较大，接诊有钡尘职业史的患者时应当多加注意，综合多方信息，谨慎诊断。

4. 职业病的诊断与鉴定　钡属于高毒类，但钡中毒从毒物摄入到症状出现有一段潜伏期，时间跨度可为十多分钟到两天之间。职业性急性钡中毒通常可以找到近期有明确的大量接触钡的意外事件发生，结合典型的低血钾和心电图异常等症状可以比较清晰地提示急性钡中毒的可能，但是受限于钡元素的检测较难普及，因此检测血钡、尿钡来从病因上确认钡的暴露，更有力地同其他疾病鉴别区分，或许还是停留在科研层面，尚未能有效地转化为

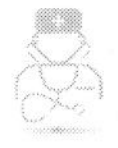

临床可用策略。慢性中毒与钡尘肺沉着病同样面临缺乏易获取的特异性指标的问题，诊断较为困难。

（1）职业性钡及钡化合物中毒的诊断分级：急性钡中毒主要临床表现在血钾降低、肌肉麻痹、心律失常等，慢性钡中毒及钡粉尘沉着症多数程度较轻，进展缓慢，但其起病隐匿，不易发现，临床表现缺乏特异性，容易漏诊或误诊，因此对有职业钡接触史的患者，在诊断过程中需要引起足够重视，结合职业接触史和临床表现，有条件者可参考血钡、尿钡等暴露标志物进行诊断，尽早治疗。由于慢性钡中毒尚未出台诊断分级标准，现将职业性急性钡及钡化合物中毒（GBZ 63—2017）和职业性钡及其化合物粉尘肺沉着病（GBZ 292—2017）的诊断分级标准整理见表 5-7。

表 5-7　职业性急性钡及钡化合物中毒和钡尘肺沉着症的诊断分级

分级	标准
	急性中毒
急性轻度	头晕、头痛、咽干、恶心、乏力加重，出现呕吐、胸闷、心悸、腹痛、麻木等症状，3.0mmol/L ≤ 血清钾 <3.5mmol/L，并具有下列表现之一者： 1）肌力 4 级（见 GBZ76）； 2）低钾心电图改变； 3）阵发性室上性心动过速、单源频发室性期前收缩、莫氏 Ⅰ 型房室传导阻滞等心律失常表现之一者（见 GBZ74）
急性中度	轻度中毒症状加重，可出现肢体运动无力等表现，并具有下列表现之一者： 1）2.5mmol/L ≤ 血清钾 <3.0mmol/L； 2）肌力 2 ~3 级（见 GBZ76）； 3）阵发性室性心动过速、多源室性期前收缩、心房颤动、心房扑动、成对室性期前收缩、R on T 型期前收缩、莫氏 Ⅱ 型房室传导阻滞等心律失常表现之一者（见 GBZ74）
急性重度	中度中毒症状加重，可出现肢体瘫痪等表现，具有下列表现之一者： 1）血钾 <2.5mmol/L； 2）肌力 0 级 ~1 级（见 GBZ76）； 3）呼吸肌麻痹； 4）心室颤动、心室停搏、Ⅲ 度房室传导阻滞、尖端扭转型室性心动过速等心律失常表现之一者（见 GBZ74）； 5）猝死（见 GBZ78）
	职业性钡及其化合物粉尘肺沉着病
诊断标准	职业接触钡及其化合物粉尘 5 年以上； X 射线高千伏或数字摄影（DR）后前位胸片表现为双肺弥漫性小结节影； 伴有不同程度咳嗽、胸闷等呼吸系统损害临床表现

（2）职业性急性钡及其化合物中毒多由吸入可溶性钡化合物引起，潜伏期通常在 10min 至 48h 之间，多在 30min 至数小时，通过详细询问病史通常可以找到近期明确的接触事件。钡离子是一种极强的肌肉毒剂，可使钾离子大量进入细胞内，对平滑肌、骨骼肌及心肌产生过度刺激作用，导致麻痹，血生化可见低血钾，如抢救不及时，死亡率很高。钡中毒早期可出现头晕、头痛、咽干、恶心、呕吐、腹痛、腹泻，唇、舌、颜面、肢体麻木感，无力、心慌、胸闷等症

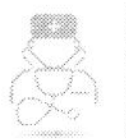

状。大量钡离子被吸收入血后,对患者全身肌肉细胞产生过度刺激和兴奋作用,致肌肉发生强烈而持久的痉挛,出现面肌及颈肌紧张,肌肉震颤和抽搐。症状逐渐加重出现进行性肌麻痹,常由腿肌(下肢肌肉)开始,逐渐累及臂肌、颈肌、舌肌、膈肌、呼吸肌。初为肌力减弱、站立不稳、持物困难,继而肌张力进行性下降,终至完全瘫痪。呼吸肌麻痹造成呼吸衰竭,舌肌和咽部肌麻痹造成语言障碍。心血管功能异常表现为心率先增快后减慢,出现各种心律失常,血压先升高后降低。重症者并发急性肾功能不全,由于呼吸肌麻痹导致脑缺氧、酸中毒等。死因常为呼吸肌麻痹、难治性心律失常等。

低钾血症是急性钡化合物中毒的病理基础和关键生化标志物,可致相应的心电图异常表现:

1)中毒性心律失常(见 GBZ 74—2009)。

2)低钾心电图改变:U 波增高(大于 0.1mV),与 T 波融合成为"双峰 T 波",与既往心电图比较,出现 ST 段压低、T 波改变(波振幅减小、双相、倒置)、U 波增高、T-U 融合、Q-T 间期延长、QRS 波幅增宽。

根据短期内吸入或经受损皮肤吸收大量可溶性钡化合物的职业接触史,出现胃肠道刺激症状、低钾血症、肌肉麻痹、心律失常为主的临床表现,结合心电图、血清钾的检查结果,参考工作场所职业卫生学资料,综合分析,排除其他原因所致类似疾病,方可诊断,诊断时应注意肌力下降应与低钾性周期性麻痹、肉毒杆菌毒素中毒、重症肌无力、进行性肌营养不良、周围神经病、急性多发性神经根炎(guillain-barre)等疾病鉴别;恶心、呕吐、腹绞痛等胃肠道症状应与食物中毒鉴别;低钾血症应详细询问摄食、出汗情况、胃肠道症状、排尿及夜尿情况、利尿剂使用情况,并与代谢性碱中毒、家族性周期性麻痹、原发性醛固酮增多症等疾病鉴别;心律失常应与洋地黄中毒、器质性心脏病等疾病鉴别。

职业性钡及其化合物粉尘肺沉着病胸部 X 线表现的"弥漫性的小结节影"是指双肺广泛分布的小结节阴影,多呈点状、圆形或类圆形,其直径通常小于 5mm,可伴有不规则阴影,无融合团块影改变,部分病例可见肺门处阴影致密而呈现块状阴影。患者脱离接触后病变多无进展,部分患者数年后肺内结节阴影可逐渐变淡、减少,甚至消失。患者多无明显的临床症状,偶可伴有不同程度的咳嗽、胸闷等呼吸系统损害临床表现,但不具有特异性。临床和实验室检查的重点是鉴别诊断,以排除其他 X 线影像学表现与本病相类似的疾病。本病诊断时应根据可靠的钡及其化合物粉尘职业接触史,以胸部 X 线影像学表现为主要依据,结合工作场所职业卫生学、流行病学调查资料及职业健康监护资料,参考临床表现和实验室检查结果综合分析,方可诊断。诊断时应注意与其他原因引起的细支气管炎、过敏性肺炎、尘肺病、结节病、肺泡微石症、肺癌或肺转移瘤及血行播散型肺结核等疾病相鉴别。

(三)三级预防

1. 急性钡中毒的治疗原则和方法

(1)应急处理:吸入中毒者应立即脱离现场,移至空气新鲜处吸氧,用 5% 硫酸钠漱口;皮肤或眼受污染者应立即用清水和 5% 硫酸钠交替冲洗污染部皮肤,然后用 10% 葡萄糖酸钙湿敷;高温钡化合物灼烧者应脱去污染衣物,用清水和 5% 硫酸钠交替冲洗,而后按照烧伤行常规治疗;口服中毒者用温水和 5% 硫酸钠交替洗胃,然后灌服硫酸钠 20~30g,以使可溶性钡盐生成不溶性硫酸盐,减轻其毒性影响。

(2)解毒治疗:利用硫酸钡极低的溶解度,可以使用硫酸盐对急性钡中毒进行解毒治疗,

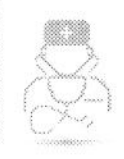

可用10%硫酸钠20~40mL静脉注射或用1%~5%硫酸钠10~20g静脉缓慢滴注，每日1次，连续2~3d；使用5%硫代硫酸钠100mL静脉滴注也可获得同样效果，往往滴注2g左右时，患者已可轻微活动头部及四肢，滴注完毕则可自如活动。

(3)补钾治疗：低血钾导致的恶性心律失常和呼吸肌麻痹是急性钡化合物中毒的主要死亡原因，表现为突发心跳或呼吸骤停，多于病程中出现。呼吸肌麻痹需要密切观察血气分析，一旦发生呼吸衰竭甚至呼吸骤停，需立即插管机械通气，必要时气管切开。及时纠正低钾血症是抢救急性钡化合物中毒的关键。补钾药物主要包括：

1)氯化钾：最常用，含钾约13.4mmol/g。

2)枸橼酸钾、醋酸钾：分别含钾约9mmol/g、10mmol/g。

3)谷氨酸钾：含钾约4.5mmol/g。

4)L-门冬氨酸钾镁：分别含钾、镁约0.3mmol/mL、0.35mmol/mL。

轻度低钾血症常采取口服或鼻饲补钾，以氯化钾为首选，常用剂量是60~100mmol/d，每日3次；危重患者可静脉内补钾，补钾浓度20~40mmol/L，不超过10~20mmol/h，出现危及生命的低钾血症，可以通过中心静脉并且微量泵应用更高浓度(每100mL溶液中最高含钾40mmol)和更高速度(最高达40mmol/h)的补钾，但必须严密监测血清钾、肌张力及心电监护。病情缓解后，减慢补钾速度或改为口服。部分病例就诊时血清钾浓度正常，但病情仍可能迅速恶化，因此仍需积极补钾。缺镁时单纯补钾常不能奏效，应注意同时补镁，常用L-门冬氨酸钾镁，补镁对QT间期延长发生尖端扭转型室性心动过速有较好终止作用。

(4)其余对症治疗

1)出现呼吸肌麻痹，血气分析提示呼吸衰竭时，需立即插管机械通气，必要时气管切开。

2)中度、重度中毒患者，早期给予血液净化治疗，建议使用高浓度钾离子的透析液。

3)控制心律失常，治疗同内科。心跳呼吸骤停时，及时予以心肺复苏。

4)注意适量补液并利尿以促进钡盐排出。

5)症状严重者给予肾上腺糖皮质激素、能量合剂、维生素类，注意保护心、肾功能，维持水、电解质平衡等。

6)注意休息，合理膳食，注意保暖，严防感染。

2. 康复措施　急性钡中毒无特殊安置原则，如需劳动能力鉴定，按《劳动能力鉴定职工工伤与职业病致残等级》(GB/T 16180—2014)处理。

(陈章健　杨雪莹)

第九节　钒及其化合物中毒的三级预防

钒(vanadium，V)，化学元素之一，原子序数为23。在工业中，钒一般用于材料工程作为合金成分，加入钒后，可以获得比普通钢结构更加紧密且拥有更高韧性、弹性与强度的钒钢，在工业中，常采用含钒铁矿直接冶炼成钒钢的方式制备含钒合金，广泛运用在医疗器械、发动机、轴/齿轮等关键机械零部件等领域。除了金属钒外，职业接触较多的是钒的化合物，其中五氧化二钒是钒最重要的化合物，常被用来做催化剂、染料和固色剂。有文献报道，

2017年3月某硫酸厂因检修接触钒触媒（主要为五氧化二钒）而导致一起急性钒中毒事故，湖南省职业病防治院收治其中病情较重患者10例，经积极治疗，疗效显著。还有文献报道，2006年6月在沉钒车间的搅拌岗位工作2h后，病例出现流涕、咳嗽、胸闷、气短等症状，同时口唇、舌苔出现深墨绿色，休息后上述症状稍有减轻。另一病例在吸附车间的配液岗位工作4h后出现类似的症状，只是舌苔出现深墨绿色，口唇未出现变化。病例出现咳嗽、胸闷、气短等症状一直持续5~7d，无其他不适。急性钒中毒的发病时间与环境浓度、接触时间和钒化合物的毒性直接相关，一般是在设备条件和防护措施较差的生产环境中发生，短时间吸入各种高浓度的钒化合物均可引起急性中毒。

一、钒及其化合物中毒概述

（一）钒及其化合物中毒定义

钒及其化合物中毒是指在作业场所劳动者因过量接触钒及其化合物而导致的急性或慢性中毒性疾病。

（二）钒及其化合物中毒主要接触作业

钒矿石开采、粉碎及包装，催化剂制造、钒合金、特种钢制造，石油及其分馏后的重油中均含有钒。钒钢在汽车、航空、铁路、电子技术、国防工业等多见。

（三）钒及其化合物中毒发病机制

钒是人体必需的微量元素，人体对钒的正常需要量为100μg/d。钒对维持机体生长发育，促进骨骼及牙齿生长，促进造血功能，增加身体免疫力等有重要作用，目前的研究结果表明，无论钒化合物是简单的钒酸钠或硫酸氧钒，还是各种有机氧钒配合物；无论其中钒的氧化态是5价或4价，这些化合物中的绝大多数均可激活胰岛素信号通路，在效应上具有相似性，但这种机制是否安全，能否用于临床对血糖的调控，目前尚无定论，但可以肯定的是，有机分子钒配合物可以在显著改善无机钒生物相容性低的特点前提下调控血糖，是目前胰岛素模拟实验的重要研究对象。此外，在许多生化过程中，钒酸根能与磷酸根竞争，或取代磷酸根。钒酸盐以被维生素C、谷胱甘肽或还原型辅酶Ⅰ(NADH)还原。其在人体健康方面的作用，依然有待研究发掘。钒在人体内含量极低，体内总量不足1mg。主要分布于内脏，尤其是肝、肾、甲状腺等部位，骨组织中含量也较高。钒能分别以二、三、四、五价与氧结合，形成四种有毒的氧化物。钒进入细胞后具有广泛的生物学效应。

（四）钒及其化合物中毒临床表现

短时间内吸入高浓度含钒化合物的粉尘或烟雾引起急性钒中毒，以眼和呼吸道黏膜刺激症状为主。中毒症状一般较轻，重者亦可致心、肾、胃肠及中枢神经系统功能损害。

二、钒及其化合物中毒的三级预防

（一）一级预防

金属钒的毒性很低，但是钒的化合物对人有中度和高度毒性，常见的钒化合物有三氧化二钒（V_2O_3）、五氧化二钒（V_2O_5）、三氯化钒（VCl_3）、偏钒酸铵（NH_4VO_3）等。其毒性作用与钒的价态、溶解度、摄取的途径等有关。一般而言价态越高毒性越大，溶解度越高毒性越大，其

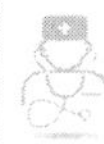

中五氧化二钒于2006年被IARC评估为2B类致癌物。可溶性钒化合物可经呼吸道吸入，钒化合物经胃肠道吸收较少(0.1%~1.0%)，几乎不通过皮肤吸收，因此职业生产防护中应以对呼吸系统的防护为重点。

1. **相关法律、法规及标准制定和完善** 鉴于钒的毒性主要来源于其可溶性化合物，钒的监测方法和限值同样主要针对可溶性的钒化合物。《工作场所空气有毒物质测定 第29部分：钒及其化合物》(GBZ/T 300.29—2017)是我国工作场所钒测定的现行标准。《工作场所有害因素职业接触限值 第1部分：化学有害因素》(GBZ 2.1—2019)中规定了钒铁合金尘和五氧化二钒烟尘的PC-TWA，为钒及其化合物的监管提供了法律支持。职业人群中钒的最常见中毒类型为急性中毒，依据我国于2016年8月发布，于2017年2月实施的《职业性急性钒中毒的诊断》(GBZ 47—2016)，该标准立足临床发现和机制进展，对职业性急性钒中毒从发现到治疗均进行了调整，并且对诊断进行分级，切实地保障劳动者的生命健康权益。

2. **生产工艺和生产设备改进和革新** 车间应有通风排风设备，并采取一定措施，实行生产过程自动化、密闭化和机械化，通过封闭、隔离及湿法作业等手段减少钒及其化合物的蒸气或粉尘逸散到工作环境中。所有可能产生五氧化二钒的地方应当加强通风，此外，钠化焙烧过程中还会产生大量的二氧化硫气体，应加强密闭，防止烟气泄漏。

3. **个体防护措施** 加强个人防护，要戴手套，穿防护服及合理使用防毒口罩，避免皮肤与含钒化合物的直接接触；工作后应淋浴更衣，重点清洁双手、头发和各处黏膜，防护服严禁带回家中并应当及时换洗。严禁在工作区域吸烟、饮食或摘下防护用品。

4. **职业卫生管理** 依法依规，对钒及其化合物建立严格的管理、使用制度和科学合理的操作规范。建立完善具体的车间清扫制度，定时清洗车间地面及角落的含钒粉尘。在钒高浓度区域设定醒目的毒性标识，提示劳动者按规章操作。对工作场所空气中钒及其化合物浓度进行监测，工作场所提供淋浴和洗眼设施，并为生产事故建立应急预案。

5. **职业健康教育** 对于钒及其化合物，相关企业和生产单位应当着重对含钒及钒的化合物粉尘进行控制，主要针对劳动者的呼吸系统暴露进行保护，制定严格的管理、使用制度，通过工程防护、个人防护等减少操作人员接触，并对相关劳动者进行严格的培训。

6. **上岗前职业健康检查** 企业应依据《职业健康监护技术规范》(GBZ 188—2014)对钒及其化合物接触人员进行上岗前体检，主要目的是发现有无职业禁忌证，建立接触职业病危害因素人员的基础健康档案。此阶段的主要目标为提前发现职业禁忌证人员，减少用人单位和劳动者的不必要损失，钒及其化合物接触的职业禁忌证为：慢性阻塞性肺疾病。检查内容包括：

(1)症状询问：重点询问呼吸系统疾病史及相关症状。

(2)体格检查：内科常规检查重点检查呼吸系统；实验室和其他检查：内科常规检查神经系统常规检查。

(3)实验室和其他检查：必检项目包括血常规、尿常规、心电图、血清ALT、胸部X线摄片、肺功能。

(二)二级预防

钒及其化合物中毒二级预防的关键在于职业性急性钒中毒的早期诊断和发现，如果早期确诊并对钒进行解毒和驱排，可以有效减少钒及其化合物对患者的健康损害，切实保障劳动者的健康，工作场所的钒及其化合物浓度依据《工作场所空气有毒物质测定 第29部分：钒及其化合物》(GBZ/T 300.29—2017)进行测定，劳动者职业性急性钒中毒的诊断主要依据《职业性急性钒中毒的诊断》(GBZ 47—2016)，职业性慢性钒中毒较为少见。

1. **职业病危害因素的识别与检测** 依据《工作场所空气中有害物质监测的采样规范》(GBZ 159—2004)对接触钒及其化合物的劳动者进行采样。依据《工作场所空气有毒物质测定 第29部分：钒及其化合物》(GBZ/T 300.29—2017)进行工作场所的钒及其化合物测定，空气中气溶胶态钒及其化合物(包括五氧化二钒和钒铁合金等)用微孔滤膜采集，短时间采样在采样点，用装好微孔滤膜的大采样夹，以5.0L/min流量采集15min空气样品。长时间采样在采样点，用装好微孔滤膜的小采样夹，以1.0L/min流量采集2~8h空气样品。样品酸消解后，在盐酸溶液中，钒离子与N-肉桂酰-邻-甲苯羟胺反应生成红色络合物，用氯仿萃取后，用分光光度计在530nm波长下测量吸光度进行定量。若五氧化二钒粉尘PC-TWA超过0.05mg/m^{3}或钒铁合金尘PC-TWA超过1mg/m^{3}时，应当立即停止生产并进行整改，以免劳动者继续接触钒及其化合物，对工作环境钒及其的化合物超标的原因进行排查并对相关责任主体进行追责，切实保障劳动者的健康权益。

2. **职业健康检查** 根据《职业健康监护技术规范》(GBZ188—2014)，接触钒及其化合物的劳动者进行健康体检，主要关注其在岗期间是否有职业性急性钒中毒、职业禁忌证及相关毒性表现，此外，在发生生产事故，劳动者短期大量吸入钒及其化合物时，应施行应急健康体检。各类检查的频次及内容如下：

(1)在岗期间职业健康检查(推荐性)：在岗人员可按推荐，每3年参加1次职业健康体检，检查是否出现职业病、其他禁忌证或接触钒引起的临床表现，检查内容及目标疾病同上岗前健康检查。

(2)应急健康检查：职业性急性钒中毒主要见于生产或使用过程中的意外事故，如在钒铁合金、钒化合物、碳化钒等的加工使用过程中，短期吸入大量以五氧化二钒烟雾为主的高浓度钒化合物后应当进行应急健康检查。检查内容包括：

1)症状询问：重点询问短期内吸入较大量钒化合物烟尘的职业接触史及眼部刺激症状和胸闷、气急、咳嗽、咳痰、胸痛、呼吸困难等呼吸系统症状。

2)体格检查：内科常规检查；鼻及咽部常规检查；眼科常规检查。

3)实验室和其他检查①必检项目：血常规、尿常规、心电图、血氧饱和度、胸部X线摄片；②选检项目：肺功能、血气分析。

3. **新型生物监测指标**

(1)接触标志物：部分接触钒化合物的劳动者及急性中毒者出现“绿色舌苔”，表明为舌呈淡绿色至深黑色，甚至口唇亦呈绿色，其本身并无毒理学意义，亦与中毒程度无关。但颜色深浅在一定程度上与接触钒的浓度有关，因此可将“绿色舌苔”作为职业性接触钒化合物或进行鉴别诊断的客观依据。尿钒(正常值平均0.28μmol/L)是较为敏感的钒化合物生物学接触指标，在病因不明确时可为诊断、鉴别诊断提供客观参考依据。但尿钒排泄较快，仅反映近期钒的接触情况，且检测结果与中毒程度并不平行，因而未将其作为诊断的必要条件，血钒(正常值0.196μmol/L)由于各种方法的敏感度差异较大，且国家尚无规范化的血钒检测方法，难以用来评估钒的机体接触情况。

(2)效应标志物：职业性急性钒中毒主要表现为呼吸系统损害，与口服钒化合物引起的

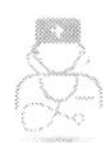

急性中毒表现有别，产生的效应也有差异，职业性急性钒中毒者可出现鼻和眼刺激症状，以及咽痛、咳嗽、胸闷、胸痛、血痰等，严重者可发生化学性支气管肺炎，个别患者可表现为喘息性支气管炎。实验室检查可见血清胆固醇降低、指甲胱氨酸含量降低，个别患者尿液检查可出现一过性蛋白尿、红细胞和管型，心电图可见室性早搏等心律失常及高钾改变。胸部X线可见肺纹理增强，或两下肺有分布不规则的斑片状模糊阴影。

4. **职业病的诊断与鉴定**　职业性急性钒中毒后，可以通过"绿色舌苔"来作为特异性接触的客观依据，结合明确的职业钒暴露情况、呼吸系统症状及实验室检查结果进行诊断与分级。

(1)职业性急性钒中毒的诊断分级:《职业性急性钒中毒的诊断》(GB Z47—2016)分级主要依据呼吸道症状进行，分级标准见表5-8。

表5-8　职业性急性钒中毒的诊断

分级	标准
接触反应	短时间内接触过屈钢化合物烟尘后，出现一过性眼烧灼感、眼痒、流泪、流涕、咽痛、咳嗽等眼及上呼吸道黏膜刺激症状，部分可见"绿色舌苔"，肺部尤阳性体征，胸部X线检查尤异常。脱离接触后24h内症状减轻或消失
	急性中毒
轻度	短时间内接触过量钒化合物烟尘后，出现眼烧灼感、流泪、咽痛、剧烈咳嗽、气短等眼及上呼吸道黏膜刺激症状，双肺呼吸音增粗，肺部有干啰音，胸部X线检查显示肺纹理增多、增粗、边缘模糊等征象，符合急性气管炎或急性支气管炎临床表现
中度	具有下列情况之一者: 1)急性支气管肺炎(见GBZ73); 2)急性间质性肺水肿(见GBZ73)
重度	具有下列情况之一者: 1)肺泡性肺水肿(见GBZ73); 2)急性呼吸窘迫综合征(见GBZ73)

(2)绝大多数职业性急性钒中毒病例发病潜伏期较短，从接触到发生急性中毒的事件由十几分钟至数小时不等，极少数病例可在1~2d后发病，因此病情观察时间至少为24h。职业性急性钒中毒主要引起呼吸系统损害，"绿色舌苔"是职业性急性钒中毒的特异症状，部分病例伴眼结膜炎和接触性皮炎，但仅发生眼结膜炎或接触性皮炎者不能诊断为职业性急性钒中毒。职业性急性钒中毒者可出现鼻和眼刺激症状，以及咽痛、咳嗽、胸闷、胸痛、血痰等，严重者可发生化学性支气管肺炎，个别患者可表现为喘息性支气管炎。实验室检查可见血清胆固醇降低、指甲胱氨酸含量降低，个别患者尿液检查可出现一过性蛋白尿、红细胞和管型，心电图可见室性早搏等心律失常及高钾改变。胸部X线可见肺纹理增强，或两下肺有分布不规则的斑片状模糊阴影。血钒和尿钒虽未列入诊断标准，但可以作为判断钒接触的辅助证据，结合职业接触、上述临床表现及检查结果进行诊断，诊断时应注意与上呼吸道感染、流行性感冒、各种原因引起的肺炎及其他刺激性气体中毒导致的呼吸系统急性损害进行鉴别。

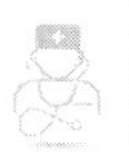

(三) 三级预防

钒及其化合物中毒的三级预防关键在于及时治疗和处理职业性急性钒中毒。

1. 治疗原则和方法

(1)应急处理:迅速脱离现场,保持安静、保暖,密切观察病情变化。

(2)解毒治疗:可用大剂量维生素 C 和依地酸二钠钙,加速钒的排出。用法参见慢性铅中毒的治疗。

大剂量的维生素 C 能将 5 价钒还原为 3 价钒,降低毒性,可并用依地酸二钠钙;口服氯化铵片可使尿液酸化,有助于加速钒的排泄。

(3)对症治疗

1)对症处理呼吸系统症状,必要时给予糖皮质激素、抗生素。

2)保持呼吸道通畅,可给予支气管扩张剂及雾化吸入治疗。

3)合理氧疗,并积极防治肺水肿。

4)注意休息,合理膳食,注意保暖,严防感染。

2. 康复措施　无特殊安置原则,如需劳动能力鉴定,按《劳动能力鉴定职工工伤与职业病致残等级》(GB/T 16180—2014)处理。

(陈章健　杨雪莹)

第十节　磷及其化合物中毒的三级预防

磷(phosphorus,P),原子序数 15,有白磷、红磷与黑磷三种同素异形体。磷元素存在于人所有的细胞中,是骨骼与牙齿的重要构成元素,几乎参与到所有生化反应中。食物中的磷含量丰富,当磷的摄入或吸收不足时会出现低磷血症,引起红细胞、白细胞、血小板的异常及软骨病等的发生。因某些疾病或磷的摄入量过多将导致高磷血症,使血钙降低,进而引起骨质疏松的发生。劳动者因为接触了磷及其化合物而出现身体不适现象称为磷及其化合物中毒。2004 年,巴东县某黄磷生产厂,劳动者在没有使用任何防护措施的情况下,手工挖掘黄磷泥作业,最后发生了 15 人的急性中毒事件。磷及其化合物中毒发生取决于三个因素:接触者、磷及其化合物暴露、作用条件。这三者的因果联系,决定了磷及其化合物中毒的可预防性。三级预防理论为磷及其化合物中毒预防提供了重要的指导思想。

一、磷及其化合物中毒概述

(一) 磷及其化合物中毒定义

患者因接触磷或其化合物进而出现肝、肾损伤,进行性牙周组织、牙体及下颌骨损伤等临床损伤表现,存在眼部及呼吸系统或典型口腔疾病为主的急性或慢性中毒特有的临床症状,称为磷及其化合物中毒。

(二) 磷及其化合物中毒主要接触作业

磷主要用于制造磷肥、磷酸、烟花、燃烧弹、杀虫剂与洗涤剂等。职业性急性中毒多见于

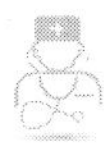

相关生产事故，如含磷的原料的搬运、黄磷厂从事黄磷泥挖掘作业人员。

(三) 磷及其化合物中毒发病机制

无机磷毒理作用为破坏细胞内酶的功能，主要造成肝、心、肾等实质脏器损害，引起上述器官脂肪变性，周围循环衰竭、骨骼脱钙及出血等。

(四) 磷及其化合物中毒临床表现

急性磷中毒以肝、肾损害为主，重度中毒时可出现意识障碍等；慢性磷中毒以牙齿及下颌骨损害为主，可伴有肝、肾损害。

二、磷及其化合物中毒的三级预防

(一) 一级预防

磷及其化合物中毒一级预防的目的是从根本上消除或控制磷及其化合物对人的损害作用，即改进生产工艺和生产设备，合理利用防护设施及个人防护用品，以减少或消除劳动者接触磷及其化合物的机会。为了预防、控制、消除磷及其化合物中毒，保护相关工作者的健康，国家制定了一系列法律法规督促磷及其化合物生产工艺及生产设备的改进，相关防护设施的完善及管理措施的落实等。

1. 相关法律、法规及标准制定和完善　为保护工业作业场所接触磷及其化合物的职工身体健康，充分发挥卫生工程防护措施的效用，国家发布了《工作场所防止职业中毒卫生工程防护措施规范》(GBZ/T 194—2007)。《工作场所有害因素职业接触限值 第1部分：化学有害因素》(GBZ 2.1—2019)规定了磷及其化合物的职业接触限值，包括黄磷、磷酸、五氧化二磷、三氯化磷、三氯氧磷等。依据《职业健康监护技术规范》(GBZ 188—2014)要求对磷及其化合物接触者进行上岗前健康检查。

2. 生产工艺和生产设备改进和革新　采取先进、可靠的黄磷生产工艺技术及设备，严防“跑、冒、漏、滴”，实现全过程密闭化生产。保证黄磷生产的安全性，生产装置区附近道路保持通畅，便于消防及安全疏散，生产装置与周围建筑之间保持规范距离。黄磷包装应隔绝空气，包装桶应为铁质，机械强度符合相应规范。因磷接触空气会自燃，需保存于水中，应远离氧化剂和火源，现场应备有灭火装置，禁止明火、火花、高热。黄磷生产区保持良好的通风环境，防止一氧化碳等可燃及有毒气体聚集。

3. 个体防护措施　如无蒸气和硫化氢同时存在时，劳动者应佩戴过滤式防毒口罩或面具；否则，需提供供气式呼吸防护。劳动者应正确穿着胶布防护服，戴橡胶手套和防护眼镜，应及时换洗工作服。相关工作场所应提供淋浴和洗眼设备。工作场所禁止饮食、吸烟。生产现场、控制室、操作室等，应配置防护器具、紧急药箱等设施。

4. 职业卫生管理　为了保护职业人群健康，提高职业人群对周围可能接触危害因素的警惕，国家颁布的《工作场所职业病危害警示标识》(GBZ 158—2003)标准中对产生职业病危害因素的工作场所组合使用各类警示标识进行了详细的规定。依据《卫生部关于印发〈高毒物品目录〉的通知》(卫法监发〔2003〕142号)，黄磷属于高毒物品，对生产磷及其化合物等有毒物品生产工作场所，应在有毒物品作业岗位的醒目位置设置有毒物品作业岗位职业病危害告知卡。

除设置告知卡外，在接触磷及其化合物的作业场所入口或者场所的显著位置，根据需

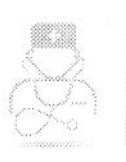

要，应设置“当心中毒”或者“当心有毒气体”警告标识，“戴防毒面具”“穿防护服”“注意通风”等指令标识和“紧急出口”“救援电话”等提示标识。同时根据不同磷及其化合物的毒性，按照实际生产情况，在高毒物品作业场所，设置红色警示线；在一般有毒物品作业场所，设置黄色警示线。警示线设在使用有毒作业场所外缘不少于30cm处。在高毒物品作业场所应急撤离通道设置紧急出口提示标识。在泄险区启用时，设置“禁止入内”“禁止停留”警示标识，并加注必要的警示语句。

对于磷及其化合物生产作业场所中可能产生职业性灼伤和腐蚀的场所，除设置上述的警告标识外，还应设置“当心腐蚀”“穿防护服”“戴防护手套”“穿防护鞋”等警告标识和指令标识。

5. **职业健康教育**　应对接触磷及其化合物的劳动者进行职业卫生培训，使劳动者了解磷及其化合物的毒性、危害后果以及防护措施。劳动者应严格遵守职业卫生管理制度和安全生产操作规程，严禁在相关场所进食和吸烟，饭前班后应及时洗手和更换衣服。

6. **上岗前职业健康检查**　定期对磷及其化合物接触者进行体格检查、实验室及其他检查可早期发现健康损害，及时预防、处理疾病。《职业健康监护技术规范》(GBZ 188—2014)要求相关劳动者应进行上岗前健康检查，以发现有无职业禁忌证，同时建立接触职业病危害因素人员的基础健康档案。其职业禁忌证包括：牙本质病变(不包括龋齿)、下颌骨疾病、慢性肝病。检查内容包括：

(1)症状询问：重点询问口腔、消化系统病史及症状，如牙痛、牙松动、牙龈出血、乏力、消化不良、肝区不适等。

(2)体格检查：内科常规检查、口腔科常规检查：重点检查牙周、牙体。

(3)实验室和其他检查①必检项目：血常规、尿常规、心电图、肝功能、下颌骨X射线左右侧位片；②选检项目：口腔牙体X射线全景片、肝脾B超。

(二) 二级预防

磷及其化合物中毒的二级预防以早发现、早诊断、早治疗为主，包括职业场所内磷及其化合物浓度的检测、职业健康检查以及生物标志物等。

1. **职业病危害因素的识别与检测**　磷及其化合物相关场所应定期检测作业环境中的磷及其化合物浓度，及时掌握相关场所中其浓度是否超过国家规定的工作场所空气中磷及其化合物的容许浓度。按照《工作场所空气中有害物质监测的采样规范》(GBZ 159—2004)和《工作场所空气有毒物质测定　无机含磷化合物》(GBZ/T 160.30—2004)、《工作场所空气有毒物质测定　第45部分：五氧化二磷和五硫化二磷》(GBZ/T 300.45—2017)、《工作场所空气有毒物质测定　第46部分：三氯化磷和三氯硫磷》(GBZ/T 300.46—2017)对工作场所空气中磷及其化合物进行检测，对于磷酸，空气中的磷酸雾用微孔滤膜采集，短时间采样时，在采样点，用装有微孔滤膜的采样夹，以5.0L/min流量采集15min空气样品。长时间采样时，在采样点，将装有微孔滤膜的小型塑料采样夹，以1.0L/min流量采集4~8h空气样品。个体采样时，在采样点，将装有微孔滤膜的小型塑料采样夹，佩在采样对象的前胸上部，进气口尽量接近呼吸带，以1.0L/min流量采集2~8h空气样品。对于五氧化二磷，空气中的蒸气态和雾态五氧化二磷用装有水的多孔玻板吸收管采集，短时间采样时，在采样点，用装有10.0mL水的多孔玻板吸收管，以1.0L/min流量采集≤15min空气样品。采样后，立即封闭吸收管的进出气口，放入清洁容器中运输和保存。对于三氯化磷，空气中的蒸气态和气溶

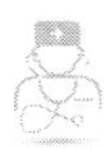

胶态三氯化磷用装有水的多孔玻板吸收管采集，短时间采样时，在采样点，用装有 10.0mL 水的多孔玻板吸收管，以 500mL/min 流量采集 ≥15min 空气样品。采样后，立即封闭吸收管的进出气口，置清洁的容器内运输和保存。该标准明确了实验步骤和关键点，确保对工作场所的监管更加精准和科学。依据《工作场所有害因素职业接触限值 第 1 部分：化学有害因素》（GBZ 2.1—2019）中的限值要求，工作场所空气中磷及其化合物的 PC-TWA，黄磷为 0.05mg/m^3，磷酸为 1mg/m^3，三氯化磷为 1mg/m^3，三氯氧磷为 0.3mg/m^3；PC-STEL：黄磷为 0.1mg/m^3，磷酸为 3mg/m^3，三氯化磷为 2mg/m^3，三氯氧磷为 0.6mg/m^3。五氧化二磷的 MAC 为 1mg/m^3。若经检测发现工作场所空气中磷及其化合物的浓度超过国家标准的职业接触限值，应及时查找原因并加以改进。

2. 职业健康检查

（1）在岗期间职业健康检查：定期开展职业健康检查，及时发现疑似职业性磷及其化合物中毒相关的职业健康损害，分析劳动者健康改变与其接触的磷及其化合物危害的相关性，及时将健康检查资料、分析结果及相关建议告知用人单位及劳动者本人，便于及时采取有效的干预措施。《职业健康监护技术规范》（GBZ 188—2014）要求接触磷及其化合物的人员在岗期间职业健康检查的目标疾病为职业性慢性磷中毒，职业禁忌证同上岗前健康检查。检查内容有症状询问：重点询问牙痛、牙齿松动、牙龈出血、头痛、头晕、乏力，食欲不振、恶心、肝区疼痛、血尿等症状；体格检查：同上岗前健康检查；实验室和其他项目：必检项目有血常规、尿常规、心电图、肝功能、下颌骨 X 射线左右侧位片，选检项目有肾功能、口腔牙体 X 射线全景片、血磷、血钙。健康检查周期为：肝功能检查每半年一次，健康检查一年一次。

（2）应急健康检查：应急健康检查目标疾病为职业性急性磷中毒和职业性黄磷皮肤灼伤。检查内容包括：

1）症状询问：重点询问短期内接触较大量磷及其化合物的职业史及头痛、头晕、乏力，食欲不振、恶心、肝区疼痛、血尿等症状。

2）体格检查：内科常规检查、皮肤科常规检查。

3）实验室和其他检查①必检项目：血常规、尿常规、心电图、肝功能、肾功能、肝肾 B 超；②选检项目：血磷、血钙。

离岗时职业健康检查目标疾病为职业性慢性磷中毒，检查内容同上岗前和在岗时。

3. 新型生物监测指标　为探索磷及其化合物中毒的作用机制，做出早期诊断，从而有效保证相关劳动者的健康，许多学者探究了与磷及其化合物中毒相关的生物标志物，并取得了一定成果。

生物标志物分为接触标志物和效应标志物。其中接触标志物包括血清钙、磷含量和血皮质醇结合蛋白（CBG）等；效应标记物包括热休克蛋白等。

（1）血清钙、磷：动物实验研究表明，磷及其化合物在动物体内吸收后，磷元素储存于肝脏、骨骼等组织中，由于体内磷酸盐含量增多，致使钙、磷排出增加，因此血清钙、磷浓度上升。研究人员测定 101 名黄磷接触劳动者的血清磷、钙水平，结果显示高浓度黄磷接触组和低浓度黄磷接触组劳动者的血清磷、钙水平异常百分比均高于对照组水平，其中异常表现均为血清磷、钙含量的下降。

（2）血皮质醇结合蛋白（CBG）：在对黄磷作业劳动者血 CBG 浓度进行研究中发现，黄磷作业劳动者血 CBG 下降明显，且随着工龄延长或车间空气中黄磷浓度增加，劳动者血 CBG

浓度呈现逐渐下降趋势，即存在剂量 - 反应和时间 - 反应关系。

(3) 热休克蛋白 70（HSP_{70}）：HSP_{70} 为磷及其化合物急性吸入后出现的效应标志物。在急性黄磷及其化合物吸入所致急性肺损伤 / 急性呼吸窘迫综合征（ALI/ARDS）大鼠实验中，研究人员发现，急性黄磷及其化合物吸入会导致 ALI/ARDS 大鼠肺组织发生病理改变，且损伤会随造模后时相的延长而加重。ALI/ARDS 条件下大鼠肺组织 HSP_{70} 表达的表现趋势为：受到应激、高表达、表达减弱，同时还伴有 HSP_{70} 的再分布。

4. 职业病的诊断与鉴定

(1) 磷中毒短期内吸入大量黄磷蒸气或有黄磷灼伤职业史，伴急性肝、肾损伤为主的临床症状，综合分析后可排除其他疾病所致的类似疾病，可诊断为急性磷中毒。患者有长期密切接触黄磷蒸气或黄磷粉尘的职业史，存在进行性牙周组织、牙体及下颌骨损伤为主的临床表现，同时可伴有肝、肾损伤，结合劳动卫生学资料等进行综合分析，排除其他疾病所致的类似疾病，可诊断为慢性磷中毒。

(2) 磷的氯化物及氧化物中毒：存在短期或长期磷的氯化物及氧化物职业接触史，存在眼部及呼吸系统或典型口腔疾病为主的急性中毒或慢性中毒特有的临床症状，结合劳动卫生学资料等综合分析，即可诊断为磷的氯化物及氧化物中毒。

1) 急性轻度磷中毒：吸入高浓度黄磷蒸气数小时，或黄磷灼伤 1~10d 后出现头痛、头晕、乏力、食欲不振、恶心、肝区疼痛等症状，且伴有肝大及压痛、肝功能异常，同时可能伴有血尿、蛋白尿、管型尿。

2) 急性中毒磷中毒：肝明显肿大伴压痛，肝功能明显异常，出现急性中度中毒性肝病或肾功能不全的症状，伴尿素氮及血浆肌酐升高。

3) 急性中毒磷中毒：出现急性肝衰竭或急性肾衰竭症状。

4) 慢性轻度磷中毒：接触磷 5~6 年，过程中缺乏相应保护措施。早期可见鼻部发干、咽部发痒、咳嗽咳痰等，继而出现神经衰弱综合征和典型口腔疾病，如齿槽骨吸收超过根长 1/3，牙周膜间隙增宽、变窄甚至消失、骨硬板增厚，下颌骨体部骨纹理增粗或稀疏、排布紊乱。

5) 慢性中度磷中毒：下颌骨后牙区对称性骨致密影，周界不清，额孔增大，边缘模糊。

6) 慢性重度磷中毒：下颌骨坏死或有瘘管形成。

（三）三级预防

磷及其化合物中毒的治疗与处理

1. 治疗原则和方法

(1) 急性磷中毒

1) 病因治疗：吸入高浓度黄磷蒸气后应迅速离开现场，移至空气新鲜处。黄磷灼伤皮肤后应立即用清水冲洗，灭磷火，清除嵌入组织中的黄磷颗粒，阻止黄磷吸收。

2) 对症及支持治疗：适当选用肾上腺皮质激素、氧自由基清除剂、钙通道阻滞剂等。保持水、电解质及酸碱平衡。对中毒性肝病采用保肝及营养疗法等。对中毒性肾病注意防治血容量不足，改善肾脏微循环，必要时可采用血液净化疗法。

(2) 慢性磷中毒：注意口腔卫生，及时治疗各种口腔疾患，尽早修复牙体。下颌骨坏死或骨髓炎患者应及时给予手术治疗。注意保护肝、肾功能，并给予对症治疗。

2. 其他处理

(1) 急性磷中毒：轻度中毒治愈后应暂时调离黄磷作业，中度、重度中毒治愈后一般不应

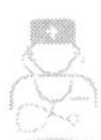

从事黄磷作业。

(2) 慢性磷中毒：轻度中毒治愈后可从事原工作，如病情呈进行性加重，应调离黄磷作业。中度、重度中毒应调离黄磷作业。

3. **预防及预后**　黄磷灼伤常用 1%~2% 硫酸铜清洗创面、灭磷火，但应特别注意其过量引起急性铜中毒导致溶血，现多主张使用 2%~3% 硝酸银溶液清洗至无磷火。黄磷灼伤面积较小时即可发生中毒，液态黄磷灼伤面积达 5% 即可致死，应严防灼伤后 1~10d 出现肝、肾等脏器病变。

（陈　田　刘　彦）

第十一节　砷及其化合物中毒的三级预防

砷（arsenic，As），原子序数 33，砷以三种同素异形体（灰砷、黑砷和黄砷）形式存在。砷元素广泛存在于自然界中，共发现数百种砷矿物。砷及其化合物主要应用于合金冶炼、农药制造与医药领域。砷化合物可经呼吸道、消化道和皮肤吸收，并分布于肝、肾、肺、胃肠壁及脾脏，代谢物主要经尿、便排出，并可通过胎盘屏障损及胎儿。元素砷基本无毒，但其氧化物以及砷酸盐的毒性较大。三价砷比五价砷的毒性强，其化合物三氧化二砷被称为砒霜。砷和无机砷化合物已被列在世界卫生组织国际癌症研究机构所公布的一类致癌物清单中。在使用砷化合物进行作业的过程中如果防护不当导致吸入含砷空气或摄入被砷污染的食物、饮料时常有发生急、慢性砷中毒的可能。2010 年 1 月发生了一起砷矿渣污染饮用水致亚急性砷中毒事件，11 例患者亚急性砷中毒，早期表现为急性胃肠炎，部分有皮肤、血液、肝脏、肾脏、心血管等多器官损害，后期以周围神经系统损害为主。

一、砷及其化合物中毒概述

（一）砷及其化合物中毒定义

砷中毒是一种由于摄取砷元素过多引起体内砷含量升高，出现以呼吸系统、消化系统、神经系统为主的全身多器官损害的疾病。

（二）砷及其化合物中毒主要接触作业

熔烧含砷矿石，合金制造、玻璃、陶瓷、含砷医药或农药生产，以及印染工作等。

（三）砷及其化合物中毒发病机制

砷（As）通过灭活多达 200 种酶来发挥毒性，尤其那些参与细胞能量通路和 DNA 合成和修复的酶。其可通过扰乱机体的氧化、抗氧化平衡系统造成组织氧化损伤，激活 Caspase 家族的相关蛋白导致细胞凋亡，干扰 DNA 的修复。同时在表观遗传修饰方面可引发原癌基因低甲基化，抑癌基因的高甲基化等，诱发癌变。As 暴露可引起免疫失衡，As 对免疫系统的多重作用有降低免疫监测系统的作用，增加感染、自身免疫性疾病、癌症等免疫介导问题的发生率。As 暴露还可影响一系列信号通路转导，使机体出现炎症和淋巴细胞活化受损等。T 细胞关键免疫调节分子表达发生改变，T 细胞功能受损，细胞因子产生受损，诱导 T 细胞凋亡及氧化应激的发生。

（四）砷及其化合物中毒临床表现

心血管系统疾病（如高血压、贫血、血小板减少症等）、呼吸系统疾病（如慢性咳嗽、慢性支气管炎等），胃肠系统、生殖系统疾病（如自发性流产、分娩及围生期病死率），外周血管、脑血管病变、周围神经病变、2 型糖尿病及内脏肿瘤等。

二、砷及其化合物中毒的三级预防

（一）一级预防

砷及其化合物中毒一级预防的目的是从根本上消除或控制砷及其化合物对人体健康造成的不良影响，主要包括相关法律、法规及标准的制定及实施，防护措施的设置及个人防护的落实，职业卫生管理和职业健康教育。

1. **相关法律、法规及标准制定和完善**　为保护砷及其化合物相关工作场所的职工身体健康，充分发挥卫生工程防护措施的效用，国家发布了《工作场所防止职业中毒卫生工程防护措施规范》（GBZ/T 194—2007）。《工作场所有害因素职业接触限值 第 1 部分：化学有害因素》（GBZ 2.1—2019）规定了砷及其化合物的职业接触限值，包括 PC-TWA 和 PC-STEL 等。依据《职业健康监护技术规范》（GBZ 188—2014）要求对相关劳动者进行上岗前职业健康检查。

2. **生产工艺和生产设备改进和革新**　砷及其化合物应进行严格密闭，同时提供局部排风和全面通风设施。工作场所严禁明火、火花、高热。

3. **个体防护措施**　相关工作人员应穿戴胶布防毒服、橡胶手套及防护服。工作场所应提供淋浴、洗眼设施，及时换洗工作服。砷及其化合物立即威胁生命和 IDLH 的浓度为 $20mg/m^3$。工作场所严禁饮食、吸烟。工作人员进入密闭空间或其他高浓度作业区，应有专人监护，且严格遵守安全操作规程。当砷及其化合物浓度超标时，相关工作人员应佩戴过滤式防尘口罩，必要时佩戴空气呼吸器。

4. **职业卫生管理**　参照《工作场所职业病危害警示标识标准》（GBZ 158—2003），对生产砷及其化合物等有毒物品生产工作场所，同样应在生产砷及其化合物等有毒物品作业岗位的醒目位置设置告知卡。在《卫生部关于印发〈高毒物品目录〉的通知》（卫法监发〔2003〕142 号）中，砷和砷及其无机化合物属于高毒物品。

5. **职业健康教育**　应对接触砷及其化合物的相关工作人员进行职业卫生培训，使相关工作人员了解砷及其化合物的毒性、危害后果，明确防护措施，避免砷及其化合物中毒的发生。

6. **上岗前职业健康检查**　定期对接触者的体格检查、实验室及其他检查可早期发现健康损害，及时预防、处理疾病。《职业健康监护技术规范》（GBZ 188—2014）要求相关劳动者进行上岗前职业健康检查，以发现有无职业禁忌证，同时建立接触职业病危害因素人员的基础健康档案。其职业禁忌证为：慢性肝病、多发性周围神经病、严重慢性皮肤疾病。检查内容包括：

（1）症状询问：重点询问神经、消化系统相关病史及症状。

（2）体格检查：内科常规检查重点检查消化系统，如肝脏大小、硬度、肝区叩痛等；神经系

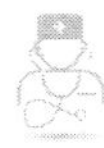

统常规检查及肌力、共济运动检查；皮肤科检查重点检查皮炎、皮肤过度角质、色素沉着。

(3) 实验室和其他检查①必检项目：血常规、尿常规、心电图、肝功能；②选检项目：神经 - 肌电图、尿砷、肝脾 B 超。

（二）二级预防

砷及其化合物中毒的二级预防为早发现、早诊断、早治疗的三早预防，主要包括职业场所内砷及其化合物浓度的检测、职业健康检查、生物标志物。

1. 职业病危害因素的识别与检测　为预防砷及其化合物中毒，各类工作场所应定期进行砷及其化合物浓度的测定，及时掌握工作场所空气中砷及其化合物浓度是否超过工作场所有害因素职业接触限值的要求。按照《工作场所空气中有害物质监测的采样规范》(GBZ 159—2004) 和《工作场所空气有毒物质测定　第 47 部分：砷及其无机化合物》(GBZ/T 300.47—2017) 对工作场所砷及其无机化合物进行采样和测定，空气中蒸气态和气溶胶态砷及其化合物（包括三氧化二砷和五氧化二砷等，砷化氢除外）用浸渍微孔滤膜采集，短时间采样时，在采样点，用装好浸渍滤膜的大采样夹，以 3.0L/min 流量采集 15min 空气样品。长时间采样时，在采样点，用装好浸渍滤膜的小采样夹，以 1.0L/min 流量采集 2~8h 空气样品。采样后，打开采样夹，取出浸渍滤膜，接尘面朝里对折两次，放入清洁的塑料袋或纸袋中，置清洁容器内运输和保存。样品经消解后，砷被还原成砷化氢，在原子荧光光度计的原子化器中，生成的砷基态原子吸收 193.7nm 波长，发射出原子荧光，测定原子荧光强度，进行定量。该标准确保对工作场所的监管更加精准和科学。GBZ 2.1—2019 规定，工作场所空气中砷及其化合物（按 As 计）的 PC-TWA 为 0.01mg/m^3，PC-STEL 为 0.02mg/m^3。砷相关工作场所每月至少进行一次浓度检测，且每半年至少进行一次控制效果评价。如果工作场所砷及其化合物浓度高于有关标准的规定，则应及时整改以保障劳动者安全。

2. 职业健康检查

(1) 在岗期间职业健康检查：接触砷及其化合物的相关劳动者需接受在岗期间职业健康检查、离岗时职业健康检查及离岗后健康检查。在岗期间职业健康检查的目标疾病为职业慢性砷中毒，职业性砷所致肺癌、皮肤癌。职业禁忌证同上岗前职业健康检查。检查内容包括：

1) 症状询问：重点询问呼吸系统症状，如咳嗽、咳痰、咯血、胸闷、呼吸困难。

2) 体格检查：内科常规检查；神经系统常规检查及肌力、共济运动检查；皮肤科检查：重点检查躯干四肢有无弥漫的黑色或棕褐色色素沉着和色素脱失斑，指、指甲米氏线，手、足掌皮肤过度角化及脱屑等。

3) 实验室和其他检查①必检项目：血常规、尿常规、心电图、肝功能、肝脾 B 超、尿砷、发砷、胸部 X 线摄片；②选检项目：胸部 CT、神经 - 肌电图。在岗期间的健康检查周期为：肝功能检查每半年 1 次；作业场所有毒作业分级Ⅱ级及以上：每年 1 次；工作场所有毒作业分级Ⅰ级：两年 1 次。

(2) 离岗时职业健康检查：离岗时健康检查目标疾病为职业性慢性砷中毒、职业性砷所致肺癌、皮肤癌。检查内容同在岗期间职业健康检查。推荐进行离岗后健康检查，目标疾病及检查内容同离岗时健康检查。检查时间为：接触砷工龄 ≤ 10 年，随访 9 年；接触砷工龄 >10 年，随访 21 年，随访周期为 3 年 1 次。接触砷工龄 <5 年，且接触浓度符合国家职业卫生标准，可不进行随访。

3. **新型生物监测指标**　探索砷及其化合物中毒的作用机制，对砷及其化合物中毒做出早期诊断，从而有效保证相关劳动者的健康，研究人员发现多种砷及其化合物摄入的早期生物标志物，包括活性氧和抗氧能力、外周血淋巴细胞微核（MN）、炎性分子基因表达和外周血淋巴细胞姐妹染色单体互换（SCEs）等。

（1）活性氧和抗氧化能力：研究显示血砷水平与血中活性氧的水平呈现正相关，而与抗氧能力呈负相关。且活性氧水平与抗氧能力之间无相关性。提示长期砷暴露的致癌性和血管粥样硬化可能是由于其触发氧化应激反应。

（2）外周血淋巴细胞微核（MN）：对西班牙高砷饮水地区居民进行调查研究后发现，高砷饮水诱发外周血淋巴细胞微核 MN 率明显高于对照组。印度孟加拉邦高砷饮水地区已产生典型砷中毒皮肤病变的居民外周血中自发微核率与对照组无明显差异，但高砷饮水居民外周血淋巴细胞 MN 数明显高于对照组，并且随着砷暴露剂量的增加，诱发 MN 数增加。

（3）炎性分子基因表达：研究人员发现一些细胞因子和炎性生长因子，如 IL-1β、IL-6、CCL2/MCP1、CXCL1/MCP1 等随着砷暴露水平的增高而增高。提示炎性分子基因表达的增加可能预示砷及其化合物的中毒。

（4）外周血淋巴细胞姐妹染色单体互换（SCEs）：研究发现印度孟加拉邦的高砷饮水居民外周血淋巴细胞 SCEs 互换率（7.26/ 细胞）显著高于对照组健康居民（5.95/ 细胞）。提示砷及其化合物中毒可影响外周血淋巴细胞姐妹染色单体互换率。

4. **职业病的诊断与鉴定**　职业性急、慢性砷中毒应依据短时间内接触大量砷及其化合物的职业史，或长期接触砷及其化合物的职业史出现以呼吸、消化、神经系统为主的临床表现，结合实验室检查结果，同时参考职业卫生调查综合分析，排除类似疾病后可以诊断。

（1）接触反应：短时间内接触大量砷及其化合物后出现一过性头晕、头痛、乏力，或伴有咳嗽、胸闷、眼结膜充血等症状，24~72h 医学观察后，上述症状明显减轻或消失。

（2）急性砷中毒：短时间内接触大量砷及其化合物，出现以呼吸、消化、神经系统损伤为主的临床表现，产生一过性的头晕、头痛、乏力或伴有咳嗽、胸闷、结膜充血等接触反应症状的加重，并产生急性气管 - 支气管炎、支气管肺炎，或恶心、呕吐、腹痛、腹泻等急性肠胃炎症状，或存在头晕、头痛、乏力、失眠、烦躁不安等神经系统症状。

（3）慢性砷中毒：存在长期接触砷及其化合物的职业史，出现以皮肤、肝脏和神经系统损害为主的临床表现。轻度的慢性砷中毒为长期密切接触砷及其化合物后出现头痛、头晕、失眠、乏力、消化不良、消瘦、肝区不适等症状，尿砷或发砷超过正常参考值，且具有以下情况之一：①手、脚掌跖部皮肤角化过度，疣状增生，或躯干及四肢皮肤出现弥漫性的黑色或棕褐色的色素沉着，可同时伴有色素脱失斑；②慢性轻度中毒性肝病；③慢性轻度中毒性周围神经病。中度的慢性砷中毒表现为轻度中毒症状加重，且具有以下情况之一：①全身泛发性皮肤过度角化、疣状增生，或皮肤角化物脱落形成溃疡，长期不愈合；②慢性中度中毒性肝病；③慢性中度中毒性周围神经病。重度的慢性砷中毒表现为中度中毒症状加重，且具有以下情况之一：①肝硬化；②慢性重度中毒性周围神经病；③皮肤癌。

（三）三级预防

砷及其化合物中毒的治疗与处理：

1. **急性砷中毒**　立即脱离现场，皮肤或眼部受污染者应立即用清水彻底冲洗，尽早给予巯基络合剂如二巯丙磺钠等进行驱砷治疗和对症治疗，较重者可酌情使用糖皮质激素治

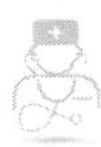

疗。急性砷中毒经治疗恢复后可继续工作。

2. **慢性砷中毒**　即使脱离砷及其化合物的接触，给予巯基络合剂如二巯丙磺钠等驱砷治疗。同时可辅以护肝、营养神经、抗氧化剂等对症支持治疗。慢性砷中毒者应调离砷及其化合物相关的作业。

（陈 田　刘 彦）

第十二节　铀及其化合物中毒的三级预防

铀（uranium，U），原子序数92，是自然界中能够找到的最重的元素。最早在1789年由Martin Heinrich Klaproth首先发现，其在自然界中存在三种天然同位素^{238}U、^{235}U和^{234}U，它们的含量分别为99.28%、0.71%和0.006%。其中以^{235}U为最重要，是唯一天然的可裂变核素，为目前的核动力燃料。三种天然同位素均带有放射性并拥有非常长的半衰期（数十万年至45亿年不等），此外铀还有12种人工同位素（$^{226}U \sim {}^{240}U$）。铀金属呈银白色，其硬度强、密度高（相对密度约18.95）、可延展、具放射性。金属铀在空气中会变暗，可被酸腐蚀，但耐碱腐蚀。铀的正电性很强，几乎可与所有的非金属元素（惰性气体除外）发生反应并生成相应化合物。铀原子能发生核裂变反应同时释放大量能量，从而可应用于发电、驱动及核武器制造等领域。1973年发生了一起急性铀中毒事件，患者从头到背的体表皮肤被硝酸铀酰和尚未溶解的氧化铀等铀化合物严重烧伤并污染，后诊断为急性铀中毒。

一、铀及其化合物中毒概述

（一）铀及其化合物中毒定义

由于短时间内经不同途径摄入过量铀及其化合物，因化学损害引起以急性中毒性肾病为主要症状的全身性疾病。

（二）铀及其化合物中毒主要接触作业

核武器研究中心、煤发电厂、铀矿、铀矿石和浓缩铀处理厂的工作人员。

（三）铀及其化合物中毒发病机制

活性氧（ROS）失衡引起的氧化应激可能是铀的神经毒性的机制之一，铀可增加脑特定区域的脂质过氧化，使得细胞膜受到氧化应激诱导和自由基的破坏。铀可损害细胞离子电导性、细胞膜流动性以及其他细胞功能。另一方面，ROS在线粒体中大量产生，可导致线粒体膜损伤和线粒体膜电位显著下降，线粒体功能的破坏可进而引起细胞凋亡和细胞坏死。铀暴露可使脑内多巴胺水平、乙酰胆碱、乙酰胆碱酯酶等水平发生改变。铀放射性可造成所沉积组织器官的内照射损伤，并可造成肾小球细胞坏死、肾小管管壁萎缩，导致肾过滤血液杂质的功能下降。同时，铀可通过产生自由基破坏DNA，并在引发氧化应激的芬顿反应（Fenton reaction）中充当催化剂，铀可通过不同的作用机制，包括炎症、睾丸退化、间质细胞空泡化、精母细胞坏死和卵母细胞畸形等，对生殖系统造成毒性。铀是放射元素，浓缩铀随^{234}U含量的增加，其辐射效应增加，晚期产生致癌效应。

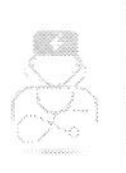

（四）铀及其化合物中毒临床表现

吸入或摄入大剂量的铀化合物后，经数小时至数天可出现乏力、食欲减退、头昏、头痛、恶心、呕吐、巩膜黄染、肝大、肝区疼痛，血清 ALT、AST 升高，尿中红细胞（RBC）、白细胞（WBC）增多，蛋白尿、管型尿等中毒性肝病和肾病的临床表现。对呼吸系统的影响包括肺实质淋巴细胞浸润、严重支气管炎、肺出血、肺脓肿以及肺囊泡、肺大疱样病变等。对肾脏的影响包括部分皮质肾小管、部分肾乳头小管明显扩张，皮质、髓质及 / 或乳头肾小管中含有蛋白液体（即透明管型），间质有明显的慢性炎细胞浸润及 / 或纤维组织增生，肾皮质、髓质以及肾盂黏膜下出血，肾组织中存在含吞噬铁血黄素的细胞围绕肾小管，晚期肾乳头小管呈现上皮异常增生的迹象等，严重者肾脏病变进一步加重，出现少尿、无尿，B 细胞抗原受体（B cellreceptor，BCR）和血尿素氮（blood urea nitrogen，BUN）升高，血钾升高，代谢性酸中毒等急性肾衰竭的表现。对骨骼的影响包括诱发骨癌、骨肉瘤等。对生殖系统的影响包括精子出现 DNA 断裂和精子畸形。对胚胎及其发育的影响包括硬脑膜骨化和骨生长减慢。

二、铀及其化合物中毒的三级预防

（一）一级预防

铀及其化合物中毒一级预防的目的是从根本上控制及消除铀及其化合物对人的损害，其主要内容包括相关法律、法规及标准的制定实施，铀及其化合物生产相关生产车间及场所的防护，职业卫生管理及职业健康教育。

1. **相关法律、法规及标准制定和完善**　2007 年，国家发布了《工作场所防止职业中毒卫生工程防护措施规范》（GBZ/T 194—2007），以保护接触铀及其化合物的相关工作人员的身体健康，充分发挥卫生工程防护措施的效用。《铀矿冶辐射防护规定》（EJ 993—2008）规定了铀矿行业职业照射剂量。此外 2013 年 1 月 9 日经原卫生部部务会审议通过了《职业病诊断与鉴定管理办法》，该管理办法自 2013 年 4 月 10 日起施行，规定了国家职业病诊断标准，进一步保障相关劳动者的健康，促进企业发展。

2. **生产工艺和生产设备改进和革新**　根据《工业企业设计卫生标准》（GBZ 1—2010）的要求，铀矿山区应设置厂前区及生产区，其中厂前区包括行政办公、生活区，应位于厂区内最小频率风向的下风侧，生产区内污染严重设施应远离非污染区设施。铀矿开采时应优化采矿工艺，减少矿岩暴露面积，从而减少污染。设置通风设施，降低工作环境中铀及其化合物水平。

3. **个体防护措施**　加强个人防护，工作室穿戴防护用具，防止经呼吸道、消化道、皮肤进入人体引起铀及其化合物中毒。

4. 职业卫生管理根据《工作场所职业病危害警示标识标准》（GBZ 158—2003）标准，应在生产铀及其化合物等有毒物品作业岗位的醒目位置设置告知卡。

铀及其化合物不同于其他有毒物品作业场所的地方是，铀有很多种放射性同位素存在，在其生产作业场所，应注意工作场所的放射性职业病危害因素的管理。应根据《电离辐射防护与辐射源安全基本标准》（GB 18871—2002）标准的要求，对工作场所采取分区管理，设置控制区和监督区，同时根据生产铀及其化合物的特点设置“当心电离辐射”警告标识和相应的指令标识，提示穿戴合适的防护用品等。

5. **职业健康教育**　对接触铀及其化合物的相关劳动者或工作人员进行职业卫生培训，

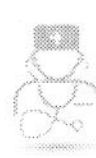

使劳动者了解铀及其化合物的毒性、危害后果，掌握并落实相关防护措施，避免铀及其化合物中毒的发生。

（二）二级预防

铀及其化合物中毒的二级预防以早发现、早诊断、早治疗为主，包括职业相关场所内铀及其化合物浓度的检测、定期进行相关劳动者的职业健康检查以及生物标志物等。

1. **职业病危害因素的识别与检测**　有关单位或部门应定期检测作业环境中的铀及其化合物浓度，及时掌握相关场所中铀及其化合物的浓度是否超过国家规定水平。《铀矿冶辐射防护规定》（EJ 993—2008）规定了铀矿行业职业照射剂量约束值为 15.00mSv/a。

2. **新型生物监测指标**　铀放射性较低，在引起放射性损伤前，常先引起肾脏损伤，早期、灵敏筛查指标对评价铀及其化合物的职业危害有着重要意义。研究发现铀及其化合物的化学毒性主要为近曲小管损伤，肾小管净重吸收率减少 1%，尿中 β_2-MG 增加 30 倍左右。对铀及其化合物接触劳动者进行检查发现，其尿 β_2-MG 检测结果显著高于对照组。

3. **职业病的诊断与鉴定**　铀及其化合物中毒主要为急性中毒，是由于短时间内经不同途径摄入过量铀及其化合物，因化学损害引起以急性中毒性肾病为主症的全身性疾病。根据铀及其化合物的急性暴露史、临床表现及相关实验室检查结果可对铀及其化合物中毒进行诊断。

（1）轻度急性铀中毒：有铀及其化合物的急性暴露史，暴露数天内肾早期损害检验指标，如尿常规、尿蛋白含量、尿过氧化氢酶或其他反映肾损伤的尿酶中 3 项以上检查呈阳性。血液中非蛋白氮增多，肾内最大铀含量 > 3mg。病情无恶化，未出现急性肾衰竭迹象，并较早转入恢复期。

（2）中度急性铀中毒：有铀及其化合物的急性暴露史，肾内最大铀含量 > 10mg，病情进展快，肾功能障碍的全部指标，如血液非蛋白氮、尿素氮、肌酐，血液二氧化碳结合力，低血钠、高血钾，肾小球滤过率等指标阳性并急剧加重，尿量极度减少或无尿，产生急性肾衰竭。

（三）三级预防

铀及其化合物中毒的治疗与处理：发生铀及其化合物中毒后，相关人员应及时从现场撤离，尽早收集患者 24h 尿样，及时估算患者肾内铀含量。尽早进行药物促排治疗，并根据尿内铀含量决定治疗持续时间。重度中毒 2 日后应谨慎使用增加肾损害的铀促排药物。合并铀或其他放射性核素体表污染时应尽早清洗并去污，严密监测体表污染水平，必要时进行局部清创及植皮。重度铀及其化合物中毒时应及时采取补液利尿、改善肾灌注、纠正酸中毒等有效措施，阻断急性肾衰竭的发展，必要时开展透析治疗。同时应进行对症治疗、保肝治疗，防止合并症的发生。合并严重皮肤烧伤或肺水肿时应及早进行必要的治疗，若其治疗措施与急性铀中毒的治疗原则相矛盾，则应将抢救可能危及生命的损害放在首位。

（陈　田　韩　承）

第十三节　四乙基铅中毒的三级预防

四乙基铅（tetraethyllead），相对密度 1.66，比重较空气稍大，为略带水果香甜味的无色透明油状液体，含铅量约64%。常温下极易挥发，有高度脂溶性，不溶于水，易溶于有机溶剂。其可经空气、食物及皮肤吸收，肺脏吸收的速度很快，是四乙基铅的主要入侵途径。四乙基铅常用于汽油中的抗爆震添加剂，提高汽油的辛烷值，借以提高汽车发动机的热效率和功率。四乙基铅遇光可分解产生三乙基铅，再进一步分解为无机铅。人体组织中的四乙基铅经过14d后即可全部代谢变成无机铅。四乙基铅中毒是意外接触摄取过量四乙基铅后以神经精神障碍为主要临床表现的疾病，至2015年，我国共报道70例的四乙基铅中毒病例，其中轻度中毒42例、重度中毒28例。

一、四乙基铅及其化合物中毒概述

(一) 四乙基铅及其化合物中毒定义

意外接触摄取过量四乙基铅后会出现以神经精神障碍为主要临床表现的疾病。

(二) 四乙基铅及其化合物中毒主要接触作业

制造四乙基铅作业、清洗人员，高浓度乙基汽油作业。

(三) 四乙基铅及其化合物中毒发病机制

通过抑制血红蛋白合成过程中的一些含巯基酶，对血红蛋白合成造成障碍。还可直接作用于红细胞，抑制红细胞膜 Na^+/K^+-ATP 酶活性，影响水钠调节，同时还可能抑制红细胞嘧啶-5′-核苷酸酶，致使大量嘧啶核苷酸在细胞浆内蓄积，以及与红细胞膜结合造成机械脆性增加，进而影响红细胞膜稳定性，最后导致溶血。可使ALA增多，其与GABA化学结构相似，因而与GABA产生竞争性抑制作用，因GABA的抑制而干扰神经系统功能，如意识、行为及神经效应等改变。

(四) 四乙基铅及其化合物中毒临床表现

急性中毒一般于数小时或数天后发病，潜伏期最长可达3周，吸入高浓度四乙基铅可立即昏迷。一般发病初期出现头晕、持续性头痛（胀痛为主）、乏力、胸闷、四肢关节酸痛等症状。随后出现自主神经系统功能紊乱，如多涎、多汗、低温、缓脉及血压偏低，皮肤划痕症阳性等，并有睡眠障碍、食欲不振、肝脏肿大。严重者可发生明显的精神症状，如易兴奋、幻听、幻视、发作性定向障碍、口中有毛发感、皮肤蚁走感、迫害妄想或癫痫样发作，眼、舌、手震颤，面、躯干肌肉不自主活动，共济失调，步态蹒跚，语言障碍，并可出现循环衰竭、脑水肿、肺水肿、剧烈惊厥，甚至昏迷致死。检查时可见结膜充血，少数重症者有高热，两侧皮温不对称（相差10℃以上）。绝大多数积极治疗后可度过极期，逐渐恢复。

慢性中毒主要表现为神经衰弱综合征或自主神经系统功能失调，如噩梦、顽固性头痛、健忘、头晕、性欲减退等。严重者可发生中毒性脑病及精神症状，如无故哭闹、心慌、多汗、血压、体温波动、发作性昏厥等。血象一般无变化，血铅、尿铅，点彩红细胞、网织红细胞偶见升高。

二、四乙基铅及其化合物中毒的三级预防

(一) 一级预防

四乙基铅中毒一级预防的目的是从根本上控制及消除四乙基铅对人的损害，其主要内

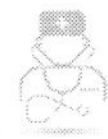

容包括相关法律、法规及标准的制定实施，相关生产车间及职业卫生管理，场所的防护及职业健康教育。

1. 相关法律、法规及标准制定和完善　2007年，国家发布了《工作场所防止职业中毒卫生工程防护措施规范》(GBZ/T 194—2007)，保护接触四乙基铅的相关工作人员身体健康，充分发挥卫生工程防护措施的效用。2000年1月1日，中国国家技术监督局发布《车用无铅汽油》(GB 17930—1999)，全国范围内禁止使用含铅车用汽油。该标准现为《车用汽油》(GB 17930—2013)取代。《工作场所有害因素职业接触限值 第1部分：化学有害因素》(GBZ 2.1—2019)规定了四乙基铅的职业接触限值，包括PC-TWA和PC-STEL等。《职业健康监护技术规范》(GBZ 188—2014)要求对接触四乙基铅的劳动者应进行上岗前健康检查。

2. 生产工艺和生产设备改进和革新　在四乙基铅及其化合物相关作业中，应改进工艺和设备，同时采取充分的防护措施，设置良好的抽风排毒系统，减少空气中四乙基铅及其化合物的浓度。

3. 个体防护措施　劳动者在四乙基铅环境中作业时应穿戴工作服和防护手套，必要时戴防毒面具，应注意个人尤其是手的防护。皮肤接触四乙基铅后，应立即使用煤油或无铅汽油进行刷洗，再用肥皂水彻底洗净。工作服及手套定期采用1%~5%氯化铵溶液浸洗，或采用20%漂白粉液刷洗浸泡，再用清水洗净。严禁用嘴虹吸分装含四乙基铅的产品。

4. 职业卫生管理　生产过程中尽量实现远距离操作和密闭通风，严格控制生产环境中四乙基铅浓度，随时使用漂白粉或高锰酸钾溶液清洗相关用具。四乙基铅的分装、调配、运输、装卸需使用专用设备，防止“跑、冒、漏、滴”。含铅汽油需进行明显的标志标记，含铅汽油应染成特殊颜色，汽油桶外应标注“剧毒”。禁止使用四乙基铅汽油作为溶剂汽油。含铅汽油运输前，应对连接处及油罐的坚固耐震性进行常规检查，不得对油罐车各部件进行改装更换。

根据《工作场所职业病危害警示标识》(GBZ 158—2003)标准，应在生产四乙基铅等有毒物品作业岗位的醒目位置设置告知卡。

5. 职业健康教育　加强相关劳动者的职业健康教育，加强安全生产和个人防护知识教育，提高相关知识的宣传力度，避免四乙基铅中毒事件的发生。

6. 上岗前职业健康检查　《职业健康监护技术规范》(GBZ 188—2014)要求相关劳动者应进行上岗前健康检查，以发现有无职业禁忌证，同时建立接触四乙基铅人员的基础健康档案。上岗前职业健康检查的职业禁忌证为：中枢神经系统器质性疾病、已确诊并仍需医学监护的精神障碍性疾病。检查内容有①症状询问：重点询问有无中枢神经系统器质性疾病、精神障碍病史及相关症状。②体格检查：内科常规检查、神经系统常规检查。③实验室及其他检查项目：必检项目包括血常规、尿常规、心电图、血清ALT。

（二）二级预防

四乙基铅中毒的二级预防以早发现、早诊断、早治疗为主，包括职业相关场所内四乙基铅浓度的检测、职业健康检查以及生物标志物的筛查等。

1. 职业病危害因素的识别与检测　有关单位或部门应定期检测作业环境中的四乙基铅浓度，及时掌握相关场所中四乙基铅的浓度是否超过国家规定水平。按照《工作场所空气中有害物质监测的采样规范》(GBZ 159—2004)和《工作场所空气有毒物质测定 第15

部分：铅及其化合物》(GBZ/T 300.15—2017)对工作场所空气中四乙基铅进行采样和检测，空气中蒸气态四乙基铅用活性炭采集，短时间采样时，在采样点，用活性炭管以300mL/min流量采集15min空气样品。长时间采样时，在采样点，用活性炭管以50mL/min流量采集2~8h空气样品。采样后，立即封闭活性炭管两端，置清洁的容器内运输和保存。样品经1%的硝酸溶液解吸，用石墨炉原子吸收分光光度计进行检测。《工作场所有害因素职业接触限值　第1部分：化学有害因素》(GBZ 2.1—2019)中的限值要求，工作场所空气中四乙基铅(按Pb计)的PC-TWA为0.02mg/m^3，PC-STEL为0.06mg/m^3。如发现工作环境中四乙基铅浓度高于规定水平，则应及时整改避免相关人员产生四乙基铅中毒。

2. 职业健康检查　定期对接触者的体格检查、实验室及其他检查可早期发现，及时预防、处理四乙基铅中毒。

(1) 在岗期间职业健康检查：在岗期间职业健康检查目标疾病、检查内容同上岗前，健康检查周期为3年。

(2) 应急健康检查：应急健康检查目标疾病为职业性急性四乙基铅中毒，检查内容包括①症状询问：重点询问短时间内接触较大剂量四乙基铅的职业史，中枢神经系统及精神症状。②体格检查：内科常规检查、神经系统常规检查及运动功能、病理反射检查、眼底检查。③实验室和其他检查必检项目：血常规、心电图；选检项目：脑电图、血铅或尿铅、头颅CT或MRI。

3. 新型生物监测指标　四乙基铅中毒早期生物标志物的筛查，可对四乙基铅中毒做出早期诊断，从而有效保证相关劳动者的健康。5-羟吲哚醋酸(5-HIAA)是色氨酸的代谢产物之一，研究人员推测，四乙基铅可能抑制脑内单胺氧化酶的作用，从而抑制5-羟色胺转化为5-HIAA。在对接触四乙基铅的劳动者尿中5-HIAA进行检测发现，其5-HIAA含量小于普通劳动者，推测5-HIAA可能作为四乙基铅中的早期生物标志物。

4. 职业病的诊断与鉴定　急性四乙基铅中毒的诊断原则为：短期内接触大量四乙基铅的职业史，出现以中枢神经系统急性损害为主的临床表现，结合职业卫生学调查资料，排除其他病因所致类似疾病。

(1) 接触反应：短期内接触大量四乙基铅，出现失眠、头痛、食欲下降、恶心等症状，经72h的医学观察后，上述症状明显减轻或消失。

(2) 轻度中毒：失眠、头痛、食欲减退、恶心等症状加重，基础体温、血压、脉搏降低，可伴有血铅、尿铅增高，并产生情感障碍或有癔症样精神障碍。

(3) 重度中毒：出现精神病性症状或产生谵妄状态、昏迷，或产生癫痫样发作或存在癫痫持续状态。

(三) 三级预防

四乙基铅中毒的治疗与处理：四乙基铅中毒患者应立即离开中毒现场，脱去污染衣物，用肥皂水彻底冲洗污染皮肤、指甲、毛发，注意保温。短期内接触较大剂量四乙基铅者，当时未出现明显临床表现或仅有轻微症状者，应给予72h医学监护以密切观察病情，同时给予必要的检查和处理。积极抢救急性中毒性脑病，对出现明显精神症状者，及时进行精神病专科治疗，加强护理，防止意外事故发生。

(陈　田　刘蒙蒙)

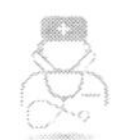

第十四节　有机锡中毒的三级预防

有机锡化合物是锡和碳元素结合形成的金属有机化合物，主要分为两类：烷基锡化合物以及芳香基化合物。其主要应用于催化剂、稳定剂、农用杀虫剂、杀菌剂、日常用品的涂料及防霉剂的制造，如作为稳定剂应用于聚氯乙烯（PVC）树脂加工行业的各种成型加工工艺（如压延、挤出、吹塑及注塑等）中。有机锡化合物可在热、光、水、氧气和臭氧等的作用下迅速分解。2016 年，广东省清远市某塑胶制品公司发生了一起职业性有机锡中毒事件，该厂生产过程中使用的稳定剂中有三甲基氯化锡，三甲基氯化锡在高温的空气环境中迅速扩散，由于车间通风状况不良，导致本次中毒事故的发生。

一、有机锡及其化合物中毒概述

（一）有机锡及其化合物中毒定义

有机锡化合物通过呼吸道、消化道和皮肤黏膜进入机体后造成机体一系列肝胆系统、神经系统损害的疾病。

（二）有机锡及其化合物中毒主要接触作业

电缆、油漆、造纸、木材等行业的有机锡作业。

（三）有机锡及其化合物中毒发病机制

二烷基锡蓄积于线粒体，与邻近的二巯基结合进而影响线粒体功能，主要损伤肝胆系统；三烷基锡、四烷基锡抑制氧化磷酸化过程的磷酸化环节，作用于 ATP 形成前的阶段，主要引起神经系统损害；三甲基锡中毒引起精神过度兴奋是由于三甲基锡对海马结构的毒性，其确切的毒作用机制尚不清楚，其最明显的神经病理损伤在于边缘系统，引起中枢神经系统严重、永久性损伤，病理特征为神经元坏死；三乙基锡具有中枢神经髓鞘毒性，引起脑白质水肿。

（四）有机锡及其化合物中毒临床表现

急性三甲基锡中毒主要引起中枢神经的边缘系统和小脑损害，以神经精神症状为主，可伴有低钾血症，同时可并发全身各系统、脏器损害；急性三乙基锡和四乙基锡中毒主要为脑水肿及颅内压增高的临床表现；急性三丁基锡和四丁基锡中毒的临床表现症状似急性三乙基锡中毒，但病情较轻；急性三苯基锡和四苯基锡中毒常先出现头昏、眩晕，后有头痛、乏力、恶心等，少数有口唇、舌尖麻木、鼻根部蚁行感及颈部强直感，亦可有多汗、短暂意识丧失、畏光、视物模糊等，严重者出现昏迷、抽搐，少数有轻度精神症状，如易激动、胆怯、无故哭泣。

二、有机锡及其化合物中毒的三级预防

（一）一级预防

有机锡中毒一级预防的目的是从根本上消除或控制有机锡对人体健康造成的不良影

响，主要包括相关法律、法规及标准的制定及实施，防护措施的落实，职业卫生管理和职业健康教育。

1. **相关法律、法规及标准制定和完善**　为保护有机锡相关工作场所的职工身体健康，充分发挥卫生工程防护措施的效用，国家发布了《工作场所防止职业中毒卫生工程防护措施规范》(GBZ/T 194—2007)。《工作场所有害因素职业接触限值　第1部分：化学有害因素》(GBZ 2.1—2019)规定了有机锡的职业接触限值，包括三乙基氯化锡、二月硅酸二丁基锡。依据《职业健康监护技术规范》(GBZ 188—2014)要求相关劳动者进行上岗前职业健康检查。

2. **生产工艺和生产设备改进和革新**　生产使用有机锡时应严格密闭化、管道化，并在负压状态下操作，避免手工接触。有机锡生产排气装置应设置在下方。生产车间地面应磨光，墙壁、桌面等处应用油漆光滑，避免有机锡气体吸附，便于冲洗。

3. **个体防护措施**　有机锡相关劳动者应做好个人防护，严格穿戴塑料或合成纤维类材料制成的工作服、手套等防护用品，不宜采用棉织品及橡胶制品。

4. **职业卫生管理**　根据《工作场所职业病危害警示标识》(GBZ 158—2003)标准，应在生产有机锡等有毒物品作业岗位的醒目位置设置告知卡。

除设置告知卡外，在接触有机锡的劳动者作业场所入口或者场所的显著位置，根据需要，应设置“当心中毒”或者“当心有毒气体”警告标识，“戴防毒面具”“穿防护服”“注意通风”等指令标识和“紧急出口”“救援电话”等提示标识。同时根据有机锡的毒性，按照实际生产情况，在一般有毒物品作业场所，设置黄色警示线。警示线设在使用有毒作业场所外缘不少于30cm处。

5. **职业健康教育**　应对接触有机锡的相关工作人员进行职业卫生培训，使相关工作人员了解有机锡的毒性、危害后果，明确防护措施，避免有机锡中毒的发生。

6. **上岗前职业健康检查**　《职业健康监护技术规范》(GBZ 188—2014)要求相关劳动者进行上岗前职业健康检查，三烷基锡的职业禁忌证为中枢神经系统疾病和钾代谢障碍。检查内容包括①症状询问：重点询问有无周期性麻痹、进行性肌营养不良等钾代谢障碍疾病、神经精神病史及症状，如头痛、头晕、乏力、失眠、心悸、烦躁、记忆力减退等；②体格检查：内科常规检查、皮肤科常规检查、神经系统常规检查；③实验室及其他检查必检项目：血常规、尿常规、心电图、肝功能、血清电解质；选检项目：肝脾B超。

（二）二级预防

有机锡中毒的二级预防为早发现、早诊断、早治疗的“三早”预防，主要包括职业场所内有机锡浓度的检测及职业健康检查。

1. **职业病危害因素的识别与检测**　为预防有机锡中毒，各类工作场所应定期进行有机锡浓度的测定，及时掌握工作场所空气中有机锡浓度是否超过工作场所有害因素职业接触限值的要求。按照《工作场所空气中有害物质监测的采样规范》(GBZ 159—2004)和《工作场所空气有毒物质测定　第27部分：二月桂酸二丁基锡、三甲基氯化锡和三乙基氯化锡》(GBZ/T 300.27—2017)对工作场所空气中有机锡及其化合物进行采样和检测，空气中蒸气态二月桂酸二丁基锡用装有硼酸缓冲液的多孔玻板吸收管采集，短时间采样时在采样点，用装有4.0mL硼酸缓冲液的多孔玻板吸收管，以1.0L/min流量采集≥15min空气样品。采样后，立即封闭吸收管的进出气口，置清洁容器内避光运输和保存。样品与二硫腙作用生成红

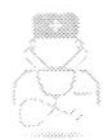

色络合物，用分光光度计在500nm波长下测量吸光度，进行定量。空气中蒸气态和气溶胶态的三甲基氯化锡用OVS［由直径13mm超细玻璃纤维滤纸（在前）与溶剂解吸型XAD-2（270mg/140mg）吸附剂管（在后）组成］的采样管采集，短时间采样时在采样点，用OVS管以1.0L/min流量采集15min空气样品，长时间采样时在采样点，用OVS管以250mL/min流量采集2~8h空气样品。样品经乙酸-乙腈溶液解吸后，用四乙基硼酸钠衍生为三甲基乙基锡，正己烷萃取后进样，气相色谱-质谱分离检测，以保留时间和特征离子的丰度比值进行定性，用165m/z的离子丰度值定量。《工作场所有害因素职业接触限值 第1部分：化学有害因素》（GBZ 2.1—2019）规定，工作场所空气中三乙基氯化锡PC-TWA为0.05mg/m^3，PC-STEL 0.1mg/m^3。工作场所空气中二月桂酸二丁基锡PC-TWA为0.1mg/m^3，PC-STEL 0.2mg/m^3。如果工作场所有机锡浓度高于有关标准的规定，则应及时整改以保障劳动者安全。

2. **职业健康检查**　接触有机锡的相关劳动者需接受在岗期间职业健康检查及应急健康检查。定期对接触者进行症状询问、体格检查、实验室及其他检查可早期发现健康损害，及时预防、处理疾病。

（1）在岗期间职业健康检查：在岗期间职业健康检查的目标疾病和检查内容同上岗前职业健康检查。检查周期为3年1次。

（2）应急健康检查：应急健康检查目标疾病为职业性急性三烷基锡中毒。检查内容为①症状询问：重点询问短期内接触较大量三烷基锡的职业接触史及头痛、头晕、乏力、恶心、呕吐、步态不稳、视物模糊、失眠、心悸、焦虑、烦躁、记忆里减退等症状。②体格检查为内科常规检查、神经系统常规检查及运动能力、病理反射检查、眼底检查。③实验室和其他检查必检项目：血常规、尿常规、心电图、肝功能、血清电解质、肝脾B超、尿锡；选检项目：头颅CT或MRI、脑电图。

3. **职业病的诊断与鉴定**

（1）有机锡接触反应

1）三烷基锡：接触三烷基锡后出现乏力、头晕、恶心等症状，部分接触者可能出现眼、鼻、咽部刺激症状，脱离接触后短时间内可消退。

2）三甲基锡：接触三甲基锡后血清钾低于正常值，无全身中毒表现。

（2）急性三甲基锡中毒的诊断：根据短期内大量接触三烷基锡化合物的职业史，出现以中枢神经系统损害为主的临床表现，结合有关实验室检查结果，参考现场职业卫生学调查资料，综合分析，排除其他类似疾病后可确诊。

1）轻度中毒：接触后有数小时至数日的潜伏期，期间出现较明显的乏力、头晕、头痛、失眠、精神不振等症状，可伴有恶心、呕吐、食欲不振等，且具有以下情况之一，低钾血症；轻度情感障碍，如近事记忆障碍、焦虑、注意力不集中等；单纯部分性癫痫发作。

2）中度中毒：轻度中毒的表现加重，同时具有以下情况之一，明显的情感障碍，如思维迟缓、淡漠、抑郁、烦躁；复杂部分性或全身强直-阵挛性癫痫发作。

3）重度中毒：有以下情况之一，精神病样症状，如幻觉、妄想、暴怒、错构、行为异常等；重度意识障碍；癫痫持续状态；小脑共济失调。

（3）急性三乙基锡中毒

1）轻度中毒；接触后经历数小时至数日的潜伏期，并具有以下情况之一，轻度意识障碍；

轻度颅内压增高表现，如头痛、恶心、呕吐等，可伴有库欣反应。

2）中度中毒：轻度中毒表现加重，且具有以下情况之一，中度意识障碍；中度颅内压增高表现，如剧烈头痛、频繁呕吐、视乳头水肿，可伴有锥体束征阳性、浅反射减弱或消失；明显情感障碍，如烦躁、易激惹、欣快感，可伴有一过性幻觉；全身强直 - 阵挛性癫痫发作。

3）重度中毒：具有以下情况之一，重度意识障碍；中度颅内压升高表现，如视乳头高度水肿或出血、去大脑僵直状态、脑疝等。

（三）三级预防

1. 治疗原则和康复措施　立即脱离事故现场，卧床休息；皮肤或眼受污染者，应立即用清水洗净。接触反应者需医学监护 5~7d，同时密切关注血钾浓度，给予必要的检查和处理。有机锡中毒尚无特效解毒剂，以对症治疗为主，应积极改善脑组织代谢。三甲基锡中毒时应注意其精神症状及抽搐症状的控制，低血钾患者应早期补钾。三乙基锡中毒应积极防治脑水肿，严格控制液体摄入，给予糖皮质激素、高渗脱水剂及利尿剂等。中度、重度中毒患者可使用高压氧舱治疗。

2. 其他处理　接触反应者经医学监护后，若未发现中毒，可恢复工作。轻度中毒者治愈后可正常工作，但应调离有机锡相关工作。中度、重度中毒者根据病情，可适当延长休息时间，酌情安排工作，不应继续从事有毒作业。

（陈　田　刘蒙蒙）

第十五节　羰基镍中毒的三级预防

羰基镍是无色或黄色液体，易挥发，剧毒，受热、接触酸或酸雾后易分解、释放剧毒烟雾，加热至 60℃时发生爆炸。不溶于水，溶于苯、乙醇、氯仿及四氯化碳等有机溶剂。羰基镍可作为热分解法制备高纯度镍的原料，也可作为有机合成中供给一氧化碳的原料，或作为催化剂。其可经吸入、食入及皮肤吸收。2012 年某市一化工厂发生一起 4 人急性羰基镍中毒事件，经事发后现场调查发现，在卸放催化剂的过程中空气中羰基镍浓度为 1.3mg/m^3（MAC 0.002mg/m^3），为国家标准的 650 倍。

一、羰基镍及其化合物中毒概述

（一）羰基镍及其化合物中毒定义

羰基镍中毒是吸入高浓度羰基镍后引起的以呼吸系统损害为主的疾病。

（二）羰基镍及其化合物中毒主要接触作业

羰基镍作业工、相关行业维修工、消防员等。

（三）羰基镍及其化合物中毒发病机制

羰基镍分子抑制肺毛细血管内皮细胞中含巯基酶，引起毛细血管壁通透性增加，造成肺间质水肿和肺泡内渗出。羰基镍影响 RNA 聚合酶，干扰 RNA 合成。急性羰基镍中毒尚可见肝小叶中央区淤血、坏死；大脑皮层血管扩张、出血，尤以白质部分最为明显。

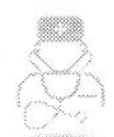

（四）羰基镍及其化合物中毒临床表现

急性羰基镍中毒的早期症状有头晕、头痛、胸闷、干咳、恶心、呕吐、步态不稳等。脱离接触后，上述症状迅速好转，经过 6~36h 的潜伏期后出现晚发症状，如剧咳、咳粉红色泡沫痰、气急、烦躁不安等肺水肿征象。患者尚可发生惊厥及昏迷，并可伴有发热。检查患者有发绀，心界可扩大，心律失常，心音呈奔马律，两肺满布湿啰音，以及肝大。

慢性羰基镍中毒系长期吸入低浓度羰基镍引起，症状有头晕、头痛、乏力、多梦、失眠、记忆力减退和咳嗽、胸闷等表现。

二、羰基镍及其化合物中毒的三级预防

（一）一级预防

羰基镍中毒一级预防的目的是从根本上消除或控制羰基镍对人体健康造成的不良影响，主要包括相关法律、法规及标准的制定及实施，工艺改革、防护措施设置，个人防护的落实，职业卫生管理和职业健康教育。

1. **相关法律、法规及标准制定和完善**　为保护羰基镍相关工作场所的职工身体健康，充分发挥卫生工程防护措施的效用，国家发布了《工作场所防止职业中毒卫生工程防护措施规范》（GBZ/T 194—2007）。《工作场所有害因素职业接触限值 第 1 部分：化学有害因素》（GBZ 2.1—2019）规定了羰基镍的 MAC 的限值。《职业健康监护技术规范》（GBZ 188—2014）要求相关劳动者进行上岗前职业健康检查。

2. **生产工艺和生产设备改进和革新**　在甲烷化反应器升温过程中，严格控制系统中 CO 的含量，防止羰基镍的生成。由于羰基镍的生成温度为 160~180℃，催化温度大于 200℃，故当事故暂停反应，床层温度降至 200℃以下时，严格避免催化剂与 CO 接触，可采用纯氮或 N_2-H_2 合成气置换工艺气。同时，在装置停工过程中，在转化炉温度降至 205~210℃时，在该温度范围内恒温 8h，每 0.5h 采样 1 次，检测循环氢中 CO 浓度，同时通过排除废氢和及时补氢的方式使循环氢中 CO 浓度维持在小于 10ppm 的水平。

3. **个体防护措施**　羰基镍应严加密闭，同时提供局部排风和全面通风设施。相关工作场所严禁明火、火花、高热，使用防爆电器和照明设备。相关工作人员应穿戴胶布防毒衣、戴橡胶手套和防护眼镜，及时换洗工作服。工作场所应提供淋浴和洗眼设施，禁止饮食、吸烟。羰基镍立即威胁生命和 IDLH 浓度为 $50mg/m^3$，无有效过滤元件，相关场所羰基镍浓度超过 IDLH 浓度时，应采用供气式呼吸防护。

4. **职业卫生管理**　根据《工作场所职业病危害警示标识》（GBZ 158—2003）标准，应在生产羰基镍等有毒物品作业岗位的醒目位置设置告知卡。在《卫生部关于印发〈高毒物品目录〉的通知》（卫法监发〔2003〕142 号）中，羰基镍属于高毒物品，在高毒物品作业场所，设置红色警示线，警示线设在使用有毒作业场所外缘不少于 30cm 处。

5. **职业健康教育**　应对接触羰基镍的相关工作人员进行职业卫生培训，使相关工作人员了解羰基镍的毒性、危害后果，明确防护措施，避免羰基镍中毒的发生。

6. **上岗前职业健康检查**　《职业健康监护技术规范》（GBZ 188—2014）要求相关劳动者进行上岗前职业健康检查，羰基镍中毒的职业禁忌证为慢性阻塞性肺疾病。检查内容有①症状询问：重点询问呼吸系统疾病史和相关症状。②体格检查：内科常规检查、皮肤科常

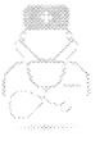

规检查。③实验室和其他检查：必检项目有血常规、尿常规、心电图、血清 ALT、胸部 X 线摄片、肺功能检查。

（二）二级预防

羰基镍中毒的二级预防为早发现、早诊断、早治疗的三早预防，主要包括职业场所内羰基镍浓度的检测、职业健康检查、生物标志物。

1. **职业病危害因素的识别与检测**　为预防羰基镍中毒，各类工作场所应定期进行羰基镍浓度的测定，及时掌握工作场所空气中羰基镍浓度是否超过工作场所有害因素职业接触限值的要求。《工作场所有害因素职业接触限值 第 1 部分：化学有害因素》（GBZ 2.1—2019）规定，羰基镍 MAC 为 0.002mg/m^3。

2. **职业健康检查**　接触羰基镍的相关劳动者需接受在岗期间职业健康检查及应急健康检查。定期对接触者进行症状询问、体格检查、实验室及其他检查可早期发现健康损害，及时预防、处理疾病。

（1）在岗期间职业健康检查：目标疾病和检查内容同上岗前职业健康检查，健康检查周期为 3 年。

（2）应急健康检查：目标疾病为职业性急性羰基镍中毒。检查内容为①症状询问：重点询问短期内大量羰基镍职业接触史，同时伴有的头痛、头晕、乏力、胸闷、咳痰、呼吸困难等症状。②体格检查为内科常规检查，重点检查呼吸系统。③实验室和其他检查有必检项目：血常规、尿常规、心电图、胸部 X 线摄片、血氧饱和度；选检项目：肺功能检查、血气分析、血镍或尿镍。

3. **新型生物监测指标**　羰基镍中毒生物标志物，可特异性反应羰基镍对机体可能造成的损伤，评价羰基镍的健康危害程度，对羰基镍中毒做出早期诊断，从而有效保证相关劳动者的健康。

（1）血镍和尿镍：羰基镍为脂溶性物质，可经呼吸道吸入由肺部毛细血管进入血液循环，停止吸入数小时后，血液中仍有羰基镍存在。检测血清中镍浓度可反应羰基镍中毒程度。尿液采集及分析较血液更简便，适用于较长时间的动态观察。故尿液和血清中镍含量的测定有助于羰基镍中毒的早期诊断。

（2）超氧化物歧化酶（SOD）：超氧化物歧化酶是体内最主要的抗氧化物酶，其活性可反映机体清除氧自由基的能力。大鼠吸入羰基镍后，其肺脏 SOD 活力显著下降，且随着吸入羰基镍浓度的升高，SOD 活力下降越明显。提示超氧化物歧化酶可能有助于羰基镍中毒的诊断。

（3）谷胱甘肽过氧化物酶（GSH-Px）：谷胱甘肽过氧化物酶是人体内主要的抗氧化酶之一，具有清除 ROS 及超氧阴离子自由基诱发的脂质过氧化物的作用。研究发现急性羰基镍中毒大鼠各脏器谷胱甘肽过氧化物酶活力出现不同程度的下降，以肺脏最为明显，且随着羰基镍浓度的增加，肺脏谷胱甘肽过氧化物酶活力下降越明显。提示谷胱甘肽过氧化物酶水平的测定可能有助于羰基镍中毒的诊断。

4. **职业病的诊断与鉴定**

（1）羰基镍接触反应：接触羰基镍后出现一过性头晕、头痛、乏力、胸闷、恶心等症状或出现一过性轻咳、胸闷等呼吸系统症状，肺部无阳性体征，胸部 X 线检查无异常表现。

（2）急性羰基镍中毒：脱离接触后，上述症状迅速好转，在经过 6~36h 的潜伏期后出现晚发症状，包括剧咳、咳粉红色泡沫痰、气急、烦躁不安等肺水肿征象。患者尚可发生惊厥及昏

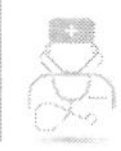

迷，并可伴有发热。检查患者有发绀，心界可扩大，心律失常，心音呈奔马律，双肺满布湿啰音，以及肝大。

1）轻度中毒：在接触反应的症状基础上出现咳嗽、咳痰、胸闷等症状，体检可发现结膜充血和咽部充血，双肺出现散在干、湿啰音，胸部X线检查显示双肺纹理增加，符合急性气管-支气管炎表现。

2）中度中毒：轻度中毒症状明显加重，出现发热、烦躁不安、痰多、呼吸加快，双肺出现广泛干、湿啰音。胸部X线检查显示肺门阴影增大，双肺纹理粗乱模糊，出现点片状阴影或非透明度下降，呈磨玻璃样改变，符合急性支气管肺炎或急性间质性肺水肿表现。血气分析呈轻中度低氧血症。

3）重度中毒：在中度中毒的基础上具有以下表现之一：咳大量白色或粉色泡沫痰，呼吸困难加重、发绀，双肺弥漫性干、湿啰音，胸部X线检查显示双肺野存在大小不一、边缘模糊的大片状或云絮样阴影，符合肺泡性肺水肿表现。血气分析呈重度低氧血症；出现急性呼吸窘迫综合征；昏迷。

（三）三级预防

使中毒人员立即脱离中毒现场，脱去受污染衣物，清洗污染皮肤及毛发，静卧休息，严密观察并给予对症治疗。保持呼吸道通畅，合理给氧。防治肺水肿、脑水肿，可早期、足量、短程给予肾上腺皮质激素治疗。早期使用抗氧化剂，减轻呼吸道损伤，注意预防感染及相关并发症的出现。轻度、中度中毒患者治愈后可恢复原工作，重度中毒患者经治疗后仍有明显症状者应安排休养并调离羰基镍工作岗位。

（陈田　刘彦）

第十六节　铟及其化合物中毒的三级预防

铟（indium，In），银白色并略带淡蓝色金属，其质地软、可塑性强，有延展性，可压成片。铟有微弱的放射性，在使用中尽可能避免直接接触。天然铟有两种主要同位素，其常见化合物主要有成白色结晶状的三氯化铟（$InCl_3$）、淡黄色结晶状粉末的三氧化二铟（In_2O_3）、白色粉末状的氢氧化铟[$In(OH)_3$]、无色粉末状的硫酸铟[$In_2(SO_4)_3$]及无色结晶状的硝酸铟[$In(NO_3)_3$]等。铟及其化合物具有半导体、易熔、防锈等特性。铟的主要氧化态为+1价和+3价，与卤素化合时能分别形成一卤化物和三卤化物。铟的独立矿物量极少，其主要以类质同象存在于铁闪锌矿、赤铁矿、方铅矿以及其他多金属硫化物矿石中。2008年江苏省发现国内首例因铟中毒引发的职业病，患者肺部布满雪花状的白色颗粒物，肺泡里有像牛奶一样的乳白色液体，其血液里的铟是常规的300倍。

一、铟及其化合物中毒概述

（一）铟及其化合物中毒定义

因接触铟及其化合物所致的以间质性肺疾病或肺泡蛋白沉积症为主要临床表现的

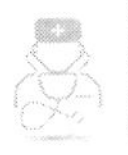

疾病。

（二）铟及其化合物中毒主要接触作业

铟主要用于制造低熔合金、轴承合金及半导体，并应用于航空航天、电子工业、医疗、国防、能源等领域。主要接触人员是合金制造、半导体材料合成、生物医学及核工业等行业劳动者。

（三）铟及其化合物中毒发病机制

铟化合物进入体内后可能引起巨噬细胞功能紊乱，导致肺泡内脂蛋白蓄积，进一步形成胆固醇结晶及胆固醇肉芽肿，最终导致肺纤维化和肺气肿的发生。同时铟也可增加染色体畸变（CA）和 DNA 损伤。

（四）铟及其化合物中毒临床表现

铟及其化合物中毒后常出现咳嗽、咳痰、气短、乏力等症状。铟及其化合物对机体的损害主要表现为慢性损伤，胸部 CT 表现为蛋白沉着症或肺纤维化改变。

二、铟及其化合物中毒的三级预防

（一）一级预防

铟及其化合物中毒一级预防的目的是从根本上消除或控制铟及其化合物对人体健康造成的不良影响，主要包括相关法律、法规及标准的制定及实施，工艺改革和防护措施的落实和职业健康教育。

1. **相关法律、法规及标准制定和完善**　为保护铟及其化合物相关工作场所的职工身体健康，充分发挥卫生工程防护措施的效用，国家发布了《工作场所防止职业中毒卫生工程防护措施规范》（GBZ/T 194—2007）。《工作场所有害因素职业接触限值 第 1 部分：化学有害因素》（GBZ 2.1—2019）规定了铟及其化合物的职业接触限值，包括 PC-TWA 和 PC-STEL 等。

2. **生产工艺和生产设备改进和革新**　在铟及其化合物相关作业中，应改进工艺，尽量采用湿式作业法，同时采取充分的防护措施，设置良好的抽风排毒系统，减少空气中粉尘的浓度。

3. **个体防护措施**　加强个人防护，相关劳动者应按规定严格穿戴防护服、防护手套、眼镜、口罩等。其中，呼吸防护不得使用普通口罩，应佩戴专用过滤口罩。工作车间内应设有喷淋装置，以减少铟及其化合物相关粉尘吸入。

4. **职业卫生管理**　根据《工作场所职业病危害警示标识》（GBZ 158—2003）标准，应在生产铟及其化合物等有毒物品作业岗位的醒目位置设置告知卡。

除设置告知卡外，在接触铟及其化合物的劳动者作业场所入口或者场所的显著位置，根据需要，应设置“当心中毒”或者“当心有毒气体”警告标识，“戴防毒面具”“穿防护服”“注意通风”等指令标识和“紧急出口”“救援电话”等提示标识。同时根据铟及其化合物的毒性，按照实际生产情况，设置黄色警示线。警示线设在使用有毒作业场所外缘不少于 30cm 处。

5. **职业健康教育**　应对接触铟及其化合物的相关工作人员进行职业卫生培训，使相关工作人员了解铟及其化合物的毒性、危害后果，明确防护措施，避免铟及其化合物中毒的发生。

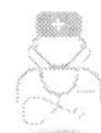

（二）二级预防

铟及其化合物中毒的二级预防为早发现、早诊断、早治疗的三早预防，主要包括职业场所内铟及其化合物浓度的检测、职业健康检查、生物标志物。

1. 职业病危害因素的识别与检测　为预防铟及其化合物中毒，各类工作场所应定期进行铟及其化合物浓度的测定，及时掌握工作场所空气中铟及其化合物浓度是否超过工作场所有害因素职业接触限值的要求。《工作场所有害因素职业接触限值 第1部分：化学有害因素》（GBZ 2.1—2019）规定，工作场所空气中铟及其化合物PC-TWA为$0.1mg/m^3$，PC-STEL为$0.3mg/m^3$。

2. 职业健康检查　接触铟及其化合物的相关劳动者应定期进行职业健康检查，重点检查呼吸系统、肝功能、肾功能的改变，减少铟及其化合物中毒的发生。

3. 新型生物监测指标　铟及其化合物中毒生物标志物，可对铟及其化合物中毒做出早期诊断，从而有效保证相关劳动者的健康。

(1) 血铟及尿铟：研究表明铟及其化合物相关产业劳动者血、尿中铟浓度与空气中铟浓度存在一定的相关性，可作为铟及其化合物中毒的检测指标之一。此外，研究发现，尿铟与空气中铟浓度的相关系数较血铟高，提示尿液样本较血液样本更适用于生物标志物。

(2) 涎液化糖链抗原（krebs von den lungen-6，KL-6）、血清SP-A、血清SP-D 日本研究表明，血清铟浓度大于2.9μg/L时，其与KL-6存在接触 - 反应关系，血清铟浓度大于4.9μg/L时，铟浓度与SP-A、SP-D存在接触 - 反应关系，提示KL-6、SP-A、SP-D可能作为铟及其化合物中毒的生物标志物。

4. 职业病的诊断与鉴定　患者存在6个月以上较高浓度铟及其化合物接触职业史，出现以呼吸系统损害为主的临床表现，胸部影像学检查结果和病理检查结果符合肺泡蛋白沉积症或间质性肺疾病，同时结合职业卫生学调查、血铟的检测结果及职业健康监护资料综合分析，排除其他原因所致类似疾病后，可诊断为铟及其化合物中毒。

(1) 肺泡蛋白沉积症：患者接触较高浓度铟及其化合物6个月以上，出现渐进性呼吸困难，可伴有咳嗽、咳痰、胸闷等症状，且具有以下症状者：①胸部X线常表现为双肺对称性弥漫性羽毛样或结节状浸润影，并可见支气管充气征，肺门旁浸润阴影多延伸至外带，呈“蝴蝶状”分布，双肋膈角一般不受累及。②胸部CT多表现为双肺多发磨玻璃样结节影，呈“地图样”分布，小叶内、小叶间隔增厚，典型者呈“铺路石征”，部分可见散在的片状模糊影及实变影，晚期少数患者会出现肺间质纤维化的表现。③支气管肺泡灌洗液或肺组织病理内可见PAS染色阳性颗粒状富磷脂蛋白样物质，电镜下可见嗜锇板层小体。

(2) 间质性肺疾病：接触较高浓度铟及其化合物2年以上。出现咳嗽、咳痰、胸闷等症状，可伴有呼吸困难等，体格检查可在双下肺闻及吸气末爆裂音（Velcro 啰音），晚期可伴有杵状指（趾）。实验室和其他检查可见：胸部X线早期显示双下肺野模糊阴影，密度增高如磨玻璃样，病情进展后可出现双肺弥漫性网状或网状结节状阴影。晚期有大小不等的囊状改变，呈蜂窝肺，出现肺体积缩小，膈肌上抬，叶间裂移位等现象。胸部CT常表现为双肺局部或广泛磨玻璃影，存在小叶中心结节、不规则线状影或网格状影，可见纤维化改变，如蜂窝影、牵引性支气管扩张等，可见肺气肿。病理检查结果符合间质性肺炎改变，可见胆固醇结晶、肉芽肿和巨噬细胞吞噬胆固醇晶体、吞噬颗粒等。

(三) 三级预防

铟及其化合物中毒的处理:中毒患者均应调离铟及其化合物作业场所。间质性肺疾病患者治疗以肾上腺糖皮质激素应用,减轻或阻止肺纤维化为主;肺泡蛋白沉积症患者则以全肺灌洗为主。

(陈 田 刘蒙蒙)

第十七节 磷化氢、磷化锌、磷化铝中毒的三级预防

磷化氢是一种无色、剧毒、易燃的气体,比重比空气重,金属磷化物产生磷化氢气体时带有大蒜味。磷化氢能与氧气剧烈反应生成磷酸,并可与大部分卤素反应生成五卤化磷、三卤化磷的混合物及氢卤酸。2005 年临沂市某食品公司包装车间发生一起磷化氢气体中毒事故,共造成 68 名包装工发生中毒,该次中毒事故是由含有磷化氢气体的空气倒灌进入包装车间造成的。磷化锌是灰色结晶粉末,干燥状态下非常稳定,有大蒜气味,不溶于水和醇类,溶于酸、苯和二硫化碳。磷化锌常温下在空气中有磷臭味,但不易着火。磷化锌与浓硝酸接触即被氧化并发生爆炸,遇水和潮湿空气会缓慢分解、遇酸则剧烈分解放出剧毒的磷化氢气体。磷化锌可以毒杀各种鼠类,是优良、高毒急性无机杀鼠剂。磷化锌也可用作粮食仓库熏蒸剂。

磷化铝无味、易潮解,由红磷和铝粉烧制而成。磷化铝片剂为带有白色斑点的灰黑色固体,粉剂外观呈灰绿色。磷化铝在干燥条件下对人畜安全,其吸收空气中水分后分解释放剧毒磷化氢气体,主要通过吸入、食入等途径侵入机体。磷化铝的毒性作用主要在其遇水、酸后迅速分解并释放,吸收迅速、毒性剧烈的磷化氢气体被机体吸入之后体现出来。磷化铝的杀虫效率高、使用方便,广泛应用于粮仓熏蒸。2003 年 8 月,连云港某防虫技术服务有限公司,在其服务单位某卷烟厂一仓库烟叶应用磷化铝进行熏蒸杀虫,在处理药物残渣过程中发生事故,造成 4 人磷化氢急性中毒。相继出现头晕、恶心、心慌、胸闷等症状。

一、磷化氢、磷化锌、磷化铝中毒概述

(一) 磷化氢、磷化锌、磷化铝中毒定义

磷化氢、磷化锌、磷化铝中毒是指意外吸入磷化氢、磷化锌、磷化铝后,出现的以神经系统、呼吸系统损害为主的全身性疾病。

(二) 磷化氢、磷化锌、磷化铝中毒主要接触作业

黄磷、赤磷的制取,无机盐制造业中锌盐、磷酸钠盐的制取,钙、镁、磷肥等的合成,磷化锌灭鼠药的制造,粮食熏蒸工作等。

(三) 磷化氢、磷化锌、磷化铝中毒发病机制

磷化锌、磷化铝遇水或遇酸及阳光作用能缓缓分解产生无色有剧毒、蒜臭味的磷化氢气体,磷化氢可非选择性抑制细胞色素 C 氧化酶,阻断电子传递和氧化磷酸化,造成细胞内窒息,使细胞代谢发生障碍,引起细胞变性坏死。其还可诱导氧化应激反应的发生,抑制过氧

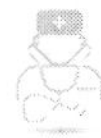

化氢酶活性，导致体内过氧化物堆积，造成自由基损伤。同时误服的磷化锌分解产生氯化锌对胃黏膜有强烈刺激与腐蚀作用，导致胃黏膜出血、溃疡，同时对心血管、肝、肾功能均有严重损害。

(四) 磷化氢、磷化锌、磷化铝中毒临床表现

主要涉及神经系统、呼吸系统以及消化系统，主要有头晕，头疼、乏力、胸闷、恶心、呕吐、咳嗽、咳痰，严重者有中毒性精神症状，脑水肿，肺水肿，肝肾及心肌损害，心律不齐。

急性磷化氢中毒以神经系统、呼吸系统损害为主，症状包括流泪、刺激肺、气短、咳嗽、肺积水、头痛、头晕、疲劳、恶心、呕吐、严重的上腹疼痛、麻木、颤抖、痉挛、黄疸、肝脏及心脏功能紊乱、肾发炎及死亡。眼、皮肤接触液体会造成刺激和冻伤。

慢性中毒是重复暴露在低浓度磷化氢中引起，症状包括支气管炎、厌食、神经系统问题，以及类似于急性中毒的症状如黄疸、肝脏及心脏功能紊乱、肾发炎。慢性暴露还会造成骨骼的变化。病情恶化会出现哮喘、肺炎或肺纤维化疾病。

二、磷化氢、磷化锌、磷化铝中毒的三级预防

(一) 一级预防

磷化氢、磷化锌、磷化铝中毒一级预防的目的是从根本上消除或控制磷化氢、磷化锌、磷化铝对人体健康造成的不良影响，主要包括相关法律、法规及标准的制定及实施，工艺改革和防护措施的落实，职业卫生管理和职业健康教育。

1. **相关法律、法规及标准制定和完善** 为保护磷化氢、磷化锌、磷化铝相关工作场所的职工身体健康，充分发挥卫生工程防护措施的效用，国家发布了《工作场所防止职业中毒卫生工程防护措施规范》(GBZ/T 194—2007)。《工作场所有害因素职业接触限值 第 1 部分：化学有害因素》(GBZ 2.1—2019) 规定了磷化氢的 MAC。《职业健康监护技术规范》(GBZ 188—2014) 要求相关劳动者应进行上岗前健康检查。

2. **生产工艺和生产设备改进和革新** 磷化氢、磷化锌和磷化铝作业场所应严格密闭，并提供局部排风和全面通风设施。作业场所禁止明火、火花、高热，使用防爆电器和照明设备，改革生产工艺和设备。

3. **个体防护措施** 相关人员应佩戴过滤式防毒口罩或面具，磷化氢浓度高时须佩戴空气呼吸器或氧气呼吸器。应穿戴胶布防毒衣，橡胶手套及安全防护眼镜，且及时换洗工作服。作业场所应提供淋浴和洗眼设施。磷化氢立即威胁生命和健康的浓度 (immediately dangerous to life or health concentration，IDLH) 为 280mg/m^3。当磷化氢浓度超过 IDLH 浓度时，需使用专用滤毒罐，或选用供气式呼吸防护。工作场所内严禁饮食、吸烟等。

磷化锌储存时应保持库房通风、低温干燥，与碱类、酸类、食品添加剂分开存放。使用磷化锌配制的杀鼠毒饵必须有鲜明标志。

使用磷化铝熏蒸杀虫时，工作人员进入现场时必须佩戴有效防毒面具，严守操作规程。熏杀结束后，应对相关场所进行彻底的通风排毒，使用硝酸银试纸进行快速检测，确认无毒后方可进入。生产、包装、贮存、运输磷化铝、磷化锌的过程中必须保持干燥，严防受潮。磷化氢、磷化锌、磷化铝运输过程中严禁人货同仓。赤磷转化锅的开锅和碱煮工段，必须有良好的通风排毒设施。

4. 职业卫生管理　根据《工作场所职业病危害警示标识》(GBZ 158—2003)标准对生产磷化氢、磷化锌、磷化铝等有毒物品生产工作场所,同样应在生产磷化氢、磷化锌、磷化铝等有毒物品作业岗位的醒目位置设置告知卡。

在《卫生部关于印发〈高毒物品目录〉的通知》(卫法监发〔2003〕142 号)中,磷化氢属于高毒物品。对于磷化氢、磷化锌、磷化铝生产作业场所中可能产生职业性灼伤和腐蚀的场所,除设置上述的警告标识外,还应设置“当心腐蚀”“穿防护服”“带防护手套”“穿防护鞋”等警告标识和指令标识。

5. 职业健康教育　应对接触磷化氢、磷化锌、磷化铝的相关工作人员进行职业卫生培训,使相关工作人员了解磷化氢、磷化锌、磷化铝的毒性、危害后果,明确防护措施,避免磷化氢、磷化锌、磷化铝中毒的发生。

6. 上岗前职业健康检查　《职业健康监护技术规范》(GBZ 188—2014)要求相关劳动者应进行上岗前健康检查,以发现有无职业禁忌证,同时建立接触职业病危害因素人员的基础健康档案,其职业禁忌证包括:中枢神经系统器质性疾病、支气管哮喘和慢性间质性肺病。检查内容有①症状询问:重点询问中枢神经系统及呼吸系统症状和病史。②体格检查:内科常规检查、神经系统常规检查。③实验室和其他检查必检项目:血常规、尿常规、心电图、血清 ALT 和胸部 X 线摄片;选检项目:肝脾 B 超。

(二) 二级预防

磷化氢、磷化锌、磷化铝中毒的二级预防为早发现、早诊断、早治疗的三早预防,主要包括职业场所内磷化氢、磷化锌、磷化铝浓度的检测、职业健康检查、生物标志物。

1. 职业病危害因素的识别与检测　为预防磷化氢、磷化锌、磷化铝中毒,各类工作场所应定期进行磷化氢、磷化锌、磷化铝浓度的测定,及时掌握工作场所空气中磷化氢、磷化锌、磷化铝浓度是否超过工作场所有害因素职业接触限值的要求。按照《工作场所空气中有害物质监测的采样规范》(GBZ 159—2004)和《工作场所空气有毒物质测定　无机含磷化合物》(GBZ/T 160.30—2004)对工作场所空气中磷化氢进行采样和检测,空气中磷化氢用酸性高锰酸钾溶液采集,在采样点,将装有 10mL 吸收液的多孔玻板吸收管,以 1L/min 的流量采集 15min 空气样品,样品经采集后生成的磷酸与钼酸铵和氯化亚锡反应生成磷钼蓝,用紫外可见分光光度计检测。《工作场所有害因素职业接触限值　第 1 部分:化学有害因素》(GBZ 2.1—2019)规定,工作场所空气中磷化氢 MAC 为 $0.3mg/m^3$。我国未制定磷化锌及磷化铝的 MAC。

2. 职业健康检查　定期对接触者的体格检查、实验室及其他检查可早期发现健康损害,及时预防、处理疾病。在岗期间职业健康检查目标疾病及检查内容同上岗前职业健康检查,健康检查周期为 3 年。应急健康检查目标疾病为职业性急性磷化氢中毒。

3. 新型生物监测指标

(1) 自由基损伤:研究表明磷化氢可诱导人类及哺乳动物产生氧化应激反应,雄性 Wistar 大鼠腹腔注射 4mg/kg 磷化氢,30min 后,大鼠脑、肺、肝等组织中谷胱甘肽、谷胱甘肽过氧化物酶及过氧化氢酶水平下降,此外,上述组织中的脂质过氧化反应增加,超氧化物歧化酶水平显著升高。

(2) 生物样品中磷化氢的测定:使用顶空气相色谱法定量测定血液或肺组织内的磷化氢,可指出急性早期的磷化氢中毒。此外,胃内气体和呼出气体硝酸银实验显示,其阳性率

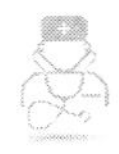

分别为 100% 和 50%，但是，当磷化氢形成五氧化磷时，该实验可出现假阴性，若气体中存在磷化氢，则可出现假阳性。提示磷化氢的测定对早期发现磷化氢中毒具有一定意义。

4. 急性磷化氢中毒的诊断与鉴定　存在短期内吸入磷化氢气体的职业史，出现以中枢神经系统损害及呼吸系统损害为主的临床症状，结合胸部影像学检查结果，结合职业卫生学调查资料综合分析，排除其他病因后方可确诊。

(1) 接触反应：短期内吸入磷化氢气体后，出现一过性的头晕、头痛、恶心、乏力、咳嗽等症状，肺部无阳性体征，脱离接触后观察 24~48h，上述症状明显减轻或消失。

(2) 轻度中毒：短期内吸入磷化氢气体，出现明显头痛、头晕、恶心、呕吐、咳嗽、胸闷、胸痛等症状，同时具有以下表现之一，①轻度意识障碍；②急性气管 - 支气管炎。

(3) 中度中毒：轻度中毒症状加重，且具有以下表现之一，①中度意识障碍；②急性支气管肺炎；③急性间质性肺水肿。

(4) 重度中毒：中度中毒症状加重，且具有下列表现之一，①重度意识障碍；②肺泡性肺水肿；③急性呼吸窘迫综合征；④休克；⑤猝死。

5. 磷化锌中毒的诊断与鉴定　磷化锌中毒患者多于 48h 内发病，首先出现消化道症状，如恶心、呕吐、腹痛、腹泻等，会出现上腹部疼痛，有时出现全腹持续性疼痛，且疼痛不易缓解。随病程进展患者逐渐出现烦躁、血压下降、四肢无力等症状。部分患者伴有肝大、黄疸、少尿或血尿。严重磷化锌中毒患者，神经症状明显，可出现震颤、抽搐、谵妄、昏迷等，多数患者因呼吸麻痹而死亡。磷化锌能分解产生磷化氢，故磷化锌中毒患者磷化氢检验阳性，同时锌检验呈阳性。

6. 磷化铝中毒的诊断与鉴定　轻度磷化铝中毒患者会出现头痛、头晕、恶心、呕吐、四肢无力、失眠、腹痛等症状。中度中毒患者表现为轻度中毒症状加重，同时伴有嗜睡、抽搐、呼吸困难等，此外，中度中毒患者心电图发生改变。重度中毒患者出现中度中毒表现的加重，同时具有以下表现如昏迷、抽搐、严重呼吸困难、休克、气短、肝大、黄疸、血尿、蛋白尿等。

（三）三级预防

磷化氢为剧毒物质，可产生磷化氢的物质包括磷化铝、磷化锌等，口服磷化锌、磷化铝，在胃内遇胃酸转变为磷化氢，从而引起严重不良反应。磷化氢、磷化锌及磷化铝中毒的三级预防可有效减少或及时治疗其中毒。

1. 急性磷化氢中度的处理原则　急性磷化氢中毒患者应立即脱离现场，保持安静、保暖。皮肤和眼受污染者应立即使用清水彻底冲净。患者应进行合理氧疗，必要时应用呼吸支持治疗，积极防治肺水肿、脑水肿等，早期、足量、短程使用糖皮质激素。对其他相应症状进行对症及支持治疗。

轻度中毒者多在 1~2 周内康复，重度中毒者经抢救治疗亦可完全康复，痊愈后可恢复原来的工作。少数重度中毒患者，急性期后仍有症状，如神经衰弱综合征等，应继续休息并给予对症治疗。

2. 磷化锌中毒的处理原则

(1) 病因治疗：磷化锌口服中毒者应立即使用 1 : 5 000 高锰酸钾溶液或 10% 硫酸铜溶液洗胃，或内服 1% 硫酸铜溶液 10mL，每 5~10min 服用一次，连服数次，直至呕吐为止，服用总量不超过 100mL。彻底洗胃后，于胃内注入液体石蜡 100~200mL 和硫酸钠 30g 导泻，禁用硫酸镁及油类食物。

(2)对症治疗：磷化锌中毒患者应采取静脉补液促进排泄，酌情应用10%葡萄糖酸钙10~20mL，同时给予适量镇静催眠药，呼吸困难者应进行吸氧并给予氨茶碱静脉注射。当患者发生肺水肿后，应给予肾上腺皮质激素和利尿剂，发生脑水肿者，给予脱水剂，同时及时防治肝、肾损害。

3. **磷化铝中毒的处理原则**　磷化铝中毒患者应立即脱离中毒环境，保持安静、平卧。快速、彻底清除磷化铝毒物，患者应立即使用自动洗胃机洗胃。磷化铝中毒无特效解毒剂，主要为对症治疗，及保护重要脏器功能。磷化铝中毒早期用药主要有地塞米松、呋塞米、甘露醇、1,6-二磷酸果糖、氨茶碱、碳酸氢钠等。入院后根据病情发展，适当用药。磷化铝中毒患者应及时纠正缺氧如高压氧和机械通气。同时应注意保护重要脏器功能，防止器官衰竭。

（陈　田　刘蒙蒙）

第十八节　金属及类金属中毒预防典型案例

一、案例一

（一）案例基本情况

患者，男，56岁，主诉四肢无力，麻木1月余，逐渐加重伴肢体活动障碍1周，于2009年1月9日入院。查体：体温、呼吸、脉搏、血压均正常。心、肺、腹、肝、脾均无异常发现。追问个人史和职业史，患者喜烟酒，吸烟30多年，每天10支左右，基本每天饮白酒1两左右，逢年过节饮酒量最高可达4~5两。患者是农民，于2004年6月至入院前在家附近的某废旧电池处理厂工作，主要的工作任务是将废旧电池铅板轧碎，再机磨粉碎，属于制粉工。考虑可能接触铅，检测血铅890μg/dL。医院将患者转入职业病院，同时报告上级行政部门。现场检测制粉工作岗位铅尘浓度为0.23mg/m^3。诊断为职业性慢性重度铅中毒，给予依地酸二钠钙1.0g加入5%葡萄糖500mL中静脉滴注，一天一次，连用3d停用4d为一个疗程，同时给予神经生长因子、维生素类、微量元素、营养支持及对症治疗，4个疗程结束时，复查血铅240μg/dL，肌力基本恢复正常。同时对全厂56名劳动者体检，发现血铅升高者23人，轻度中毒5人，重度中毒1人。

（二）案例分析

本案例为典型的慢性铅中毒案例。劳动者长期从事废旧电池处理工作，属于制粉工岗位，现场检测制粉工作岗位铅尘浓度为0.23mg/m^3，临床检查血铅890μg/dL，依据劳动者确切的职业接触史、临床检查和现场检测结果判断劳动者患有职业性慢性重度铅中毒。上述案例中劳动者缺乏自我防护意识，未佩戴必要的个人防护用品，企业职业安全意识淡薄，未督促、指导劳动者使用个人防护用品。

（三）三级预防策略

如果从三级预防角度，可从以下方面避免或减少上述慢性铅中毒的发生。

1. **一级预防策略**　对于铅及其化合物，相关企业和生产单位应当制定严格的管理、使用制度，通过工程防护、个人防护等减少操作人员接触，并对相关劳动者进行严格的培训。

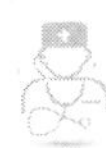

《工作场所有害因素职业接触限值 第1部分：化学有害因素》（GBZ 2.1—2019）中规定了铅尘、铅烟的PC-TWA。因此，需采取措施降低作业场所铅尘浓度，如改进工艺减少铅尘的产生，采取工程防护措施降低铅尘逸散到空气中，加强通风，湿式作业等。强化劳动者培训，做好职业健康教育和促进，加强个体防护。

2. **二级预防策略**　铅及其化合物中毒二级预防的关键在于慢性铅中毒的早期诊断和发现。GBZ 37—2015规定了职业性慢性铅中毒的诊断分级标准可供参考。此外，暴露评价可以帮助判断劳动者职业接触情况，包括工作场所铅及其化合物浓度检测，以及内暴露剂量检测。血铅是职业性铅接触首选的检测指标，尿铅也可反映近期铅吸收量，因受到液体摄入量和肾功能等因素的影响，尿铅浓度比血铅波动范围要大。ZPP与体内铅负荷量的关系密切，可反映既往接触铅水平，在职业和环境医学中主要用作筛检指标。δ-ALA是铅中毒的重要效应指标。同时，职业健康检查包括岗中和离岗时，也是早期发现潜在铅中毒情况的有效二级预防策略。在岗体检检查内容包括①症状询问：重点询问神经系统和消化系统症状及贫血所致的常见症状，如：头痛、头晕、乏力、失眠、烦躁、多梦、记忆力减退、四肢麻木、腹痛、食欲减退、便秘等。②体格检查：内科常规检查重点检查消化系统和贫血的体征；神经系统常规检查。③实验室和其他检查必检项目：血常规、尿常规、心电图、血铅或尿铅；选检项目：δ-ALA、ZPP、FEP、神经-肌电图。

3. **三级预防策略**　铅及其化合物的三级预防关键在于及时识别职业性慢性铅中毒，通过对症治疗和金属络合剂驱铅治疗，纠正铅中毒引起的氧化应激和对金属阳离子代谢的干扰，避免出现不可逆转的神经毒性及脏器损害，以改善患者的预后及生活质量。慢性铅中毒一旦确诊，即应立即脱离接触，并进行驱铅治疗。

二、案例二

（一）案例基本情况

某电车公司变电所3名电工，均为男性，33~42岁，作业工龄8~15年，轮流三班倒。3人近两年内先后出现头痛、头晕、失眠、多梦、记忆力下降、情绪急躁、爱发脾气、手指伴有震颤、牙龈出血、口腔溃疡等症状。多次到综合医院就诊，一直没有明确诊断，最后转到职业病专科医院。尿汞化验：3名劳动者尿汞明显增高，超过正常值，波动在0.04~0.09mg/L之间，在12次检测中有9次超过正常值。治疗：一是对症治疗；二是驱汞治疗，选用二巯基丁二酸钠，每日1g，静脉注射，4d为1个疗程，3个疗程后，患者症状明显减轻，尿汞恢复正常。原电车公司变电所于1962年建成使用，一直用金属汞整流，1989年，改用硅整流。改变工艺后作业场所地板、地沟及墙壁一直没有彻底清理。现场调查发现，变电所属于老式房屋建筑结构，分内外两间，外间用于休息室值班，内间为变电所机房，70m^{2}左右，各占一半。墙皮有脱落，地板木质凹凸不平，变电所机房有老式地沟，打开沟盖可见油渍、垃圾、沟内潮湿，在墙皮及地沟中发现附着有微小汞珠。现场检测：值班室、机房各检测2个点，最低值为0.01mg/m^3，最高值为0.06mg/m^3，平均值为0.032mg/m^3，机房2个测试点平均值为0.05mg/m^3，超过职业暴露限值。

（二）案例分析

本案例为典型的慢性汞中毒案例。劳动者长期从事电工工作，临床表现有头痛、头晕、失眠、多梦、记忆力下降、情绪急躁、爱发脾气、手指伴有震颤、牙龈出血、口腔溃疡等症状，临床检查尿汞明显增高，现场检测作业环境汞浓度超出职业接触限值，依据劳动者确切的职业接触史、临床检查和现场检测结果判断劳动者患有职业性汞中毒。上述案例中工作场所地板、地沟及墙壁凹凸不平，极容易附着微小汞珠，加之劳动者缺乏自我防护意识，个人防护措施不到位。

（三）三级预防策略

如果从三级预防角度，可从以下方面避免或减少上述慢性汞中毒的发生。

1. **一级预防策略**　汞及其代谢物均属高毒物品，其检验规则、标志、包装、运输、贮存等过程均应严格按照《汞》（GB 913—2012）执行，从事生产、经营、储存、运输、使用或处置汞及其化合物活动的人员，必须接受有关法律、法规、规章、专业技术、职业卫生防护和应急救援知识的培训，并经考核合格，方可上岗作业。《工作场所有害因素职业接触限值　第 1 部分：化学有害因素》（GBZ 2.1—2019）中规定了金属汞（蒸气）的 PC-TWA 和 PC-STEL。因此，对于汞及其化合物，相关企业和生产单位应当制定严格的管理、使用制度，通过工程防护、个人防护等减少操作人员接触，并对相关劳动者进行严格的培训。依法依规，对汞及其化合物建立严格的管理、使用制度和科学合理的操作规范。车间应有通风排风设备，并采取一定措施，实行生产过程自动化、密闭化和机械化，通过封闭、隔离及湿法作业等手段减少汞及其化合物的蒸气或粉尘逸散到工作环境中。改进含汞金属的冶炼工艺，尽可能替代含汞材料，如用合成修复原料代替牙科汞合金；用有机化合物进行毛皮毡合预处理；用碳浆过滤黄金代替老式汞干馏等；对含汞浓度高的物料，应通过采用提取工艺进行回收。加强个人防护，要戴手套，注意穿连体式的防护服及合理选用防毒口罩，当空气中逸散大量汞时，应当使用供气式呼吸器，注意戴化学安全防护眼镜进行眼部防护。工作后应淋浴更衣，重点清洁双手、头发和各处黏膜，防护服严禁带回家中并应当及时换洗。

2. **二级预防策略**　汞及其化合物中毒二级预防的目的在于职业性急性汞中毒和职业性慢性汞中毒的早期诊断和发现，如果早期确诊并在汞造成严重的神经毒性前对汞进行驱排，可以有效减少汞及其化合物对患者的健康损害，切实保障劳动者的健康。慢性汞中毒可通过尿汞水平来反映，在停止汞接触 10 年后，依然可以检测到尿汞超过正常值，长期从事汞作业劳动者的正常尿汞水平应在 20μmol/mol 肌酐以下。职业健康检查，包括在岗、离岗和应急时，也是早期发现潜在铅中毒情况的有效二级预防策略。在岗期间检查内容包括①症状询问：重点询问神经精神症状，如头痛、头晕、乏力、失眠、烦躁、多梦、记忆力减退、易激动、多汗等。②体格检查：内科常规检查；神经系统检查常规检查、共济运动检查及震颤（眼睑、舌、手指震颤）；口腔科常规检查：重点检查口腔及牙龈炎症。③实验室和其他检查必检项目：血常规、尿常规、心电图、尿汞、尿 β_2- 微球蛋白或 α_1- 微球蛋白；选检项目：尿视黄醇结合蛋白、肾脏浓缩功能试验。

职业性急性、慢性汞中毒的诊断依据为《职业性汞中毒诊断标准》（GBZ 89—2007）。职业性急性汞中毒主要引起呼吸系统、消化系统、肾及皮肤改变，慢性中毒以神经系统毒性为主，有兴奋症、震颤、口腔炎三大特征，病情严重者可出现性格异常及精神改变。

3. **三级预防策略**　汞及其化合物的三级预防关键在于及时救治汞中毒，对症治疗并对汞进行驱排，避免遗留神经系统异常或精神方面的后遗症，促进患者康复，改善预后及生活质量。

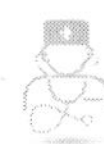

三、案例三

（一）案例基本情况

患者 69 岁，1963—1984 年从事锰粉加工作业，作业场所空气 MnO_2 浓度为 1.2~31.3mg/m^3（MAC 为 0.2mg/m^3）。患者 1968 年出现心悸、手颤。1980 年症状加重，并出现眼花、流涎，四肢远端肌痛、肢体乏力、肢体频繁抽搐、肢体麻木。1982 年，伴有头痛、记忆力下降，肢体僵硬，行走时常突然双腿乏力跪地。体格检查发现眼睑颤、舌颤、手颤，肌张力增高，指鼻试验欠准。书写手颤、行走呈“雄鸡”样步态。1986 年 7 月被诊断为慢性重度锰中毒。1987 年 3 月 11 日开始对患者进行治疗，10% 葡萄糖 +PAS-Na 6g/d，静脉滴注，连用 4d，停 3d 为 1 疗程，共 15 个疗程。此后，对该患者进行了 3 次随访（1988 年 1 月，2004 年 9 月，2006 年 11 月），并收集了该患者 1984—2006 年期间 7 次的书写情况并进行治疗前后对比。1984—1985 年，书写未见异常；1986 年，书写字迹不整，弯弯曲曲，甚至字迹不清，难以辨认；1987 年，书写更加困难，出现“书写过小征”，即字迹越写越小，尤其在行末字迹尤小；1988 年治疗后，书写恢复正常；1988—2006 年随访，书写均正常。

（二）案例分析

本案例为典型的慢性锰中毒案例。劳动者长期锰粉加工作业，临床表现有眼睑颤、舌颤、手颤，肌张力增高，指鼻试验欠准等症状，临床检查尿锰明显增高，现场检测作业环境空气 MnO_2 浓度超出职业接触限值，依据劳动者确切的职业接触史、临床检查和现场检测结果判断劳动者患有职业性慢性重度锰中毒。

（三）三级预防策略

如果从三级预防角度，可从以下方面避免或减少上述慢性锰中毒的发生。

1. **一级预防策略**　锰中毒一级预防策略主要在于相关企业和生产单位应当制定严格的管理、使用制度，通过工程防护、个人防护等减少操作人员接触，并对相关劳动者进行严格的培训。依法依规，对锰及其化合物建立严格的管理、使用制度和科学合理的操作规范。革新工艺和生产技术，锰矿井下开采应实行湿式凿岩并加强通风，经常进行空气采样监督。在装卸和搬运时应当将矿渣喷水，选矿过程应当密闭化，并配备防潮措施。锰合金生产最好以真空电炉代替一般电炉。车间应有通风排风设备，并采取一定措施，实行生产过程自动化、密闭化和机械化，通过封闭、隔离及湿法作业等手段减少锰及其化合物的蒸气或粉尘逸散到工作环境中。加强个人防护，要戴橡胶手套。

2. **二级预防策略**　应当对工作场所空气中锰及其化合物浓度进行监测（每个月 1 次浓度监测，每半年 1 次控制效果评价），并为生产事故建立应急预案。

职业性慢性锰中毒的绝大多数中毒病例的接触时间都在数年以上，早期主要以神经衰弱综合征和自主神经功能紊乱为主，锰及其化合物中毒的二级预防的关键在于慢性锰中毒的早期诊断和发现，通过早期确诊并在产生严重的神经、肌肉症状前对锰进行驱排，可以有效减少锰及其化合物对患者的健康损害，改善中毒患者的预后及生存质量，切实保障劳动者的健康。劳动者职业性锰中毒的诊断主要依据《职业性慢性锰中毒诊断标准》（GBZ 3—2006）进行。慢性锰中毒的实验室检查尚缺乏特异指标。国内报道的尿锰正常值上限为 0.03mg/L，但由于尿锰不是体内锰的主要排出途径，且与临床症状间无平行关系，近年已不再用作诊断指标。血锰的波动甚大，不能反映体内蓄积状况，临床意义也不大。锰中毒后，反映毒性的实验室检查效应标志物较少，一般通过神经系统症状、临床表现来判断疾病进展、完成疾病的分级。

3. **三级预防策略**　锰及其化合物的三级预防关键在于及时识别和治疗慢性锰中毒，避免锰中毒对神经系统和肌肉运动造成不可逆的损害，通过给予患者积极治疗并清除体内锰及其化合物，促进锰中毒的康复，改善患者的预后及生活质量。

四、案例四

（一）案例基本情况

2003 年 7 月，某乡镇企业发生一起职业性急性四乙基铅中毒事故，其中一例患者住院期间因精神失常而导致非正常死亡，另一患者因行为异常、幻觉等精神症状进行性加重，被家人捆绑送至精神病院治疗。该乡镇企业的主要产品为烷基 - 燃油清洁添加剂，于 2002 年 11 月建厂，2003 年 4 月设备安装到位，该厂分别于 2003 年 3 月、4 月、5 月、7 月进行 4 次试产，期间现场弥散有刺激性气味。厂方分发防毒面具、胶皮手套、工作服等，但由于操作工人防护意识缺乏，未按规定穿戴。2003 年 7 月，在完成第 4 次试产后，参与试产工人均出现不同程度的头晕、乏力、失眠等症状，由于当时天气较热，考虑为中暑。7 月 28 日，工厂停产，全部人员放假休息。由于先后发现疑似职业中毒患者，外商老板藏匿，工厂随之停产，劳动现场无法采样。经当地卫生防疫部门多方调查研究发现，虽然该厂主要为管道化生产，但运料、投料、清理反应釜、成品装桶过程均为人工操作。工厂产品化学主要成分为四乙基铅。

（二）案例分析

本案例为典型的慢性四乙基铅中毒案例。引发该起职业中毒事件的主要因素包括：该企业在立项、建设过程中未经相关部门审查及职业卫生评价。职业卫生防护措施简陋，包括车间内通风换气不足。试产期正值高温天气，四乙基铅挥发增加，劳动者吸入有害气体浓度增加。同时，劳动者出汗量增加，皮肤汗腺、毛孔均扩张，经皮肤吸收四乙基铅增多，导致职业性四乙基铅中毒的发生。管道化生产由于配套设施不齐全，使得操作现场有大量刺激性气体泄漏，劳动者在生产现场无操作间。相关劳动者上岗前未进行健康检查和相关职业卫生安全教育，使用原料无中文说明，企业隐瞒中间产品及成品相关信息，导致劳动者无安全防护意识，未按照规定穿戴防护用品。由于劳动者缺乏防护意识及四乙基铅相关知识，未及时就医，导致病情延误出现严重后果。职业卫生防护不合格的单位应及时整改。企业在生产过程中应实行隔离或遥控操作，管道运输时应注意坚固耐震，定期维护接头防止有毒气体泄漏，装卸机械化，漏油地面用漂白粉或高锰酸钾溶液清洗干净。

（三）三级预防策略

如果从三级预防角度，可从以下方面避免或减少上述慢性四乙基铅中毒的发生。

1. **一级预防策略**　企业在立项、建设过程中需经相关部门审查及职业卫生评价，职业卫生防护措施安装到位，管道化生产配套设施配制齐全。相关劳动者上岗前应进行健康检查和相关职业卫生安全教育，使用原料标明中文说明，企业如实公布中间产品及成品相关信息，令劳动者按照规定穿戴防护用品加强个人防护，污染衣物用 1%~5% 的氯胺溶液浸洗。同时监督机构应加大执法及宣传力度，防止职业危害的发生，增强相关劳动者的职业卫生防

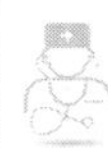

护意识。

2. **二级预防策略**　单位应对四乙基铅的相关工作场所进行职业卫生检测与评价工作，对劳动者进行在岗期间和离岗时职业健康检查，并建立职业健康档案。四乙基铅中毒早期生物标志物的筛查，可对四乙基铅中毒做出早期诊断，从而有效保证相关劳动者的健康。对出现症状的劳动者，及时进行职业病的诊断与鉴定，急性四乙基铅中毒的诊断原则为：短期内接触大量四乙基铅的职业史，出现以中枢神经系统急性损害为主的临床表现，结合职业卫生学调查资料，排除其他病因所致类似疾病。

3. **三级预防策略**　对已出现四乙基铅中毒的患者，应及时就医，积极对症治疗及康复治疗，促进患者生存质量，保护生活能力。积极抢救急性中毒性脑病，对出现明显精神症状者，及时进行精神病专科治疗，加强护理，防止意外事故发生。

五、案例五

（一）案例基本情况

2006 年 8 月 8 日至 11 日，某塑胶厂开炼工段 3 名劳动者在下班后出现乏力、烦躁、抽搐、昏迷等症状，急诊入院治疗。经职业卫生现场调查、临床症状及实验室检测综合分析，为一起三甲基氯化锡职业中毒事件。此次事故中 3 名患者均为二锟开炼机操作工。该车间占地 1 000m^2，有生产线一条，车间内无系统通风排毒装置，劳动者未配备防毒口罩等防护用品。其中一名患者于 2006 年 8 月 8 日出现头痛、发热等症状，于诊所治疗后体温恢复正常。8 月 10 日晚患者出现进行性意识模糊、胡言乱语，入精神病科就诊，对症治疗后好转。8 月 17 日，患者出现阵发性眼球上翻、抽搐，一天 10 余次，一次 2~3min，患者伴有意识不清，治疗未缓解。入院诊断为中毒性脑病及低钾血症，给予对症治疗后意识转清，但仍有记忆障碍、共济失调等症状。

（二）案例分析

本案例为典型的三甲基氯化锡中毒案例。该工厂车间无系统通风排毒装置，导致工作环境通风不良，事故发生时气温较高，致使接触、吸入有机锡量增加，更易发生有机锡中毒。患者出现有机锡中毒症状后未及时诊断，导致病情加重。在职业性有机锡中毒诊断上应严格依据《职业性急性三烷基锡中毒诊断标准》(GBZ 26—2007)，避免漏诊及误诊造成患者的损害。有机锡中毒引起中毒性脑病后果严重，且无特效解毒办法，因此预防有机锡中毒极其重要。

（三）三级预防策略

如果从三级预防角度，可从以下方面避免或减少上述三甲基氯化锡中毒的发生。

1. **一级预防策略**　企业在生产车间应具备良好的通风排毒设施，在夏季高温作业时，有机锡挥发增多，机体吸收有机锡量增加，应注意防范。相关劳动者上岗前应进行健康检查和相关职业卫生安全教育，令劳动者按照规定佩戴防毒口罩、穿防护衣，做好个人防护。生产过程中应选择已知的、无毒或低毒的有机锡化合物原料，加强相关产品原料的管理，及时整改。

2. **二级预防策略**　单位应对有机锡的相关工作场所进行职业卫生检测与评价工作，对劳动者进行在岗期间和离岗时职业健康检查，并建立职业健康档案。检查内容包括①症状询问：重点询问有无周期性麻痹、进行性肌营养不良等钾代谢障碍疾病、神经精神病史及症状，如头痛、头晕、乏力、失眠、心悸、烦躁、记忆力减退等。②体格检查：内科常规检查、皮肤科常规检查、神经系统常规检查。③实验室及其他检查有必检项目：血常规、尿常规、心电图、肝功能、血清电解质；选检项目：肝脾 B 超。劳动者职业性有机锡中毒诊断上应严格依据《职业性急性三烷基锡中毒诊断标准》(GBZ 26—2007)进行。

3. **三级预防策略**　立即脱离事故现场，卧床休息；皮肤或眼受污染者，应立即用清水洗净。接触反应者需医学监护 5~7d，同时密切关注血钾浓度，给予必要的检查和处理。有机锡中毒尚无特效解毒剂，以对症治疗为主，应积极改善脑组织代谢。中度、重度中毒患者可使用高压氧舱治疗。

六、案例六

（一）案例基本情况

2003 年 8 月底，某黄磷厂在检修黄磷冶炼炉时发生一起职业性黄磷中毒。该厂对黄磷冶炼炉进行改造、检修，共 11 名劳动者参与耐火砖拆搬工作。其中第一批 7 名劳动者从 8 月 26 日上午 10 点起进入冶炼炉内，使用风镐拆下壁炉耐火砖并搬出炉外。其中 5 名劳动者在持续工作 10h 后，因无法耐受炉内烟气刺激，先后出现咳嗽、胸闷等症状，故不再参与拆搬工作。其余 2 名劳动者同第二批 4 名劳动者，从当天晚上 10 点起一直工作到 8 月 27 日早上 8 点。6 名劳动者出现头晕、气短、胸闷、咳嗽、浑身乏力等症状，于附近诊所就诊，其中 5 人诊断为支气管炎，对症治疗，并在家休息 2 周至 1 个月后逐渐恢复。1 人诊断为肺炎，5d 后因病情加重入院治疗，抗感染治疗效果较好，90d 后基本恢复正常。劳动卫生学调查发现，该黄磷厂为国有企业，有 2 台黄磷冶炼炉，黄磷年产量 1 万吨。黄磷冶炼炉内径 10.36m，内高 7.3m，炉内存在大量磷渣，劳动者进行拆砖作业时，黄磷残渣暴露自燃，产生大量五氧化二磷气体。劳动者作业时未穿戴防护服、防毒口罩等，工作场所内无防毒通风装置。工作前所有劳动者均无黄磷厂工作经历，未进行职业卫生防护知识的培训，不知道黄磷作业过程中职业病危险因素及相应的防护措施。

（二）案例分析

相关人员对现场进行调查发现，冶炼炉内存在大量的黄磷残渣，黄磷自燃产生五氧化二磷气体，黄磷遇水产生磷化氢气体。黄磷冶炼炉内空间狭小，无通风排毒装置和其他防毒设施，劳动者短期内大量吸入有害气体导致咳嗽、气短、胸闷、发绀等症状出现。黄磷生产企业应建立健全职业病防治责任制，对职业性黄磷中毒防治进行责任管理。加强黄磷中毒的宣传教育，增强防治观念，提高劳动者健康保护意识。相关单位应制定严格的规章制度和操作规程，定期对黄磷厂及相关工作场所进行危害因素的检测、评价，重点监督和管理危害严重的作业点及作业人群。加强通风和个人防护，相关劳动者应严格穿戴防护用具，避免职业性黄磷中毒的发生。

（三）三级预防策略

如果从三级预防角度，可从以下方面避免或减少上述职业性黄磷中毒的发生。

1. **一级预防策略**　企业通风排毒装置和其他防毒设施应安装到位。相关劳动者上岗前应进行健康检查和相关职业卫生安全教育，令劳动者按照规定佩戴防毒口罩、穿防护衣，做好个人防护。

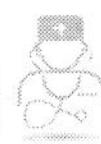

2. **二级预防策略**　单位应对磷及其化合物的相关工作场所进行职业卫生检测与评价工作，对作业劳动者进行在岗期间和应急时职业健康检查，并建立职业健康档案。检查内容有①症状询问：重点询问中枢神经系统及呼吸系统症状和病史。②体格检查：内科常规检查、神经系统常规检查。③实验室和其他检查必检项目：血常规、尿常规、心电图、血清 ALT 和胸部 X 线摄片；选检项目：肝脾 B 超。职业性磷及其化合物中毒严格依据《职业性磷中毒诊断标准》(GBZ 81—2002)实施。

3. **三级预防策略**　对已出现中毒症状的患者，应停止作业，及时就医。对患者积极对症治疗及康复治疗，促进患者生存质量，保护生活能力。

七、案例七

(一) 案例基本情况

2007 年某市一小型化工企业发生一起急性羰基镍中毒事故，事故共造成 3 男 2 女 5 名生产工人急性羰基镍中毒。此化工企业的净化车间甲烷化工段用镍粉作为催化剂，催化水煤气生产甲烷。操作工人启动甲烷装置加盲板时如炉温显示低于 250℃，镍粉可与一氧化碳反应产生羰基镍。2007 年 7 月 28 日 8:30 左右，炉温显示低于 250℃，提示有羰基镍产生，又因管道老化、阀门漏气，故可能有大量气体逸出，而生产车间狭小，通风排毒设施失修，工人未采取任何个人防护措施，致有 5 名生产工人陆续出现急性中毒症状。

5 名患者在事发后 1~3h 内均不同程度出现恶心、呕吐、头晕、全身无力、胸闷、咳嗽等症状。当时未引起注意，陆续在企业卫生室按“感冒”简单治疗后症状稍有好转，继续回车间上班。在事发后第 3 天 7 时许有 1 例、第 4 天 8 时许有 2 例自觉症状加重，且出现呛咳、心悸，活动后呼吸困难，疑为“羰基镍中毒”，急送入专科医院进行救治，经半个月治疗后，3 名患者痊愈出院，同车间另 2 例患者经休息、对症治疗，自觉症状逐渐消失。

(二) 案例分析

羰基镍为镍与炭基在一定温度和压力下反应而制得的金属有机化合物，常温下为无色透明液体，熔点 -25℃，沸点 43℃，在 -25℃时变为结晶状态，在 45℃时沸腾成具有煤烟气味的气体。常作为催化剂应用于有机物合成、石油和橡胶工业中，在操作不当、温度适宜、管道泄漏时可有羰基镍外逸，发生急性中毒。本次事故中，明知道在炉温显示低于 250℃提示有羰基镍产生的情况下，没有引起工作人员的注意，且在日常的检修维护过程中，管道老化、阀门漏气等情况也未引起相关维护人员的重视，工作环境狭小，通风不畅，工作人员未能采取有效的个人防护，导致周围工作人员出现职业性羰基镍中毒事件的发生。

所以生产企业应建立健全职业病防治安全生产相关管理制度及操作规程，并严格遵守，同时提高职工的安全观念，提高劳动者健康保护意识。

(三) 三级预防策略

如果从三级预防角度，可从以下方面避免或减少上述羰基镍中毒的发生。

1. **一级预防策略**　企业通风排毒装置和其他防毒设施应安装到位，定期对相关职业病防护设施进行检修和维护，保证职业病防护设施的正常运转。相关劳动者上岗前应进行健康检查和相关职业卫生安全教育，无论是直接接触工作人员还是厂区医务人员及相关管理人员，都应充分了解可能接触到的有毒有害物质特性及中毒后的表现。工作人员应严格按照规范的操作规程进行生产作业，按照规定佩戴相应的个体防护用品，做好个人防护。定期对工作场所进行职业病危害因素检测和评价。

2. **二级预防策略**　单位应对羰基镍的相关工作场所进行职业卫生检测与评价工作，对劳动者进行在岗期间和应急时职业健康检查，并建立职业健康档案。同时对可能出现羰基镍中毒的劳动者，可进行生物标志物的检测。《职业性急性羰基镍中毒诊断标准》(GBZ 28—2010)规定了羰基镍及其化合物中毒诊断标准，进一步保障相关劳动者的健康，促进企业发展。

3. **三级预防策略**　对已出现中毒症状的患者，应立即停止作业，到空气新鲜处，安静休息，并及时就医。对患者积极对症治疗及康复治疗，促进患者生存质量，保护生活能力。

（陈章健　陈　田　刘保峰）

参 考 文 献

[1] 任波. 常见职业病危害因素的识别与防治 [M]. 青岛: 中国海洋大学出版社, 2007.
[2] 赵金垣. 临床职业病学 [M]. 3 版. 北京: 北京大学医学出版社, 2017.
[3] 蒂尔曼. 职业卫生导则 [M]. 北京: 化学工业出版社, 2011.
[4] 刘镜愉. 现代职业病诊疗手册 [M]. 北京: 北京医科大学、中国协和医科大学联合出版社, 1997.
[5] 邢娟娟. 用人单位职业卫生管理与危害防治技术 [M]. 北京: 中国工人出版社, 2012.
[6] 中华人民共和国卫生部. 职业病铍病诊断标准及处理原则 [M]. 北京: 中国标准出版社, 1985.
[7] 王吉校, 段万普. 阀控铅酸蓄电池免维护使用的危害和对策 [J]. 蓄电池, 2017, 54 (2): 91-93.
[8] 黄海鹏. 铅蓄电池生产企业相关职业病危害防控效果分析评价 [J]. 中国卫生产业, 2017, 14 (24): 29-30.
[9] 刘清香, 刘松, 廖日炎. 深圳市某蓄电池生产企业铅污染状况及其对工人健康的影响 [J]. 职业与健康, 2017, 33 (11): 1441-1443.
[10] 张鹏, 邱泽武. 金属汞中毒脏器功能损伤研究进展 [J]. 临床急诊杂志, 2016, 17 (11): 819-822.
[11] 曾瑞坤, 温丽梅, 陈丕绩. 职业性汞中毒观察对象的驱汞治疗分析 [J]. 中国实用医药, 2017, 12 (35): 123-124.
[12] 陈张欣语. 汞中毒的毒性机制与临床治疗 [J]. 科技资讯, 2016, 14 (35): 229+231.
[13] 陈新. 慢性汞中毒患者肾脏损伤临床特征及相关危险因素研究 [D]. 郑州: 郑州大学, 2016.
[14] 赵凤玲, 陈新, 郭伟, 等. 汞中毒性肾病综合征临床病理分析 [J]. 中国职业医学, 2016, 43 (3): 281-284.
[15] 孙彬彬. 汞中毒致周围神经损伤相关研究 [D]. 北京: 中国人民解放军医学院, 2017.
[16] 徐希娴, 赵赞梅, 关里, 等. 对职业性铊中毒标准修订的探讨 [J]. 中国职业医学, 2010, 37 (1): 55-57.
[17] 夏丽华, 程樱, 刘莉莉, 等. 职业性慢性镉中毒临床诊断治疗研究进展 [J]. 中国职业医学, 2016, 43 (1): 97-100.
[18] 廖海羚. 探索线粒体 DNA 点突变与锰中毒性帕金森综合征的相关性 [D]. 南宁: 广西医科大学, 2013.
[19] 孙逊. 职业性慢性锰中毒随诊调查分析 [J]. 中国冶金工业医学杂志, 2017, 34 (1): 61-62.
[20] 陈曾曾. 骨髓间充质干细胞脑内移植对锰中毒大鼠治疗作用研究 [D]. 济南: 济南大学, 2017.
[21] 郭书含, 宋平平, 陈曾曾, 等. 人骨髓间充质干细胞脑内移植治疗锰中毒模型的可行性 [J]. 中国组织工程研究, 2018, 22 (9): 1402-1406.
[22] 黎海红, 江世强, 黄才千, 等. 金属冶炼行业职业病危害分析 [J]. 中国卫生工程学, 2010, 9 (4): 287-289.

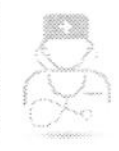

[23] 夏丽华, 程樱, 刘莉莉, 等. 职业性慢性镉中毒临床诊断治疗研究进展 [J]. 中国职业医学, 2016, 43 (1): 97-100.

[24] 崔家旷, 张耀龙, 李俊君, 等. 低剂量螺旋 CT 在慢性铍病诊断中的应用价值 [J]. 宁夏医学杂志, 2015, 37 (10): 877-879.

[25] 王涤新, 李素彦. 铊中毒的诊断和治疗 [J]. 药物不良反应杂志, 2007, 4 (5): 341-346.

[26] 邱玲玲, 宋治, 陈茹. 急性铊中毒研究进展 [J]. 国际病理科学与临床杂志, 2013, 33 (1): 87-92.

[27] 邱泽武, 王喆, 孙成文. 铊中毒的现状与诊治新进展 [J]. 中国急救医学, 2008, 4 (9): 822-823.

[28] 邱泽武. 重视重金属中毒诊断与治疗 [J]. 中国实用内科杂志, 2014, 34 (11): 1069-1071.

[29] 汪颖, 何跃忠. 铊中毒与急救的研究进展 [J]. 国际药学研究杂志, 2010, 37 (2): 118-121.

[30] 苌翠粉, 朱钧. 铊中毒误诊为格林- 巴利综合征 [J]. 临床误诊误治, 2012, 25 (05): 1-2.

[31] 赵国华, 张梁, 徐志军, 等. 误诊为 Gullain-Barre 综合征的急性铊中毒三例临床分析 [C]// 衢州: 2007 年浙江省神经病学学术年会论文汇编, 2007: 1.

[32] 谢平辉, 卢伟, 雷强, 等. 误诊为格林- 巴利综合征的铊中毒二例临床探析 [J]. 临床误诊误治, 2014, 27 (5): 42-45.

[33] 陈孝连. 急性钡中毒的临床识别和抢救时机的探讨 [J]. 中国医师杂志, 2002, 4 (10): 1115-1116.

[34] 严蓉, 万伟国, 黄简抒. 急性钡中毒的临床进展 [J]. 中国工业医学杂志, 2015, 28 (5): 347-349.

[35] 马志忠, 赵海英, 于锡山, 等. 钡及可溶性化合物毒性研究进展 [J]. 职业与健康, 2004, 4 (12): 26-27.

[36] 杨荫华, 高宁, 卓鉴波, 等. 氯化钡的毒性研究 [J]. 重庆环境科学, 1993, 4 (1): 13-60.

[37] 杨晓改, 杨晓达, 王夔. 钒化合物生物效应的化学基础和药用前景—金属药物研究的化学问题 [J]. 化学进展, 2002, 4 (04): 279-286.

[38] 曾英, 倪师军, 张成江. 钒的生物效应及其环境地球化学行为 [J]. 地球科学进展, 2004, 4 (S1): 472-476.

[39] 梅光泉, 应惠芳. 钒及其化合物的化学性质和生物学行为 [J]. 贵阳: 微量元素与健康研究, 2004, 4 (2): 57-59.

[40] 杨晓改, 王琴, 刘竟成, 等. 从钒化合物生物效应的多样性看其作用机制 [J]. 化学进展, 2009, 21 (5): 890-895.

[41] 时海英, 程宁. 镍化合物致肺脏损伤生物标志物研究进展 [J]. 工业卫生与职业病, 2014, 40 (5): 382-385.

[42] 李金奎. 一起急性羰基镍中毒事故的调查分析 [J]. 中国厂矿医学, 2009, 22 (4): 511.

[43] 王宁, 王秋英, 张小培, 等. 大鼠急性羰基镍中毒肺脏 SOD 活性及 Cu-Zn SOD 基因表达的实验观察 [J]. 毒理学杂志, 2011, 25 (3): 180-183.

[44] 王宁, 程宁, 闫铭峰. 大鼠急性羰基镍中毒各脏器谷胱甘肽过氧化物酶水平动态观察 [J]. 中国职业医学, 2012, 39 (4): 293-296.

[45] 王致, 王璞. 铟及其化合物的职业危害与预防措施 [J]. 广东安全生产, 2014 (23): 44-45.

[46] 唐玉樵, 叶绿素, 贺炜, 等. 1 起急性羰基镍中毒事故调查 [J]. 中国工业医学杂志, 2014, 27 (3): 240.

[47] 杨心乐, 于瑞广, 崇宏临. 68 例急性磷化氢中毒事故调查分析 [J]. 中国辐射卫生, 2006, 4 (3): 370-371.

[48] 冯海飞. 一起有机磷农药中毒事故的调查 [J]. 工业卫生与职业病, 2006, 4 (4): 251.

[49] 伍弘智. 急性肾损伤患者尿液与血液中肾脏损伤分子-1 的表达及其对肾衰竭的早期诊断价值 [J]. 海南医学院学报, 2015, 21 (2): 215-217.

[50] FENG W, HONGBIN W, BING L. Cloning and characterization of a novel splicing isoform of the iron-superoxide dismutase gene in rice (0ryza sativa L)[J]. Plant Cell Rep, 2006, 24 (12): 734-742.

[51] WALTERS DM, WHITE KM, PATEL U, et al. Genetic susceptibility to interstitial pulmonary fibrosis in mice induced by vanadium pentoxide (V_2O_5)[J]. The FASEB Journal, 2014, 28 (3): 1098-1112.

[52] FARIDA LOUISE ASSEM, LEONARD STEPHEN LEVY. A Review of Current Toxicological Concerns

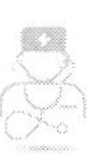

on Vanadium Pentoxide and Other Vanadium Compounds: Gaps in Knowledge and Directions for Future Research [J]. Journal of Toxicology and Environmental Health, Part B, 2009, 12 (4): 289-306.

[53] FUENTE ADL, ALT LAC, FAY MJ, et al. Identification of Cadmium-regulated miRNAs in Rat Renal Proximal Tubule Epithelial NRK-52E Cells [J]. In Vitro Cellular & Developmental Biology-Animal, 2011, 47: S31-S32.

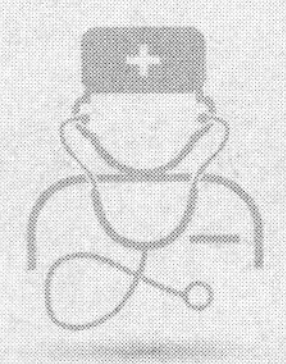

第六章　刺激性气体中毒的三级预防

刺激性气体中毒是化学、化工生产中最易发生的职业性危害。导致刺激性气体中毒的气体种类较多，共同特征是引起眼、呼吸道黏膜和皮肤的刺激，以及急性呼吸功能障碍、肺水肿等病理改变。本章主要从三级预防的角度出发，阐述刺激性气体中毒的防治措施：一级预防，如采取操作预防与控制、防止生产工艺的“跑、冒、滴、漏”等；二级预防，如在岗期间开展职业健康监护，以及作业场所气体浓度监测等；三级预防，如给予患者积极防治肺水肿和ARDS等。

2006—2015年某省共报告急性职业中毒547例，其中刺激性气体急性职业中毒67例(12.25%)；氯气、氨、光气是导致急性职业中毒的主要刺激性气体，分别为22例(4.02%)、21例(3.84%)、18例(3.29%)。

第一节　刺激性气体中毒概述

一、概述

(一) 刺激性气体中毒定义

刺激性气体(irritant gases)指对眼、呼吸道黏膜和皮肤具有刺激作用，引起机体以急性炎症、肺水肿为主要病理改变的一类气态物质，包括在常态下气体以及在常态下虽非气体但可以通过蒸发、升华或挥发后形成蒸气或气体的液体或固体物质。常见的刺激性气体及其分类见表6-1。

(二) 刺激性气体主要接触作业

刺激性气体多具有腐蚀性，生产中常因不遵守操作规程，容器或管道等设备被腐蚀，发生“跑、冒、滴、漏”等污染作业环境，在化学工业生产中最容易发生。具体的主要接触作业在以下各节关于几种典型刺激性气体的介绍中详述。

(三) 刺激性气体中毒发病机制

成酸氧化物、氯及其含氯化合物、酯类等刺激性气体接触组织后，与水结合后可形成酸，从而析出水分并凝固蛋白质，促使细胞坏死。遇水可形成碱的刺激性气体，如氨胺类，可析出水分，皂化脂肪，造成溶解性坏死。氧化性较强的刺激性气体，如臭氧、氮氧化物，可造成氧化损伤。

表 6-1 刺激性气体分类

种类	常见的刺激性气体
酸	无机酸，如硫酸、盐酸、硝酸、铬酸、氯磺酸； 有机酸，如甲酸、乙酸、丙酸、丁酸、乙二酸
氮的氧化物	一氧化氮、二氧化氮、五氧化二氮等
氯及含氯化合物	氯、氯化氢、二氧化氯、光气、双光气、氯化苦、二氯化枫、四氯化硅、三氯氢硅、四氯化钛、三氯化锑、三氯化砷、三氯化磷、三氯氧磷、五氯化磷、三氯化硼、二氯亚砜等
硫的化合物	二氧化硫、三氧化硫、硫化氢等
醛类	甲醛、己醛、丙烯醛、三氯乙醛等
强氧化剂	臭氧
成碱氢化物	氨
酯类	硫酸二甲酯、二异氰酸甲苯酯、甲酸甲酯、氯甲酸甲酯等，丙烯酸甲酯
金属化合物	氧化银、硒化氢、波基镍、五氧化二钒等，氧化镉、羰基镍
氟代烃类	八氟异丁烯、氟光气、六氟丙烯、氟聚合物的裂解残液气和热解气等
其他	二硼氢、氯甲甲醚、氮芥气、四氯化碳、一甲胺、二甲胺、环氧氯丙烷等
军用毒气	氮芥气、亚当氏气、路易氏气等

(四) 刺激性气体中毒诊断和临床表现

刺激性气体通常以局部损害为主，共同特点是引起眼、呼吸道黏膜及皮肤不同程度的炎性病理反应。毒物浓度过高、接触时间过长或毒性较强(如光气)时可引起喉头水肿、肺水肿以及全身反应。病变部位与刺激性气体的水溶性有关，水溶性高的物质，如氨，易在眼、上呼吸道黏膜等局部产生刺激作用，出现流泪、流涕、咽痒、呛咳等症状。中等水溶性的刺激性气体，如二氧化硫，作用部位与浓度有关；高浓度时可引起全呼吸道反应。水溶性低的毒物，如二氧化氮，对上呼吸道刺激性较小，易进入呼吸道深部，对肺组织产生刺激和腐蚀，易引起化学性肺炎或肺水肿。液体刺激性气态物质直接接触皮肤黏膜或溅入眼内可引起皮肤灼伤及眼角膜损伤。

1. **急性刺激作用** 刺激性气体的急性中毒主要是眼和上呼吸道刺激性炎症，如流泪、畏光、结膜充血、流涕、喷嚏、咽疼、咽部充血、呛咳、胸闷等。吸入较高浓度的刺激性气体可引起中毒性咽喉炎、气管炎、支气管炎和肺炎。吸入高浓度的刺激性气体可引起喉头痉挛或水肿，严重者可窒息死亡。

2. **中毒性肺水肿** 刺激性气体作用于肺泡和肺毛细血管后，由于通透性增加或肺腺体分泌增加使得肺泡内及肺间质过量的体液潴留为特征的疾病。最终可导致急性呼吸功能衰竭，是刺激性气体所致最严重的危害和职业病常见的急症之一。中毒性肺水肿(toxic pulmonary edema)的发生主要决定于刺激性气体的毒性、浓度、作用时间、水溶性及机体的应

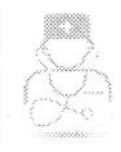

激能力。易引起肺水肿较常见的刺激性气体有光气、氯气、二氧化氮、氨等。其发病机制主要有：

(1)肺泡壁通透性增加：高浓度刺激性气体直接损伤肺泡上皮细胞，导致肺泡壁通透性增加，形成肺泡型肺水肿。刺激性气体可致肺泡膜上皮Ⅰ型细胞水肿、变性、细胞间连接部分开放；Ⅱ型细胞受损，肺泡表面活性物质合成减少，活性降低，使肺泡气液面表面张力增加，肺泡塌陷，体液渗出增加，液体迅速进入肺泡。刺激性气体引起炎症反应时，参与炎症的肺泡巨噬细胞及多形核细胞等在肺内大量积聚，并释放大量的细胞因子和炎性介质、有氧自由基等，造成肺泡氧化损伤，导致通透功能障碍。

(2)肺毛细血管壁通透性增加：刺激性气体直接损伤毛细血管内皮细胞，导致间隔毛细血管通透性增加，形成间质性肺水肿；还可直接破坏毛细血管内皮细胞，使内皮细胞胞浆突起回缩，裂隙增宽，液体渗出。此外，血管活性物质，如组织胺、5-羟色胺、前列腺素等大量释放，也可使肺毛细血管通透性增加。

(3)肺毛细血管渗出增加：上呼吸道炎症及肺水肿导致通气不足和弥散障碍，致使机体缺氧，通过神经体液反射，引起毛细血管痉挛，增加肺毛细血管压力和渗出，加重肺水肿。

(4)肺淋巴循环受阻：刺激性气体可使交感神经兴奋性增高，淋巴总管痉挛；肺内体液增多，使血管临近的淋巴管肿胀，阻力增加，淋巴回流障碍。

中毒性肺水肿的临床发展过程：

(1)刺激期：吸入刺激性气体后短时间内出现呛咳、流涕、咽干、咽痛、胸闷及头痛、头晕、恶心、呕吐等全身症状。水溶性低的刺激性气体该期症状较轻或不明显。

(2)潜伏期：刺激期后，自觉症状减轻或消失，病情相对稳定，但肺部的潜在病理变化仍在继续发展，实属“假象期”。潜伏期长短，主要取决于刺激性气体的溶解度、浓度和个体差异。水溶性大，浓度高，潜伏期短，一般为2~6h，水溶性小的刺激性气体可36~48h，甚至72h。在潜伏期末可出现轻度的胸闷、气短、肺部少许干性啰音，但胸部X线片可见肺纹理增多、模糊不清等。潜伏期在防止或减轻肺水肿发生上具有重要的作用。

(3)肺水肿期：潜伏期之后，突然出现加重的呼吸困难，烦躁不安、大汗淋漓、剧烈咳嗽、咳大量粉红色泡沫样痰。体检可见口唇明显发绀、两肺密布湿性啰音、严重时大中水泡音、血压下降、血液浓缩、白细胞可高达(20~30) $\times 10^9$ 个/L、部分中毒者血氧分析可见低氧血症。胸部X线检查，早期可见肺纹理增粗紊乱或肺门影增浓模糊。随着肺水肿的形成和加重，两肺可见散在的1~10mm大小不等、密度均匀的点片状、斑片状阴影，边缘不清，有时出现由肺门向两侧肺野呈放射状的蝴蝶形阴影。

(4)恢复期：经正确治疗，如无严重并发症，肺水肿可在2~3d内得到控制，一般3~5d体征消失，X线变化约在1周内消失，7~15d基本恢复，多无后遗症。

3. 急性呼吸窘迫综合征(acute respiratory distress syndrome，ARDS)

刺激性气体中毒可导致急性、进行性呼吸窘迫，缺氧性呼吸衰竭。主要病理特征为肺毛细血管通透性增高而导致的肺泡渗出液中富含蛋白质的肺水肿及透明膜形成，并伴有肺间质纤维化。本病死亡率可高达50%。在临床上呈现严重进行性呼吸困难，呼吸频率大于28次/min，严重的低氧血症，$PaO_2 \leqslant 8kPa$(60mmHg)和/或氧合指数(PaO_2/FiO_2) $\leqslant 40kPa$(300mmHg)。

4. 慢性影响　长期接触低浓度刺激性气体，可能成为引起慢性结膜炎、鼻炎、咽炎、慢性支气管炎、支气管哮喘、肺气肿的综合因素之一。

主要依据《职业性急性化学物中毒性呼吸系统疾病诊断标准》（GBZ 73—2009）。根据短期内接触较大量化学物的职业史，出现呼吸系统的临床表现，结合实验室检查和现场职业卫生学调查资料，经综合分析，排除其他原因所致类似疾病后，方可诊断。

（1）接触反应：短期内接触较大剂量的刺激性物质后出现一过性眼和上呼吸道刺激症状，肺部无阳性体征，胸部 X 线无异常表现者，且经 24~72h 观察，上述症状减轻或消失。

（2）轻度中毒：出现眼和上呼吸道刺激症状，如流泪、畏光、咽痛、呛咳、结膜充血、咽部充血及水肿等。且具有下列情况之一者：①急性气管 - 支气管炎；②呈哮喘样发作；③ 1~2 度喉阻塞。

（3）中度中毒，具有下列情况之一者：①急性支气管肺炎；②急性吸入性肺炎；③急性间质性肺水肿；④ 3 度喉阻塞。

（4）重度中毒：①肺泡性肺水肿；②急性呼吸窘迫综合征（ARDS）；③并发严重气胸，纵隔气肿；④ 4 度喉阻塞或 / 和窒息；⑤猝死。

二、刺激性气体中毒的三级预防

（一）一级预防

刺激性气体中毒大部分为意外事故所致。需要定期开展设备检查，制定和执行维修制度和安全操作规程，防止生产过程中的“跑、冒、滴、漏”，杜绝意外事故发生。

1. 相关法律、法规及标准制定和完善　《工作场所有害因素职业接触限值　第 1 部分：化学有害因素》（GBZ 2.1—2019）列出了的砷化氢、氯气、二氧化硫、光气、氨等刺激性气体的职业接触限值。《工作场所空气中有害物质监测的采样规范》（GBZ 159—2004）、《工作场所空气有毒物质测定　第 47 部分：砷及其化合物》《工作场所空气有毒物质测定　氯化物》《工作场所空气中硫化物的测定方法》《工作场所空气有毒物质测定　酰基卤类化合物》《工作场所空气有毒物质测定　无机含氮化合物》《工作场所空气有毒物质测定　氟化物》等规范了刺激性气体采样及测定方法。有助于改善作业场所环境条件，保障职工身体健康，促进企业和谐发展，也为职业健康监督管理部门对产生刺激性气体作业场所的监管提供了依据。

2. 生产工艺和生产设备改进和革新　采用耐腐蚀材料制造的生产设备并定期进行维修，防止生产工艺流程的“跑、冒、滴、漏”；生产和使用刺激性气体的工艺流程应进行密闭抽风、实现自动化；物料输送、搅拌采用自动化。

3. 个体防护措施　选用有针对性的耐腐蚀防护用品，包括工作服、手套、眼镜、胶鞋、口罩等。穿着聚氯乙烯、橡胶等制品的工作服；佩戴橡胶手套和防护眼镜；接触二氧化硫、氯化氢、酸雾等应佩戴碳酸钠饱和溶液及 10% 甘油浸渍的纱布夹层口罩；接触氯气、光气时用碱石灰、活性炭作吸附剂的防毒口罩；接触氨时可佩戴硫酸铜或硫酸锌防毒口罩。接触氟化氢时使用碳酸钙或乳酸钙溶液浸过的纱布夹层口罩；防毒口罩应定期进行性能检查，以防失效。选用适宜的防护油膏防护皮肤和鼻黏膜污染，3% 氧化锌油膏防酸性物质污染，5% 硼酸油膏防碱性物质污染；防止牙齿酸蚀症可用 1% 小苏打或白陶土溶液漱口。

4. 职业卫生管理　加强刺激性气体在生产、贮存、运输、使用中的严格安全管理，严格

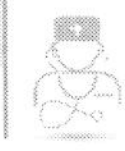

按照有关规章制度执行。安全贮存，所有盛装刺激性物质的容器应防腐蚀、防渗漏、密封同时加贴安全标签；贮运过程应符合防爆、防火、防漏气的要求；做好废气的回收利用等。

5. **职业健康教育**　涉及刺激性气体的职业接触者需了解所使用化学品的易爆危害、健康危害和环境危害，掌握相应个体防护用品的选择、使用、维护和保养等，掌握特定设备和材料如急救、消防、溅出和泄漏控制设备的使用，掌握必要的自救、互救措施和应急处理方法。

6. **上岗前职业健康检查**　接触刺激性气体的工人就业前和定期体格检查制度，发现明显的呼吸系统疾病，明显的肝、肾疾病，明显的心血管疾病，应禁止从事刺激性气体作业。

（二）二级预防

定期进行职业性有害因素的监测和对接触者的定期体格检查；设置报警装置；配备必要的现场急救设备，如防毒面具、冲洗器及冲洗液。

一般刺激性气体接触者在岗期间进行一年一次的定期体检，早期发现职业病、职业健康损害和职业禁忌证，一般凡查出呼吸系统疾病，明显的肝、肾疾病，心血管系统疾病应禁止或脱离刺激性气体的危害作业。定期对刺激性气体进行环境监测，浓度应符合相应的 MAC 或 PC-TWA。结合工作场所职业卫生学、刺激性气体浓度水平调查资料和职业健康监护资料进行诊断，见表 6-2。

表 6-2　刺激性气体中毒相关的诊断标准

诊断标准	涉及的典型刺激性气体
《职业性刺激性化学物致慢性阻塞性肺疾病》(GBZ/T 237—2011)	氯气、氮氧化物、二氧化硫、氨气、光气
《职业性化学性皮肤灼伤》(GBZ 51—2009)	氟化氢、甲酸
《职业性化学性眼灼伤》(GBZ 54—2017)	氯气、光气、溴、碘、氟化氢、三氯化砷
《职业性牙酸蚀病》(GBZ 61—2015)	氯气
《职业性砷化氢中毒》(GBZ 44—2016)	砷化氢
《职业性急性氯气中毒》(GBZ 65—2002)	氯气
《职业性急性二氧化硫中毒》(GBZ 58—2014)	二氧化硫
《职业性急性光气中毒》(GBZ 29—2011)	光气
《职业性急性氨中毒》(GBZ 14—2015)	氨
《职业性急性氮氧化物中毒》(GBZ 15—2002)	氮氧化物

（三）三级预防

保护和控制现场、消除中毒因素，改进工艺和生产环境。对刺激性气体中毒的患者，尤其是存在健康损害的，应考虑是否需要调离原有岗位。一般情况下，轻度、中度中毒患者治愈后，可恢复原工作；重度中毒治愈后，原则上应调离刺激性气体作业；急性中毒后如有后遗症，结合实际情况，需妥善处理。抢救刺激性气体中毒的关键是积极防治肺水肿和 ARDS。对于刺激性气道或肺部炎症，主要给以止咳、化痰、解痉药物，适当给以抗菌治疗。急性酸或碱性气体吸入后，应及时吸入不同的中和剂。迅速纠正缺氧，合理氧疗，尽早、足量、短期应用肾上腺皮质激素；保持呼吸道通畅，改善和维持通气功能；积极预防与治疗并发症，根据病情可采取相应的治疗方法，并给予良好的护理及营养支持等，如继发性感染、酸中毒、气胸及内脏损伤等。

（杨巧云　封琳敏）

第二节　砷化氢中毒的三级预防

砷化氢，分子式 AsH_3，相对分子质量为 77.946，又称砷化三氢、砷烷、胂，无色、大蒜味的极毒气体，气态密度 3.186g/L，300℃分解，微溶于水，溶于氯仿和苯，缺氧条件下加热可得单质砷。

砷化氢是一种剧毒气体，含砷矿石、炉渣遇酸或受潮及含砷金属用酸处理时可产生砷化氢。有报道称金属冶炼，如锌冶炼工人，在锌净化作业区作业，负责将含砷的氧化锌物料加入稀酸，导致工人砷化氢中毒。常见的砷化氢中毒作业还包括冶炼的精馏车间，精炼炉残留的砷化氢亦可发生吸入性中毒。根据 1993—2016 年我国职业中毒现状分析，急性职业中毒病例在每年职业中毒病例中占据比例较小，其中 2013 年和 2015 年砷化氢急性职业中毒病例位列第三位，分别为 52 例、44 例。

一、砷化氢中毒概述

（一）砷化氢中毒定义

砷化氢中毒是指在职业活动中，短期内吸入较高浓度砷化氢气体所致的以急性血管内溶血为主的全身性疾病，严重者可发生急性肾功能衰竭。

（二）砷化氢中毒主要接触作业

砷化氢的主要接触作业（表 6-3）是含砷的工业生产、与砷相关的科学实验（尤其是同时有砷和氢存在的实验条件）以及含砷的金属采矿、贵金属提取和酸洗等。

表 6-3　砷化氢的主要接触作业

来源	主要接触作业
工业生产	有机合成、半导体材料合成、军用毒气制造
科学研究实验	砷的检验、合成含砷有机化合物（在砷和新生态氢同时存在的条件下，可产生砷化氢）等
金属采矿	含砷金属矿渣储存时，接触酸、潮湿空气或热炉渣遇水，形成砷化氢； 其他含有砷的金属矿石（如锌、锡、铅等）开采
其他	电解液中贵金属的提取、金属产品酸洗等

（三）砷化氢中毒发病机制

砷化氢为剧毒的强烈溶血性毒物，经呼吸道吸入后，进入血液导致红细胞膜上的钠 - 钾泵作用受到破坏，导致红细胞破裂，出现急性溶血和黄疸。砷与血红蛋白形成复合物、砷氧化物、破碎红细胞以及血红蛋白管型等可堵塞肾小管，造成急性肾衰竭。

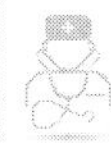

砷化氢还可对心、肝、肾等有直接的毒性作用。

(四) 砷化氢中毒临床表现

砷化氢主要引起急性中毒，即短时间内吸入较高浓度的砷化氢气体所致的、以急性血管内溶血为主的全身性疾病，严重者可发生急性肾衰竭。中毒程度与吸入砷化氢的浓度密切相关，潜伏期越短，临床表现也越严重。

砷化氢急性中毒潜伏期一般为半小时至数小时，很少超过 24h，主要与接触浓度和接触时间有关。吸入极高浓度者可在数分钟内发病，但未见有吸入后立即死亡的临床报道。潜伏期愈短，病情愈严重。

主要临床表现有头晕、头痛、乏力、恶心、呕吐、腹痛，关节以及腰部酸痛，皮肤和巩膜轻度黄染，血红细胞、血红蛋白下降，尿呈现酱油色，隐血呈阳性，蛋白阳性，有红、白细胞，血尿素氮增高，可伴有肝损伤。严重者伴有寒战、高热、昏迷、谵妄、抽搐、发绀、巩膜及全身中毒黄染，少尿或无尿，贫血加重，网织红细胞增多，出现急性肾衰竭。

二、砷化氢气体中毒的三级预防

(一) 一级预防

冶金等相关生产应制定合理有效的生产操作规程，加强个人防护和安全教育。工作时必须穿戴防护用品，防止因意外事故或防护不当引起接触者发生急性砷化氢中毒。

1. **相关法律、法规及标准制定和完善** 《工作场所有害因素职业接触限值 第 1 部分：化学有害因素》(GBZ 2.1—2019) 中规定了砷化氢的 MAC 为 0.03mg/m^3。根据《职业健康监护技术规范》(GBZ 188—2014)，对接触砷化氢的劳动者进行上岗前职业健康检查。《职业性急性砷化氢中毒的诊断》(GBZ 44—2016，替代了 GBZ 44—2002) 对职业性急性砷化氢中毒从发现、鉴别诊断进行了调整，增加了接触反应观察期限，诊断分级由轻度、重度中毒二级改为轻度、中度、重度中毒三级，并修订了处理原则的有关条款。

2. **生产工艺和生产设备改进和革新** 车间应有通风排风设备，并采取一定措施实现生产过程自动化、密闭化和机械化。对于砷化氢钢瓶要定期进行检查，平时可用氯化汞试纸检查是否漏气。对于冶炼产生的矿渣，必须妥善处理，堆放场地必须远离居民居住区，实行封闭式管理，处理矿渣的作业人员需穿戴防护用具。矿渣运输时应当密闭，避免矿渣被雨水浸泡。一旦被雨水侵袭，一定要远离人群停放，必要时应当请专业人员处理。

3. **个体防护措施** 加强个人防护，要带橡胶手套，穿面罩式胶布防毒衣，佩戴过滤式防毒面具(全面罩)。高浓度环境中，必须佩戴空气呼吸器或氧气呼吸器。

4. **职业卫生管理** 建立完善砷化氢钢瓶检查制度。应当对工作场所空气中砷化氢浓度进行监测(每月至少监测一次，每半年至少进行一次控制评价)，并为生产事故建立应急预案。在易产生砷化氢区域设定醒目的警示标识，提示工人按规章操作。

5. **职业健康教育** 接触砷化氢的操作人员应当接受培训，对砷化氢的毒性和操作原则有清晰明确的认识，并严格按照操作规程执行。依法依规对砷化氢建立严格的管理、使用制度和科学合理的操作规范。

6. **上岗前职业健康检查** 根据《职业健康监护技术规范》(GBZ 188—2014)，对接触砷化氢的劳动者进行上岗前职业健康检查。职业禁忌证：慢性肾脏疾病、血清葡糖 -6- 磷酸脱

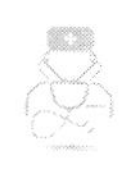

氢酶缺乏症。凡有职业禁忌证者,禁止从事相关的工作。

检查内容:①症状询问:重点询问肾脏疾病病史及症状。②体格检查:内科常规检查。③实验室和其他检查必检项目:血常规、尿常规、心电图、血清 ALT、血清葡糖 -6- 磷酸脱氢酶缺乏症筛查试验(高铁血红蛋白还原试验等);选检项目:肾脏 B 超。

(二)二级预防

1. 职业病危害因素的识别与检测　工作场所空气中砷化氢浓度依据《工作场所空气中有害物质监测的采样规范》(GBZ 159—2004)和《工作场所空气有毒物质测定　第 47 部分:砷及其化合物》(GBZ/T 300.47—2017)中第 7 部分砷化氢的溶液吸收 - 二乙氨基二硫代甲酸银分光光度法,是我国工作场所砷化氢测定的现行标准,该标准针对样品的采集、样品处理、标准曲线的制作等细节均进行了改进和优化,确保对工作场所的监管更加精准和科学。空气中的砷化氢气体用装有次溴酸钠溶液的多孔玻板吸收管采集,定点采样时选择砷化氢浓度最高、劳动者接触时间最长的工作地点,用装有 5.0mL 吸收液的多孔玻板吸收管,以 1.0L/min 流量采集 ≤ 15min 空气样品。采样后,立即封闭吸收管的进出气口,置清洁的容器中运输和保存。样品应在 24h 内测定。样品用分光光度计在 520nm 波长下测量吸光度,进行定量测定。工作场所空气中砷化氢的 MAC 为 $0.03mg/m^3$。

若砷化氢检测浓度超过 $0.03mg/m^3$ 时应当立即停止生产,停止工人继续接触超限值砷化氢,对工作环境砷化氢超标的原因进行排查及整改,对责任主体进行追责,切实保障工人的健康权益。

2. 职业健康检查　根据《职业健康监护技术规范》(GBZ 188—2014),接触砷化氢的劳动者进行在岗、应急健康检查。早期发现职业禁忌证和职业病患者。

(1)在岗期间职业健康检查:目标疾病:同上岗前。检查内容:同上岗前。健康检查周期:3 年。

(2)应急健康检查:职业病:职业性急性砷化氢中毒,检查内容:①症状询问:重点询问短时间内吸入高浓度砷化氢的职业接触史及乏力、头晕、头痛、恶心、腰背酸痛、酱油色尿等症状。②体格检查:内科常规检查。③实验室和其他检查:必检项目:血常规、尿常规、心电图、肝功能、网织红细胞、血钾、肾功能、尿胆原、尿潜血试验、血浆或尿游离血红蛋白;选检项目:肝肾 B 超、尿砷或血砷。

3. 新型生物监测指标　尿砷可以作为早期临床参考标准,或鉴别诊断的生物标志物。

4. 职业病的诊断与鉴定　砷化氢气体中毒的诊断标准可参考本节概述中的诊断。主要依据《职业性急性砷化氢中毒的诊断》(GBZ 44—2016),根据短期内吸入较高浓度砷化氢气体的职业史,出现以急性血管内溶血为主的临床表现,结合有关实验室、辅助检查结果,参考现场劳动卫生学调查资料,综合分析,排除其他原因引起的类似疾病,方可诊断。

接触反应指短期内吸入高浓度砷化氢气体后,出现乏力、头晕、头痛、恶心等症状,无急性血管内溶血体征,实验室检查指标无异常,脱离接触后 48h 内症状明显减轻或消失。

(1)轻度中毒:短期内吸入较高浓度砷化氢气体后,出现畏寒、乏力、头痛、头晕、恶心、呕吐、腰背酸痛等症状及巩膜皮肤黄染、茶色或酱油色尿等体征,具备外周血红细胞及血红蛋白降低、网织红细胞计数增高、血清间接胆红素增高和尿血红蛋白阳性等急性轻度血管内溶血的表现。

(2)中度中毒:短期内吸入较高浓度砷化氢气体后,出现急性轻度血管内溶血的表现,同

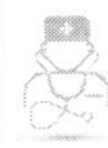

时具备下列表现之一者，①急性轻度或中度中毒性肾病；②急性轻度或中度中毒性肝病。

(3) 重度中毒：短期内吸入高浓度砷化氢气体后，具备下列表现之一者：

1) 发病急剧，出现寒战、高热、巩膜深度黄染、重度贫血、尿血红蛋白强阳性等急性重度溶血性贫血表现；

2) 在急性血管内溶血的基础上，出现急性重度中毒性肾病或急性重度中毒性肝病或中毒性多器官功能障碍综合征表现。

5. **应急救援处置**　企业应建立砷化氢中毒的应急预案。一旦发生事故，救援人员到达中毒现场后，应先了解中毒事件的基本情况进行调查，包括现场环境状况、生产工艺流程、事件发生经过及中毒人数等。现场空气砷化氢浓度的检测可使用检气管法定性、半定量测定。

按照《突发中毒事件卫生应急处置人员防护导则》(WS/T 680—2020) 要求，根据事件危害水平、人员可能受到伤害的风险及气象条件等综合评判，进行事故现场分区(热区、温区和冷区)，指导开展现场处置工作。救援人员进行现场救援时首先要确保自身安全，进入砷化氢浓度较高的环境内须采用自给式空气呼吸器，并佩戴砷化氢报警器。现场处置人员在进行井下和坑道救援和调查时，必须系好安全带(绳)，并携带通讯工具。

现场处理措施：迅速将中毒患者移离现场至空气新鲜处，尽快送至有血液净化条件的医院治疗和医学观察。

(三) 三级预防

砷化氢气体中毒者的治疗措施主要是：

1. 接触反应，脱离接触后观察 48h，期间安静休息，多饮水，口服碱性药物，监测尿常规、尿潜血、血常规。
2. 控制溶血反应，必要时早期、足量、短程使用糖皮质激素。
3. 碱化尿液，补液利尿，减少肾小管堵塞，忌用肾毒性药物。
4. 可尽早考虑采用血液净化治疗。
5. 保护肝脏，维持水、电解质平衡。
6. 巯基络合药一般也不宜使用。

轻度中毒治愈后，可恢复原工作，出现急性肾衰竭的中毒重度者视恢复情况，应考虑调离有害作业。

(杨巧云　高　申)

第三节　氯气中毒的三级预防

氯(chlorine)，分子式 Cl_2，为黄绿色、具有异臭和强烈刺激性的气体，相对分子质量为 70.91，比重 2.488，易溶于水和碱性溶液，以及二硫化碳和四氯化碳等有机溶液，遇水可生成次氯酸和盐酸，次氯酸再分解为氯化氢和新生态氧，在高热条件下与一氧化碳作用，生产毒性更大的光气，在日光下与易燃气体混合时会发生燃烧爆炸。

在我国，因氯气泄漏造成的群体性中毒事故时有发生，其中急性氯气中毒多为职业场所意外事故所致，具有突发性、群体性、隐匿性、快速性和高度致命性的特点。近期一项回顾性

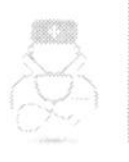

研究发现，仅 2009 年 6 月至 2017 年 5 月期间，某中心即接收了 4 次突发性化工厂氯气泄漏事故所致的群体性氯气中毒抢救案例，共计 1 539 例，其中包括 1.6% 的重度急性氯气中毒。

一、氯气中毒概述

（一）氯气中毒定义

职业性急性氯气中毒，是指在工作过程中，短期吸入较大量氯气所致的以急性呼吸系统损伤为主的全身性疾病。

（二）氯气中毒主要接触作业

氯气的主要接触作业见表 6-4。

表 6-4　氯气的主要接触作业

产生氯气的来源	主要接触作业
工业生产产生	如，电解食盐水
作为反应物参与生产或合成	如，合成四氯化碳、漂白粉、农药、有机溶剂、聚四氟乙烯、环氧树脂等
强氧化剂	如，制药行业、皮革业
漂白剂	印染、油脂及兽骨加工过程的漂白
消毒作用	特殊场所的消毒，如医院、游泳池、自来水厂等

（三）氯气中毒发病机制

氯是一种强烈的刺激性气体，易溶于水。氯气低浓度（如 1.5~90.0mg/m^3）时仅侵犯眼和上呼吸道，对局部黏膜有烧灼和刺激作用。高浓度或接触时间过长（如 120~180mg/m^3 时，接触 30~60min）可侵入呼吸道深部。氯气吸入后与呼吸道黏膜的水作用生成次氯酸和盐酸，从而产生损害作用。氯化氢可使上呼吸道黏膜水肿、充血和坏死；次氯酸可透过细胞膜，破坏膜的完整性、通透性以及肺泡壁的气 - 血、气 - 液屏障，引起眼、呼吸道黏膜充血、炎性水肿、坏死，高浓度接触时可致呼吸道深部病变形成肺水肿。吸入高浓度氯气（如 3 000mg/m^3）还可引起迷走神经反射性心脏停搏或喉痉挛，出现电击样死亡。

（四）氯气中毒临床表现

1. **刺激反应**　出现一过性眼和上呼吸道黏膜刺激症状，表现为畏光、流泪、咽痛、呛咳，肺部无阳性体征或偶有散在性干啰音，胸部 X 线无异常表现。

2. **轻度中毒**　表现为急性气管 - 支气管炎或支气管周围炎。呛咳加重、咳痰、胸闷，两肺有散在性干、湿啰音或哮鸣音，胸部 X 线表现可无异常或可见下肺野有肺纹理增多、增粗、延伸、边缘模糊。

3. **中度中毒**　表现为支气管肺炎、间质性肺水肿或局限性肺泡性水肿或哮喘样发作。具体表现为：咳嗽加剧、气急、胸闷明显、胸骨后疼痛，有时咳粉红色泡沫痰或痰中带血，伴有头痛、头昏、烦躁、恶心、呕吐、上腹痛等神经系统症状和胃肠道反应。两肺可有干、湿性啰音或弥漫性哮鸣音。急性化学性支气管肺炎胸部 X 线可见两肺下部内带沿肺纹理分布呈不规则点状或小斑片状边界模糊、部分密集或相互融合的致密阴影。间质性肺水肿胸部 X 线表现肺纹理增多模糊，肺门阴影增宽境界不清，两肺散在点状阴影和网状阴影，肺野透亮度

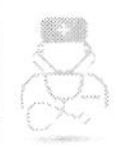

减低，常可见水平裂增厚，有时可见支气管袖口征及克氏B线。局限性肺泡性肺水肿胸部X线可见单个或多个局限性密度增高的阴影，哮喘样发作者胸部X线可无异常发现。

4. **重度中毒**　出现弥漫性肺泡性肺水肿或中央性肺泡性肺水肿；严重者出现急性呼吸窘迫综合征；吸入极高浓度氯气还可引起声门痉挛或水肿、支气管或反射性呼吸中枢抑制而致迅速窒息死亡或心脏停搏所致猝死；严重者可合并气胸或纵隔气肿等。

皮肤以及眼睛接触液氯或高浓度氯气可发生急性皮炎或皮肤及眼的灼伤。

5. 慢性作用长期接触低浓度氯气可引起上呼吸道、眼结膜及皮肤刺激，慢性支气管炎、支气管哮喘、肺气肿等慢性非特异性呼吸系统疾病，对深部小气道功能也可能产生影响。并伴有乏力、头晕等神经衰弱症状和胃肠功能紊乱，皮肤可发生痤疮样皮疹和疱疹，还可引起牙齿酸蚀症。

二、氯气中毒的三级预防

（一）一级预防

1. **相关法律、法规及标准制定和完善**　《工作场所有害因素职业接触限值 第1部分：化学有害因素》（GBZ 2.1—2019）中规定了氯气的MAC为1mg/m^3。《职业性急性氯气中毒诊断标准》（GBZ 65—2002）规定了职业性急性氯气中毒诊断标准及处理原则。根据《职业健康监护技术规范》（GBZ 188—2014），对接触氯气的劳动者进行上岗前职业健康检查。

2. **生产工艺和生产设备改进和革新**　加强局部通风和密闭操作；生产过程实现自动化；液氯装置安装逆止阀，防止突然断电发生的倒逆排放；液氯钢瓶的充装、运输和储存需严格按照操作规程；易“跑、冒”氯气的岗位可设氨水储槽和喷雾器用于中和氯气；含氯废气需经石灰净化处理再排放。

3. **个体防护措施**　加强个人防护，进入含氯场所时佩戴滤毒罐式或供气式防毒面具。

4. **职业卫生管理**　液氯钢瓶的充装、运输和储存需严格按照操作规程。应当对工作场所空气中氯气浓度进行监测（每月至少监测一次，每半年至少进行一次控制评价），并为生产事故建立应急预案。在易产生氯气区域设定醒目的警示标识，提示工人按规章操作。

5. **职业健康教育**　接触氯气的操作人员应当接受培训，对氯气的毒性和操作原则有清晰明确的认识，并严格按照操作规程执行。依法依规对氯气建立严格的管理、使用制度和科学合理的操作规范。

6. **上岗前职业健康检查**　根据《职业健康监护技术规范》（GBZ 188—2014），对接触氯气的劳动者进行上岗前职业健康检查。职业禁忌证：慢性阻塞性肺疾病、支气管哮喘、慢性间质性肺病。凡有职业禁忌证者，禁止从事相关的工作。

检查内容：①症状询问：重点询问呼吸系统疾病史及症状。②体格检查：内科常规检查，重点检查呼吸系统。③实验室和其他检查必检项目：血常规、尿常规、心电图、血清ALT、胸部X线摄片、肺功能；选检项目：肺弥散功能。

（二）二级预防

1. **职业病危害因素的识别与检测**　工作场所空气中氯气浓度依据《工作场所空气中有害物质监测的采样规范》（GBZ 159—2004）和《工作场所空气有毒物质测定 氯化物》（GBZ/T 160.37—2004）中第3部分氯气的甲基橙分光光度法，是我国工作场所氯气测定的现

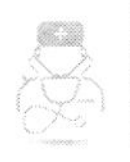

行标准，该标准针对样品的采集、样品处理、标准曲线的制作等细节进行规定，确保对工作场所的监管更加精准和科学。空气中氯气用大型气泡吸收管采集，在酸性溶液中，氯置换出溴化钾中的溴，溴破坏甲基橙分子结构使之褪色。定点采样时选择氯气浓度最高、劳动者接触时间最长的工作地点。在采样点，将一只装有 5.0mL 吸收液的大型气泡吸收管以 500mL/min 流量采集 10min 空气样品。采样后，封闭吸收管的进出气口，置清洁容器内运输和保存。样品应在 48h 内测定。根据褪色程度，于 515nm 波长处测量吸光度，定量测定。工作场所空气中氯 MAC 为 $1mg/m^3$。

若氯检测浓度超过 $1mg/m^3$ 时应当立即停止生产，停止工人继续接触超限值氯，对工作环境氯超标的原因进行排查及整改，对责任主体进行追责，切实保障工人的健康权益。

2. 职业健康检查 根据《职业健康监护技术规范》(GBZ 188—2014)，接触氯气的劳动者进行在岗、应急健康检查、离岗时职业健康检查。早期发现职业禁忌证和职业病患者。

(1) 在岗期间职业健康检查：目标疾病为职业性刺激性化学物致慢性阻塞性疾病；职业禁忌证为支气管哮喘、慢性间质性肺病。检查内容同上岗前。健康检查周期为 1 年。

(2) 应急健康检查：目标疾病为职业性急性氯气中毒、职业性化学性眼灼伤、职业性化学性皮肤灼伤。

检查内容：①症状询问：重点询问短时间内吸入大量氯气的职业接触史及羞明、流泪、胸闷、气短、气急、咳痰、胸痛、喘息等。②体格检查：内科常规检查重点检查呼吸系统；眼科常规检查重点检查结膜、角膜病变，必要时裂隙灯检查；鼻及咽部常规检查，必要时咽喉镜检查；皮肤科常规检查。③实验室和其他检查必检项目：血常规、尿常规、心电图、胸部 X 线摄片、血氧饱和度；选检项目：血气分析。

(3) 离岗时职业健康检查：目标疾病为职业性刺激性化学物致慢性阻塞性疾病；检查内容同上岗前。

3. 职业病的诊断与鉴定 诊断及分级标准依据《职业性急性氯气中毒诊断标准》(GBZ 65—2002)。根据短期内吸入较大量氯气后迅速发病，结合临床症状、体征、胸部 X 线表现，参考现场劳动卫生学调查结果，综合分析，排除其他原因引起的呼吸系统疾病，方可诊断。具体的诊断和分级标准可参考该诊断标准。

4. 应急救援处置 企业应建立氯气中毒的应急预案。一旦发生事故，救援人员到达中毒现场后，应先了解中毒事件的基本情况进行调查，包括现场环境状况、生产工艺流程、事件发生的经过及中毒人数等。现场空气氯气浓度的检测可使用检气管法测定。

按照《突发中毒事件卫生应急处置人员防护导则》(WS/T 680—2020)要求，根据事件危害水平、人员可能受到伤害的风险及气象条件等综合评判，进行事故现场分区(热区、温区和冷区)，指导开展现场处置工作。救援人员进行现场救援时首先要确保自身的安全，进入氯气浓度较高的环境内须采用自给式空气呼吸器，并佩戴氯气报警器。现场处置人员在进行井下和坑道救援和调查时，必须系好安全带(绳)，并携带通讯工具。

现场处理措施：迅速将中毒患者移离现场至空气新鲜处，脱去被污染的衣服和鞋袜，静卧休息，保持安静及保暖。中毒患者尽快送至医院治疗和医学观察。

(三) 三级预防

1. 治疗原则和方法

(1) 合理氧疗：应卧床休息，以免活动后病情加重。可选择适当方法给氧，使动脉血氧分

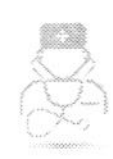

压维持在 8~10kPa，吸入氧浓度不应超过 60%。如发生严重肺水肿或急性呼吸窘迫综合征，给予鼻面罩持续正压通气或气管切开呼气末正压通气疗法，呼气末压力宜在 0.5kPa 左右。也可用高频喷射通气疗法。

(2)应用糖皮质激素：应早期、足量、短程使用，以防治肺水肿。

(3)维持呼吸道通畅：可给予雾化吸入疗法、支气管解痉剂，去泡沫剂可用二甲基硅油，如有指征应及时施气管切开术。

(4)维持血压稳定：合理掌握输液量，避免输液量过多过快等诱发肺水肿等因素。慎用利尿剂，一般不用脱水剂。

(5)预防发生继发性感染：中度、重度者应积极防治肺部感染，合理使用抗生素。

此外，支持和对症治疗也相当重要，如维持血压稳定，纠正酸碱和电解质紊乱；给予高热量、高蛋白、多维生素、易消化的饮食，提高中毒者的抵抗力等。

(6)眼和皮肤损伤：眼有刺激症状时应彻底冲洗、可用弱碱性溶液如 2% 碳酸氢钠结膜下注射；皮肤灼伤，按酸灼伤常规处理。氯痤疮可用 4% 碳酸氢钠软膏或地塞米松软膏涂抹患处。

2. 康复措施

(1)治愈标准：由于急性中毒所引起的症状、体征、胸部 X 线异常等基本恢复，患者健康状况达到中毒前水平。

(2)中毒患者治愈后，可恢复原工作。

(3)中毒后如常有哮喘样发作，应调离刺激性气体作业工作。

（杨巧云　封琳敏）

第四节　二氧化硫中毒的三级预防

二氧化硫，又称亚硫酸酐，分子式为 SO_2，相对分子质量为 64.06，无色气体，有刺激性气味，气态密度为 2.811g/L，溶于水、乙醇、乙醚、氯仿、乙酸、硫酸。二氧化硫是大气污染物之一，可氧化成硫酸盐气溶胶或硫酸雾。

职业性二氧化硫中毒既包括急性中毒，也可能发生慢性二氧化硫中毒。急性二氧化硫中毒多发生于意外事故，如违规操作或设备损坏，具有发病快、症状严重、危及生命的特点。2006—2015 年某省共报告急性职业中毒 547 例，其中刺激性气体急性职业中毒 67 例(12.25%)；其中二氧化硫为 2 例(0.37%)。

一、二氧化硫中毒概述

(一) 二氧化硫中毒定义

急性二氧化硫中毒是指在生产劳动或其他职业劳动中，短时间接触高浓度二氧化硫所引起的以急性呼吸系统损害为主的全身性疾病。慢性二氧化硫中毒是指在生产劳动或其他职业劳动中，长时间低剂量接触二氧化硫所引起的以慢性呼吸系统损害为主的全身性疾病。

(二) 二氧化硫主要接触作业

二氧化硫主要用于生产硫、硫化橡胶、硫酸和保险粉;还可作为杀虫药、杀菌药和还原剂。液态二氧化硫可作为有机溶剂,用于润滑油、冷冻剂等。还可作漂白剂,漂白纸张、羊毛、丝等。金属镁冶炼、石油精炼、消毒等也可接触二氧化硫。

(三) 二氧化硫中毒发病机制

二氧化硫易溶于水,遇水或含水的皮肤黏膜表面,可生产亚硫酸、硫酸,对眼、呼吸道黏膜具有强烈的刺激作用。大量吸入可引起肺水肿、喉水肿、痉挛甚至窒息。长期吸入低浓度二氧化硫也可引起中毒。

(四) 二氧化硫中毒临床表现

接触二氧化硫后,即刻表现对眼、鼻黏膜,喉的刺激和灼烧,伴有胸部紧束感,气急、干咳。还表现为结膜炎、角膜灼伤,红斑样咽炎,肺部存在啰音。

接触高浓度二氧化硫可在数小时内引发急性肺水肿,甚至闪电性猝死。急性期存活的患者中毒后 2~3 周产生继发的呼吸系统症状,患者可因弥漫性肺浸润而呼吸衰竭,部分患者出现持续性的气流受阻。

长期接触二氧化硫,可导致嗅觉迟钝,味觉降低,出现慢性鼻炎、咽炎、喉炎、慢性气管炎、支气管炎等慢性中毒症状。并伴有头痛、头晕、乏力等全身症状。严重者可引起弥漫性间质纤维化和中毒性肺硬化。

二、二氧化硫中毒的三级预防

(一) 一级预防

1. **相关法律、法规及标准制定和完善** 《工作场所有害因素职业接触限值 第1部分:化学有害因素》(GBZ 2.1—2019)中规定了二氧化硫的职业接触限值,二氧化硫的 PC-TWA 为 5mg/m^3,PC-STEL 为 10mg/m^3。《职业性急性二氧化硫中毒的诊断》(GBZ 58—2014,替代了 GBZ 58—2002)规定了职业性急性二氧化硫中毒的诊断和处理原则。根据《职业健康监护技术规范》(GBZ 188—2014),对接触二氧化硫的劳动者进行上岗前职业健康检查。

2. **生产工艺和生产设备改进和革新** 改进工艺和生产环境,生产过程尽量在密闭中进行,加强通风、排毒设备,尾气高空排放,防止泄漏事故的发生。

3. **个体防护措施** 二氧化硫气体存在的场所作业时,必须佩戴防护面具,并有人监护。高浓度环境中,必须佩戴空气呼吸器或氧气呼吸器。

4. **职业卫生管理** 建立完善的岗位操作规程。应当定期对工作场所空气中二氧化硫浓度进行监测,并为生产事故建立应急预案。工作环境(设备、容器、井下、地沟等)氧含量必须达到 20% 以上,有毒有害物质浓度符合国家规定时,方能进行工作。在易产生二氧化硫区域设定醒目的警示标识,提示工人按规章操作。

5. **职业健康教育** 在二氧化硫产生的场所,接触者应当接受预防中毒和急救安全知识教育。对二氧化硫的毒性和操作原则有清晰明确的认识,并严格按照操作规程执行。

6. **上岗前职业健康检查** 根据《职业健康监护技术规范》(GBZ 188—2014),对接触二氧化硫的劳动者进行上岗前职业健康检查。职业禁忌证:慢性阻塞性肺疾病、支气管哮喘、慢性间质性肺病。凡有职业禁忌证者,禁止从事相关的工作。

检查内容①症状询问：重点询问呼吸系统疾病史及症状。②体格检查：内科常规检查。③实验室和其他检查必检项目：血常规、尿常规、心电图、血清 ALT、胸部 X 线摄片、肺功能；选检项目：肺弥散功能。

（二）二级预防

1. 职业病危害因素的识别与检测　工作场所空气中二氧化硫浓度依据《工作场所空气中有害物质监测的采样规范》(GBZ 159—2004) 和《工作场所空气有毒物质测定　硫化物》(GBZ/T 160.33—2004) 中第 3 部分二氧化硫的四氯汞钾 - 盐酸副玫瑰苯胺分光光度法、第 4 部分二氧化硫的甲醛缓冲液 - 盐酸副玫瑰苯胺分光光度法，是我国工作场所二氧化硫测定的现行标准。该标准针对样品的采集、样品处理、标准曲线的制作等细节均进行规定，确保对工作场所的监管精准和科学。空气中的二氧化硫气体用四氯汞钾溶液采集，与甲醛及盐酸副玫瑰苯胺反应生成玫瑰紫色络合物。在采样点，用 1 只装有 10.0mL 吸收液的多孔玻板吸收管，以 0.5L/min 流量采集 15min 空气样品。采样时应避免阳光直射吸收液。采样后，封闭吸收管进出气口，置清洁的容器内运输和保存。样品在冰箱内可保存 7d。在 548nm 波长下测量吸光度，进行定量测定。

《工作场所有害因素职业接触限值　第 1 部分：化学有害因素》(GBZ 2.1—2019) 中规定了二氧化硫的职业接触限值，二氧化硫的 PC-TWA 为 $5mg/m^3$，PC-STEL 为 $10mg/m^3$。若二氧化硫的检测浓度超过 $10mg/m^3$ 时应当立即停止生产，停止工人继续接触超限值二氧化硫，对工作环境二氧化硫超标的原因进行排查及整改，对责任主体进行追责，切实保障工人的健康权益。

2. 职业健康检查　根据《职业健康监护技术规范》(GBZ 188—2014)，接触二氧化硫的劳动者进行在岗、应急健康检查、离岗时职业健康检查。早期发现职业禁忌证和职业病患者。

(1) 在岗期间职业健康检查：目标疾病是职业性刺激性化学物致慢性阻塞性疾病；职业禁忌证：支气管哮喘、慢性间质性肺病。检查内容同上岗前。健康检查周期为 1 年。

(2) 应急健康检查：目标疾病是职业性急性二氧化硫中毒；职业性化学性眼灼伤；职业性化学性皮肤灼伤。

检查内容①症状询问：重点询问短时间内吸入高浓度二氧化硫职业接触史及呼吸系统、眼部刺激症状。②体格检查：内科常规检查重点检查呼吸系统；眼科常规检查重点检查结膜、角膜病变，必要时裂隙灯检查；鼻及咽部常规检查，必要时咽喉镜检查；皮肤科常规检查。③实验室和其他检查必检项目：血常规、尿常规、心电图、胸部 X 线摄片、血氧饱和度；选检项目：血气分析。

(3) 离岗时职业健康检查：目标疾病是职业性刺激性化学物致慢性阻塞性疾病；检查内容同上岗前。

3. 职业病的诊断与鉴定　诊断及分级标准依据《职业性急性二氧化硫中毒的诊断》(GBZ 58—2014)。根据短期内接触较高浓度二氧化硫气体的职业史，出现以急性呼吸系统损害为主的临床表现和胸部影像学改变，结合实验室检查结果，参考现场职业卫生学资料，综合分析，排除其他原因引起的类似疾病，方可诊断。

4. 应急救援处置　企业应建立二氧化硫中毒的应急预案。一旦发生事故，救援人员到达中毒现场后，应先就中毒事件的基本情况进行调查，包括现场环境状况、生产工艺流程、事件发生的经过及中毒人数等。现场空气二氧化硫浓度的检测可使用检气管法测定。

按照《突发中毒事件卫生应急处置人员防护导则》(WS/T 680—2020)要求，根据事件危害水平、人员可能受到伤害的风险及气象条件等综合评判，进行事故现场分区（热区、温区和冷区），指导开展现场处置工作。救援人员进行现场救援时首先要确保自身的安全，进入二氧化硫浓度较高的环境内须采用自给式空气呼吸器，并佩戴二氧化硫报警器。现场处置人员在进行井下和坑道救援及调查时，必须系好安全带（绳），并携带通讯工具。

二氧化硫的现场处理主要是立即脱离二氧化硫接触现场，保持安静、静卧、保暖、吸氧。清水含漱口腔和咽喉部，用生理盐水冲洗眼及鼻黏膜。以碳酸氢钠、氨茶碱、地塞米松、抗生素雾化吸入。凡接触二氧化硫者，应医学观察 48h，避免活动，并予以对症治疗，发生猝死立即进行心肺脑复苏。

（三）三级预防

保护和控制现场、消除中毒因素。对刺激性气体的患者，尤其是存在健康损害的，应考虑是否需要调离原有岗位。一般情况下，轻度、中度中毒治愈后，可恢复原工作。重度中毒治愈后，原则上应调离刺激性气体作业。急性中毒后如有后遗症，结合实际情况，需妥善处理。

二氧化硫中毒的治疗原则：保持呼吸道顺畅，可给予支气管解痉剂、去泡沫剂、雾化吸入疗法，必要时实施气管切开术。合理氧疗，积极防治肺水肿，早期、足量、短期使用糖皮质激素。合理输液，纠正电解质紊乱。

慢性中毒主要是针对慢性鼻炎、咽炎、喉炎、支气管炎等，并进行对症治疗。

（杨巧云　韩　承）

第五节　光气中毒的三级预防

光气(phosgene)，分子式 $COCl_2$，又称碳酰氯，常温下为无色气体，具有霉变干草或腐烂水果气味，相对分子质量为 98.9，比重 3.41，易溶于苯、氯仿等有机溶剂，微溶于水，遇水形成盐酸，缓慢水解成二氧化碳和氯化氢。光气的化学性质较活泼，易与碱作用生产盐而被分解；与氨水作用生产氯化铵、二氧化碳和水；与醇类作用生产酯。对黏膜无刺激性。人的嗅觉阈为 $0.4\sim4mg/m^3$；生产环境中浓度达 $5mg/m^3$ 可嗅出烂苹果味。

光气属于高毒性气体，调查显示，急性光气中毒的死亡多发生于中毒的 24h 以内，由此可见，光气中毒的三级预防尤为重要。2006—2015 年某省共报告急性职业中毒 547 例，其中刺激性气体急性职业中毒 67 例(12.25%)；光气是导致急性职业中毒的主要刺激性气体，为 18 例(3.29%)。

一、光气中毒概述

（一）光气中毒定义

职业性光气中毒是指在职业劳动过程中，短时间吸入较大量光气引起的以急性呼吸系

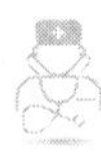

统损伤为主的全身性疾病，特点是多出现迟发性肺水肿。

（二）光气中毒主要接触作业

光气主要工业用途是生产苯胺染料。其他接触机会较多的行业为消防队员、焊接工人等。经常由于光气的管道或容器爆炸、泄漏等，导致急性光气中毒事件。

主要接触作业详见表 6-5。

表 6-5　常见的光气主要接触作业

类型	典型的主要接触作业
工业生产产生	光气的制造
作为反应物或基础原料	合成橡胶、合成泡沫塑料、燃料、农药、制药等
副产物	脂肪族氯代烃类的燃烧、通风不良的环境使用二氯化碳灭火等
化学武器	曾作为军事毒剂

（三）光气中毒发病机制

光气水溶性较小，对眼及上呼吸道的刺激性较弱，吸入后可到达呼吸道深部和肺泡，迅速与肺组织细胞中的蛋白、酶等发生酰化、氯化反应和水解反应，干扰细胞的正常代谢。毒性比氯气大 10 倍，属高毒类。

光气发生肺水肿的毒理作用可能是光气分子中的羰基（C ═ O）与肺组织的蛋白质、酶及类脂中的功能基团等结合发生酰化反应，干扰细胞的正常代谢，破坏细胞膜以及肺泡上皮细胞，肺泡表面活性物质减少，肺泡萎陷，同时毛细血管内皮受损，通透性增加，从而导致化学性肺炎和肺水肿。

光气还可直接刺激血管，使肺循环阻力升高，加重右心负荷致严重缺氧等因素而损害心肌。光气急性吸入可明显改变机体抗氧化酶系的活力，发生急性肝损害。

（四）光气中毒临床表现

光气浓度达到 8~20mg/m^3 可引起人眼及上呼吸道刺激反应；20~50mg/m^3 时，可引起急性中毒；100~300mg/m^3 时，接触 15~30s 可引起重度中毒，甚至死亡。

根据中毒的严重程度，临床表现分为刺激反应、轻度中毒、中度中毒与重度中毒。

刺激反应是在吸入光气后 48h 内，出现一过性眼及上呼吸道黏膜刺激症状，肺部无阳性体征、胸部 X 线无异常改变。

轻度中毒：短时间接触光气后，出现咳嗽、气短、胸闷或胸痛，肺部有散在干、湿啰音。肺纹理增强或边缘模糊。表现为支气管炎或支气管周围炎。

中度中毒经一段“假愈期”后，常引起肺水肿，或出现急性支气管炎、间质性肺水肿等。呈现轻度或中度的低氧血症。

重度中毒“假愈期”持续较短，可迅速出现中毒性肺炎、弥漫性肺泡性肺水肿或中央性肺泡性肺水肿，非心源性肺水肿、难以纠正的低氧血症、进而发展至 ARDS，并可出现气胸、纵隔及皮下气肿等并发症，恢复较慢，一般宜观察 1~2 周，病死率较高，可达 20% 以上。无慢性中毒报道。

从吸入光气到出现肺泡性肺水肿，一般为 6~15h，甚至短至 2h 或更短。

二、光气中毒的三级预防

(一)一级预防

1. **相关法律、法规及标准制定和完善** 《工作场所有害因素职业接触限值 第1部分:化学有害因素》(GBZ 2.1—2019)中规定了光气的MAC为0.5mg/m³。《职业性急性光气中毒的诊断》(GBZ 29—2011)规定了职业性急性光气中毒的诊断原则、诊断与分级和处理原则。根据《职业健康监护技术规范》(GBZ 188—2014),对接触光气的劳动者进行上岗前职业健康检查。

2. **生产工艺和生产设备改进和革新** 车间应有通风排风设备,并采取一定措施实现生产过程自动化、密闭化和机械化。光气的制造和生产必须密闭,合成装置应安装自动控制系统,反应器和管道均应保持负压。光气作业区应安装自动连续监测和报警设备。产品采用密封包装,贮存在干燥、阴凉、通风处。防止"跑、冒、滴、漏"事故的发生,人员也尽可能在上风口。含有光气的废气应用氨水或碱液喷淋。废水可用碱性物质如干石灰或苏打石灰等覆盖处理。避免四氯化碳与火焰、热金属接触,慎用四氯化碳进行灭火,以免产生光气。

3. **个体防护措施** 在使用、接触光气时,操作者应穿防护服,戴橡胶手套和氧气呼吸器或供氧式防毒面具,内装2/3苏打石灰颗粒和1/3活性炭的过滤式防毒面具。

4. **职业卫生管理** 应当对工作场所空气中光气浓度进行监测(每月至少监测1次,每半年至少进行1次控制评价),工作场所空气中MAC控制在0.5mg/m³以下,并建立生产事故应急预案。在易产生光气区域设定醒目的警示标识,提示工人按规章操作。

5. **职业健康教育** 制定安全操作规程,对操作者加强安全教育。接触光气的操作人员应当接受培训,对光气的毒性和操作原则有清晰明确的认识,并严格按照操作规程执行。依法依规对光气建立严格的管理、使用制度和科学合理的操作规范。

6. **上岗前职业健康检查** 根据《职业健康监护技术规范》(GBZ 188—2014),对接触光气的劳动者进行上岗前职业健康检查。职业禁忌证:慢性阻塞性肺疾病、支气管哮喘、慢性间质性肺病。凡有职业禁忌证者,禁止从事相关的工作。

检查内容:①症状询问:重点询问呼吸系统疾病史及症状。②体格检查:内科常规检查,重点检查呼吸系统。③实验室和其他检查必检项目:血常规、尿常规、心电图、血清ALT、胸部X线摄片、肺功能;选检项目:肺弥散功能。

(二)二级预防

1. **职业病危害因素的识别与检测** 工作场所光气浓度依据《工作场所空气中有害物质监测的采样规范》(GBZ 159—2004)和《工作场所空气有毒物质测定 酰基卤类化合物》(GBZ/T 160.61—2004)中第3部分光气的紫外分光光度法,是我国工作场所光气测定的现行标准,该标准针对样品的采集、样品处理、标准曲线的制作等细节均进行了规定,确保对工作场所的监管精准和科学。空气中光气用苯胺溶液采集,并反应生成1,3-二苯基脲,在酸性溶液中,用混合溶剂提取。定点采样时选择光气浓度最高、劳动者接触时间最长的工作地点。在采样点,串联两只各装有10.0mL吸收液的多孔玻板吸收管,以500mL/min流量采集15min空气样品。采样后,立即封闭吸收管的进出气口,置清洁容器内运输和保存。当天测定完毕。样品于257nm波长下测量吸光度,进行定量测定。工作场所空气中光气的MAC

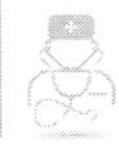

为 0.5mg/m³。

若光气检测浓度超过 0.5mg/m³ 时应当立即停止生产，停止工人继续接触超限值光气，对工作环境光气超标的原因进行排查及整改，对责任主体进行追责，切实保障工人的健康权益。

2. 职业健康检查 根据《职业健康监护技术规范》(GBZ 188—2014)，接触光气的劳动者进行在岗、应急健康检查。早期发现职业禁忌证和职业病患者。

(1)在岗期间职业健康检查：目标疾病同上岗前；检查内容同上岗前。健康检查周期为 3 年。

(2)应急健康检查：目标疾病是职业性急性光气中毒；职业性化学性眼灼伤。

检查内容：①症状询问：重点询问短期内吸入光气的职业接触史及胸闷、气急、咳嗽、咳痰、胸痛、呼吸困难等。②体格检查：内科常规检查重点检查呼吸系统；眼科常规检查重点检查结膜、角膜病变，必要时裂隙灯检查；鼻及咽部常规检查，必要时咽喉镜检查。③实验室和其他检查必检项目：血常规、尿常规、心电图、胸部 X 线摄片、血氧饱和度；选检项目：血气分析。

3. 职业病的诊断与鉴定 诊断及分级标准依据《职业性急性光气中毒的诊断》(GBZ 29—2011)。根据明确短期内接触光气职业史，急性呼吸系统损害的临床症状、体征，胸部 X 线表现为主要依据，结合实验室检查和劳动卫生学调查资料，综合分析，排除其他病因所致类似疾病，方可诊断。

(1)轻度中毒：短时间吸入光气后，出现急性气管 - 支气管炎。

(2)中度中毒：凡具有下列情况之一者，①急性支气管肺炎；②急性间质性肺水肿。

(3)重度中毒：凡具有下列情况之一者，①肺泡性肺水肿；②急性呼吸窘迫综合征；③休克。

4. 应急救援处置 企业应建立光气中毒的应急预案。应急救援处置参见砷化氢。一旦发生事故，应急处理人员必须使用供气式空气呼吸器和 A 级防护服，工作场所注意通风，喷氨水或其他稀碱液中和。现场处理措施：迅速将中毒患者移离现场至空气新鲜处，保持呼吸道通畅。中毒患者尽快送至医院治疗和医学观察。

(三) 三级预防

保护和控制现场、消除中毒因素。一般情况下，轻度、中度中毒治愈后，可恢复原工作。重度中毒治愈后，原则上应调离光气作业。急性中毒后如有后遗症，结合实际情况，需妥善处理。

治疗主要是防治肺水肿：早期、足量、短程应用糖皮质激素(如地塞米松)，控制液体输入，慎用利尿剂，禁用脱水剂和吗啡。保持呼吸道通畅可以用气管解痉剂及消泡剂如二甲基硅油气雾剂吸入。早期合理给氧，吸入氧浓度(FiO_2)不宜超过 60%。还应当注意急性呼吸窘迫综合征治疗。

急性中毒患者治愈后，可恢复原工作。重度中毒患者，如胸部 X 线、血气分析或肺功能测定等仍有异常表现者，应调离刺激性气体作业。需劳动能力鉴定者，参照《劳动能力鉴定 职工工伤与职业病致残等级》(GB/T 16180—2014)。

(杨巧云 封琳敏)

第六节　氨中毒的三级预防

氨(ammonia),分子式 NH_3,常温常压下为无色、具有强烈辛辣刺激性臭味的气体,相对分子质量为 17.04,密度为 0.579g/L,易逸出,沸点 33.5℃,常温下加压可液化,极易溶于水而形成氨水(氢氧化铵),浓氨水约含氨 28%~29%,呈强碱性。氨易燃,能与空气混合形成爆炸性混合气体。

一般认为,氨气中毒预后一般较差,有文献报道,氨气中毒占吸入性损伤病死率的 40%~60%,而中毒吸入性损伤的病死率甚至可达到 90%。职业病年报和急性职业中毒事件现场调查资料均显示,氨气位列职业有害气体引起的中毒事故的前五位。因此,应重视职业性氨气中毒,做好三级预防。

一、氨中毒概述

(一) 氨中毒定义

职业性氨中毒指在职业劳动中,短时间接触高浓度氨气引起的以呼吸系统损伤为主的全身性疾病,通常以急性中毒以及眼和皮肤灼伤为主。严重时可导致急性呼吸窘迫综合征。

(二) 氨中毒主要接触作业

氨的主要接触作业分三大类:氨的合成;作为原材料,合成含氮化肥或其他无机、有机化工产品;液氨作为制冷剂,在运输和冷冻等环节接触等。见表 6-6。

表 6-6　氨的主要接触作业

类型	典型的主要接触作业
合成	氨的合成
化工合成	如氮肥的生产,硫胺、硝胺、氢氧化胺、尿素等氮肥;碱、炸药、医药、氢氟酸、氰化物和有机腈以及合成纤维、塑料、树脂、鞣皮、油漆、染料等合成
制冷剂	液氨的使用

(三) 氨中毒发病机制

氨极易溶解于水,对眼及上呼吸道具有明显的刺激和腐蚀作用;氨能碱化脂肪,使组织蛋白溶解变性,且相对分子质量小,扩散速度快,能迅速通过细胞渗透到组织内,使病变向深部发展。低浓度时可使眼结膜、鼻咽部、呼吸道黏膜充血、水肿等;浓度增高时可造成组织溶解性坏死,致严重的眼及呼吸道灼伤、化学性肺炎及中毒性肺水肿,造成呼吸功能障碍,出现低氧血症,乃至急性呼吸窘迫综合征、心脑缺氧。高浓度氨吸入后,血氨增高,三羧酸循环受到障碍。脑氨增高,可致中枢神经系统兴奋性增强,出现兴奋、惊厥等,继而转入抑制,以至昏迷、死亡。亦可通过神经反射作用引起心跳和呼吸骤停。

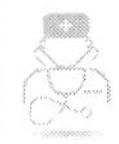

（四）氨中毒临床表现

轻者表现为一过性眼和上呼吸道黏膜刺激症状。轻度中毒以气管、支气管损害为主，表现为支气管炎或支气管周围炎，也可引起轻度喉头水肿。中度中毒表现为支气管肺炎或间质性肺水肿。重度中毒以肺部严重损害为主，可出现肺泡性肺水肿或急性呼吸窘迫综合征，伴有明显的气胸或纵隔气肿等并发症，可出现中毒性肝、肾损害，可致角膜及皮肤灼伤。

二、氨中毒的三级预防

（一）一级预防

1. **相关法律、法规及标准制定和完善**　《工作场所有害因素职业接触限值 第1部分：化学有害因素》（GBZ 2.1—2019）中规定了氨的职业接触限值。《职业性急性氨中毒的诊断》（GBZ 14—2015）规定了职业性急性氨中毒的诊断和处理原则。根据《职业健康监护技术规范》（GBZ 188—2014），对接触氨的劳动者进行上岗前职业健康检查。

2. **生产工艺和生产设备改进和革新**　生产和储运过程中容器必须密闭，加强通风换气，严防泄漏事故的发生。

3. **个体防护措施**　工作时应选用耐腐蚀的工作服，防碱手套、护目镜、胶鞋；使用硫酸铜或硫酸锌防毒口罩，且做好定期检查。

4. **职业卫生管理**　劳动者上岗前应进行体检。建立完善的岗位操作规程。应当定期对工作场所空气中氨浓度进行监测，并为生产事故建立应急预案。在易产生氨区域设定醒目的警示标识，提示工人按规章操作。在稀氨溶液运输时，应配备3%硼酸液。配置稀氨溶液时，应当在上风处。操作后洗净双手，预防皮肤污染，可选用5%的硼酸油膏。

5. **职业健康教育**　在氨产生的场所，接触者应当接受预防中毒和急救安全知识教育。对氨的毒性和操作原则有清晰明确的认识，并严格按照操作规程执行。

6. **上岗前职业健康检查**　根据《职业健康监护技术规范》（GBZ 188—2014），对接触氨的劳动者进行上岗前职业健康检查。职业禁忌证：慢性阻塞性肺疾病、支气管哮喘、慢性间质性肺病。凡有职业禁忌证者，禁止从事相关的工作。

检查内容：①症状询问：重点询问呼吸系统疾病史及症状。②体格检查：内科常规检查，重点检查呼吸系统。③实验室和其他检查必检项目：血常规、尿常规、心电图、血清ALT、胸部X线摄片、肺功能；选检项目：肺弥散功能。

（二）二级预防

1. **职业病危害因素的识别与检测**　工作场所空气中氨浓度依据《工作场所空气中有害物质监测的采样规范》（GBZ 159—2004）和《工作场所空气有毒物质测定 无机含氮化合物》（GBZ/T 160.29—2004）中第4部分氨的纳氏试剂分光光度法，是我国工作场所氨测定的现行标准。该标准针对样品的采集、样品处理、标准曲线的制作等细节均进行规定，确保对工作场所的监管精准和科学。空气中氨用大型气泡吸收管采集，在碱性溶液中，氨与纳氏试剂反应生成黄色。定点采样时选择氨浓度最高、劳动者接触时间最长的工作地点。在采样点，串联两只各装有5.0mL吸收液的大型气泡吸收管，以0.5L/min流量采集15min空气样品。采样后，立即封闭吸收管进出气口，置清洁的容器内运输和保存。样品尽量在当天测定。样品在420nm波长下测量吸光度，进行定量测定。《工作场所有害因素职业接触限

值 第1部分：化学有害因素》(GBZ 2.1—2019)中规定了氨的职业接触限值，氨的PC-TWA为20mg/m³，PC-STEL为30mg/m³。若氨的检测浓度超过30mg/m³时应当立即停止生产，停止工人继续接触超限值氨，对工作环境氨超标的原因进行排查及整改，对责任主体进行追责，切实保障工人的健康权益。

2. **职业健康检查**　根据《职业健康监护技术规范》(GBZ 188—2014)，接触氨的劳动者进行在岗、应急健康检查、离岗时职业健康检查。早期发现职业禁忌证和职业病患者。

(1)在岗期间职业健康检查：目标疾病是职业性刺激性化学物致慢性阻塞性疾病；职业禁忌证是支气管哮喘、慢性间质性肺病。检查内容同上岗前。健康检查周期为1年。

(2)应急健康检查：目标疾病是职业性急性氨气中毒、职业性化学性眼灼伤、职业性化学性皮肤灼伤。

检查内容：①症状询问：重点询问短期内吸入高浓度氨气的职业接触史及眼部刺激症状、呼吸系统症状，如羞明、流泪、胸闷、气短、气急、咳嗽、咳痰、咯血、胸痛、喘息等。②体格检查：内科常规检查重点检查呼吸系统；眼科常规检查重点检查结膜、角膜病变，必要时裂隙灯检查；鼻及咽部常规检查，必要时咽喉镜检查；皮肤科常规检查。③实验室和其他检查必检项目：血常规、尿常规、心电图、胸部X线摄片、血氧饱和度；选检项目：血气分析。

(3)离岗时职业健康检查：目标疾病是职业性刺激性化学物致慢性阻塞性疾病；检查内容同上岗前。

3. **职业病的诊断与鉴定**　诊断原则：诊断及分级标准依据GBZ 14—2015。根据短时间内吸入高浓度氨气的职业史，以呼吸系统损害为主的临床表现和胸部X线影像，结合血气分析检查及现场劳动卫生学调查结果，综合分析，排除其他病因所致类似疾病，方可诊断。

眼或皮肤灼伤：轻度、中度、重度急性中毒均可伴有眼或皮肤灼伤，其诊断分级参照GBZ 54—2002或GBZ 51—2002。接触反应：根据短时间吸入氨气的职业史，出现眼和上呼吸道刺激症状，如呛咳、流泪、流涕、咽干等，肺部无阳性体征，胸部X线检查无异常发现，48h内症状明显减轻或消失。诊断及分级标准依据、处理原则可参照GBZ 14—2015。

4. **应急救援处置**　企业应建立氨气中毒的应急预案。应急救援处置参见砷化氢。一旦发生事故，应急处置人员必须使用供气式空气呼吸器和A级防护服，工作场所注意通风。现场处理措施：迅速将中毒患者移离现场至空气新鲜处，脱去被污染的衣服和鞋袜，静卧休息，保持安静及保暖。中毒患者尽快送至医院治疗和医学观察。

(三)三级预防

一般情况下，轻度、中度中毒治愈后，可恢复原工作。重度中毒治愈后，原则上应调离氨气作业。急性中毒后如有后遗症，结合实际情况，需妥善处理。治疗原则：防治肺水肿和肺部感染是治疗关键，同时积极处理眼灼伤，防止失明。治疗中强调“早”字，及早吸氧、及早雾化吸入中和剂、早期应用糖皮质激素、早期使用抗生素预防感染。

1. **保持呼吸道通畅**　及时清除气道堵塞物，气道阻塞时应及时给予气管切开；可给予支气管解痉剂、去泡沫剂(如10%二甲基硅油)、雾化吸入疗法；如有呼吸抑制，可给予呼吸中枢兴奋剂等。

2. **早期防治肺水肿**　早期、足量、短程应用糖皮质激素，莨菪碱类药物等，同时严格控制液体输入量，维持水、电解质及酸碱平衡。

3. **合理氧疗**　采用鼻导管低流量吸氧法，或面罩给氧。

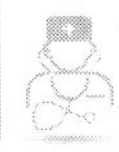

4. **积极预防控制感染**　及时、足量、合理应用抗生素，防治继发症。

5. **发生 ARDS 时**　参照 GBZ 73—2009 进行。

6. **眼、皮肤灼伤治疗**　参照 GBZ 54—2002 或 GBZ 51—2002。皮肤灼伤应迅速用 3% 硼酸液或清水冲洗，特别应注意腋窝、会阴等潮湿部位。眼灼伤时应及时彻底用 3% 硼酸液冲洗，12h 内每 15~30min 冲洗一次，每天剥离结膜囊，防止睑球粘连。

7. **误服者忌洗胃**　不能催吐，不能服用活性炭。如意识清醒，应口服牛奶或水，及时清理和隔离呕吐物。

轻度中毒治愈后可回原岗位工作。中度、重度中毒视疾病恢复情况，一般应调离接触刺激性气体的作业岗位。需劳动能力鉴定者，可参照《劳动能力鉴定职工工伤与职业病致残等级》(GB/T 16180—2014)处理。

（杨巧云　封琳敏）

第七节　氟化氢中毒的三级预防

氟化氢(hydrogen fluoride)，分子式 HF。为无色有刺鼻恶臭和强烈刺激味的气体。相对分子质量为 20.01，密度 0.99g/L，沸点 19.5℃，极易溶于水而形成氢氟酸。无水氢氟酸及 40% 氢氟酸可发生烟雾，两者均具有强腐蚀性。

氟化氢的接触机会较为广泛，包括无水氟化氢生产，各种无机、有机氟化物的生产以及金属冶炼、玻璃蚀刻、电子工业等。2002 年 9 月，某化工厂中试车间生产对三氟氧基苯胺，两位工人在向反应釜中加入氟化氢时，发生故障，在未采取任何保护措施的情况下，操作失误导致氟化氢导管脱离，釜内残存的氟化氢流出，液化氟化氢迅速汽化，喷溅在工人身上。二人立即逃离现场、脱去外衣，采用 10% 碳酸氢钠溶液冲洗；随即出现声音嘶哑、干咳，皮肤水疱，呼吸急促，神志模糊。查体后发现化学性肺炎、肺水肿，急性呼吸窘迫综合征，呼吸循环衰竭，二人均抢救无效，于当日死亡。由此可见，氟化氢中毒的三级预防对生产安全及保障作业人员健康的重要性。

一、氟化氢中毒概述

(一) 氟化氢中毒定义

氟化氢中毒指在职业劳动中，短时间接触高浓度氟化氢引起的，以呼吸系统损伤为主的全身性疾病。

(二) 氟化氢中毒主要接触作业

氟化氢常见的主要接触作业，见表 6-7。

(三) 氟化氢中毒发病机制

氢氟酸对水的亲和力强，有强烈腐蚀性，渗透作用强，易对眼和上呼吸道黏膜及皮肤产生刺激和腐蚀作用。吸入高浓度的氟化氢可引起支气管炎和肺炎，甚至产生反射性窒息；氟化氢吸收后可产生全身的毒作用，还可导致氟骨症。氟化氢 50mg/m^3 浓度下，可感到皮肤刺痛、黏膜刺激；100mg/m³ 浓度下，能耐受 1min 左右；400~430mg/m³ 浓度下，可引起急性中毒致死。氟化氢直接作用于呼吸道细胞的蛋白质，有脱水及溶解作用，引起组织变性、液化、坏死并可向纵深发展产生血性溃疡和肺水肿，能抑制琥珀酸脱氢酶而影响细胞呼吸。

表 6-7　氟化氢的主要接触作业

类型	典型的主要接触作业
工业生产	如，无水氟化氢的生产
作为反应物或基础原料	如，制造"氟利昂"、有机氟塑料、杀虫剂，电解法制氟等；
催化剂	如，乙醇、乙醛、乙醚的溶剂（液态氟化氢），聚合、烃化等反应的催化剂等
金属的冶炼、提炼	如，铍、铀等
其他	蚀刻玻璃及陶器的腐蚀剂以及电子工业、原子工业等硅洗涤剂

（四）氟化氢中毒临床表现

吸入较高浓度氟化氢气体或蒸气迅速出现眼、呼吸道黏膜的刺激症状，重者可发生支气管炎、肺炎和肺水肿等，有的也可引起喉头水肿致窒息。眼睛及皮肤接触者可出现灼伤。长期低浓度接触可引起鼻出血、嗅觉丧失，甚至鼻中隔穿孔以及牙齿及骨骼的损害。

二、氟化氢中毒的三级预防

（一）一级预防

1. **相关法律、法规及标准制定和完善**　已制定有《工作场所空气有毒物质测定 氟化物》（GBZ/T160.36—2004）以及《工作场所有害因素职业接触限值 第 1 部分：化学有害因素》（GBZ 2.1—2019）中规定了氟化氢的职业接触限值。《职业健康监护技术规范》（GBZ 188—2014）对相关作业人员进行上岗前职业健康检查。

2. **生产工艺和生产设备改进和革新**　注意操作工艺的密闭性和自动化，加强设备维护，漏出来的气体要用排风机排送至水洗塔或与水洗塔相连的通风橱内。废气可用水吸收或用碱液中和。泄漏出来的液体氟化氢可用苏打水搅匀后用水冲洗，经稀释的液体可以放入废水系统。漏气容器不能再用，且要经过技术处理以清除可能剩下的气体。

3. **个体防护措施**　处理泄漏物必须戴好防毒面具、防护眼镜、手套和全身防护服，设置喷淋装置。

4. **职业卫生管理**　依据《工作场所职业病危害警示标识》（GBZ158—2003）和安监总厅《用人单位职业病危害告知与警示标识管理规范的通知》（安健〔2014〕111 号）设置"毒物有害"及"戴口罩"等警示标识和相关告知卡。

5. **职业健康教育**　在产生毒物的场所，接触者应当接受预防中毒和急救安全知识教育。对氟化氢的毒性和操作原则有清晰明确的认识，并严格按照操作规程执行。

6. **上岗前职业健康检查**　劳动者上岗前应进行体检。凡患有明显的呼吸系统慢性疾病、明显的肝或肾脏疾病的，应当禁止或脱离氟化氢相关的危险作业。

上岗期间检查内容包括①症状询问：重点询问腰背、四肢疼痛等骨骼系统病症状及食欲不振、头疼、头晕、乏力、失眠、烦躁等症状。②体格检查：内科常规检查，口腔常规检查和骨

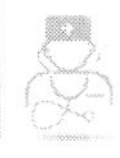

科检查。③实验室检查必检项目：血常规、尿常规、心电图、血清 ALT；选检项目：骨密度，骨盘正位 X 射线摄片，一侧桡、尺骨正位片及同侧胫骨、腓骨正、侧位片，尿氟。

（二）二级预防

1. 职业环境危害因素的识别与检测 工作场所空气中氟化氢浓度依据《工作场所空气中有害物质监测的采样规范》（GBZ 159—2004）和《工作场所空气有毒物质测定 氟化物》（GBZ/T 160.36—2004）中离子选择电极法，或者氟化氢的离子色谱法进行测定。以离子选电极法为例，空气中氟化氢和氟化物用浸渍玻璃纤维滤纸采集，洗脱后，用离子选择电极测定氟离子的含量。定点采样时选择氟化氢浓度最高、劳动者接触时间最长的工作地点，短时间采样在采样点用装好 2 张浸渍滤纸的空气采样器（大采样夹）以 5.0L/min 流量采集 15min 的空气样品；个体采样（或定点长时间采样）时，选择有代表性的采样对象（采样点）用装好 2 张浸渍滤纸的空气采样器（小采样夹），以 1.0L/min 流量采集 2~8h 空气样品。采样后，将接尘面朝里对折 2 次，置清洁的容器内运输和保存。在室温下，样品至少可稳定 7d。

《工作场所有害因素职业接触限值 第 1 部分：化学有害因素》（GBZ 2.1—2019）中规定了氟化氢的职业接触限值，氟化氢的 MAC 为 2mg/m^3。超过 MAC 立即停止作业。

2. 职业健康检查 在岗期间 1 年体检 1 次。体检时注意骨密度等是否异常。诊断原则：根据短期内吸入较大量氟化氢后迅速发病，结合临床症状、体征、胸部 X 线表现，参考现场劳动卫生学调查结果，综合分析，排除其他原因引起的呼吸系统疾病，方可诊断。

在岗期间职业病为工业性氟病，检查内容包括①症状询问：重点询问腰背、四肢疼痛等骨骼系统病症状及食欲不振、头疼、头晕、乏力、失眠、烦躁等症状。②体格检查。③实验室检查必检项目：血常规，骨盘正位 X 射线摄片，一侧桡、尺骨正位片及同侧胫骨、腓骨正、侧位片，尿氟；选检项目：胸部正位 X 射线摄片、腰椎正位 X 射线摄片、骨密度。离岗时候检查同上岗前。

3. 职业病的诊断与鉴定 诊断和处理可依据《职业性氟及其无机化合物中毒的诊断》（GBZ 5—2016），急性中毒根据短期内接触较高浓度氟及其无机化合物的职业史，以呼吸系统急性损害及症状性低钙血症为主的临床表现，结合实验室血（尿）氟及血钙等检查结果，参考作业现场职业卫生资料，排除其他原因所致类似疾病后，综合分析，方可诊断。

慢性中毒根据 5 年及以上密切接触氟及其无机化合物的职业史，以骨骼系统损害为主的临床表现，结合实验室血（尿）氟检查结果，参考作业现场职业卫生资料，排除其他原因所致类似疾病后，综合分析，方可诊断。

（三）三级预防

急性中毒参照酸性刺激性气体中毒处理，并积极治疗低钙血症。吸入中毒：迅速脱离现场至空气新鲜处，保持呼吸道通畅。给予 2%~4% 碳酸氢钠溶液雾化吸入。呼吸停止时，立即进行人工呼吸。皮肤接触：脱去污染的衣着，立即用水冲洗至少 15min，或用 2% 碳酸氢钠溶液冲洗。眼睛接触：立即提起眼睑，用流动清水冲洗 10min 或用 2% 碳酸氢钠溶液冲洗。

一般情况下，轻度、中度中毒治愈后，可恢复原工作。重度中毒治愈后，原则上应调离作业岗位。急性中毒后如有后遗症，结合实际情况，需妥善处理。慢性中毒者，应加强营养，适当补充维生素 D、钙等制剂，并给予对症治疗。如有后遗症者，可按照《职业性急性化学物中毒后遗症诊断标准》(GBZ/T 228—2010)执行。如需劳动能力鉴定者,按《劳动能力鉴定职工工伤与职业病致残等级》(GB/T 16180—2014)处理。

(杨巧云　任　婕)

第八节　氮氧化合物中毒的三级预防

氮氧化物(nitrogen oxide),俗称硝烟,主要有氧化亚氮(N_2O)俗称笑气、一氧化氮(NO)、二氧化氮(NO_2)、三氧化二氮(N_2O_3)、四氧化二氮(N_2O_4)、五氧化二氮(N_2O_5)等。除 NO_2 外,其他氮氧化物均不稳定,遇光和热变成 NO_2。作业环境中接触到的是几种氮氧化物气体的混合物,主要是 NO_2 和 NO,其中以 NO_2 为主。NO_2 是高毒性、刺激性的棕红色气体,相对分子质量为 46.01,沸点 21.2℃,溶于碱、二硫化碳和氯仿,较难溶于水,性质较稳定。

氮氧化物的职业接触广泛,是引起职业中毒的常见刺激性气体之一。2013 年报道了 1 例职业性急性氮氧化物中毒案例,某铝厂工人在无任何防护措施情况下维修车间内管道。发现室内有淡黄色刺激性烟雾,仍继续工作。后出现胸闷、咳嗽、头痛、头晕、乏力,伴眼部不适,误认为中暑,未离开岗位。休息后上述症状稍缓解,但次日咳嗽、胸闷加重,伴头晕、乏力。经 CT 检查,双肺弥散性片状或云絮状高密度渗出影,边界模糊不清。该患者被诊断为职业性急性中度氮氧化物中毒。调查发现,某工厂采用传统的三酸(磷酸、硫酸和硝酸)抛光法,其中硝酸在使用过程中产生大量的氮氧化物。

一、氮氧化合物中毒概述

(一) 氮氧化合物中毒定义

氮氧化物中毒以急性为主,指在职业活动中,短时间接触高浓度氮氧化物,引起的以呼吸系统损伤为主的全身性疾病。慢性氮氧化物中毒指长时间接触低浓度氮氧化物,可能引起神经衰弱综合征和慢性上呼吸道或支气管炎。

(二) 氮氧化合物主要接触作业

氮氧化物的主要接触作业见表 6-8。

表 6-8　氮氧化物的主要接触作业

类型	典型的主要接触作业
化工生产	如,制造硝酸、用硝酸浸洗金属时可释放大量硝烟;制造硝基化合物如硝基炸药、硝化纤维、苦味酸等可产生氮氧化物;苯氨染料的重氮化过程接触浓硝酸
燃料和爆破	如,卫星发射、火箭推进、汽车、内燃机排放尾气中及矿井、隧道用硝铵炸药爆炸时均含有或产生氮氧化物等
焊接行业	如,电焊、气焊、气割及电弧
农业	特指谷仓气体,即存放谷仓中的青饲料或谷物,其中含有硝酸钾,在通风不良、缺氧条件下发酵,生成亚硝酸钾,与植物中的有机酸作用成为亚硝酸,当仓内发酵温度升高时,亚硝酸分解成氮氧化物和水

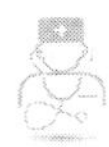

(三) 氮氧化合物中毒发病机制

氮氧化物的毒作用主要取决于作业环境中 NO 和 NO_2 的存在。NO 本身不是刺激性气体,但极易氧化为 NO_2。当 NO 大量存在时可产生高铁血红蛋白症及中枢神经系统损害。NO_2 生物活性大,毒性为 NO 的 4~5 倍,主要损害肺部终末细支气管和肺泡上皮,急性毒性主要引起肺水肿。空气中 NO_2 浓度为 51.3~153.8mg/m^3 时可引起急性支气管炎或支气管肺炎;307.50~410.00mg/m^3 时可引起阻塞性毛细支气管炎;560.0~940.0mg/m^3 时可引起中毒性肺水肿和窒息; ≥1 460mg/m^3,可很快引起死亡。氮氧化物较难溶于水,对眼、上呼吸道黏膜刺激作用较小,主要进入呼吸道深部,逐渐与细支气管及肺泡上皮的水起作用,生成硝酸和亚硝酸对肺组织产生刺激和腐蚀作用,使肺泡及毛细血管通透性增加,导致肺水肿。硝酸盐可引起血管扩张,血压下降;亚硝酸盐能使血红蛋白氧化为高铁血红蛋白,引起组织缺氧。

(四) 氮氧化合物中毒临床表现

短时间内少量吸入氮氧化物可出现一过性胸闷、咳嗽等刺激反应,肺部无阳性体征,胸部 X 线无异常。短时间大量吸入至 72h 潜伏期后,出现胸闷、咳嗽、咳痰等,伴有轻度头晕、头痛、无力、心悸、恶心、发热等症状。进一步可出现呼吸困难、咳嗽加剧,咳痰或咯血,轻度发绀。严重者出现肺水肿,呼吸窘迫,咳大量白色或粉红色泡沫样痰,明显发绀。有的出现昏迷、窒息以及急性呼吸窘迫症合征。

部分接触者还会出现迟发性阻塞性毛细支气管炎,即在肺水肿基本恢复后 2 周左右,少数病例突然发生咳嗽、胸闷及进行性呼吸窘迫等症状,有明显发绀,两肺可闻干啰音或细湿啰音。胸部 X 线可见两肺满布粟粒状阴影。

二、氮氧化合物的三级预防

(一) 一级预防

1. **相关法律、法规及标准制定和完善**　国家针对氮氧化物已经制定《工作场所空气中有害物质监测的采样规范》(GBZ 159—2004)、《工作场所空气有毒物质测定 无机含氮化合物》(GBZ/T 160.29—2004)的采样内容。《工作场所有害因素职业接触限值 第 1 部分:化学有害因素》(GBZ 2.1—2019)制定了氮氧化物的接触限值标准。《职业健康监护技术规范》(GBZ 188—2014)对相关作业人员进行上岗前职业健康检查。

2. **个体防护措施**　加强安全生产和个人防护知识教育,根据需要佩戴送风式防毒面具。

3. **职业卫生管理**　严防泄漏事故发生,定期检修设备,防止"跑、冒、滴、漏"现象发生,严格遵守安全操作规程。依据《工作场所职业病危害警示标识》(GBZ158—2003)和安监总厅《用人单位职业病危害告知与警示标识管理规范的通知》(安健〔2014〕111 号)设置警示标识和相关告知卡。

4. **职业健康教育**　劳动者上岗前,应进行体检,患有明显的呼吸系统疾病,如慢性支气管炎、肺气肿、支气管炎、哮喘、支气管扩张、肺心病及明显的心血管系统疾病等,不宜从事接触氮氧化物作业。

5. **上岗前的职业健康检查**　参照《职业健康监护技术规范》(GBZ 188—2014)的相关项目进行上岗前体检。目标疾病:慢性阻塞性肺疾病;支气管哮喘;慢性间质性肺病。检查内容①症状询问：重点询问呼吸系统疾病史及相关症状。②体格检查：内科常规检查。③实验室和其他检查必检项目：血常规、尿常规、心电图、血清 ALT、肺功能、胸部 X 线摄片；选检项目：肺弥散功能。

（二）二级预防

1. 职业病危害因素的识别与检测　工作场所空气中氮氧化物浓度依据《工作场所空气中有害物质监测的采样规范》（GBZ 159—2004）和《工作场所空气有毒物质测定 无机含氮化合物》（GBZ/T 160.29—2004）中第 3 部分一氧化氮和二氧化氮的盐酸萘乙二胺分光光度法，进行测定。空气中的一氧化氮通过三氧化铬氧化管，氧化成二氧化氮；二氧化氮吸收于水中生成亚硝酸，再与对氨基苯磺酸起重氮化反应，与盐酸萘乙二胺偶合成玫瑰红色。定点采样时选择氮氧化物浓度最高、劳动者接触时间最长的工作地点。在采样点，用装有 5.0mL 吸收液的多孔玻板吸收管，进气口接氧化管，以 0.5L/min 流量采集空气样品，直到吸收液呈现淡红色为止。采样后，立即封闭吸收管进出气口，置于清洁的容器内运输和保存。样品尽量在当天测定，样品在 540nm 波长下测量吸光度，进行定量测定。《工作场所有害因素职业接触限值 第 1 部分：化学有害因素》（GBZ 2.1—2019）中规定了氮氧化物的职业接触限值，PC-TWA 为 $5mg/m^3$，PC-STEL 为 $10mg/m^3$。若氮氧化物的检测浓度超过 $10mg/m^3$ 时应当立即停止生产，停止工人继续接触超限值氮氧化物，对工作环境超标的原因进行排查及整改，对责任主体进行追责，切实保障工人的健康权益。

2. 职业健康检查　在岗期间一年体检一次，检查期间发现患有明显的呼吸系统疾病，如慢性支气管炎、肺气肿、支气管炎、哮喘、支气管扩张、肺心病及明显的心血管系统疾病等，应禁止或脱离氮氧化物危害作业。

目标疾病：职业病，职业性刺激性化学物致慢性阻塞性肺疾病；职业禁忌证：支气管哮喘、慢性间质性肺病。检查内容同上岗前。

3. 职业病的诊断与鉴定　诊断主要依据是《职业性急性氮氧化物中毒诊断标准》（GBZ 15—2002）。根据短期内吸入较大量的氮氧化物的职业史，呼吸系统损害的临床表现和胸部 X 线征象，结合血气分析及现场劳动卫生学调查资料，综合分析，并排除其他原因所致的类似疾病，方可诊断。

（1）轻度中毒：出现胸闷、咳嗽、咳痰等，可伴有轻度头晕、头痛、无力、心悸、恶心等症状。胸部有散在的干啰音。胸部 X 线表现肺纹理增强或肺纹理边缘模糊。血气分析结果显示动脉血氧分压降低，低于预计值 1.33~2.67kPa（10~20mmHg）。符合急性气管 - 支气管炎或支气管周围炎。

（2）中度中毒：除上述症状外，可有呼吸困难、胸部紧迫感，咳嗽加剧，咳痰或咳血丝痰，轻度发绀。两肺可闻干啰音或散在湿啰音。胸部 X 线可见肺野透亮度减低，肺纹理增多、紊乱、模糊呈网状阴影或斑片状阴影，边缘模糊。符合支气管炎。血气分析常呈轻度至中度低氧血症：在吸入低浓度氧气（低于 50%）时才能维持动脉血气分压大于 8kPa（60mmHg）。

（3）重度中度：具有下列临床表现之一者，①明显的呼吸困难，剧烈咳嗽，咳大量白色或粉红色泡沫痰，明显发绀，两肺满布湿性啰音。胸部 X 线征象：两肺野有大小不等、边缘模糊的斑片状或云絮状阴影，有的可融合成大片状阴影，符合肺泡性肺水肿。血气分析常呈重度低氧血症。②急性呼吸窘迫综合征。③并发较重程度的气胸或纵隔气肿。④窒息。

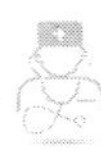

需要特别注意氮氧化物所致的迟发型阻塞性毛细支气管炎与粟粒性肺结核、硅沉着病、含铁血黄素沉着病等的鉴别。诊断及分级标准依据、处理原则可参照 GBZ 15—2002。改进工艺和生产环境。

（三）三级预防

一般情况下，轻度、中度中毒治愈后，可恢复原工作。重度中毒治愈后，原则上应调离作业岗位。急性中毒后，主要表现是中毒性肺水肿，但治愈后大多无后遗症。氮氧化物气体中毒的治疗重点是防治肺水肿和迟发性阻塞性毛细支气管炎。

1. 注意病情变化，对密切接触氮氧化物者应视察 24~72h，观察期内应严格限制活动，卧床休息，保持安静，并给予对症治疗。

2. 积极防治肺水肿和迟发性阻塞性毛细支气管炎：保持呼吸道通畅，可给予雾化吸入、支气管解痉剂、去泡沫剂（如二甲基硅油），必要时给予气管切开。

3. 早期、足量、短程应用糖皮质激素，为防止迟发性阻塞性毛细支气管炎发生可酌情延长糖皮质激素的使用时间；限制液体输入量和输液速度等。

4. 合理氧疗。

5. 预防控制感染，防治并发症，注意维持水、电解质、酸碱平衡。

急性轻度、中度中毒，治愈后可恢复原工作；重度中毒患者视疾病恢复情况，应调离刺激性气体作业。如需劳动能力鉴定，按《劳动能力鉴定职工工伤与职业病致残等级》（GB/T 16180—2014）处理。

（杨巧云 任 婕）

第九节 刺激性气体中毒预防典型案例

一、案例一

（一）案例基本情况

2013 年 10 月 22 日，天津市某公司清洗剂车间操作工突然闻到强烈刺激性气味，气味很快弥漫整个车间，所有人员从生产场所撤离至室外。同时与清洗剂车间相邻的良好作业规范（GMP）车间内也出现了同样的气味，但该车间当时没有员工在内。随后该公司对清洗剂车间进行了通风处理，并对现场进行了检查。初步调查认为泄漏的刺激性气体为氯气。2013 年 10 月 23 日清洗剂车间空气检测结果显示：清洗剂车间碱产品灌装线拧盖工位（此检测位点为员工可接触到氯气的最近位点）的氯气浓度为 18.8mg/m^3，超过国家标准规定的职业接触限值（1mg/m^3）。事故发生时，两车间共有作业工人 10 人，均出现流泪、咽痛等症状，事发后撤离现场，在通风处休息，约 30min 后症状消失。氯气泄漏事故发生约一周后经检查，10 人均无不适主诉，查体未见阳性体征，血压、心率均在正常范围内。血常规、免疫全项、心脏彩超检查均未见异常。其中 3 人胸部 X 线显示双肺纹理增粗，其余未见异常。实验室检查发现 9 人出现心电图异常或心肌酶升高。

（二）案例分析

上述案例一为碱产品灌装线的“跑、冒、滴、漏”导致的氯气泄漏及相关工位作业者的氯气中毒。

（三）三级预防策略

1. **一级预防策略**　在氯气接触的工作场所或生产环节，加强安全教育，严格遵守安全操作规程，防止设备“跑、冒、滴、漏”，保持管道负压；易“跑、冒”氯气的岗位可设氨水储槽和喷雾器用于中和氯气；加强局部通风和密闭操作；生产过程实现自动化；液氯装置安装逆止阀，防止突然断电发生的倒逆排放；液氯钢瓶的充装、运输和储存需严格按照操作规程；加强个人防护，进入含氯场所时佩戴滤毒罐式或供气式防毒面具；含氯废气需经石灰净化处理再排放；定期对作业现场进行监测，比如案例一中生产线，应当加强氯气的在线监测。

2. **二级预防策略**　对氯接触者进行定期体检（在岗期间，1 年体检 1 次），发现禁忌证（如呼吸系统慢性疾病、明显的心血管疾病等）必须马上调离氯气相关作业。检查内容：①症状询问：重点询问短时间内吸入大量氯气的职业接触史及羞明、流泪、胸闷、气短、气急、咳痰、胸痛、喘息等。②体格检查：内科常规检查重点检查呼吸系统；眼科常规检查重点检查结膜、角膜病变，必要时裂隙灯检查；鼻及咽部常规检查，必要时咽喉镜检查；皮肤科常规检查。③实验室和其他检查：必检项目包括血常规、尿常规、心电图、胸部 X 线摄片、血氧饱和度；选检项目包括血气分析。

3. **三级预防策略**　治疗主要是注意合理氧疗；早期、足量、短程使用激素，防治肺水肿。中度、重度者应积极防治肺部感染，合理使用抗生素。氯气中毒者给予高热量、高蛋白、多维生素、易消化的饮食，提高中毒者的抵抗力。中毒患者治愈后，可恢复原工作。

二、案例二

（一）案例基本情况

2012 年 3 月 28 日，湘潭市某公司电镀车间一名运输工人值班时，运输一批铜质机电产品至酸洗池旁，因赶工作进度，该名工人代替酸洗工将铜件进行酸洗。酸洗过程中因挂工件的铜丝断裂，致使两块单件掉入硝酸池中。患者当时未佩戴防护用品就对铜件进行打捞，通风设备也没有开启，持续时间约 5~6min 后感胸闷、咳嗽，自行离开车间且未就医。两日后感呼吸困难、咳嗽、痰中带血，到医院就诊。检查显示：血压 160/100mmHg，口唇无发绀，咽部无充血，双肺呼吸音稍粗，未闻及干、湿性啰音，心率 80 次 /min，律齐，未闻及病理性杂音。血气分析 PCO_2 31mm Hg，PO_2 85mmHg；血液沉降 21mm/h；血常规检查示白细胞 11.16×10^9/L，中性粒细胞 70.4%；尿常规检查示潜血（++）；肺功能检查示轻度限制性及阻塞性通气功能障碍；心电图正常；双肾 MRI 检查示左肾囊肿；胸部 X 线检查示双肺野大量密度均匀、大小一致的结节状密度增高影；胸部 CT 检查示吸入性肺炎。诊断为“吸入性肺炎、高血压病 3 级（极高危组）、镜下血尿、左肾囊肿”。予吸氧、抗感染、促进肺泡修复等支持对症治疗，于 4 月 15 日好转出院。4 月 27 日，患者突感胸闷、气促、咳嗽、痰中带血，被送入省职业病防治院治疗。检查发现：双肺呼吸音粗，左下肺可闻及少量细湿啰音，心率 86 次 /min。两肺大量散在小片状模糊阴影，肺功能检查示中度限制性肺通气功能障碍；白细胞 13.2×10^9/L，中性粒细胞 84.4%。诊断为“急性氮氧化物中毒、化学性肺炎、迟发性阻塞性毛细支气管炎、高血压病3级(极高危组)”。予短程肾上腺皮质激素、抗感染、抗氧自由基等支持对症治疗,一周后复查,肺功能检查示轻度限制性肺通气功能障碍。继续抗感染等治疗后,6月17日患者出院,复查显示肺功能正常,肺部CT示病灶明显好转。

(二) 案例分析

出现案例中的事故,原因是多方面的,首先是作业人员操作不规范。患者在酸洗工人不在场时,代替酸洗工进行操作,属于违反操作规程;缺乏安全防护意识。在操作过程中未佩戴个人防护用品,未开启通风排毒设备;出现接触后的不良反应仍未及时就诊。

(三) 三级预防策略

1. **一级预防策略** 用人单位应加强对劳动者的岗前教育和在岗期间的定期培训,制定严格的操作规程,正确使用防护设备及个人防护用品,增强其防护意识和能力;普及职业危害防护知识及自救知识,综合医院应定期组织临床医生进行常见急性职业中毒患者的诊断与治疗培训,加强对急性中毒患者的应急处置能力。加强工艺的自动化,以及机械性强制通风;完善职业卫生管理制度,避免案例中由于岗位临时替代、操作不规范导致职业性中毒。

2. **二级预防策略** 诊断主要依据是《职业性急性氮氧化物中毒诊断标准》(GBZ 15—2002)。现场处理包括迅速、安全脱离中毒现场,保暖、静卧休息,避免活动,立即吸氧。避免案例中出现的中毒后自行离开,未经诊断和治疗。

3. **三级预防策略** 急性氮氧化物的治疗原则是早期、足量、短程使用糖皮质激素,初次接诊过程中未使用糖皮质激素可能导致加速病情的发展。需要注意,吸入氮氧化物当时可无明显症状或仅有头晕、眼及上呼吸道刺激症状,常经6~7h潜伏期,甚至2周后出现迟发性的症状。如案例中的患者,在症状缓解2周后出现胸闷、气促、咳嗽、痰中带血,肺部闻及细湿啰音等迟发性阻塞性毛细支气管炎表现。

(杨巧云 任 婕)

参考文献

[1] 高松. 化学大辞典 [M]. 北京: 科学出版社, 2017.
[2] 邬堂春. 职业卫生与职业医学 [M]. 北京: 人民卫生出版社, 2017.
[3] 刘咏梅. 职业性急性砷化氢中毒13例临床分析 [J]. 中国实用乡村医生杂志, 2018, 25 (7): 48-50.
[4] 岳茂兴, 夏锡仪, 李瑛, 等. 突发群体性氯气中毒1539例临床救治 [J]. 中华卫生应急电子杂志, 2018, 4 (3): 145-151.
[5] 宋成珍. 职业性氨气中毒动态随诊1例 [C]. 山东病理生理学会危重病医学专业委员会第九届学术大会暨山东省医师协会急救医学医师分会第四届学术大会论文集. 2013: 159-159.
[6] 刘双莲, 王秀华, 尚晓颖, 等. 一起急性氟化氢中毒事故的调查 [J]. 预防医学文献信息, 2003, 9 (5): 590-591.
[7] 于光彩, 菅向东, 王洁茹, 等. 职业性急性氮氧化物中毒一例 [J]. 中华劳动卫生职业病杂志, 2014, 32 (1): 69-70.
[8] 刘颖, 史军. 天津市某公司氯气泄漏中毒病例分析 [J]. 环境与职业医学, 2017, 34 (5): 454-456.
[9] 朱峰, 曾金武, 张倩茜, 等. 急性氮氧化物中毒3例报道 [J]. 临床医药文献杂志, 2017, 4 (72): 14220-

14222.
[10] 周丽姝, 丁霞, 高华北. 一起急性氮氧化物中毒事故调查 [J]. 职业卫生与应急救援, 2014, 32 (4): 250-251.
[11] 高华北, 马金辉, 刘晓, 等. 1 起槽罐车残液引发的急性氯气职业中毒事件的调查 [J]. 中国职业医学, 2010, 37 (7): 78-79.
[12] 余彬, 丁帮梅, 朱晓俊, 等. 某省 2006 至 2015 年职业中毒发病分析 [J]. 中华劳动卫生职业病杂志, 2018, 36 (8): 622-625.
[13] 孙国翔, 周川, 杨小兵, 等. 1993—2016 年我国职业中毒现状分析及防治对策 [J]. 中国安全生产科学技术, 2018, 14 (10): 187-192.

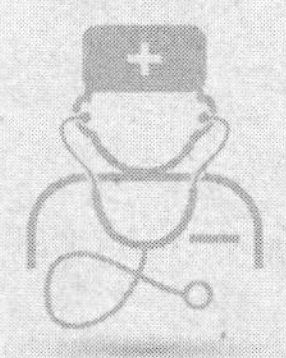

第七章　窒息性气体中毒的三级预防

窒息性气体(asphyxiating gas)由于能够阻碍氧的供给、摄取、运输和利用,进而导致组织细胞缺氧窒息对劳动者造成伤害。窒息性气体遍布不同行业与领域,而且一旦发现,极易造成人群的重大伤害事故,故其预防与治疗较为困难。根据窒息性气体的性质不同可将其分为化学窒息性气体和单纯窒息性气体两大类,而化学窒息性气体又可分为血液窒息性气体和细胞窒息性气体。2004—2015 年期刊发表的关于我国硫化氢、一氧化碳、氰化氢三种化学窒息性气体急性中毒事件的相关文献中,硫化氢中毒事故发生 33 起、一氧化碳中毒事故 35 起、氰化氢中毒事故 5 起。33 起硫化氢中毒事故主要发生在渔业(14 起)、造纸业(8 起)、制药业(6 起)等;35 起一氧化碳中毒事故主要发生在钢铁制造业(12 起)和能源工业(9 起)等;5 起氰化氢中毒事故多发生在电镀行业、印染行业等。其中因盲目施救导致中毒的病死率为 31.6%;劳动者违规作业的占 47.9%。由于窒息性气体的高致死性,在窒息性气体的三级预防过程中,尤其要重视以工艺革新、提高个人防护、职业卫生管理与健康教育等一级预防措施,其次在发生窒息性气体职业接触或者暴露后,尽早采取利用新技术、新方法进行早诊断和早治疗的二级预防措施,尽量避免采取最终的以职业性窒息性气体中毒院内治疗为主的三级预防措施。

第一节　窒息性气体中毒概述

一、概述

(一) 窒息性气体中毒定义

窒息性气体是以气态吸入而引起组织窒息的一类有害气体,指被机体吸入后,可使氧的供给、摄取、运输和利用发生障碍,使全身组织细胞得不到或不能利用氧,而导致组织细胞缺氧窒息的有害气体的总称。由于吸入窒息性气体而导致的中毒称为窒息性气体中毒。

(二) 窒息性气体主要接触作业

在生产环境中,一氧化碳常在含碳物质氧化不全以及以一氧化碳为原料的作业和环境中遇到；硫化氢多见于含硫矿物或硫化物的还原及动植物蛋白质腐败等有关的环境中；氰化氢主要来源于氰化物，包括无机氰酸盐类和有机氰类化合物，在化学反应过程中，尤其在高温或与酸性物质作用时，能释放出氰化氢气体；甲烷见于腐殖化环境和矿井；二氧化碳广泛应用于工业生产中。窒息性气体主要接触作业见表 7-1。

表 7-1　窒息性气体主要接触作业

序号	接触物质	接触作业
1	一氧化碳	炼焦、金属冶炼、窑炉、光气和合成氨制造、煤气发生炉，以及家庭生活用煤的不完全燃烧、煤气灶漏气等
2	硫化氢	石油提炼、化纤纺丝、皮革脱毛、合成橡胶及硫化染料等生产；皮革、造纸工业；制糖、酿酒、酱菜等食品加工；污物、垃圾清理和下水道疏通等作业
3	氰化氢	电镀、采矿、冶金和染料工业等；农业如熏蒸灭虫剂、灭鼠剂等；在军事上曾用作战争毒剂
4	甲烷	甲烷见于腐殖化环境和矿井，在化学工业生产过程中常被用作制造三氯甲烷等多种有机化合物的原料；在日常生活中，天然气、煤气、油田气和沼气中也存在大量的甲烷
5	二氧化碳	广泛应用于工业生产中，可用作生产纯碱、化肥、无机盐及甲醇的原料，食品添加剂和防腐剂，也可用于制造灭火剂；在酒池、地窖、矿井尾部和深井中含有大量的二氧化碳

（三）窒息性气体中毒分类

窒息性气体不仅生产环境中常见，也是家庭生活中常见毒物之一，按其性质可分为两类：

1. 化学性窒息性气体是指能影响血液氧的携带输送或损害组织对氧利用的气体，如一氧化碳（carbon monoxide，CO）、硫化氢（hydrogen sulfide，H_2S）、氰化氢（hydrogen cyanide，HCN）、苯胺（aniline，$C_6H_5NH_2$）等。化学窒息性气体又可以再细分为：血液窒息性气体和细胞窒息性气体。血液窒息性气体是由于此类气体可阻碍血红蛋白（Hb）与氧结合，或影响 Hb 向组织释放氧，影响血液氧的运输，从而导致机体缺氧窒息。细胞窒息性气体主要是抑制细胞内的呼吸酶，从而阻碍细胞对氧的摄取和利用，导致生物氧化不能进行，从而使机体发生细胞“内窒息”。

2. 单纯性窒息性气体是指能引起组织供氧不足发生窒息的无毒微毒气体和惰性气体。在高浓度下使空气氧分压降低，致使机体动脉血血红蛋白氧饱和度和动脉血氧分压降低，导致组织供氧不足，引起缺氧，如氮气（nitrogen，N_2）、甲烷（methane，CH_4）、二氧化碳（carbon dioxide，CO_2）等。可见不同类型的窒息性气体均在不同程度影响了机体对氧的利用过程（图 7-1），或是影响氧的输送（血液窒息性气体），或是影响氧的利用（细胞窒息性气体），或是影响氧在空气中的分压（单纯窒息性气体），进而造成机体缺氧窒息。

（四）窒息性气体中毒发病机制

不同种类窒息性气体的致病机制不同，但其主要致病环节都是引起机体组织细胞缺氧。正常情况下，空气中的氧经呼吸道吸入到达肺泡，经过血气交换进入血液，与红细胞中的 Hb 结合形成氧合血红蛋白（HbO_2），再经血液循环输送至全身各组织器官，与组织中的气体交换进入细胞。在细胞内各种呼吸酶的作用下，参与糖、蛋白质、脂肪等营养物质的代谢转化，产生能量，并生成二氧化碳和水，以维持机体的生理活动。上述过程中任何一个环节被窒息性气体阻断，都会引起机体缺氧窒息。

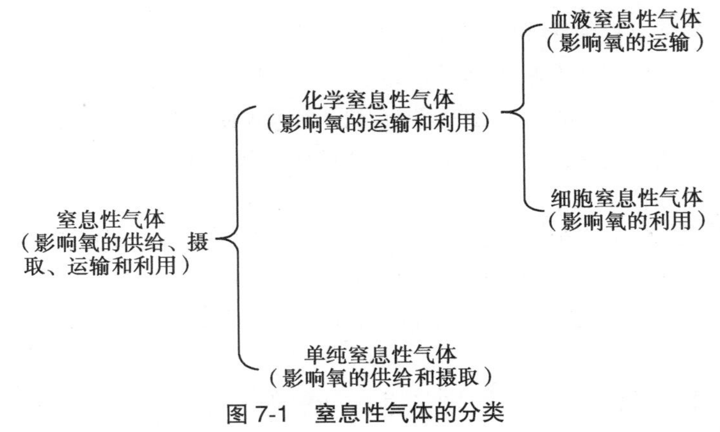

图 7-1　窒息性气体的分类

1. 脑对缺氧极为敏感，轻度缺氧即可引起智力下降、注意力不集中、定向能力障碍等；缺氧较重时出现头痛、耳鸣、恶心、呕吐、乏力、嗜睡，甚至昏迷；进一步发展可出现脑水肿。

2. 不同窒息性气体中毒的机制不同，对其治疗须按中毒机制和条件选用相应的特效解毒剂。

3. 慢性中毒尚无定论，有学者认为慢性中毒只是反复急性轻度中毒的结果。长期反复接触低浓度一氧化碳，可有明显的神经功能和循环系统影响，但缺乏客观体征，且可对一氧化碳产生耐受性；长期接触氰化氢，可出现慢性刺激症状、类神经症、自主神经功能紊乱、肌肉酸痛及甲状腺肥大等，但无特异指标，诊断尚有困难；硫化氢的慢性影响也类似。

（五）窒息性气体中毒临床表现

1. 缺氧症状　缺氧是窒息性气体的共同致病环节，是窒息性气体中毒的共同表现。但不同种类的窒息性气体，因其独特毒性的干扰或掩盖，缺氧的临床表现并非完全相同。

2. 脑水肿　主要是颅压增高的表现，但早期颅内压增高往往不明显。此外，窒息性气体会损伤呼吸道，引起中毒性肺水肿，发生急性反应性喉痉挛和反应性延髓呼吸中枢麻痹。急性一氧化碳中毒时面颊部呈樱桃红色，色泽鲜艳而无明显青紫。急性氰化物中毒表现为无发绀性缺氧及末梢性呼吸困难，缺氧性心肌损害和肺水肿。

二、窒息性气体中毒的三级预防

窒息性气体中毒的预防原则与其他职业危害的预防相同，应采取管理、卫生技术、个人防护以及卫生保健措施相结合的三级预防原则。由于窒息性气体的高致死性，应更加重视一级预防与二级预防，尽量做到防患于未然，早发现，早治疗。

（一）一级预防

一级预防的目的是在伤害发生之前预防其发生。在窒息性气体中毒的防治过程中体现为：首先，建立健全窒息性气体中毒的相关法律法规，使得一级预防能够落到实处，有法可

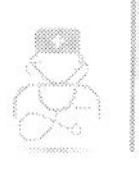

依；其次，通过工艺改革、完善防护设施、提高防护措施、完善管理制度、促进健康教育等，真正实现从源头上减少或避免劳动者与窒息性气体的直接接触，以及提高或增强对于不可避免的窒息性气体接触中的防护效力，进而更为有效地控制窒息性气体中毒的发生。

（二）二级预防

二级预防旨在减少已经发生的职业伤害对于劳动者的健康影响，通过尽快识别和发现有毒气体进而阻止或减缓职业病发生的进展，加强职业人群的监测和检查，以及实施使人们恢复原来的健康和功能的措施。在窒息性气体的中毒与防治过程中体现为：

1. 定期的职业健康检查，如每年为存在窒息性气体接触的劳动者提供健康查体，建立健康信息库。

2. 早期诊断，如发现存在窒息性气体中毒的早期症状，医院给出了早期诊断结果，应让患者脱离现有接触窒息性气体的工作岗位，同时尽快开展早期治疗。

3. 早期治疗，对于已经确诊的职业中毒患者应给予早期治疗，同时避免长期损害的出现。

（三）三级预防

三级预防旨在通过医疗手段对已经发生的职业伤害开展治疗，对于已经长期接触有害物质的职业人群通过干预手段，减轻正在发生的具有持久性的伤害影响，尽量提高职业病患者的机体功能、生活质量和预期寿命。窒息性气体中毒的三级预防主要关注由于缺氧导致的迟发性脑病、神经系统慢性损伤、骨骼损伤等，进而提高中毒患者的生存质量和寿命。

（张利文　刘保峰）

第二节　一氧化碳中毒的三级预防

含碳物质不完全燃烧均可产生一氧化碳（CO），在生产和生活环境中广泛存在。据不完全统计，我国每年因急性一氧化碳中毒的人数约 6 000 余人，其中死亡 200 余人，可见一氧化碳中毒不容小觑。2002—2012 年 11 年间期刊发表的我国发生的急性职业中毒 129 起事故中，一氧化碳中毒事故 15 起，占所有事件的 23.1%，中毒人数 56 人，占总中毒人数的 9.5%，死亡人数有 16 人，占总死亡人数的 25%。三级预防理论为预防一氧化碳中毒提供了重要的指导思想。

一、一氧化碳中毒概述

（一）一氧化碳中毒定义

一氧化碳中毒是指作业场所接触一氧化碳导致的窒息性气体中毒，吸入的一氧化碳与人体血红蛋白结合形成碳氧血红蛋白，使氧气不能与血红蛋白结合而失去携氧能力，导致人体组织器官缺氧，主要表现为急性脑缺氧引起的中枢神经损害。

（二）一氧化碳主要接触作业

一氧化碳是分布广泛的窒息性气体，生产和生活性原因引起的急性一氧化碳中毒均较常见，见表 7-2。含碳物质不完全燃烧均可产生一氧化碳，接触一氧化碳的作业存在于 70 余

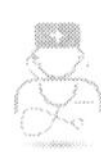

种工业中，如冶金工业的炼焦、金属冶炼等；机械工业的铸造、锻造；采矿爆破作业；一氧化碳用作化工原料制造光气、甲醇、甲酸、甲醛，合成氨、丙酮等；制造耐火材料、玻璃、陶瓷、建筑材料等工业使用的窑炉、煤气发生炉等。此外，家庭用煤炉、煤气灶、燃气热水器和汽车发动机尾气产生的一氧化碳也可在通风不良的情况下引起急性一氧化碳中毒。

表 7-2 作业环境和生活环境中一氧化碳的来源

行业细分	作业 / 工艺 / 环境
冶金工业	炼焦、金属冶炼
机械工业	铸造、锻造；采矿爆破作业
工业使用的窑炉、煤气发生炉	耐火材料、玻璃、陶瓷、建筑材料等的制造
一氧化碳用作原料制造	光气、甲醇、甲酸、甲醛，合成氨、丙酮等的生产
居民家庭	煤炉、煤气灶、燃气热水器
交通	汽车发动机尾气

（三）一氧化碳中毒发病机制

1. **与 Hb 结合形成 HbCO** 经呼吸道吸入的一氧化碳绝大部分与 Hb 分子中原卟啉Ⅸ的亚铁复合物发生紧密而可逆性结合，形成 HbCO 使 Hb 失去携氧能力，导致组织缺氧。

2. **与肌红蛋白结合形成碳氧肌红蛋白** 影响氧从毛细血管向细胞线粒体弥散，损害线粒体功能。

3. 一氧化碳与线粒体细胞色素氧化酶可逆性结合，阻断电子传递链，抑制组织呼吸，导致细胞内窒息。

4. 一氧化碳还可与一氧化氮合酶（NOS）、鸟苷酸环化酶等结合，干扰有关酶的活性。机体缺氧可影响多个脏器系统，中枢神经系统（CNS）的组织细胞对缺氧最敏感。CO 的毒作用影响了 O_2 和能量供应，引起脑水肿，脑血液循环障碍，使大脑和基底神经节，尤其是苍白球和黑质发生变性、软化、坏死，或白质广泛性脱髓鞘病变，由此出现以中枢神经系统损害为主伴有不同并发症的症状与体征，如颅压增高、帕金森综合征和一系列神经精神症状等。此外，因 HbCO 为鲜红色，故急性 CO 中毒患者的皮肤黏膜呈樱桃红色；还可引起心肌损害等。

（四）一氧化碳中毒临床表现

急性一氧化碳中毒的临床表现是吸入较高浓度一氧化碳后引起的急性脑缺氧性疾病，起病急骤、潜伏期短，主要表现为急性脑缺氧引起的中枢神经损害。少数患者可有迟发性神经精神症状，部分患者也可有其他脏器的缺氧性改变。中毒程度与血中 HbCO 浓度有关。

1. **轻度中毒** 以脑缺氧反应为主要表现。患者出现剧烈头痛、头昏、耳鸣、眼花、视物模糊、颞部血管压迫和搏动感，并有恶心、呕吐、心悸、胸闷、四肢无力和步态不稳等症状，可有意识模糊、嗜睡、短暂昏厥甚至谵妄状态等轻度至中度意识障碍，但无昏迷。血液 HbCO 浓度可高于 10%。经治疗，症状可迅速消失。

2. **中度中毒** 除有上述症状外，皮肤、黏膜呈樱桃红色，意识障碍加重，表现为浅至中度昏迷，对疼痛刺激有反应，瞳孔对光反射和角膜反射迟钝，血液 HbCO 浓度可高于 30%。经抢救可较快清醒，恢复后一般无并发症和后遗症。因 HbCO 为鲜红色，故患者皮肤黏膜在中毒之初呈樱桃红色，与其他缺氧不同，是其临床特点之一；再者全身乏力显著，即使患者尚

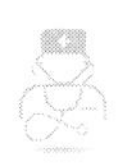

清醒，却已难以行动，不能自救。

3. **重度中毒** 上述症状进一步加重，因脑水肿而迅速进入深昏迷或去大脑皮层状态，昏迷可持续十几个小时，甚至几天；肤色因末梢循环不良而呈灰白或青紫色；呼吸、脉搏由快变为慢而不规则，甚至停止，心音弱而低钝，血压下降；瞳孔缩小，瞳孔对光反射等各种反射迟钝或消失，可出现病理反射；初期肌张力增高、牙关紧闭，可出现阵发性抽搐或强直性全身痉挛，晚期肌张力显著降低、瞳孔散大、大小便失禁，可因呼吸麻痹而死亡。经抢救存活者可并发脑水肿、休克或严重的心肌损害、肺水肿、呼吸衰竭、上消化道出血、锥体系或锥体外系损害等脑局灶损害症状。血液 HbCO 浓度可高于 50%。

急性一氧化碳中毒迟发脑病（神经精神后发症）是指少数急性一氧化碳中毒意识障碍恢复后，经过 2~60d 的“假愈期”，又出现严重的神经精神和意识障碍症状。临床表现包括：痴呆、谵妄或去大脑皮层状态；锥体外系神经障碍，出现帕金森综合征表现；锥体系损害，出现偏瘫、病理反射阳性或大小便失禁等；大脑皮层局灶性功能障碍如失语、失明等或出现继发性癫痫。重者生活不能自理甚至死亡。头颅 CT 检查可见脑部病理性密度减低区；脑电图可见中、高度异常。约 10% 的患者可发生此病，部分患者经治疗后恢复，有些则留下严重后遗症。迟发脑病的发生可能与一氧化碳中毒急性期病情重、昏迷时间长、苏醒后休息不够充分或治疗处理不当、高龄、有高血压病史、脑力劳动者、精神刺激等有关。

长期接触低浓度一氧化碳是否可引起慢性中毒尚有争论。有研究表明长期反复接触低浓度一氧化碳可出现神经和心血管系统损害，如头痛、头晕、耳鸣、无力、记忆力减退及睡眠障碍，以及心律失常、心肌损害和动脉粥样硬化等。

二、一氧化碳中毒的三级预防

（一）一级预防

第一，要加强预防一氧化碳中毒的卫生宣教，普及自救、互救知识。第二，对可能产生一氧化碳的场所，应加强自然通风和局部通风。第三，经常检修煤气发生炉和管道等设备，以防漏气。第四，加强对空气中一氧化碳的监测，设立一氧化碳报警器。第五，认真执行安全生产制度和操作规程。第六，加强个人防护，进入高浓度一氧化碳的环境工作时，要佩戴特制的一氧化碳防毒面具，两人同时工作，以便监护和互助。

1. **相关法律、法规及标准制定和完善** 《工作场所有害因素职业接触限值 第 1 部分：化学有害因素》（GBZ 2.1—2019）中规定了一般地区工作场所空气中一氧化碳的 PC-TWA 为 $20mg/m^3$，PC-STEL 为 $30mg/m^3$；高原海拔 2 000~3 000m 工作场所空气中一氧化碳的 MAC 为 $20mg/m^3$，海拔>3 000m 的 MAC 为 $15mg/m^3$。车间空气卫生标准规定的 MAC 为 $30mg/m^3$。基于此，通过定期对涉及一氧化碳职业接触的作业环境进行检测能够了解生产场所污染的程度、污染的范围及污染浓度的动态变化，基于对作业环境中一氧化碳浓度的定期检测与评价，为采取恰当的防护措施提供依据。

2. **生产工艺和生产设备改进和革新** 凡产生一氧化碳的工作场所，应经常监测空气中一氧化碳的浓度，生产过程中加强密闭、通风，生产设备尽量自动化、机械化、密闭化和远端操作，对阀门、管道、设备应注意维修，防止漏气。工作场所设置通风排毒设施，以及净化、回收设施，使有毒有害气体的排放浓度符合国家或地方标准的要求。

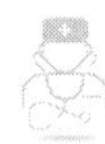

基于目前对于一氧化碳所造成职业危害的深刻理解与认识，从业职业技术人员也应积极拓宽思路，从源头上减少各行各业中职业一氧化碳的排放，通过革新工艺使得一氧化碳在作业场所的排放得以减少，如：探讨煤矿井下打眼释放一氧化碳的规律，进而从技术层面降低一氧化碳的释放；通过工艺优化控制干熄炉导入空气的量降低一氧化碳的排放；在焦炉炼钢作业中通过优化参数控制一氧化碳释放等措施。

3. 个体防护措施　工作场所应当加强通风，使用一氧化碳的锅炉输送管道和阀门要经常维护防止一氧化碳泄漏。企业应根据不同需求安装一氧化碳报警器，设置一氧化碳自动记录仪，检测工作场所空气中的一氧化碳浓度，同时还需为作业人员配备合理有效的个人防护用品。进入存在一氧化碳的设备、容器等密闭场所或狭窄的公共场所，应先行通风处理，检测工作场所的一氧化碳及 O_2 含量，合格后方可进入。根据一氧化碳危害的识别与评价结果，对存在一氧化碳中毒危险的车间和班组给予配备便携式一氧化碳检测报警仪、正压式空气呼吸器、安全绳和自救器等应急设备；在炼焦地下室、煤气回收风机房、煤气柜加压站等安装轴流风机、排气扇等通排风设施进行通风。

4. 职业卫生管理　涉及一氧化碳职业暴露危害的企业应制定相关的规章制度，要求进入存在中毒危险区域人员一律佩戴便携式一氧化碳检测报警仪，执行卫生安全确认制，并有人监护。此外涉及一氧化碳职业暴露的企业应编制应急救预案，一旦发生事故，能够及早采取应对措施。

对于容易发生急性一氧化碳中毒的工作场所和设备的醒目位置应设立职业病危害警示标识和警示说明，如“禁止入内”“注意防护”和“当心中毒”的警示标识；易泄漏的高浓度作业场所设置警示线，告知卡标明一氧化碳的健康危害、理化特性、应急处理和防护措施等内容。煤气作业区应设置醒目的“当心中毒”“煤气危险区，禁止单独工作”的警示标识。可能发生一氧化碳泄漏的场所设置应急撤离通道和逃生路线，并在醒目位置设置警示标识和应急照明设施，保证应急通道的畅通。

5. 职业健康教育　自《职业病防治法》实施以来，企业应认真开展职业卫生相关法律法规和职业卫生知识的培训。每位劳动者上岗前均需接受企业、工厂、车间的三级卫生安全教育。针对一氧化碳的职业病危害防治的相关知识，结合企业过去所发生的事故案例编制培训教材，对所有接触作业人员进行职业卫生防护知识的培训，使每位员工真正掌握一氧化碳急性中毒的预防、应急救护、一氧化碳检测报警仪和呼吸防护设备的正确使用等知识，有效提高劳动者的自我防护知识和技能。

6. 上岗前职业健康检查　依据《职业健康监护技术规范》（GBZ 188—2014）对一氧化碳接触劳动者进行上岗前体检，常规检查项目包括内科常规检查：血压测定，心、肺、腹部检查，甲状腺，咽喉检查；握力，肌张力，腱反射，三颤（眼睑震颤、舌颤、双手震颤）。②血常规、尿常规、肝功能、心电图，肝脾 B 超、胸部 X 线摄片。

（二）二级预防

一氧化碳中毒的二级预防重在早发现、早诊断、早治疗，通过工作场所的职业危害因素监测、职业健康检查、生物标志物筛查、职业病的诊断与鉴定方面采取措施。

1. 职业病危害因素的识别与检测　依据《工作场所空气中有害物质监测的采样规范》（GBZ 159—2004）和《工作场所空气有毒物质测定　第 37 部分：一氧化碳和二氧化碳》（GBZ/T 300.37—2017），一氧化碳的现场空气样品检测设备均带有采气装置，选择一氧化碳

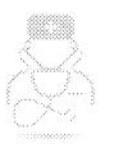

浓度最高的、劳动者接触时间最长的工作地点，尽量采集中毒环境未开放前的空气样品，必要时可模拟事件过程。检测方法可使用一氧化碳检气管定性或半定量测定，或使用红外一氧化碳分析仪定量测定。采用一氧化碳不分光红外线气体分析仪时，将不分光红外线气体分析仪带至采样点。按仪器操作说明，将不分光红外线气体分析仪调节至最佳测定状态，直接将空气样品采入仪器内测定，待读数稳定后，读取一氧化碳的浓度。空气中的一氧化碳用采气袋采集时，用现场空气样品清洗采气袋5~6次，然后采集空气样品。采样后，立即封闭采气袋的进气口，置清洁容器内运输和保存，样品在24h内测定。将采气袋直接进样，在气相色谱仪中一氧化碳经分子筛与碳多孔小球串联柱分离，通过镍催化剂转化为甲烷，用氢焰离子化检测器检测，以保留时间定性，峰高或峰面积定量。

2. 职业健康检查　接触一氧化碳工人应开展上岗前体检，包括详细的内科、神经科检查及心电图检查。从事一氧化碳作业的人员应每1~3年接受体检一次，检查项目与就业前体检相同。职业接触一氧化碳劳动者有以下职业禁忌证：各种中枢神经和周围神经器质性疾患，器质性心血管疾患。若有以上职业禁忌证人员在就业前如果得以诊断，需安排其不从事职业一氧化碳接触相关工作。

(1)在岗期间职业健康检查：在岗人员应按照规定，每年参加职业健康体检，检查是否出现职业病或其他禁忌证。检查内容包括①内科常规检查：血压测定，心、肺、腹部检查，甲状腺，咽喉检查；握力，肌张力，腱反射，三颤(眼睑震颤、舌颤、双手震颤)。②血常规、尿常规、肝功能、心电图、肝脾B超，胸部X线摄片。③血碳氧血红蛋白指标测定。

(2)离岗后职业健康检查：接触一氧化碳作业离岗后，建议每3年进行1次职业性健康体检，检查内容同在岗时职业健康检查。

(3)应急健康检查：检查内容包括①症状询问：重点询问吸入高浓度一氧化碳的职业接触史及中枢神经系统症状，如头痛、头昏、恶心、呕吐、心悸、气急、四肢无力等。②体格检查：内科常规检查；神经系统常规检查及运动功能、病理反射检查：眼底检查。③实验室和其他检查必检项目：血常规、尿常规、心电图、血碳氧血红蛋白、血氧饱和度。④选检项目：头颅CT或MRI、脑电图、心肌酶谱、肌钙蛋白。

3. 新型生物监测指标　急性一氧化碳中毒迟发性脑病患者神经元型NO合酶阳性细胞数在一氧化碳中毒后1h明显增多，诱导型NO合酶3h明显增多、6h达到高峰；血清神经元特异性烯醇化酶浓度显著增高，3d内血清可溶性白细胞介素-2受体(soluble interleukin-2 receptor，sIL-2R)水平明显高于正常组，脑脊液中髓鞘碱性蛋白明显高于正常组，2h后TNF-α、IL-8即有变化，12~24h达到高峰。一氧化碳中毒的多种效应标志物还需进一步的研究。

4. 职业病的诊断与鉴定

(1)一氧化碳中毒的诊断：一氧化碳中毒的诊断依据《职业性急性一氧化碳中毒诊断标准》(GBZ 23—2002)。诊断原则为：根据吸入较高浓度一氧化碳的接触史和急性发生的中枢神经损害的症状和体征，结合HbCO及时测定的结果，现场卫生学调查及空气中一氧化碳浓度测定资料，并排除其他病因后，可诊断为急性一氧化碳中毒。该标准同时还指出了一氧化碳接触时出现的反应有：出现头痛、头昏、心悸、恶心等症状，吸入新鲜空气后症状可消失。

(2)一氧化碳中毒的诊断分级：急性一氧化碳中毒以急性脑缺氧引起的中枢神经损害为主要临床表现，故不同程度的意识障碍是临床诊断和分级的重要依据。

1）轻度中毒：具有以下任何一项表现者，①出现剧烈的头痛、头昏、四肢无力、恶心、呕吐。②轻度至中度意识障碍，但无昏迷者，血液碳氧血红蛋白浓度可高于10%。

2）中度中毒：除有上述症状外，意识障碍表现为浅至中度昏迷，经抢救后恢复且无明显并发症者。血液碳氧血红蛋白浓度可高于30%。

3）重度中毒：具备以下任何一项者，①意识障碍程度达深昏迷或去大脑皮层状态。②患者有意识障碍且并发有下列任何一项表现者：脑水肿，休克或严重的心肌损害，肺水肿，呼吸衰竭，上消化道出血，脑局灶损害如锥体系或锥体外系损害体征。血液碳氧血红蛋白浓度可高于50%。

4）急性一氧化碳中毒迟发脑病：急性一氧化碳中毒意识障碍恢复后，经约2~60d的“假愈期”，又出现下列临床表现之一者，①精神及意识障碍呈痴呆状态，谵妄状态或去大脑皮层状态。②锥体外系神经障碍出现帕金森综合征的表现。③锥体系神经损害（如偏瘫、病理反射阳性或小便失禁等）。④大脑皮层局灶性功能障碍如失语、失明等，或出现继发性癫痫。头部CT检查可发现脑部有病理性密度减低区；脑电图检查可发现中度及高度异常。

5. 应急救援处置　如发生急性一氧化碳中毒事件，救援人员到达中毒现场后，应先对中毒事件的基本情况进行调查，包括现场环境状况、生产工艺流程、事件发生的经过及中毒人数等。现场空气一氧化碳浓度的检测可使用一氧化碳检气管定性或半定量测定或不分光红外一氧化碳分析仪定量测定和记录，应注意与急性硫化氢、二氧化碳等事件相鉴别。按照《突发中毒事件卫生应急处置人员防护导则》（WS/T 680—2020）要求，根据事件危害水平、人员可能受到伤害的风险及气象条件等综合评判，进行事故现场分区（热区、温区和冷区），指导开展现场处置工作。救援人员进行现场救援时首先要确保自身的安全，进入一氧化碳浓度较高的环境内须采用自给式空气呼吸器，并佩戴一氧化碳报警器；进入煤气泄漏事故现场周边区域，未开放通风的生活取暖、汽车尾气等中毒事件现场，须使用可防护一氧化碳和至少P2级别的颗粒物的全面罩呼吸防护器，并佩戴一氧化碳气体报警器；进入已经开放通风的生活取暖、汽车废气等现场时，采用D级防护。现场处置人员在进行井下和坑道救援和调查时，必须系好安全带（绳），并携带通讯工具。

现场医疗救援首要措施是迅速将患者移离中毒现场至空气新鲜处，松开衣领，保持呼吸道通畅，并注意保暖，密切观察意识状态。当出现大批中毒患者时，应首先进行检伤分类，分为红标、黄标、绿标和黑标患者，优先处理红标患者。中毒患者经现场急救处理后，尽可能转送至有高压氧治疗条件的医院进行治疗。

（三）三级预防

1. 治疗原则和方法　目前高压氧舱是治疗一氧化碳中毒最有效的方法，其治疗效果的好坏与高压氧治疗及时与否有直接关系。高压氧下血氧含量和血氧张力增加，能够尽快改善组织细胞的缺氧状态，消除一氧化碳中毒引起的生物氧化抑制作用。故尽早使用高压氧疗不失为一氧化碳二级预防中早治疗环节中的一个重要措施。

对于轻度中毒者，可给予氧气吸入及对症治疗；对于中度及重度中毒者应积极给予常压吸氧治疗，有条件时应给予高压氧治疗。重度中毒者视病情应给予消除脑水肿、促进脑血液循环，维持呼吸循环功能及镇静等对症及支持治疗。加强护理、积极防治并发症及预防迟发脑病。最后，对迟发脑病者，可给予高压氧、糖皮质激素、血管扩张剂或抗帕金森病药物与其他对症与支持治疗。

2. **康复措施**　轻度中毒经治愈后仍可从事原工作。中度中毒者经治疗恢复后，应暂时脱离一氧化碳作业并定期复查，观察 2 个月如无迟发脑病出现，仍可从事原工作。重度中毒及出现迟发脑病者，虽经治疗恢复，皆应调离一氧化碳作业。因重度中毒或迟发脑病治疗半年仍遗留恢复不全的器质性神经损害时，应永远调离接触一氧化碳及其他神经毒物的作业。视病情安排治疗和休息。

（张利文　刘保峰）

第三节　硫化氢中毒的三级预防

硫化氢（H_2S）气体是一种易燃且具有强烈臭味的窒息性气体，比空气密度稍大，较少直接作为原料使用，一般来自生活或者工业生产中的废气。硫化氢气体毒性非常强，是急性职业中毒事故的第二大杀手，硫化氢气体中毒常发生在密闭作业环境中。1992—2015 年我国硫化氢中毒事故总起数和死亡人数呈明显增长趋势，2005—2017 年事故总起数和死亡人数呈下降趋势；硫化氢中毒事故中一般事故占 45.82%，较大事故占 53.45%；5~8 月是事故的高发月份；浙江、山东、上海、江苏、新疆维吾尔自治区等地是事故多发区；事故发生主要集中在制造业行业，占事故总数的 59%；主要事故单位经济类型是有限责任公司，占事故总数的 50%；29.8% 的事故因违反操作规程导致，15.6% 的事故因教育培训不够、缺乏安全操作知识导致。我们将从三级预防理论阐述硫化氢的中毒与控制。

一、硫化氢中毒概述

（一）硫化氢中毒定义

硫化氢气体接触导致的窒息性气体中毒称为硫化氢中毒。接触低浓度硫化氢后，可出现结膜及上呼吸道刺激症状。高浓度时引起头晕、心悸、谵妄、躁动、抽搐并进入昏迷状态，最后发生呼吸麻痹；也有发生中毒性细支气管炎和肺水肿者；严重时发生“电击样”中毒而死亡。

（二）硫化氢主要接触作业

工业生产中很少使用硫化氢，接触的硫化氢一般是工业生产或生活中产生的废气或是某些化学反应产物，或以杂质形式存在，或由蛋白质自然分解或其他有机物腐败产生。硫化氢中毒多由于含有硫化氢介质的设备损坏，输送含有硫化氢介质的管道和阀门漏气，违反操作规程、生产故障以及各种原因引起的硫化氢大量生成或逸出，含硫化氢的废气、废液排放不当，无适当个人防护情况下疏通下水道、粪池、污水池等密闭空间作业，硫化氢中毒事故时盲目施救等所致。接触硫化氢较多的行业有石油天然气开采业，石油加工业，煤化工业，造纸及纸制品业，煤矿采选业，化学肥料制造业，有色金属采选业，有机化工原料制造业，皮革、皮毛及其制品业，污水处理（化粪池），食品制造业（腌制业、酿酒业），渔业，城建环卫等。

（三）硫化氢中毒发病机制

硫化氢易溶于水，接触到湿润的眼结膜和呼吸道黏膜以及潮湿的皮肤时迅速溶解，形

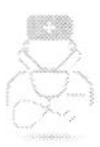

成氢硫酸，并与黏膜表面的钠离子结合生成碱性的硫化钠，氢硫酸和硫化钠具有刺激和腐蚀作用，可引起眼和上呼吸道炎症，严重者可导致角膜溃疡、化学性肺炎和化学性肺水肿，或皮肤充血、糜烂、湿疹。由于硫化氢与金属离子具有很强的亲和力，进入体内未及时被氧化分解的硫化氢可与氧化型细胞色素氧化酶的 Fe^{3+} 结合，使其失去传递电子的能力，造成组织缺氧，导致细胞"内窒息"。硫化氢还可与体内的二硫键结合，从而抑制三磷酸腺苷酶、过氧化氢酶、谷胱甘肽等的活性，干扰细胞内的生物氧化还原过程和能量供应，加重细胞内窒息。硫化氢对神经系统尤为敏感。

硫化氢的强烈刺激，可作用于嗅神经、呼吸道黏膜末梢神经以及颈动脉窦和主动脉体的化学感受器，反射性引起中枢兴奋。但硫化氢浓度过高则很快由兴奋转入超限抑制，还可直接作用于延髓的呼吸及血管运动中枢，使呼吸抑制、麻痹、昏迷，导致"电击样"死亡。硫化氢刺激阈低，人接触硫化氢浓度为 4~7mg/m^3 的空气时即可闻到中等强度难闻臭味。但高浓度的硫化氢可致嗅神经麻痹，故不能依靠其气味强烈与否来判断环境中硫化氢的危险程度。

（四）硫化氢中毒临床表现

硫化氢气体具有刺激作用、窒息作用和神经毒作用，按硫化氢气体急性中毒的病情发展程度可分级如下。

1. **轻度中毒**　眼胀痛、异物感、畏光、流泪，鼻咽部干燥、灼热感，咳嗽、咳痰、胸闷，头痛、头晕、乏力、恶心、呕吐等症状，可有轻至中度意识障碍。

2. **中度中毒**　立即出现明显的头痛、头晕、乏力、恶心、呕吐、共济失调等症状，意识障碍明显，表现为浅至中度昏迷。同时有明显的眼和呼吸道黏膜刺激症状。肺部可闻及较多干、湿啰音，胸部 X 线显示两肺纹理模糊，肺野透亮度降低或有片状密度增高阴影。

3. **重度中毒**　见于吸入高浓度硫化氢后，迅速出现头晕、心悸、呼吸困难、行动迟钝等明显的中枢神经系统症状。接触极高浓度硫化氢，可在数秒内突然倒下，呼吸停止，发生所谓的"电击样"死亡。

二、硫化氢中毒的三级预防

（一）一级预防

1. **相关法律、法规及标准制定和完善**　一级预防要求通过工艺改革、采取合理防护、加强管理措施与实施健康教育等使得硫化氢气体不逸散或者作业环境浓度能够控制在职业卫生标准规定以下，即使发生环境浓度超标的情况也了解硫化氢气体的危害以及避险措施，达到减少健康损害的目的。依据《工作场所有害因素职业接触限值　第 1 部分：化学有害因素》（GBZ 2.1—2019）工作场所空气中硫化氢的 MAC 为 10mg/m^3，如果超过国家职业接触限值标准，应当立即停止生产，切实保护工人的健康权益。

2. **生产工艺和生产设备改进和革新**　从工艺改革方面来看，工作场所中如果存在潜在的硫化氢气体逸散或者排放，需要采用沉淀法、物理吸收法、金属氧化物吸收法、高压静电去除法等对于作业空间中的硫化氢气体进行去除，以降低作业者硫化氢气体接触的水平，降低劳动者的风险。存在硫化氢的设备和管道采取有效的密闭措施，尽可能将硫化氢产生源密闭起来，通过通风管将含硫化氢空气排出，送往吸收装置。煤气、天然气、燃煤焦化、有色金属冶炼等过程中排放含有硫化氢气体的，应当配备脱硫装置或者采取其他脱硫措施。设备管线应充分考虑硫化氢的腐蚀性，采用合适的防腐蚀措施，例如选用合适的防腐材质、内部涂镀防腐材料、物料中添加缓蚀剂、阴极保护等。

3. **个体防护措施**　从个人防护角度看，劳动者进入存在硫化氢的工作场所，应事先充分通风排毒，携带个人防护用品、便携式硫化氢检测报警仪照明设备及通讯设备，在事故抢险或故障抢修时，应佩戴好防毒面具。此外，进入可疑作业场所前，应用硫化氢检气管检测硫化氢浓度，或用浸有 2% 醋酸铅的湿试纸暴露于作业场所 30s，如试纸变为棕色至黑色，则严禁入场作业。

4. **职业卫生管理**　从防护设施角度，要求新建、改建、扩建涉及硫化氢气体危害的作业装置要与主体建筑同时施工、同时建成、同时使用，同时尽量采用先进的生产工艺、生产设备与控制系统、监测与防护报警设备，进一步降低硫化氢气体能够造成的危害。

定期检修生产设备，防止“跑、冒、滴、漏”。做好作业环境监测，设置毒物超标自动报警器和警示标识。应对万一出现的险情，作业单位除落实应急救援人员外，还必须配备相应的急救器材，以缩短救援时间，提高救援效果。可能发生硫化氢大量泄漏或逸散的室内工作场所，应设置事故通风装置及事故排风系统。硫化氢工作场所入口醒目位置设置硫化氢职业病危害告知卡，可能泄漏硫化氢的位置设置“禁止入内”“注意防护”和“当心中毒”的警告标识和警示线。

5. **职业健康教育**　企业应为作业工人提供硫化氢中毒预防、自救、互救相关知识的教育和技能培训，让作业者具备自我防护的基本知识，并且了解硫化氢气体的严重危害，增强工人自我保护的意识。应建立健全有效的健康监测、监护体系和制度，在隐患点区域设置警示牌和硫化氢报警仪，开展常规监测、即时监测及重点区域如密闭空间内作业的监测。必须进行的作业应实行准许制，配备监护人和必要呼吸设备和救生装备，启动应急救援机制。必须加强对作业人员尤其是承包商的作业及施工人员的安全卫生培训，强调掌握现场急救和心肺复苏的基本技能。

6. **上岗前职业健康检查**　重视对作业者上岗前的职业健康检查，筛选出存在硫化氢气体职业禁忌证（中枢神经系统器质性疾病、伴肺功能损害的呼吸系统疾病和器质性心脏病等）的劳动者，重新安排不接触硫化氢气体的工作岗位，从源头上隔绝硫化氢气体与易感劳动者的接触。检查内容包括①症状询问：重点询问中枢神经系统疾病等相关症状。②体格检查：内科常规检查；神经系统常规检查。③实验室和其他检查必检项目：血常规、尿常规、心电图、血清 ALT；选检项目：胸部 X 线摄片。

（二）二级预防

1. **职业病危害因素的识别与检测**　依据《工作场所空气中有害物质监测的采样规范》（GBZ 159—2004）和《工作场所空气有毒物质测定 硫化物》（GBZ/T 160.33—2004），空气中硫化氢硝酸银比色法测定，硫化氢与硝酸银反应生成黄褐色硫化银胶体溶液，通过比色定量计算空气中硫化氢的浓度。选择硫化氢浓度最高的，劳动者接触时间最长的工作地点，在采样点串联 2 只各装有 10.0mL 吸收液的多孔玻板吸收管，以 0.5L/min 流量采集 15min 空气样品。采样后，封闭吸收管的进出气口，置于清洁的容器内运输和保存，样品至少可保存 5d。

2. **职业健康检查**

（1）在岗期间职业健康检查：在岗人员应按照规定，每年参加职业健康体检，检查是否出

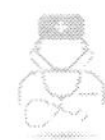

现职业病或其他禁忌证。检查内容包括内科常规检查：血压测定，心、肺、腹部检查，甲状腺、咽喉检查；握力，肌张力，腱反射，三颤（眼睑震颤、舌颤、双手震颤）；血常规、尿常规、肝功能、心电图、肝脾 B 超、胸部 X 线摄片。血碳氧血红蛋白指标测定。

(2) 离岗时职业健康检查：接触者离岗时应当接受离岗时职业健康检查，检查内容及目标疾病与在岗期间职业健康检查相同。

(3) 应急健康检查：检查内容为①症状询问：重点询问短期内吸入大量硫化氢的职业接触史及眼部刺激症状、呼吸系统、神经系统症状。②体格检查：内科常规检查；神经系统常规检查及运动功能病理反射检查；眼底检查。③实验室和其他检查必检项目：血常规、尿常规、心电图、肝功能、胸部 X 线摄片、心肌酶谱、肌钙蛋白（TnT）、血氧饱和度；选检项目：血气分析、头颅 CT 或 MRI、脑电图。

3. 职业病的诊断与鉴定

(1) 硫化氢气体中毒的诊断：硫化氢气体中毒的诊断依据是我国 2002 年颁布的国家标准《职业性急性硫化氢中毒诊断标准》（GBZ 31—2002）。其诊断原则是：根据短期内吸入较大量硫化氢的职业接触史，出现中枢神经系统和呼吸系统损害为主的临床表现，参考现场职业卫生学调查，综合分析，并排除其他类似表现的疾病，方可诊断。

(2) 硫化氢气体中毒的分级标准：职业硫化氢气体的接触反应为：出现眼刺痛、畏光、流泪、结膜充血、咽部灼热感、咳嗽等眼和上呼吸道刺激表现，或有头痛、头晕、乏力、恶心等神经系统症状，脱离接触后在短时间内消失者。诊断标准中还对职业硫化氢气体中毒进行了分析，其中，轻度中毒为具有下列情况之一者：①明显的头痛、头晕、乏力等症状并出现轻度至中度意识障碍；②急性气管 - 支气管炎或支气管周围炎。中度中毒为具有下列情况之一者：①意识障碍表现为浅至中度昏迷；②急性支气管肺炎。重度中毒为具有下列情况之一者：①意识障碍程度达深昏迷或呈植物状态；②肺水肿；③猝死；④多脏器衰竭。

4. 应急救援处置　救援人员到达中毒现场后，应先了解中毒事件的概况，调查中毒患者及相关人员情况、事件发生的经过等。现场检测方法推荐使用检气管法或便携式硫化氢检测仪并如实记录。按照《突发中毒事件卫生应急处置人员防护导则》（WS/T 680—2020）要求，结合现场调查及监测的结果，确定卫生应急处置人员的防护等级，现场分为热区、温区和冷区，救援人员进行现场救援时首先要确保自身的安全，做好个人防护措施。进入硫化氢浓度较高的环境内（例如出现昏迷 / 死亡病例或死亡动物的环境，或者现场快速检测硫化氢浓度高于 $430mg/m^3$），必须使用自给式空气呼吸器，并佩戴硫化氢气体报警器，皮肤防护无特殊要求；现场中毒患者中无昏迷 / 死亡病例，或现场快速检测硫化氢浓度在 $8\sim430mg/m^3$ 之间，选用可防硫化氢气体和至少 P2 级别颗粒物的全面型呼吸防护器，并佩戴硫化氢气体报警器；进入已经开放通风，且现场快速检测硫化氢浓度低于 $8mg/m^3$，一般不需要穿个体防护装备。

现场医疗救援首要措施是迅速将患者移离中毒现场至空气新鲜处，松开衣领，保持呼吸道通畅，注意保暖，密切观察意识状态。当出现大批中毒患者时，优先处理红标患者。中毒患者经现场急救处理后，应快速转运至医院进行治疗。

（三）三级预防

1. 治疗原则和方法　硫化氢气体毒性较强，处理原则更要注意现场急救和及时处理。

(1)应急处理：迅速脱离中毒现场，移至空气新鲜处，保持呼吸道通畅，对症抢救，有条件者吸氧，严密观察，注意病情变化。及时给氧，对中度、重度中毒患者，特别是昏迷者，应尽早给予高压氧疗，纠正脑及重要器官缺氧。对呼吸、心脏停搏者，立即进行心、肺复苏，做人工呼吸，吸氧，注射强心剂和兴奋剂，待呼吸、心跳恢复后，尽快高压氧疗。眼部受损害者，用自来水或生理盐水彻底冲洗至少15min，应用抗生素眼膏，可起到预防感染、润滑、隔离睑、球结膜和角膜防止粘连。

(2)对症治疗：积极防治脑水肿和肺水肿，宜早期、足量、短程应用肾上腺皮质激素，如地塞米松。也可给予脱水剂、利尿剂合剂等治疗。最近的研究发现静脉注射大剂量亚甲蓝在急性重度硫化氢气体中毒临床应用中有良好的效果，与对照组相比治愈率大大提高。也有研究表明，急性硫化氢中毒治疗过程中，使用大剂量甲泼尼松龙、乌司他丁联合治疗可缩短休克时间，改善氧合及降低病死率。

(3)并发症治疗：严密监护，抗生素预防感染，维持水、电解质平衡，给予营养支持药物，防治休克，保护脑、心、肺、肝、肾等重要脏器，防治多器官功能衰竭。

2. **康复措施**　轻度、中度中毒患者经治愈后可恢复原工作，重度中毒者经治疗恢复后应调离原工作岗位。对神经系统损害恢复不全的患者，则应安排治疗和休息。需要进行劳动能力鉴定者，按《劳动能力鉴定职工工伤与职业病致残等级》(GB/T 16180—2014)处理。

（张利文　刘保峰）

第四节　氟及其无机化合物中毒的三级预防

氟是人体必需的元素，但直接接触过量的氟及其无机化合物能够导致窒息。职业医学中的氟化物窒息性中毒主要指氟化氢和氢氟酸。氟化氢是由氟元素与氢元素组成的二元化合物，是无色有刺激性气味的气体，也是一种一元弱酸。职业氟中毒主要发生在工业废气中的含氟烟尘。氟及其无机化合物对呼吸系统的急性影响主要由于其遇水生成氟化氢和氢氟酸，对黏膜和皮肤均有强烈的刺激和腐蚀作用。上海市2012—2015年无机氟作业人群尿氟异常率流行特征研究发现上海市作业人群职业暴露组的尿氟≥1.6mg/L者的异常率为14.38%，明显高于非暴露组(1.43%)。

一、氟及其无机化合物中毒概述

（一）氟及其无机化合物中毒定义

职业接触氟及无机氟化合物导致的窒息性气体中毒称为氟及其无机化合物中毒。

（二）氟及其无机化合物主要接触作业

工业氟污染的主要来源是电解铝、炼钢、磷肥生产等工业废气中含氟的烟尘，一些大量消耗煤炭的工业部门，如燃煤电厂、动力锅炉房也是重要的氟污染源。氟是生命活动所必需的微量元素之一，通过局部应用或是饮用水补充适量的氟能够有效地预防龋齿。然而氟及氟化物的短期大量吸入存在以下急性毒性，主要在于遇水生成氟化氢和氢氟酸，两者对黏膜和皮肤均有强烈的刺激和腐蚀作用。接触和吸入含氟气体或氟化氢时可迅速出现眼、鼻及上呼吸道黏膜的刺激症状，如眼刺痛、流泪、流涕、打喷嚏、咽痒及刺痛、声音嘶哑、咳嗽、胸闷等。同时可反射性地产生恶心、呕吐、腹痛等。吸入浓度高时可产生化学性肺炎和中毒性肺水肿。骤然吸入极高浓度时甚至可引起反射性窒息。

（三）氟及其无机化合物中毒发病机制

氟及其无机化合物的亚急性和慢性毒性表现为：引起鼻、咽、喉慢性炎症，严重者可有鼻中隔穿孔。大鼠和小鼠吸入氟化氢 5min LC_{50} 分别为 14 400mg F/m^3 和 5 000mg F/m^3，吸入 60min LC_{50} 分别为 1 100mg F/m^3 和 270mg F/m^3。豚鼠吸入氟化氢 15min 的 LC_{50} 为 3 540mg F/m^3。动物急性中毒可发现对眼、鼻黏膜刺激，无力、体重下降等。组织学检查可见鼻黏膜急性炎症和局部坏死、肾小管上皮坏死、肝脏充血和肝细胞空泡形成、骨髓髓细胞样增生。

（四）氟及其无机化合物中毒临床表现

急性氟中毒的临床表现如下：氟主要经皮肤黏膜及呼吸道侵入人体，导致中毒，不同侵入途径所致氟中毒的临床表现不尽相同：

1. **单纯呼吸道吸入中毒** 大多数因吸入氟化氢或氢氟酸酸雾所致，临床表现以呼吸系统急性损害为主。吸入后即刻出现咳嗽、咽痛、气急等刺激症状。重症者咳大量泡沫痰，双肺可闻及湿啰音，胸部X射线影像表现为支气管炎、化学性肺炎或肺水肿，严重者可出现急性呼吸窘迫综合征。

2. **单纯灼伤皮肤吸收中毒** 大多由氢氟酸灼伤所致，临床表现以低钙血症所致心血管系统急性损害为主，部分可出现反复抽搐。轻症可在伤后 48h 内出现心肌酶活性指标增高或肌钙蛋白阳性。心电图主要显示 QT 间期延长及 ST-T 异常改变；重者因氟离子的直接细胞毒作用及低钙血症、心电图显示 T 波低平及传导阻滞、频繁早搏，严重时出现室速、室颤等心律失常，或癫痫样抽搐，甚至猝死。

3. **灼伤皮肤吸收合并吸入中毒** 大多见于氢氟酸灼伤浓度>40% 及存在面颈部灼伤者。病情程度往往严重，猝死率高，即使小面积（<3%）Ⅱ～Ⅲ度灼伤也可导致死亡。当灼伤同时出现刺激性咳嗽、声嘶、呼吸困难等症状，需考虑合并有吸入损伤，宜警惕病情严重。

4. 急性无机氟中毒猝死的主要原因为喉水肿窒息或心源性猝死。

二、氟及其无机化合物中毒的三级预防

（一）一级预防

1. **相关法律、法规及标准制定和完善** 我国制定的职业卫生标准《工作场所有害因素职业接触限值 第 1 部分：化学有害因素》（GBZ 2.1—2019）中规定氟化氢的 MAC 为按 F 计 2mg/m^3，氟及其化合物的 PC-TWA 为按 F 计 2mg/m^3，尿中氟工作班前 24mmol/mol Cr，工作班后 42mmol/mol Cr，故凡是涉及到氟化氢气体或者其他无机氟化物接触的作业场所，必须符合以上职业卫生标准的要求。《职业健康监护技术规范》（GBZ 188—2014）中规定了氟及其无机化合物上岗前体检内容。

2. 生产工艺和生产设备改进和完善 此外,在接触氟化氢气体或者其他无机氟作业的场所应注意工程控制密闭操作,注意通风,尽可能机械化、自动化。企业在作业场所还需提供安全淋浴和洗眼设备。

3. 个体防护措施 呼吸系统的防护建议作业者可能接触其烟雾时佩戴自吸过滤式防毒面具(全面罩)或空气呼吸器。紧急事态抢救或撤离时,建议现场工人佩戴氧气呼吸器,还需注意眼睛防护与呼吸系统防护。身体防护方面建议穿橡胶耐酸碱服,手防护建议戴橡胶耐酸碱手套。

4. 职业卫生管理 工作现场禁止吸烟、进食和饮水。工作结束,需要淋浴更衣方可离开作业现场。单独存放被毒物污染的衣服,洗后备用。保持良好的卫生习惯。氟及其无机化合物作业场所按照《工作场所职业病危害警示标识》(GBZ 158—2003)、安监总厅《用人单位职业病危害告知与警示标识管理规范的通知》(安健〔2014〕111 号)的要求需要张贴警示标识,包括设置"禁止入内""当心中毒""当心有毒气体""必须洗手""穿防护服""戴防毒面具""戴防护手套""戴防护眼镜""注意通风"等警示标识,并标明"紧急出口""救援电话"等警示标识。

5. 职业健康检查 《职业健康监护技术规范》(GBZ 188—2014)中规定了氟及其无机化合物岗前体检内容。目标疾病为职业禁忌证:地方性氟病、骨关节疾病。检查内容为①症状询问:重点询问腰背、四肢疼痛等骨骼系统病史及相关症状。②体格检查:内科常规检查;口腔科常规检查;骨科检查:主要是骨关节检查。③实验室和其他检查必检项目:血常规、尿常规、心电图、血清 ALT;选检项目:尿氟、骨密度、骨盆正位 X 射线摄片,一侧桡、尺骨正位片及同侧胫、腓骨正、侧位片。

(二)二级预防

1. 职业病危害因素的识别与检测 通过工程分析法等对识别对象的生产工艺流程、生产设备布局、化学反应原理、所选原辅材料及其所含有毒杂质的名称、含量等进行分析,如果确定存在氟及其无机化合物则根据《工作场所空气中有害物质监测的采样规范》(GBZ 159—2004)的要求进行现场采样,按照《工作场所空气有毒物质测定氟化物》(GBZ/T 160.36—2004)进行检测。短时间采样在采样点将装有 2 张浸渍滤纸的采样夹,以 5L/min 流量采集 15min 空气样品。长时间采样在采样点将装有 2 张浸渍滤纸的小型塑料采样夹,以 1L/min 流量采集 2~8h 空气样品。个体采样在采样点,将装有 2 张浸渍滤纸的小型塑料采样夹佩戴在采样对象的前胸上部,尽量接近呼吸带,以 1L/min 流量采集 2~8h 空气样品。当 PC-TWA 为按 F 计检测结果超过 $1mg/m^3$,应采取控制措施,包括:危害告知、职业卫生监测、职业健康监护、作业管理等。

2. 职业健康检查 按照《职业健康监护技术规范》(GBZ 188—2014)的要求进行在岗期间、离岗时职业健康检查。

(1)在岗期间职业健康检查:目标疾病为工业性氟病,职业禁忌证与岗前体检一样。检查内容为①症状询问:重点询问腰背、四肢疼痛等骨骼系统疾病症状及食欲不振、头痛、头晕、乏力、失眠、烦躁等症状;②体格检查与岗前体检一样;③实验室和其他检查必检项目:血常规、骨盆正位 X 射线摄片,一侧桡、尺骨正位片及同侧胫、腓骨正、侧位片、尿氟;④选检项目:胸部正位 X 射线摄片、腰椎正位 X 射线摄片、骨密度。健康检查周期为 1 年。

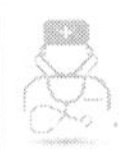

(2) 离岗时职业健康检查：目标疾病为工业性氟病。检查内容与在岗期间职业健康检查一样。

3. **新型生物监测指标**

(1) 尿氟增高是反映现职劳动者过量接触氟的重要指标，但尿氟值水平与急性氟中毒的病情严重程度不完全平行，是辅助诊断指标，有助于鉴别诊断（尿中氟的测定方法见WS/T30）。

(2) 早期监测血氟对防治氟中毒具有临床价值，若在尚未出现高氟期时进行恰当补钙及创面处理，可避免或减轻氟中毒引起的致命性低钙血症（血清中氟化物的测定方法见WS/TS 212）。

(3) 低血钙可作为工业性氟病早期诊断的重要参考指标。这是由于过量的氟进入机体后，与血钙、血镁结合成氟化盐，沉积在骨骼中，使血钙、血镁降低。氟与镁在骨中沉积呈固定的函数关系。另外，进入体内的氟通过羟基置换反应形成氟磷灰石结晶，是一溶解度低且稳定的物质，对甲状旁腺素产生拮抗，导致血钙降低。

4. **职业病的诊断与鉴定**

(1) 氟中毒的诊断原则：氟化氢气体和其他无机氟化物中毒的诊断依据是我国2016年修订的国家标准《职业性氟及其无机化合物中毒的诊断》（GBZ 5—2016）。其诊断原则如下：

1) 急性中毒：根据短期内接触较高浓度氟及其无机化合物的职业史，以呼吸系统急性损害及症状性低钙血症为主的临床表现，结合实验室血（尿）氟及血钙等检查结果，参考作业现场职业卫生资料，排除其他原因所致类似疾病后，综合分析，方可诊断。

2) 慢性中毒：根据5年及以上密切接触氟及其无机化合物的职业史，以骨骼系统损害为主的临床表现，结合实验室血（尿）氟检查结果，参考作业现场职业卫生资料，排除其他原因所致类似疾病后，综合分析，方可诊断。

3) 接触反应：短期接触较大量氟及其无机化合物后，出现下列表现之一，并于脱离接触72h内明显减轻或消失：出现眼痛、流泪、畏光、咳嗽、咽痛、胸闷及头晕、乏力、心悸等症状；血钙降低但无临床表现。

(2) 氟中毒的诊断分级：氟及其无机化合物急性中毒的诊断分级依据如下。

1) 轻度中毒：短期接触较高浓度无机氟后，出现头晕、乏力、咳嗽、咽痛、心悸、胸闷、恶心、呕吐等症状及血（尿）氟增高，并具有下列表现之一，急性气管 - 支气管炎、1~2度喉水肿、心电图显示QT间期延长或ST-T异常改变、阵发性室上性心动过速或单源频发室性期前收缩。

2) 中度中毒：在轻度中毒的基础上，具有下列表现之一，急性支气管肺炎或间质性肺水肿、3度喉水肿、阵发性室性心动过速或多源性室性期前收缩、反复抽搐。

3) 重度中毒：在中度中毒基础上，具有下列表现之一，肺泡性肺水肿、急性呼吸窘迫综合征、4度喉水肿或窒息、低钙血症危象（室性心动过速、室性纤颤及癫痫样抽搐）、猝死。

(3) 氟及其无机化合物慢性中毒的诊断分级依据如下。

1) 轻度中毒：长期密切接触氟及其无机化合物，且出现下列表现之一，①躯干骨（骨盆和腰椎）改变为主；骨质密度增高；骨小梁增粗、增浓，呈“纱布样”；②桡、尺骨或胫、腓骨骨周（骨膜、骨间膜）有明确的钙化或骨化。

2）中度中毒：躯干骨质密度明显增高；骨小梁明显增粗，呈“麻袋纹样”；并伴有确定的长骨骨周、骨膜的改变。

3）重度中毒：全身大部分骨骼受累；骨质密度显著增高，骨小梁模糊不清，呈“大理石样”；长骨皮质增厚，髓腔变狭；骨周改变更为明显，椎体间可有骨桥形成。

（三）三级预防

急性中毒，保持呼吸道通畅，必要时施气管切开术。动态监测血氟、血钙、心肌酶谱及心电图。早期静脉补充足量的钙剂。其他对症及支持治疗，保护心肺等多脏器功能。灼伤皮肤吸收中毒者应早期行创面处理：创面使用钙镁混悬液及碳酸氢钠溶液湿敷或浸泡；深度灼伤创面，早期实施切（削）痂手术。慢性中毒，加强营养，补充维生素D等制剂，亦可适当补钙，并给予对症治疗及加强骨骼功能锻炼。

如有后遗症者，可按照《职业性急性化学物中毒后遗症诊断标准》（GBZ/T 228—2010）执行。如需劳动能力鉴定者，按《劳动能力鉴定职工工伤与职业病致残等级》（GB/T 16180—2014）处理。

（张利文　刘义涛）

第五节　氰化氢中毒的三级预防

氰化氢（HCN）常温常压下为无色气体或液体，有苦杏仁味，易溶于水、乙醇和乙醚。其蒸气与空气可形成爆炸性混合物，氰化物具有剧毒。工作场所中使用无机氰酸盐类和有机氰类化合物的环境很多，各类氰化物在酸性环境下容易离解出氰化氢气体。氰化氢气体的窒息作用主要体现在进入体内之后其可以影响细胞色素氧化酶的活性，阻断呼吸链，造成缺氧窒息。氰化氢是3种最常见的窒息性气体之一，中毒事件时有发生，2004年1月至2014年12月的一项统计，共统计了73起急性中毒事件，其中有5起氰化氢中毒事件。

一、氰化氢职业中毒概述

（一）氰化氢中毒定义

由职业氰化物接触而导致的窒息性气体中毒称为氰化物中毒。

（二）氰化氢主要接触作业

氰化物种类很多，包括无机氰酸盐类和有机氰类化合物，主要接触作业有：电镀、采矿冶金工业，如铜镀、镀金、镀银，氰化法富集铅、锌、金、银等贵重金属提取，钢的淬火，金属表面渗碳；含氰化合物的生产，如氢氰酸生产，制造其他氰化物、药物、合成纤维、塑料、橡胶、有机玻璃、油漆等；化学工业，制造各种树脂单体如丙烯酸树脂、甲基丙烯酸树脂、乙二胺、丙烯腈和其他腈类的原料；染料工业中活性染料中间体三聚氯氰的合成；摄影加工废液中含有铁氰化物；农业中如熏蒸灭虫剂、灭鼠剂等；军事中用作战争毒剂；某些植物：如苦杏仁、木薯、白果等也含有氰化物，大量接触可引起严重中毒，甚至死亡。见表7-3。

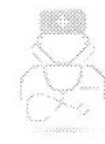

表 7-3　作业环境和生活环境中 HCN 的来源

行业细分	作业 / 工艺 / 环境
电镀、采矿冶金工业	铜镀、镀金、镀银 锌、金、银等贵重金属提取 钢的淬火 金属表面渗碳
含氰化合物的生产	氢氰酸生产 制造其他氰化物、药物、合成纤维、塑料、橡胶、有机玻璃、油漆
化学工业	制造各种树脂单体如丙烯酸树脂、甲基丙烯酸树脂、乙二胺、丙烯腈和其他腈类的原料
摄影	加工废液
农业	熏蒸灭虫剂、灭鼠剂
军事	战争毒剂
天然植物	苦杏仁、木薯、白果

（三）氰化氢中毒发病机制

氰化氢主要经呼吸道吸入，高浓度蒸气和氢氰酸液体可直接经皮肤吸收，氢氰酸也可经消化道吸收。进入体内的氰化氢，部分以原型经呼吸道随呼气排出，大部分在硫氰酸酶的作用下，与胱氨酸、半胱氨酸、谷胱甘肽等巯基化合物结合，转化为无毒的硫氰酸盐，最后随尿排出。但此过程可被硫氰酸氧化酶缓慢逆转，故在解毒早期，偶可见到中毒症状的复现。其中少部分转化为 CO_2 和 NH_3，还可生成氰钴胺参与维生素 B_{12} 的代谢。氰基可转化为甲酸盐，进一步参与一碳单位的代谢过程。

氰化氢及其他氰化物的毒性，主要是由其在体内解离出的氰离子（CN^-）引起。CN^- 可影响 40 余种酶的活性，其中以细胞色素氧化酶最为敏感，与细胞呼吸酶的亲和力最大，能迅速与细胞色素氧化酶的 Fe^{3+} 结合，抑制该酶活性，使细胞色素失去传递电子的能力，阻断呼吸链，使组织不能摄取和利用氧，造成“细胞内窒息”。氰化物引起的窒息表现出的特点是：虽然血液为氧所饱和，但不能被组织利用。动静脉血氧差由正常的 4%~5% 降至 1%~1.5%，静脉血呈动脉血的鲜红色。因此，氰化物中毒时，皮肤、黏膜呈樱桃红色。

另外，CN^- 能与血液中约 2% 正常存在的高铁血红蛋白结合，因此，氰化物中毒时，血液中的高铁血红蛋白增加，对细胞色素可起到保护作用。CN^- 还可选择性结合某些酶中的金属，或与酶的辅基和底物中羰基结合，使二硫键断裂，从而抑制多种酶的活性，也可导致组织细胞缺氧窒息。

氰化氢属于剧毒类毒物，成人致死剂量约为 60mg（0.7~3.5mg/kg），人吸入 20~40mg/m³ 数小时即可出现轻度中毒，150mg/m³ 接触 30min 后死亡，吸入 300mg/m³ 可无任何先兆突然昏倒，发生“电击样”死亡。口服氢氰酸的致死剂量为 50~100mg。

（四）氰化物中毒临床表现

氰化物对人体的危害分为急性中毒和慢性中毒两方面。其中急性中毒可表现为：

1. 接触反应　短时间内接触后出现头晕、头痛、胸闷、气短、心悸，可伴有眼刺痛、流泪、咽干等眼和上呼吸道刺激症状，一般在脱离接触后 24h 内恢复。

2. **轻度中毒**　头痛、头昏加重，上腹不适、恶心、呕吐、口中有苦杏仁味，手足麻木、震颤，胸闷、呼吸困难，眼及上呼吸道刺激症状，如流泪、流涕、口唇及咽部麻木不适等，意识模糊或嗜睡，皮肤和黏膜红润。可有血清转氨酶升高心电图或心肌酶谱异常，尿蛋白阳性。脱离接触后经治疗，2~3d 可逐步恢复。

3. **中度中毒**　上述症状加剧，呼吸急促、胸前区疼痛、血压下降、皮肤呈鲜红色。

4. **重度中毒**　站立不稳、剧烈头痛、胸闷、呼吸困难、视力和听力下降。心率加快、心律失常、血压下降、瞳孔散大、烦躁不安、恐惧感、抽搐、角弓反张、昏迷、大小便失禁，皮肤黏膜呈樱桃红色，逐渐转为发绀。化验可见血浆氰含量、血和尿中硫氰酸盐含量增高。动静脉血氧差减小。高浓度或大剂量摄入，可引起呼吸和心脏停搏，发生“电击样”死亡。

临床经过可分为 4 期：

1. **前驱期**　患者呼出气中有苦杏仁味。主要表现为眼、咽部及上呼吸道黏膜刺激症状，继而可有恶心、呕吐、震颤，且伴逐渐加重的全身症状。查体神志尚清、眼及咽部充血、脉快律齐、血压偏高、呼吸深快、腱反射常亢进、无病理反射。此期一般较短暂。

2. **呼吸困难期**　皮肤黏膜呈樱桃红色。表现为极度呼吸困难和节律失调，其频率随中毒深度而变化。血压升高，脉搏加快，瞳孔散大、眼球突出、冷汗淋漓，患者常有恐怖感。

3. **惊厥期**　患者意识丧失，出现强直性和阵发性抽搐，甚至角弓反张；呼吸浅而不规则，发绀，心跳慢而无力，心律失常，血压下降，大小便失禁，常并发肺水肿和呼吸衰竭。

4. **麻痹期**　患者深度昏迷，全身痉挛停止，肌肉松弛，各种反射消失，血压明显下降，脉弱律不齐，呼吸浅慢且不规则，随时可能停止，但心跳在呼吸停止后常可维持 2~3min，随后心脏停搏而死亡。由于病情进展快，各期之间并非十分明显，个体间也有一定的差异。

长期吸入较低浓度氰化氢的作业者可出现眼和上呼吸道刺激症状，如眼结膜炎、上呼吸道炎、嗅觉及味觉异常。还可见神经衰弱综合征，表现为如头晕、头痛、乏力、胸部压迫感、腹痛、肌肉疼痛等，甚至强直发僵、活动受限。有不少文献报道可引起不同程度的甲状腺肿大。皮肤长期接触后可引起皮炎，表现为斑疹、丘疹，极痒。

二、氰化氢中毒的三级预防

（一）一级预防

1. **相关法律、法规及标准制定和完善**　由于氰化物具有剧毒性，我国卫生标准《工作场所有害因素职业接触限值　第 1 部分：化学有害因素》（GBZ 2.1—2019）中规定了工作场所空气中氰化氢和氰化物的 MAC 为 1mg/m^3。《职业健康监护技术规范》（GBZ188—2014）中规定了氰及腈类化合物岗前体检内容。

2. **职业卫生管理**　企业应在生产过程中加强管理，对其防护设备及时维护，使其能正常有效地运行，确保各岗位氰化氢浓度达到国家职业卫生标准。浓度较高的工作岗位，应设置报警装置，对氰化氢的浓度随时进行监控。在设备检修时更应注意工人的个体防护，杜绝中毒事故的发生。建立中毒事故应急预案，将可能发生的中毒事故损失降至最低。加强工人的职业安全教育，上岗前应进行培训，以使工人掌握相关知识。氰化氢作业场所按照《工作场所职业病危害警示标识》（GBZ 158—2003）、安监总厅《用人单位职业病危害告知与警示标识管理规范的通知》（安健〔2014〕111 号）的要求，在其醒目位置设置职业病危害告知

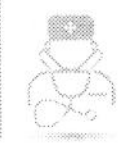

卡。告知卡应当标明职业病危害因素名称、理化特性、健康危害、接触限值、防护措施、应急处理及急救电话、职业病危害因素检测结果及检测时间等。并且在工作场所应急撤离通道设置“紧急出口”,泄险区启用时应设置“禁止入内”“禁止停留”等警示标识。

氰化物在储存、使用过程中,若保管设施不完善或管理不到位,一旦出现氰化物失窃,社会危害极大。盛装氰化物的空桶未及时统一回收处理,出现流失现象,桶中残余氰化物失控,会引发人员中毒,造成社会危害。

3. **职业健康教育**　此外,作业人员未严格执行安全管理制度和操作规程,氰化物的领用、称量及监护管理工作不到位,工作中进食、工作后没有更换工作服、不注意个人卫生等造成皮肤接触、误服氰化物,也可能造成人员中毒。

4. **上岗前职业健康检查**　《职业健康监护技术规范》(GBZ 188—2014)中规定了氰及腈类化合物岗前体检内容。目标疾病为职业禁忌证中枢神经系统器质性疾病。检查内容为①症状询问:重点询问中枢神经系统病史及症状;②体格检查:内科常规检查;神经系统常规检查;③实验室和其他检查:必检项目包括血常规、尿常规、心电图、血清 ALT;选检项目包括肝脾 B 超。

（二）二级预防

1. **职业病危害因素的识别与检测**　通过工程分析法等对识别对象的生产工艺流程、生产设备布局、化学反应原理、所选原辅材料及其所含有毒杂质的名称、含量等进行分析,如果确定存在氰化氢则根据《工作场所空气中有害物质监测的采样规范》(GBZ 159—2004)的要求进行现场采样,按照《工作场所空气有毒物质测定　氰化物》(GBZ/T 160.36—2004)进行检测。在采样点,串联两只装有 2.0mL 吸收液的小型气泡吸收管,以 200mL/min 流量采集 10min 空气样品。采样后,立即封闭吸收管进出口,置清洁的容器内运输和保存。样品尽量在当天测定。当 MAC 检测结果超过 $0.5mg/m^3$,应采取控制措施,包括:危害告知、职业卫生监测、职业健康监护、作业管理等。

2. **职业健康检查**　按照《职业健康监护技术规范》(GBZ 188—2014)的要求进行在岗期间(推荐性)、应急健康检查。

(1)在岗期间职业健康检查(推荐性):目标疾病与岗前体检一样。①检查内容:症状询问与岗前体检一样。②体格检查:与岗前体检一样。③实验室和其他检查:必检项目为血常规、尿常规、心电图、血清 ALT;选检项目为肝脾 B 超、尿硫氰酸盐测定;健康检查周期为 3 年。

(2)应急健康检查:目标疾病为职业性急性氰化物中毒。检查内容为①症状询问:重点询问短期内接触氰及腈类化合物的职业史及神经系统和消化系统症状。②体格检查:内科常规检查;神经系统常规检查及运动功能、病理反射检查③实验室和其他检查:必检项目为血常规、尿常规、心电图、肝功能、血气分析、血浆乳酸浓度、胸部 X 线摄片;选检项目为脑电图、肝脾 B 超、尿硫氰酸盐。

3. **新型生物监测指标**　氰化氢中毒的诊断主要围绕氰化物的代谢和转归以及典型缺氧症状展开。早期接触氰化氢气体临床表现为无发绀性缺氧,故早期同时检测患者的动脉和静脉血压显示 PaO_2 正常,静脉氧分压升高,动静脉血氧分压差明显缩小,该指标可作为氰化氢接触的敏感性指标进行早期检测与诊断。此外,早期接触氰化物的作业工人血中 CN^- 浓度将会升高,尤其是前 8h,正常人血的 CN^- 浓度一般不超过 200μg/L,而存在职业暴露的人群显著高于此值，然而血中的 CN^- 与样本的保存方式（如温度、细菌作用）等有关，应尽快测量方能体现其真实暴露水平。当氰化氢接触超过数小时后，不宜再依靠血中 CN^- 浓度测定进行诊断，此时血浆乳酸浓度升高是反映细胞缺氧程度的较好指标，可采用酶法进行乳酸脱氢酶的测定。此外，尿硫氰酸盐的水平可作为氰化物作业工人日常接触水平的标志物。

4. 职业病的诊断与鉴定

（1）氰化氢中毒的诊断原则：根据氰化物接触史，以中枢神经系统损害为主的临床表现，结合现场职业卫生学调查，排除其他类似疾病，综合分析，做出诊断。

（2）氰化氢气体中毒的分级诊断标准：急性氰化物中毒的分级诊断标准如《职业性急性氰化物中毒诊断标准》（GBZ 209—2008）。

急性氰化物轻度中毒：有明显头痛、胸闷、心悸、恶心、呕吐、乏力、手足麻木，尿中硫氰酸盐浓度往往升高，并出现下列情况之一者：轻中度意识障碍、呼吸困难、动 - 静脉需氧浓度差<4% 和 / 或动 - 静脉血氧分压差明显减小、血浆乳酸浓度>4mmol/L。

急性氰化物重度中毒：出现下列情况之一者，重度意识障碍、癫痫大发作样抽搐、肺水肿、猝死。

需要注意的是急性氰化物中毒诊断的相关指标对慢性氰化物中毒的诊断意义不大，因此，由于慢性中毒缺乏特异性指标，诊断应谨慎。同时实验室检查中毒者血中氰含量增高，或尿中硫氰酸盐增高，吸烟者尿液中硫氰酸盐水平约为不吸烟者的两倍，注意鉴别。

（三）三级预防

1. 治疗原则与方法 基本原则是立即脱离现场至空气新鲜处，快速实施治疗，尽早提供氧疗。脱去污染衣物，用清水或 5% 硫代硫酸钠清洗被污染的皮肤，静卧保暖；经消化道摄入者立即催吐，用 1/5 000 高锰酸钾或 5% 硫代硫酸钠溶液洗胃；眼部污染者立即用大量流动清水或生理盐水冲洗；皮肤灼伤用 0.01% 高锰酸钾冲洗。同时就地应用解毒剂。呼吸、心脏停搏者，按心脏复苏方案治疗。

（1）解毒剂的应用

1）高铁血红蛋白解毒剂的解毒原理是应用适量的高铁血红蛋白生成剂使体内形成一定量的高铁血红蛋白，利用高铁血红蛋白的 Fe^{3+} 与血液中的 CN^- 络合成不太稳定的氰化高铁血红蛋白。血中的 CN^- 被结合后，组织与血液间的 CN^- 含量平衡破坏，组织中高浓度的 CN^- 又回到血液中，继续被高铁血红蛋白结合，使组织中细胞色素氧化酶逐渐恢复活性。

2）硫供体的解毒原理是在体内硫氰酸酶的作用下，使氰离子转变为硫氰酸盐，经尿排出。目前在氰化物中毒中常使用亚硝酸钠 - 硫代硫酸钠、4- 二甲基氨基苯酚（4-DMAP）作为解毒剂。此外，使用胱氨酸、半胱氨酸、谷胱甘肽及硫代乙醇胺也有一定解毒作用，因其在体内可提供少量硫与氰离子结合形成硫氰酸盐排出体外。

3）羰基化合物的解毒是基于氰化物可与羰基反应的亲核试剂，与醛或者酮反应生成氰醇之后经尿液排出体外。

4）含钴化合物的主要解毒机制是其可与 CN- 结合生成无毒的氰钴胺经尿液排出，目前研究较多的是羟钴胺素和钴啉醇酰胺。

5）CO 的研究发现当氰化物进入线粒体与细胞色素氧化酶的三价铁结合时，NO 能够与氰化物竞争结合细胞色素氧化酶，从而恢复细胞色素氧化酶与氧气结合的能力并产生 ATP 供能，同时 NO 在额外电子供体的作用下产生的亚硝酸盐也具有解毒作用。

(2)氧疗：尽早给予高浓度氧(＞60%)，有条件者使用高压氧治疗。高浓度氧可使氰化物与细胞色素氧化酶的结合逆转，并促进氰化物与硫代硫酸钠结合生成低毒的硫氰酸盐。纯氧治疗不宜超过24h。

(3)对症支持治疗：可用细胞色素C、三磷酸腺苷、辅酶A、维生素C、复合维生素B等药物辅助解毒治疗。重度中毒患者常出现呼吸停止、心力衰竭、肺水肿、脑水肿，需严密监护，及时对症处理；心脏停搏者紧急复苏治疗；抽搐者给予地西泮、巴比妥类；积极防治脑水肿十分重要，可使用脑细胞营养药物(如能量合剂、胞二磷胆碱等)、肾上腺皮质激素、利尿脱水、抗凝溶栓等方法对症处理，并可应用自由基清除剂、钙离子通道拮抗剂等。

2. **康复措施**　轻度中毒患者治愈后可恢复原工作，重度中毒患者应调离原作业，需要进行劳动能力鉴定者，按《劳动能力鉴定职工工伤与职业病致残等级》(GB/T 16180—2014)处理。

(张利文　刘义涛)

第六节　窒息性气体中毒预防典型案例

一、案例一

(一) 案例基本情况

2017年11月18日19时15分，河南某石化机械设备有限公司9名工人在某石化公司硫磺装置做设备检修和换热器管束清洗作业时，发生一起硫化氢中毒事故，造成6人中毒，3人死亡。2017年3月28日14时，某石油化工总厂加氢重整车间催化重整装置，在界区管廊脱硫系统酸性气管线盲板作业过程中，发生一起硫化氢中毒事故，造成1人死亡。2016年7月9日9时45分，某石化分公司联合三车间60×104t/a连续重整装置按计划停工消缺，承包商员工在进行抽堵盲板作业时发生一起硫化氢中毒事故，造成1人死亡、1人受伤。

(二) 案例分析

在职业活动中短期内吸入较大量硫化氢气体后，可引起急性硫化氢中毒，硫化氢中毒引起电击样死亡，会造成极大的社会影响。目前接触硫化氢的职业有70多种，虽然各用人单位对预防硫化氢中毒高度重视，但是几乎每年都会有中毒事件的发生。硫化氢分子量较空气重，易溶于水，易积聚在低洼积水处如水井、下水道、潜涵、隧道、清理垃圾、阴沟、粪池、菜窖等有机物腐败及通风不良的地方。在制糖造纸、污水处理、石化、煤气、染料、冶金、自来水公司、化粪池、鱼舱、造纸、食品、制药、环卫等行业，作业人员常在以上区域作业，因此硫化氢中毒事件常有发生。

(三) 三级预防策略

1. **一级预防策略**　识别、评价、控制有害因素，追求本质安全，使硫化氢不逸出或使生产环境浓度控制在10mg/m^{3}以下。参考措施如下。

(1)新建、改建、扩建装置要充分考虑硫化氢问题；炼制高含硫原油装置要符合设计标准，要采用先进工艺、设备及控制、监测、防护报警设施。

(2)从工艺抓起,从原油评价开始,制订切实可行的混输、混炼、单炼的加工方案,对原油的硫含量进行有效控制;加强工艺过程管理,制订相应的工艺纪律、操作纪律和设备维护、保养、监测制度,查找隐患,及时整改。

(3)重视液态烃、干气脱硫、制硫、含硫污水汽提等装置的开工操作;提高硫的回收率;瓦斯系统全压缩、全脱硫、全回收和密闭采样、脱水;酸性水全汽提等。

(4)加强劳动纪律、遵章守纪、安全教育管理,严格监督考核。

(5)制订、组织、实施安全卫生工作计划。

2. 二级预防策略 识别人群、作业、装置的危险度,制订相应措施,使硫化氢不对人身造成伤害。参考措施如下。

(1)从生产源头开始,根据原油性质、掺炼比,开展总硫量分布、硫化氢分布情况调查。在此基础上确定隐患点、危险作业、危险人群。凡有高浓度硫化氢存在,并可能逸出到空间的部位,或以往发生过中毒又未经整改之处,均应视作隐患点,如容井、密闭容器、污水(油)池、采样口、脱水 IJ、放空口等。可能接触高浓度硫化氢的作业应视为危险作业,从事此类作业的人群应视为高危人群,隐患点应定期监测。硫化氢 16~32mg/m^3 为眼刺激;30~40mg/m^3 是引起全身性症状的浓度;70~150mg/m^3 吸入 2~5min 即有嗅觉疲劳,吸入时间长时会发生急性结膜炎、上呼吸道炎症。因此在多次测定超过 30mg/m^3 时,应重点控制、限期整改,或树立明显警示标志,加强防范管理。同时,多种因素可影响危险程度的增减。如外来人员、新工人未经培训、无相应监护或预防措施,进入隐患部位或从事高危作业应视为极度危险;高危作业如有合理监测、监护措施和有效防护用具,则危险性下降。

(2)要有健全的监测制度。隐患点监测:除常规定时监测和固定式报警仪外,对被列为隐患点的部位,在生产波动、工艺变化、介质改变、整改前后等,应进行测定。即时监测:生产装置在异常情况(如出现异味、人员不适、生产突变、发生事故等)时,能即时进行检测。要求反应时间(出现情况至得出大致结果)短、定性准、定量相对准确,仪器可采用直读式或快速测管。有的企业为车间配置便携式报警仪,一次性投资高,但使用方便。进入重点区域或重点部位前的监测:进入隐患点、密闭容器、污水(油)池等,不论是否已通风换气,必须先行检测,合格后或佩用有效护具,在严密监护下方可进入。

(3)有效的监护制度。进入重点部位的许可证制度:至少应有有害因素名称、浓度(强度)、测定时间、防护措施、监护措施、进入者、进入时间、监护者、测定者、批准者。重点作业监护制度:如从事污水(油)池清污、容器内作业等,应制订计划,批准后执行。

(4)严格执行规章制度:除严格执行集团公司有关规定、制度外,对接触硫化氢浓度较高的作业,如采样、脱水、进入下水道或地沟窨井、事故现场检修、酸性水容器管道的拆修等,均应制订相应的操作规程、安全规定,并严格实施。

(5)教育培训:生产性硫化氢中毒事故绝大部分与违章违纪有关(化工系统与石化系统分别为 78.24% 和 57.14%)。中毒者中又大多不了解硫化氢的性质和防护办法。据国内报道 427 例中毒患者分析,无防护下救人致自己中毒的有 48 人(10.6%),占死亡总数(例)的 25%;因此必须特别重视教育培训。

3. 三级预防策略 规范硫化氢中毒救治技术,提高救治水平。极重患者抢救中,及时进行心肺脑复苏是最重要的措施。有条件者应尽快进行高压氧治疗。非致死性中毒患者要给予必要的支持方法和给氧;防治肺水肿、肺损伤,维持心肺脑功能;防治感染,缓解局部症状；纠正酸中毒，防治脑水肿及各种并发症。急性硫化氢中毒与急性氰化物中毒机制相似，而且非解离形式的硫化氢比离子形式的 HS- 对细胞色素氧化酶有更强的抑制力，这是应用高铁血红蛋白生成剂治疗硫化氢中毒的理论依据。但临床应用应严格掌握指征，选择合适的药物，一般认为以对二甲氨基酚盐酸盐（4-DMAP）为好。

二、案例二

（一）案例基本情况

2009 年 4 月 2 日 10:40 左右，盂县某钢铁有限公司组织 8 名工人对 2 号高炉底进行检修。在检修过程中，于 11:20 有人出现头晕、恶心等症状，感觉炉内有煤气泄漏，此时已有 2 名工人因煤气中毒而倒地，于是立即向外发出“炉内有人中毒”的求救，接到求救报告后，公司迅速组织人员进行抢救，一方面切断煤气来源，同时立即往炉内输送氧气，并指派人员轮流进行抢救，经过大约 15min，把 8 名中毒人员全部救离现场，同时紧急送往盂县人民医院进行抢救。

（二）案例分析

CO 是一种无色无味的窒息性气体，当环境中 CO 浓度达到一定量和停留一定时间时，即可引起 CO 中毒。在我国，CO 已成为工业生产中常见的职业有害因素，多达数十种特定职业有严重的 CO 暴露问题，如炼焦、煤及煤气制品业、石油加工业、化学肥料制造业、纺织业等。因此，深入探讨职业性 CO 中毒机制及防治措施对减少我国职业病危害有重大意义。以上案例发生在炼钢企业，在检修过程中没有按照规范的操作规程操作，导致中毒事件的发生。

（三）三级预防策略

1. 一级预防策略　通过实施工艺改革、提供防护措施、建立管理措施、实施健康教育等，追求本质安全，使 CO 不逸出或使生产环境浓度控制在国家规定标准以下。具体到冶金行业可采取以下措施：

(1) 根据国家职业健康安全体系的有关要求，制定《职业病危害因素识别、风险等级汇总表》，全面开展 CO 危害的识别与评价，辨识出 CO 危害源，使公司每位员工熟知本岗位 CO 危害所在，利于预防，杜绝中毒事故发生。

(2) 加大职业卫生防护设施的投入，根据 CO 危害的识别与评价结果，对存在 CO 中毒危险的工作场所安装固定式 CO 检测报警仪，所在的车间和班组配备便携式 CO 检测报警仪，正压式空气呼吸器、苏生器等应急设备；在炼焦地下室、煤气回收风机房、煤气柜加压站等安装轴流风机、排气扇等通排风设施进行通风。并制定相关的规章制度，要求进入存在中毒危险区域人员一律佩戴便携式 CO 检测报警仪，执行卫生安全确认制，并有人监护，必要时佩戴个人防护设备。

(3) 建立健全职业卫生管理制度和操作规程，加强检查与考核公司。专门制定针对急性 CO 职业中毒的规章制度和操作规程，如为预防煤气在生产、输送、使用、防护和设备维护检修过程中可能发生的急性职业中毒事故，制定《煤气安全管理规定》，规范煤气运行调度和焦炉煤气、高炉煤气、转炉煤气、混合煤气、工业煤气柜等的运行，煤气使用管理、煤气设施管理、煤气工程管理、煤气安全卫生管理、煤气事故处理等工作，规范煤气吹扫和盲板作业及安全规定；制定《职业卫生管理办法》和《职业健康安全办法》规范职业卫生安全管理、检查与考核；通过加强检查与考核，促进各项制度、规程的落实。

(4) 加强职业卫生知识培训，普及和提高员工的自我防护知识和技能。认真开展职业卫生相关法律法规和职业卫生知识的培训。使得每位员工上岗前均需接受公司、工厂、车间的三级卫生安全教育。针对 CO 的职业病危害防治的相关知识，结合过去所发生的事故案例编制培训教材，对所有接触作业人员进行职业卫生防护知识的培训，使每个员工真正掌握 CO 急性中毒的预防、应急救护、CO 检测报警仪和呼吸防护设备的正确使用等知识，有效地提高员工的自我防护知识和技能，对预防和控制急性 CO 中毒事故发生起到至关重要的作用。

(5) 为工人提供切实有效的个体防护用品，现场应当有专人监护，并在整个过程中做到经常通风，预防类似事故的再次发生。

(6) 实行目标管理，控制 CO 中毒事故发生。每年初公司制定职业健康安全目标并分解到各厂各车间，将控制 CO 中毒事故的单位列入公司职业卫生专业安全生产的经济责任制考核。

2. **二级预防策略**　通过定期的职业查体识别一氧化碳中毒的人群，结合早期诊断和早期治疗达到二级预防的目的。针对冶金行业，建议采取以下措施：

(1) 定期的职业健康查体。冶金生产是金属材料冶炼以及化学产品回收、加工的复杂过程，其生产过程会产生多种有毒有害的气体和物质，包括 CO、H_2S、SO_2、粗苯、氨以及多环芳烃等，主要来源于金属冶炼、脱硫、洗脱苯等生产环节。其中一氧化碳具有较强毒性，大量吸入可导致人员急性缺氧中毒，甚至死亡。基于此，冶金企业应在劳动者上岗前、在岗期间、离岗时和应急情况下对其进行职业健康检查，并建立职业健康档案。

(2) 早期诊断。如在冶金企业的每年定期职业查体过程中发现职工存在窒息性气体中毒的早期症状，医院给出早期诊断结果，应让患者脱离现有接触窒息性气体的工作岗位，同时应依法组织人员尽快开展早期治疗，不得推诿。在岗期间，发现职工患有高血压等慢性疾病，身体状况不能适应岗位工作的，要及时调离并妥善安置。

(3) 早期治疗。冶金相关企业在对于已经确诊的 CO 职业中毒患者应给予早期治疗，同时避免长期危害的出现。

3. **三级预防策略**　对于已经发生的 CO 中毒事故，迅即控制事故范围和危害程度，减少由 CO 中毒造成的伤亡。针对冶金行业，建议采取以下措施：

(1) 现场急救及护理。冶金行业发生的 CO 进行中毒事件多发生在密闭作业空间或者通风情况不好的车间内，故发生中毒事件后应立即将患者转移至空气新鲜、通风良好的地点，解开患者衣领，取平卧位，头偏向一侧，及时清除口腔内分泌物和呕吐物，保持呼吸道通畅，防止窒息发生；同时注意保暖。意识清醒的轻度、中度中毒者给予中、高流量的鼻导管吸氧或面罩吸氧，意识丧失的重度中毒者给予面罩吸氧或简易呼吸气囊辅助呼吸，尽快纠正缺氧状态；迅速建立静脉通道，确保抢救药物快速输注，为抢救成功争取时间。对于心跳和呼吸停止的患者立即行心肺复苏术，必要时予电击除颤，同时快速输入 20% 甘露醇 125mL 和地塞米松 10mg，在 15min 内输完，以降低颅内压、防治脑水肿，减轻脑组织损害；对于出现烦躁、抽搐的患者予地西泮 10mg 静脉注射，使患者镇静、避免耗氧过多而加重病情。

(2)转送及护理。CO中毒事件经现场急救处置且患者病情略稳定后，尽快转送患者到医院。转送途中持续吸氧，给予心电监护，密切观察患者的意识、生命体征、皮肤黏膜和瞳孔变化及血氧饱和度情况，注意有无呕吐等脑水肿前兆，严密观察患者苏醒时间及有无抽搐等症状。对于出现抽搐、昏迷的患者，遵医嘱予镇静剂及纳洛酮0.8~1.2mg静脉注射，并将缠有纱布的压舌板或开口器置患者两臼齿之间，使患者镇静、防止咬伤及促进脑细胞功能恢复；对于出现窒息、呼吸衰竭等症状的患者，要及时清除口腔和呼吸道内异物及分泌物，加强给氧及机械通气支持，做好心、肺复苏准备；对于出现胸闷、心悸等症状的患者，要注意控制输液速度，严密观察心电监护情况，协助医生做好相应的救治处置。在转送途中还应随时与医院保持联系，通报患者的病情以及救护车返回时间，通知相关科室做好接诊、抢救的准备。

(3)预后。CO中毒患者经抢救脱离危险期后，还应加强护理、积极防治并发症及预防迟发脑病。对迟发脑病者，可给予高压氧、糖皮质激素、血管扩张剂或抗帕金森病药物与其他对症与支持治疗。轻度中毒经治愈后仍可从事原工作。中度中毒者经治疗恢复后，应暂时脱离CO作业并定期复查，观察2个月如无迟发脑病出现，仍可从事原工作。重度中毒及出现迟发脑病者，虽经治疗恢复，皆应调离CO作业。因重度中毒或迟发脑病治疗半年仍遗留恢复不全的器质性神经损害时，应永远调离接触CO及其他神经毒物的作业。

（张利文　刘义涛）

参考文献

[1] 刘长青, 何启林. 煤巷打眼过程中CO产生缘由探究 [J]. 能源技术与管理, 2006, 4 (3): 15-16.

[2] 吴小丘. 干熄炉导入空气量与工艺优化的研究 [D]. 北京: 北京化工大学, 2012.

[3] 周梦影, 李晓斌, 张福行, 等. 焦炉控制参数与一氧化碳排放关系建模与分析 [J]. 控制工程, 2017, 24 (3): 570-574.

[4] 勾硕. 职业性一氧化碳中毒机理及防治措施 [J]. 职业卫生与应急救援, 2011, 29 (1): 49-50.

[5] 刘少军, 邹建芳, 郭启明, 等. 急性一氧化碳中毒迟发性脑病效应生物标志物的研究现况 [J]. 预防医学论坛, 2013, 19 (7): 524-526.

[6] 周磊, 郑成刚, 衣洪杰, 等. 基因作为一氧化碳中毒诊断标志物的初步研究 [J]. 生物医学工程与临床, 2015, 19 (6): 564-568.

[7] 钟燕燕. 密闭有限空间作业场所硫化氢中毒防治措施研究 [D]. 上海: 上海交通大学, 2009.

[8] 王继芹, 孙克玉, 程德山, 等. 尽早高压氧治疗对急性硫化氢中毒血清CTn Ⅰ变化及预后的影响 [J]. 中国急救医学, 2007, 4 (12): 1115-1117.

[9] 徐中杰, 刘梅, 蔡振林. 大剂量亚甲蓝抢救急性重度硫化氢中毒的临床研究 [J]. 中国急救医学, 2004, 4 (8): 25-27.

[10] 胡瑞华. 急性硫化氢中毒8例治疗体会 [J]. 临床医药实践, 2015, 24 (11): 874-875+877.

[11] 方剑平, 冯晓燕, 索小绪, 等. 氟化物对作业工人健康危害的研究 [J]. 中国职业医学, 2004, 4 (1): 32-34.

[12] 朱晓莉, 王涤新. 氰化物中毒的诊疗研究新进展 [J]. 中华内科杂志, 2007, 46 (9): 786-787.

[13] 马起腾, 洪秀娟, 曹春燕. 乳酸脱氢酶在急性氰化物中毒诊断中的临床意义 [J]. 职业卫生与应急救援, 2013, 31 (5): 237-238+244.

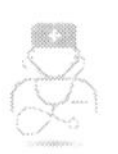

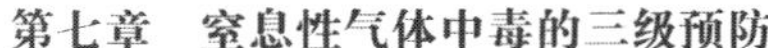

[14] 左晨艳, 杨波波, 吴婷, 等. 氰化物中毒及解毒的研究进展 [J]. 毒理学杂志, 2016, 30 (4): 311-316.
[15] 黄关麟. 三级预防在石化企业急性硫化氢中毒防治中的应用 [J]. 中华劳动卫生职业病杂志, 2000, 4 (2): 62-64.
[16] 王丰. 石化企业硫化氢中毒防治措施的探讨 [J]. 中国工业医学杂志, 2005, 4 (6): 361-362.
[17] 赵琴. 一起一氧化碳引起职业性中毒事件的调查报告 [J]. 山西医药杂志 (下半月刊), 2010, 39 (3): 198.

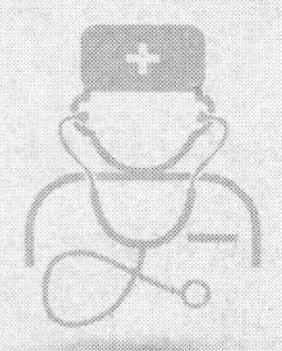

第八章　有机溶剂中毒的三级预防

有机溶剂通常为液体，本身也是有机物，大多用作清洗剂、去污剂、稀释剂和萃取剂，也用作中间体以制备其他化学产品。脂溶性是有机溶剂的重要特性，这是决定它与神经系统亲和，具有麻醉作用的重要因素，并且它也有一定水溶性，故可经皮肤进入体内。多数有机溶剂具有可燃性，如汽油、乙醇等，可用作燃料；但有些则属非可燃物，如卤代烃类化合物，可用作灭火剂。据报道，2005—2013 年天津市有机溶剂所致职业病患者 88 例，其中苯中毒 34 例、氯乙烯中毒 22 例、甲苯中毒 13 例、正己烷中毒 6 例，年龄在 30~50 岁，中毒病例所在企业主要为化学原料和化学制品制造业，通用、专业设备制造业等，以下将对有机溶剂中毒的三级预防进行阐述。

第一节　有机溶剂中毒概述

一、概述

（一）有机溶剂中毒定义

有机溶剂中毒是指职业人群在工业生产中接触到有机溶剂物质，后者通过呼吸道和皮肤途径进入机体而引发皮肤、呼吸系统、中枢神经系统和周围神经等的健康损害。

（二）有机溶剂的主要接触作业

工业溶剂约 30 000 余种，具有相似或不同的理化特性和毒作用特点，有机溶剂多易挥发，接触途径以吸入为主，见表 8-1。

（三）有机溶剂中毒的分类

2013 年颁布的《职业病分类和目录》（国卫疾控发〔2013〕48 号），有机溶剂中毒包括苯中毒、甲苯中毒、二甲苯中毒、正己烷中毒、汽油中毒、二硫化碳中毒、二氯乙烷中毒、四氯化碳中毒、甲醇中毒、溴丙烷中毒、二甲基甲酰胺中毒等。

（四）有机溶剂中毒发病机制

大多数有机溶剂通过呼吸道吸入，40%~80% 的有机溶剂可滞留于肺内，体力劳动可使经肺摄入量增加2~3倍。由于有机溶剂具有脂溶性且血-组织膜屏障富含脂肪，故摄入后多分布于血流充足的骨骼和肌肉组织，以及神经系统、肝脏等脂肪丰富的组织。代谢转化过程对有机溶剂的毒性作用具有重要影响，比如正己烷的毒性作用与其主要代谢物2,5-己二酮有关。进入体内的有机溶剂以原型物经呼出气排出为主，少量以代谢物形式经尿排出。多数溶剂的生物半减期较短（数分钟至数天），生物蓄积对大多数溶剂来说不是影响毒作用的重要因素。

表8-1　有机溶剂中毒职业性接触机会

序号	接触种类	接触物质
1	化工原料	苯乙烯、二氯乙烷
2	溶剂	苯、甲苯、二甲苯（印刷、皮革、制鞋）
3	燃料	汽油（交通运输业）；柴油（拖拉机）
4	萃取剂	氯仿、苯（医药、食品）
5	麻醉剂	乙醚（兽医）

苯的急性中毒以中枢神经系统抑制为主，慢性苯中毒的健康损害与其在体内代谢过程中产生的代谢物及个体遗传易感性有关。普遍认为苯毒作用分子机制涉及DNA损伤、癌基因（*ras*、*c-fos*、*c-myc*等）的激活、白细胞介素IL-1和IL-2水平下调、肿瘤坏死因子TNF-α水平上调等。二氯乙烷毒作用可引起中毒性脑病，初步认为其病理基础为脑水肿，与兴奋性氨基酸的神经毒性和脑细胞能量代谢障碍有关。苯的氨基和硝基化合物可通过形成高铁血红蛋白、硫血红蛋白、变性珠蛋白小体、溶血作用等对血液系统造成一定损害。慢性接触有些苯的氨基和硝基化合物还可导致中毒性白内障，发病机制仍不清楚，考虑与晶状体细胞氧化损伤、氨基/硝基和晶状体组织或细胞成分结合反应、缺氧致眼部糖酵解增多、晶状体乳霜堆积等有关。有机溶剂种类较多，相应毒作用机制也不尽相同，大部分有机溶剂的毒作用机制尚未完全阐明。

（五）有机溶剂中毒诊断和临床表现

不同种类的有机溶剂因其毒性和靶器官不同而出现不同的临床表现。了解有机溶剂中毒表现，结合职业史可帮助诊断。有机溶剂几乎都能使皮肤脱脂或使脂质溶解而成为原发性皮肤刺激物。典型溶剂皮炎具有急性刺激性皮炎的特征，如红斑和水肿；亦可见慢性裂纹性湿疹。有少数工业溶剂能引起过敏性接触性皮炎；个别有机溶剂甚至引起严重的剥脱性皮炎（如三氯乙烯）。易挥发、具有脂溶性的有机溶剂几乎都能引起中枢神经系统的抑制，多属非特异性的抑制或全身麻醉。溶剂的脂溶性与麻醉力密切相关，麻醉力又与化学物结构有关，例如碳链长短、有无卤基或乙醇基、是否具有不饱和（双）碳键等。

急性有机溶剂中毒时出现的中枢神经系统抑制症状与酒精中毒相似，可表现为头痛、恶心、呕吐、眩晕、步态不稳、语言不清、倦息，嗜睡、易激怒、神经过敏、抑郁、定向力障碍、意识错乱或丧失，甚至可死于呼吸抑制。有机溶剂慢性接触可导致慢性神经行为障碍，如性格或情感改变（抑郁、焦虑）、智力功能失调（短期记忆丧失、注意力不集中）等；还可能因小脑受累导致前庭动眼功能障碍。此外，有时接触低浓度有机溶剂蒸气后，虽前庭试验正常，但仍出现眩晕、恶心等症状，称为“获得性有机溶剂超耐量综合征”。有机溶剂对呼吸道均有一定

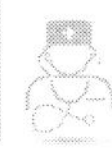

刺激作用；高浓度的醇、酮和醛类还会引起蛋白变性。有机溶剂引起呼吸道刺激的部位通常在上呼吸道，接触溶解度高、刺激性强的溶剂如甲醛类尤其如此。超量接触溶解度低、刺激性较弱的溶剂，亦可造成呼吸道深部损伤，引起急性肺水肿。长期接触刺激性较强的溶剂还可致慢性支气管炎。

二、有机溶剂中毒的三级预防

(一) 一级预防

《职业病防治法》中明确指出要做好前期预防工作，一级预防对于有机溶剂中毒的预防控制工作至关重要。有机溶剂中毒一级预防的关键点在于工程控制、工艺管理，用人单位要高度重视职业卫生管理，尤其是生产工艺改革和通风排毒，为防止生产过程中发生“跑、冒、滴、漏”，加强生产过程的密闭化、自动化和程序化。无论是生产原料、产品，甚至是生产过程中的中间物质都必须尽量用无毒代替有毒，用低毒代替高毒，比如对于建筑材料，使用不含或少含有毒性的有机溶剂的水性涂料，油漆及制鞋工业中用汽油、环己烷、二乙醇缩甲醛等作为稀薄剂或黏胶剂，乙醇等作为有机溶剂或萃取剂，在源头上控制毒物接触。

用人单位还应做好劳动者的职业健康宣传教育工作，提高对有机溶剂的健康危害认知。个体防护用品的正确使用是保护劳动者职业健康的重要辅助措施，用人单位需加强对有机溶剂中毒相关防护知识的宣传教育，使劳动者能正确使用个体防护用品，在生产作业过程中做好呼吸防护、皮肤防护等。

(二) 二级预防

二级预防重在早发现、早诊断和早治疗，开展职业病危害因素监测、职业健康监护、职业病诊断和鉴定等，建立、健全职业卫生档案和劳动者健康档案。用人单位应严格按照规定做好劳动者的职业健康监护工作，健康检查项目按照《职业健康监护技术规范》(GBZ 188—2014)执行。存在可引起中毒的有机溶剂时，用人单位应做好职业病危害因素检测评价工作，及时掌握劳动者有机溶剂暴露情况，在醒目位置设置公告栏，公布有关职业病防治的规章制度、操作规程、工作场所职业病危害因素检测结果等。积极地采取二级预防措施，最大程度保护劳动者健康。

(三) 三级预防

有机溶剂中毒的三级预防关键在于及时识别并有效治疗患者，最大限度减少中毒伤亡，《职业病防治法》规定，对遭受或者可能遭受急性职业病危害的劳动者，用人单位应当及时组织救治。三级预防必须根据我国现有法律规定，及时有效地处理中毒患者，对症治疗。此外，还需做好患者的后续康复工作，促进机体功能恢复，防治并发症和后遗症，提高生命质量。

(张 明 秦汝男)

第二节 苯中毒的三级预防

苯(benzene，C_6H_6)是国际癌症研究机构(IARC)明确认定的对人类有致癌作用的Ⅰ类

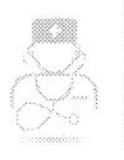

化学物质，常温常压下为有特殊芳香味的无色油状液体。苯中毒的途径大多以蒸气形态经呼吸道进入机体内，极少见经消化道误服与皮肤吸收，在此基础上又可分为短期内大量接触导致的急性苯中毒，与长期密切接触导致的慢性苯中毒。苯中毒无特异性解毒剂，通常采用对症治疗及支持治疗。21 世纪初以来，我国急慢性职业中毒中，苯中毒居于前位，约占职业中毒患者人数的 1/5，造成的直接经济损失可达数亿至数十亿人民币。据报道，2017 年天津市存在苯危害企业 839 家，以小型、私有经济、制造业为主，检测岗位苯超标率为 0.8%，其中女性白细胞、中性粒细胞和血小板计数减少率均高于男性，苯对劳动者职业健康的危害不容忽视。

一、苯中毒概述

（一）苯中毒定义

苯中毒指苯及其苯系物中毒，由于其性状独特，且液态苯经皮肤吸收甚少，苯中毒大多为以蒸气形态经呼吸道进入机体内而引发的急性和慢性中毒。

（二）苯中毒主要接触作业

劳动者在苯的制造过程和使用过程中均可接触到苯。传统和现代工业中苯的用途都非常广，是合成多种化学物质的基本原料，可作为溶剂、萃取剂和稀释剂，用于制造油墨、树脂、人造革和黏胶等。苯还可用作燃料，以及一些重要化学物质的组成成分或者内含物。苯及其化合物接触的行业主要有：制造苯乙烯、苯酚、药物、农药，合成橡胶、塑料、洗涤剂、染料，炸药等含苯环的化合物的作业；苯的制造，如焦炉气、煤焦油的分馏、石油的裂化重整与乙炔合成苯；汽油燃料，工业汽油中苯的含量可高达 10% 以上。苯中毒主要接触作业见表 8-2。

表 8-2　苯中毒主要接触作业

序号	接触种类	接触物质
1	有机化工合成原料	苯乙烯、苯酚、药物、农药，合成橡胶、塑料、洗涤剂、染料，炸药等
2	溶剂、萃取剂和稀释剂	油墨、树脂、人造革和黏胶等
3	燃料	工业汽油
4	工业制备苯	焦炉气、煤焦油分馏，石油裂化重整与乙炔合成苯

（三）苯中毒发病机制

苯在生产环境中主要以蒸气形式经呼吸道进入人体，苯进入体内后，主要分布在含类脂质较多的组织和器官中，大脑、肾上腺与血液中的含量最高，吸收入体内的苯 40%~60% 以原型经呼气排出，经肾排出极少。苯在体内主要在肝内代谢，苯被氧化成环氧化苯，环氧化在苯代谢过程中可生成苯酚，再经羟化形成氢醌或儿茶酚，苯的代谢物中氢醌和苯醌是造成骨髓中毒并导致白血病的最终毒物，尿酚、氢醌、儿茶酚、反 - 反黏糠酸及苯巯基尿酸均为苯的接触标志。酚类代谢产物在与硫酸盐或葡糖醛酸结合后自肾脏排出。长期接触苯主要引起血液毒性，导致白细胞减少、骨髓抑制，甚至再生障碍性贫血及白血病。白血病通常发现

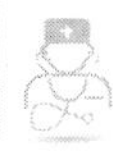

时是在慢性期，俗称“慢粒”，也就是慢性粒细胞白血病。此病是因接触苯工作时间较长，在先期未予以重视，导致病情加重，从原本的中毒转变成为白血病。苯的血液毒性机制迄今尚未完全阐明。有研究显示，慢性苯中毒工人白细胞脂肪酸转运基因、脂肪酸β氧化基因等mRNA水平显著增加，血浆卟啉代谢、精氨酸和脯氨酸代谢、脂肪酸β氧化代谢通路受到干扰，导致血液内代谢物发生改变。职业苯暴露导致的健康危害是我国重大公共卫生问题，苯中毒机制有待进一步研究。

(四) 苯中毒诊断和临床表现

1. 急性中毒　根据短期内吸入大量苯蒸气的职业史，以意识障碍为主的临床表现，结合现场职业卫生学调查，参考实验室检测指标，进行综合分析，并排除其他疾病引起的中枢神经系统损害，方可诊断。由于短时间吸入大量苯蒸气引起急性苯中毒者，轻者出现兴奋、欣快感、步态不稳，以及头晕、头痛、恶心、呕吐等。重者出现剧烈头痛、复视、嗜睡、幻觉、肌肉痉挛、强直性抽搐、昏迷、心律失常、呼吸循环衰竭。

2. 慢性中毒　长期接触低浓度苯可引起慢性中毒，其主要临床表现如下：

(1) 神经系统：常为非特异性神经衰弱综合征表现，多有头痛、头昏、失眠、记忆力减退等，有的伴有自主神经系统功能紊乱，如心动过速或过缓，皮肤划痕反应阳性，个别病例有肢体痛、触觉减退或麻木表现。

(2) 造血系统：慢性苯中毒主要损害造血系统，靶器官主要为骨髓，引起白细胞、中性粒细胞、血小板的减少，以及全血细胞计数减少与再生障碍性贫血，甚至发生白血病。由于男女性的免疫差异、个体易感性等，女性对苯接触的敏感程度较高，对女性造血系统的危害更大。

(3) 其他：妇女长期接触苯，会导致月经不调、血量增多、经期延长等。苯还会导致皮肤脱脂、干燥、脱屑等症状，甚至出现脱脂性皮炎。

二、苯中毒的三级预防

(一) 一级预防

1. 相关法律、法规及标准制定和完善　苯及其化合物均属高毒物品，从事生产、经营、储存、运输、使用苯及其化合物的人员，必须接受有关法律、法规、规章、专业技术、职业卫生防护和应急救援知识的培训，并经考核合格，方可上岗作业。《工作场所有害因素职业接触限值 第1部分：化学有害因素》(GBZ 2.1—2019) 中规定了苯的PC-TWA和PC-STEL分别为 $6mg/m^3$、$10mg/m^3$。依据《职业健康监护技术规范》(GBZ 188—2014) 对苯及其化合物接触人员进行上岗前职业健康体检，早期发现职业病、职业禁忌证和其他可能疾病。《有机溶剂作业场所个人职业病防护用品使用规范》(GBZ/T 195—2007) 规定了有机溶剂作业场所个人防护用品的选择、使用和维护。

2. 生产工艺和生产设备改进和革新

(1) 以无毒或低毒的物质代替苯，如喷漆作业中改用无苯稀料，制药工业以酒精代替苯作萃取剂，印刷工业中以汽油代替苯作溶剂。

(2) 降低苯的浓度是控制工作场所苯毒性的根本措施，车间应安装通风排风设备，并采取一定措施实现生产过程自动化、密闭化和机械化，劳动者使用或操作苯在排毒罩内进行，排出的气体应进行回收处理，以防污染周围环境。

(3)改进和革新工艺，尽量减少劳动者的接触，在现今乡镇制鞋行业中用含苯80%左右的氯丁胶作黏胶剂是重度苯中毒高发的主要原因，通过改用无苯胶和改革生产方式，可以达到工作人员不接触或少接触苯的目的。对于喷漆业，通过改进喷涂的方法，根据具体情况采用静电喷漆、自动化喷漆、浸漆措施等。

3. **个体防护措施**　从事苯作业的劳动者应了解苯的危害，学会正确使用、维护防护设备和防护用品。从事苯作业时应穿戴化学品防护服、工作帽，减少身体暴露部位，应根据工作的情况选戴防毒口罩和面罩，防腐蚀液护目镜、防化学品手套，以减少苯蒸气吸入而造成的危害。勿用苯洗手，必要时使用聚乙烯防护膜或皮肤防护膜(由干酪素、碳酸钠、酒精、甘油等组成)在工作前涂抹暴露皮肤，工作后用清水冲洗。劳动者通过加强体育锻炼，注意营养、作息规律，养成良好的生活方式，有助于增强个人体质，提高防病能力。

4. **职业卫生管理**　对苯及其化合物建立严格的管理、使用制度和科学合理的操作规范。对于苯及其化合物，相关企业和生产单位应当制定严格的管理、使用制度，通过工程防护、个人防护等减少劳动者的接触，并对相关劳动者进行严格的培训。依据《工作场所职业病危害警示标识》(GBZ 158—2003)、《高毒物品作业岗位职业病危害告知规范》(GBZ/T 203—2007)，在使用苯作业场所入口或作业场所的显著位置设置“当心中毒”“注意防护”的警告标识以及红色警戒线，应急撤离通道设置紧急出口的提示标识，使用有毒物品作业岗位的醒目位置设置苯接触作业岗位的职业病危害告知卡。

5. **职业健康教育**　加强对劳动者的宣传教育，接触苯的劳动者应接受培训，对苯及其化合物的毒性和操作原则有清晰明确的认识，在工作中养成良好的个人卫生习惯，增强自我保护意识，并严格按照操作规程执行。

6. **上岗前职业健康检查**　用人单位应依据《职业健康监护技术规范》(GBZ 188—2014)对苯及其化合物接触人员进行上岗前体检，主要目的是发现有无职业禁忌证，建立接触职业病危害因素人员的基础健康档案。此阶段的主要目标为提前发现职业禁忌证人员，减少用人单位和劳动者的不必要损失，苯及其化合物接触的职业禁忌证为：①血常规检出有如下异常者：白细胞计数低于$4 \times 10^9/L$或中性粒细胞低于$2 \times 10^9/L$；血小板计数低于$8 \times 10^{10}/L$。②造血系统疾病。

上岗前体检检查内容包括：①症状询问：重点询问神经系统和血液系统病史及症状，如头痛、头晕、乏力、失眠、多梦、记忆力减退、皮肤黏膜出血、月经异常等。②体格检查：内科常规检查。③实验室和其他检查：血常规、尿常规、血清ALT、心电图、肝脾B超。

(二) 二级预防

苯及其化合物中毒二级预防的目的在于职业性急性苯中毒和职业性慢性苯中毒的早期诊断和发现，如果早期确诊并在苯造成严重的神经系统、造血系统损害前及时脱离作业环境，进行对症治疗，可以有效减少苯及其化合物对患者的健康损害，切实保障劳动者的健康，有效提升苯中毒患者的预后及生活质量。

1. **职业病危害因素的识别与检测**　工作场所空气中的苯及其化合物浓度依据《工作场所空气中有害物质监测的采样规范》(GBZ 159—2004)和《工作场所空气有毒物质测定　第66部分：苯、甲苯、二甲苯和乙苯》(GBZ/T 300.66—2017)进行测定，空气中的蒸气态苯可采用气相色谱法用活性炭采集，短时间采样时，在采样点用活性炭管以100mL/min流量采集

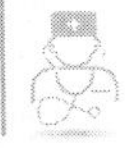

15min 空气样品，长时间采样时活性炭管以 50mL/min 流量采集 2~8h 空气样品。采样后，立即封闭活性炭管两端，置清洁容器内运输和保存，样品在室温下可保存 7d，置 4℃冰箱内可保存 14d。经气相色谱柱分离，氢焰离子化检测器检测，以保留时间定性，峰高或峰面积定量。

2. 职业健康检查　根据《职业健康监护技术规范》(GBZ 188—2014)，接触苯及其化合物的劳动者应进行在岗期间、离岗时职业健康检查。此外，在发生生产事故时，劳动者短期大量吸入或经呼吸道、消化道接触大量苯时，还应进行应急健康体检。各类检查的频次及内容如下：

(1) 在岗期间职业健康检查：在岗人员可按推荐，每年参加 1 次职业健康体检，检查是否出现职业性慢性苯中毒、苯所致职业性白血病及其他禁忌证（造血系统疾病）或接触苯引起的临床表现。在岗期间健康检查内容包括①症状询问：重点询问神经系统和血液系统症状，如头痛、头晕、乏力、失眠、多梦、记忆力减退、皮肤黏膜出血、月经异常等。②体格检查：内科常规检查。③实验室和其他检查必检项目：血常规（注意细胞形态及分类）、尿常规、心电图、血清 ALT、肝脾 B 超；选检项目：尿反 - 反黏糠酸测定、尿酚、骨髓穿刺。复查：受检人员血液指标异常者应每周复查 1 次，连续 2 次。

(2) 应急健康检查：由于苯可能造成急性中毒（多由急性吸入高浓度含苯蒸气引起），在岗期间若发生生产安全事故，应对劳动者进行应急健康检查，重点关注是否出现职业性急性苯中毒。检查内容为①症状询问：重点询问短期内大量苯的职业接触史及头晕、头痛、恶心、呕吐、烦躁、步态蹒跚等症状。②体格检查：内科常规检查包括神经系统常规检查及运动功能、病理反射检查和眼底检查。③实验室和其他检查必检项目：血常规、尿常规、心电图、肝功能、肝脾 B 超；选检项目：尿反 - 反黏糠酸、尿酚、脑电图、头颅 CT 或 MRI。

(3) 离岗时职业健康检查：职业性苯及其化合物接触者离岗时应当接受离岗时职业健康检查，检查内容及目标疾病与在岗期间职业健康检查相同。

3. 新型生物监测指标　APOA1 是人血浆高密度脂蛋白的主要多肽，它是一种蛋白质，有助于将多余的胆固醇从周围组织转运到肝脏排泄，还具有抗凋亡、抗感染和抗氧化的功能。有研究显示，某些肿瘤组织中 APOA1 的表达和某些肿瘤患者血清 APOA1 水平会升高。氧化损伤被认为是苯破坏造血系统的机制之一，APOA1 的增加可能是一种由于慢性苯中毒引起的氧化损伤所激活的保护性机制。研究报道，慢性苯染毒小鼠血清中 APOA1 升高，它可能是潜在的苯中毒的敏感生物标志物。

4. 职业病的诊断与鉴定　苯所致职业病依照《职业性苯中毒诊断标准》(GBZ 68—2022) 执行，该标准依据临床症状、疾病的发展规律，对原诊断标准 GBZ 68—2008 诊断标准中的部分项目进行了合并，以更好地适应职业性苯中毒的临床诊断，为维护劳动者的健康权益提供了有力的支持。

(1) 职业性苯及其化合物中毒的诊断：短时间吸入高浓度的苯蒸气可引起急性中毒，多为意外事故造成，如在密闭船舱、室内喷涂时吸入大量苯蒸气等，中毒严重程度与空气中苯蒸气浓度和接触时间有关。主要表现为中枢神经系统的麻醉作用，轻者出现兴奋、欣快感、步态不稳、头晕、头痛、轻度意识模糊、黏膜刺激症状等，进一步吸入可出现恶心、呕吐、躁动或淡漠；重者意识模糊加重，由浅昏迷进入深昏迷状态或者抽搐，甚至可导致中枢麻痹而死亡。

长期接触低浓度苯可以引起慢性中毒，其主要表现为神经系统和造血系统受损，以头晕发生率最高，其次为出血倾向，一般无广泛性出血。神经系统最常见的表现为神经衰弱和自主神经功能紊乱综合征，多数患者表现为头痛、头昏、多梦、失眠、记忆力减退等类神经症。造血系统损害的表现是慢性苯中毒的主要临床特征，以白细胞减少和血小板减少最常见。

(2)职业性苯及其化合物中毒的诊断分级：职业性急性、慢性苯中毒的诊断依据为《职业性苯中毒诊断标准》(GBZ 68—2022)，分级标准见表 8-3。

表 8-3　职业性苯中毒诊断分级标准

分级	标准
	急性中毒
诊断原则	根据短期内吸入大量苯蒸气的职业接触史，出现以意识障碍为主的临床表现，结合现场职业卫生学调查，参考实验室检测指标，进行综合分析，并排除其他疾病引起的中枢神经系统等损害，方可诊断。
轻度	短期内吸入大量苯蒸气后出现头晕、头痛、恶心、呕吐、黏膜刺激症状，伴有轻度意识障碍。
重度	短期内吸入大量苯蒸气后出现下列临床表现之一者： 1)中、重度意识障碍； 2)呼吸循环衰竭； 3)猝死。
	慢性中毒
诊断原则	根据 3 个月及以上密切接触苯的职业史，出现以造血系统损害为主的临床表现，结合现场职业卫生学调查，参考实验室检测指标，进行综合分析，并排除其他病因引起的血象、骨髓象等改变，方可诊断。
轻度	有 3 个月及以上密切接触苯的职业史，可伴有头晕、头痛、乏力、失眠、记忆力减退、反复感染等临床表现。在 3 个月内每 2 周复查一次外周血细胞分析，并具备下列条件之一者： 1)白细胞计数 4 次及以上低于 $3.5 \times 10^9/L$； 2)中性粒细胞计数 4 次及以上低于 $1.8 \times 10^9/L$； 3)血小板计数 4 次及以上低于 $80 \times 10^9/L$。
中度	多有慢性轻度中毒症状，可伴有反复感染和(或)出血的临床表现，并具备下列条件之一者： 1)白细胞计数低于 $3.5 \times 10^9/L$ 或中性粒细胞计数低于 $1.8 \times 10^9/L$，伴血小板计数低于 $80 \times 10^9/L$； 2)白细胞计数低于 $2.5 \times 10^9/L$ 或中性粒细胞计数低于 $1.3 \times 10^9/L$； 3)血小板计数低于 $60 \times 10^9/L$。
重度	1)重度中毒，出现下列之一者： 2)全血细胞减少症； 3)再生障碍性贫血； 4)骨髓增生异常综合征。

(3)鉴别诊断

1)与药物所致白细胞减少或中性粒细胞减少鉴别：具有明确的服药史尤其是抗癌药、氯霉素、磺胺、硫氧嘧啶类、巴比妥类、氯丙嗪、苯妥英钠、安乃近和消炎痛等。甲亢患者使用他巴唑等药物。病程一般呈现急性，停药后经过治疗病情能够在短时间内恢复。

2) 与病毒性或细菌感染伴随白细胞减少或中性粒细胞减少鉴别：有伤寒、副伤寒、败血症、流感、病毒性肝炎、麻疹、疟疾等疾病的表现。在原发病控制后白细胞减少或中性粒细胞减少可以很快恢复正常。

3) 再生障碍性贫血主要与表现为外周血全血细胞减少的疾病相鉴别：主要与阵发性睡眠性血红蛋白尿症（paroxysmal nocturnal hemoglobinuria，PNH）、骨髓增生异常综合征（myelodysplastic syndromes，MDS）、非白血性白血病（aleukemic leukemia）、恶性组织细胞病（malignant histiocytosis）相鉴别。

5. **应急救援处置**　调查人员应先了解中毒事件的概况，然后对事件相关场所和人员进行调查，尽早对现场空气中的苯及苯系物含量进行检测，检测方法推荐使用检气管法或光离子化检测仪，注意与急性单纯窒息性气体中毒事件、急性一氧化碳中毒事件、急性硫化氢中毒事件等相鉴别。将患者分为红标、黄标、绿标和黑标，当短期内出现大批中毒患者，应首先进行现场检伤分类，优先处理红标患者。应急救援处置时，现场医疗救援应迅速将患者移离中毒现场至空气新鲜处；皮肤污染者，立即除去污染衣物，有条件时，协助消防部门对危重患者进行洗消。中毒患者应保持呼吸道通畅，有条件予以吸氧，注意保暖。中毒患者经现场急救处理后，立即就近转送至综合医院继续观察和治疗。

（三）三级预防

苯中毒的三级预防关键在于及时识别职业性急、慢性苯中毒，及时脱离苯的作业环境，通过药物治疗以及支持疗法。对于慢性中毒，无特效解毒药，治疗根据造血系统损害所致血液疾病对症处理。

1. **治疗原则和方法**

(1) 急性中毒治疗原则：与一般麻醉性气体中毒的急救相同。迅速将中毒患者移至空气新鲜处，保持病员呼吸道通畅；皮肤污染者立即脱去被苯污染的衣服，用肥皂水清洗污染皮肤，注意保暖；口服中毒者，要给予洗胃。急性期应卧床静息，并接受对症、支持治疗，可给予葡糖醛酸；中毒较重者即予吸氧，并注射高渗葡萄糖液。要注意防止患者出现脑水肿，慎用肾上腺素。

(2) 慢性中毒治疗原则：无特效解毒药，治疗根据造血系统损害所致血液疾病对症处理。

2. **康复措施**　急性中毒病情恢复后，轻度中毒一般休息 3~7d 即可工作，而重度中毒的休息时间，应按病情恢复程度而定。

慢性中毒一经确定诊断，即应调离接触苯及其化合物的工作场所。在患病期间应按病情分别安排工作或休息。轻度中毒一般可从事轻工作或半日工作；中度中毒根据病情，适当安排休息；重度中毒者全休。

（张　明　李旭东）

第三节　甲苯中毒的三级预防

甲苯（toluene，methylbenzene，phenylmethane，$C_6H_5CH_3$），相对分子质量为 92.15，常温下为无色透明、芳香气味、易挥发的液体。不溶于水，可与乙醇、三氯甲烷、乙醚、丙酮、冰醋酸、二硫化碳混溶。遇明火可与下列物质反应：硫酸加硝酸、四氧化二氮、高氯酸银、三氟化溴、六氟化铀，可引起爆炸。据报道，2005—2013 年天津市甲苯中毒病例数为 13 例，占天津市有机溶剂中毒总数的 14.8%。甲苯引起的急性中毒主要表现为中枢神经系统的麻醉作用和自主神经功能紊乱症状，以及黏膜刺激症状，重者甚至抽搐、神志不清，有的可出现癔病样症状。慢性中毒常出现神经衰弱综合征，亦可致脑病及肝肾损害。

一、甲苯中毒概述

(一) 甲苯中毒定义

职业人群接触甲苯后引起的中枢神经系统的麻醉作用，神经衰弱综合征和自主神经功能紊乱症状，以及黏膜刺激症状，重者甚至抽搐、神志不清，有的可出现癔病样症状。

(二) 甲苯中毒主要接触作业

甲苯多由石油和石油产品生产过程中衍生而成，工业用甲苯常含约 1.5% 的苯，中毒时应予以考虑。工业用途广泛，主要用作油漆、涂料等的有机溶剂、有机合成的中间体，用作硝基甲苯、异氰酸甲苯酯、苯甲酸染料、合成树脂、农药、炸药等的化工原料，也可以作为汽车和航空汽油的添加成分。在制造、贮存、运输过程中发生意外事故，或在通风不良的密闭环境中使用均可接触到本品。

(三) 甲苯中毒发病机制

甲苯属于急性低毒类的挥发性有机溶剂，呼吸道是甲苯进入人体的主要途径，另外，也可通过皮肤和消化道吸收。通过呼吸道进入的甲苯浓度能很快在血液和肺泡气中达到平衡，进入血液的甲苯有 25%~40% 通过呼吸道排出，甲苯在体内大部分氧化成苯甲酸，并与甘氨酸结合生成马尿酸，以马尿酸或苯甲酰葡萄糖醛酸的形式随尿液排出。甲苯具有很强的挥发性及脂溶性，易透过血脑屏障，对中枢神经系统具有很强的毒性作用。甲苯染毒达到一定剂量后，可导致中枢神经系统发生器质性的病理变化，这种变化不仅表现为神经细胞的损伤，还可有血管内皮细胞的损伤。甲苯除影响中枢神经系统外，还可通过影响下丘脑—脑垂体—肾上腺轴，使儿茶酚胺分泌量增加、改变交感和副交感神经活性，出现心悸、呕吐、腹泻、便秘等症状。

(四) 甲苯中毒诊断和临床表现

根据甲苯职业接触史结合以神经系统损害为主的临床表现及劳动卫生学调查综合分析，排除其他类似疾病，方可诊断。我国甲苯中毒诊断标准为《职业性急性甲苯中毒的诊断》(GBZ 16—2014)。

1. **急性中毒**　急性甲苯中毒主要影响中枢神经系统，轻者可出现眩晕、无力、步态不稳、酒醉状、头晕、头痛、记忆力减退、易激动、情绪失控等症状，严重者出现恶心呕吐、意识模糊、抽搐，以致昏迷，同时呼吸道和眼结膜出现明显刺激症状，轻者皮肤局部红肿、结膜充血、咳嗽、流泪、咽痛、颜面潮红，重者可引起接触性皮炎、皮肤灼伤、角膜上皮脱落或疱性角膜炎。

2. **慢性中毒**　长期接触中低浓度甲苯可出现不同程度的头痛头晕、全身乏力、神经衰弱及记忆力减退等症状，皮肤长期接触可致慢性皮炎、皮肤皲裂等。末梢血象可出现轻度、暂时性改变，脱离接触后可逐渐恢复正常。

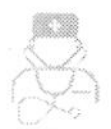

二、甲苯中毒的三级预防

（一）一级预防

1. **相关法律、法规及标准制定和完善**　《工作场所有害因素职业接触限值 第1部分：化学有害因素》（GBZ 2.1—2019）中规定了甲苯的PC-TWA为50mg/m^3、PC-STEL为100mg/m^3，将工作环境中空气的甲苯浓度控制在国家职业卫生相关标准以下，一旦超过标准立即停止作业。依据《职业健康监护技术规范》（GBZ 188—2014）对甲苯接触人员进行上岗前职业健康检查。

2. **生产工艺和生产设备改进和革新**　通过工艺改革和密闭通风措施降低作业场所空气中的甲苯浓度，应优先采用机械化和自动化，避免直接人工操作。为防止甲苯"跑、冒、滴、漏"，其设备和管道应采取有效的密闭措施，并应结合生产工艺采取通风和净化措施，在毒物逸散的作业场所使用移动式轻便防排毒净化设备。工作场所墙壁、顶棚和地面等内部结构和表面应采用耐腐蚀、不吸收、不吸附毒物的材料，必要时加设保护层，车间地面应平整防滑，易于冲洗清扫。

3. **个体防护措施**　劳动者应加强个人防护，如佩戴防毒口罩、防腐蚀液护目镜和防化学品手套，使用送风式面罩和化学品防护服，使劳动者在作业过程中免受职业病危害。女工怀孕期或哺乳期必须调离作业，以免对胎儿产生不良影响。有神经系统器质性疾病、明显的神经衰弱综合征、肝脏疾病者不应从事接触甲苯的作业。

4. **职业卫生管理**　对甲苯建立严格的管理、使用制度和科学合理的操作规范。对甲苯的毒性和甲苯作业的操作原则有清晰明确的认识，并严格按照操作规程执行。依据《工作场所职业病危害警示标识》（GBZ 158—2003）和《高毒物品作业岗位职业病危害告知规范》（GBZ/T 203—2007），工作场所醒目位置设置"禁止入内""当心中毒""注意通风"和"紧急出口"等警示标识，以及提示劳动者危害后果及其防护措施的告知卡。

5. **职业健康教育**　对于接触甲苯的劳动者，用人单位应当制定严格的管理、使用制度，通过工程防护、个人防护等减少操作人员接触，并对相关劳动者进行严格的培训。

6. **上岗前职业健康检查**　用人单位应依据《职业健康监护技术规范》（GBZ 188—2014）对甲苯接触人员进行上岗前体检，主要目的是发现有无职业禁忌证，建立接触职业病危害因素人员的基础健康档案。此阶段的主要目标为提前发现职业禁忌证人员，减少用人单位和劳动者不必要的损失，甲苯接触的职业禁忌证为①血常规检出有如下异常者：白细胞计数低于4×10^9/L或中性粒细胞低于2×10^9/L；血小板计数低于8×10^{10}/L。②造血系统疾病。

上岗前体检检查内容包括①症状询问：重点询问神经系统和血液系统病史及症状，如：头痛、头晕、乏力、失眠、多梦、记忆力减退、皮肤黏膜出血、月经异常等。②体格检查：内科常规检查。③实验室和其他检查：必检项目包括血常规、尿常规、血清ALT、心电图、肝脾B超。

（二）二级预防

甲苯中毒二级预防的目的在于职业性急性甲苯中毒和职业性慢性甲苯中毒的早期诊断和发现，如早期确诊并在甲苯造成严重的神经系统、造血系统损害前及时脱离作业环境，进行对症治疗，可有效减少甲苯对患者的健康损害，切实保障劳动者健康，有效提升甲苯中毒患者的预后及生活质量。

1. 职业病危害因素的识别与检测 工作场所的甲苯浓度依据《工作场所空气有毒物质测定 第66部分：苯、甲苯、二甲苯和乙苯》（GBZ/T 300.66—2017）进行测定，空气中的蒸气态甲苯可采用气相色谱法用活性炭采集，采样后，立即封闭活性炭管两端，置清洁容器内运输和保存，经气相色谱柱分离，氢焰离子化检测器检测，以保留时间定性，峰高或峰面积定量。

2. 职业健康检查 根据《职业健康监护技术规范》（GBZ 188—2014），接触甲苯的劳动者应进行在岗期间、离岗时职业健康检查。此外，在发生生产事故，劳动者短期大量吸入或经呼吸道、消化道接触大量甲苯时，还应进行应急健康体检。

（1）在岗期间职业健康检查：在岗人员可按推荐，每年参加1次职业健康体检，检查是否出现职业性慢性甲苯中毒、职业性甲苯所致白血病及其他禁忌证（造血系统疾病）或接触甲苯引起的临床表现。

在岗期间体检检查内容包括①症状询问：重点询问神经系统和血液系统症状，如头痛、头晕、乏力、失眠、多梦、记忆力减退、皮肤黏膜出血、月经异常等。②体格检查：内科常规检查。③实验室和其他检查必检项目：血常规（注意细胞形态及分类）、尿常规、心电图、血清ALT、肝脾B超；选检项目：尿反-反黏糠酸测定、尿酚、骨髓穿刺。

复查：受检人员血液指标异常者应每周复查1次，连续2次。

（2）应急健康检查：由于甲苯可能造成急性中毒（多由短期吸入高浓度含甲苯蒸气引起），在岗期间，若发生生产安全事故，应对劳动者进行应急健康检查，重点关注是否出现职业性急性甲苯中毒。

检查内容为①症状询问：重点询问短期内大量甲苯的职业接触史及头晕、头痛、恶心、呕吐、烦躁、步态蹒跚等症状。②体格检查：内科常规检查；神经系统常规检查及运动功能、病理反射检查；眼底检查。③实验室和其他检查必检项目：血常规、尿常规、心电图、肝功能、肝脾B超；选检项目：尿反-反黏糠酸、尿酚、脑电图、头颅CT或MRI。

（3）离岗时职业健康检查：职业性甲苯接触者离岗时应当接受离岗时职业健康检查，检查内容及目标疾病与在岗期间职业健康检查相同。

3. 新型生物监测指标 尿中马尿酸和邻甲酚可作为甲苯的生物标志物，研究显示，接触甲苯者尿中马尿酸和邻甲酚水平增高，吸烟、饮酒及年龄对其水平无影响。马尿酸是接触甲苯者体内代谢的主要产物，约67%由尿排出，故尿中马尿酸作为生物监测指标是较敏感的，且与空气中甲苯浓度有一定的相关关系，但特异性较差。终末呼出气甲苯采样方便，无损伤性且特异性强，但稳定性较差。对职业接触甲苯劳动者进行生物监测时，应首选尿马尿酸，终末呼出气甲苯亦可根据条件选择使用，若两个指标配套使用，将能更好地作出准确的接触评价。

4. 职业病的诊断与鉴定 我国《职业性急性甲苯中毒诊断标准》（GBZ 16—2014）于2014年正式颁布实施，标准修订后将诊断分级由轻度和重度中毒两级调整为轻度、中度和重度中毒三级，轻度中毒中增加哭笑无常等精神症状，增加中度中毒的诊断条件要点，重度中毒中删除“重度中毒性肝病、重度中毒性肾病和重度中毒性心脏病”，增加“猝死”，治疗原则中删除葡糖醛酸或硫代硫酸钠的应用。

（1）职业性甲苯中毒的诊断：吸入高浓度甲苯可引起急性中毒。在 71.4g/m^3 浓度下，短时间接触可以危及人的生命；浓度为 3g/m^3 时吸入 1~8h，出现急性中毒；0.2~0.3g/m^3 时吸入 8h，出现中毒症状。急性中毒主要症状有头昏、头痛、乏力、失眠、步态不稳、兴奋、恶心、呕吐及对眼和呼吸道黏膜的刺激作用。甲苯毒性小于苯，但刺激症状比苯严重，吸入可出现咽喉刺痛感、发痒和灼烧感；刺激眼黏膜，可引起流泪、发红、充血；溅在皮肤上局部可出现发红、刺痛及疱疹等；重者可有抽搐、昏迷或躁狂状态，有时发生肺水肿和脑水肿。

慢性中毒表现为长期接触中低浓度的甲苯可出现不同程度的头晕、头痛、乏力、睡眠障碍和记忆力减退等类神经症；末梢血象出现轻度、暂时性改变，脱离接触后可恢复正常。长期接触可有角膜炎、皮肤干燥、皲裂和皮炎等。反复吸入较高浓度甲苯，可有脑神经及小脑异常；周围神经可出现单神经或多发性神经病，肌电图检查具有神经元病变及神经传导速度减慢；还可能有肾小管性酸中毒，肌无力、横纹肌溶解等，但其确切发病机制尚未明了。

职业性急性甲苯中毒指在职业活动中短时期内接触较大量的甲苯所引起的以神经系统损害为主要表现的全身性疾病并可引起心、肾、肝，肺损害。根据短期内接触较大量甲苯的职业史，出现以神经系统损害为主的临床表现，结合现场职业卫生学调查，综合分析，并排除其他病因所致类似疾病，方可诊断。

（2）职业性甲苯中毒的诊断分级：我国颁布了《职业性急性甲苯中毒诊断标准》（GBZ 16—2014）分级标准见表 8-4。

表 8-4 职业性急性甲苯中毒的诊断分级

分级	标准
	急性中毒
接触反应	有头晕、头痛、恶心、呕吐、胸闷、心悸、颜面潮红、结膜充血等，脱离接触后 72h 内明显减轻或消失
轻度	短期内接触大量甲苯后明显头晕、头痛、恶心、呕吐、胸闷、心悸、乏力、步态不稳，并具有下列情况之一者： 1）轻度意识障碍； 2）哭笑无常等精神症状
中度	在轻度中毒的基础上，具有下列表现之一者： 1）中度意识障碍； 2）妄想、精神运动性兴奋、幻听、幻视等精神症状
重度	在中度中毒的基础上，具有下列情况之一者： 1）重度意识障碍； 2）猝死

5. **应急救援处置** 救援人员到达中毒现场后，应先对中毒事件的基本情况进行调查，尽早对现场空气的甲苯含量进行检测，将患者分为红标、黄标、绿标和黑标，现场医疗救援迅速将患者移离中毒现场至空气新鲜处，中毒患者经现场急救处理后，应立即就近转送至综合医院继续观察和治疗。

（三）三级预防

甲苯中毒的三级预防关键在于及时识别职业性急、慢性甲苯中毒，及时脱离甲苯的作业环境，通过药物治疗以及支持疗法，对于慢性中毒，无特效解毒药，治疗根据造血系统损害所致血液疾病对症处理。

1. **治疗原则和方法**　吸入较高浓度甲苯蒸气者立即脱离现场至空气新鲜处，有症状者给氧，密切观察病情变化。对症处理，可给葡糖醛酸或硫代硫酸钠以促进甲苯的排泄。如合并心、肾、肝、肺等器官的损害，处理原则按《职业性急性化学物中毒诊断标准（总则）》（GBZ 71—2013）处理，有意识障碍或抽搐时注意防治脑水肿。

2. **康复措施**　轻度中毒患者治愈后可恢复原工作，重度中毒患者应调离原工作岗位，并根据病情恢复情况安排休息或工作。如需劳动能力鉴定者，按《劳动能力鉴定职工工伤与职业病致残等级》（GB/T 16180—2014）处理。

（张　明　李旭东）

第四节　二甲苯中毒的三级预防

二甲苯[dimethylbenzene，$C_6H_4(CH_3)_2$]属于芳香烃类，为无色透明、带甜味、有芳香气味的液体，二甲苯作为溶剂进入体内时，会对食管和胃产生强烈刺激，并引起呕吐，还可能引起血性肺炎，应立即饮入液体石蜡，延医诊治。二甲苯对眼及上呼吸道有刺激作用，高浓度时，对中枢系统有麻醉作用。急性中毒短期内吸入较高浓度本品可出现眼及上呼吸道明显刺激症状、眼结膜及咽充血、头晕等，重者可有躁动、抽搐或昏迷，有的有癔病样发作。慢性长期接触可致神经衰弱综合征，女性有可能导致月经异常。皮肤接触常发生皮肤干燥、皲裂、皮炎。据报道，1974—2011 年我国职业性急性甲苯、二甲苯中毒病例共计 85 例，包括单纯甲苯中毒 12 例，二甲苯中毒 41 例，混苯中毒 32 例，二甲苯中毒病例的主要临床表现依次为头晕、恶心、呕吐、头痛、乏力、意识障碍。以下对二甲苯中毒的三级预防进行阐述。

一、二甲苯中毒概述

（一）二甲苯中毒定义

二甲苯中毒是吸入较高浓度的二甲苯蒸气引起的中枢神经系统功能障碍和皮肤黏膜刺激症状为主的中毒。

（二）二甲苯中毒主要接触作业

二甲苯从煤焦油清油部分分馏而得，广泛用于有机溶剂和合成医药、涂料、树脂、染料、合成纤维、炸药和农药等。工业用二甲苯常含有苯的成分，同时还可混有乙苯、硫酚、吡啶、甲苯等。

（三）二甲苯中毒发病机制

二甲苯 60%~80% 在肝内氧化，主要产物为甲基苯甲酸、二甲基苯酚和羟基苯甲酸等；其中，甲基苯甲酸与甘氨酸结合为甲基马尿酸，随尿排出。二甲苯经皮肤吸收较苯和甲苯多，进入体内的二甲苯排出速度较苯和甲苯慢，停止接触 4~5d，尿内仍可检出其代谢产物。二甲苯进入体内主要分布在脂肪，其次为骨髓、脑等脏器。有研究显示，二甲苯会导致中毒

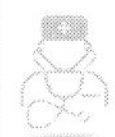

性肝损伤，血清生化指标（ALT、AST、GGT）升高，肝组织核转录因子及肿瘤坏死因子等炎性因子明显升高，肝组织发生炎性反应。

（四）二甲苯中毒诊断和临床表现

结合二甲苯职业接触史，以神经系统损害为主的临床表现及劳动卫生学调查，综合分析，排除其他类似疾病，方可诊断。

1. **急性中毒**　短时间吸入高浓度二甲苯可出现中枢神经系统功能障碍和皮肤黏膜刺激症状。轻者表现头痛、头晕、步态蹒跚、兴奋，轻度呼吸道和眼结膜的刺激症状。严重者出现恶心、呕吐、意识模糊、躁动、抽搐，以致昏迷，呼吸道和眼结膜出现明显刺激症状。

2. **慢性中毒**　长期接触中低浓度二甲苯可出现不同程度的头晕、头痛、乏力、睡眠障碍、记忆力减退等症状。

二、二甲苯中毒的三级预防

（一）一级预防

1. **相关法律、法规及标准制定和完善**　工作场所二甲苯的含量依据《工作场所空气有毒物质测定　第66部分：苯、甲苯、二甲苯和乙苯》（GBZ/T 300.66—2017）进行。《工作场所有害因素职业接触限值　第1部分：化学有害因素》（GBZ 2.1—2019）中规定了二甲苯的PC-TWA为50mg/m^3、PC-STEL为100mg/m^3，将工作环境中空气的甲苯浓度控制在国家职业卫生相关标准以下，一旦超过标准立即停止作业。依据《职业健康监护技术规范》（GBZ 188—2014）对二甲苯接触人员进行上岗前职业健康检查。

2. **生产工艺和生产设备改进和革新**　通过经常检测工作环境中二甲苯浓度，并采取相应措施降低空气中二甲苯的浓度，在工作环境中加强车间通风、排气，以及生产设备的密闭、检修，以无毒或低毒的物质代替二甲苯。

3. **个体防护措施**　注意劳动者的个人防护，正确佩戴呼吸防护用品和眼面部防护用品，用人单位切实加强个人防护用品各个环节的管理，使劳动者能够做到自觉使用、正确使用个人防护用品，通过工程防护、个人防护等减少劳动者接触职业危害因素。

4. **职业卫生管理**　建立健全个人防护用品使用管理的规章制度，严格按照国家相关法律、法规和标准的要求，对二甲苯建立严格的管理、使用制度和科学合理的操作规范。工作场所中设置可以提醒劳动者对职业病危害产生警觉，以及采取相应防护措施的警示线、警示标识和职业病危害因素告知卡等。

5. **职业健康教育**　加强宣传教育，接触二甲苯的操作人员应当接受培训，对二甲苯的毒性和操作原则有清晰明确的认识，增强自我保健意识，并严格按照操作规程执行。

6. **上岗前职业健康检查**　用人单位应依据《职业健康监护技术规范》（GBZ 188—2014）对二甲苯接触人员进行上岗前职业健康检查，主要目的是发现有无职业禁忌证，建立接触职业病危害因素人员的基础健康档案。此阶段的主要目标为提前发现职业禁忌证人员，减少用人单位和劳动者的不必要损失，二甲苯接触的职业禁忌证为①血常规检出有如下异常者：白细胞计数低于4×10^9/L或中性粒细胞低于2×10^9/L；血小板计数低于8×10^{10}/L。②造血系统疾病。

上岗前体检检查内容包括①症状询问：重点询问神经系统和血液系统病史及症状，如：

头痛、头晕、乏力、失眠、多梦、记忆力减退、皮肤黏膜出血、月经异常等。②体格检查：内科常规检查。③实验室和其他检查：必检项目包括血常规、尿常规、血清 ALT、心电图、肝脾 B 超。

（二）二级预防

二甲苯中毒二级预防的目的在于职业性急性二甲苯中毒早期诊断和发现，如果早期确诊并在二甲苯造成严重的神经系统、造血系统损害前及时脱离作业环境，进行对症治疗，可以有效减少二甲苯对患者的健康损害，切实保障劳动者的健康，有效提升二甲苯中毒患者的预后及生活质量。

1. **职业病危害因素的识别与检测**　工作场所的二甲苯浓度依据《工作场所空气有毒物质测定 第 66 部分：苯、甲苯、二甲苯和乙苯》（GBZ/T 300.66—2017）进行测定，空气中的蒸气态二甲苯可采用气相色谱法用活性炭采集，经气相色谱柱分离，氢焰离子化检测器检测，以保留时间定性，峰高或峰面积定量。

2. **职业健康体检**　根据《职业健康监护技术规范》（GBZ 188—2014），接触二甲苯的劳动者应进行在岗期间、离岗时职业健康检查。此外，在发生生产事故，劳动者短期大量吸入或经呼吸道、消化道接触大量二甲苯时，还应进行应急健康体检。各类检查的频次及内容如下：

（1）在岗期间职业健康检查：在岗人员可按推荐，每年参加 1 次职业健康体检，检查是否出现职业性慢性二甲苯中毒及其他禁忌证（造血系统疾病）或接触二甲苯引起的临床表现。

在岗期间体检检查内容包括①症状询问：重点询问神经系统和血液系统症状，如头痛、头晕、乏力、失眠、多梦、记忆力减退、皮肤黏膜出血、月经异常等。②体格检查：内科常规检查。③实验室和其他检查必检项目：血常规（注意细胞形态及分类）、尿常规、心电图、血清 ALT、肝脾 B 超；选检项目：尿反 - 反黏糠酸测定、尿酚、骨髓穿刺。

复查：受检人员血液指标异常者应每周复查 1 次，连续 2 次。

（2）应急健康检查：由于二甲苯可能造成急性中毒（多由短期吸入高浓度含二甲苯蒸气引起），在岗期间，若发生生产安全事故，应对劳动者进行应急健康检查，重点关注是否出现职业性急性二甲苯中毒。

检查内容为①症状询问：重点询问短期内大量二甲苯的职业接触史及头晕、头痛、恶心、呕吐、烦躁、步态蹒跚等症状。②体格检查：内科常规检查；神经系统常规检查及运动功能、病理反射检查；眼底检查。③实验室和其他检查必检项目：血常规、尿常规、心电图、肝功能、肝脾 B 超；选检项目：反 - 反黏糠酸、尿酚、脑电图、头颅 CT 或 MRI。

（3）离岗时职业健康检查：职业性二甲苯接触者离岗时应当接受离岗时职业健康检查，检查内容及目标疾病与在岗期间职业健康检查相同。

3. **新型生物监测指标**

（1）尿中甲基马尿酸（MHA）：二甲苯主要代谢产物通过肾脏代谢，从尿样中排出，而非职业暴露者尿中未检出 MHA，因此，MHA 可作为二甲苯职业暴露的特异生物标志物。

（2）神经生理及生化指标：可通过记录二甲苯接触组劳动者的视觉诱发电位的变化及听觉诱发电位的延迟来反映接触溶剂浓度的变化，提示个体接触高浓度的二甲苯会激活觉醒系统。

（3）反映氧化损伤的指标：8- 羟基 -2- 脱氧鸟苷是 DNA 损伤的特征性指标，被认为在病

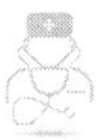

理生理进程、衰老、癌症发生过程中起到了重要的作用。

4. **职业病的诊断与鉴定**

（1）职业性二甲苯中毒的诊断：根据短期内接触较大量二甲苯的职业史、出现以神经系统损害为主的临床表现，结合现场职业卫生学调查，综合分析，并排除其他病因所致类似疾病，方可诊断。

吸入较高浓度蒸气后有头晕、头痛、恶心、呕吐、四肢无力、意识模糊、步态蹒跚，重症者有躁动、抽搐或昏迷；并伴有眼和上呼吸道刺激症状，可出现眼结膜和咽部充血。直接吸入液体后可出现肺炎、肺水肿、肺出血及麻醉症状。高浓度二甲苯吸入后，除抽搐及昏迷外，可能有心室颤动。现场观察接触劳动者可有不同程度的神经衰弱综合征，例如头昏、头痛、乏力、睡眠障碍、恶心、呕吐以及上腹不适；长期接触可有角膜炎、慢性皮炎及皲裂及神经衰弱综合征，对女性有可能导致月经异常。皮肤接触可发生皮肤干燥、皲裂、皮炎。

（2）职业性二甲苯中毒的诊断分级：二甲苯中毒参照《职业性急性二甲苯中毒诊断标准》（GBZ 16—2014），分级标准见表 8-5。

表 8-5　职业性急性二甲苯中毒的诊断分级

分级	标准
	急性中毒
接触反应	有头晕、头痛、乏力、颜面潮红、结膜充血等症状，脱离接触后短期内可完全恢复
轻度	头晕、头痛、乏力等症状加重，并有恶心、呕吐、胸闷、呛咳等，且具有下列情况之一者： 1）嗜睡状态； 2）意识模糊； 3）朦胧状态
重度	在轻度中毒的基础上，具有下列情况之一者： 1）昏迷； 2）重度中毒性肝病； 3）重度中毒性肾病； 4）重度中毒性心脏病

（三）三级预防

二甲苯中毒的三级预防关键在于及时识别职业性急性二甲苯中毒，及时脱离二甲苯的作业环境，通过药物治疗以及支持疗法。

1. **治疗原则和方法**　吸入较高浓度二甲苯蒸气者立即脱离现场至空气新鲜处，有症状者给吸氧，密切观察病情变化。对症处理，可给葡糖醛酸或硫代硫酸钠以促进二甲苯的排泄。如意识障碍或抽搐时注意防治脑水肿，慎用肾上腺素；对于直接吸入液体者给吸氧，应用抗生素预防肺部感染，具体参见《急性化学物中毒性脑病的治疗》。

2. **康复措施**　轻度中毒患者治愈后可恢复原工作，重度中毒患者应调离原工作岗位，并根据病情恢复情况安排休息或工作。如需劳动能力鉴定者，按《劳动能力鉴定职工工伤与职业病致残等级》（GB/T 16180—2014）处理。

（张　明　林大枫）

第五节　正己烷中毒的三级预防

正己烷（n-hexane）几乎不溶于水，易溶于三氯甲烷、乙醚和乙醇。遇热、明火易燃烧、爆炸，能与氧化剂发生剧烈反应，而引起燃烧爆炸。正己烷虽可经呼吸道、消化道、皮肤进入机体，但职业中毒多经呼吸道和皮肤吸收。正己烷的中毒可分为急性中毒和慢性中毒，主要为对中枢神经系统的抑制作用，长期接触可致多发性周围神经病变。2013—2017 年深圳市报告的 58 例慢性正己烷中毒患者中平均工作接触时间为 7.0 个月，均分布于中小企业的手工清洗、清洁岗位，其中群发病例 46 例，均来自电子设备制造业。以下对正己烷中毒的三级预防进行阐述。

一、正己烷中毒概述

（一）正己烷中毒定义

职业人群通过呼吸道、消化道、皮肤等途径吸收正己烷进入机体而引起中枢神经系统和皮肤黏膜的刺激症状的中毒。

（二）正己烷中毒主要接触作业

正己烷价格低廉，性能良好，是工业企业生产过程中使用较为广泛的有机溶剂，用于制造胶水、清漆、黏合剂和其他产品，尤其在鞋用黏合剂中使用较多，燃料汽油或溶剂汽油也含有正己烷。主要接触作业见表 8-6。

表 8-6　正己烷中毒主要接触作业

序号	接触行业	接触作业
1	食品制造业	粗油浸出
2	石油加工业	催化重整
3	塑料制造业	丙烯溶剂回收
4	日用化学产品制造业	溶剂萃取
5	黏胶剂制品业	制造、使用黏胶剂

（三）正己烷中毒发病机制

正己烷主要经呼吸道吸收，也可经胃肠道吸收，其在体内主要分布于神经系统、肾脏、脾、血液等。正己烷主要在肝脏代谢，在微粒体混合功能氧化酶系的参与下，通过氧化生成一系列代谢产物，其中尤以 2，5- 己二酮重要，具有原发神经毒性，暴露于正己烷环境较长时间，可导致中毒性多发性周围神经病变，对患者生活质量以及身心造成严重影响。目前，正己烷中毒机制尚不清楚，有学者提出神经丝交联和神经丝衍生假说，即 γ- 二酮类化合物可与亲水的蛋白质赖氨酰氨基反应，影响神经丝的溶解性；吡咯衍生物可氧化成亲电子物，导致神经丝共价交联，使充满神经丝的轴索肿胀变性。

(四) 正己烷中毒诊断和临床表现

根据接触正己烷的职业史及临床表现,结合实验室检查及作业场所卫生学调查,综合分析,排除其他原因所致类似疾病后,方可诊断。职业性慢性正己烷中毒国家诊断标准为《职业性慢性正己烷中毒的诊断》(GBZ 84—2017)。

1. **急性中毒** 急性中毒是由于人体吸入高浓度的正己烷,急性中毒在吸入高浓度正己烷后数分钟即出现头痛、头晕、恶心、呕吐、胸闷、乏力,以及眼结膜和咽部充血等黏膜刺激征。严重中毒者出现昏迷,甚至死亡。正己烷若经口食入,可出现呕吐、恶心以及相应胃肠道症状。

2. **慢性中毒** 慢性中毒是正己烷中毒的主要发病形式之一。长期接触低浓度正己烷可造成慢性中毒,其潜伏期与接触的程度有关,其早期出现为头晕、头痛及感觉减退,进一步发展为四肢无力和行走困难。一般来说,接触正己烷后 3~6 个月可能会出现周围神经损害的表现,临床表现为周围神经远端感觉运动功能障碍,并伴节段性脱髓鞘,最后则出现神经源性肌肉萎缩等不可逆损害的慢性中毒。正己烷致周围神经病起病隐匿而缓慢,早期可能有食欲下降、容易乏力等症状。

正己烷中毒还可导致肝脏和肾脏的损伤,对机体的脂质过氧化作用而降低机体抗氧化能力;对心血管系统影响表现为心律不齐;生殖系统可表现为男性功能障碍等。

二、正己烷的三级预防

(一) 一级预防

1. **相关法律、法规及标准制定和完善** 《工作场所有害因素职业接触限值 第1部分:化学有害因素》(GBZ 2.1—2019) 中规定了正己烷的 PC-TWA 为 100mg/m^3、PC-STEL 为 180mg/m^3,将作业场所空气中的正己烷浓度控制在国家职业卫生相关标准以下,一旦超过标准立即停止作业。《正己烷职业危害防护导则》(GBZ/T 284—2016) 中规定了正己烷职业危害防护的基本要求、职业接触的危害识别与风险评估、风险控制以及应急处理与救援等内容。依据《职业健康监护技术规范》(GBZ 188—2014) 对正己烷接触人员进行上岗前职业健康检查。

2. **生产工艺和生产设备改进和革新** 车间应安装有通风排风设备,并采取一定措施实行生产过程自动化、密闭化和机械化,通过封闭、隔离及湿法作业等措施减少正己烷的蒸气逸散到工作环境中,同时地面可使用 PVC 等材料,保持地面平整,防止正己烷溶液的渗漏。

3. **个体防护措施** 加强劳动者的个人防护与健康监护,在工作环境中应戴防护口罩、穿防护服,严禁用正己烷溶液洗手。即使空气中的蒸气浓度没有超标,通过皮肤吸收仍有可能导致中毒,所以呼吸和皮肤防护缺一不可,应同时选择相应的防护服和防护手套作为全身的防护,防止正己烷通过皮肤吸收造成的中毒。

4. **职业卫生管理** 对于接触正己烷作业劳动者,用人单位应当制定严格的管理、使用制度和科学合理的操作规范。在醒目位置设置职业病防治公告栏,并在可能产生严重职业病危害的作业岗位以及产生职业病危害的设备、材料、贮存场所等设置警示标识。

5. **职业健康教育** 通过工程防护、个人防护等减少操作人员接触,并对相关劳动者进行严格的培训。接触正己烷的操作人员接受培训，对正己烷的毒性和操作原则有清晰明确的认识，熟练掌握正确的操作方法以及出现重大泄漏时应当采取的净化处理程序，并严格按照操作规程执行。

6. 上岗前职业健康检查　用人单位应依据《职业健康监护技术规范》(GBZ 188—2014)对正己烷的接触人员进行上岗前职业健康检查，主要目的是发现有无职业禁忌证，建立接触职业病危害因素人员的基础健康档案。此阶段的主要目标为提前发现职业禁忌证人员，减少用人单位和劳动者的不必要损失。正己烷接触的职业禁忌证为：多发性周围神经病。

上岗前体检检查内容包括①症状询问：重点询问周围神经病、糖尿病病史及相关症状。②体格检查：内科常规检查；神经系统常规检查及肌力、共济运动检查。③实验室和其他检查必检项目：血常规、尿常规、心电图、血清 ALT、血糖；选检项目：神经 - 肌电图。

(二) 二级预防

职业性慢性正己烷中毒的绝大多数中毒病例的接触时间都在数年以上，早期主要以周围神经损害为主，正己烷中毒二级预防的关键在于慢性正己烷中毒的早期诊断和发现，通过早期确诊并在产生严重的神经、肌肉症状前及时脱离作业环境，并予以对症和支持治疗，改善中毒患者的预后及生存质量，切实保障劳动者的健康，劳动者职业性慢性正己烷中毒的诊断主要依据《职业性慢性正己烷中毒的诊断》(GBZ 84—2017)进行。

1. 职业健康检查　根据《职业健康监护技术规范》(GBZ 188—2014)，接触正己烷的劳动者应进行在岗期间、离岗时职业健康检查。各类检查的频次及内容如下：

(1) 在岗期间职业健康检查：在岗人员应按照规定，每年参加职业健康体检，检查是否出现职业病或其他禁忌证。关注的职业病为职业性慢性正己烷中毒(见 GBZ 84—2017)；关注的职业禁忌证同上岗前职业健康检查。

检查内容为①症状询问：重点询问周围神经损害的相关症状，如肢体远端麻木、疼痛、乏力等。②体格检查：内科常规检查；神经系统常规检查及肌力、共济运动检查。③实验室和其他检查必检项目：血常规、尿常规、心电图、血糖；选检项目：神经 - 肌电图、尿 2,5- 己二酮。

(2) 离岗时职业健康检查：职业性正己烷接触者离岗时应当接受离岗时职业健康检查，检查内容及目标疾病与在岗期间职业健康检查相同。

2. 新型生物监测指标　目前国内外仍将尿液中 2,5- 己二酮作为正己烷的生物标志，但其测定受到尿样酸化处理的影响，导致结果不准确。2,5- 己二酮会与赖氨酸中的 ε- 氨基进一步反应生成樱红色的吡咯加合物，吡咯加合物与各项生化代谢指标和血液指标存在一定相关性，能够反映累积暴露水平，尿液中吡咯加合物可以作为正己烷职业接触人群的生物标志物。同时，血中 2,5- 己二酮的顶空气相色谱测定法简便、快速、灵敏、干扰少，可用于职业接触正己烷的生物监测。通过正己烷作业劳动者班末血中 2,5- 己二酮浓度和作业环境空气中正己烷浓度的回归方程，计算出接触限值下对应的劳动者工作班末或接触末血中 2,5- 己二酮含量限值为 87.234μg/mL，为国家制定相关接触限值提供可靠的依据。

3. 职业病的诊断与鉴定　我国《职业性慢性正己烷中毒的诊断》(GBZ 84—2017)于 2017 年正式颁布实施，标准修订后删除了观察对象，修改了诊断分级中肌力分级及神经 - 肌电图的内容，并调整了处理原则的内容，以便于保护劳动者的健康。

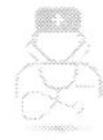

(1)职业性慢性正己烷中毒的诊断：急性中毒在吸入高浓度正己烷后数分钟即出现头痛、头晕、恶心、呕吐、胸闷、乏力，以及眼结膜和咽部充血等黏膜刺激征。严重中毒者出现昏迷。慢性中毒长时间接触低浓度正己烷可引起多发性周围神经病。一般来说，接触正己烷后3~6个月可能会出现周围神经损害的表现，但如接触年龄较小，发病率则越大。正己烷致周围神经病起病隐匿而缓慢，早期可能有食欲下降、容易乏力等症状。轻度中毒者，四肢远端麻木，体检发现四肢远端痛觉、触觉、振动觉等感觉减退，典型呈手套、袜套样分布，同时伴跟腱反射减弱；随着病情发展，双下肢发沉、肌力减弱、步行不能走远，跑步、上楼困难；上肢无力，不能提重物，湿毛巾拧不干。严重者无法站立，平时翻身困难，四肢肌肉萎缩，足下垂；跟腱反射消失；神经-肌电图检查显示神经源性损害。

慢性正己烷中毒患者，脱离原工作后3~4个月病情仍可继续发展，但一般在6~30个月内逐步好转，感觉障碍的恢复较运动障碍快，肢体近端的恢复较远端快。正己烷具有强烈的去脂和刺激作用，皮肤反复接触后可出现发凉、潮红和粗糙等表现。神经-肌电图检查是诊断正己烷引起周围神经病的重要手段。中毒患者有不同程度的神经源性损害，如肌电图出现自发电位、运动神经远端潜伏期减慢、感觉电位波幅下降、运动及感觉传导速度减退甚至消失。

(2)职业性慢性正己烷中毒的诊断分级：我国颁布了《职业性慢性正己烷中毒的诊断》(GBZ 84—2017)，根据长期接触正己烷的职业史，出现以多发性周围神经损害为主的临床表现，结合实验室检查及作业场所卫生学调查，综合分析，排除其他原因所致类似疾病后，方可诊断。职业性慢性正己烷中毒的诊断标准见表8-7。

表8-7 职业性慢性正己烷中毒诊断标准

分级	标准
	慢性中毒
轻度	长期接触正己烷后，出现肢体远端麻木、疼痛，下体沉重感，可伴有手足发凉多汗、食欲减退，体重减轻、头昏、头痛等，并具有以下一项者： 1)肢体远端出现对称性分布的痛觉、触觉或音叉振动觉障碍，同时伴有跟腱反射减弱； 2)下肢肌力4级； 3)神经-肌电图显示轻度周围神经损害
中度	在轻度中毒基础上，具有以下一项者： 1)跟腱反射消失； 2)下肢肌力3级； 3)神经-肌电图显示周围神经损害明显，并有较多的自发性失神经电位
重度	在中度中毒基础上，具有以下一项者： 1)下肢肌力2级或以下； 2)四肢远端肌肉明显萎缩，并影响运动功能； 3)神经-肌电图显示周围神经损害严重

(3)鉴别诊断：职业性慢性正己烷中毒需要进行鉴别的疾病主要有下列几种。

1)其他毒物引起的周围神经病：如可溶性钡盐、丙烯酰胺、有机磷农药、二硫化碳等毒物引起的中毒。

2)常见内科疾病：如格林-巴利综合征、帕金森病、糖尿病并发的周围神经损害、周期性神经麻痹、脊索硬化症等。

3）营养缺乏，特别是B族维生素缺乏的患者。

4）低钾血症。

5）癔病。

（三）三级预防

正己烷中毒的三级预防关键在于及时识别和治疗慢性正己烷中毒，避免正己烷中毒对神经系统和肌肉运动造成不可逆的损害，通过给予患者积极治疗，促进正己烷中毒的康复，改善患者的预后及生活质量。

1. **治疗原则和方法**　急性正己烷中毒严重的患者可以出现中毒性中枢神经的损害，在院内救治上要积极防治可能发生的中枢神经损害，如合理氧疗，保持呼吸道顺畅，积极使用脱水剂、利尿剂，早期、适量、短程应用肾上腺糖皮质激素防治脑水肿的发生。慢性正己烷中毒患者的治疗主要以大量B族维生素、神经营养药物、促神经生长药物，配合按摩、针灸治疗和功能锻炼、心理治疗等，中西医综合疗法。

2. **康复措施**　轻度中毒者痊愈后可重返原工作岗位，中度及重度患者治愈后不宜再从事接触正己烷以及其他可引起周围神经损害的工作。如需劳动能力鉴定者，按《劳动能力鉴定职工工伤与职业病致残等级》（GB/T 16180—2014）处理。

（张　明　李旭东）

第六节　汽油中毒的三级预防

汽油（gasoline）是性质不一的碳氢化合物的混合物，主要成分为C_4~C_{12}脂肪烃和环烃类，含少量芳香烃和硫化物，是无色或淡黄色液体，易挥发、易燃、有特殊气味，极易溶于脂肪组织、易透过血脑屏障，能迅速作用于中枢神经系统，使大脑皮质的抑制功能失常，引起中枢神经系统的麻痹，严重者可抽搐及昏迷而死亡。汽油中毒轻度可以治愈，预后较好，早期诊断、早期干预和及时有效的治疗是关键。有报道显示，6名青海省某厂作业劳动者出现四肢远端麻木、发热、无力，并进行性加重，以致无法正常行走，根据作业场所卫生学调查、患者的临床表现及神经肌电图调查结果最终诊断为职业性溶剂汽油慢性轻度中毒。下面对汽油中毒的三级预防进行阐述。

一、汽油中毒概述

（一）汽油中毒定义

汽油中毒主要是指接触汽油蒸气或液体所致全身性中毒性疾病。急性中毒以神经或精神症状为主，误将汽油吸入呼吸道可引起吸入性肺炎；慢性中毒主要表现为神经衰弱综合征、自主神经功能紊乱和中毒性周围神经病。

（二）汽油中毒主要接触作业

汽油是由原油在炼油厂经蒸馏所得的直馏汽油组分和二次加工汽油组分按适当比例调

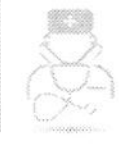

和而成。在汽油的炼制过程中，可有一定量的接触。其他主要用作汽油机的燃料，也用于橡胶、制鞋、印刷、制革、油漆、洗染等行业，也可用作机械零件的清洗剂。

（三）汽油中毒发病机制

汽油主要以蒸气状态经呼吸道吸入，经皮肤吸收较少，也可因液体吸入肺或误服进消化道。吸收进入体内汽油大部分以原型从肺排出，小部分经氧化后与葡糖醛酸结合，经肾排出。汽油毒性取决于其化学成分和物理性质，含不饱和烃、芳香烃及硫化物多，其毒性较大，挥发性大，危害性也大。汽油具有去脂作用，使细胞内类脂质平衡发生障碍；抑制单胺氧化酶，使5-羟色胺氧化降解速度减慢而蓄积，影响神经递质功能；对中枢神经系统有麻醉作用；对皮肤黏膜有一定刺激作用。

（四）汽油中毒诊断及临床表现

汽油中毒不同程度表现出不同症状，轻度中毒者多表现为头晕、头痛等症状，重度中毒则可能出现昏迷或躁动不安，同时可能伴有吸入性肺炎、呼吸道异常等症状，慢性中毒者多表现为神经中枢的损害，根据接触史和症状可判断。

吸入较高浓度汽油蒸气后，可出现头晕、头痛、四肢无力、心悸、恶心、呕吐、视物模糊、复视、酩酊感、易激动、步态不稳、眼睑、舌、手指微震颤、共济失调等；严重者，有谵妄、昏迷、抽搐等。部分患者可有惊恐不安、欣慰感、幻觉、哭笑无常等精神症状。吸入高浓度蒸气可引起流泪、流涕、咳嗽、眼结膜充血等眼和上呼吸道刺激症状，少数可发生化学性肺炎。吸入极高浓度可迅速引起意识丧失、反射性呼吸停止。

二、汽油中毒的三级预防

（一）一级预防

1. **相关法律、法规及标准制定和完善**　《工作场所有害因素职业接触限值　第1部分：化学有害因素》(GBZ 2.1—2019)中规定了溶剂汽油的PC-TWA为300mg/m^3。依据《职业健康监护技术规范》(GBZ 188—2014)对汽油接触人员进行上岗前职业健康检查。

2. **生产工艺和生产设备改进和革新**　生产装置应密闭化、管道化，尽可能负压生产，防止汽油泄漏和外逸。车间有毒物质逸散且自然通风不能满足时，应设置机械通风排毒、净化装置，使工作场所有毒物质浓度控制到职业卫生标准限值以下。加强设备的日常巡检与维护，尤其是管道的连接部分、阀门区、泵和压缩机等。

3. **个体防护措施**　在进入高浓度汽油作业环境时，应严格遵守安全操作规程制度，进行强制性通风，做好个人防护措施，作业期间劳动者正确佩戴送风式防毒面具、工作服、防化学品手套和防噪耳塞等。

4. **职业卫生管理**　在作业岗位醒目位置设置告知卡、警示标识，告知劳动者其理化特性、健康危害、接触限值和防护措施等内容。

5. **职业健康教育**　用人单位依法依规对汽油建立严格的管理、使用制度和科学合理的操作规范。加强宣传教育，对接触汽油的操作人员应当接受培训，对汽油的毒性和操作原则有清晰明确的认识，增强自我保健意识，并严格按照操作规程执行。

6. **上岗前职业健康检查**　用人单位应依据《职业健康监护技术规范》(GBZ 188—2014)对汽油接触人员进行上岗前体检，主要目的是发现有无职业禁忌证，建立接触职业病

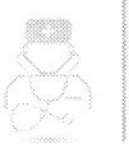

危害因素人员的基础健康档案。此阶段的主要目标为提前发现职业禁忌证人员，减少用人单位和劳动者的不必要损失，汽油接触的职业禁忌证为：严重慢性皮肤疾患；多发性周围神经病。

上岗前体检检查内容包括①症状询问：重点询问神经精神病史、皮肤病史及相关症状。②体格检查：内科常规检查；皮肤科检查；神经系统常规检查及肌力、共济运动检查。③实验室和其他检查必检项目：血常规、尿常规、血清 ALT、心电图、血糖；选检项目是神经 - 肌电图。

（二）二级预防

汽油中毒二级预防的目的在于职业性急性汽油中毒和职业性慢性汽油中毒的早期诊断和发现，如果早期确诊并在汽油造成严重的神经系统、皮肤损害前及时脱离作业环境，进行对症治疗，可以有效减少汽油对患者的健康损害，切实保障劳动者的健康，有效提升汽油中毒患者的预后及生活质量。

1. **职业病危害因素的识别与检测** 工作场所的溶剂汽油浓度依据《工作场所空气有毒物质测定 第 62 部分：溶剂汽油、液化石油气、抽余油和松节油》(GBZ/T 300.62—2017)进行测定，空气中的蒸气态溶剂汽油用活性炭采集，短时间采样时，在采样点用活性炭管以 100mL/min 流量采集 15min 空气样品。长时间采样用活性炭管以 50mL/min 流量采集 2~8h 空气样品。采样后，立即封闭活性炭管两端，置清洁的容器内运输和保存。样品在室温下可保存 7d。样品热解吸后进样，经气相色谱柱分离，氢焰离子化检测器检测，以保留时间定性，峰高或峰面积定量。

2. **职业健康检查** 根据《职业健康监护技术规范》(GBZ 188—2014)，接触汽油的劳动者应进行在岗期间、离岗时职业健康检查。此外，在发生生产事故，劳动者短期吸入大量汽油时，还应进行应急健康体检。各类检查的频次及内容如下：

(1) 在岗期间职业健康检查：在岗人员可按推荐，每年参加 1 次职业健康体检，检查是否出现职业性慢性溶剂汽油中毒、汽油致职业性皮肤病及其他禁忌证或接触汽油引起的临床表现。

在岗期间体检检查内容包括①症状询问：重点询问周围神经病症状，如头晕、乏力、四肢远端麻木、痛触觉减退等。②体格检查：内科常规检查；皮肤科检查；神经系统常规检查及肌力、共济运动检查。③实验室和其他检查必检项目：血常规、尿常规、血清 ALT、心电图、血糖；选检项目是神经 - 肌电图。

(2) 应急健康检查：由于溶剂汽油可能造成急性毒性，在岗期间，若发生生产安全事故，应对劳动者进行应急健康检查，重点关注是否出现职业性急性溶剂汽油中毒。

检查内容为①症状询问：重点询问短期内吸入较高浓度汽油的职业接触史及神经精神等相关症状。②体格检查：内科常规检查；神经系统常规检查及运动功能、病理反射检查；眼底检查。③实验室和其他检查必检项目：血常规、尿常规、心电图、胸部 X 线摄片；选检项目包括脑电图、头颅 CT 或 MRI。

(3) 离岗时职业健康检查：职业性溶剂汽油接触者离岗时应当接受离岗时职业健康检查，检查内容及目标疾病与在岗期间职业健康检查相同。

3. **职业病的诊断与鉴定**

(1) 职业性溶剂汽油中毒的诊断：汽油为麻醉性毒物，对人体的影响表现为急性中毒、吸入性肺炎、慢性中毒。急性轻度中毒临床表现为头晕、头痛、心悸、四肢无力、恶心、呕吐、视物模糊、易激动、步态不稳、短暂意识丧失等和上呼吸道刺激症状。重度中毒则为吸入高浓

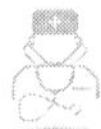

度汽油蒸气后，主要表现为中毒性脑病，少数可产生脑水肿，出现颈项强直、面色潮红，脉搏波动和呼吸浅快，吸入极高浓度汽油后可引起突然意识丧失，反射性呼吸停止而导致死亡。慢性中毒主要表现为神经衰弱综合征，自主神经功能紊乱以及肢端麻木、感觉减退，跟腱反射减弱或消失等，严重者肢体远端肌肉可萎缩，皮肤接触可发生急性皮炎，出现红斑、水疱及瘙痒。液态汽油直接吸入呼吸道，可引起支气管炎、肺炎、肺水肿。少数可并发渗出性胸膜炎，临床表现为剧烈咳嗽、胸闷、痰中带血、发热、呼吸困难、发绀及肺部啰音，实验室检查可见白细胞计数和中性粒细胞计数增高，胸部X线示肺纹理增强或片状阴影。

根据短时间吸入高浓度汽油蒸气或长期吸入汽油蒸气以及皮肤接触汽油的职业史，出现以中枢神经或周围神经受损为主的临床表现，结合现场卫生学调查和空气中汽油浓度的测定，并排除其他病因引起的类似疾病后，方可诊断。

（2）职业性溶剂汽油中毒的诊断分级：职业性急性、慢性溶剂汽油中毒的诊断依据为《职业性溶剂汽油中毒诊断》（GBZ 27—2002），分级标准见表8-8。

表8-8　职业性溶剂汽油中毒的诊断分级

分级	标准
观察对象	具有头痛、头晕、记忆力减退、失眠、乏力、心悸、多汗等神经衰弱综合征及自主神经功能紊乱的症状，可列为观察对象
	急性中毒
轻度	具有下列条件之一者： 1）头痛、头晕、恶心、呕吐、步态不稳、视力模糊、烦躁； 2）出现情绪反应，哭笑无常及兴奋不安等表现； 3）轻度意识障碍
重度	具有下列条件之一者： 1）中度或重度意识障碍； 2）化学性肺炎； 3）反射性呼吸停止
吸入性肺炎	汽油液体被吸入呼吸道后，具有下列条件之一者： 1）剧烈咳嗽、胸痛、咯血、发热、呼吸困难、发绀； 2）X线检查，肺部可见片状或致密块阴影；白细胞总数及中性粒细胞可增加
	慢性中毒
轻度	具有下列条件之一者： 1）四肢远端麻木，出现手套、袜套样分布，触觉减退，伴有跟腱反射减弱； 2）神经-肌电图显示有神经源性损害
中度	除上述表现外，具有下列条件之一者： 1）四肢肌力减弱至3度或以下，常有跟腱反射消失； 2）四肢远端肌肉（大、小鱼际肌，骨间肌）萎缩
重度	具有下列条件之一者： 1）中毒性脑病，常见表现为表情淡漠、反应迟钝、记忆力减退等； 2）中毒性精神病，类精神分裂症； 3）中毒性周围神经病致肢体瘫痪

（三）三级预防

汽油中毒的三级预防关键在于及时识别职业性急、慢性汽油中毒，及时脱离汽油的作业环境，通过药物治疗以及支持疗法，对于慢性中毒，治疗根据神经系统损害所致精神症状疾病对症治疗。

急性中毒应迅速脱离现场，吸入新鲜空气，清除皮肤污染，进行对症治疗。呼吸、心搏停止者，立即施心、肺、脑复苏术。汽油吸入性肺炎可给予短程皮质激素治疗及对症处理。急性中毒轻度患者治愈后，可恢复原工作；重度中毒患者经治疗恢复后，应调离汽油作业，吸入性肺炎治愈后，一般可恢复原工作。慢性中毒患者应调离汽油作业，定期复查，并根据病情适当安排工作或休息。

（张　明　林大枫）

第七节　二硫化碳中毒的三级预防

二硫化碳（carbon disulfide，CS_2）是一种无色易挥发的液体，广泛应用于工业生产，如黏胶纤维、四氯化碳、农药生产等。二硫化碳可经呼吸道进入人体，也可经皮肤和胃肠道吸收，中毒后出现神经精神症状，轻者酒醉状态、步态不稳、兴奋、谵妄、感觉异常，严重者出现脑水肿、昏迷、呼吸衰竭，个别可留有中枢及周围神经损害，慢性中毒主要损害神经和心血管系统。目前尚无特效解毒剂，治疗以支持和对症治疗为主。二硫化碳中毒的预后情况与其中毒程度、并发症情况有关，如果早期诊断、及时脱离中毒环境并就医治疗，一般预后较好。研究报道某化纤厂职业性慢性二硫化碳中毒病例 372 例，中毒患者主要表现为睡眠障碍、头晕、头痛、肢体麻木等症状，检出率分别为 84.7%、84.4%、79.8%、72.8%，神经 - 肌电图显示有周围神经损害。下面对二硫化碳中毒的三级预防进行阐述。

一、二硫化碳中毒概述

（一）二硫化碳中毒定义

二硫化碳中毒是人群接触过量二硫化碳而导致的急性或慢性中毒性疾病。

（二）二硫化碳中毒主要接触作业

二硫化碳主要应用于生产黏胶纤维、玻璃纸及橡胶硫化等工业，还用于矿石浮选、石油和石蜡的精制、四氯化碳和防水胶的制造，还用作有机萃取剂，由于其极性适中，且对氢火焰离子化检测器响应低，尤其在色谱分析中得到了广泛应用。另外，二硫化碳作为工业上重要的化工原料，在农药、四氯化碳、橡胶、冶金、选矿、清漆、石蜡溶解、石油精制、军工和医药等生产部门也都有广泛运用。

（三）二硫化碳中毒发病机制

二硫化碳可通过呼吸道和皮肤进入体内，但皮肤吸收较少，主要对神经系统（包括中枢和外周神经）、心血管系统、视觉系统等产生毒性作用，对消化、内分泌等其他系统也有一定影响。目前认为，二硫化碳在体内生物转化的氧化脱硫反应中生成的氧硫化碳可进一步释

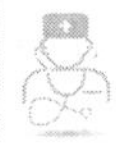

放出高活性的硫原子，其对靶细胞有氧化应激效应。其中，2- 硫代噻唑烷 -4- 羧酸是二硫化碳经 P450 活化与还原型谷胱甘肽结合所形成的特异性代谢产物，与接触二硫化碳浓度有良好的相关关系，可作为二硫化碳的生物学监测指标，反映近期暴露情况。二硫化碳可透过胎盘屏障，在二硫化碳接触女工胎儿脐带血中和乳母乳汁中可检测出二硫化碳，二硫化碳是以神经系统损伤为主的全身性毒物。

（四）二硫化碳中毒诊断和临床表现

二硫化碳中毒的诊断主要根据接触二硫化碳的职业史以及典型的神经精神症状和体征，经综合分析，排除其他病因引起的类似疾病，方可诊断。我国现行诊断标准执行《职业性慢性二硫化碳中毒诊断标准》(GBZ 4—2022)。

1. **急性中毒**　呼吸道和皮肤接触的二硫化碳急性中毒患者，主要表现为中枢神经受损，出现头晕、头痛、乏力、失眠、易兴奋、情绪激动等神经衰弱症状，也有步态蹒跚、三颤试验阳性、共济失调、意识障碍等中枢神经症状体征，同时部分患者有肢体麻木、疼痛等周围神经受损表现，主要表现为运动神经的传导速度减慢，病理以脱髓鞘改变为主。

2. **慢性中毒**

(1) 神经系统：患者主要表现为头晕、记忆力减退、乏力和肢体麻木等症状以及对称性多发性周围神经病。四肢呈对称性手套、袜子样分布的痛、触觉障碍，跟腱反射减弱或消失，神经—肌电图显示有神经源性损害，感觉神经和运动神经的传导速度减慢、远端潜伏期延长。CT 或 MRI 检查可显示有局部和弥漫性脑萎缩表现，肌电图检测可见外周神经病变，神经传导速度减慢。

(2) 心血管系统：有资料报道长时间接触高浓度二硫化碳可能会使高血压患病率提高，接触者中冠心病死亡率会增高。

(3) 视觉系统：长期接触者中眼底形态学改变，色觉暗适应，以及眼睑、眼球能动性等均有改变，视网膜微动脉瘤的发生率较高，长时间接触高浓度二硫化碳会对眼底血管有一定的损害。

(4) 生殖系统：女性出现月经经期延长、周期紊乱，以及流产或先兆流产等。

二、二硫化碳中毒的三级预防

（一）一级预防

1. **相关法律、法规及标准制定和完善**　《工作场所有害因素职业接触限值　第 1 部分：化学有害因素》(GBZ 2.1—2019) 中规定了二硫化碳的 PC-TWA 为 5mg/m^3，PC-STEL 为 10mg/m^3，使车间空气中二硫化碳浓度控制在卫生标准以下。根据《职业健康监护技术规范》(GBZ 188—2014)，接触二硫化碳的劳动者应进行上岗前职业健康检查。

2. **生产工艺和生产设备改进和革新**　二硫化碳易挥发、易燃、易爆，故在制造和使用本品的车间里，通风、照明、电源系统均需有防火、防爆装置，禁止在车间里抽烟或以明火取暖。生产过程应加强生产设备的密闭，并采用吸风装置，严格执行安全操作规程，防止“跑、冒、滴、漏”的发生。

3. **个体防护措施**　进入高浓度的二硫化碳工作环境中操作时，必须先穿戴好防毒面具、塑料手套和防护衣服，防止二硫化碳与皮肤直接接触。

4. **职业卫生管理**　用人单位中主要负责职业卫生管理的人员应当具备相适应的职业

卫生知识和管理能力，并接受职业卫生培训。产生职业病危害的用人单位应当在醒目位置设置公告栏，公布有关职业病防治的规章制度、操作规程、职业病危害事故应急救援措施和工作场所职业病危害因素检测结果。

5. **职业健康教育**　对于有接触二硫化碳的岗位，用人单位应当制定严格的管理、使用制度，对相关劳动者进行严格的培训，加强宣传教育，使劳动者对二硫化碳的毒性和操作原则有清晰明确的认识，并严格按照操作规程执行。

6. **上岗前职业健康检查**　用人单位对接触二硫化碳的劳动者进行上岗前体检，此阶段的主要目标为提前发现职业禁忌证人员，减少用人单位和劳动者的不必要损失，二硫化碳溶剂接触的职业禁忌证为：中枢神经系统器质性疾病、多发性周围神经病、视网膜病变。

上岗前体检检查内容包括①症状询问：重点询问神经系统、糖尿病、眼科疾病史及相关症状，如：下肢无力、四肢发麻、体重下降、视力下降、视物模糊等。②体格检查：内科常规检查；神经系统常规检查及肌力、共济运动检查；眼科常规检查及眼底检查。③实验室和其他检查必检项目：血常规、尿常规、血清 ALT、血糖、血脂；选检项目包括神经 - 肌电图、视野。

（二）二级预防

二硫化碳中毒二级预防的目的在于职业性慢性二硫化碳中毒的早期诊断和发现，如果早期确诊并在二硫化碳造成严重的神经系统、心血管系统损害前及时脱离作业环境，进行对症治疗，可以有效减少二硫化碳对患者的健康损害，切实保障工人的健康，有效提升二硫化碳中毒患者的预后及生活质量。

1. **职业病危害因素的识别与检测**　工作场所的二硫化碳浓度依据《工作场所空气有毒物质测定　第 38 部分：二硫化碳》（GBZ/T 300.38—2017）进行测定，空气中的蒸气态二硫化碳用活性炭采集，短时间采样用活性炭管以 200mL/min 流量采集 15min 空气样品。长时间采样在采样点，用活性炭管以 50mL/min 流量采集 2~8h 空气样品。采样后，立即封闭活性炭管两端，置清洁容器内运输和保存。样品经气相色谱柱分离，用火焰光度检测器检测，以保留时间定性，峰高或峰面积定量。

2. **职业健康检查**　根据《职业健康监护技术规范》（GBZ 188—2014），接触二硫化碳溶剂的劳动者应进行在岗期间、离岗时职业健康检查。

（1）在岗期间职业健康检查：在岗人员可按推荐，每年参加 1 次职业健康体检，检查是否出现职业性慢性二硫化碳中毒及其他禁忌证或接触二硫化碳引起的临床表现。

在岗期间体检检查内容包括①症状询问：重点询问头痛、头昏、乏力、睡眠障碍、记忆力减退、下肢无力、四肢麻木、视力下降、视物模糊等症状。②体格检查：内科常规检查；神经系统常规检查及肌力、共济运动检查；眼科常规检查及眼底检查。③实验室和其他检查必检项目：血常规、尿常规、血糖、血脂；选检项目：血清 ALT、肾功能、心电图、视野、神经 - 肌电图。

（2）离岗时职业健康检查：职业性二硫化碳接触者离岗时应当接受离岗时职业健康检查，检查内容及目标疾病与在岗期间职业健康检查相同。

3. **新型生物监测指标**　工作班末尿中 2- 硫代噻唑烷 -4- 羧酸（TTCA）的浓度作为劳动者职业接触二硫化碳水平的监测指标目前已广泛应用。尿中 TTCA 与二硫化碳的接触密切相关，尿 TTCA 可作为反映工人近期接触二硫化碳良好的生物监测指标。随着生产工艺改进防护设施的完善和自我保护意识的增强，劳动者实际接触二硫化碳水平可能也有实际的变化。

4. **职业病的诊断与鉴定**　急性二硫化碳中毒的诊断比较容易，主要根据在短期内接触

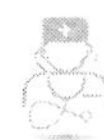

较高浓度二硫化碳，以及典型的神经精神症状和体征。慢性二硫化碳中毒应根据长期密切接触二硫化碳的职业史，具有多发性周围神经病的临床、神经 - 肌电图改变或中毒性脑病的临床表现，结合现场卫生学调查资料，并排除其他病因引起的类似疾病后，方可诊断。

(1)职业性二硫化碳中毒的诊断分级：职业性慢性二硫化碳中毒的诊断依据为《职业性慢性二硫化碳中毒诊断标准》(GBZ 4—2022)，分级标准见表 8-9。

表 8-9　职业性二硫化碳中毒的诊断分级

分级	标准
	急性中毒
诊断原则	根据短期接触较高浓度二硫化碳的职业史，出现以中枢神经系统损害为主的临床表现，结合辅助检查结果及工作场所职业卫生学调查资料，综合分析，排除其他病因引起的类似疾病后，方可诊断。
轻度	短期接触较高浓度二硫化碳后，出现头痛、头晕、恶心、呕吐、乏力、失眠多梦、易激惹或四肢麻木、疼痛等症状，可伴有晕厥或肢体抽搐等表现，同时具有下列表现之一者： 1)轻度意识障碍，如意识模糊、嗜睡状态等； 2)步态蹒跚、醉酒样改变。
中度	在轻度中毒基础上，具有下列表现之一者： 1)中度意识障碍，如谵妄状态、混浊状态； 2)癫痫大发作样抽搐。
重度	在中度中毒基础上，具有下列表现之一者： 1)重度意识障碍，如浅昏迷、中度昏迷、深昏迷、植物状态； 2)癫痫持续状态； 3)出现明显的精神症状，如定向障碍、幻觉、妄想等； 4)脑局灶损害。
	慢性中毒
诊断原则	根据密切接触二硫化碳 1 年及以上的职业史，出现多发性周围神经损害和中枢神经系统损害为主的临床表现，结合神经 - 肌电图检查结果及工作场所职业卫生学调查资料，综合分析，排除其他病因引起的类似疾病后，方可诊断。
轻度	具有下列情况之一者： 1)四肢远端对称性手套、袜套样分布的痛觉、触觉障碍或音叉振动觉减退同时伴有跟腱反射减弱； 2)四肢受累肌肉肌力减退至 4 级； 3)神经 - 肌电图检查提示轻度周围神经损害。
中度	在轻度中毒基础上，具有下列表现之一者： 1)四肢痛觉、触觉障碍水平达肘、膝以上，跟腱反射消失，或深感觉明显障碍伴感觉性共济失调； 2)四肢受累肌肉肌力减退至 3 级，可伴有四肢远端肌肉萎缩； 3)神经 - 肌电图检查提示明显周围神经损害。
重度	在中度中毒基础上，具有下列表现之一者： 1)四肢受累肌肉肌力减退至 2 级及以下； 2)神经 - 肌电图检查提示严重周围神经损害； 3)中毒性脑病； 4)中毒性精神障碍。

(2)鉴别诊断

1)与引起周围神经病的各种疾病相鉴别,如呋喃类、异烟肼、砷、氯丙烯、丙烯酰胺、甲基正丁基甲酮、正己烷等中毒及糖尿病、感染性多发性神经炎等。

2)急性中毒需与中枢神经系统感染、代谢障碍疾病、脑血管意外、脑外伤或精神病等鉴别。

3)轻度慢性中毒的诊断需排除社会心理因素和其他躯体疾患包括脑动脉硬化、甲状腺功能亢进、肾上腺皮质功能减退、高血压病、冠心病、贫血、屈光不正、鼻旁窦炎、慢性肝炎等,以及某些精神病早期所引起的类神经症。

4)重度慢性中毒者应与脑退行性疾病、血管性痴呆等相鉴别。

(三)三级预防

二硫化碳中毒的三级预防关键在于及时识别职业性慢性二硫化碳中毒,及时脱离二硫化碳的作业环境,治疗根据神经系统损害所致精神症状进行对症处理,可用B族维生素、能量合剂,并辅以体疗、理疗及其他对症治疗,重度中毒应同时加强支持疗法,促进二硫化碳中毒的康复,改善患者的预后及生活质量。

1. **急性中毒治疗原则**　吸入二硫化碳引起急性中毒时应迅速脱离现场,保持呼吸道通畅,给氧,呼吸停止者应立即施行人工呼吸:如有皮肤接触应立即脱去被污染的衣物,用大量流动清水冲洗被污染的皮肤;眼睛污染时应用流动清水或生理盐水反复冲洗。急性期应注意卧床休息。

2. **慢性中毒治疗原则**　慢性中毒以对症支持治疗为主,并应重视对接触二硫化碳劳动者的健康监护,对于观察对象一般不调离二硫化碳作业,应半年复查一次,尽可能作神经-肌电图检查,进行动态观察;轻度中毒患者经治疗恢复后,可从事其他工作,并定期复查;重度中毒者应调离二硫化碳和其他对神经系统有害的作业,经治疗后,根据检查结果安排休息或工作。

(张　明　林大枫)

第八节　二氯乙烷中毒的三级预防

二氯乙烷(dichloroethane,$C_2H_4C_{l2}$)可经呼吸道、胃肠道及皮肤吸收,职业接触主要经由呼吸道。二氯乙烷有两种异构体,为1,1-二氯乙烷和1,2-二氯乙烷,其中1,2-二氯乙烷属高毒物质,其毒性作用随接触时间增加而增高。动物实验显示,二氯乙烷进入人体后,主要分布在肝脏、肾脏、心脏以及脊髓、延髓、小脑等脏器,主要从呼吸道和肾脏排出。1,2-二氯乙烷属高毒物质,其毒性作用随接触时间增加而增高。2020年4月,惠州市某建筑公司发生一起职业性1,2-二氯乙烷中毒事故,患者男性,从事室内装修10余年,于2020年3月18日至4月15日在某建筑公司从事水电安装工作,工作中使用快速胶黏剂发生中毒事件。下面从二氯乙烷中毒的三级预防进行阐述。

一、二氯乙烷中毒概述

(一)二氯乙烷中毒定义

二氯乙烷中毒是人体接触过量二氯乙烷而导致的急性或慢性中毒性疾病。

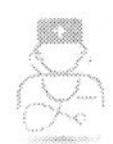

（二）二氯乙烷中毒主要接触的作业

1,2- 二氯乙烷是用于黏合剂、溶剂和氯代烃生产的常用有机溶剂，主要见于有机化工原料制造业，催化剂及各种化学助剂制造业等，由于使用广泛，产量较高，接触人数较多，职业危害也较为突出。二氯乙烷主要接触作业见表 8-10。

表 8-10　二氯乙烷中毒主要接触作业

接触行业	接触作业
石油加工业	燃料油调和
化学农药制造业	有机磷杀虫剂合成、有机氯杀菌剂合成、其他杀菌剂合成、生长调节剂合成
有机化工原料制造业	脂肪胺合成、乙烯氧化、氯乙醇环化
染料制造业	活性染料合成
催化剂及各种化学助剂制造业	硫化剂合成
塑料制造业	氧氯化、二氯乙烷精馏、二氯乙烷裂解、氯乙烯精制
医药工业	合成药卤化、合成药酰化、合成药缩合、合成药环合、合成药消除

（三）二氯乙烷中毒发病机制

中枢神经系统是 1,2- 二氯乙烷中毒损伤的主要靶器官，高浓度接触可引起中毒性脑病，1,2- 二氯乙烷中毒发病率高，部分重度中毒患者在病情恶化难以控制时可出现死亡，且大多死于中毒性脑病。目前对 1,2- 二氯乙烷中毒机制的研究有钙离子超载、自由基学说、对兴奋性氨基酸（EAA）的影响、血脑屏障受损、能量代谢学说、DNA 损伤及突变等，其毒性作用靶器官以神经系统为主，还可累及肝、肾、呼吸系统、循环系统、生殖系统和免疫系统等。1998 年 IPCs 公布了 1,2- 二氯乙烷对人和环境潜在的效应评价结果，认为 1,2- 二氯乙烷摄入可增加大鼠和小鼠的血管肉瘤、胃癌、乳腺癌、肝癌、肺癌以及子宫肌瘤的发生率，小鼠皮肤多次接触或腹腔注射可增加肺癌的发生率；但人群调查资料不确定。细胞体外实验证实，1,2- 二氯乙烷具有遗传毒性能诱导基因突变、非程序 DNA 合成以及生成 DNA 加合物。

（四）二氯乙烷中毒诊断及临床表现

根据短期接触较高浓度二氯乙烷的职业史以及中枢神经系统损害为主的临床表现，结合现场职业卫生学调查，综合分析，排除其他病因所引起的类似疾病，方可诊断。诊断标准为《职业性急性 1,2- 二氯乙烷中毒诊断标准》（GBZ 39—2002）。

1. 急性二氯乙烷中毒是由于短时间吸入较高浓度的二氯乙烷后引起的全身性疾病。患者出现头晕头痛、全身乏力、颜面潮红、意识模糊等症状，有时伴有恶心、腹泻等胃肠症状。病情恶化可突发脑水肿，出现剧烈头痛、频繁呕吐、谵妄、抽搐，病理反射出现阳性体征、昏迷等。

2. 慢性中毒因长期吸入低浓度的二氯乙烷可出现乏力、头晕等神经衰弱综合征表现，也有恶心、腹泻，以及肝、肾损害表现。皮肤接触可引起干燥、脱屑和皲裂。

二、二氯乙烷中毒的三级预防

(一) 一级预防

1. **相关法律、法规及标准制定和完善** 《工作场所有害因素职业接触限值 第1部分：化学有害因素》(GBZ 2.1—2019)中规定了1,2-二氯乙烷的PC-TWA为$7mg/m^3$,PC-STEL为$15mg/m^3$。根据《职业健康监护技术规范》(GBZ 188—2014),接触1,2-二氯乙烷的劳动者应进行上岗前职业健康检查。

2. **生产工艺和生产设备改进和革新** 改革生产工艺,应用不含1,2-二氯乙烷的低毒代用品,如使用不含二氯乙烷的“205胶”代替“3435胶”。加强车间内的有效通风,降低空气中1,2-二氯乙烷的浓度,使工作场所中1,2-二氯乙烷浓度严格控制在国家规定的职业卫生接触限值PC-TWA:$7mg/m^3$,PC-STEL:$15mg/m^3$范围内。

3. **个体防护措施** 做好安全与劳动保护工作,使用呼吸防护器,配备防护手套及护目镜等,作业现场禁止明火、火花及吸烟,应采用防爆电器设备和照明。工作场所禁止进食、饮水等。

4. **职业卫生管理** 用人单位应将工作场所可能产生的职业病危害如实告知劳动者,在醒目位置设置职业病防治公告栏,并在可能产生职业病危害的作业岗位以及产生职业病危害的设备、材料、贮存场所等设置警示标识。

5. **职业健康教育** 对于二氯乙烷,用人单位应当制定严格的管理、使用制度,通过工程防护、个人防护等减少操作人员接触,并对相关劳动者和接触二氯乙烷的操作人员进行严格的培训,对二氯乙烷的毒性和操作原则有清晰明确的认识,并严格按照操作规程执行。

6. **上岗前职业健康检查** 企业对二氯乙烷接触人员进行上岗前体检,主要目的是发现有无职业禁忌证,建立接触职业病危害因素人员的基础健康档案。此阶段的主要目标为提前发现职业禁忌证人员,减少用人单位和劳动者的不必要损失,1,2-二氯乙烷接触的职业禁忌证为:中枢神经系统器质性疾病;慢性肝病。

上岗前体检检查内容包括①症状询问:重点询问中枢神经系统、肝脏疾病史和相关症状。②体格检查:内科常规检查;神经系统常规检查。③实验室和其他检查:必检项目包括血常规、心电图、肝功能。

(二) 二级预防

二氯乙烷中毒二级预防的目的在于职业性急性二氯乙烷中毒的早期诊断和发现,如果早期确诊并在二氯乙烷造成严重的神经系统损害前及时脱离作业环境,进行对症治疗,可以有效减少二氯乙烷对患者的健康损害,切实保障工人的健康,有效提升二氯乙烷中毒患者的预后及生活质量。

1. **职业病危害因素的识别与检测** 依据《工作场所空气有毒物质测定 卤代烷烃类化合物》(GBZ/T 160.45—2007)进行检测,空气中1,2二氧乙烷用活性炭管采集,短时间采样打开活性炭管两端,以300mL/min流量采集15min空气样品。长时间采样在采样点,打开活性炭管两端,以50mL/min流量采集2~8h空气样品。溶剂解吸后进样,经色谱柱分离,氢焰离子化检测器检测,以保留时间定性,峰高或峰面积定量。

2. **职业健康检查** 根据《职业健康监护技术规范》(GBZ 188—2014),接触1,2-二氯

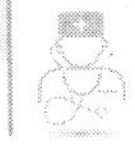

乙烷的劳动者应进行在岗期间职业健康检查。

(1)在岗期间职业健康检查：在岗人员可按推荐，每3年参加1次职业健康体检，检查是否出现职业性急性1,2-二氯乙烷中毒及其他禁忌证或接触1,2-二氯乙烷引起的临床表现。

在岗期间体检检查内容包括①症状询问：重点询问中枢神经系统、肝脏疾病史和相关症状。②体格检查：内科常规检查；神经系统常规检查。③实验室和其他检查：必检项目包括血常规、心电图、肝功能。

(2)应急健康检查：由于1,2-二氯乙烷可能造成急性中毒，在岗期间若发生生产安全事故，应对劳动者进行应急健康检查，重点关注是否出现职业性急性1,2-二氯乙烷中毒。

检查内容为①症状询问：重点询问短期内吸入大量1,2-二氯乙烷的职业接触史及中枢神经系统等症状。②体格检查：内科常规检查；神经系统常规检查；眼底检查。③实验室和其他检查必检项目：血常规、尿常规、心电图、肝功能、尿β_2-微球蛋白、肝脏B超；选检项目：脑电图、头颅CT或MRI。

3. 新型生物监测指标　有研究报道通过气相色谱-质谱方法对尿液中的硫代二乙酸二甲酯进行定性检测，收集处于1,2-二氯乙烷暴露环境中的作业劳动者以及明确不接触1,2-二氯乙烷的作业劳动者的班末尿样进行酸化、蒸发及甲酯化处理，然后进行气相色谱-质谱分析，进一步确定双乙酸二甲酯、硫代二乙酸二甲酯作为1,2-二氯乙烷生物监测指标的可行性。

4. 职业病的诊断与鉴定

(1)职业性二氯乙烷中毒的诊断：急性中毒多见于高浓度吸入和误服。潜伏期短，一般为数分钟或数十分钟。患者出现头晕、头痛、烦躁不安、乏力、步态蹒跚、颜面潮红、意识模糊，有时伴有恶心、呕吐、腹泻、腹痛等胃肠道症状。病情可突然恶化为脑水肿，患者剧烈头痛、频繁呕吐、谵妄、抽搐及昏迷等；有的患者在昏迷后清醒一段时间，再度出现昏迷、抽搐甚至死亡，临床上应引起注意。发病数天后患者可出现肝、肾损害。吸入中毒患者还可出现流泪、流涕、咽痛、咳嗽等黏膜刺激症状甚至肺水肿。长期吸入低浓度二氯乙烷可出现头痛、失眠、乏力等神经衰弱综合征表现，也有恶心腹泻、咳嗽以及肝、肾损害表现。少数患者出现肌肉震颤和眼球震颤。皮肤接触可引起干燥、皲裂和脱屑。

根据短期较高浓度二氯乙烷的接触史，结合临床症状、体征及实验室检查，综合分析，一般较易做出急性中毒的诊断。亚急性中毒由于起病隐匿病情可突然恶化，易致漏诊、误诊，应加以警惕。

(2)职业性二氯乙烷中毒的诊断分级：我国《职业性急性1,2-二氯乙烷中毒诊断标准》(GBZ 39—2002)以中枢神经系统病变的严重程度以及肝、肾损害情况，将其分为接触反应、轻度中毒和重度中毒三级，见表8-11。

(3)鉴别诊断：急性、亚急性中毒出现中毒性脑病时需注意排除中枢神经系统感染疾患，如流脑和乙脑等，以及脑血管意外、糖尿病昏迷、食物中毒、药物中毒等疾病。

(三)三级预防

二氯乙烷中毒的三级预防关键在于及时识别职业性二氯乙烷中毒，及时脱离二氯乙烷的作业环境，目前尚无特效解毒药，对急性中毒者以防治脑水肿为重点，要密切观察、早期发现、及时处理、防止反复。

表 8-11　职业性二氯乙烷中毒的诊断分级

分级	标准
	急性中毒
接触反应	短时间接触较高浓度二氯乙烷后，出现头昏、头痛、乏力等中枢神经系统的症状，可伴恶心、呕吐或眼及上呼吸道刺激症状，脱离接触后短时间症状消失
轻度	除上述症状加重外，且具有下列情况之一者： 1）步态蹒跚； 2）轻度意识障碍，如意识模糊、嗜睡状态、朦胧状态； 3）轻度中毒性肝病； 4）轻度中毒性肾病
重度	具有下列情况之一者： 1）中度或重度意识障碍； 2）癫痫大发作样抽搐； 3）脑局灶受损表现，如小脑共济失调等； 4）中度或重度中毒性肝病

1. **治疗原则和方法**　以防治脑水肿为重点，及时降低颅内压，控制脑水肿，及早应用甘露醇、呋塞米以及地塞米松等；出现癫痫发作、肌阵挛时，可选用丙戊酸钠及氯硝西泮等；忌用肾上腺素，肝、肾损害及肺水肿的治疗同内科治疗。应密切观察患者，早期发现，及时处理，注意病情反复。

2. **康复措施**　轻度中毒者痊愈后可恢复工作，重度中毒者恢复后应调离二氯乙烷作业。如需劳动能力鉴定者，按《劳动能力鉴定职工工伤与职业病致残等级》（GB/T 16180—2014）处理。

（张　明　高　申）

第九节　四氯化碳中毒的三级预防

四氯化碳（carbon tetrachloride，CCl_4）又名四氯甲烷，为无色透明的脂溶性油状液体，有类似氯仿的微甜气味，四氯化碳及其分解产物可经呼吸道吸收，蒸气经呼吸道吸收迅速，蒸气和液体可经皮肤吸收，经口摄入后主要在肠道吸收，胃内吸收较少，四氯化碳在体内代谢迅速，广泛分布于体内各组织脏器。有报道显示，某公司接触四氯化碳等混合有机溶剂导致急性中毒的患者 52 例，患者均为某公司临时招募劳动者，中毒系短期培训后使用混合有机溶剂所致。52 例患者主要表现为不同程度的头晕、乏力、胸闷、恶心、呕吐、食欲不振、上腹部胀痛。作业场所通风差，部分患者双手掌直接接触清洗剂，少数患者甚至无任何防护。四氯化碳对中枢神经系统有麻醉作用，也损害周围神经，同样四氯化碳也是典型的肝脏毒物，目前对肝细胞的毒性作用机制尚未完全阐明。下面对四氯化碳中毒的三级预防进行阐述。

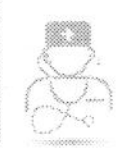

一、四氯化碳中毒概述

(一) 四氯化碳中毒定义

四氯化碳中毒主要指短期内接触较高浓度的四氯化碳所引起的以神经系统和(或)肝、肾损害为主的全身性疾病。

(二) 四氯化碳中毒主要接触作业

四氯化碳是工业生产中良好的溶剂,用途广泛。以往曾用作驱虫剂、干洗剂。目前主要作为化工原料,用于制造氯氟甲烷、氯仿和多种药物;作为有机溶剂,性能良好,用于油、脂肪、蜡、橡胶、油漆、沥青及树脂的溶剂;也用作灭火剂、熏蒸剂,以及机器部件、电子零件的清洗剂等,在其生产制造及使用过程中,均可有四氯化碳的接触。四氯化碳中毒主要接触作业见表 8-12。

表 8-12　四氯化碳中毒主要接触作业

序号	接触行业	接触作业
1	有机化工原料制造业	氯氟甲烷、氯仿、甲烷氯化、丙烯氯化
2	化学试剂制造业	有机试剂提纯、无机试剂合成
3	机械工业	机械部件清洗
4	金属表面处理及热处理业	溶剂除油
5	化学农药制造业	毒杀芬合成
6	石油和天然气开采业	油层物性分析

(三) 四氯化碳中毒发病机制

四氯化碳主要经呼吸道吸收,也可经皮肤及消化道吸收,50% 以原型经肺呼出,部分也从尿、粪排出,约 20% 在体内代谢转化,仅 4%~5% 代谢为 CO_2。在体内主要分布于脂肪组织、肝、骨髓、肾、心及脑等。四氯化碳的接触浓度与频度可影响其作用部位及毒性,如高浓度时首先导致中枢神经系统抑制,随后累及肝、肾,而低浓度长期接触则主要表现为肝脏受累。四氯化碳是典型的肝毒物,对肾也有较强毒性,四氯化碳暴露后,氧化损伤和炎症反应相关水平均升高,有报道显示,通过上调肝脏 Nrf2 蛋白及下游基因表达,导致肝脏内的脂质过氧化反应发生,氧化损伤和炎症反应互相影响,共同促成肝脏纤维化的发生。

(四) 四氯化碳中毒诊断及临床表现

1. 急性中毒出现昏迷时,应注意与流行性脑脊髓膜炎,流行性乙型脑炎等感染疾患相鉴别,出现肝、肾损害时应与病毒性肝炎、药物性肝病、肾内科疾患及其他中毒性肾病相鉴别。慢性中毒应注意与病毒性肝炎,药物性肝病及酒精性肝病相鉴别。

2. 人体吸入高浓度四氯化碳蒸气后,可迅速出现昏迷、抽搐等急性中毒症状,并可发生肺水肿、呼吸麻痹。稍高浓度吸入时,出现精神抑制、神志模糊、恶心、呕吐、腹痛、腹泻等症状。中毒第 2~4d 呈现肝、肾损害征象。严重者出现腹水、急性肝坏死和肾功能衰竭。少数可有心肌损害、心房颤动、心室早搏。慢性中毒时表现为神经衰弱综合征及胃肠功能紊乱,少数可有肝大及肝功异常，肾功能损害较罕见。

二、四氯化碳中毒的三级预防

（一）一级预防

1. **相关法律、法规及标准制定和完善** 依据《工作场所有害因素职业接触限值 第1部分：化学有害因素》（GBZ 2.1—2019）中规定了四氯化碳的PC-TWA为15mg/m^3，PC-STEL为25mg/m^3。根据《职业健康监护技术规范》（GBZ 188—2014），接触四氯化碳的劳动者应进行上岗前职业健康检查。

2. **生产工艺和生产设备改进和革新** 加强生产工艺革新及职业卫生防护措施，生产四氯化碳时工序要求严格密闭，使用四氯化碳应充分通风，工作场所设置合理的通风设施，遵循位置合理、风量适中、强度足够的设计原则，并定期进行设备检修，杜绝“跑、冒、滴、漏”现象。

3. **个体防护措施** 进入高浓度四氯化碳作业环境时，佩戴过滤式或供氧式面具，戴安全护目境，穿防毒物渗透工作服，戴防化学品手套。使用四氯化碳灭火器时，应戴防毒面具，注意发生光气中毒的危险。

4. **职业卫生管理** 对四氯化碳建立严格的管理、使用制度和科学合理的操作规范。作业场所入口或作业场所的显著位置，根据需要设置“当心中毒”“穿防护服”“注意通风”和“紧急出口”等警告标识。

5. **职业健康教育** 对于四氯化碳，用人单位应当制定严格的管理、使用制度，通过工程防护、个人防护等减少操作人员接触，并对相关劳动者和接触四氯化碳的操作人员进行严格的培训，对四氯化碳的毒性和操作原则有清晰明确的认识，并严格按照操作规程执行。积极向劳动者普及和宣传教育，工作现场禁止吸烟、禁食和饮水，禁用四氯化碳洗手或洗涤工作服。

6. **上岗前职业健康检查** 用人单位应对四氯化碳溶剂接触人员进行上岗前体检，主要目的是发现有无职业禁忌证，建立接触职业病危害因素人员的基础健康档案。此阶段的主要目标为提前发现职业禁忌证人员，减少用人单位和劳动者的不必要损失，四氯化碳溶剂接触的职业禁忌证为慢性肝病。

上岗前体检检查内容包括①症状询问：重点询问消化系统病史及症状、如头晕、乏力、恶心、食欲不振、肝区疼痛等。②体格检查：内科常规检查。③实验室和其他检查必检项目：血常规、尿常规、心电图、肝功能；选检项目为肝脾B超。

（二）二级预防

四氯化碳中毒二级预防的关键在于四氯化碳中毒的早期诊断和发现，如果早期确诊并在四氯化碳造成严重的神经毒性前对四氯化碳进行驱排，可以有效减少四氯化碳对患者的健康损害，切实保障工人的健康。

1. **职业病危害因素的识别与检测** 工作场所的四氯化碳浓度依据《工作场所空气有毒物质测定 第73部分：氯甲烷、二氯甲烷、三氯甲烷和四氯化碳》（GBZ/T 300.73—2017）进行测定，空气中的蒸气态三氯甲烷和四氯化碳用活性炭采集，短时间采样时，在采样点用活性炭管以300mL/min流量采集15min空气样品。长时间采样用活性炭管以50mL/min流量采集 2~8h 空气样品。采样后，立即封闭活性炭管两端，置清洁容器内运输和保存。样品在室温下可保存 7d。样品经气相色谱柱分离，氢焰离子化检测器检测，以保留时间定性，峰高或峰面积定量。

2. 职业健康检查　根据《职业健康监护技术规范》(GBZ 188—2014)，接触四氯化碳的劳动者应进行在岗期间、离岗时职业健康检查。

(1) 在岗期间职业健康检查：在岗人员可按推荐，每半年检查 1 次肝功能，每 3 年参加 1 次职业健康体检检查是否出现职业性慢性中毒性肝病或接触四氯化碳引起的临床表现。

在岗期间体检检查内容包括①症状询问：重点询问头痛、头晕、乏力、失眠、记忆力减退、恶心、食欲不振、上腹饱胀、肝区疼痛等症状。②体格检查：内科常规检查，重点检查肝脏。③实验室和其他检查必检项目：血常规、尿常规、心电图、肝功能、肝脾 B 超；选检项目为肾功能检查。

(2) 应急健康检查：由于四氯化碳可能造成急性毒性，在岗期间若发生生产安全事故，应对劳动者进行应急健康检查，重点关注是否出现职业性急性四氯化碳中毒。

检查内容为①症状询问：重点询问短期内大量四氯化碳的职业接触史及头昏、头痛、乏力、精神恍惚、恶心、呕吐、食欲减退、肝区疼痛等症状或伴上呼吸道黏膜刺激等症状。②体格检查：内科常规检查注意肝脏触诊和压痛；神经系统常规检查；眼底检查。③实验室和其他检查：必检项目包括血常规、尿常规、心电图、肝功能、肾功能、肝肾 B 超。

(3) 离岗时职业健康检查：职业性四氯化碳接触者离岗时应当接受离岗时职业健康检查，检查内容及目标疾病与在岗期间职业健康检查相同。

3. 新型生物监测指标

有文献报道，血清生物指标 α- 谷胱甘肽 -S- 转移酶(α-GST)，谷氨酸脱氢酶(GLDH)，嘌呤核苷酸磷酸化酶(PNP)，精氨酸酶 1(Arg1)，微小 RNA122miR(–122) 均在肝脏组织中含量较高，当肝脏有早期损伤时显著升高，且具有特异性，其中 GLDH、PNP 和 mi R-122 较 ALT、AST 升高时间早，具有较强的灵敏性，在四氯化碳致肝损伤早期具有较高的诊断价值。

4. 职业病的诊断与鉴定

(1) 职业性四氯化碳中毒的诊断：四氯化碳主要引起中枢神经系统和肝、肾损害的临床表现。潜伏期长短与接触剂量及侵入途径有关，一般为 1~3d，也有短至数分钟者。吸入高浓度四氯化碳蒸气后，可迅速出现昏迷、抽搐等急性中毒症状，并可发生肺水肿、呼吸麻痹。吸入稍高浓度四氯化碳蒸气后，有精神抑制神志模糊、恶心、呕吐、腹痛、腹泻症状。严重时出现腹水、急性肝坏死和肾功能衰竭。经口中毒者肝脏损害症状明显。慢性中毒表现为神经衰弱综合征及胃肠功能紊乱，少数可有肝大及肝功异常。

(2) 职业性急性四氯化碳中毒的诊断分级：依据《职业性急性四氯化碳中毒的诊断标准》(GBZ 42—2002)，根据短期内接触较高浓度四氯化碳职业史，较快出现中枢神经系统和肝、肾损害的临床表现，结合实验室检查和现场劳动卫生学调查资料综合分析，排除其他病因所致类似疾病后诊断，分级标准见表 8-13。

(3) 鉴别诊断：昏迷患者需与流行性乙型脑炎、流行性脑脊髓膜炎等感染性疾病相鉴别；肝肾损害需与病毒性肝炎、药物性肝炎、肾炎等相鉴别。

表 8-13　职业性四氯化碳中毒的诊断分级

分级	标准
接触反应	接触四氯化碳后出现一过性的头晕、头痛、乏力，或伴有眼、上呼吸道黏膜等刺激症状，不属于中毒范畴
	急性中毒
轻度	除头晕、头痛、乏力或眼、上呼吸道黏膜等刺激症状外，且具有下列情况之一者： 1）步态蹒跚或轻度意识障碍； 2）肝脏增大、压痛和轻度肝功能异常； 3）蛋白尿，或血尿和管型尿
重度	上述症状加重，并具有下列情况之一者： 1）昏迷； 2）重度中毒性肝病； 3）重度中毒性肾病

（三）三级预防

四氯化碳中毒三级预防的关键在于及时识别和救治四氯化碳中毒，避免遗留精神或肝脏方面损害的症状，通过给予患者积极治疗清除体内四氯化碳，促进康复的措施，改善患者的预后及生活质量。

1. **治疗原则和方法**　主要对神经系统及肝肾损害对症处理，尤其要注意防治肝、肾衰竭。

（1）吸入四氯化碳蒸气中毒者，应立即移离现场，脱去被污染的衣物。皮肤及眼可用 2% 碳酸氢钠或大量温水清洗。口服中毒者，可立即用 1/2 000 高锰酸钾或 2% 碳酸氢钠液洗胃。洗胃前，可先用液体石蜡或植物油溶解毒剂，洗胃时须小心谨慎，严防误吸入呕吐物。防治神经系统、肝、肾损伤，密切观察尿量、尿常规、肝功能、肾功能情况，及早发现肝肾损害，及时处理。

（2）有呼吸麻痹现象应给呼吸兴奋剂，必要时进行人工呼吸。

（3）有尿少、尿闭时，应控制水分进入量，必要时可行血液透析或腹膜透析治疗。

（4）抗休克、抗心力衰竭、防感染等，可短程使用糖皮质激素，忌用肾上腺素、去肾上腺素、麻黄素、吗啡、巴比妥类及含乙醇的药物，以防诱发室性颤动和病症加重。

2. **康复措施**　轻度中毒者痊愈后可恢复工作，重度中毒者恢复后应调离四氯化碳作业。如需劳动能力鉴定者，按《劳动能力鉴定职工工伤与职业病致残等级》（GB/T 16180—2014）处理。

（张　明　李旭东）

第十节　甲醇中毒的三级预防

甲醇（CH_3OH）又称为木醇或木酒精，为无色透明液体，略有酒精气味，易挥发，易溶于水及有机溶剂。甲醇一般经呼吸道及消化道吸收后进入人体，皮肤也可部分吸收，吸收后迅速分布于各组织器官，主要危害神经及血管系统，同时损害人体视觉。若出现疑似甲醇中毒情况，应立即清除毒物，立即就医纠正酸中毒。据报道，某精密五金制品有限公司 4 名发生疑似甲醇中毒的劳动者，通过进行现场调查发现该企业在高光岗位无局部通风设施，劳动者未佩戴有效个人防护用品，劳动者在入职时未参加岗前职业健康体检，另外，第三方技术服务机构在进行现状评价检测时未对甲醇进行识别和检测，长期作业导致劳动者吸入高浓度甲醇出现视力模糊及神经系统等症状。下面对甲醇中毒的三级预防进行阐述。

一、甲醇中毒概述

（一）甲醇中毒定义

甲醇中毒主要经呼吸道和胃肠道吸收进入人体，以中枢神经系统、代谢性酸中毒和眼部损害为主要特征。

（二）甲醇中毒主要接触作业

职业接触机会主要见于甲醇制造，运输和以甲醇为原料的工业、医药行业和化妆品行业。甲醇主要作为工业原料用于制造甲醛、氯甲烷甲胺、硫酸二甲酯、农药及医药类产品，甲醇还是重要的有机溶剂。近年来，我国发生多起利用工业酒精勾兑米酒引发的甲醇中毒事件。甲醇中毒主要接触作业见表 8-14。

表 8-14　甲醇中毒主要接触作业

序号	接触行业	接触作业
1	有机化工原料制造业	脂肪烃合成、甲醇加氢氯化、一氯甲烷氯化、溴甲烷合成、卤代烃合成、甲醇气相氨化等
2	化学农药制造业	敌百虫合成、乐果硫化、乐果成盐等
3	化学试剂制造业	有机试剂合成、有机试剂提纯
4	催化剂及各种化学助剂制造业	抗氧剂合成、发孔剂合成、热稳定剂合成等
5	饮料制造业	固体酒精制取

（三）甲醇中毒发病机制

甲醇经呼吸道和消化道吸收，皮肤也可部分吸收。甲醇分布于脑脊液、血、胆汁和尿中且含量极高，骨髓和脂肪组织中最低。甲醇在体内氧化和排泄均缓慢，故有明显蓄积作用。甲醇的主要毒作用机制为：对神经系统有麻醉作用；甲醇经脱氢酶作用，代谢转化为甲醛、甲酸，抑制某些氧化酶系统，致需氧代谢障碍，体内乳酸及其他有机酸积聚，引起酸中毒；由于甲醇及其代谢物甲醛、甲酸在眼房水和眼组织内含量较高，致视网膜代谢障碍，易引起视网膜细胞、视神经损害及视神经脱髓鞘。

（四）甲醇中毒诊断和临床表现

根据接触史、临床表现和实验室检查，排除其他类似疾病后可作出急性中毒的诊断，诊断依据为《职业性急性甲醇中毒的诊断》（GBZ 53—2017）。

典型的临床表现为先有中枢神经系统抑制，随后出现代谢性酸中毒、眼部损害和进行性脑实质损伤。口服中毒者尚有较明显的消化道症状，吸入中毒者可出现呼吸道症状。对有视物模糊的主诉、意识尚清晰的患者，如实验室检查发现有酸中毒，则提示有甲醇中毒可能。对病因不明的昏迷并发酸中毒者，在排除糖尿病等后，应及早进行血液甲醇测定和脑 CT 检查。因甲醇引起视力减退的同时，多有眼底和视野的改变，所以只有将患者主诉与眼科检查（瞳孔、眼底和视野）结果综合分析，才能作出较准确的判断。

根据《职业性急性甲醇中毒的诊断》（GBZ 53—2017），在短期接触大量甲醇后，出现头痛、头晕、视物模糊等症状，且具备以下任何一项者可诊断为轻度急性中毒：①轻度、中度意识障碍；轻度代谢性酸中毒。②视乳头及视网膜充血、水肿，视网膜静脉充盈。③视野检查有中心或旁中心暗点。④图形视觉诱发电位异常。当出现下列临床表现之一者可诊断为重度急性中毒：①重度意识障碍。②中度、重度代谢性酸中毒。③视乳头及视网膜充血水肿并有视力急剧下降，或伴有闪光视觉诱发电位异常。慢性中毒可表现为视力减退、视野缺损、视神经萎缩，伴有自主神经功能紊乱等症状。

二、甲醇中毒的三级预防

（一）一级预防

1. 相关法律、法规及标准制定及完善　工作场所甲醇的含量依据《工作场所空气有毒物质测定　第 84 部分：甲醇、丙醇和辛醇》（GBZ/T 300.84—2017）进行。《工作场所有害因素职业接触限值　第 1 部分：化学有害因素》（GBZ 2.1—2019）中规定了甲醇的 PC-TWA 为 $25mg/m^3$，PC-STEL 为 $50mg/m^3$。根据《职业健康监护技术规范》（GBZ 188—2014），对接触甲醇的劳动者应进行上岗前职业健康检查。

2. 生产工艺和生产设备改进和革新　对甲醇生产过程和设备应优先采用机械化和自动化，采用泵、管道输送方式，生产过程均在密闭反应器内进行，减少和避免直接人工操作。密闭形式应根据工艺流程、设备特点、生产工艺、安全要求及便于操作、维修等因素确定，并应结合生产工艺采取通风和净化措施。

3. 个体防护措施　个人防护用品重点考虑呼吸防护用品和皮肤防护用品，劳动者作业过程中正确佩戴防毒口罩、防护手套、防护眼镜和防护服等，并且现场配备可燃气体检测仪、四合一气体检测仪等报警仪、自给式空气呼吸器等应急物品。

4. 职业卫生管理　依法依规对甲醇溶剂建立严格的管理、使用制度和科学合理的操作规范。工作场所设置公告栏和职业病危害警示标识，以提醒劳动者对职业病危害产生警觉并采取相应防护措施的警示语句和警示标识等。

5. 职业健康教育　对于甲醇溶剂，相关企业和生产单位应当制定严格的管理、使用制度，通过工程防护、个人防护等减少操作人员接触，并对相关劳动者进行严格的培训。接触甲醇溶剂的操作人员应当接受培训，对甲醇的毒性和操作原则有清晰明确的认识，并严格按照操作规程执行。

6. 上岗前职业健康检查　用人单位对甲醇接触人员进行上岗前体检，主要目的是发现有无职业禁忌证，建立接触职业病危害因素人员的基础健康档案。此阶段的主要目标为提前发现职业禁忌证人员，减少用人单位和劳动者的不必要损失，甲醇接触的职业禁忌证为：视网膜及视神经病，中枢神经系统器质性疾病。

上岗前体检检查内容包括①症状询问：重点询问有关视网膜和视神经病、神经系统器

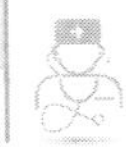

质性疾病的症状。②体格检查：内科常规检查；神经系统常规检查；眼底常规检查及眼底。③实验室和其他检查必检项目：血常规、心电图、肝功能、肝脾B超；选检项目：视野。

（二）二级预防

甲醇溶剂中毒二级预防的目的在于职业性急性甲醇中毒的早期诊断和发现，如果早期确诊并在甲醇造成严重的神经系统、视觉损害前及时脱离作业环境，进行对症治疗，可以有效减少甲醇对患者的健康损害，切实保障工人的健康，有效提升甲醇中毒患者的预后及生活质量。

1. 职业病危害因素的识别与检测 工作场所甲醇的浓度依据《工作场所空气有毒物质测定 第84部分：甲醇、丙醇和辛醇》（GBZ/T 300.84—2017）进行测定，空气中的蒸气态甲醇用硅胶采集，短时间采样时，在采样点用硅胶管以100mL/min流量采集15min空气样品。长时间采样用硅胶管以50mL/min流量采集1~4h空气样品。采样后，立即封闭硅胶管两端，置清洁容器内运输和保存，样品在室温下可保存7d。水解吸后进样，经气相色谱柱分离，氢焰离子化检测器检测，以保留时间定性，峰高或峰面积定量。

2. 职业健康检查 根据《职业健康监护技术规范》（GBZ 188—2014），接触甲醇的劳动者应进行在岗期间职业健康检查。此外，在发生生产事故时，劳动者短期大量吸入大量甲醇时，还应进行应急健康体检。

（1）在岗期间职业健康检查：在岗人员可按推荐，每3年参加1次职业健康体检，检查是否出现职业性急性甲醇中毒及其他禁忌证或接触甲醇引起的临床表现。

在岗期间体检检查内容包括①症状询问：重点询问有关视网膜和视神经病、神经系统器质性疾病的症状。②体格检查：内科常规检查；神经系统常规检查；眼科常规检查及眼底。③实验室和其他检查必检项目：血常规、尿常规、心电图、肝功能、肝脾B超；选检项目：视野。

（2）应急健康检查：由于甲醇可能造成急性毒性，在岗期间若发生生产安全事故，应对劳动者进行应急健康检查，重点关注是否出现职业性甲醇中毒。

（3）检查内容为①症状询问：重点询问短期内吸入甲醇的职业接触史及头痛、头晕、乏力、视物模糊及眼、上呼吸道刺激症状。②体格检查：内科常规检查；神经系统常规检查及运动功能、病理反射检查；眼底常规检查及视野、眼底检查。③实验室和其他检查必检项目：血常规、尿常规、心电图、肝功能、血气分析；选检项目：血液甲醇或甲酸测定、尿甲醇或甲酸测定、头颅CT或MRI。

3. 新型生物监测指标 当低浓度甲醇长期接触机体氧化功能状态会发生改变，可引起细胞膜脂质过氧化，引起细胞各类氧化功能改变、代谢紊乱、DNA损伤和细胞死亡，研究发现，超氧化物歧化酶（SOD）、一氧化氮（NO）、谷胱甘肽（GSH）、对氧磷脂酶（PON1）等可作为甲醇等作业工人机体适应性改变和代偿性反应的生物监测指标，PON1还可推广为有毒化学物接触职业性有害因素的评价或健康评价指标。

4. 职业病的诊断与鉴定

（1）职业性甲醇中毒的诊断：职业性急性甲醇中毒多数发生在生产或使用过程中接触甲醇所引起的以中枢神经系统损害、眼部损害及代谢性酸中毒为主的全身性疾病。在职业活动中短期内大量吸入高浓度甲醇蒸气，经过8~36h，亦有短至几十分钟、长至4d的潜伏期后出现中毒症状。中毒早期呈酒醉状态，出现头昏、头痛、乏力和眼、上呼吸道黏膜刺激症状，精神症状可有恐惧、狂躁、幻觉、淡漠、抑郁等。严重时谵妄、意识模糊、昏迷等，并可出现脑水肿，甚至死亡。急性中毒可并发急性胰腺炎、心律失常、转氨酶升高和肾功能减退等。

视神经损害是甲醇中毒的突出症状，表现为复视、畏光、眼球疼痛、瞳孔扩大、光反应迟钝或消失、视网膜炎、视网膜水肿、充血或出血、球后视神经炎，严重者可因视神经萎缩而导致失明。慢性中毒可出现视力减退、视野缺损、视神经萎缩及神经衰弱综合征，自主神经功能紊乱等、血液甲醇和甲酸测定有助于明确诊断。

(2)职业性甲醇中毒的诊断分级：根据短期内较大剂量甲醇的职业接触史，以中枢神经系统、代谢性酸中毒和视神经与视网膜急性损害为主的临床表现，结合实验室检查结果和现场职业卫生学调查资料，综合分析，排除其他原因所致类似疾病，方可诊断，见表8-15。

表8-15　职业性中毒的诊断分级

分级	标准
	急性中毒
轻度	出现头痛、头晕、视物模糊等症状，且具备以下任何一项者： 1)轻度、中度意识障碍； 2)轻度代谢性酸中毒； 3)视乳头及视网膜充血、水肿，视网膜静脉充盈：或视野检查有中心或旁中心暗点：或图形视觉诱发电位(P-VEP)异常
重度	具备以下任何一项者： 1)重度意识障碍； 2)中度、重度代谢性酸中毒； 3)视乳头及视网膜充血水肿并有视力急剧下降，或伴有闪光视觉诱发电位(P-VEP异常)

(三)三级预防

甲醇中毒三级预防的关键在于及时识别和救治甲醇中毒，及时脱离甲醇的作业环境，及时纠正代谢性酸中毒，避免遗留精神或视力方面损害的症状，通过给予患者积极治疗，促进康复的措施，改善患者的预后及生活质量。

1. 治疗原则和方法　接触甲醇后，出现头痛、头晕、乏力、视物模糊等症状和眼、上呼吸道黏膜刺激症状，及时脱离接触后短时间内可自行恢复。中毒者应立即脱离现场，经口中毒患者应催吐或洗胃，皮肤中毒者应除去被污染的衣物，并彻底清洗污染的皮肤，给予适当的支持治疗和对症治疗。

2. 康复措施　轻度中毒者治愈后可恢复原工作。重度中毒者根据临床情况，妥善处理，调离有害作业。如需劳动能力鉴定者，按《劳动能力鉴定职工工伤与职业病致残等级》(GB/T 16180—2014)处理。

（张　明　李旭东）

第十一节　溴丙烷中毒的三级预防

溴丙烷有1-溴丙烷和2-溴丙烷两种同分异构体，2-溴丙烷因对人体生殖系统以及血液系统的影响，已在工业上禁止使用，工业生产中通常使用1-溴丙烷水溶液。1-溴丙烷

(1-bromopropane，$BrCH_2CH_2CH_3$) 是一种黄色至无色液体，有刺激性气味，沸点 71℃。1-溴丙烷为液态，因其易挥发、不易燃、不破坏大气臭氧层等特点，被广泛用于喷雾黏合剂、精密仪器的清洗剂和脱脂剂的生产等领域。

溴丙烷中毒是指接触过量 1-溴丙烷引起的疾病。常见于各种油脂、助焊剂、五金电子、精密机械、服装干洗等行业，上述行业的清洗、脱脂等工艺及生产 1-溴丙烷、合成 1-溴丙烷等过程均可能发生中毒。2017 年我国报道 4 例职业性溴丙烷中毒，患者均为脱金清洗工，劳动过程中接触有机组分为 1-溴丙烷的清洗剂，临床表现为周围性神经损害。溴丙烷中毒发生取决于三个因素：即接触者、溴丙烷暴露、作用条件。这三者的因果联系，决定了溴丙烷中毒的可预防性。三级预防理论为溴丙烷中毒预防提供了重要的指导思想。

一、溴丙烷中毒概述

（一）溴丙烷中毒定义

溴丙烷中毒是接触过量溴丙烷引起的疾病。

（二）溴丙烷中毒主要接触作业

溴丙烷是以氢溴酸和正丙醇为原料，使用浓硫酸脱水，加热反应生产的。溴丙烷作为高效、环保清洗剂，同时由于其对臭氧层无显著破坏性的特点，使其替代氟利昂类物质广泛用于各种油脂、助焊剂、五金电子、精密机械、服装干洗等行业的清洗过程；此外，它还作为化工原料，用于各种医药产品、染料、阻燃剂和农药的生产以及黏胶、涂料的配制；用作制药行业，生物医药和芳香剂合成的中间体。我国年使用量超过 8 000t，全球年消耗量超过 60 000t，见表 8-16。

表 8-16　接触溴丙烷的部分行业工种举例

序号	行业	工种
1	农药制造	投料、混合、包装
2	医药制造业	投料、混合、包装
3	溴丙烷生产	投料、产品接收、精馏、检测
4	清洗服务业	清洗

（三）溴丙烷中毒发病机制

生产过程中，溴丙烷（1-BP）主要经过呼吸道和皮肤进入人体。但目前国内外尚缺乏皮肤接触的具体参考资料。其中大多数中毒者是由于长期接触工作环境中的高浓度 1-BP，经呼吸道吸入 1-BP 引起中毒。大鼠毒代动力学研究表明，1-BP 进入机体后，除少部分以原型与 GSH 结合外，绝大多数经细胞色素 P450 氧化，其中主要是第 2 位碳上发生羟化，生成 1-溴 -2- 丙醇，后者与 GSH、葡糖醛酸结合经尿排出，一部分 1- 溴 -2- 丙醇可进一步氧化生成溴丙酮，1-BP 主要通过肾脏排出体外，其代谢半衰期约为 10.5~14.0d。因此控制工作场所经呼吸道的溴丙烷暴露是溴丙烷中毒一级预防的关键。

（四）溴丙烷中毒临床表现

1-BP 对中枢神经系统和周围神经系统具有毒性作用，其主要毒性作用表现是：下肢和腰部麻木、感觉障碍，下肢振动觉减退、出现步态失调，耳鼻喉刺激感和声音嘶哑、吞咽困难，并伴有头晕、步态异常、平衡感丧失等症状。头晕、头痛也较常见，亦有记忆、睡眠、情绪等行为的改变。

二、溴丙烷中毒的三级预防

（一）一级预防

溴丙烷可经呼吸道和皮肤进入人体，溴丙烷中毒一级预防的目的是从根本上消除或控制溴丙烷对人体健康的危害，主要通过有关标准、法规制定，改进生产工艺和生产设备，合理使用防护设施及个人防护用品，减少或消除工人的接触机会。

1. **相关法律、法规及标准制定和完善**　为预防、控制和消除职业病危害，防治职业病，保护劳动者健康，我国颁布实施了一系列的法律法规、职业卫生标准。如《工业企业设计卫生标准》(GBZ 1—2010)、《工作场所有害因素职业接触限值 第1部分：化学有害因素》(GBZ 2.1—2019)、《职业健康监护技术规范》(GBZ 188—2014)、《工作场所防止职业中毒卫生工程防护措施规范》(GBZ/T 194—2007)、《工作场所有毒气体检测报警装置设置规范》(GBZ/T 223—2009)、《呼吸防护用品的选择、使用与维护》(GB/T 18664—2002)等标准。

2. **生产工艺和生产设备改进和革新**　在溴丙烷的相关作业中，应改进工艺和设备，加强生产操作过程中密闭化、连续化，采用计算机等自动化控制设备代替人工操作，避免劳动者直接接触。为防止物料跑、冒、滴、漏，其设备和管道应采取有效的密闭措施，密闭形式应根据工艺流程、设备特点、安全要求及便于操作、维修等因素确定，并应结合生产工艺采取通风和净化措施，有效降低作业场所有毒物质浓度。改革作业方式，隔离操作，即把工人操作地点与生产设备隔离开来，避免工人接触有害物质。加强各种防毒设施的维护和保养，确保正常使用。

3. **个体防护措施**　注意个人防护，必要时佩戴防护用品。劳动者应穿戴防渗透工作服、防化学品手套、防护眼镜；根据作业场所检测结果，佩戴全面罩或半面罩防毒口罩，防毒口罩应定期检查以防失效。

4. **职业卫生管理**　相关企业和生产单位应当制定严格的管理、使用制度，对溴丙烷建立严格的管理、使用制度和科学合理的操作规范。为了保护职业人群健康，提高劳动者对周围可能接触危害因素的警惕，国家颁布《工作场所职业病危害警示标识》(GBZ 158—2003)标准中对产生职业病危害因素的工作场所组合使用各类警示标示进行了详细的规定，溴丙烷生产场所的警示标识参考上述标准使用。

5. **职业健康教育**　接触溴丙烷的操作人员应当接受培训，对溴丙烷的毒性和操作原则有清晰明确的认识，增强自我保健，熟练掌握正确的操作方法以及出现重大泄漏时应当采取的净化处理程序，并严格按照操作规程执行。

6. **上岗前职业健康检查**　用人单位对准备接触或可能接触溴丙烷的劳动者在上岗前进行健康检查，从而掌握劳动者上岗前的健康状况及相关的健康基础资料，并发现职业禁忌证。

上岗前体检检查的内容包括：重点询问神经系统疾病史及相关症状，进行内科常规体格检查和神经系统常规检查，开展血常规、尿常规、心电图、血清 ALT、胸部 X 线摄片等实验室检查。如发现有中枢神经系统器质性疾病等职业禁忌证，则不宜从事接触溴丙烷的工作。

（二）二级预防

溴丙烷中毒二级预防的目的在于职业性急性溴丙烷中毒和职业性慢性溴丙烷中毒的早期诊断和发现，主要包括职业健康检查、生物标志物检测以及诊断鉴定等措施。如果早期确诊并在溴丙烷造成严重的中枢神经系统、周围神经系统损害前及时脱离作业环境，进行对症治疗，可以有效减少溴丙烷对患者的健康损害，切实保障工人的健康，有效提升溴丙烷中毒患者的预后及生活质量。

1. **职业健康检查**　职业卫生标准《职业健康监护技术规范》（GBZ 188—2014）尚未对溴丙烷中毒制定相应的职业健康监护技术规范。由于溴丙烷与溴甲烷、1，2- 二氯乙烷同属于卤代烷烃类化合物，并且也是以中枢神经系统为主要的毒作用靶器官，因此借鉴 5.24 部分“溴甲烷”和 5.25 部分“1，2- 二氯乙烷”的职业健康监护技术规范，提出以下溴丙烷的职业健康监护建议：

（1）在岗期间职业健康检查：用人单位每隔三年需对接触溴丙烷的劳动者进行健康检查。

检查内容包括：重点询问神经系统疾病史及相关症状，进行内科常规体格检查和神经系统常规检查，开展血常规、尿常规、心电图、血清 ALT、胸部 X 线摄片等实验室检查。通过上岗期间定期健康检查，可以早期发现职业病患者或疑似职业病患者或劳动者的其他健康异常改变，并且可以动态观察劳动者群体的健康变化，评价工作场所溴丙烷的控制效果。如果在健康检查过程中发现有中枢神经系统器质性疾病等疾病，则应当尽快将工人调离现有的接触溴丙烷的工作岗位，避免工人继续接触溴丙烷，加重健康损害。

（2）应急健康检查：当发生急性安全事故时，应组织接触或可能接触溴丙烷的劳动者开展应急健康检查。

检查内容包括：重点询问短时间内吸入较大量溴丙烷的职业接触史，以及是否有神经精神、呼吸系统等相关症状，进行内科常规体格检查、神经系统常规检查及运动功能、病理反射检查和眼底检查，开展血常规、尿常规、心电图、肾功能、胸部 X 线摄片等实验室检查，必要时可进行脑电图和头颅 CT 或 MRI 检查。通过应急健康检查，可尽早发现职业性急性溴丙烷中毒，及时进行治疗和康复。

（3）离岗时职业健康检查：职业性溴丙烷接触者离岗时应当接受离岗时职业健康检查，检查内容及目标疾病与在岗期间职业健康检查相同。

（4）健康监护档案管理：用人单位应当建立连续完整的劳动者职业健康监护档案和用人单位职业健康监护管理档案，对劳动者健康监护全过程进行客观详细地记录，以便系统观察劳动者健康状况的变化，评价个体和群体健康损害。职业健康监护档案应有专人严格管理，并按规定妥善保存。

2. **新型生物标志物**　通过分析 1-BP 的代谢途径可知，其进入体内的主要部分以原型排出体外，故国内外学者进行了许多研究，研究结果显示，尿中 1-BP 浓度同外接触剂量呈高度线性相关，提示班后尿中 1-BP 可以很好地用于监测 1-BP 接触。随着全自动顶空气相色谱仪的普及，过去认为尿中 1-BP 原型检测设备过于复杂，样品不易长期保存的弊端已经被有效解决，尿中 1-BP 原型可作为职业接触 1-BP 生物监测有效的生物标志，可参照《尿中 1-溴丙烷的测定顶空 - 气相色谱法》(GBZ/T 310—2018）进行检测。

研究发现尿中 N- 乙酰 -S 丙基半氨酸（AcPrCys）浓度高低能反映出作业人员是否接触了过量的 1-BP。在较高浓度暴露下，AcPrCys 与 1-BP 的暴露呈剂量 - 反应关系，通过检测该指标能发挥保护易感人群的作用。AcPrCys 可作为工作场所接触 1-BP 的有效生物标志物，但测定尿中 AcPrCys 需要配置液相质谱仪，大规模开展职业卫生调查，批量测定生物样本，还需配置全自动固相萃取仪，不利于基层推广，实用性不足。

3. 职业病的诊断与鉴定

(1) 职业性溴丙烷中毒的诊断原则：急性中毒根据短期内接触较高浓度 1- 溴丙烷的职业史，出现中枢神经系统损害为主的临床表现，参考现场职业卫生学调查资料，综合分析，排除其他原因所致类似疾病，方可诊断。

慢性中毒根据长期接触 1- 溴丙烷的职业史，出现以周围神经系统损害为主的临床表现，结合神经 - 肌电图等实验室检查结果，参考工作场所职业卫生学调查，综合分析，排除其他原因所致的周围神经疾病，方可诊断。

(2) 职业性溴丙烷中毒的诊断分级：职业性急性、慢性溴丙烷中毒的诊断依据为《职业性溴丙烷中毒的诊断》(GBZ 289—2017)。急性中毒的分级标准是：短期内接触较高浓度 1- 溴丙烷后，出现头痛、头晕、恶心、全身乏力或具有易兴奋、情绪激动、焦虑、易怒等精神症状，并出现不同程度的意识障碍或小脑共济失调如持物不稳、站立不稳、步态蹒跚。慢性中毒分为轻度、中度、重度。其中轻度的标准是长期密切接触 1- 溴丙烷，出现肢体远端麻木、刺痛、乏力、步态不稳，或伴有多汗及头晕、头痛、记忆力下降、抑郁、焦虑、易怒等症状，同时具有下列条件之一者：①四肢对称性手套、袜套样的痛觉、触觉障碍，同时伴有肢体远端音叉震动觉减退伴跟腱反射减弱；②四肢受累肌肉肌力减退至 4 级；③神经 - 肌电图检查提示轻度周围神经损害。中度的标准是：在轻度中毒的基础上，具有下列表现之一者：①跟腱反射消失，或深感觉明显障碍伴感觉性共济失调；②四肢受累肌肉肌力减退至 3 级，可伴有肌肉萎缩；③神经 - 肌电图检查提示周围神经损害明显。重度的标准是：在中度中毒的基础上，具有下列表现之一者：①四肢受累肌肉肌力减退至 2 级及以下；②神经 - 肌电图检查提示周围神经损害严重。

（三）三级预防

溴丙烷中毒的三级预防主要是给予患者积极治疗和促进康复的措施。

1. 急性中毒治疗原则　急性中毒者应迅速脱离 1- 溴丙烷作业环境，脱去污染的衣物，清洗污染的皮肤、黏膜，保持安静，并采用吸氧、B 族维生素、神经营养药物治疗，如有明显意识障碍者可短程足量应用肾上腺糖皮质激素，辅以理疗与对症、支持等综合治疗。如需劳动能力鉴定者，按《劳动能力鉴定职工工伤与职业病致残等级》(GB/T 16180—2014）处理。

2. 慢性中毒治疗原则　慢性中毒以促进神经修复、再生为主，根据需要给予 B 族维生素、神经营养药物、中医中药及对症治疗，恢复期并辅予康复治疗。如需劳动能力鉴定者，按《劳动能力鉴定职工工伤与职业病致残等级》(GB/T 16180—2014）处理。

（刘蒙蒙　刘保峰）

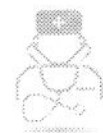

第十二节　二甲基甲酰胺中毒的三级预防

二甲基甲酰胺（N，N-Dimethylformamide）是一种有机化合物，分子式为 C_3H_7NO，为无色透明液体，有鱼腥味，沸点 153℃。二甲基甲酰胺中毒是接触过量二甲基甲酰胺引起的疾病。常用于石油提炼、有机合成、制药、染料、树脂等诸多工业场所。2019 年报道了 2 例职业性二甲基甲酰胺中毒，来自同一烟酸肌醇酯车间，车间内使用二甲基甲酰胺作为溶剂，当日车间通风换气设备故障，且工人未佩戴好个人防护用品，并伴有肝脏损害和相关的临床表现。二甲基甲酰胺中毒发生取决于三个因素：即接触者、二甲基甲酰胺暴露、作用条件。这三者的因果联系，决定了二甲基甲酰胺中毒的可预防性。三级预防理论为二甲基甲酰胺中毒预防提供了重要的指导思想。

一、二甲基甲酰胺中毒概述

（一）二甲基甲酰胺中毒定义

二甲基甲酰胺中毒是接触过量二甲基甲酰胺引起的疾病。

（二）二甲基甲酰胺中毒主要接触作业

二甲基甲酰胺（DMF）是一种用途极广的化工原料和优良溶剂。常用于石油提炼、有机合成、制药、染料、树脂等诸多工业。在制造聚氯乙烯、聚丙烯腈等合成纤维过程中用作溶剂，亦广泛应用于皮革制造行业；用于塑料制膜；也可用作去除油漆的脱漆剂；它还能溶解某些低溶解度的颜料，使颜料带有染料的特点见表 8-17。

表 8-17　接触二甲基甲酰胺的部分行业工种举例

序号	行业	工种
1	皮革制造	配料、涂台、收卷、挂针
2	合成纤维制造	投料、混合、包装
3	二甲基甲酰胺生产	投料、产品接收、精馏、检测

（三）二甲基甲酰胺中毒发病机制

DMF 既可通过呼吸道吸入，亦可通过皮肤接触。有研究显示，DMF 经呼吸道的吸收量明显大于经皮肤穿透。现有的研究结果认为，吸收进入机体后的 DMF，由于细胞色素酶 P450 2E1（CYP2 E1）存在基因多态性，通过它的催化，将部分 DMF 的甲基羟基化后生成 N-甲基 - 甲醇酰胺（HMMF），然后部分 HMMF 脱羟甲基后分解成甲基甲酰胺（NMF）和甲醛，NMF 在通过羟基化和脱甲基后形成了甲酰胺（FA）；还有一部分发生氧化反应生成异氰酸甲酯（MIC），部分 MIC 和肝、肾细胞结合后对机体的肝肾等器官造成伤害；由于 MIC 具有亲电活性，另一部分 MIC 和具有亲核基团 -SH 的 GSH 结合生成 S-（N- 甲基甲氨酰）谷胱甘肽（SMG），最后再通过一系列的代谢逐步分解成无毒的巯基尿酸（AMCC），其和少部分未转化的 DMF 仍以原型从尿液中排出体外。因此控制工作场所经呼吸道和皮肤的 DMF 暴露是 DMF 中毒一级预防的关键。

（四）二甲基甲酰胺中毒临床表现

二甲基甲酰胺可经消化道、皮肤及呼吸道吸收，一旦发生急性中毒后患者将出现上呼吸道及眼部等刺激性症状，恶心、呕吐、头痛、心悸、胸闷、腹部疼痛等不适，严重者可发生不同程度的心、肝、肾等诸多脏器功能损害，危及患者生命安全。急性二甲基甲酰胺中毒患者多伴明显的消化道反应，且均有不同程度的中毒性肝损害，且伴糜烂性及浅表性胃炎，部分患者还将伴轻微的心肌损害、泌尿系统损害及代谢异常，但无明显骨髓抑制，且早期患者无呼吸系统损害及中枢神经系统损害。因此针对二甲基甲酰胺急性中毒早期进行及时合理的救治极为关键。

二、二甲基甲酰胺中毒的三级预防

（一）一级预防

二甲基甲酰胺既可通过呼吸道吸入，亦可通过皮肤接触。二甲基甲酰胺中毒一级预防的目的是从根本上消除或控制二甲基甲酰胺对人体健康的危害，主要通过有关标准、法规制定，改进生产工艺和生产设备，合理使用防护设施及个人防护用品，减少或消除工人的接触机会。

1. **相关法律、法规及标准制定和完善**　为保护工业作业场所职工的身体健康，充分发挥卫生工程防护措施的效用，国家发布了《工作场所防止职业中毒卫生工程防护措施规范》(GBZ/T 194—2007)。《工作场所有害因素职业接触限值 第 1 部分：化学有害因素》(GBZ 2.1—2019)中规定了二甲基甲酰胺的 PC-TWA。

2. **生产工艺和生产设备改进和革新**　积极引进先进生产工艺(或改造生产工艺)，实行密闭式作业，或在相关岗位设置有效的局部排风装置等防护措施，将空气中二甲基甲酰胺浓度控制在国家卫生标准以下（TWA 为 20mg/m^3）。

3. **个体防护措施**　注意个人防护，必要时佩戴防护用品。作业人员应穿戴防渗透工作服、防化学品手套、防护眼镜；根据作业场所检测结果，佩戴全面罩或半面罩防毒口罩、选配有效的过滤原件，并注意使用期限，确保正常使用。

4. **职业卫生管理**　用人单位应依法依规对二甲基甲酰胺建立严格的管理、使用制度和科学合理的操作规范。加强宣传教育，接触二甲基甲酰胺的操作人员应当接受培训，对二甲基甲酰胺的毒性和操作原则有清晰明确的认识，增强自我保健意识，并严格按照操作规程执行。

为了保护职业人群健康，提高职业人群对周围可能接触危害因素的警惕，国家颁布的《工作场所职业病危害警示标识》(GBZ 158—2003)标准中对产生职业病危害因素的工作场所组合使用各类警示标示进行了详细的规定，二甲基甲酰胺生产场所的警示标识参考上述标准使用。

5. **职业健康教育**　加强职业病防治知识的宣传培训，让员工了解企业的职业病危害情况及如何采取相关防护措施等，提高劳动者自我保护意识，养成良好的卫生习惯，同时配置有效的个人防护用品并督促员工规范使用。

6. **上岗前职业健康检查**　企业应依据《职业健康监护技术规范》(GBZ 188—2014)组织二甲基甲酰胺接触人员上岗前体检，目的是发现有无职业禁忌证，建立接触职业病危害因素人员的基础健康档案，减少用人单位和劳动者不必要损失，二甲基甲酰胺接触的职业禁忌证为慢性肝病。

上岗前健康检查主要包括①症状询问，重点询问肝脏疾病史及相关症状。②体格检查：内科常规检查，重点检查肝脾。③实验室和其他检查，其中必检项目包括血常规、尿常规、心电图、肝功能；选检项目主要为肝脾 B 超。

（二）二级预防

二甲基甲酰胺中毒的二级预防的目的在于职业性急性二甲基甲酰胺中毒的早期诊断和发现，主要包括定期二甲基甲酰胺监测、职业健康检查以及诊断鉴定等措施。如果早期确诊并在二甲基甲酰胺造成严重的消化系统尤其是肝脏损害前及时脱离作业环境，进行对症治疗，可以有效减少二甲基甲酰胺对患者的健康损害，切实保障工人的健康，有效提升二甲基甲酰胺中毒患者的预后及生活质量。

1. **职业病危害因素的识别与检测**　依据《工作场所空气中有害物质监测的采样规范》(GBZ 159—2004)和《工作场所空气有毒物质测定　酰胺类化合物》(GBZ/T 160.62—2004)对二甲基甲酰胺生产企业工作场所空气进行采样与检测。空气中二甲基甲酰胺用多孔玻板吸收管采集，在采样点，将装有 10mL 水的多孔玻板吸收管，以 1L/min 的流量采集 15min 空气样品，采样后样品直接进样，经气相色谱柱分离，氢火焰离子化检测器检测。依据《工作场所有害因素职业接触限值　第 1 部分：化学有害因素》(GBZ 2.1—2019)中的限值要求，评价工作场所二甲基甲酰胺的浓度是否超过国家规定的卫生标准。二甲基甲酰胺的 PC-TWA 为 20mg/m^3。若二甲基甲酰胺的 PC-TWA 超过 20mg/m^3 时应当立即停止生产，停止劳动者继续接触超限值二甲基甲酰胺，对工作环境二甲基甲酰胺超标的原因进行排查及整改，对责任主体进行追责，切实保障劳动者的健康权益。

2. **职业健康检查**　职业健康检查的目的是早期发现职业病、职业健康损害和职业禁忌证；跟踪观察职业病及职业健康损害的发生、发展规律及分布情况；评价职业健康损害与工作场所中职业病危害因素的相关性及危害程度；识别高危人群，进行目标干预，包括改善工作环境条件，改革生产工艺，采用有效的防护设施和个人防护用品，对职业病患者及疑似职业病和有职业禁忌人员的处理与安置等；评价预防和干预措施的效果，为制定或修订职业卫生政策和职业病防治对策服务。根据《职业健康监护技术规范》(GBZ 188—2014)，接触二甲基甲酰胺的劳动者应进行在岗期间职业健康检查。此外，在发生生产事故，劳动者短期大量吸入或经呼吸道、消化道接触大量二甲基甲酰胺时，还应进行应急健康体检。各类检查的频次及内容如下：

(1) 在岗期间职业健康检查：在岗人员可按 GBZ 188—2014 要求每 3 年参加 1 次职业健康体检，每半年对肝功能进行 1 次检查。

在岗期间体检检查内容包括①症状询问：重点询问肝脏疾病史及相关症状。②体格检查：内科常规检查，重点检查肝脾。③实验室和其他检查必检项目：血常规、尿常规、心电图、肝功能；选检项目：肝脾 B 超。

(2) 应急健康检查：由于二甲基甲酰胺可能造成急性毒性(多由急性吸入高浓度含二甲基甲酰胺蒸气引起)，在岗期间，若发生生产安全事故，应对工人进行应急健康检查，重点关

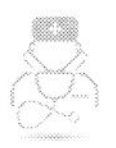

注是否出现职业性急性二甲基甲酰胺中毒。

检查内容为①症状询问：重点询问短期内大量二甲基甲酰胺接触史以及头晕、恶心、食欲不振、腹胀、腹痛等消化系统症状。②体格检查：内科常规检查：重点检查肝脏；皮肤科常规检查。③实验室和其他检查必检项目：血常规、尿常规、心电图、肝功能、肝脾B超；选检项目：尿甲基甲胺、凝血酶原时间、胃镜、便潜血试验。

3. 新型生物标志物　目前研究证明，班末尿中NMF和DMF浓度水平和生产车间中DMF浓度呈正相关，普遍公认的是以班末尿中NMF和DMF作为生物监测的主要指标。有学者通过实验得到了以班末尿中NMF 35.0mmol/mol Cr（18.0mg/g Cr）为相应标准接触限值。同时测定尿中代谢后的NMF和以原型排出DMF的方法有气相色谱-质谱法和气相色谱法，测定方法和样品保存简单可行，适合对工人职业暴露的初筛。但毒代动力学研究表明，NMF在人体内的生物半衰期约4h，因而尿中NMF水平适合反映当天工作场所DMF的浓度及人体吸收代谢情况。ACGIH在2005年提出以工人班末尿中的NMF15mg/L作为DMF短期生物接触限值（BEI）。

企业职工AMCC浓度与其接触DMF的PC-TWA之间往往存在良好的剂量-效应关系。DMF职业接触后生成的AMCC代谢缓慢且具有蓄积作用，故ACGIH推荐周末班末尿中AMCC 40mg/L作为DMF的长期生物接触限值（BEI）。

4. 职业病的诊断与鉴定

（1）职业性急性二甲基甲酰胺中毒的诊断原则：职业性急性二甲基甲酰胺中毒是指在职业活动中短期内接触较大量二甲基甲酰胺所引起的以肝脏损害为主的临床表现。根据有关实验室检查结果，结合现场职业卫生学调查资料，经综合分析并排除其他原因引起的类似病症，方可诊断。

（2）职业性急性二甲基甲酰胺中毒的诊断分级：我国颁布了《职业性急性二甲基甲酰胺中毒的诊断》（GBZ 85—2014），急性中毒分为：接触反应、轻度、中度、重度。其中接触反应的标准是具有下列一项者：①接触后出现恶心、食欲不振、头晕等症状，腹部无阳性体征，肝功能检查无异常；②接触后皮肤、黏膜出现灼痛、胀痛、麻木等刺激症状。一般在脱离接触后48h内症状减轻或消失。轻度中毒的标准是：短期内接触大量二甲基甲酰胺后，出现头晕、恶心、呕吐、食欲不振、腹痛等症状，并具有急性轻度中毒性肝病。中度中毒的标准是在轻度中毒的基础上，具有下列表现之一者：①急性中度中毒性肝病；②急性轻度中毒性肝病伴急性糜烂性胃炎或急性出血性胃肠炎。重度中毒的标准是在中度中毒的基础上，具有下列情况之一者：①急性中度中毒性肝病；②急性轻度中毒性肝病伴急性糜烂性胃炎或急性出血性胃肠炎。

（三）三级预防

二甲基甲酰胺中毒三级预防主要是给予患者积极治疗和促进康复的措施。脱离现场，脱去污染的衣物，皮肤污染时立即用清水冲洗，避免用碱性液体冲洗。保护肝脏、保护胃黏膜及解痉止痛等对症及支持治疗。针对二甲基甲酰胺中毒无特效解毒药，中毒后需积极给予帮助患者清除毒物，积极使用短程激素、胃黏膜保护剂、解痉药、质子泵抑制剂、降酶护肝等综合治疗，改善患者预后。如需劳动能力鉴定者，按《劳动能力鉴定职工工伤与职业病致残等级》（GB/T 16180—2014）处理。

（刘蒙蒙　刘保峰）

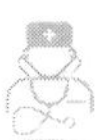

第十三节　有机溶剂中毒预防典型案例

一、案例一

(一) 案例基本情况

2002 年 7 月 4 日,某市某造船厂发生一起甲苯、二甲苯急性中毒事故,造成 1 人中毒。2002 年 7 月 4 日约 9 时,某造船厂 1 名油漆工,男,54 岁,独自在货船舱内装修,即用黏胶将色纸黏贴在墙上。工作约 60min 后,出现头痛、头晕、胸闷、恶心等症状,昏迷在船舱内。被发现后救出舱外,面色苍白,大汗淋漓,衣服及裸露皮肤沾满黏胶,处于昏迷状态,被送到附近某医院抢救。入院查体:体温 36.5℃、呼吸浅慢,双侧瞳孔等大(约 4mm),对光反应迟钝;双肺呼吸音低,未闻干湿啰音;肝脾未触及;生理反射减弱,未引出病理反射。实验室检查:血、尿常规均正常;心电图、胸部 X 线检查均无异常所见。ALT、AST 增高,肾功能基本正常。临床诊断为急性有机溶剂中毒。给予吸氧、利尿、脱水及支持疗法等处理后 20min,患者出现烦躁不安等一过性精神障碍,及时注射镇静剂。经过 1d 的观察治疗,患者精神症状消失,意识清醒。9d 后患者 ALT、AST 恢复正常,第 10 天治愈出院。

(二) 案例分析

该案例是急性甲苯、二甲苯中毒的典型案例。当天,气温高达 35℃,船舱内温度更高,黏胶中的甲苯、二甲苯迅速挥发至空气中。事后 5h 检测仓内空气中甲苯、二甲苯浓度,仍分别超过短时间接触容许浓度的 13.7 倍和 24.3 倍,估计事发当时可能更高。而且该舱空间狭小,堆满杂物,无通风设施。另外,在高温环境下,作业者呼吸加速,血液循环加快,皮肤毛细血管扩张,作业时又没有采取任何个人防护措施。这些因素,使其在短时间内接触了大量的甲苯、二甲苯,经呼吸道及皮肤吸收后,造成急性中毒。

(三) 三级预防策略

如果从三级预防角度,可从以下方面避免或减少上述甲苯、二甲苯中毒的发生。

1. 一级预防策略

(1) 以无毒或低毒的物质取代苯及同系物,如在油漆及制鞋工业中,以汽油、二乙醇缩甲醛、环已烷、甲苯、二甲苯等作为稀薄剂或黏胶剂;以乙醇等作为有机溶剂或萃取剂。

(2) 生产工艺改革和通风排毒生产过程密闭化、自动化和程序化;安装有充分效果的局部抽风排毒设备,定期维修,使空气中苯及同系物的浓度保持低于国家卫生标准($40mg/m^3$, MAC)。

(3) 用人单位应加强劳动者的上岗前职业健康检查,甲苯和二甲苯的上岗前体检检查内容包括①症状询问:重点询问神经系统和血液系统病史及症状,如:头痛、头晕、乏力、失眠、多梦、记忆力减退、皮肤黏膜出血、月经异常等。②体格检查:内科常规检查。③实验室和其他检查:必检项目包括血常规、尿常规、血清 ALT、心电图、肝脾 B 超。

2. 二级预防策略　对作业现场进行定期劳动卫生学调查,监测空气中苯及同系物的浓度。作业工人应加强个人防护,如戴防护口罩或使用送风式面罩。女工怀孕期及哺乳期必须调离甲苯和二甲苯作业，以免对胎儿产生不良影响。进行周密的就业前和定期体检，接触甲苯和二甲苯的劳动者应进行在岗期间、离岗时职业健康检查。

(1)在岗期间体检检查内容包括①症状询问：重点询问神经系统和血液系统症状，如头痛、头晕、乏力、失眠、多梦、记忆力减退、皮肤黏膜出血、月经异常等。②体格检查：内科常规检查。③实验室和其他检查：必检项目：血常规（注意细胞形态及分类）、尿常规、心电图、血清 ALT、肝脾 B 超；选检项目：尿反 - 反黏糠酸测定、尿酚、骨髓穿刺。复查：受检人员血液指标异常者应每周复查 1 次，连续 2 次。

(2)应急健康检查内容为①症状询问：重点询问短期内大量甲苯的职业接触史及头晕、头痛、恶心、呕吐、烦躁、步态蹒跚等症状。②体格检查：内科常规检查；神经系统常规检查及运动功能、病理反射检查；眼底检查。③实验室和其他检查必检项目：血常规、尿常规、心电图、肝功能、肝脾 B 超；选检项目：尿反 - 反黏糠酸、尿酚、脑电图、头颅 CT 或 MRI。

(3)离岗时职业健康检查：职业性甲苯及其化合物接触者离岗时应当接受离岗时职业健康检查，检查内容及目标疾病与在岗期间职业健康检查相同。

3. **三级预防策略**　对于确诊的患者应及时治疗，促进康复的措施，改善患者的预后及生活质量。

二、案例二

(一) 案例基本情况

2004 年 6 月 4 日某鞋底厂发生一起苯中毒事故，患者曹某某，女，35 岁，2004 年 4 月份前一直在家务农，父母健在，兄弟姐妹 7 人身体均健康，4 月份后到该厂从事鞋底擦鞋油工作，5 月份因发热伴全身皮肤瘀点、瘀斑，牙龈出血 1 周，于 2004 年 5 月 26 日到县人民医院就诊，建议转至市中心医院治疗。主要临床症状与体征：贫血貌，血常规：WBC 1.0×10^9/L，RBC 2.8×10^{12}/L，Hb 91.0g/L，PLT 3.0×10^9/L，骨髓检查：再生障碍性贫血。工作场所未设立职业卫生管理制度、操作规程，工作场所无机械通风设施。车间北侧墙角摆放有 2 大桶(25kg/ 桶)无色的亮光水稀释液，6 桶(1kg 装)TPR 平光黑，门口摆放 1 大桶(100kg/ 桶)亮光水原液。各种物品包装上无厂名、厂址，无任何化学成分和毒性的中文说明。

(二) 案例分析

劳动者长期从事苯接触作业，根据职业史和临床检查判定劳动者患有苯中毒。工作场所未严格按照国家职业卫生管理规定执行，未设立职业卫生管理制度、操作规程，工作场所无机械通风设施。企业未督促劳动者正确佩戴个人防护用品，未按规定进行职业病危害项目申报，未组织过劳动者进行职业健康监护，最终导致劳动者患此种职业病。

(三) 三级预防策略

如果从三级预防角度，可从以下方面避免或减少上述职业病的发生。

1. **一级预防策略**

(1)要大力宣传贯彻《职业病防治法》，普及职业卫生知识，提高人们的法制意识，使劳动者、用人单位充分认识自身在职业病防治中的权利义务和应当承担的责任。

(2)用人单位必须提供符合职业病要求的防护设施和个人使用的防护用品，改善工作条件。

2. **二级预防策略**

(1)用人单位必须建立健全职业性健康监护管理制度,对从事或接触有害职业因素作业的职工必须在在岗期间、应急健康检查和离岗时职业健康体检,以排除一些职业禁忌证和为今后职业病诊断提供可靠资料。

1)在岗期间健康检查内容为①症状询问:重点询问神经系统和血液系统症状,如头痛、头晕、乏力、失眠、多梦、记忆力减退、皮肤黏膜出血、月经异常等。②体格检查:内科常规检查。③实验室和其他检查必检项目:血常规(注意细胞形态及分类)、尿常规、心电图、血清ALT、肝脾B超;选检项目:尿反-反黏糠酸测定、尿酚、骨髓穿刺。复查:受检人员血液指标异常者应每周复查1次,连续2次。

2)应急健康检查内容为①症状询问:重点询问短期内大量苯的职业接触史及头晕、头痛、恶心、呕吐、烦躁、步态蹒跚等症状。②体格检查:内科常规检查;神经系统常规检查及运动功能、病理反射检查;眼底检查。③实验室和其他检查必检项目:血常规、尿常规、心电图、肝功能、肝脾B超;选检项目:尿反-反黏糠酸、尿酚、脑电图、头颅CT或MRI。

3)离岗时职业健康检查:职业性苯及其化合物接触者离岗时应当接受离岗时职业健康检查,检查内容及目标疾病与在岗期间职业健康检查相同。

(2)用人单位设有依法公布的职业病危害项目时,应当及时、如实地向安监部门申报,如隐瞒不报,安监部门应按《职业病防治法》严肃处理。

(3)卫生部门、劳动保障部门、安全生产监督管理部门及乡镇地方政府等部门要密切配合,加强对个体私营企业的职业卫生监督管理,加强对个体私营企业使用的原料尤其是含苯等高毒化学品的管理和监控,以减少各种职业中毒事故的发生。

3. **三级预防策略**　加强身体综合素质,根据需要给予治疗苯中毒的药物、中医中药及对症治疗,恢复期并辅予康复治疗。

三、案例三

(一) 案例基本情况

2017年9月开始,深圳市某电子企业包装车间6名员工相继出现四肢麻木、乏力不适和远行500m即感明显乏力等症状,随后到深圳市职业病防治院就诊,经相关检查和诊疗后住院治疗,并于2017年12月6日,由具有职业病诊断资质的职业病防治机构诊断为职业性慢性正己烷中毒。企业发生慢性正己烷中毒的车间为包装车间,车间面积约50m^2,为空调车间,未设置窗户,车间出入口设置了推拉门,由于生产工艺有洁净度的要求,所以推拉门一般处于关闭状态。车间内设环保制冷空调,无全面通风系统,也没有设置局部排风装置,车间内主要靠车间内外气压差进行通风。包装车间共有员工18人,其中擦拭岗位14人,自动擦片机操作岗位3人、打包岗位1人。主要生产设备有自动擦片机3台。使用含有正己烷的白电油岗位为擦拭岗位和自动擦片机操作岗位。

(二) 案例分析

分析其主要中毒原因如下:①劳动时间过长,作业人员每天工作时间11h,每周工作6d,劳动时间严重超过国家相关规定。②车间通风不良,包装车间采用内循环空调车间,全面通风效果差,且使用有机溶剂岗位未设置局部排风装置,车间挥发性毒物浓度得不到有效的稀

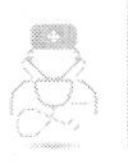

释，而导致车间内浓度越来越高，发生中毒的风险就越大。③个人防护用品不符合要求，包装车间作业人员佩戴一次性医用口罩、手指套和长轴防静电工作服。④职业卫生管理不到位，企业没有在醒目的位置设置有机溶剂警示标识；没有按照相关规定进行 1 年 1 次的工作场所职业病危害因素定期检测；也没有在醒目位置公布有关职业病防治的规章制度和操作规程。⑤职业健康检查机制不完善，企业没有安排接触职业病危害因素的员工进行在岗健康检查、新入职员工做上岗前健康检查和离职员工做离岗健康检查。

（三）三级预防策略

如果从三级预防角度，可从以下方面避免或减少上述职业病的发生。

1. **一级预防措施**　替换清洗剂。劳动者每天长时间接触含有正己烷的白电油，劳动时间越长，其接触毒物的剂量就越大，由于正己烷在人体内有蓄积作用，接触时间的延长不利于毒物在体内的代谢和排出，可增加正己烷慢性中毒的风险。

设置通风系统。设置车间全面通风系统，通风系统覆盖包装车间和丝印车间，作业岗位设置局部排风系统。

企业必须实行危害告知制度，在有毒有害的作业场所设置警示标识。对企业负责人、职工的健康教育与职业卫生知识进行培训工作，使职业病防治工作真正落到实处，以减少类似事件的再次发生。

2. **二级预防措施**　企业应承担起在职业病防治中的职责和义务，其工作场所应当符合职业卫生要求，并为职工进行在岗期间、离岗期间的健康体检，为职工建立职业健康监护档案。

加强工作场所正己烷浓度的检测，若正己烷的接触限值超出职业卫生标准时应当立即停止生产，停止劳动者继续接触超限值正己烷，对工作环境正己烷超标的原因进行排查及整改。

3. **三级预防措施**　急性中毒时需要立即脱离接触环境，严重者需要立即送往医院，进行合理氧疗，保持呼吸道顺畅，积极使用脱水剂、利尿剂，早期、适量、短程应用肾上腺糖皮质激素防治脑水肿的发生。慢性正己烷中毒患者加强生活护理，通过康复功能训练，促进肢体关节功能的恢复，预防和减少并发症的发生。

（张　明　刘蒙蒙）

参考文献

[1] 范川, 陈先文. 有机溶剂中毒性脑病研究进展 [J]. 中华神经科杂志, 2014, 47 (1): 55-58.

[2] 范川, 黄磊, 梁波, 等. 有机溶剂中毒性脑病 15 例临床分析 [J]. 中国神经精神疾病杂志, 2014, 40 (7): 434-437.

[3] 黄彪. 有机溶剂中毒性脑病 [J]. 国际神经病学神经外科学杂志, 2013, 40 (3): 281-284.

[4] 朱海兵, 欧阳桂兰, 赖燕蔚, 等. 职业性急性有机溶剂中毒性脑病的临床特征 [J]. 赣南医学院学报, 2020, 194 (9): 33-37.

[5] 王玉珍. 三氯乙烯的危害及预防措施 [J]. 广东安全生产, 2013, 4 (23): 39-40.

[6] 刘薇薇, 陈嘉榆, 余卫, 等. 细胞因子诱导的免疫细胞治疗苯中毒再生障碍性贫血的临床研究 [J]. 中国

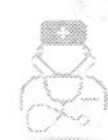

工业医学杂志, 2010, 23 (1): 13-17.
[7] 陈三凤, 施惠平, 单宝荣. 职业性慢性苯中毒分析摘要 [C].// 北京: 第十二次全国劳动卫生与职业病学术会议论文集. 2012: 505-505.
[8] 任疆, 陈亚涛, 徐兵, 等. 急性二甲苯中毒的临床分析 [J]. 中华劳动卫生职业病杂志, 2014, 32 (1): 70-71.
[9] 曾红卫, 季茂忠. 正己烷的职业危害及预防 [J]. 化工设计讯, 2019, 45 (8): 179-180.
[10] 江嘉欣, 陈嘉斌, 黄丽屏, 等.《职业性急性 1, 2- 二氯乙烷中毒的诊断》修订说明 [J]. 中国职业医学, 2019, 46 (1): 98-101.
[11] 薛宁, 李震, 闫永建. 急性四氯化碳中毒致多器官功能障碍综合征病例分析一例 [J]. 中华劳动卫生职业病杂志, 2019, 37 (1): 63-65.
[12] 冉茂霞, 李莹, 林佳如, 等. 急性甲醇中毒临床特征分析 [J]. 中国医药, 2019, 14 (9): 1361-1365.
[13] 牛魁尧, 程向东. 溶剂汽油中毒 1 例报告 [J]. 中国工业医学杂志, 2010, 23 (6): 425-426.
[14] 余新天, 吕惠中, 林伟涛, 等. 一起职业性 1- 溴丙烷中毒事故分析 [J]. 中国城乡企业卫生, 2017, 32 (1): 91-93.
[15] 许忠杰, 朱宝立, 张巧耘, 等. 溴丙烷职业危害研究进展 [J]. 职业卫生与应急救援, 2016, 34 (1): 25-29.
[16] 谢植伟. 1- 溴丙烷的毒性效应及其生物标志物研究 [D]. 广州: 广东药科大学, 2016.
[17] 邵海良. 职业性二甲基甲酰胺中毒 2 例 [J]. 浙江实用医学, 2019, 24 (2): 140-143.
[18] 孙菊华, 袁华平, 赵艳媛, 等. 二甲基甲酰胺生物标志物检测方法的研究现状 [J]. 中国城乡企业卫生, 2016, 31 (1): 23-25.
[19] 赵赞梅, 徐希娴, 万伟国. 急性甲苯中毒的研究进展 [J]. 工业卫生与职业病, 2014, 40 (5): 386-389+393.
[20] 何俊秋, 董华凰, 张志胜, 等. 正己烷职业暴露人群尿液中吡咯加合物及相关指标分析 [J]. 标记免疫分析与临床, 2019, 26 (5): 745-749+754.
[21] C. E, GARNER, S. C J,, et al. Metabolism and disposition of 1-bromopropane in rats and mice following inhalation or intravenous administration [J]. Toxicology and Applied Pharmacology, 2006, 215 (1): 23-36.
[22] QING Y Z, CHAN K H, YU M W, et a1. Risk assessment of N, N-dimeth-ylformamide on residents living near synthetic leather factories [J]. Environmental Science and Pollution Research International, 2014, 21 (5): 3534-3539.
[23] CUI WANG, WEI LI TIAN, YUMEI WEI, et al. Study on the association between residential exposure to N, N-dimethylformamide and hospitalization for respiratory disease [J]. Atmospheric environment., 2013, 77 (10): 166-171.

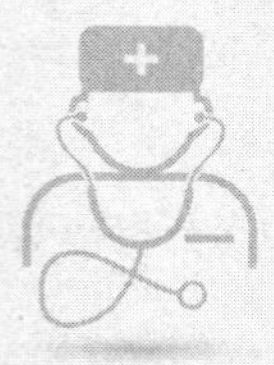

第九章 苯的氨基和硝基化合物及胺类化合物中毒的三级预防

苯的氨基和硝基化合物中毒是指机体通过呼吸道或皮肤吸收大量苯的氨基、硝基化合物所致的以血液及肝、肾损害为主要病变的全身性疾病。法定职业病包括苯的氨基及硝基化合物(不包括三硝基甲苯)中毒和三硝基甲苯中毒。胺类化合物中毒是指机体通过呼吸道或皮肤吸收胺类化合物所致的中枢神经系统损害或急性呼吸系统损伤,或伴有肝脏损害和溶血性贫血,眼和皮肤灼伤。法定职业病包括一甲胺中毒,偏二甲肼中毒。1979—2013 年,我国公开发表的关于急性苯的氨基和硝基化合物中毒的 110 篇文献中提到了 1 240 例病例,职业性中毒高达 939 例。我国发生的规模较大的一次胺类化合物中毒涉及人数高达 600 人。因此,对苯的氨基和硝基化合物及胺类化合物所致的职业病防治工作应当坚持三级预防的原则,改进生产工艺和生产设备,合理利用防护设施及个人防护用品,从而减少工人接触机会和程度;定期对环境中职业病危害因素进行检测,对职业接触者进行定期体格检查;给予受损害的劳动者积极合理的治疗,促进患者康复,预防并发症。

第一节 苯的氨基和硝基化合物及胺类化合物中毒概述

一、苯的氨基和硝基化合物中毒概述

(一) 苯的氨基和硝基化合物中毒定义

苯或同系物苯环上的氢原子被一个或多个氨基($—NH_2$)或硝基($—NO_2$)取代后,即形成苯的氨基和硝基化学物。因苯环上的氢基可由不同数量的氨基或硝基、卤素或烷基替代,故形成种类繁多的衍生物。

(二) 苯的氨基和硝基化合物中毒分类

苯的氨基和硝基化合物中毒是指机体通过呼吸道或皮肤吸收大量苯的氨基、硝基化合

物所致的以血液及肝、肾损害为主要病变的全身性疾病。法定职业病包括苯的氨基及硝基化合物(不包括三硝基甲苯)中毒和三硝基甲苯中毒。

(三) 苯的氨基和硝基化合物主要接触作业

苯的氨基和硝基化合物,常见品种有几十种,具有沸点高、挥发性低、常温下是固态或液态、水溶性差、脂溶性强等特点,是石油化工主要产品,广泛用于染料、药物、涂料、炸药、油墨、香料、农药、橡胶、塑料等制造工业。

在生产苯的氨基和硝基化合物的过程中,直接或间接污染皮肤是引起中毒的主要原因之一。另外,家庭成员或洗涤工作者可能接触到工人的工作服上沾染的毒物,而造成污染的扩大化。若衣物洗涤不净,再穿用时仍可对工人造成二次污染。工人经呼吸道吸入苯的氨基和硝基化合物蒸气是造成中毒的另一主要原因。开放性生产或设备维护不善而引起的“跑、冒、滴、漏”,可使毒物污染地面而再挥发。混于废渣或废水中未反应的硝基苯或苯胺,可使出渣或回收利用的工人发生中毒。

(四) 苯的氨基和硝基化合物发病机制

苯的氨基或硝基化合物由于苯环上取代基(氨基或硝基)的位置及数目不同,因而毒性的大小也不同,一般说来,取代基上的氨基、硝基越多,毒性越大,但因该类化合物结构相似,侵入途径、毒理作用及中毒表现有共同的特征。

1. 血液毒性

(1) 高铁血红蛋白:除 2- 甲基 -4 硝基苯胺、5- 硝基邻甲苯胺、对亚硝基二甲苯胺及 3- 氯 -2- 甲基苯胺不引起高铁血红蛋白血症,其他苯的氨基、硝基化合物的急性暴露基本都可引起高铁血红蛋白。正常状况下,机体红细胞内血红蛋白(Hb)中的铁离子为二价铁(Fe^{2+}),当苯的氨基、硝基化合物进入血液后,可使 Hb 中的 Fe^{2+} 氧化为三价铁(Fe^{3+}),造成机体组织缺氧,形成高铁血红蛋白血症。大多数苯的氨基硝基化合物会在体内代谢生成苯基羟胺(苯胲)和苯醌亚胺,这两种强氧化物会导致高铁血红蛋白,因此苯的氨基硝基化合物为高铁血红蛋白的间接形成剂。形成的高铁血红蛋白在停止毒物接触后是可逆的,可通过红细胞中的酶还原系统还原,主要的还原系统包括:①还原型辅酶Ⅰ(NADH)高铁血红蛋白还原酶系统,是生理状况下少量高铁血红蛋白还原的主要途径;②还原型辅酶Ⅱ(NADPH)- 高铁血红蛋白还原酶系统,仅在中毒解毒过程中发挥作用。

(2) 溶血作用及变性珠蛋白小体:正常情况下,红细胞的生存需要还原型谷胱甘肽(GSH),苯的氨基、硝基化合物在体内代谢生成的苯基羟胺、对氨基酚等中间产物可消耗红细胞膜上的 GSH 而造成溶血。另外,这些中间产物可直接作用于珠蛋白分子的巯基(-SH),致珠蛋白变性,如果珠蛋白分子中的全部巯基均被结合,变性的珠蛋白不可逆转地形成变性珠蛋白小体(又名赫恩兹小体)沉着于红细胞内,损伤红细胞致溶血。

2. 肝脏损伤　硝基苯、二硝基苯和三硝基甲苯等可通过扰乱机体氧化防御系统的正常功能,影响氧化还原相关酶如丙二醛(malondialdehyde,MDA)、超氧化物歧化酶(superoxide dismutase,SOD)、过氧化氢酶(catalase,CAT)、谷胱甘肽转硫酶(glutathione S-transferase,GST)等造成肝细胞损伤,还可致肝细胞的脱氧核糖核酸(deoxyribo nucleic acid,DNA)发生氧化损伤。患者可出现中毒性肝炎,病理改变主要为肝实质改变,早期出现肝脂肪变性,晚期发展为肝硬化,表现为肝脏肿大、肝功能异常,严重者甚至可引起急性黄色肝萎缩。苯的氨基和硝基化合物导致的肝脏损害多为继发,恢复相对容易。

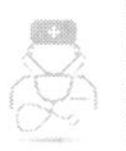

3. **神经系统损伤**　苯胺和硝基苯等具有脂溶性，易与类脂质作用而损害神经系统，甚至可引起脑水肿，重度中毒患者可有神经细胞脂肪变性，可出现轴性视神经炎、视神经周围炎等。化合物致神经系统损伤的机制还与脑中神经活性物质如乙酰胆碱的活性有关。

4. **肾脏损害**　部分苯的氨基硝基化合物及其代谢物可致肾脏氧化还原系统紊乱，致还原酶活性下降，脂质氧化物上升，诱导肾脏细胞凋亡，致肾实质损害，出现肾小球及肾小管上皮细胞发生变性、坏死。对氨基苯酚是肾脏毒物，但对氯苯胺、对氯硝基苯、对甲氧基苯胺和对硝基苯胺的肾损害作用比对氨基苯酚更大。苯胺和对乙酰氨基苯酚对肾脏无明显毒性作用。急性中毒患者肾脏损害多是继发于溶血作用，此化合物引起的溶血会致血红蛋白及其分解产物沉积于肾脏，继发性引起肾脏损害。

5. **其他作用**　除了以上的毒理作用，苯的氨基和硝基化合物还存在其他作用，如致癌作用：目前此化合物中公认的能引起职业性膀胱癌的毒物为4-氨基联苯、联苯胺和β-萘胺；皮肤损害和致敏作用：二氨基甲苯对皮肤和眼结膜具有强烈的刺激作用，苯二胺和二硝基氯苯可致支气管哮喘；晶状体损害：三硝基甲苯可通过对晶状体的氧化损伤及损伤上皮细胞 DNA 造成晶状体损害。此类化合物对生殖系统、心脏、脑等也有一定的损伤作用。

（五）苯的氨基和硝基化合物中毒临床表现

1. 急性中毒

（1）发绀：苯的氨基和硝基化合物的急性中毒，绝大多数会因为高铁血红蛋白血症表现为不同程度的发绀，轻度仅在口唇周围出现蓝紫色，随着中毒加深，鼻尖、耳郭、指（趾）端也出现发绀，严重者出现全身严重发绀，此时颜面皮肤呈难看的淡蓝色，口唇等部呈暗紫色，甚至近乎黑色。

（2）神经系统症状：苯的氨基和硝基化合物中毒后，神经系统症状比较明显，轻者头痛、头晕、头胀、乏力，嗜睡或过度兴奋。重度患者出现谵妄、昏迷等不同程度的意识障碍。特别严重者甚至可因呼吸麻痹死亡。

（3）黄疸：肝脏受损患者易出现黄疸，重度溶血患者也易出现黄疸。

（4）尿样异常：重度中毒患者因溶血易出现血红蛋白尿；另外，肾脏受损患者会出现尿少、蛋白尿、血尿，甚至葡萄酒色或暗褐色尿。

（5）脏器疼痛：相对于氨基化合物，苯的硝基化合物对肝脏的损伤更容易出现，患者易出现肝脏肿大，有压痛、消化障碍；此化合物还会引起下腹部疼痛等膀胱刺激症状，还会造成视野缩小、晶状体受损等眼睛损伤，皮炎，支气管炎，心血管损伤等不同症状。部分患者常伴随发热，但除2-甲基-4-硝基苯胺中毒患者为高热外，其余多为低热。

2. 慢性中毒

（1）神经系统疾病：最常见的是神经衰弱综合征，如头痛、头晕、无力、失眠、多梦、记忆力下降等，有时出现感觉异常、神经炎、心率过缓或过速等症状。

（2）肝炎：易引起中毒性肝炎，肝脏肿大，有压痛、肝功能异常。

（3）贫血：可出现贫血、红细胞血色素减少、变性珠蛋白小体，严重的可引起再生障碍性贫血。

（4）白内障：三硝基甲苯可引起白内障，影响视力。

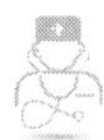

(5)皮炎：主要有皮疹、皮炎、角化、色素沉着及过敏性皮炎等症状。

(6)胃肠道症状：主要有恶心、呕吐、食欲不振、大便异常等。

(7)其他：联苯胺和β-萘胺等可引起膀胱肿瘤。

二、胺类化合物中毒概述

(一) 胺类化合物中毒定义

氨分子中的一个或多个氢原子被烃基取代后的产物，称为胺，根据胺分子中氢原子被取代的数目，可将胺分成伯胺、仲胺、叔胺，根据烃基的不同分为脂肪胺和芳香胺。芳香胺就属于苯的氨基化合物，因此本部分不再赘述。

(二) 胺类化合物中毒分类

法定职业病包括一甲胺中毒、偏二甲肼中毒。

(三) 胺类化合物中毒主要接触作业

脂肪胺中低级胺都是气体，丙胺以上是液体或固体，低级胺有令人不愉快的气味，高级胺不易挥发，气味较小。

胺类化合物中许多被用于工业生产，易造成危害的除了前面提到的芳香胺，主要是低级脂肪胺如一甲胺，其在有机合成、制造农药、医药(非那根、磺胺、咖啡等)、橡胶硫化促进剂、聚合抑制剂、除漆剂、照相显影剂、火箭推进剂、染料、炸药、涂料等行业得到了广泛应用。在生产过程中，因生产设备出现故障，致“跑、冒、滴、漏”，或在运输、装卸、储存和使用过程中的事故造成泄漏而造成中毒。

(四) 胺类化合物中毒发病机制

气态胺类化合物的毒性作用主要是刺激性气体作用，胺类化合物遇水形成碱，可从细胞中吸出水分并皂化脂肪，使细胞发生溶解性坏死，引起黏膜上皮细胞、肺泡上皮细胞液化脱落和暴露的皮肤出现Ⅰ~Ⅱ度灼伤，引起眼、呼吸道黏膜及皮肤不同程度的炎症反应。一甲胺还可对组织有直接化学刺激，使毛细血管扩张、毛细血管通透性增加，引起喉头水肿和肺水肿，甚至导致窒息死亡或因鼻黏膜内三叉神经末梢受到刺激引起反射性心脏和呼吸抑制而立即死亡。

(五) 胺类化合物中毒临床表现

1. 急性中毒

(1)眼睛出现疼痛、流泪、结膜充血、畏光、视力模糊，重者角膜混浊甚至溃疡、虹膜结构不清。

(2)咽喉疼痛、口干、声音嘶哑，扁桃体充血、流涕、喷嚏，严重者可出现咽喉炎、气管炎、支气管炎和肺炎。咳嗽，咳白色黏痰，重者肺水肿者咳粉红色泡沫痰。

(3)皮肤出现Ⅰ~Ⅱ度灼伤。

2. 慢性中毒　长期接触此类化合物，可成为慢性结膜炎、鼻炎、咽炎、慢性支气管炎、肺气肿的原因之一。

（马　静　崔玉山　刘蒙蒙）

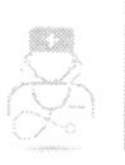

第二节　三硝基甲苯中毒的三级预防

三硝基甲苯（trinitrotoluene，TNT）俗称黄色炸药，广泛应用于采矿、开凿隧道、国防工业，在运输、保管、使用过程中可接触到三硝基甲苯粉尘。在制造硝铵炸药（含 10% 的三硝基甲苯）时，其工艺过程中粉碎、球磨、过筛、配料、装药过程都可接触大量的三硝基甲苯粉尘和蒸气。染料、照相、药品中的中间体也含有三硝基甲苯。急性中毒很少见，主要见于慢性中毒。损害的靶器官主要是肝、眼睛、血液系统及神经系统。有报道显示，对 3 127 名三硝基甲苯作业工人进行体检发现 TNT 白内障 1 032 人，检出率为 33.0%。在受检的 42 020 名工人中，检出 TNT 中毒患者 1 677 名，中毒患病率为 3.99%，居全国 5 种职业中毒之首；检出观察对象（可疑中毒）9 030 名，观察对象检出率为 21.5%，在我国，TNT 仍是危害相当严重的职业病危害因素。

一、三硝基甲苯中毒概述

（一）三硝基甲苯中毒定义

职业性三硝基甲苯中毒是由于接触过量 TNT 引起的疾病，主要损害晶状体、肝脏和血液系统。

（二）三硝基甲苯中毒主要接触作业

TNT 目前主要用于制造炸药，用于国防，开矿等工业上；在采矿和开凿隧道时多用含 10%TNT 的硝铵炸药。因此在制造硝铵炸药时，在粉碎、球磨、过筛、配料及装药等生产工艺过程中，都可能接触到大量的 TNT 粉尘或蒸气，在运输、保管及使用过程中也可接触到 TNT 粉尘。TNT 还可用作染料和照相药品的中间体。劳动者可通过皮肤、呼吸道和消化道进行吸收，尤其在夏季，气温高、湿度大、暴露皮肤面积增加，经皮肤吸收更容易。

（三）三硝基甲苯中毒发病机制

TNT 主要毒作用为肝、晶状体、血液和神经系统损害。

1. **肝病**　TNT 对肝损害的急性病理改变主要是肝细胞坏死和脂肪变性；慢性改变主要是肝细胞再生和纤维增生。其肝损害机制可能是 TNT 与体内氨基酸结合，导致氨基酸缺乏，肝细胞营养不良所致。TNT 在体内可转化为硝基自由基，并可显著增加活性氧，诱发脂质过氧化与细胞内钙稳态失调，这可能作为 TNT 对其两个主要靶器官（肝和晶状体）损害的发病机制之一。

2. **白内障**　晶状体是 TNT 慢性损害的主要靶器官之一，可引起中毒性白内障。发病初期主要为晶状体周边部环形暗影，重者中央部出现环形或圆盘状混浊。裂隙灯下可见混浊为多数浅棕色小点聚积而成，多位于前皮质和成人核之间。整个皮质部透明度降低。关于 TNT 致白内障形成机制尚不清楚，有人认为白内障的形成是由于 TNT 所致体内 MetHb 沉积于晶状体或 TNT 代谢产物沉积于晶状体所引起。但 TNT 如何进入前房和晶状体内解释不一，可能是通过血流进入，也有学者认为是通过眼局部作用。此外，眼血管失调与晶状体

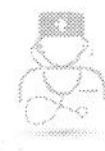

代谢关系密切的血 - 眼屏障受损可能是中毒性白内障形成的基本原因。另一原因是循环于血液 - 前房的 TNT 及其代谢产物，通过其自由基的脂质过氧化作用，使晶状体囊通透性改变，并使晶状体深部基质受累。

(四) 三硝基甲苯中毒临床表现

TNT 急性中毒出现高铁血红蛋白血症、发绀及中枢神经系统抑制。慢性中毒除神经衰弱综合征外，主要表现为中毒性白内障、中毒性肝病及低色素性贫血及再生障碍性贫血，有“三硝基甲苯面容”，即面部苍白、口唇及耳朵青紫。

二、三硝基甲苯中毒的三级预防

(一) 一级预防

三硝基甲苯的一级预防就是通过建立规章制度，改革生产工艺，增加个人防护等以减少暴露机会。

1. 相关法律、法规及标准制定及完善 我国早在 1979 年实行的《工业企业设计卫生标准》(TJ 36—79) 就对车间中三硝基甲苯的限值作出了规定：“苯及其同系物的二及三硝基化合物(二硝基苯、三硝基甲苯等) 为 1mg/m^3”，2001 年批准的《车间空气中三硝基甲苯职业接触限值》(GB 18559—2001) 调整车间空气中三硝基甲苯的 MAC 为 0.5mg/m^3，PC-TWA 为 0.2mg/m^3(皮)，2002 年国家实行的《工业场所有害因素职业接触限值》(GBZ 2—2002) 和 2019 年继续修订的《工作场所有害因素职业接触限值 第 1 部分：化学有害因素》(GBZ 2.1—2019) 对于车间空气中三硝基甲苯的浓度调整为：PC-TWA 为 0.2mg/m^3，PC-STEL 为 0.5mg/m^3，未规定 MAC。2004 年实施的《职业接触三硝基甲苯的生物限值》(WS/T 242—2004) 则规定了职业接触三硝基甲苯化合物的生物监测指标为血中 4- 氨基 -2，6 二硝基甲苯 - 血红蛋白加合物 (DNAT)，限值为 200ng/g Hb，并规定了采样时间和监测检验方法。

2. 生产工艺和生产设备改进和革新 生产企业要根据《工业企业设计卫生标准》(GBZ 1—2010) 进行设计施工。改革三硝基甲苯的工艺过程，革新生产设备，以机械化、自动化、密闭化操作替代传统的手工和敞开式操作，做好生产密闭的同时注意车间的通风，减少操作工人接触暴露机会，坚持预防为主，管理人员要针对三硝基甲苯的生产特点，对生产要素采取管理措施，对生产系统中可能导致事故的各种危险因素和途径进行重点研究和防控，有效地控制不安全因素的发生与扩大，把可能发生的事故消灭在萌芽状态，以保证生产经营活动中人的安全与健康。

3. 职业卫生管理 工厂管理人员要根据三硝基甲苯的生产特点，深入学习各种职业卫生法律法规。根据三硝基甲苯的危害特点，制定适合三硝基甲苯工作场所的规章制度，同时严格按《工作场所职业病危害警示标识》(GBZ 158—2003) 设置各类警示标识等。依据《卫生部关于印发〈高毒物品目录〉的通知》(卫法监发〔2003〕142 号)，TNT 属于高毒物品，应该按照高毒物品的管理规范进行管理。生产企业应设立专职或兼职职业危害管理人员，进行本单位职业危害防护监督管理，做好安全生产标准化建设，建立安全生产标准化运行机制，实现管理标准化、现场标准化和操作标准化。

4. 个体防护措施 由于三硝基甲苯在生产环境中主要通过皮肤和呼吸道吸收，因此应合理使用工作服、口罩和手套等个人防护用品，最好穿“三紧”工作服，带专业防尘防蒸气口

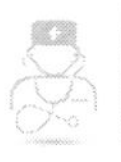

罩并作好定期更换，在防护用品的发放、领用、更换及耗材的更换上应根据生产特点建立完善的制度，并坚持执行。同时生产企业应配备洗衣机，便于工人对工作服充分漂洗，禁止带回家中或采用手工清洗。根据《工业企业设计卫生标准》(GBZ 1—2010)，三硝基甲苯的卫生特征为1级有毒物质，在车间应设浴室，淋浴器数量按每3人设计，不得设浴池；应配备更/存衣室，分便服室和工作服室，工作服室应有良好的通风；车间内还应设盥洗室或盥洗设备，每个水龙头使用人数为20~30人。一旦皮肤沾染三硝基甲苯，要及时多次地清洗。

5. **职业健康教育** 首先要加强三硝基甲苯的职业危害宣传教育工作。只有深入了解有毒有害物质的职业危害，才能自觉做好防护工作。疾控中心和企业管理人员应定期对职工进行职业危害宣传教育，发放宣传材料，让作业人员充分了解三硝基甲苯毒物的吸收途径、对人体的危害、职业危害特征和防护办法，减轻作业人员的职业紧张，使作业人员自觉控烟，预防酒精及药物滥用。

其次，要督促作业人员养成良好的行为与生活方式，加强运动和健身，合理营养，控制体重；最后，要充分合理利用现有健康政策和卫生服务，做好健康危险因素评价及预防，及时对可能危害健康的各项因素进行预防。

6. **上岗前职业健康检查** 企业应依据《职业健康监护技术规范》(GBZ 188—2014)对三硝基甲苯接触人员进行上岗前体检，主要目的是发现有无职业禁忌证，建立接触职业病危害因素人员的基础健康档案。此阶段的主要目标为提前发现职业禁忌证人员，减少用人单位和工人的不必要损失。

三硝基甲苯上岗前体检包括：职业禁忌证为慢性肝病和白内障，检查内容包含询问消化系统、眼科疾病史及相关症状，如食欲不振、乏力、腹胀、肝区疼痛和视力改变；体格检查为内科常规检查尤其是肝脏的检查，眼科常规检查及眼晶状体、玻璃体和眼底的检查；实验室检查血常规、尿常规、心电图和肝功能，视情况检查肝脾B超情况。

（二）二级预防

三硝基甲苯中毒的二级预防主要以早发现、早诊断、早治疗为目的，主要包括职业健康管理和生物标志物的监测。

1. **职业病危害因素的识别与检测** 在职业卫生检测中依据《工作场所空气中有害物质监测的采样规范》(GBZ 159—2004)、《工作场所空气中有毒物质测定 第146部分：硝基苯、硝基甲苯和硝基氯苯》(GBZ/T 300.146—2017)对三硝基甲苯生产企业的工作场所空气进行采样和检测，当现场存在蒸气态的TNT时用硅胶管采集，短时间采样时在采样点，用硅胶管以200mL/min流量采集15min空气样品，长时间采样时在采样点，用硅胶管以50mL/min流量采集1~4h空气样品；当现场存在气溶胶态的TNT时用超细玻璃纤维滤纸采集，短时间采样时在采样点，用装好超细玻璃纤维滤纸的大采样夹，以3.0L/min流量采集15min空气样品，长时间采样时在采样点，用装好超细玻璃纤维滤纸的小采样夹，以1.0L/min流量采集2~8h空气样品；当现场两种状态共存时，串联采样，在采样点，将装好超细玻璃纤维滤纸的采样夹（在前）和硅胶管（在后）串联，以1.0L/min流量采集15min至4h空气样品，采样后的样品用甲醇/苯溶液解吸或洗脱后，经气相色谱柱分离，电子捕获检测器检测。依据《工作场所有害因素职业接触限值 第1部分：化学有害因素》(GBZ 2.1—2019)中的限值要求，评价工作场所中三硝基甲苯的浓度是否超过国家规定的限值。若超过限值，应当立即停止生产，停止工人继续接触超限值三硝基甲苯，对工作环境三硝基甲苯超标的原因进行排查

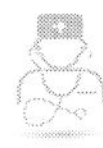

及整改，对责任主体进行追责，切实保障工人的健康权益。

2. **职业健康检查**　根据《职业健康监护技术规范》（GBZ 188—2014），职业健康体检是通过医学手段和方法，针对劳动者接触的职业病危害因素可能产生的健康影响和健康损害进行临床医学检查，了解受检者健康状况，早期发现职业病、职业禁忌证和可能的其他疾病和健康损害的医疗行为，包括：在岗期间和离岗时健康检查。

（1）在岗期间职业健康检查：在岗检查的目标疾病为职业性慢性三硝基甲苯中毒和职业性三硝基甲苯致白内障，禁忌证为慢性肝病和白内障，检查内容包括：症状询问，重点询问食欲不振、乏力、腹胀、肝区疼痛和视力改变等症状；体格检查为内科常规检查尤其是肝脏的检查，眼科常规检查及眼晶状体、玻璃体和眼底的检查；实验室检查血常规、心电图、肝功能和肝脾B超。肝功能检查为每半年1次，健康检查为1年1次。

（2）离岗时职业健康检查：离岗检查目标疾病为职业性慢性三硝基甲苯中毒和职业性三硝基甲苯致白内障，检查内容与在岗检查一致。

3. **新型生物监测指标**　三硝基甲苯进入人体后的代谢产物主要为4-氨基-2，6二硝基甲苯（DNAT），有专家认为尿中DNAT含量与车间空气中三硝基甲苯浓度、接触工龄、晶状体损害程度均呈正相关，且尿DNAT化学监测方法灵敏度高，结果稳定，适合作为职业接触的生物监测指标，ILO甚至采用尿DNAT指标（30mg/L）作为三硝基甲苯生物接触限值。但有的专家研究发现由于尿中多种代谢产物的共存，三硝基甲苯在体内代谢快，脱离接触后2~3d便难以检出，尿DNAT的实际应用不大，发现90%的三硝基甲苯短期内便可通过尿、粪排出，存留在体内部分以血液、肝和肾组织内含量较多，并且与大分子蛋白共价结合形成加合物。有研究将血中DNAT作为生物监测指标，发现血中DNAT与外剂量（三硝基甲苯染毒剂量等）及生物学效应指标（肝谷胱甘肽-S-转移酶等）之间均有良好的相关性，可作为生物标志物，但DNAT-Hb因为与染毒剂量有较好的剂量效应关系、在体内保存时间较长和反复染毒后加合物会蓄积等优点，成为更优秀的生物标志物，我国2004年发布的《职业接触三硝基甲苯的生物限值》（WS/T 242—2004）便是以血中DNAT-Hb为生物监测指标，采样时间可在接触4个月后任意时间。

4. **职业病的诊断与鉴定**　因为三硝基甲苯的毒性较大，国家就三硝基甲苯出台了多项诊断标准，有利于三硝基甲苯劳动者的早期发现和诊断：

（1）白内障诊断标准：我国早在1989年便颁布了《职业性三硝基甲苯白内障诊断标准及处理原则》（GB 11521—1989），2002年发布的《职业性三硝基甲苯白内障诊断标准》（GBZ 45—2002）进行过更新，目前采用的是2010年颁布的《职业性三硝基甲苯白内障诊断标准》（GBZ 45—2010），该标准对职业性三硝基甲苯白内障的诊断原则、观察对象和诊断分级都有了明确的阐述。

1）诊断原则：根据密切的三硝基甲苯职业接触史，出现以双眼晶状体混浊改变为主的临床表现，结合必要的动态观察，参考作业环境职业卫生，综合分析，排除其他病因所引起的晶状体损害后，方可诊断。

2）观察对象：长期接触三硝基甲苯后，裂隙灯显微镜直接焦点照片检查，可见晶状体周边部皮质内有灰黄色均匀一致的细点状浑浊，弥散光照明检查或晶状体摄影照相检查时细点状混浊形成半环状或进环形暗影，但尚未形成完整的环形暗影，每年复查一次，经连续5年观察上述改变无变化者，终止观察。

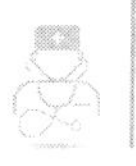

3）白内障诊断分级：《职业性三硝基甲苯白内障诊断标准》（GBZ 45—2010）确定了白内障的诊断分级：壹期白内障为裂隙灯显微镜检查和/或晶状体摄影照相可见晶状体周边部皮质内灰黄色细点状混浊，组合为完整的环形暗影，其环形混浊最大环宽小于晶状体半径的1/3，视功能不受影响或正常。贰期晶状体周边部灰黄色细点状混浊向前后皮质及成人核延伸，形成楔状，楔底向周边，楔尖指向中心。周边部环形混浊的范围等于或大于晶状体半径的1/3。或在晶状体周边部混浊基础上，瞳孔区晶状体前皮质或前成人核出现相当于瞳孔直径大小的完全或不完全的环形混浊。视功能可不受影响或正常或轻度障碍。叁期晶状体周边部环形混浊的范围等于或大于晶状体半径的2/3。或瞳孔区晶状体前皮质内或前成人核有致密的点状混浊构成花瓣状或盘状或晶状体完全混浊。视功能受到明显影响。

按白内障常规治疗处理。如晶状体大部或完全混浊，可施行白内障摘除、人工晶状体植入术。观察对象每年复查一次。

（2）中毒诊断标准：我国早在1982年便发布了《职业性慢性三硝基甲苯中毒诊断标准及处理原则》（GB 3231—1982），历经1996年和2002年两次修订，在2011年发布了《职业性慢性三硝基甲苯中毒的诊断》（GBZ 69—2011）作为现行标准，对三硝基甲苯的早发现提供了依据，诊断原则为：根据长期三硝基甲苯职业接触史，出现肝脏、血液及神经等器官或者系统功能损害的临床表现，结合职业卫生学调查资料和实验室检查结果，综合分析，排除其他病因所致的类似疾病，方可诊断。

《职业性慢性三硝基中毒的诊断》（GBZ 69—2011）明确了诊断分级及处理原则：

1）轻度中毒：有乏力、食欲减退、恶心、厌油、肝区痛等症状持续3个月以上，伴有至少一项肝功能生化指标异常，并具有下列表现之一者，肝大、质软、有压痛或叩痛；肝功能试验轻度异常；腹部超声图像提示慢性肝病改变；神经衰弱样症状伴肝功能指标任意2项异常改变。

2）中度中毒：在轻度中毒的基础上，具有下列表现之一者，肝功能试验中度异常；腹部超声图像提示肝硬化改变；脾肿大；出现肝硬化并发症食管胃底静脉曲张；溶血性贫血。

3）重度中毒：在中度中毒的基础上，具有下列表现之一者，肝功能试验重度异常；腹部超声图像提示肝硬化伴大量腹水；出现肝硬化并发症食管胃底静脉曲张破裂、肝性脑病、自发性细菌性腹膜炎中一项者。

（三）三级预防

1. 急性中毒治疗原则和方法　目前我国生产环境中出现急性三硝基甲苯中毒非常少见。如果发生急性中毒，应首先快速脱离现场，脱去污染的衣物、鞋袜等，用5%醋酸清洗皮肤，再用大量肥皂水或清水清洗，眼部受污染则用大量生理盐水清洗。其他症状则采取对症治疗，如发绀等则静脉滴注葡萄糖溶液加维生素或采用亚甲蓝（美蓝）或甲苯胺蓝和硫堇或硫代硫酸钠，同时除注意给予高糖、高蛋白、低脂肪、富含维生素的饮食外，还要积极采取“护肝”治疗。

2. 慢性中毒治疗原则和方法　宜进清淡而富有营养的饮食，禁止饮酒和使用损害肝功能的药物；保肝降酶；重症患者出现肝功能衰竭时，建议采用专科对症治疗，其他治疗原则与内科相同。

（马　静　崔玉山　刘蒙蒙）

第三节　苯的氨基及硝基化合物（不包括三硝基甲苯）中毒的三级预防

一、苯的氨基及硝基化合物中毒概述

（一）苯的氨基和硝基化合物中毒定义

苯的氨基和硝基化合物中毒是指患者因接触苯的氨基和硝基化合物进而出现急性或慢性中毒特有的临床症状。苯的氨基和硝基化合物主要分为苯胺类、硝基苯类和硝基苯胺类。苯胺类主要包括苯胺、对苯二胺、氯苯胺、3- 氯 -2- 甲基苯胺、邻乙基苯胺、三氟苯胺、二氟苯胺、苯胺基乙腈、对异丙基苯胺、亚甲基双苯胺、氟氯苯胺、苯二胺、邻甲苯胺、双乙酰苯胺、4- 甲氧基苯胺等。硝基苯类主要包括硝基苯、二硝基苯（间二硝基苯、对二硝基苯、邻二硝基苯）、硝基氯苯、3- 氯 -2，4- 二氟硝基苯、对硝基苯甲酰胺等。硝基苯胺类主要包括硝基苯胺、2- 甲基 -4- 硝基苯胺、对硝基邻甲苯胺、5- 硝基邻甲苯胺、2，6- 二氯 -4- 硝基苯胺等。

（二）苯的氨基和硝基化合物主要接触作业

由于此类物质的种类较多，本节简述几种主要物质的主要接触作业，其余物质的主要接触作业参考本章第一节。

苯胺是以硝基苯为原料制成的，它主要用于制造染料及染料中间体、橡胶促进剂和抗氧化剂、光学白涂料、照相显影剂、药物合成、香料、塑料及树脂等工业。硝基苯主要用于制造联苯胺、喹啉、苯胺、偶氮苯、染料，也是制造蜡漆、鞋油、墨水、香料及炸药等有机合成的中间体。硝基苯胺主要用于染料中间体，可制造偶氮染料，还用作药物和农药的中间体。

（三）苯的氨基和硝基化合物发病机制

苯的氨基和硝基化合物中毒的发病机制参考本章第一节的内容。

（四）苯的氨基和硝基化合物中毒临床表现

苯的氨基、硝基化合物种类很多，多有共同的理化及毒理特性，但急性毒性差异很大，其共同的毒作用是形成高铁血红蛋白，可伴有溶血、肝脏损害、肾脏损害。但 2- 甲基 -4- 硝基苯胺、5- 硝基邻甲苯胺、对亚硝基二甲苯胺及 3- 氯 -2- 甲基苯胺不引起高铁血红蛋白血症，临床表现前两者以严重的肝脏损害为主，对亚硝基二甲苯胺对皮肤具有明显刺激和致敏作用，3- 氯 -2- 甲基苯胺以化学性膀胱炎为主要表现。

苯胺类物质较易发生化学性膀胱炎，主要是该类毒物及代谢产物经膀胱排泄过程中，对膀胱黏膜的刺激作用。临床症状明显，有尿频、尿急、尿痛、血尿、尿失禁、膀胱痉挛等，应与尿路感染相鉴别。苯的氨基、硝基化合物的溶血作用与高铁血红蛋白的形成关系很密切，但又不完全平行。硝基苯、邻硝基氯苯、对硝基氯苯、邻硝基甲苯等形成高铁血红蛋白的作用较强，而间二硝基苯、间硝基苯胺、对硝基苯胺形成变性珠蛋白小体的作用较强，更易发生溶血。变性珠蛋白小体通常于中毒后 7~24h 检出，24~72h 达高峰，>25% 易发生溶血，重度中毒常>50%。

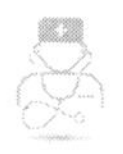

二、苯的氨基及硝基化合物中毒的三级预防

（一）一级预防

苯的氨基及硝基化合物常温下成固态或液态。在生产过程中，此类化合物主要以粉尘或蒸气形式存在于空气中，作业人员可经呼吸道和完整皮肤吸收，其中液态化合物，经皮肤吸收更加重要，作业人员常因在生产过程中受热料喷洒或搬运过程中液体外溢而浸湿衣服等接触而中毒。

1. 相关法律、法规及标准制定和完善　我国早在1979年实行的《工业企业设计卫生标准》（TJ 36—79）就对车间中苯的氨基及硝基化合物的限值作出了规定："苯及其同系物的一硝基化合物（硝基苯及硝基甲苯等）5mg/m^3；苯及其同系物的二及三硝基化合物（二硝基苯、三硝基甲苯等）1mg/m^3；苯的硝基及二硝基氯化物（一硝基氯苯、二硝基氯苯等）1mg/m^3；苯胺、甲苯胺、二甲苯胺（皮）5mg/m^3"。2002年国家实行的《工业场所有害因素职业接触限值》（GBZ 2—2002）对此类化合物在工作场所空气中的限值进行了修改，并且按照各毒物性质分别进行了发布，如苯胺、对硝基甲苯的PC-TWA和PC-STEL分别为3mg/m^3、7.5mg/m^3，对硝基氯苯/二硝基氯苯分别为0.6mg/m^3、1.8mg/m^3，二苯胺为10mg/m^3、25mg/m^{3}等。但在2019年，随着科技的发展和研究的深入，我国重新发布了《工作场所有害因素职业接触限值 第1部分：化学有害因素》（GBZ 2.1—2019），对部分此类化合物的浓度限值进行了重新调整，具体见表9-1。

表9-1　工业场所空气中部分苯的氨基及硝基化合物浓度限值　　单位：mg/m^3

中文名	MAC	PC-TWA	PC-STEL	备注
苯胺	—	3	—	皮[a]
对苯二胺	—	0.1	—	皮，敏
对硝基苯胺	—	3	—	皮
对硝基氯苯	—	0.6	—	皮
二苯胺	—	10	—	—
N,N-二甲基苯胺	—	5	10	皮
3,3-二甲基联苯胺	0.02	—	—	皮，对人类可疑致癌
二硝基苯（全部异构体）	—	1	—	皮
二硝基甲苯	—	0.2	—	皮，2,4-二硝基甲苯和2,6-二硝基甲苯为对人类可疑致癌
2,4-二硝基氯苯	—	0.6	—	皮，敏
硝基甲苯（全部异构体）	—	10	—	皮，对人可能致癌

注：因种类较多，本文阐述不全，具体请参考《工作场所有害因素职业接触限值 第1部分：化学有害因素》（GBZ 2.1—2019）。[a]表示可经完整的皮肤吸收。

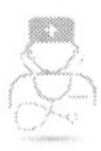

2. **生产工艺和生产设备改进和革新**　生产企业从建设地点的选择到内部设施的配备均要符合《工业企业设计卫生标准》(GBZ 1—2010)及《工作场所防止职业中毒卫生工程规范》(GBZ 194—2007)。生产过程中尽量用低毒或无毒的新工艺方法,减少工人暴露。生产过程操作尽量实行密闭化和自动化,采用隔离间进行仪表控制操作、机械手代替人工操作等以避免工人直接接触毒物。防止“跑、冒、滴、漏”的发生,生产、使用、储存及运输此类化合物的容器和管道等应做到密闭且结实,应经常检查维修。做好生产车间等作业场所的自然通风或机械通风,生产原料、中间产物和产物应远离火源,搬运装卸时要防止包装的损坏造成渗漏。

3. **职业卫生管理**　安全生产标准化要求苯的氨基及硝基化合物生产企业要认真学习此化合物的特征,了解其危险因素,建立预防机制,健全科学的安全生产责任制,责任到人,制定符合此化合物的安全生产管理制度和操作规程,务必以劳动者健康为第一考虑因素,定期测量车间相关毒物的浓度,若超过限值要及时寻找原因,降低浓度。除了生产场所管理制度,还需要制定储存和运输管理制度,严格按危化品储存和运输管理规定进行。各生产环节和相关岗位的安全工作符合相关法律、标准等规定,达到和保持一定的水准,并持续改进、完善和提高,始终处于安全生产的良好状态,控制生产安全风险。同时,按照《工作场所职业病危害警示标识》(GBZ 158—2003)标准中对产生职业病危害因素的工作场所组合使用各类警示标示进行了详细的规定,苯的氨基及硝基化合物(不包括三硝基甲苯)生产场所的警示标识参考上述标准使用。

另外,要做好事故应急预案,企业可成立应急救援组织,制定相应急性中毒事故的应急处置预案,定期组织救援演练和总结,确保一旦发生事故及时有效地开展应急救援。

4. **个体防护措施**　苯的氨基及硝基化合物主要通过呼吸道和皮肤吸收,通过消化道吸收的较少,因此对于劳动者,口罩和防护服必不可少。企业要根据《工作场所防止职业中毒卫生工程规范》(GBZ 194—2007)配备专业的防护措施,如根据毒物的性质配备专业的防毒口罩。若毒物呈粉尘状态时,需配备机械过滤式防毒口罩,若毒物呈蒸气态时,要使用化学过滤式防毒口罩,甚至全面罩防毒面具。另外,劳动者还要配备防渗透、“三紧”的工作服、橡胶耐油的手套和胶鞋以及防护眼镜等。建立良好的设备管理制度,及时更换口罩或口罩中的滤毒罐或供氧瓶等。作业场所要配备设置辅助用室,包括车间卫生用室(浴室、更/存衣室、盥洗室以及在特殊作业、工种或岗位设置的洗衣室)、生活室(休息室、就餐场所、厕所)、妇女卫生室,并应符合《工业企业设计卫生标准》(GBZ 1—2010)。车间还应配备洗衣机,做到工作服不出车间。

生产场所墙壁顶棚和地面等内部结构表面应采用不吸附毒物材料,车间地面应平整防滑,易于冲洗清扫;可能产生积液的地面应做防渗透处理,并采用坡向排水系统,其废水应纳入工业废水处理系统。

5. **职业健康教育**　首先,企业管理人员应定期向劳动者讲解苯的氨基硝基化合物的安全防护知识,通过现场讲解,发放宣传材料等多种方式,让作业人员充分了解苯的氨基硝基化合物的化学性质、吸收途径、对人体的危害、职业危害特征和防护办法。同时,政府有关部门要开展分对象、多层次、多形式、多部门参与的职业健康宣教,发挥公共媒体对该类病症防治的公众宣教,主动及时介入该化合物的防治工作中,建立专业人士与普通劳动者间的桥梁,使工作人员碰到问题或有疑问时能有效得到专业指导,这样既起到宣教作用,又能减轻

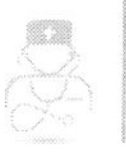

作业人员的职业紧张，这种职业紧张不仅是生理上的，还有心理上的。其次，通过健康促进，还要使作业人员养成良好的生活习惯，做到自觉控烟，预防酒精及药物滥用，坚持运动和健身，合理营养，控制体重；最后，要合理利用我国现有的健康政策和卫生服务，做好该化合物健康危险因素的评价及预防。

6. **上岗前职业健康检查** 苯的氨基及硝基化合物上岗前的职业健康检查的职业禁忌证为慢性肝病。检查内容为①症状询问：重点询问血液病史、慢性肝病史及相关症状。②体格检查：内科常规检查。③实验室和其他检查：必检项目为血常规、尿常规、心电图和肝功能；选检项目为肝脾 B 超。其中在岗期间健康检查周期为 3 年。

（二）二级预防

苯的氨基和硝基化合物中毒的二级预防主要以早发现、早诊断、早治疗为目的，主要包括职业健康管理和生物标志物的监测。

1. **职业病危害因素的识别和检测** 在职业卫生检测中依据《工作场所空气中有害物质监测的采样规范》(GBZ 159—2004)对苯的氨基和硝基化合物生产企业工作场所空气进行采样，由于此类物质的种类较多，本节简述几种主要物质的采样和检测方法，其余的物质参考 GBZ/T 160 和 GBZ/T 300。

对于苯胺的采样与检测，参考《工作场所空气有毒物质测定 芳香族胺类化合物》(GBZ/T 160.72—2004)，空气中苯胺用硅胶管采集，短时间采样时在采样点，打开硅胶管两端，以 200mL/min 流量采集 15min，长时间采样时在采样点，打开硅胶管两端，以 50mL/min 流量采集 1~4h，无水乙醇解吸后进样，经色谱柱分离，氢火焰离子化检测器检测，以保留时间定性，峰高或峰面积定量。对于硝基苯胺的采样与检测，参考《工作场所空气中有毒物质测定 第 143 部分：对硝基苯胺》(GBZ/T 300.143—2017)，空气中的蒸气态对硝基苯胺用硅胶采集，短时间采样时在采样点，用硅胶管以 200mL/min 流量采集 15min 空气样品，长时间采样时在采样点，用硅胶管以 50mL/min 流量采集 1~4h 空气样品，样品用甲醇解吸后进样，经 C_{18} 液相色谱柱分离，紫外检测器检测，以保留时间定性，峰高或峰面积定量。对于硝基苯、二硝基苯、一硝基甲苯、二硝基甲苯、硝基氯苯和二硝基氯苯的采样与检测参考本章第二节三硝基甲苯部分。

2. **职业健康检查**

(1) 在岗期间职业健康检查：苯的氨基及硝基化合物在岗期间职业健康检查内容同本节上岗前检查的内容。

(2) 应急健康检查：应急健康检查的目标疾病主要参考《职业性急性苯的氨基、硝基化合物中毒的诊断》(GBZ 30—2015)，包括高铁血红蛋白血症、溶血性贫血、中毒性肝病、中毒性肾炎和化学性膀胱炎等。检查内容为①症状询问：重点询问短期内接触高浓度苯的氨基或硝基化合物的职业史及头晕、头痛、乏力、恶心、食欲减退、胸闷等症状。②体格检查为内科常规检查，包括有无口唇、耳郭、指(趾)端发绀。③实验室和其他检查中必检项目为血常规、尿常规、心电图、肝功能、高铁血红蛋白，选检项目为肾功能、红细胞赫恩滋小体。

职业健康监护档案的管理包括用人单位应当依法建立职业健康监护档案，并按规定妥善保存，劳动者或委托代理人有权查阅相关档案，且离职后，有权索取本人监护档案复印件，用人单位应积极配合，且在复印件上签章。用人单位应派专人管理监护档案，用于保护劳动者健康的目的，且保证档案的保密性。

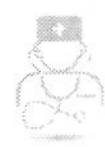

3. **新型生物标志物**　《职业性急性苯的氨基、硝基化合物中毒的诊断》(GBZ 30—2015)的起草人之一闫永健研究员的团队曾发专文阐述了苯的氨基硝基化合物的生物标志物，主要包括。

(1)尿液中对氨基酚：苯的氨基及硝基化合物进入体内后，经机体的代谢作用，形成对氨基酚，但机体代谢此类化合物的途径不一样，如苯胺进入体内后会在肝脏经过一系列氧化作用变成对氨基酚存在于尿液中，而硝基苯进入体内后，部分可经过还原作用最终形成对氨基酚经尿液代谢。ACGIH 规定的苯胺接触者尿液中对氨基酚的生物接触限值为 50.00mg/g 肌酐。

(2)尿液中对硝基酚：对于硝基苯类化合物接触者，尿液中的对硝基酚较尿液中对氨基酚更有意义。对硝基酚是机体接触硝基苯类同系物后产生的主要代谢产物，接触量越多，则尿液中对硝基酚排出量越大。ACGIH 规定的硝基苯接触者尿液中对硝基酚生物接触限值为 5.00mg/g 肌酐。

(3)高铁血红蛋白(MHb)：苯胺等毒物进入血液后，可使 Hb 的二价铁氧化为三价铁，使 Hb 失去携带氧的能力，造成机体组织缺氧，形成高铁血红蛋白血症。2002 年发布的《职业性急性苯的氨基、硝基化合物中毒诊断标准》(GBZ 30—2002)中规定，MHb 水平为 10%~30%、30%~50% 和 50% 以上分别作为轻度、中度和重度中毒的诊断标准，而在 2015 年发布的《职业性急性苯的氨基、硝基化合物中毒诊断标准》(GBZ 30—2015)，轻度、中度、重度中毒的必要条件全部改为 10% 以上，不再以 MHb 的浓度变化作为中毒程度的区分标准。MHb 作为生物标志物的缺点：并不是所有的此类化合物均可引起高铁血红蛋白；血液采集后应快速检测，不能久存。

(4)变性珠蛋白小体：苯的氨基硝基化合物进入机体后，可使红细胞出现变性珠蛋白小体。变性珠蛋白小体出现的时间与中毒种类和程度有关，其出现越早越多，表示病情越严重。同时变性珠蛋白小体的出现也是溶血性贫血的先兆。

(5)血红蛋白加合物：苯的氨基硝基化合物进入机体后，可与体内大分子的血红蛋白以原型或代谢产物的形式通过共价键结合，可以在相当长的时间内，以大分子的形式存于体内，可长达 4 个月，是长期低剂量接触者接触水平的较好指标。血红蛋白加合物作为监测指标的缺点：易受个体差异或生活习惯如吸烟的影响；并不是所有的该类化合物均能产生血红蛋白加合物。

4. **职业病的诊断与鉴定**　目前，我国尚无统一的职业性苯的氨基和硝基化合物慢性中毒诊断标准。我国对该化合物最早的诊断标准是 1988 年发布的《职业性急性苯的氨基、硝基化合物(三硝基甲苯除外)中毒诊断标准及处理原则》(GB 8788—1988)，2002 年我国发布了《职业性急性苯的氨基、硝基化合物中毒诊断标准》(GBZ 30—2002)，对原标准进行了修订，目前我国采用的是 2015 年发布的《职业性急性苯的氨基、硝基化合物中毒的诊断》(GBZ 30—2015)，本标准规定了诊断原则及接触反应。

(1)诊断原则：根据短期内接触较大量苯的氨基、硝基化合物的职业史，以高铁血红蛋白血症、血管内溶血及肝脏、肾脏损害为主要临床表现，结合现场职业卫生学调查和实验室检查结果，进行综合分析，排除其他原因引起的类似疾病后，方可诊断。

(2)接触反应：短期内接触较大量苯的氨基、硝基化合物后，出现轻微头晕、头痛、乏力、胸闷症状，高铁血红蛋白低于 10%，脱离接触后 48h 内可恢复。

根据《职业性急性苯的氨基、硝基化合物中毒诊断标准》(GBZ 30—2015),急性苯的氨基、硝基化合物中毒的诊断分级和治疗原则如下。

1)轻度中毒:口唇、耳郭、指(趾)端轻微发绀,可伴有头晕、头痛、乏力、胸闷等轻度缺氧症状,血中高铁血红蛋白浓度≥10%。

2)中度中毒:皮肤、黏膜明显发绀,出现心悸、气短、恶心、呕吐、反应迟钝、嗜睡等明显缺氧症状,血中高铁血红蛋白浓度≥10%,且伴有以下任何一项者:轻度溶血性贫血,变性珠蛋白小体可升高;急性轻中度中毒性肝病;轻中度中毒性肾病;化学性膀胱炎。

3)重度中毒:皮肤黏膜重度发绀,可伴意识障碍,血中高铁血红蛋白浓度≥10%,且伴有以下任何一项者:①重度溶血性贫血;②急性重度中毒性肝病;③重度中毒性肾病。

5. 应急救援处置　如发生急性中毒事件,救援人员到达中毒现场后,应先了解中毒事件的基本情况进行调查,包括现场环境状况、生产工艺流程、事件发生的经过及中毒人数等。按照《突发中毒事件卫生应急处置人员防护导则》(WS/T 680—2020)要求,根据事件危害水平、人员可能受到伤害的风险及气象条件等综合评判,进行事故现场分区(热区、温区和冷区),指导开展现场处置工作。

(三)三级预防

1. 急性中毒治疗原则和方法

(1)迅速脱离现场,立即脱去污染衣物,彻底清洗污染皮肤。吸氧,镇静,休息。

(2)中毒性高铁血红蛋白血症给予小剂量亚甲蓝(1~2mg/kg),并辅以维生素C等治疗。轻度中毒可仅用葡萄糖、维生素C及对症支持治疗。患有6-磷酸葡萄糖脱氢酶缺乏症者,不宜采用亚甲蓝治疗。

(3)中毒性溶血性贫血可采取碱化尿液的方法,早期应用适量糖皮质激素,特别是变性珠蛋白小体明显升高者,注意保护肾脏功能;重度贫血患者可输注红细胞悬液或洗涤红细胞。

(4)必要时选择适宜的血液净化疗法。

(5)化学性膀胱炎,宜多饮水,碱化尿液,适量给予糖皮质激素,防治继发感染。

(6)肝、肾功能损害,处理原则分别参见《职业性中毒性肝病诊断标准》(GBZ 59)、《职业性中毒性肾病诊断标准》(GBZ 79)。

2. 慢性中毒的治疗原则和方法　国家目前没有苯的氨基和硝基化合物慢性中毒的诊断和治疗原则标准,一般慢性中毒患者应调离岗位,避免进一步接触,并积极对症治疗。

(马　静　崔玉山　刘蒙蒙)

第四节　偏二甲基肼中毒的三级预防

职业活动中,短期接触大量偏二甲基肼可致急性中毒,长期吸入少量偏二甲基肼可致慢性中毒。急性中毒以中枢神经系统损害为主,常伴有肝脏损害。慢性中毒以溶血性贫血和肝功能改变为主。偏二甲基肼是一种性能良好的火箭液体燃料,文献报道的偏二甲基肼中毒多发生于火箭推进剂现场作业环境或泄漏事故造成的急性中毒事件,以及使用偏二甲基

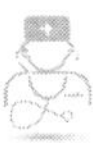

肼做生产原料的车间内浓度超标造成的轻度中毒事件。本节主要内容为职业性偏二甲肼中毒的预防措施和劳动保护。

一、偏二甲基肼中毒概述

(一) 偏二甲基肼中毒定义

职业性急性偏二甲基肼中毒是指在职业活动中,短期内接触较大量的偏二甲基肼引起的以中枢神经系统损害为主的疾病,常伴有肝脏损害。

(二) 偏二甲基肼中毒主要接触作业

偏二甲基肼主要用于火箭发射燃料、化学合成、照相试剂、燃料稳定剂、添加剂及植物生长调节剂等。在以上工作环境中可接触到偏二甲基肼或其蒸气,常可通过呼吸道和皮肤进入人体,引起以中枢神经系统损害为主的急性偏二甲基肼中毒。长期吸入少量的偏二甲基肼则可引起以溶血性贫血和肝功能改变为主的慢性中毒。

(三) 偏二甲基肼中毒发病机制

偏二甲基肼可引起部分神经细胞 / 小血管和淋巴管周围空隙增宽,脑膜血管扩张充血,神经细胞变性坏死,脑组织崩解;肝区病变,肝血窦扩张,肉眼可见肝轻度肿大,质地软,色泽呈土黄色;肾双侧改变一致,肾小管上皮细胞肿大,部分坏死;双肺弥漫性肺泡内充满淡红色渗出物,及大片状出血;心肌细胞不同程度浊肿 / 透明性变;脾血窦扩张充血,灶性出血;胃肠黏膜充血水肿,部分黏膜上皮脱落,黏膜固有层疏松水肿;血红蛋白变性,高铁血红蛋白生成。

(四) 偏二甲基肼中毒临床表现

接触偏二甲基肼蒸气可出现一过性的眼与上呼吸道的刺激症状及呼吸困难等,随后出现头晕、头痛、乏力、恶心等症状,严重者还可发生迟发性肺水肿。直接接触可致眼和皮肤灼伤,亦可引起变应性接触性皮炎。

1. **急性轻度中毒**　在职业活动中,短期内接触较大量的偏二甲基肼可引起急性中毒,其中急性轻度中毒者主要表现为明显的头晕、头痛、乏力、失眠、恶心、呕吐、食欲不振等症状,并兴奋、烦躁不安、肢体抽搐或急性轻度中毒性肝病等。

2. **急性重度中毒**　可出现阵发性全身痉挛发作。更严重者可为突发性强直性全身痉挛,角弓反张,大小便失禁,发作期间可呈昏迷状态,甚至出现脑水肿等。

3. **慢性中毒**　主要表现为高铁血红蛋白引起的溶血性贫血,长期接触可有肝功能改变,少数可致肝脏脂肪变性等。

二、偏二甲基肼中毒的三级预防

(一) 一级预防

1. **相关法律、法规及标准制定和完善**　随着科技的发展和对偏二甲基肼研究的深入,国家对车间空气内偏二甲肼的浓度进行了不断的修正,1996 年发布的《车间空气中偏二甲基肼卫生标准》(GB 16223—1996)中规定“车间空气中偏二甲基肼的 MAC 为 $0.5mg/m^3$”;2002 年发布的《工业场所有害因素职业接触限值标准》(GBZ 2—2002)将工业场所空气中

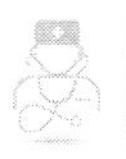

偏二甲基肼的容许浓度调整为：PC-TWA 为 $0.5mg/m^3$，PC-STEL 为 $1.5mg/m^3$；2019 年《工业场所有害因素职业接触限值 第一部分：化学有害因素》(GBZ 2.1—2019) 再次将车间空气中偏二甲基肼的浓度调整为：PC-TWA 为 $0.5mg/m^3$，且定性为对人可疑致癌。国家在 2017 年发布了《工作场所空气有毒物质测定 第 140 部分：肼、甲基肼和偏二甲基肼》(GBZ/T 300.140—2017)，以明确工业场所空气中偏二甲基肼的测定。

2. **生产工艺和生产设备改进和革新**　生产企业从建设地点的选择到内部设施的配备均要符合《工业企业设计卫生标准》(GBZ 1—2010) 及《工作场所防止职业中毒卫生工程规范》(GBZ 194—2007)。积极创造条件，采用新工艺、新技术，以低毒甚至无毒的材料替代偏二甲基肼。在现有生产条件下，一定要做到作业容器的密闭化，强化厂房的通风换气，严防偏二甲肼的"跑、冒、滴、漏"。同时，一定要做好生产、运输和储存过程中的防火防爆工作，严禁明火、火花及吸烟等。储运时需避开强氧化剂和强酸，且不得将本品储存在铜容器或铜含量高的金属容器及塑料容器中。

3. **个体防护措施**　偏二甲基肼或蒸气主要从呼吸道和皮肤迅速吸收，也可经消化道进入体内。接触偏二甲基肼蒸气可出现刺激性症状，如一过性的眼与上呼吸道的刺激症状及呼吸困难等，甚至可发生迟发性肺水肿。直接接触本品可致眼和皮肤灼伤，亦可引起变应性接触性皮炎。因此企业要根据《工作场所防止职业中毒卫生工程规范》(GBZ 194—2007) 配备专业的防护措施，而工人在作业场所时应加强个人防护措施，做好呼吸防护，佩戴化学过滤式口罩，穿防护服，带防护手套，佩戴防护眼镜。工人在工作场所不得进食、饮水或吸烟。在进餐前必须先洗手。作业人员平时口服维生素 B_6 可预防肝脏和神经系统损害。作业场所要配备设置辅助用室，包括车间卫生用室（浴室、更 / 存衣室、盥洗室以及在特殊作业、工种或岗位设置的洗衣室）、生活室（休息室、就餐场所、厕所）、妇女卫生室，并应符合《工业企业涉及卫生标准》(GBZ 1—2010)。因偏二甲基肼可引起化学灼伤，因此，根据 GBZ 1—2010，还需配备一定的急救设施，包括不断水地冲淋、洗眼设施，气体防护柜，个人防护用品等。

4. **职业卫生管理**　制度的管理既要充分发挥相关安全部门的作用，同时需要企业各级领导的重视，各部门密切协作和配合、检查，做到各尽其职，各负其责，才能做到企业长久的安全生产。其中，作业现场是安全事故发生的场所，为此一定要制定严格的作业操作规范和应急预案，设立安全警示标牌。另外，不仅在作业场所，在偏二甲基肼的运输和储存过程中也要制定严格的操作标准，在主要的安全风险设立专业的监测点，实施即时监控。甚至要在那些可能产生安全事故的环节，设立专门的负责人加以监控。同时严格按《工作场所职业病危害警示标识》(GBZ 158—2003) 设置各类警示标识等。依据《卫生部关于印发〈高毒物品目录〉的通知》（卫法监发〔2003〕142 号），偏二甲基肼属于高毒物品，应该按照高毒物品的管理规范进行管理。

5. **职业健康教育**　首先，加强企业管理人员的专业知识能力，既包括偏二甲基肼的化学特性、职业危害和防护措施等，也包括管理人员的健康宣教能力和安全责任意识。企业管理人员要积极同政府有关部门配合，加强员工的健康宣教，使员工了解职业卫生法律法规教育，熟悉偏二甲肼相关特性，熟练掌握防护知识，依法做好职业病防治工作。加强工人的职业卫生知识培训，还可提高自我保护意识，发挥主人翁精神，不仅能被动地接受工厂的各项管理规定和防护措施，还能主动地寻求保护途径，预防生产、运输和储存过程中的危险因素。

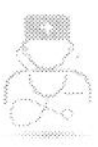

其次，企业要通过合理分配劳动力、关心作业人员家庭情况等方式减轻作业人员的职业紧张，这种职业紧张不仅是生理上的，还有心理上的。再次，通过健康促进，还要使作业人员养成良好的生活习惯，做到自觉控烟，预防酒精及药物滥用，坚持运动和健身，合理营养，控制体重；最后，要合理利用我国现有的健康政策和卫生服务，做好该化合物健康危险因素的评价及预防。

6. **上岗前职业健康检查**　偏二甲基肼的上岗前职业健康体检包括①目标疾病为其职业禁忌证：中枢神经系统器质性疾病。②检查内容包括：症状询问为重点询问中枢神经系统疾病史及相关症状；体格检查为内科常规检查和神经系统检查；实验室和其他检查中必检项目为血常规、尿常规、心电图和血清 ALT，选检项目为肝脾 B 超。在岗期间职业健康体检周期为 3 年。

（二）二级预防

偏二甲基肼中毒的二级预防以早发现、早诊断和早治疗为目的，主要为职业健康管理和生物标志物。

1. **职业病危害因素的识别与检测**　在职业卫生检测中依据《工作场所空气中有害物质监测的采样规范》（GBZ 159—2004）和《工作场所空气有毒物质测定　第 140 部分：肼、甲基肼和偏二甲基肼》（GBZ/T 300.140—2017）对偏二甲基肼生产企业工作场所空气进行采样和检测，空气中蒸气态的偏二甲基肼用酸性硅胶管采集，短时间采样时在采样点，用酸性硅胶管以 1.0L/min 流量采集 15min 空气样品，长时间采样时在采样点，用酸性硅胶管以 50mL/min 流量采集 1~4h 空气样品。硫酸溶液解吸，经衍生和萃取后进样，经气相色谱柱分离，氢火焰离子化检测器检测。

2. **职业健康检查**　根据《职业健康监护技术规范》（GBZ 188—2014）。

（1）在岗期间职业健康检查：偏二甲基肼的在岗职业健康体检内容同上岗前职业健康检查。

（2）应急健康检查：目标疾病参考《职业性急性偏二甲肼中毒》（GBZ 86—2002），包括中枢神经系统疾病和肝脏疾病等。检查内容包括①症状询问：重点询问短时间内大量接触偏二甲基肼的作业史及头晕、头痛、乏力、兴奋、烦躁不安、恶心、呕吐、流泪、咽部干痛、咳嗽和胸闷等症状。②体格检查包括常规内科检查和神经系统常规检查及运动功能、病理反射检查。③实验室和其他检查：必检项目为血常规、尿常规、心电图、肝功能和肝脾 B 超；选检项目为脑电图、头颅 CT 或 MRI。

职业健康监护档案的管理按照《职业健康监护技术规范》（GBZ 188—2014）执行：职业健康监护档案是健康监护全过程的客观记录资料，是评价个体和群体健康损害的依据，劳动者职业健康监护档案应包括：劳动者职业史、既往史和职业病危害接触史，职业健康检查结果及处理情况，职业病诊疗等健康资料；用人单位职业健康监护档案包括：用人单位职业卫生管理组织组成、职责，职业健康监护制度和年度职业健康监护计划，历次职业健康检查的文书，包括委托协议书、职业健康检查机构的健康检查总结报告和评价报告，工作场所职业病危害因素监测结果，职业病诊断证明书和职业病报告卡，用人单位对职业病患者、患有职业禁忌证者和已出现职业相关健康损害劳动者的处理和安置记录，用人单位在职业健康监护中提供的其他资料和职业健康检查机构记录整理的相关资料，卫生行政部门要求的其他资料。

3. **新型生物监测指标**　目前未发现偏二甲基肼生物标志物的研究，但偏二甲基肼的中毒特点可为二级预防提供参考。

4. **职业病的诊断与鉴定**　2002 年，我国为保护偏二甲基肼接触者身体健康，有效防止急性偏二甲基肼中毒，制定了《职业性急性偏二甲基肼中毒诊断标准》（GBZ 86—2002），规定了该化合物的诊断原则，本标准同样适用于非职业性急性偏二甲基肼中毒。

(1) 诊断原则根据短时间内吸入或皮肤污染较大量偏二甲基肼的职业史，结合中枢神经系统损害及肝脏损害的临床表现，参考现场劳动卫生学调查资料，综合分析，并排除其他病因所致类似疾病，方可诊断。

(2) 接触反应：具有下列情况之一者。

1) 接触偏二甲基肼后出现一过性的眼与上呼吸道的刺激症状，随后出现头晕、头痛、乏力、恶心等症状，神经系统检查无阳性发现。

2) 皮肤污染后可有烧灼感、局部红肿等表现。

标准中规定了偏二甲基肼的急性中毒诊断分级和治疗原则。

(1) 轻度中毒：有明显的头晕、头痛、乏力、失眠、恶心、呕吐、食欲不振等症状，并有下列情况之一者：兴奋、烦躁不安、肢体抽搐；符合急性轻度中毒性肝病。

(2) 重度中毒：全身阵发性强直性痉挛。

5. **应急救援处置**　如发生偏二甲基肼急性中毒事件，救援人员到达中毒现场后，应先了解中毒事件的基本情况进行调查，包括现场环境状况、生产工艺流程、事件发生的经过及中毒人数等。按照《突发中毒事件卫生应急处置人员防护导则》（WS/T 680—2020）要求，根据事件危害水平、人员可能受到伤害的风险及气象条件等综合评判，进行事故现场分区（热区、温区和冷区），指导开展现场处置工作。

（三）三级预防

偏二甲基肼中毒后应迅速脱离现场，移至空气新鲜处，脱去污染的衣物；体表污染液态偏二甲基肼时，应立即用清水冲洗干净；对中毒患者，应根据病情轻重，予以特效解毒剂维生素 B_6 治疗；对症支持治疗：止痉，纠正酸碱平衡及电解质紊乱，保肝治疗。急性轻度中毒患者多在数天内恢复，痊愈后可恢复原工作。重度中毒患者经积极治疗后也可完全恢复。少数患者抢救脱险后，恢复期症状有一定反复，可根据检查结果，参照《劳动能力鉴定职工工伤与职业病致残等级》（GB/T 16180—2014）处理。

（马　静　崔玉山　刘　静）

第五节　一甲胺中毒的三级预防

一甲胺是重要的化工原料，广泛应用于农药、医药、橡胶、燃料、炸药和涂料等工业生产。一甲胺可经呼吸道、胃肠道及皮肤吸收，对眼、皮肤和呼吸道黏膜有强烈的刺激和腐蚀作用。一甲胺是一种常见的低毒类化学品，国内外仅有一甲胺急性中毒的少量个案报道。低毒类化学品一般不会造成严重的中毒死亡事故，其危害性往往被人们忽视，但发生在 1991 年 9 月 3 日江西省上饶县沙溪镇的一甲胺特大中毒事故，为人们敲响了低毒类化学品事故灾害

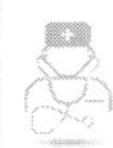

的警钟。这次事故由一辆装载一甲胺化学品的槽罐车违章行驶致泄漏而引起,发生在凌晨的居民区,2.4t 一甲胺全部泄漏汽化,波及范围约 22.9 万平方米,受害 126 户,中毒 595 人,156 人重度中毒住院,其中死亡 42 人,经济损失达 200 万元以上。本节内容为一甲胺中毒的三级预防,以期为基层提供职业安全教育,防毒知识教育,提高防毒及抢救水平。

一、一甲胺中毒概述

(一) 一甲胺中毒定义

职业性急性一甲胺中毒是在职业活动中短期内吸入较大量一甲胺气体,引起以呼吸系统损害为主要表现的全身性疾病,常伴有眼和皮肤灼伤。

(二) 一甲胺中毒主要接触作业

一甲胺主要用于生产农药、染料、炸药、制革和橡胶硫化等。在生产过程中,因生产设备出现故障,阀门、泵、管道等泄漏,或在运输、装卸、储存和使用过程中的不慎、设备故障、意外事故造成一甲胺泄漏,引起急性中毒。

(三) 一甲胺中毒发病机制

在生产、运输、储存和使用过程中,若发生一甲胺气体泄漏,可引起眼、皮肤、呼吸道黏膜灼伤和中毒。甚至可累及肾、肝及心脏等器官,严重者出现喉头水肿、肺水肿、ARDS 及呼吸衰竭。

一甲胺中毒主要是高浓度一甲胺气体直接刺激和腐蚀皮肤、黏膜,致化学性灼伤。呼吸道黏膜充血、水肿,甚至坏死、脱落;黏膜下腺体分泌亢进,分泌物增多;支气管痉挛;肺泡毛细血管通透性增大,渗出增多。由此可堵塞呼吸道,造成管腔狭窄,影响通气功能,出现低氧血症。

(四) 一甲胺中毒临床表现

有密切接触史,潜伏期 10min 以内,呼吸系统中毒症状,分为轻、中、重及极重度 4 级。轻度者咳嗽、咽部不适或微痛,少数伴有胸闷和气短;中度者咽喉剧痛,呼吸困难,肺有痰鸣、喘鸣或少许湿啰音;重度者烦躁不安,喉头及肺水肿,喉鸣,咳粉红色泡沫痰,两肺布满大水泡音,极度呼吸困难,口唇发绀,并出现"三凹征";极重度者主要是通气和换气功能障碍,机体严重缺氧,表现为呼吸浅促、全身发绀、血压下降、意识不清、生命垂危。皮肤灼伤范围较广,如颜面、颈、胸、躯干、腹部、会阴部及四肢等。少数患者因角膜灼伤,造成视力减退,甚至失明。

二、一甲胺中毒的三级预防

(一) 一级预防

1. 相关法律、法规及标准制定和完善　2002 年发布的《工业场所有害因素职业接触限值》(GBZ 2—2002)对工业场所中此指标浓度进行了修正:PC-TWA 为 $5mg/m^3$,PC-STEL 为 $10mg/m^3$,2019 年发布的《工作场所有害因素职业接触限值 第 1 部分:化学有害因素》(GBZ 2.1—2019)仍沿用 GBZ 2—2002 中的浓度标准。

2. 生产工艺和生产设备改进和革新　生产企业从建设地点的选择到内部设施的配备

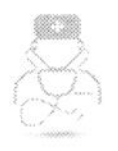

均要符合《工业企业设计卫生标准》(GBZ 1—2010)及《工作场所防止职业中毒卫生工程规范》(GBZ 194—2007)。生产过程中尽量用低毒或无毒的新工艺方法,减少工人暴露。改革生产工艺,做到生产设备密闭并且要经常检查,防止泄漏。生产车间要注意通风,安装局部通风系统。

3. **个体防护措施**　一甲胺可经呼吸道、胃肠道及皮肤等多途径吸收,因此劳动者要做好全身防护。首先企业要根据《工作场所防止职业中毒卫生工程规范》(GBZ 194—2007)配备专业的防护措施,并且就防护用具要制定相关的规章制度,定时且及时更换。工人在作业场所时应加强个人防护措施,做好呼吸防护,佩戴过滤式防毒面具(全面罩),全身穿防护服,带防护手套,佩戴防护眼镜,工作岗位应配备空气呼吸器,以备紧急事故时使用。工人在工作场所不得进食、饮水,严禁吸烟。在进餐前必须先洗手。根据《工业企业涉及卫生标准》(GBZ 1—2010)规定,一甲胺作业场所要设置辅助用室,包括车间卫生用室(浴室、更/存衣室、盥洗室以及在特殊作业、工种或岗位设置的洗衣室)、生活室(休息室、就餐场所、厕所)、妇女卫生室。车间还应配备洗衣机,工作服及时清洗,不能带回家以免引起二次污染,对家人造成危害。企业要合理安排劳动和调配劳力,进行轮换操作,减少劳动时间或缩短接触时间。

4. **职业卫生管理**　根据国家标准《企业安全生产标准化基本规范》(GB/T 33000—2016),继续推行安全生产标准化管理理念,包括目标职责、制度化管理、教育培训、现场管理、安全风险管控及隐患排查治理、应急管理、事故管理和持续改进 8 个核心要素。按照《工作场所职业病危害警示标识》(GBZ 158—2003)标准中对产生职业病危害因素的工作场所组合使用各类警示标示进行了详细的规定,一甲胺生产场所的警示标识参考上述标准使用。

要做好企业制度的管理,首先,企业应根据自身安全生产实际,将总体和年度安全生产与职业卫生目标落实到纸面上,并纳入企业总体生产经营目标。企业还要落实安全生产组织领导机构,按照有关规定成立安全生产委员会及专门的安全生产管理机构或人员,配备注册安全工程师,建立健全的管理网络。其次,企业要根据国家的法律法规及主管部门的规范等建立适用于本企业的安全卫生规章制度、操作章程等并严格执行。岗位安全生产和职业卫生操作章程的编制和修订要确保劳动者的参与。

5. **职业健康教育**　首先,加强企业管理人员的专业知识能力,既包括一甲胺的化学特性、吸收途径和防护措施等,也包括管理人员的健康宣教能力和安全责任意识。企业管理人员要加强对员工的健康教育,增强工人对一甲胺的了解,提高自我保护意识,发挥主观能动性,主动地寻求保护途径,预防生产、运输和储存过程中的危险因素。其次,企业要通过合理分配劳动力、关心作业人员家庭情况等多种方式减轻作业人员的生理和心理职业紧张。再次,通过健康促进,还要使作业人员养成良好的生活习惯,做到自觉控烟,预防酒精及药物滥用,坚持运动和健身,合理营养,控制体重;最后,要合理利用我国现有的健康政策和卫生服务,做好该化合物健康危险因素的评价及预防。

6. **储运防护措施**　一甲胺的运输要按规定的路线行驶,严禁随意变更运输路线并在居民区和人口稠密地区停留,搬运时要轻装轻卸,防止储存容器及附件破损,运输要配有经过专业培训的押运员,并配备防护用具。一甲胺的存储容器应放于阴凉、通风的仓库内,仓库内温度不宜超过 30℃,远离火种、热源,防止阳光直射。一甲胺储存时应与氟、氯、溴等卤素及酸类物质、氧化剂等分开。用于储存一甲胺的仓库设计时要注意防爆,照明、通风等设施

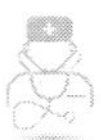

要符合防爆规范，且配备消防器材。高热天气露天储存时要有降温措施。

7. 上岗前职业健康检查 一甲胺的上岗前检查内容包括目标疾病检查：职业禁忌证为慢性阻塞性肺疾病、支气管哮喘和慢性间质性肺病。检查内容为症状询问，包括重点询问呼吸系统疾病史及相关症状；体格检查为内科常规检查（重点检查呼吸系统）；实验室和其他检查的必检项目为血常规、尿常规、心电图、血清 ALT、胸部 X 线摄片、肺功能，选检项目为肺弥散性功能。在岗期间职业健康检查的周期为 3 年。

（二）二级预防

1. 职业病危害因素的识别与检测 在职业卫生检测中依据《工作场所空气中有害物质监测的采样规范》（GBZ 159—2004）对一甲胺生产企业工作场所空气进行采样，目前职业卫生中没有一甲胺检测的标准方法，但是有研究者对离子色谱法测定一甲胺进行了研究，可以参照使用。

2. 职业健康检查 根据《职业健康监护技术规范》（GBZ 188—2014），职业健康监护室以预防为目的，职业健康监护主要包括职业健康检查和职业健康监护档案管理等内容。

（1）在岗期间职业健康检查：一甲胺的在岗期间检查内容和上岗前的内容一致。

（2）应急健康检查：应急健康检查的目标疾病为《职业性一甲胺中毒》（GBZ 80—2002）、《职业性化学性眼灼伤》（GBZ 54—2017）、《职业性化学性皮肤灼伤》（GBZ 51—2009）。检查内容为：①症状询问，重点询问短时间内接触大量一甲胺的职业接触史及眼、上呼吸道刺激症状，如咳嗽、咳痰、胸痛等。②体格检查包括：内科常规检查，重点检查呼吸系统；鼻及咽部常规检查，必要时进行咽喉镜检查；眼科常规检查，重点检查结膜、角膜病变，必要时裂隙灯检查；皮肤科常规检查。③实验室和其他检查：必检项目为血常规、尿常规、心电图、胸部 X 线摄片、血氧饱和度，选检项目为血气分析。

职业健康监护档案的管理按照《职业健康监护技术规范》（GBZ 188—2014）执行。

3. 职业病的诊断与鉴定 我国为应对职业性急性一甲胺中毒，特制定了《职业性急性一甲胺中毒诊断标准》（GBZ 80—2002），此标准规定了职业性急性一甲胺中毒的诊断标准及处理原则，同时适用于非职业性急性一甲胺中毒。根据此标准：

（1）诊断原则：根据确切的一甲胺职业接触史、急性呼吸系统损害的典型临床表现、胸部 X 线表现、结合血气分析等其他检查结果，参考现场劳动卫生学调查资料，综合分析，并排除其他病因所致类似疾病，方可诊断。

（2）刺激反应：接触后出现一过性眼和上呼吸道刺激症状，肺部无阳性体征，胸部 X 线检查无异常发现。

标准中规定了一甲胺的诊断及分级标准和治疗原则：

（1）轻度中毒：有眼及上呼吸道刺激症状，眼结膜、咽部充血、水肿；出现一度至二度吸气困难的喉水肿；胸部 X 线表现符合急性气管 - 支气管炎或支气管周围炎。

（2）中度中毒：凡有下列情况之一者，可诊断为中度中毒：出现三度吸气性呼吸困难的喉水肿；胸部 X 线表现符合急性支气管肺炎或间质性肺水肿。血气分析常呈轻度至中度低氧血症。

（3）重度中毒：凡有下列情况之一者，可诊断为重度中毒：由于严重喉水肿或支气管黏膜坏死脱落导致窒息；胸部 X 线表现符合肺泡性肺水肿；急性呼吸窘迫综合征；猝死；并发严重气胸、纵隔气肿、皮下气肿或肺不张等。血气分析常呈重度低氧血症。

（4）眼或皮肤灼伤：轻度、中度、重度急性中毒均可伴有眼或皮肤灼伤，其诊断分级参照

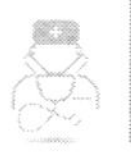

GBZ 54—2017 或 GBZ 51—2009。

4. **应急救援处置**　如发生一甲胺急性中毒事件，救援人员到达中毒现场后，应先对中毒事件的基本情况进行调查，包括现场环境状况、生产工艺流程、事件发生的经过及中毒人数等。按照《突发中毒事件卫生应急处置人员防护导则》(WS/T 680—2020)要求，根据事件危害水平、人员可能受到伤害的风险及气象条件等综合评判，进行事故现场分区(热区、温区和冷区)，指导开展现场处置工作。

(三) 三级预防

急性中毒人员应立即脱离现场，转移至上风向，脱去被污染衣服，并马上用大量流动清水冲洗皮肤，眼睛部位应至少冲洗 10min。刺激反应患者应卧床休息，一般严密观察 48h，并给予必要的检查及处理；可给予药物雾化吸入、支气管解痉剂、去泡沫剂(如 10% 二甲硅油)等保持呼吸道通畅。必要时应早期做气管切开。注意体位引流，鼓励患者咯出坏死黏膜组织；根据病情选择合适的给氧方法，吸入氧浓度不适宜超过 60%。伴有急性二氧化碳潴留的，改善通气的同时也要调节吸氧浓度；若需吸入高浓度氧，可给予呼气末正压通气；尽早、足量、短程应用糖皮质激素，中度、重度中毒可联合应用莨菪碱类药物；病程早期严格限制补液量，控制输液速度，必要时加利尿剂，维持每小时尿量大于 30mL。纠正酸碱中毒和电解质紊乱；积极防治并发症；眼和皮肤若发生灼伤，其治疗参照 GBZ 54 或 GBZ 51—2009。

轻度、中度中毒治疗后经短期休息，健康恢复后回原岗位工作，重度中毒患者必须调离原工作岗位，并根据健康恢复情况决定休息或安排工作，如有后遗症，可参照《劳动能力鉴定职工工伤与职业病致残等级》(GB/T 16180—2014)。

(马　静　崔玉山　刘　静)

第六节　苯的氨基和硝基化合物及胺类化合物中毒预防典型案例

一、案例一

(一) 案例基本情况

某工厂始建于 1958 年 10 月，是国家定点专业民爆器材生产企业，主要生产三硝基甲苯，2005 年企业进行转产，新建成一条年产 8 000t 乳化炸药生产线。2008 年 3 月，某省职业病防治院对此化工厂 98 名接触 TNT 作业工人进行职业健康体检时，发现可疑职业病 53 人，其中 52 人眼晶状体混浊，1 人肝硬化、脾厚。

(二) 案例分析

该企业是国家定点专业民爆器材生产企业，主要生产三硝基甲苯(TNT)，劳动者可通过皮肤、呼吸道和消化道进行吸收，尤其在夏季，气温高、湿度大、暴露皮肤面积增加，经皮肤吸收更容易。本案例是三硝基甲苯工人集体慢性中毒案例。职业性三硝基甲苯中毒是由于接触过量 TNT 引起的疾病，主要损害晶状体、肝脏和血液系统。通过调查发现，本案例属于三级预防失败导致的明显案例。

（三）三级预防策略

如果从三级预防角度，可从以下方面避免或减少上述职业病的发生。

1. **一级预防策略**　第一，企业应该推行安全标准化生产，制定明确的安全规章制度，本企业虽然制定了19条相关规定，但领导不重视，制度实施得并不好。第二，三硝基甲苯的特征要求生产企业尽量做好生产密闭，同时注意车间的通风，但本企业建厂后，生产工艺非常落后，最早是手工操作，后来在20世纪70年代改造成半自动化，安装了排尘设施，但至今设施陈旧、老化，且检修、维护不到位，造成工人直接暴露于三硝基甲苯粉尘或蒸气。第三，企业应给工人配备合格的防护用品并定时更换，且要求工人使用，但是本企业配备的防尘口罩等不符合国家要求且生产时未严格佩戴。第四，企业应加强工人的健康促进，但本企业未定期对员工进行职业卫生知识培训，只是有时早晨上班时，讲一下安全方面的知识，以至于工人对三硝基甲苯的危害没有深入认识，防护意识淡薄。

2. **二级预防策略**　根据国家法律规定，应定期检测车间空气中三硝基甲苯浓度、评价职业中毒危害控制效果，但是本企业仅在1999—2002年及2006年由不具备资质的机构进行了作业现场浓度监测。根据《职业健康监护技术规范》(GBZ 188—2014)，企业应在工人在岗期间和离岗后进行健康体检，对从事接触三硝基甲苯的作业工人职业健康体检周期为一年，但是该企业从1958年建厂至2006年转线，仅进行了4次体检，且在体检中发现的职业禁忌证工人并未进行换岗，同时企业亦没有建立职工健康体检档案。建议企业定期组织接触职业危害的作业人员到有资质的医院进行在岗期间和离岗时职业健康体检，建立职工健康体检档案，有条件的可进行外暴露和生物学效应标志物的检测。检查内容为①症状询问：重点询问血液病史、慢性肝病史及相关症状。②体格检查：内科常规检查。③实验室和其他检查：必检项目为血常规、尿常规、心电图和肝功能；选检项目为肝脾B超。其中在岗期间健康检查周期为3年。

3. **三级预防策略**　对于职业健康体检时，发现的可疑职业病工人，应当调离岗位，避免进一步接触。晶状体浑浊者，按白内障常规治疗处理，观察对象每年复查一次；有肝脏症状者，建议采用专科对症治疗，并定期复查肝脏功能。

二、案例二

（一）案例基本情况

某男，40岁，于2012年3月25日在搬运化工原料过程中，双腿不慎接触到泄漏的苯胺液体，裤子被打湿浸透，患者未予重视，继续工作，渐感头晕、气促，但无其他症状。患者于2h后离开工作环境，回家洗澡过程中，发现口唇及四肢末梢发绀，有全身乏力，未特殊处理，遂入院治疗。

（二）案例分析

本案例中，工人在搬运化工原料过程中接触到苯胺液体而导致的苯的氨基和硝基化合物中毒（不包括三硝基甲苯），其是指机体通过呼吸道或皮肤吸收大量苯的氨基、硝基化合物所致的以血液及肝、肾损害为主要病变的全身性疾病。通过调查发现，本案例属于三级预防失败导致的明显案例。

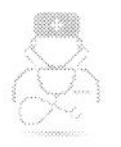

(三) 三级预防策略

如果从三级预防角度,可从以下方面避免或减少上述职业病的发生。

1. **一级预防策略** 第一,企业应该制定安全生产制度,包括苯胺储存运输制度,严格按危化品储存和运输管理规定进行,储存容器应该坚固不易损坏,搬运时要轻装轻卸,防止储存容器及附件破损,另外还应建立应急预案,本案例可以看出并没有很好地实施制度,造成了储存容器发生泄漏。第二,企业管理人员应定期向工作人员讲解苯胺的安全防护知识,使作业人员充分了解苯胺的化学性质、吸收途径、对人体的危害、职业危害特征和防护办法,主动做好防护。本案例工人职业暴露后,完全未意识到危害。第三,企业应给工人配备防护措施,由于苯胺的特性,工人应穿防渗透衣服,本案例中工人个人防护用具不符合要求。第四,企业应该按照《工业企业设计卫生标准》(GBZ 1—2010)备洗衣机、浴室和盥洗室,本案例工人回家洗澡有可能是因为企业并没有配备浴室。

2. **二级预防策略** 根据国家法律规定,应定期检测车间空气中苯胺的浓度,此案例中,如果工人及时上报安全事故,可开展应急健康检查,检查内容包括症状询问:重点询问短期内接触苯胺的职业史及头晕、头痛、乏力、恶心、食欲减退、胸闷等症状;体格检查为内科常规检查,包括有无口唇、耳郭、指(趾)端发绀;实验室和其他检查中必检项目为血常规、尿常规、心电图、肝功能、高铁血红蛋白,选检项目为肾功能、红细胞赫恩滋小体。根据短期内接触较大量苯胺的职业史,以高铁血红蛋白血症、血管内溶血及肝脏、肾脏损害为主要临床表现,结合现场职业卫生学调查和实验室检查结果,进行综合分析,排除其他原因所引起的类似疾病后,方可诊断。

3. **三级预防策略** ①迅速脱离现场,脱去污染衣物,彻底清洗皮肤,以阻断毒物继续吸收。②迅速畅通气道,及时氧疗,可改善缺氧。必要时可行气管插管,机械通气治疗。③尽早应用小剂量亚甲蓝纠正高铁血红蛋白,可减轻或避免溶血的发生及脏器损害。④配合使用增强疗效的药物,维生素 C 针能直接作用于高铁血红蛋白,使之还原血红蛋白。⑤加强生命体征的监测,以及高铁血红蛋白、血气分析、肝肾功能、血清电解质等各项指标的化验。

三、案例三

(一) 案例基本情况

2008 年 3 月 20 日,浙江台州市某区卫生监督所接到医院报告,该院收治了三例职业中毒患者,全部来源于某区某化工有限公司。该厂成立于 1992 年,2008 年 2 月 20 日起开始试生产新产品溴化 3-(2,2,2- 三甲基肼)丙酸甲酯(THMP),主要原料:偏二甲基肼、溴甲烷、异丙醇、丙烯酸甲酯。发生中毒的为一车间,该车间生产分 3 个工序,即投料、离心(抽滤)、烘干,投料通过自动化管道真空吸入或氮气压入反应釜内,但离心工序存在手工操作,即把半成品从一只桶内舀到另一只桶内,经两次离心后烘干,中毒的 3 名工人均在离心工序。据工人反映,工人工作时都戴防毒口罩、工作服、橡胶手套,工作时排风设施均正常运行。

患者李某 2005 年便开始在本单位上班,一直在一车间从事离心工作,每年均进行在岗期间的职业健康检查,未发现异常。该公司一车间开始试生产 THMP 后,李某仍在该车间从事离心工作;2008 年 2 月 29 日 8 点进入一车间开始从事离心工作,工作时已佩戴防毒口罩,中饭后,大约 11 点左右,回到车间就感觉车间内空气特别刺鼻,到 19 点左右,感觉头晕、

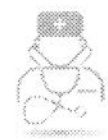

胸闷、恶心、右上肢抽搐，出车间后就呕吐，然后被送入医院救治。患者朱某2000年8月进入该企业上班，开始在其他岗位工作，工作期间每年都进行在岗期间的职业健康检查，未发现异常。2008年2月调到一车间从事离心工作。2008年3月19日8点40分上班，干完所有工作后，取下防毒口罩，眼睛刺痛，2h后自觉头痛，入院。患者姜某，2008年3月1日到该工厂上班，上岗前已进行了上岗前体检，未见异常，被安排在一车间从事离心工作。2008年3月19日8点上班，下午4点时，感觉腹痛、头晕、右手发抖，后入院。李某被台州市预防医学门诊部确诊为急性偏二甲基肼轻度中毒，朱某和姜某未申请职业病诊断。车间内其他工人经应急体检，未发现异常。

（二）案例分析

本案例中的企业，生产新产品溴化3-(2,2,2-三甲基肼)丙酸甲酯(THMP)时，使用的主要原料有偏二甲基肼，且在离心工序存在手工作业，工人是典型的急性偏二甲基肼中毒，虽然后面中毒的两位患者未进行职业病诊断，但是根据症状均符合偏二甲基肼轻度中毒的临床症状，结合职业接触史，可认为是急性偏二甲基肼中毒。

（三）三级预防策略

如果从三级预防角度，可从以下方面避免或减少上述职业病的发生。

1. **一级预防策略**　第一，应加强制度管理，应制定符合本企业生产特点的制度，制定严格的作业操作规范和应急预案，建立健全生产环境职业病危害因素的定期检测和评价制度。生产中存在或变更职业病危害因素项目，要及时向卫生行政部门申报，但本企业在车间内未设置警示标识和中文警示说明，变更产品后未向卫生行政部门进行变更申报。第二，应改革工艺设备，做到生产密闭化，车间做好通风。本企业在离心环节仍存在手工操作，导致工人的直接暴露，另外，虽然排气设施均在运行，但效果不一定好，因车间内刺激性气味较浓，且车间内未设立报警装置，当毒物浓度超过标准时不能自动报警，导致了此次事件的发生。第三，应加强健康教育，让企业管理人员和工人均意识到相关毒物的危害性及人体的暴露途径，本案例中工人已发现车间空气刺鼻，仍坚持工作，而当发生第1例患者时，未引起企业管理人员重视，仍继续生产，如果企业能意识到事情的严重性，采取预防措施，就不会再次发生中毒事故。发生急性职业中毒事件时要及时报告卫生行政部门，有利于及时采取控制措施，防止类似事件再次发生。

本企业可取之处在于工人上岗前和在岗期间均进行职业健康体检，但变更危害因素项目时应及时变更职业健康体检项目。

2. **二级预防策略**　根据国家法律规定，应定期检测车间空气中偏二甲基肼的浓度，加强职业健康管理和职业健康监护。根据短时间内吸入或皮肤污染较大量偏二甲基肼的职业史，结合中枢神经系统损害及肝脏损害的临床表现，参考现场劳动卫生学调查资料，综合分析，并排除其他病因所致类似疾病，方可诊断。发生可疑中毒事件时应启动应急健康检查，包括中枢神经系统疾病和肝脏疾病等，检查内容见本章第四节。同时用人单位应建立完善的职业健康监护档案，包括劳动者完善的职业史、既往史和职业病危害接触史。

3. **三级预防策略**　偏二甲基肼中毒后应迅速脱离现场，移至空气新鲜处，脱去污染的衣物；体表污染液态偏二甲基肼时，应立即用清水冲洗干净；对中毒患者，应根据病情轻重，予以特效解毒剂维生素B_6治疗；对症支持治疗：止痉，纠正酸碱平衡及电解质紊乱，保肝治疗。急性轻度中毒患者多在数天内恢复，痊愈后可恢复原工作。重度中毒患者经积极治疗

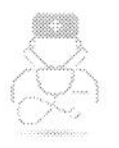

后也可完全恢复。少数患者抢救脱险后，恢复期症状有一定反复。

四、案例四

（一）案例基本情况

1991年9月2日下午，上海某染化厂一辆满载2.4t、浓度为98%的一甲胺货运槽汽车开往江西贵溪县某农药厂。3日凌晨2时30分途径上饶县沙溪镇，司机和押运员违规变更路线，拟开车回家探望，但在路上被树枝碰断槽罐进料口阀门，导致罐内液态一甲胺气体喷射，十几分钟内全部泄漏完。最后近600人受波及，156人重度中毒，其中约40人死亡，经济损失200万元以上。

（二）案例分析

本案例中，一辆满载2.4t、浓度为98%的一甲胺货运槽汽车在路上被树枝碰断槽罐进料口阀门，导致罐内液态一甲胺气体喷射，十几分钟内全部泄漏完，最后导致了一甲胺中毒，在运输过程中，若发生一甲胺气体泄漏，可引起眼、皮肤、呼吸道黏膜灼伤和中毒。甚可累及肾、肝及心脏等器官，严重者出现喉头水肿、肺水肿、ARDS及呼吸衰竭，本案例属于三级预防失败导致的明显案例。

（三）三级预防策略

如果从三级预防角度，可从以下方面避免或减少上述职业病的发生。

1. **一级预防策略**　第一，必须加强制度管理，除了制定严格的作业操作规范和应急预案，还要制定严格的运输储存制度，搬运时要轻装轻卸，防止钢瓶及附件破损；运输要按规定的路线行驶，严禁在居民区和人口稠密地区停留，本案例司机和押运员私自变更运输路线，违反运输管理制度，导致事故的直接发生；同时要对押运员进行专业培训，运输车辆上配备空气呼吸器等防护用具；第二，应保证存储容器坚固，不易损坏。本案例树枝将槽罐进料口阀门碰断，导致事故发生。

2. **二级预防策略**　加强制度管理，做好事故应急预案，制定相应的急性中毒事故的应急处置预案，确保一旦发生事故应急救援能够及时有效地开展。开展应急健康检查，根据确切的一甲胺接触史、急性呼吸系统损害的典型临床表现、胸部X线表现、结合血气分析等其他检查结果，综合分析，并排除其他病因所致类似疾病，方可诊断。

3. **三级预防策略**　参考《职业性急性一甲胺中毒诊断标准》（GBZ 80—2002）规定的一甲胺的诊断及分级标准和治疗原则对事故波及的居民进行诊断和治疗，处理原则详见本章第五节。

（马　静　崔玉山　刘蒙蒙）

参考文献

[1] 邬堂春，牛侨，周志俊，等. 职业卫生与职业医学[M]. 8版北京：人民卫生出版社，2017.

[2] 宋平平，李西西，闫永建. 急性苯的氨基硝基化合物中毒病例的文献分析[J]. 中华劳动卫生职业病杂

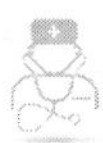

志, 2014, 32 (5): 366-369.
[3] 刘喜房, 徐建军. 职业性急性苯的氨基硝基化合物中毒的预防 [J]. 劳动保护, 2017, 4: 83-84.
[4] 李西西, 牟志春, 宋平平, 等. 苯的氨基硝基化合物生物标志物研究进展 [J]. 中国职业医学, 2014, 41 (4): 462-464.
[5] 贾莉, 王彦军, 董淑英, 等. 硝基苯和苯胺对大鼠原代肝细胞氧化损伤的作用 [J]. 癌变畸变突变, 2012, 24 (4): 283-285.
[6] 王之磊, 刘丰, 周晓玲, 等. 氧化应激在硝基苯致公鸭肾毒性中的作用 [J]. 畜牧兽医科技信息, 2017, 11: 20-22.
[7] 宋平平, 李西西, 闫永建. 急性苯的氨基硝基化合物中毒病例的文献分析 [J]. 中华劳动卫生职业病杂志, 2014, 32 (5): 366-369.
[8] 孙维生. 一甲胺的危害及其防治 [J]. 现代职业安全, 2002, 6: 37.
[9] 蔡礼德, 郑伟满. 急性一甲胺中毒临床研究: 附 128 例临床分析 [J]. 中国工业医学杂志, 1993, 6 (4): 221-223.
[10] 岳红, 万红, 王鸿, 等. 三硝基甲苯对作业人员健康危害及防护 [J]. 中国职业医学, 2011, 38 (6): 513-515.
[11] 李芝兰. 三硝基甲苯慢性职业中毒预防对策的研究 [J]. 医学研究杂志, 2004, 33 (12): 24-24.
[12] 刘玉瑛, 方家龙, 姚明, 等. 三硝基甲苯 (TNT) 生物标志物的研究 [J]. 医学研究杂志, 1995, 24 (6): 27-28.
[13] 韩秀荣, 王立秋, 张振开, 等. 血中 DNAT 作为 TNT 接触工人生物监测指标的初步探讨 [J]. 中国职业医学, 1995, 22 (2): 5-7.
[14] 王海兰. 偏二甲基肼的职业危害与防护 [J]. 现代职业安全, 2014, 6: 108-109.
[15] 岳茂兴, 彭瑞云, 王正国, 等. 偏二甲基肼中毒的病理学特点及近远期损伤效应研究 [J]. 中国危重病急救医学, 2004, 16 (12): 740-742.
[16] 曹巧玲, 毛彦杰, 王中民, 等. 偏二甲基肼和四氧化二氮的毒性及其中毒的急救措施 [J]. 职业与健康, 2011, 27 (12): 1419-1420.
[17] 卢春光. 某化工厂部分职工三硝基甲苯职业中毒事故调查 [J]. 吉林劳动保护, 2010, 3: 34-35.
[18] 张吕胜, 陈伟, 毛娜, 等. 急性苯胺中毒救治 1 例 [J]. 长江大学学报 (自科版), 2013, 10 (3): 40.
[19] 徐晓霞, 蔡艳芳, 罗永军. 一起偏二甲基肼急性中毒的调查报告 [J]. 职业卫生与应急救援, 2008, 26 (6): 328-329.

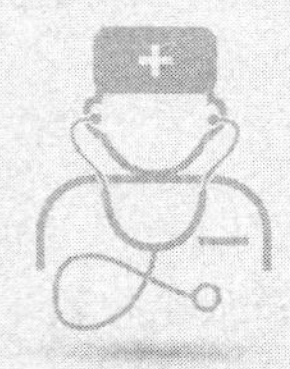

第十章 高分子化合物合成单体中毒的三级预防

高分子化合物(high molecular compound)是指相对分子质量高达几千至几百万的化合物。按照其来源可分为天然高分子化合物和合成高分子化合物。大多数合成高分子化合物本身的毒性很低,或者基本无毒,一般不引起中毒。但是,某些生产单体的原料、添加剂以及在热加工过程中所分解的产物,却可引起人体中毒。2013 年 12 月颁布的《职业病分类和目录》(国卫疾控发〔2013〕48 号)中规定的高分子化合物生产过程中导致的中毒主要有氯乙烯中毒、三氯乙烯中毒、氯丙烯中毒、有机氟聚合物单体及其热裂解物中毒、丙烯酰胺中毒、氯丁二烯中毒等。有报道,2002 年在某个体企业从事坐垫生产工作的 3 名人员,在工作 3 个月左右后,3 人不同程度地出现乏力、肌肉酸疼,后渐加重至站立不稳、行走困难、双手持物不牢等症状,后被诊断为职业性慢性氯丙烯中毒。高分子化合物生产过程导致的中毒的发病机制复杂,一旦发生,严重危害工人健康,降低其劳动能力和生活质量。本章从三级预防角度,阐述了高分子化合物生产过程导致的中毒的预防和控制,以降低相关职业性疾病,从而保护作业人群健康。

第一节 高分子化合物合成单体中毒概述

一、概述

(一) 高分子化合物合成单体中毒定义

高分子化合物合成单体中毒指劳动者在职业活动中,短时间内摄入大量高分子化合物合成单体或较长时期接触高分子化合物合成单体所引起的急性肺水肿、化学性肺炎、肿瘤等全身性疾病。

(二) 高分子化合物合成单体中毒主要接触作业

高分子化合物的基本生产原料有煤焦油、天然气、石油裂解气和少数农副产品等。以石油裂解气应用最多，主要有不饱和烯烃和芳香烃类化合物，如乙烯、丙烯、丁二烯、苯、甲苯、二甲苯等。常用的单体多为不饱和烯烃、芳香烃及其卤代化合物、氰类、二醇和二胺类化合物，这些化合物多数对人体健康可产生不良影响，在高分子化合物生产过程的每个阶段，作业者均可接触到不同类型的毒物。

高分子化合物具有许多方面的优异性能，表现为强度高、质量轻、隔热、隔音、透光、绝缘性能好、耐腐蚀、成品无毒或毒性很小等特性。半个世纪以来，高分子化学工业在数量上和品种上迅速增加，主要包括五大类：塑料（plastics）、合成纤维（synthetic fiber）、合成橡胶（synthetic rubber）、涂料（coatings）和胶黏（adhesives）等，广泛应用于工业、农业、化工、建筑、通信、国防、日常生活用品等方面，也广泛应用于医学领域，如一次性注射器、输液器、各种纤维导管、血浆增容剂、人工肾、人工心脏瓣膜等。特别是在功能高分子材料，如光导纤维、感光高分子材料、高分子分离膜、高分子液晶、超电导高分子材料、仿生高分子材料和医用高分子材料等方面，高分子化合物的应用、研究、开发日益活跃。高分子化合物对健康的影响主要来自三个方面：制造化工原料、合成单体的生产过程；生产中的助剂；高分子化合物在加工、受热时产生的毒物。

（三）高分子化合物合成单体中毒分类

高分子化合物就其来源可分为天然高分子化合物和合成高分子化合物。天然高分子化合物是指蛋白质、核酸、纤维素、羊毛、棉、丝、天然橡胶、淀粉等；合成高分子化合物是指合成橡胶、合成纤维、合成树脂等。通常所说高分子化合物主要指合成高分子化合物，按其骨架和主链的成分，又分为有机高分子化合物和无机高分子化合物。有机高分子化合物的骨架以碳为主，间有氧（如聚酯）或氮（如尼龙）等。无机高分子化合物的骨架以除碳以外的其他元素为主，如聚硅烷骨架全部由硅构成。

（四）高分子化合物合成单体中毒发病机制

高分子化合物本身无毒或毒性很小，但某些高分子化合物粉尘可致上呼吸道黏膜刺激症状；酚醛树脂、环氧树脂等对皮肤有原发性刺激或致敏作用；聚氯乙烯等高分子化合物粉尘对肺组织具有轻度致纤维化作用。

1. **制造化工原料、合成单体对健康的影响** 如氯乙烯、丙烯腈对接触者可致急、慢性中毒，甚至引起职业性肿瘤。氯乙烯单体是IARC公布的确认致癌物，可引起肝血管肉瘤。对某些与氯乙烯化学结构类似的单体和一些如环氧氯丙烷、有机氟等高分子化合物生产中的其他毒物，对人是否具有致癌作用等远期效应，须加强动物实验、临床观察和流行病学调查研究。

2. **生产中的助剂对健康的影响** 除了在单体生产和聚合或缩聚过程中可接触各种助剂外，由于助剂与聚合物分子大多数只是机械结合，因此很容易从聚合物内部逐渐移行至表面，进而与人体接触或污染水和食物等，影响人体健康。例如，含铅助剂的聚氯乙烯塑料在使用中可析出铅，因而不能用作储存食品或食品包装。助剂的种类繁多，在生产高分子化合物中一般接触量较少，其危害没有生产助剂时严重。助剂中的氯化汞、无机铅盐、磷酸二甲苯酯、二月桂酸二丁锡、偶氮二异丁腈等毒性较高；碳酸酯、邻苯二甲酸酯、硬脂酸盐类等毒性较低；有的助剂如顺丁烯二酸酐、六次甲基四胺、有机铝、有机硅等对皮肤黏膜有强烈的刺激作用。

3. **高分子化合物在加工、受热时产生的有害因素对健康的影响** 高分子化合物与空气

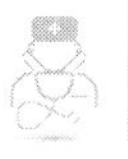

中的氧接触，并受热、紫外线和机械作用可被氧化。加工、受热时产生的裂解气和烟雾毒性较大，吸入后可致急性肺水肿和化学性肺炎。高分子化合物在燃烧过程中受到破坏，热分解时产生各种有毒气体，吸入后可引起急性中毒。

（五）高分子化合物合成单体中毒临床表现

高分子化合物合成单体中毒的临床表现一般可分为急性中毒和慢性中毒。

急性中毒例如大量吸入氯乙烯所致中枢神经系统呈现麻醉作用，轻度中毒者有眩晕、头痛等，重度中毒可出现意识障碍，严重患者可持续昏迷甚至死亡。又如短时间接触高浓度三氯乙烯，除中枢神经麻痹外，还出现以三叉神经为主的脑神经损害，还可见眼、鼻及上呼吸道黏膜刺激症状。吸入高浓度氯丁二烯可出现麻醉作用，呕吐、面色苍白、四肢厥冷、血压下降，甚至意识丧失。

长期接触高分子化合物合成单体，造成慢性中毒，对人体健康可产生多系统不同程度的影响，如神经系统、消化系统、血液系统等。例如长期接触三氯乙烯可出现头痛、头晕、食欲不振、乏力、虚弱、记忆力减退、睡眠障碍、情绪不稳定、判断力下降和共济失调等。

二、高分子化合物合成单体中毒的三级预防

三级预防原则可用于高分子化合物合成单体中毒的预防控制。即在可能的职业性中毒的危害接触之前尽快采取行动，及时消除有害物质或有害因素，预防中毒的发生。

（一）一级预防

利用相关职业病防治法律、法规及标准，预防和控制高分子化合物合成单体中毒；采用先进的工艺、技术和材料，利用职业病防护设施及个人职业病防护用品，减少劳动者职业接触的机会和程度；对作业人员进行健康教育及健康促进；对作业人员进行上岗前职业健康检查，及早发现职业禁忌证。

（二）二级预防

通过对作业场所职业病危害因素监测，在岗期间、离岗时健康检查，对高分子化合物合成单体中毒进行早期诊断，发现劳动者所遭受的职业危害，尽早发现高分子化合物合成单体中毒，在一级预防达不到要求时，尽早做到“三早”预防，即早发现、早诊断、早治疗。

（三）三级预防

高分子化合物三级预防是指进行合理的治疗和康复。

（陈　曦　牛　振）

第二节　氯乙烯中毒的三级预防

氯乙烯中毒是接触过量氯乙烯引起的疾病，长期接触氯乙烯后可引起人体多系统的损害，如神经衰弱、肝脾肿大、雷诺氏症、肢端溶骨症及硬皮样改变等。氯乙烯对肝脏损伤报道较多，还具有致癌性，可以诱发肝血管肉瘤。2015 年，天津市某化工厂技术中心重点实验室发生一起接触氯乙烯单体急性中毒事故，由于微悬浮操作间正在疏通氯乙烯单体管道，患者

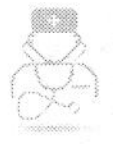

未佩戴有效防护用具去现场取样，导致短时间内吸入大剂量氯乙烯气体而引起了以中枢神经系统抑制为主要表现的急性氯乙烯中毒。氯乙烯中毒发生取决于三个因素：即接触者，氯乙烯暴露，作用条件。这三者的因果联系，决定了氯乙烯中毒的可预防性。三级预防理论为氯乙烯中毒预防提供了重要的指导思想。

一、氯乙烯中毒概述

（一）氯乙烯中毒定义

急性氯乙烯中毒指劳动者在职业活动中，短时间内吸入大剂量氯乙烯气体所引起的以中枢神经系统抑制为主要表现的全身性疾病；慢性氯乙烯中毒指劳动者在职业活动中较长时期接触氯乙烯气体引起的以肝脾损害为主要表现，以肢端溶骨症、肝血管肉瘤等为特点的全身性疾病。

（二）氯乙烯中毒主要接触作业

氯乙烯主要用于生产聚氯乙烯的单体，也能与丙烯腈、醋酸乙烯酯、丙烯酸酯、偏二氯乙烯等共聚制得各种树脂，还可用于合成三氯乙烷及二氯乙烯等。氯乙烯合成过程中，在转化器、分馏塔、贮槽、压缩机及聚合反应的聚合釜、离心机处都可能接触到氯乙烯单体，特别是进入聚合釜内清洗或抢修和意外事故时，接触浓度最高。

（三）氯乙烯中毒发病机制

氯乙烯主要通过呼吸道吸入其蒸气而进入人体，液体氯乙烯污染皮肤时可部分经皮肤吸收。经呼吸道吸入的氯乙烯主要分布于肝、肾，其次为皮肤、血浆，脂肪最少。其代谢物大部分随尿排出。低浓度吸入后，主要经醇脱氢酶途径在肝脏代谢，先水解为 2- 氯乙醇，再形成氯乙醛和氯乙酸；吸入高浓度氯乙烯时，在醇脱氢酶的代谢途径达到饱和后，主要经肝微粒体细胞色素 P450 酶的作用而环氧化，生成高活性的中间代谢物环氧化物 - 氯乙烯，这些中间活性产物在谷胱甘 -S- 转移酶催化下，与 GSH 结合形成 S- 甲酰甲基谷胱甘肽，随后进一步经水解或氧化生成 S- 甲基甲酰半胱氨酸和 N- 乙酰 -S-（2- 羟乙基）半胱氨酸由尿排出。氯乙醛则在醛脱氢酶作用下生成氯乙酸经尿排出。

（四）氯乙烯中毒临床表现

1. 急性中毒　检修设备或意外事故大量吸入氯乙烯所致，多见于聚合釜清釜过程和泄漏事故。主要是对中枢神经系统呈现麻醉作用。轻度中毒者有眩晕、头痛、乏力、恶心、胸闷、嗜睡、步态蹒跚等。及时脱离接触，吸入新鲜空气，症状可减轻或消失。重度中毒可出现意识障碍，可有急性肺损伤（ALI）甚至脑水肿的表现，严重患者可持续昏迷甚至死亡。皮肤接触氯乙烯液体可引起局部损害，表现为麻木、红斑、水肿以及组织坏死等。

2. 慢性中毒　长期接触氯乙烯，对人体健康可产生多系统不同程度的影响，如神经衰弱综合征、雷诺现象、周围神经病、肢端溶骨征、肝脏肿大、肝功能异常、血小板减少等。有人将这些症状称为“氯乙烯病”或“氯乙烯综合征”。

（1）神经系统：以类神经症和自主神经功能紊乱为主，其中以睡眠障碍、多梦、手掌多汗为常见。有学者认为，神经、精神症状是慢性氯乙烯中毒的早期症状，精神方面主要表现为抑郁。清釜工可见皮肤瘙痒、烧灼感、手足发冷发热等多发性神经炎表现，有时还可见手指、舌或眼球震颤。神经传导和肌电图可见异常。

(2) 消化系统：有食欲减退、恶心、腹胀、便秘或腹泻等症状。可有肝、脾不同程度肿大，也可有单纯肝功能异常。后期肝脏明显肿大、肝功异常，并有黄疸、腹水等。一般肝功能指标改变不敏感，而静脉色氨酸耐量试验（ITTT）、肝胆酸（CG）、γ- 谷氨酰转肽酶（γ-GT）、前白蛋白（PA）相对较为敏感。此临床表现对诊断慢性氯乙烯中毒极有意义。

(3) 肢端溶骨症（acroosteolysis，AOL）：多发生于工龄较长的清釜工，发病工龄最短者仅一年。早期表现为雷诺现象：手指麻木、疼痛、肿胀、变白或发绀等。随后逐渐出现末节指骨骨质溶解性损害。X 线常见一指或多指末节指骨粗隆边缘呈半月状缺损，伴有骨皮质硬化，最后发展至指骨变粗变短，外形似鼓槌（杵状指）。手指动脉造影可见管腔狭窄、部分或全部阻塞。局部皮肤（手及前臂）局限性增厚、僵硬，呈硬皮病样损害，活动受限。目前认为，肢端溶骨症是氯乙烯所致全身性改变在指端局部的一种表现。肢端溶骨症的发生常伴有肝、脾大，对诊断有辅助意义。

(4) 血液系统：有溶血和贫血倾向，嗜酸性粒细胞增多，部分患者可有轻度血小板减少，凝血障碍等。这种现象与患者肝硬化和脾功能亢进有关。

(5) 皮肤：经常接触氯乙烯可有皮肤干燥、皲裂、丘疹、粉刺或手掌皮肤角化、指甲变薄等症状，有的可发生湿疹样皮炎或过敏性皮炎，可能与增塑剂和稳定剂有关。少数接触者可有脱发。

(6) 肿瘤：1974 年 Creech 首次报道氯乙烯作业工人患肝血管肉瘤（hepatic angiosarcoma），国内首例报道于 1991 年。肝血管肉瘤较为罕见，其发病率约为 0.014/10 万。英国调查证实职业性接触氯乙烯工人原发性肝癌和肝硬化的发病危险性增高。另外，还发现氯乙烯所致肝损害似与乙型肝炎病毒具有协同作用；国内调查发现，氯乙烯作业男工的肝癌发病率、死亡率明显高于对照组，发病年龄较对照组显著提前，且与作业工龄相关，并具有剂量 - 效应关系，说明了氯乙烯的致肝癌作用。国内外另有报道，氯乙烯作业者造血系统、胃、呼吸系统、脑、淋巴组织等部位的肿瘤发病率增高，值得重视，但对此问题尚需进一步研究。

(7) 生殖系统：氯乙烯作业女工和作业男工配偶的流产率增高，胎儿中枢畸形的发生率也有增高，作业女工妊娠并发症的发病率也明显高于对照组，提示氯乙烯具有一定的生殖毒性。

(8) 其他：对呼吸系统主要可引起上呼吸道刺激症状；对内分泌系统的作用表现为暂时性性功能障碍；部分患者可致甲状腺功能受损。

二、氯乙烯中毒的三级预防

（一）一级预防

氯乙烯可经呼吸道、消化道及完整的皮肤吸收，氯乙烯中毒的一级预防的目的是从根本上消除或控制氯乙烯对人体健康的危害，主要通过有关标准、法规制定，改进生产工艺和生产设备，合理使用防护设施及个人防护用品，减少或消除工人的接触机会。

1. 相关法律、法规及标准制定和完善 《工作场所有害因素职业接触限值 第 1 部分：化学有害因素》（GBZ 2.1—2019）规定了工作场所化学有害因素的职业接触限值，其中规定氯乙烯职业接触限值（OELs）为：以时间为权数规定的 8h 工作日、40h 工作周的 PC-TWA 为 10mg/m^3。依据《职业健康监护技术规范》（GBZ 188—2014）要求对拟从事接触职

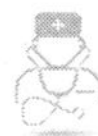

业病危害因素作业的新录用人员进行上岗前职业健康检查。

2. **生产工艺和生产设备改进革新** 生产或使用氯乙烯,应采用自动化、密闭化的生产工艺,消除或减少氯乙烯接触。氯乙烯生产设备可设置在自然通风良好的框架式露天或半露天场所,不能采用自然通风的场所,应采用有效机械通风,室内场所设置门口外开的撤离通道。使用和储存氯乙烯的管道、设备、容器、阀门等设施要符合相关材料和强度要求,远离火种、热源。工作场所应设置事故通风装置以及与事故排风系统相联锁的泄漏报警装置,事故通风装置的控制开关应分别设置在室内、室外便于操作的地点,照明、通风、设备、工具要具有防爆性能。

氯乙烯罐周围设置围堰或泄险池,并设置必要的喷淋设施。工作场所应设置固定式氯乙烯检测报警仪,在不具备设置固定式氯乙烯检测报警仪条件的工作场所应配置便携式氯乙烯检测报警仪。用人单位应在氯乙烯生产或使用场所便于观察处设置醒目的风向标,便于撤离人员正确选择上风向应急疏散路线和安全集结区域。

在工作场所的醒目位置设置职业病危害警示标识和中文警示说明,避免与氧化剂接触。在管道输送过程中,钢瓶和容器必须接地和跨接,防止产生静电。灌装作业应控制流速,且有接地装置,防止静电积聚。配备相应品种和数量的消防器材及泄漏应急处理设备。

3. **个体防护措施** 操作人员必须经过专门培训,严格遵守操作规程。操作人员佩戴过滤式防毒面具(半面罩),戴化学安全防护眼镜,穿防静电工作服,戴防护化学品手套。应急防护配置空气呼吸器或全面罩防毒面具,将应急呼吸防护用品按要求存放在车间或邻近车间的地方,存放地应有醒目的标识,便于事故发生时迅速抓取。工作场所应配置通讯工具,供工作人员应急使用。进入罐、限制性空间或其他高浓度区作业,必须做好防护,且有人监护,严格执行《密闭空间作业职业病危害防护规范》(GBZ 205—2007)要求。

4. **职业卫生管理** 在醒目位置设置公告栏,公布有关职业病防治的规章制度、操作规程、职业病危害事故应急救援措施和工作场所职业病危害因素检测结果。在工作场所、作业岗位、设备和设施的醒目位置设置警示标识和中文警示说明。用人单位设置或者指定职业卫生管理机构或者组织,配备职业卫生管理人员,建立和健全职业卫生管理制度和操作规程。

5. **职业健康教育** 劳动者有权知晓与自己工作相关的职业危害因素氯乙烯的信息。针对作业场所存在的可能造成健康损害的职业危害因素向劳动者进行有关预防、控制职业危害因素、预防职业病和意外事故的健康教育。为了避免职业健康危害造成的健康损害,开展作业场所工作人员的健康促进,调动企业、雇主、工会和员工的积极性,让他们主动参与到预防和控制职业危害因素的健康促进活动中去。加强安全防护教育,严格执行操作规程。

6. **上岗前职业健康检查** 依据《职业健康监护技术规范》(GBZ 188—2014)要求对拟从事接触职业病危害因素作业的新录用人员,包括转岗到该种作业岗位的人员进行上岗前健康检查。上岗前职业健康检查的主要目的是发现有无职业禁忌证,建立接触职业病危害因素人员的基础健康档案。上岗前健康检查均为强制性职业健康检查,应在开始从事有害作业前完成。检测内容包括①症状询问。②手指骨关节检查。③实验室和其他检查必检项目:血常规、尿常规、心电图、肝功能、类风湿因子;选检项目:肝脾 B 超。

(二) 二级预防

氯乙烯中毒的二级预防的目的在于职业性氯乙烯中毒早期诊断和发现,主要包括定期氯乙烯监测、职业健康检查以及诊断鉴定等措施。

1. 职业病危害因素的识别与检测 工作场所氯乙烯的含量依据《工作场所空气有毒物质测定 第78部分：氯乙烯、二氯乙烯、三氯乙烯和四氯乙烯》(GBZ/T 300.78—2017)进行。氯乙烯所致职业病依照《职业性氯乙烯中毒的诊断》(GBZ 90—2017)执行。对作业场所进行现场检测与评价，以使作业环境或生产环境达到职业卫生标准要求；对识别出的可能引起氯乙烯中毒的职业病危害因素，按照国家现行的标准规范进行现场检测，以确定劳动者接触的浓度(水平)。可采用热解吸 - 气相色谱法，短时间采样：在采样点，用活性炭管以100mL/min流量采集15min空气样品；长时间采样：在采样点，用活性炭管以50mL/min流量采集2~8h空气样品。根据职业病危害因素的检测结果并对照GBZ 2.1—2019职业接触限值标准，评价职业病危害因素接触水平的符合性。如GBZ 2.1—2019中规定氯乙烯OELs为：以时间为权数规定的8h工作日、40h工作周的PC-TWA为10mg/m^3。如检测结果超出国家限值要求，应查找原因，及时对防护设施等进行整改，并对劳动者进行个体防护。

2. 职业健康检查

(1)在岗期间职业健康检查：在岗人员可按推荐，作业场所有毒作业分级Ⅱ级及以上的人员，每年参加1次职业健康体检；作业场所有毒作业分级Ⅰ级的人员，每2年参加1次职业健康体检，对肝功能每半年进行1次检查。在岗期间体检检查内容包括①症状询问：重点询问乏力、恶心、食欲减退、肝区胀痛、手指麻木及小关节疼痛等。②体格检查：内科常规检查；骨科检查：注意手指骨、关节的检查。③实验室和其他检查必检项目：血常规、尿常规、肝功能、肝脾B超、手部X射线摄片(清釜工)；选检项目：白指诱发试验。

(2)离岗时职业健康检查：检查对象包括职业接触氯乙烯的辞职人员、退休人员、内部转岗人员。检查目的是早期发现职业病。检查内容同在岗期间。检查时间一般是脱离岗位前，如最后一次在岗期间的健康检查在离岗前90d内，可视为离岗体检。

3. 氯乙烯中毒的诊断与鉴定

(1)职业性氯乙烯中毒的诊断：根据短期内吸入高浓度氯乙烯气体的职业史，出现以中枢神经系统损害为主的临床表现，可伴有肝脏及其他器官系统损害，结合实验室检查结果及工作场所职业卫生学调查，综合分析，排除其他原因所致类似疾病，方可诊断。

慢性中毒根据长期接触氯乙烯气体的职业史，出现以肝脏和 / 或脾脏损害、雷诺现象及肢端溶骨症等为主的临床表现，结合实验室检查结果及工作场所职业卫生学调查，综合分析，排除其他原因所致类似疾病，方可诊断。

(2)职业性氯乙烯中毒的诊断分级：我国颁布了《职业性氯乙烯中毒的诊断》(GBZ 90—2017)，分级标准如下。

1)急性轻度中毒：短期内接触高浓度氯乙烯气体后出现头晕、头痛、恶心、呕吐、胸闷、步态蹒跚、嗜睡、朦胧等，符合轻度意识障碍(见GBZ 76—2002)。

2)急性中度中毒：在轻度中毒基础上，具有下列情况之一者，中度意识障碍(见GBZ 76—2002)；轻度意识障碍，并伴有急性轻度或中度中毒性肝病(见GBZ 59—2010)。

3)急性重度中毒：在中度中毒基础上，具有下列情况之一者，重度意识障碍(见GBZ 76—2002)；以中度意识障碍为主的多器官(系统)损害。

4)慢性轻度中毒：职业接触氯乙烯气体3个月以上，出现头晕、头痛、乏力、失眠、多梦、记忆力减退、易怒、多汗等类神经症表现，具有下列情况之一者，雷诺现象，可伴有硬皮样改

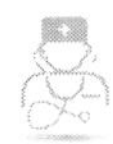

变；肝功能生物化学试验检测指标 2 项异常，病程在 3 个月以上；影像学检查证实肝脏肿大伴肝功能生物化学试验检测指标一项异常，病程在 3 个月以上。

5）慢性中度中毒：在轻度中毒的基础上，具有下列情况之一者：肢端溶骨症；肝硬化代偿期；影像学检查证实脾脏肿大。

6）慢性重度中毒：肝硬化失代偿期。

（三）三级预防

氯乙烯中毒的三级预防主要是给予患者积极治疗和促进康复的措施。

1. **治疗原则和方法**

⑴急性中毒：应迅速将中毒者移至空气新鲜处，立即脱去被污染的衣服，用清水清洗被污染的皮肤，注意保暖，卧床休息。急救措施和对症治疗原则与内科相同。

⑵慢性中毒：可给予保肝及对症治疗。符合外科手术指征者，可行脾脏切除；肢端溶骨症患者应尽早脱离接触。

⑶其他处理：轻度中毒者治愈后，可返回原岗位工作；重度中毒者治愈后，应调离有毒作业岗位。

2. **康复措施**　重度中毒者应调离有毒有害作业岗位，应予以适当的治疗和长期休息。如需职业病伤残程度鉴定，按《劳动能力鉴定职工工伤与职业病致残等级》（GB/T 16180—2014）处理。对已丧失劳动力或残疾者通过康复医疗，促进其身心方面早日康复，使其恢复劳动力，保存其创造经济价值和社会劳动价值的能力。

（陈　曦　牛　振）

第三节　三氯乙烯中毒的三级预防

三氯乙烯中毒是工作中接触高浓度三氯乙烯蒸气或液体所引起的以神经系统改变为主的全身性疾病。三氯乙烯是当前工业上应用较广的有机溶剂之一。目前，在电子行业中常用其清洗线路板，五金行业中常用它来清洗金属材料。2014—2017 年深圳市龙华区共新发职业病 99 例，其中三氯乙烯中毒 4 例，占总病例的 4.04%。三氯乙烯中毒的发生取决于三个因素：即接触者，三氯乙烯暴露，职业有害因素作用条件。这三者的因果联系，决定了职业病的可预防性。三级预防理论为三氯乙烯中毒的预防提供了重要的指导思想。

一、三氯乙烯中毒概述

（一）三氯乙烯中毒定义

三氯乙烯中毒是工作中接触高浓度三氯乙烯蒸气或液体所引起的以神经系统改变为主的全身性疾病。

（二）三氯乙烯中毒主要接触作业

三氯乙烯主要用于机械仪表制造业的金属脱脂和金属零件清洗，化工行业作油脂、树脂、橡胶、硝化纤维和生物碱的溶剂及制备农药的原料等，也用作冷冻剂、杀虫剂、消毒剂及

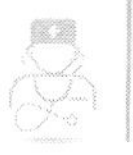

洗衣业干洗剂等。职业接触三氯乙烯的途径主要为吸入其蒸气或经皮肤直接接触吸收。

(三) 三氯乙烯中毒发病机制

三氯乙烯为脂溶性毒物,对中枢神经系统有强烈的抑制作用,亦可累及心、肝、肾等实质性脏器。目前认为其毒性作用主要与其活性代谢产物有关。中间代谢产物水合氯醛及其生物转化后形成的三氯乙醇可对中枢神经系统产生抑制作用,水合氯醛可引起心律失常和肝脏损害。此外,尚不能排除三氯乙烯氧化物(三氯氧化乙烯)对肝脏内的毒性作用。在接触极高浓度或长期持续接触后,三氯乙烯代谢成三氯乙酸和三氯乙醇的途径可被饱和,导致另一代谢途径产生的二氯乙酸浓度相应增高。二氯乙酸可致周围神经病。这可解释长期接触三氯乙烯可引起周围神经损害,但又十分罕见。二氯乙酸和三氯乙酸还可引起心律失常。

(四) 三氯乙烯中毒临床表现

三氯乙烯急性中毒多由事故引起。轻度吸入中毒一般在接触数小时后发病,主要表现为眩晕、头痛、恶心、呕吐、怠倦、酩酊感、易激动、步态不稳、嗜睡等。重度中毒者可出现意识混浊、幻觉、谵妄、抽搐、昏迷和呼吸抑制等,少数可伴有肝、肾损害。个别易感者在接触麻醉水平高浓度时,可出现心律失常,表现为心房异位节律、室性早搏、窦性心动过速和传导阻滞等。文献曾报道,短时间接触高浓度三氯乙烯,除中枢神经麻痹外,还出现以三叉神经为主的脑神经损害。

某些主要经皮肤吸收本品的清洗工人,起病多呈亚急性经过。除有头痛、头晕、乏力、恶心、食欲不振等症状外,在接触 3~4 周左右皮肤可出现红斑、丘疹、水疱等,皮损一般先出现在双上肢,经数天后向躯干和双下肢蔓延,少数甚至发展为全身大疱性表皮坏死松解症,并常伴较严重的肝、肾损害。可能与接触者特异体质有关。接触高浓度三氯乙烯蒸气,尚可出现眼和上呼吸道刺激症状。液体三氯乙烯溅入眼内,可引起疼痛和不适,还可导致角膜表层损伤,但在数日内可恢复。

长期接触三氯乙烯可出现头痛、头晕、食欲不振、乏力、虚弱、记忆力减退、睡眠障碍、情绪不稳定、判断力下降和共济失调等。

二、三氯乙烯中毒的三级预防

(一) 一级预防

三氯乙烯可经呼吸道、消化道及完整的皮肤吸收,三氯乙烯中毒一级预防的目的是从根本上消除或控制三氯乙烯对人体健康的危害,主要通过有关标准、法规制定,改进生产工艺和生产设备,合理使用防护设施及个人防护用品,减少或消除工人的接触机会。

1. **相关法律、法规及标准制定和完善** 《工作场所有害因素职业接触限值 第 1 部分:化学有害因素》(GBZ 2.1—2019)规定了工作场所化学有害因素的职业接触限值,其中规定三氯乙烯 OELs 为:以时间为权数规定的 8h 工作日、40h 工作周的 PC-TWA 为 30mg/m^3。依据《职业健康监护技术规范》(GBZ 188—2014)要求对拟从事接触职业病危害因素作业的新录用人员,包括转岗到该种作业岗位的人员进行上岗前健康检查。

2. **生产工艺和生产设备改进和革新** 满足工艺要求时,尽量将含三氯乙烯的化学品替换成无毒或低毒的环保化学品,实现“去毒化”。改革生产工艺,采用密闭设备、排风罩等措施,降低和控制作业场所空气中三氯乙烯的浓度,清洗工序与其他工序隔离,加强生产中的

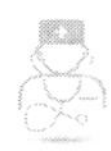

自动化、机械化和密闭化。

3. **个体防护措施** 操作人员必须经过专门培训，严格遵守操作规程。操作人员佩戴过滤式防毒面具(半面罩)，戴化学安全防护眼镜，穿防静电工作服，戴防护化学品手套。给操作人员发放呼吸防护用品、工作服、聚乙烯醇手套等防护用品并督促其正确使用。

4. **职业卫生管理** 在醒目位置设置公告栏，公布有关职业病防治的规章制度、操作规程、职业病危害事故应急救援措施和工作场所职业病危害因素检测结果。在工作场所、作业岗位、设备和设施的醒目位置设置警示标识和中文警示说明。用人单位设置或者指定职业卫生管理机构或者组织，配备职业卫生管理人员，建立和健全职业卫生管理制度和操作规程。

5. **职业健康教育** 劳动者有权知晓与自己工作相关的职业危害因素三氯乙烯的信息。针对作业场所存在的可能造成健康损害的职业危害因素向劳动者进行有关预防、控制职业危害因素、预防职业病和意外事故的健康教育。为了避免职业健康危害造成的健康损害，开展作业场所工作人员的健康促进，调动企业、雇主、工会和员工的积极性，让他们主动参与到预防和控制职业危害因素的健康促进活动中去。

6. **上岗前职业健康检查** 依据《职业健康监护技术规范》(GBZ 188—2014)要求对拟从事接触职业病危害因素作业的新录用人员，包括转岗到该种作业岗位的人员进行上岗前健康检查。上岗前职业健康检查的主要目的是发现有无职业禁忌证，建立接触职业病危害因素人员的基础健康档案。上岗前健康检查均为强制性职业健康检查，应在开始从事有害作业前完成。三氯乙烯的职业禁忌证为：慢性肝病，过敏性皮肤病，中枢神经系统器质性疾病。检测内容包括①症状询问：重点询问慢性肝病、皮肤疾病史及相关症状。②体格检查：内科常规检查，神经系统常规检查，皮肤科检查。③实验室和其他检查：必检项目包括血常规、尿常规、心电图、肝功能；选检项目为肝脾 B 超。

(二) 二级预防

三氯乙烯中毒二级预防的目的在于职业性三氯乙烯中毒早期诊断和发现，主要包括定期三氯乙烯监测、职业健康检查以及诊断鉴定等措施。

1. **职业病危害因素的识别与检测** 《工作场所空气中有害物质监测的采样规范》(GBZ 159—2004)规定了工作场所空气中有害物质(有毒物质和粉尘)监测的采样方法和技术要求，适用于工作场所空气中三氯乙烯的空气样品采集。工作场所三氯乙烯的含量依据《工作场所空气有毒物质测定 第 78 部分：氯乙烯、二氯乙烯、三氯乙烯和四氯乙烯》(GBZ/T 300.78—2017)进行。

对作业场所进行现场检测与评价，以使作业环境或生产环境达到职业卫生标准要求；对识别出的可能引起三氯乙烯中毒的职业病危害因素，按照国家现行的标准规范进行现场检测，以确定劳动者接触的浓度(水平)。可采用溶剂解吸 - 气相色谱法，短时间采样：在采样点，用活性炭管以 100mL/min 流量采集 15min 空气样品；长时间采样：在采样点，用活性炭管以 50mL/min 流量采集 2~8h 空气样品。根据职业病危害因素的检测结果并对照 GBZ 2.1—2019 职业接触限值标准，评价职业病危害因素接触水平的符合性。如 GBZ 2.1—2019 中规定三氯乙烯 OELs 为：以时间为权数规定的 8h 工作日、40h 工作周的 PC-TWA 为 30mg/m^3。如检测结果超出国家限值要求，应查找原因，及时对防护设施等进行整改，并对劳动者进行个体防护。

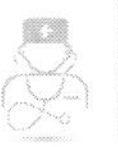

2. **职业健康检查**　在岗期间职业健康检查：在岗人员可按推荐，上岗后前3个月，每周皮肤科常规检查1次，健康检查3年1次。在岗期间体检检查内容包括：症状询问，重点询问皮疹、发热等症状；体格检查、实验室和其他检查同上岗前检查内容一致。

3. **职业病的诊断与鉴定**

(1)职业性三氯乙烯中毒的诊断：急性三氯乙烯中毒主要表现为中枢神经系统的损害，肝、肾、心脏等亦可累及。根据接触情况和临床表现，结合职业卫生学调查，并排除其他原因引起的意识障碍、脑神经及肝，肾、心脏疾病后方可诊断。急性三氯乙烯中毒引起意识障碍、急性中毒性肝病或中毒性肾病的分级诊断标准可分别参见GBZ 76—2002、GBZ 59—2010和GBZ 79—2013。

(2)职业性三氯乙烯中毒的诊断分级：我国颁布《职业性急性三氯乙烯中毒诊断标准》(GBZ 38—2006)，分级标准如下：

1)急性轻度中毒：除接触反应症状加重外，可有心悸、胸闷、恶心、呕吐、食欲减退等，并有下列表现之一者，轻度意识障碍；三叉神经损害；急性轻度中毒性肝病或中毒性肾病。

2)急性中度中毒：短期接触较大量三氯乙烯后，具备下列表现之一者，①中度意识障碍；②有两对以上脑神经损害；③急性中度中毒性肝病或中毒性肾病。

3)急性重度中毒：短期接触较大量三氯乙烯后，具备下列表现之一者，①重度意识障碍；②急性重度中毒性肝病或中毒性肾病；③心源性猝死。

(三)三级预防

三氯乙烯中毒的三级预防主要是给予患者积极治疗和促进康复的措施。

1. **治疗原则和方法**　迅速脱离现场，清洗污染皮肤，更换污染衣物，卧床安静休息；密切观察病情。接触反应者应至少观察24h，并根据情况给予对症治疗。无特效解毒剂，以对症及支持治疗为主。合理使用糖皮质激素是治疗成功的关键，应遵循“及早、足量及规则减量”的原则。首次剂量应根据患者皮疹及肝功能情况进行综合考虑，一般不需冲击量。密切观察患者体温、皮疹、浅表淋巴结、外周血嗜酸性粒细胞及肝功能的动态变化，谨慎调整激素剂量。整体护理是治疗过程中重要工作，应加强皮肤及黏膜护理，密切注意肝、肾等主要脏器功能的维护，积极防治感染，及时处理各种并发症。

2. **康复措施**　轻度中毒患者治愈后可恢复原工作；中度和重度中毒者应调离三氯乙烯作业。如需劳动能力鉴定，按《劳动能力鉴定职工工伤与职业病致残等级》(GB/T 16180—2014)处理。

(陈　曦　牛　振)

第四节　氯丙烯中毒的三级预防

氯丙烯中毒是工业生产中密切接触氯丙烯(烯丙基氯)所致的以周围神经损害为主的疾病。氯丙烯是一种重要的有机化工中间产品，它与次氯酸反应再经碱处理生成环氧氯丙烷。在工业中生产甘油与环氧树脂的中间体，以及农药的化学原料时均可接触氯丙烯。2000—2010年我国内地共报告职业性化学物中毒性周围神经病例1 359例，其中氯丙烯中毒40

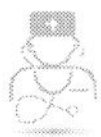

例，占总病例的 2.9%。氯丙烯中毒的发生取决于三个因素：即接触者，氯丙烯暴露，职业有害因素作用条件。这三者的因果联系，决定了职业病的可预防性。三级预防理论为氯丙烯中毒的预防提供了重要的指导思想。

一、氯丙烯中毒概述

（一）氯丙烯中毒定义

慢性氯丙烯中毒是工业生产中密切接触氯丙烯（烯丙基氯）所致的以周围神经损害为主的疾病。

（二）氯丙烯中毒主要接触作业

在工业中生产甘油与环氧树脂的中间体，以及农药的化学原料时均可接触氯丙烯。因氯丙烯在常温下易于挥发，在密闭不严的生产条件下，操作工或检修工都有机会接触。

（三）氯丙烯中毒发病机制

氯丙烯的慢性毒作用主要损害周围神经系统，其神经病理属于中枢 - 周围远端轴索病，具体致病机制尚未阐明。

（四）氯丙烯中毒临床表现

具备以下任何一项者，可列为观察对象：有双腿沉重乏力，四肢远端麻木、酸胀、抽痛、发凉等症状，或神经 - 肌电图有可疑的神经源性损害，无周围神经损害体征者；仅神经 - 肌电图显示有可疑的神经源性损害而无周围神经损害的典型症状及体征者。

1. **轻度中毒**　除上述症状外，具备以下任何一项者，可诊断为轻度中毒：对称性的手套袜套样分布的痛觉、触觉、音叉振动觉障碍，同时有跟腱反射减弱；体征轻微或不明显，但神经 - 肌电图显示有肯定的神经源性损害者。

2. **重度中毒**　同时具有以下 4 项中任何 3 项者可诊断为重度中毒：①四肢肌力减弱，肌力 3 度或不足 3 度，或有四肢远端肌肉萎缩者。②四肢痛觉、触觉、音叉振动觉障碍，多数呈对称性手套袜套样分布，且上界达肘部或膝部者。③跟腱反射消失。④肌电图检查出现神经源性损害，并有较多自发性失神经电位。

二、氯丙烯中毒的三级预防

（一）一级预防

氯丙烯可经呼吸道、消化道及完整的皮肤吸收，氯丙烯中毒一级预防的目的是从根本上消除或控制氯丙烯对人体健康的危害，主要通过有关标准、法规制定，改进生产工艺和生产设备，合理使用防护设施及个人防护用品，减少或消除工人的接触机会。

1. **相关法律、法规及标准制定和完善**　《工作场所有害因素职业接触限值 第 1 部分：化学有害因素》（GBZ 2.1—2019）规定了工作场所化学有害因素的职业接触限值，其中规定氯丙烯 OELs 为：以时间为权数规定的 8h 工作日、40h 工作周的 PC-TWA 为 2mg/m^3、PC-STEL 为 4mg/m^3。依据《职业健康监护技术规范》（GBZ 188—2014）要求对拟从事接触职业病危害因素作业的新录用人员，包括转岗到该种作业岗位的人员进行上岗前健康检查。

2. **生产工艺和生产设备改进和革新**　改革生产工艺，力求实行自控和遥控密闭化生产，采用排风罩等措施，降低和控制作业场所空气中氯丙烯的浓度，清洗工序与其他工序隔离。

3. **个体防护措施**　操作人员必须经过专门培训，严格遵守操作规程。操作人员佩戴过滤式防毒面具（半面罩），戴化学安全防护眼镜，穿防静电工作服，戴防护化学品手套。

4. **职业卫生管理**　在醒目位置设置公告栏，公布有关职业病防治的规章制度、操作规程、职业病危害事故应急救援措施和工作场所职业病危害因素检测结果。在工作场所、作业岗位、设备和设施的醒目位置设置警示标识和中文警示说明。用人单位设置或者指定职业卫生管理机构或者组织，配备职业卫生管理人员，建立和健全职业卫生管理制度和操作规程。

5. **职业健康教育**　劳动者有权知晓与自己工作相关的职业危害因素氯丙烯的信息。针对作业场所存在的可能造成健康损害的职业危害因素向劳动者进行有关预防、控制职业危害因素、预防职业病和意外事故的健康教育。为了避免职业健康危害造成的健康损害，开展作业场所工作人员的健康促进，调动企业、雇主、工会和员工的积极性，让他们主动参与到预防和控制职业危害因素的健康促进活动中去。加强安全防护教育，严格执行操作规程。

6. **上岗前职业健康检查**　依据《职业健康监护技术规范》（GBZ 188—2014）要求对拟从事接触职业病危害因素作业的新录用人员，包括转岗到该种作业岗位的人员进行上岗前健康检查。氯丙烯作业工人应做就业前体检，包括详细的内科及神经科检查，肝功能、尿常规、尿糖或其他肾功能检查。从事氯丙烯作业的工人应每年接受体检一次，检查项目除与就业前体检相同外，有条件时还应检查神经 - 肌电图。氯丙烯作业的职业禁忌证包括：各种中枢神经和周围神经器质性疾患；肝肾疾患；内分泌疾患、糖尿病、甲状腺功能减退；结缔组织病。

（二）二级预防

氯丙烯中毒二级预防的目的在于职业性氯丙烯中毒早期诊断和发现，主要包括定期氯丙烯监测、职业健康检查以及诊断鉴定等措施。

1. **职业病危害因素的识别与检测**　《工作场所空气中有害物质监测的采样规范》（GBZ 159—2004）规定了工作场所空气中有害物质（有毒物质和粉尘）监测的采样方法和技术要求，适用于工作场所空气中氯丙烯的空气样品采集。工作场所氯丙烯的含量依据《工作场所空气有毒物质测定　第 80 部分：氯丙烯和二氯丙烯》（GBZ/T 300.80—2017）进行。对作业场所进行现场检测与评价，以使作业环境或生产环境达到职业卫生标准要求；对识别出的可能引起氯丙烯中毒的职业病危害因素，按照国家现行的标准规范进行现场检测，以确定劳动者接触的浓度（水平）。可采用热解吸 - 气相色谱法，短时间采样：在采样点，用活性炭管以 200mL/min 流量采集 15min 空气样品；长时间采样：在采样点，用活性炭管以 50mL/min 流量采集 2~8h 空气样品。根据职业病危害因素的检测结果并对照 GBZ 2.1—2019 职业接触限值标准，评价职业病危害因素接触水平的符合性。如 GBZ 2.1—2019 中规定氯丙烯 OELs 为：以时间为权数规定的 8h 工作日、40h 工作周的 PC-TWA 为 $2mg/m^3$、PC-STEL 为 $4mg/m^3$。如检测结果超出国家限值要求，应查找原因，及时对防护设施等进行整改，并对劳动者进行个体防护。

2. **职业健康检查**　在岗期间职业健康检查：在岗人员可按推荐，每年参加 1 次职业健康体检。在岗期间体检检查内容包括①症状询问：重点询问职业接触史及四肢乏力、麻木、

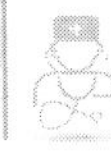

酸胀、下肢沉重感、痛触觉消退等症状。②体格检查：同上岗前检查。③实验室和其他检查必检项目：血常规、尿常规、心电图、血清 ALT、血糖；选检项目：神经 - 肌电图。

离岗时职业健康检查：检查内容同在岗期间检查。

3. 职业病的诊断与鉴定

(1) 职业性氯丙烯中毒的诊断：慢性氯丙烯中毒是工业生产中密切接触氯丙烯（烯丙基氯）所致的以周围神经损害为主的疾病。其临床表现除有不同程度的肢体远端感觉、运动或腱反射障碍外，神经 - 肌电图可显示有神经源性损害。

(2) 职业性氯丙烯中毒的诊断分级：我国颁布《职业性慢性氯丙烯中毒诊断标准》（GBZ 6—2002），分级标准如下。

1) 慢性轻度中毒：除观察对象的症状外，具备以下任何一项者，可诊断为轻度中毒：对称性的手套袜套样分布的痛觉、触觉、音叉振动觉障碍，同时有跟腱反射减弱；体征轻微或不明显，但神经 - 肌电图显示有肯定的神经源性损害者。

2) 慢性重度中毒：同时具有以下 4 项中任何 3 项者可诊断为重度中毒：四肢肌力减弱，肌力 3 度或不足 3 度，或有四肢远端肌肉萎缩者；四肢痛觉、触觉、音叉振动觉障碍，多数呈对称性手套袜套样分布，且上界达肘部或膝部者；跟腱反射消失；肌电图检查出现神经源性损害，并有较多自发性失神经电位。

（三）三级预防

氯丙烯中毒的三级预防主要是给予患者积极治疗和促进康复的措施。

1. 治疗原则和方法　可用 B 族维生素、能量合剂或具有活血通络作用的中药治疗，并辅以体疗、理疗、针灸疗法和对症处理。

2. 康复措施　凡诊断为轻度慢性氯丙烯中毒者，调离氯丙烯作业。重度慢性氯丙烯中毒者不再从事氯丙烯及其他对神经系统有害的作业。凡诊断为慢性氯丙烯中毒的患者，应定期复查。轻度中毒患者经短期治疗后，可从事其他轻工作；对重度中毒患者则根据检查的结果安排休息与工作。对已丧失劳动力或残疾者通过康复医疗，促进其身心方面早日康复，使其恢复劳动力，病而不残或残而不废，保存其创造经济价值和社会劳动价值的能力。

（陈　曦　牛　振）

第五节　氯丁二烯中毒的三级预防

氯丁二烯是一种有机化合物，结构式为 CH_2=CHCCl=CH_2。常温下为无色液体，有特殊刺鼻气味，易挥发，稍溶于水，易溶于乙醇、乙醚、苯、氯仿等有机溶剂。氯丁二烯中毒是接触过量氯丁二烯引起的疾病。其主要存在于高分子化合物合成行业，发病机制复杂，一旦发生，严重危害工人健康，降低其劳动能力和生活质量。2000 年报道了 1 例职业性氯丁二烯中毒，患者长期从事氯丁橡胶生产作业，工作岗位的氯丁二烯浓度超过国家容许浓度数十倍，偶尔可达数百倍，个人不戴防护口罩，患者肝脏损伤严重。氯丁二烯中毒发生取决于三个因素：即接触者，氯丁二烯暴露，作用条件。这三者的因果联系，决定了氯丁二烯中毒的可预防性。三级预防理论为氯丁二烯中毒预防提供了重要的指导思想。

一、氯丁二烯中毒概述

（一）氯丁二烯中毒定义

氯丁二烯中毒是接触过量氯丁二烯引起的疾病。

（二）氯丁二烯主要接触作业

氯丁二烯是生产氯丁橡胶、聚氯丁二烯、氯丁胶乳及氯丁胶沥青等的单体。在聚合物的合成、聚合及后处理过程中，如敞口操作或设备滴漏，可有部分氯丁二烯逸出；在聚合釜加料、清釜、断键槽、凝聚槽清洗、抢修中逸出量最多。由于氯丁橡胶及胶乳等制品中常含有1%~10%左右的氯丁二烯单体，故在使用这些产品制造其他橡胶制品、黏合各类橡胶以及涂抹防水层等操作过程中会接触到氯丁二烯单体，见表10-1。

表10-1　接触氯丁二烯的部分行业工种举例

序号	行业	工种
1	合成橡胶制造	聚合釜加料、清釜、断键槽、凝聚槽清洗、抢修
2	橡胶制造业	烘胶、素炼、混炼、硫化

（三）氯丁二烯中毒发病机制

高浓度氯丁二烯蒸气对黏膜有局部刺激作用，大量吸入有麻醉作用。氯丁二烯所致急性肝损害与脂质过氧化作用有关，过氧化物、环氧化物以及醛类代谢产物都可对生物大分子产生氧化作用，从而损伤细胞和组织。光镜及电镜下可见氯丁二烯主要损害内质网、线粒体而影响糖、脂肪和蛋白质的合成及能量供应。动物实验发现，吸入氯丁二烯的小鼠中，组织化学观察可见残存Ⅱ型肺泡细胞内与能量代谢、脂质代谢，以及蛋白质代谢有关的多种酶的活性受抑，认为这可能是引起肺水肿的原因。氯丁二烯进入体内后与还原型谷胱甘肽结合，使体内还原型谷胱甘肽含量下降。红细胞谷胱甘肽减少后，可引起溶血。另外，氯丁二烯进入体内所形成的二聚氯丁二烯的环状化合物及一些短链低聚物，其不饱和键可与巯基结合，使毛发成分之一的半胱氨酸也随之消耗，因而导致毛发脱落，但毛囊并无损伤。

（四）氯丁二烯中毒临床表现

急性中毒一般见眼、鼻及上呼吸道黏膜刺激症状，有轻咳、胸痛、气急、恶心等。吸入高浓度可出现麻醉作用、呕吐、面色苍白、四肢厥冷、血压下降，甚至意识丧失。体格检查两肺可闻及散在干、湿啰音。胸部X线可见肺纹理增强，甚至肺水肿改变。一般停止接触，恢复较快，但也有报道高浓度短时接触后，可死于肺水肿。

慢性影响在接触本品的工人中最突出的表现是脱发，胡须生长变慢，但体毛、阴毛一般不受影响；停止接触后，毛发能重新生长。此外，还可见接触性皮炎、结膜炎及角膜周边性坏死等。部分患者有指甲变色。除局部作用外，常见头晕、头痛、倦怠乏力、易激动、胸部压迫感和胸骨后疼痛、心悸等。较严重者可有贫血，中毒性肝病（出现肝大、肝功能异常），并可有血糖降低、尿路刺激症状及胃酸缺乏等。

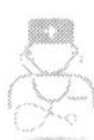

二、氯丁二烯中毒的三级预防

（一）一级预防

氯丁二烯可经呼吸道、消化道及完整的皮肤吸收，氯丁二烯中毒一级预防的目的是从根本上消除或控制氯丁二烯对人体健康的危害，主要通过有关标准、法规制定，改进生产工艺和生产设备，合理使用防护设施及个人防护用品，减少或消除工人的接触机会。

1. **相关法律、法规及标准制定和完善** 为保护工业作业场所职工的身体健康，充分发挥卫生工程防护措施的效用，国家发布了《工作场所防止职业中毒卫生工程防护措施规范》（GBZ/T 194—2007）。《工作场所有害因素职业接触限值 第1部分：化学有害因素》（GBZ 2.1—2019）中规定了氯丁二烯的PC-TWA。依据《职业健康监护技术规范》（GBZ 188—2014）对氯丁二烯接触人员进行上岗前职业健康检查。

2. **生产工艺和生产设备改进和革新** 在氯丁二烯的相关作业中，应改进工艺和设备，同时采取充分的防护措施，设置良好的抽风排毒系统，减少空气中氯丁二烯的浓度。

3. **个体防护措施** 注意个人防护，必要时佩戴防护用品。作业人员应穿戴防渗透工作服、防化学品手套、防护眼镜；根据作业场所检测结果，佩戴全面罩或半面罩防毒口罩，防毒口罩应定期检查以防失效。

4. **职业卫生管理** 对氯丁二烯建立严格的管理、使用制度和科学合理的操作规范。生产场所应密闭操作，防止其蒸气泄漏；应加强通风，使渗漏的有毒物质及时排出车间。氯丁二烯应储存于阴凉、通风的库房，并远离火种、热源，库温不得超过30℃，包装要求密封，不可与空气接触。应与氧化剂、酸类、食用化学品分开存放，切忌混储，不宜大量储存或久存。

为了保护职业人群健康，提高职业人群对周围可能接触危害因素的警惕，国家颁布的《工作场所职业病危害警示标识》（GBZ 158—2003）标准中对产生职业病危害因素的工作场所组合使用各类警示标识进行了详细的规定，氯丁二烯生产场所的警示标识参考上述标准使用。

5. **职业健康教育** 接触氯丁二烯的操作人员应当接受培训，对氯丁二烯的毒性和操作原则有清晰明确的认识，增强自我保健意识，并严格按照操作规程执行。加强相关劳动者的职业健康教育，加强安全生产和个人防护知识教育，提高相关知识的宣传力度，避免氯丁二烯中毒事件的发生。

6. **上岗前职业健康检查** 企业应依据《职业健康监护技术规范》（GBZ 188—2014）对氯丁二烯接触人员进行上岗前职业健康体检，主要目的是发现有无职业禁忌证，建立接触职业病危害因素人员的基础健康档案。此阶段的主要目标为提前发现职业禁忌证人员，减少用人单位和工人的不必要损失，氯丁二烯接触的职业禁忌证为：慢性肝病。

上岗前体检检查内容包括①症状询问：重点询问肝脏疾病史及头痛、头晕、失眠、记忆力减退、乏力、恶心、食欲减退等症状。②体格检查：内科常规检查；神经系统常规检查。③实验室和其他检查：必检项目包括血常规、尿常规、心电图、肝功能；选检项目包括肝脾B超。

（二）二级预防

氯丁二烯中毒二级预防的目的在于职业性氯丁二烯中毒早期诊断和发现，主要包括定期氯丁二烯监测、职业健康检查以及诊断鉴定等措施。如果早期确诊并在氯丁二烯造成严重的中枢神经系统、消化系统主要是肝脏损害前及时脱离作业环境，进行对症治疗，可以有效减少氯丁二烯对患者的健康损害，切实保障工人的健康。

1. 职业病危害因素的识别与检测　在职业卫生检测中依据《工作场所空气中有害物质监测的采样规范》(GBZ 159—2004)和《工作场所空气中卤代不饱和烃类化合物的测定方法》(GBZ/T 160.46—2004)对氯丁二烯生产企业工作场所空气进行采样与检测，空气中的氯丁二烯用注射器采集，在采样点，用空气样品抽洗 100mL 注射器 3 次后，抽 100mL 空气样品，采样后立即封闭注射器口，垂直放置于清洁的容器中运输保存，样品直接进样，经气相色谱柱分离，氢火焰离子化检测器检测。依据《工作场所有害因素职业接触限值 第 1 部分：化学有害因素》(GBZ 2.1—2019)中的限值要求，评价工作场所氯丁二烯是否超过国家规定的卫生标准。氯丁二烯的 PC-TWA 为 $4mg/m^3$。若实际测得的当日时间加权平均接触浓度超过 $4mg/m^3$ 时应当立即停止生产，停止工人继续接触超限值氯丁二烯，对工作环境氯丁二烯超标的原因进行排查及整改，对责任主体进行追责，切实保障工人的健康权益。

2. 职业健康检查　根据《职业健康监护技术规范》(GBZ 188—2014)，接触氯丁二烯的劳动者应进行在岗期间、离岗时职业健康检查。此外，在发生生产事故，劳动者短期大量吸入或经呼吸道、消化道接触大量氯丁二烯时，还应进行应急健康体检。各类检查的频次及内容如下：

(1)在岗期间职业健康检查：在岗人员可按推荐，每年参加 1 次职业健康体检，对肝功能每半年进行 1 次检查，检查是否出现职业性慢性氯丁二烯中毒、接触职业性氯丁二烯所引起的临床表现。

在岗期间体检检查内容包括①症状询问：重点询问职业接触史及头痛、头晕、失眠、记忆力减退、乏力、食欲减退、肝区不适、脱发等症状。②体格检查：内科常规检查；神经系统常规检查；皮肤科检查：重点检查有无脱发、指甲变色。③实验室和其他检查：必检项目包括血常规、心电图、肝功能、肝脾 B 超。

(2)应急健康检查：由于氯丁二烯可能造成急性毒性，在岗期间，若发生生产安全事故，应对工人进行应急健康检查，重点关注是否出现职业性急性氯丁二烯中毒。

检查内容为①症状询问：重点询问短期大量氯丁二烯暴露史和头昏、头痛、乏力、四肢麻木、步态不稳、恶心、呕吐、流泪、咽部干痛、咳嗽、胸闷、呼吸困难等症状。②体格检查：内科常规检查重点检查呼吸系统；神经系统常规检查及运动功能、病理反射检查；眼底检查。③实验室和其他检查：必检项目包括血常规、尿常规、心电图、肝功能、胸部 X 线摄片；选检项目包括脑电图、头颅 CT 或 MRI。

(3)离岗时职业健康检查：职业性氯丁二烯接触者离岗时应当接受离岗时职业健康检查，检查内容及目标疾病与在岗期间职业健康检查相同。

3. 职业病的诊断与鉴定

(1)职业性氯丁二烯中毒的诊断：急性中毒是根据短期内接触较高浓度氯丁二烯的职业史，以中枢神经系统和/或呼吸系统急性损害为主的临床表现，结合实验室检查结果及工作场所职业卫生学调查资料，进行综合分析，排除其他原因所致类似疾病后，方可诊断。

慢性中毒是根据具有 1 年以上(含 1 年)密切接触氯丁二烯的职业史，以肝脏、神经系统损害为主的临床表现，结合实验室检查结果及工作场所职业卫生学资料，进行综合分析，排除其他原因所致类似疾病后，方可诊断。

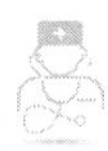

(2)职业性氯丁二烯中毒的诊断分级：我国颁布了《职业性氯丁二烯中毒的诊断》(GBZ 32—2015),急性中毒分为：轻度、中度、重度。其中轻度的标准是：短期内接触较高浓度氯丁二烯后,出现头晕、头痛、乏力、恶心、呕吐、胸闷、气急等症状,及眼结膜充血、咽部充血等体征,并具备下列表现之一者：①急性轻度中毒性脑病,如轻度意识障碍、步态蹒跚；②急性气管-支气管炎。中度的标准是出现下列表现之一者：①急性中度中毒性脑病,如中度意识障碍、共济失调等表现；②急性支气管肺炎或间质性肺水肿。重度的标准是出现下列表现之一者：①急性重度中毒性脑病,如重度意识障碍；②肺泡性肺水肿。慢性中毒分为：轻度、中度、重度。其中轻度的标准是：具有 1 年以上(含 1 年)氯丁二烯职业接触史,出现头晕、头痛、倦怠、乏力、失眠、易激动、记忆力减退等临床症状,并具备下列表现之一者,①中度至重度脱发和神经衰弱综合征；②慢性轻度中毒性肝病,可伴有血清蛋白电泳 β 球蛋白比值自身前后对比降低 20% 以上。中度的标准是出现慢性中度中毒性肝病。重度的标准是出现慢性中度中毒性肝病。

(三) 三级预防

氯丁二烯中毒的三级预防主要是给予患者积极治疗和促进康复的措施。

1. **治疗原则和方法**　无特殊解毒药物,以一般急救措施及对症治疗为主。眼部受污染后,用清水、生理盐水或 2% 碳酸氢钠溶液冲洗；脱发时可用各种生发水涂擦,并给予维生素 B、胱氨酸、半胱氨酸、谷氨酸等。皮炎可给予抗过敏药物,局部外用炉甘石洗剂,并静脉注射 10% 硫代硫酸钠 10~20mL。

急性中毒立即脱离中毒现场,清洗被污染的眼和皮肤,更换被污染衣物,保持安静、保暖、给氧。急性期注意卧床休息,以对症及支持治疗为主,必要时给予糖皮质激素治疗。

慢性中毒治疗期间脱离氯丁二烯作业,适当休息,加强营养,对症治疗。

2. **康复措施**　急性中毒的轻度、中度中毒经治愈后可恢复工作,重度中毒视病情脱离原岗位或从事轻工作。

慢性中毒的轻度、中度中毒者治愈后可恢复原工作。重度中毒者不再从事氯丁二烯作业,视病情休息或从事轻工作。若需劳动能力鉴定者,按《劳动能力鉴定职工工伤与职业病致残等级》(GB/T 16180—2014)处理。

(刘蒙蒙　刘保峰)

第六节　有机氟聚合物单体及其热裂解物中毒的三级预防

有机氟聚合物单体及其热裂解物中毒是指工人在生产环境中,短时吸入过量有机氟单体裂解气、残液气或热解气,引起的以呼吸系统损害为主的全身性疾病。其主要存在于含氟塑料合成行业,发病机制复杂、一旦发生,严重危害工人健康,降低其劳动能力和生活质量。2016 年文献报道了 9 例职业性有机氟中毒,某制药公司四氟乙烯生产车间发生有机氟泄漏事故,事故发生于四氟乙烯生产工段,该工段以二氟一氯甲烷(F22)为原料,经高温裂解、蒸馏生成四氟乙烯，因精馏采样管转接口密闭性差导致少量气体泄漏，导致9例患者过量接触，而出现咳嗽、胸闷、气促等不适，部分伴低热、呕吐等表现。有机氟聚合物单体及其热裂解物中毒发生取决于三个因素：接触者，有机氟聚合物单体或其热裂解物暴露，作用条件。这三者的因果联系，决定了有机氟聚合物单体及其热裂解物中毒的可预防性。本节三级预防理论为有机氟聚合物单体及其热裂解物中毒预防提供了重要的指导思想。

一、有机氟聚合物单体及其热裂解物中毒概述

（一）有机氟聚合物单体及其热裂解物中毒定义

职业性急性有机氟聚合物单体和热裂解物中毒是指有机氟材料生产、加工、使用等过程中，吸入四氟乙烯、六氟丙烯等单体；二氟一氯甲烷等裂解气、残液气；聚四氟乙烯、聚全氟乙丙烯、聚三氟氯乙烯等氟聚合物热解气所致的急性中毒。

（二）有机氟聚合物单体及其热裂解物中毒主要接触作业

聚四氟乙烯占氟塑料总产量的85%~90%，其次是聚全氟乙丙烯和聚三氟氯乙烯。有毒物质主要来自单体的制备过程和聚合物的加工烧结过程。例如，用二氟一氯甲烷（F22）高温裂解制备四氟乙烯单体时，可生产四氟乙烯及裂解产物（六氟丙烯、八氟正丁烯、三氟氯乙烯、八氟环丁烷、八氟异丁烯和其他未知组分等多种有机氟气体），上述有毒物质污染作业环境；F22裂解提取四氟乙烯后的残液中仍含有八氟环丁烷、四氟一氯乙烯、八氟异丁烯等多种有机氟化合物，处理不当常可致严重中毒事故。聚四氟乙烯等氟聚合物在烧结、热加工以及电焊、高温切割，以及含氟塑料涂层的管道、阀门、垫圈等焊接操作过程中还有可能接触到氟聚合物热解物，如八氟异丁烯、氟光气和氟化氢等。

（三）有机氟聚合物单体及其热裂解物中毒发病机制

有机氟聚合物本身无毒或基本无毒，但某些单体、单体制备中的裂解气、残液气及聚合物的热裂解产物具有一定毒性，有的为剧毒物。其可通过多种途径进入机体，工业生产中以呼吸道吸入为主。有机氟化合物进入机体后，可与血浆蛋白、糖脂、磷脂和中性脂肪结合，主要分布在肺、肝、肾，动物实验发现其可通过脑脊液进入脑实质。有机氟化合物在体内主要经肝脏代谢，在还原性辅酶Ⅱ和氧的参与下进行脱氢反应，生成氟乙醇或氟乙醛，再经辅酶Ⅰ转化生成氟乙酸；或与葡糖醛酸、硫酸结合，最终主要经呼吸道和肾脏排出。

（四）有机氟聚合物单体及其热裂解物中毒临床表现

1. 急性中毒　短时、过量吸入有机氟裂解气、裂解残液气和聚合物热裂解物均可引起急性中毒。临床表现以呼吸系统损害为主，亦可见一过性轻度肝、肾损害，其潜伏期随吸入气中有机氟的种类和量而异，一般为0.5~24h，以2~8h最多，个别可长达72h发病。急性中毒可分为轻、中度、重度中毒三种临床类型。

（1）轻度中毒：主要表现为头晕、头痛、咽痛、咳嗽、胸闷、乏力等症状。查体可见咽充血、体温升高、呼吸音粗糙、有散在干或湿啰音。X线检查可见两肺纹理增多、增粗或紊乱。

（2）中度中毒：上述症状加重，出现胸部紧束感、胸痛、心悸，活动后轻度发绀，两肺有较多干、湿啰音，呼吸音减弱。X线检查肺野可见网状纹理或磨玻璃状改变。

（3）重度中毒：重度中毒临床表现加重，出现肺水肿表现，有发绀、胸闷、呼吸困难伴吐粉红色泡沫痰。两肺呼吸音降低或有弥漫性湿啰音。X线呈现肺纹理增强紊乱，肺野透亮度

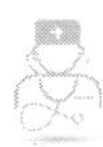

降低，双肺广泛散布有大小不等密度较高的片块状模糊阴影。

更严重患者可见急性呼吸窘迫综合征（ARDS）；也可出现头昏、头痛、嗜睡、意识减退等神经系统症状。心脏也可受损，表现为心音低钝、心律失常、心电图 S-T 段异常，或有心功能不全的临床表现。还可见肝、肾功能及血气分析异常。

2. **氟聚合物烟尘热（fluoropolymer fume fever）** 通常发生在聚四氟乙烯、聚全氟丙烯热加工成型时，烧结温度在 350~380℃左右，作业劳动者吸入氟聚合物热解物微粒所致，病程经过与金属烟雾热样症状相似。表现为畏寒、发热、寒战、乏力、头昏、肌肉酸痛等，并伴有头痛、恶心、呕吐、呛咳、胸部紧束感、眼及咽喉干燥等。发热多在吸入后 0.5h 至数小时发生，体温 37.5~39.5℃，持续约 4~12h。检查可见眼及咽部充血，或扁桃体肿大，白细胞总数及中性粒细胞增多，一般 1~2d 自愈。

3. **慢性影响** 长期接触低浓度有机氟的劳动者可出现不同程度的类神经症以及骨密度增高、骨纹理增粗等骨骼改变。

二、有机氟聚合物单体及其热裂解物中毒的三级预防

（一）一级预防

有机氟聚合物单体及其热裂解物主要通过呼吸道吸收。有机氟聚合物单体及其热裂解物中毒一级预防的目的是从根本上消除或控制有机氟聚合物单体及其热裂解物对人体健康的危害，主要通过有关标准、法规制定，改进生产工艺和生产设备，合理使用防护设施及个人防护用品，减少或消除工人的接触机会。

1. **相关法律、法规及标准制定和完善** 《工作场所有害因素职业接触限值 第 1 部分：化学有害因素》（GBZ 2.1—2019）规定了工作场所化学有害因素的职业接触限值，其中规定六氟丙烯 OELs 为：以时间为权数规定的 8h 工作日、40h 工作周的 PC-TWA 为 4mg/m^3。全氟异丁烯的 OELs 为：MAC 为 0.08mg/m^3。《工作场所空气中有害物质监测的采样规范》（GBZ 159—2004）规定了工作场所空气中有害物质（有毒物质和粉尘）监测的采样方法和技术要求，适用于工作场所空气中六氟丙烯和全氟异丁烯的空气样品采集。依据《个体防护装备配备规范 第 1 部分：总则》（GB 39800.1—2020）为劳动者配备符合国家职业卫生标准的个人防护用品。依据《职业健康监护技术规范》（GBZ 188—2014），对拟从事接触有机氟聚合物单体及其热裂解物作业的新录用人员，包括转岗到该种作业岗位的人员进行上岗前健康检查。

2. **生产工艺和生产设备改进和革新** 改革生产工艺，采用密闭设备、排风罩等措施，降低和控制作业场所空气中有机氟聚合物单体及其热裂解物的浓度，加强设备及管道的密闭、通风和维修保养，防止“跑、冒、滴、漏”；严格掌握聚合物烧结温度，防止超过 450℃，以避免或减少剧毒物质产生；烧结炉应与一般操作室隔开，并安装排毒装置，防止热解气外逸。

3. **个体防护措施** 企业发放并监督劳动者正确佩戴个人防护用品，加强劳动者使用个人防护用品的培训教育。劳动者进入作业场所时穿化学品防护服，佩戴过滤式防毒面具、化学品防护眼镜和防护化学品手套，防护用品须在使用前及日常定期检查其性能，以保持其防护有效性。注意个人防护，保持良好卫生习惯，在采样、检修或处理残液时须佩戴供氧式防毒面具。

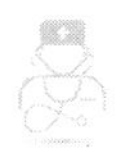

4. **职业卫生管理**　为了加强职业卫生管理工作，强化用人单位职业病防治的主体责任，预防、控制职业病危害，保障劳动者健康和相关权益，我国于 2021 年 2 月 1 日起施行国家卫生健康委员会令第 5 号《工作场所职业卫生管理规定》，该规定要求用人单位应为劳动者提供符合法律、法规、规章、国家职业卫生标准和卫生要求的工作环境和条件，并采取有效措施保障劳动者的职业健康。另外，《工作场所职业病危害警示标识》(GBZ 158—2003)和《高毒物品作业岗位职业病危害告知规范》(GBZ/T 203—2007)，规定在醒目位置设置公告栏，公布有关职业病防治的规章制度、操作规程、职业病危害事故应急救援措施和工作场所职业病危害因素检测结果。在工作场所、作业岗位、设备和设施的醒目位置设置警示标识和中文警示说明。用人单位设置或者指定职业卫生管理机构或者组织，配备职业卫生管理人员，建立和健全职业卫生管理制度和操作规程。

5. **职业健康教育**　劳动者有权知晓与自己工作相关的职业危害因素有机氟聚合物单体及其热裂解物的信息。针对作业场所存在的可能造成健康损害的职业危害因素向劳动者进行有关预防、控制职业危害因素、预防职业病和意外事故的健康教育。为了避免职业健康危害造成的健康损害，开展作业场所工作人员的健康促进，调动企业、雇主、工会和员工的积极性，让他们主动参与到预防和控制职业危害因素的健康促进活动中去。加强安全防护教育，严格执行操作规程。

6. **上岗前职业健康检查**　依据《职业健康监护技术规范》(GBZ 188—2014)，对拟从事接触有机氟聚合物单体及其热裂解物作业的新录用人员，包括转岗到该种作业岗位的人员进行上岗前健康检查。上岗前职业健康检查的主要目的是发现有无职业禁忌证，建立接触职业病危害因素人员的基础健康档案。有机氟聚合物单体及其热裂解物的职业禁忌证为慢性阻塞性肺疾病。检查内容包括：①重点询问慢性呼吸系统疾病史及相关症状。②体格检查：内科常规检查，重点检查呼吸系统；鼻及咽部常规检查。③实验室和其他检查必检项目：血常规、尿常规、心电图、血清 ALT、胸部 X 线摄片、肺功能。

(二) 二级预防

有机氟聚合物单体及其热裂解物中毒二级预防的目的在于职业性有机氟聚合物单体及其热裂解物中毒的早期诊断和发现，主要包括定期有机氟聚合物单体及其热裂解物的监测、职业健康检查以及诊断鉴定等措施。

1. **职业病危害因素的识别与检测**　对作业场所进行现场检测与评价，以使作业环境或生产环境达到职业卫生标准要求；对识别出的可能引起有机氟聚合物单体及其热裂解物中毒的职业病危害因素，按照国家现行的标准规范进行现场检测，以确定劳动者接触的浓度(水平)，根据职业病危害因素的检测结果并对照 GBZ 2.1—2019 职业接触限值标准，评价职业病危害因素接触水平的符合性。如 GBZ 2.1—2019 中规定六氟丙烯 OELs 为：以时间为权数规定的 8h 工作日、40h 工作周的 PC-TWA 为 $4mg/m^3$。全氟异丁烯的 OELs 为：MAC 为 $0.08mg/m^3$。如检测结果超出国家限值要求，应查找原因，及时对防护设施等进行整改，并对劳动者进行个体防护。

工作场所空气中六氟丙烯浓度依据《工作场所空气中有害物质监测的采样规范》(GBZ 159—2004)和《工作场所空气有毒物质测定　第 77 部分：四氟乙烯和六氟丙烯物》(GBZ/T 300.77—2017)中六氟丙烯的热解吸 - 气相色谱法进行测定。空气中的气态六氟丙烯用活性炭管采集，热解吸后进样，经气相色谱柱分离，氢焰离子化检测器检测，以保留时间定性，峰高或峰面积定量。定点采样时选择六氟丙烯浓度最高、劳动者接触时间最长的工作地点，短时间采样用活性炭管以200mL/min流量采集15min空气样品；个体采样（或定点长时间采样）时，选择代表性的采样对象（采样点），用活性炭管以50mL/min流量采集2~8h空气样品。采样后，立即封闭活性炭管两端，置清洁的容器内运输和保存。样品在室温下可保存7d。

2. 职业健康检查

(1) 在岗期间职业健康检查：在岗人员可按推荐，每3年参加1次职业健康体检。在岗期间职业健康检查内容包括①症状询问：重点询问胸闷、气急、咳嗽、咳痰、胸痛、呼吸困难等呼吸系统症状。②体格检查：内科常规检查；鼻及咽部常规检查。③实验室和其他检查必检项目：血常规、心电图、胸部X线摄片、肺功能；选检项目：尿氟。

(2) 应急健康检查：检查内容为①症状询问：重点询问短期吸入有机氟气体或有机氟裂解气热分解物的职业接触史及胸闷、气急、咳嗽、咳痰、胸痛、呼吸困难等症状。②体格检查：内科常规检查；鼻及咽部常规检查。③实验室和其他检查必检项目：血常规、尿常规、心电图、胸部X线摄片、血氧饱和度；选检项目：肝功能、血气分析心肌酶谱、肌钙蛋白、尿氟。

3. 职业病的诊断与鉴定

(1) 职业性有机氟中毒的诊断：职业性急性有机氟中毒，是指工人在生产环境中，短时吸入过量有机氟单体裂解气、残液气或热解气，引起的以呼吸系统损害为主的全身性疾病。

(2) 职业性有机氟中毒的诊断分级：我国颁布《职业性急性有机氟中毒诊断标准》（GBZ 66—2002）分级标准如下。

1) 急性轻度中毒：有头痛、头晕、咳嗽、咽痛、恶心、胸闷、乏力等症状，肺部有散在性干啰音或少量湿啰音。胸部X线见两肺中、下肺野肺纹理增强，边缘模糊等征象，符合急性支气管炎、支气管周围炎临床征象。

2) 急性中度中毒：凡有下列情况之一者，可诊断为中度中毒：轻度中毒的临床表现加重，出现胸部紧束感、胸痛、心悸、呼吸困难、烦躁及轻度发绀，肺部局限性呼吸音减低，两肺有较多的干啰音或湿啰音。胸部X线见肺纹理增强，有广泛网状阴影，并有散在小点状阴影，使肺野透亮度降低，或见水平裂增宽、支气管袖口征，偶见Kerley氏B线，符合间质性肺水肿临床征象。症状体征如上，两中、下肺野肺纹理增多，斑片状阴影沿肺纹理分布，多见于中、内带，广泛密集时可融合成片，符合支气管肺炎临床征象。

3) 急性重度中毒：凡有下列情况之一者，可诊断为重度中毒：急性肺泡性肺水肿，ARDS，中毒性心肌炎，并发纵隔气肿，皮下气肿、气胸。

4) 氟聚合物烟尘热：吸入有机氟聚合物热解物后出现畏寒、发热、寒战、肌肉酸痛等金属烟热样症状，可伴有咳嗽、胸部紧束感、头痛、恶心、呕吐等，一般在24~48h内消退。

（三）三级预防

1. 治疗原则和方法

(1) 凡有确切有机氟气体意外吸入史者，不论有无自觉症状，必须立即离开现场，绝对卧床休息，进行必要的医学检查和预防性治疗，并观察72h。

(2) 早期给氧，氧浓度一般控制在50%~60%以内，慎用纯氧及高压氧。急性呼吸窘迫综合征时可应用较低压力的呼气末正压呼吸（PEEP 0.5kPa左右）。

(3) 尽早、足量、短程应用糖皮质激素。强调对所有观察对象及中毒患者就地给予糖皮质激素静脉注射等预防性治疗。中毒患者根据病情轻重，在中毒后第1天可适当加大剂量，

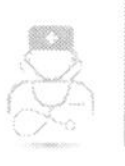

以后足量短程静脉给药；中度以上中毒患者，为防治肺纤维化，可在急性期后继续小剂量间歇应用糖皮质激素。

(4)维持呼吸道畅通，可给予支气管解痉剂等超声雾化吸入。咳大量泡沫痰者宜早期使用去泡沫剂二甲硅油(消泡净)。出现呼吸困难经采用内科治疗措施无效后可行气管切开术。

(5)出现中毒性心肌炎及其他临床征象时，治疗原则一般与内科相同。

(6)合理选用抗生素，防治继发性感染。

(7)一般给予氟聚合物烟尘热患者对症治疗，凡反复发病者，应给予防治肺纤维化的治疗。

2. 康复措施　急性中毒所致的临床表现消失，胸部X线等有关检查结果基本恢复正常者为治愈。中毒患者治愈后，可恢复原工作；如患者中毒后遗留肺、心功能减退者，应调离原工作岗位，并定期复查。

（陈　曦　杜钟庆）

第七节　丙烯酰胺中毒的三级预防

丙烯酰胺中毒是生产和使用过程中因密切接触丙烯酰胺所致以神经系统改变为主的疾病，其主要用于生产聚合物-聚丙烯酰胺。丙烯酰胺可通过呼吸道、消化道、皮肤黏膜等多种途径吸收，其中经消化道吸收最快，以皮肤接触中毒最常见。2000—2010年我国内地共报告职业性化学物中毒性周围神经病例1 359例，其中丙烯酰胺中毒47例，占总病例的3.5%。丙烯酰胺中毒的发生取决于三个因素：即接触者，丙烯酰胺暴露，职业有害因素作用条件。这三者的因果联系，决定了职业病的可预防性。三级预防理论为丙烯酰胺中毒的预防提供了重要的指导思想。

一、丙烯酰胺中毒概述

（一）丙烯酰胺中毒定义

丙烯酰胺中毒是指因接触过量的丙烯酰胺所引起的以神经系统损害为主的疾病。

（二）丙烯酰胺中毒主要接触作业

丙烯酰胺单体主要用于生产聚丙烯酰胺，后者稳定、无毒，具有良好的水溶性，广泛应用于石油和矿山开采、隧道建筑、造纸、污水处理，生产油漆、金属涂料和黏合剂，具有百业助剂之称。中毒患者主要见于生产与使用丙烯酰胺单体的作业。

（三）丙烯酰胺中毒发病机制

丙烯酰胺造成神经系统损伤的机制非常复杂，具体机制尚未明确。丙烯酰胺中毒的病理特点是中枢和周围神经轴突远端肿胀和变性，并逐渐向近端扩展，称为中枢-周围远端型轴突病。许多研究认为，丙烯酰胺可通过作用于神经丝、微管蛋白、驱动蛋白、动力蛋白等，影响轴浆运输导致轴突功能改变。丙烯酰胺引起能量代谢的抑制是神经元损伤的生化基

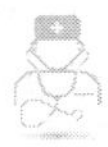

础。国内外许多研究论及丙烯酰胺通过在体内诱发过量自由基，使机体内抗氧化系统的含量减少，从而产生损伤效应。

（四）丙烯酰胺中毒临床表现

丙烯酰胺中毒主要损害神经系统，其损害特点取决于接触丙烯酰胺的剂量、浓度，即取决于中毒速度。慢性中毒以周围神经系统障碍为主；亚急性或急性中毒时以精神症状及小脑障碍为主，继脑症状恢复后可出现周围神经病表现。

1. 慢性中毒　生产性丙烯酰胺中毒多为慢性中毒，起病缓慢，一般在接触本品数月或数年后逐渐发病。发病初期，患者出现头晕、头痛、疲乏、无力、嗜睡、食欲不振、消瘦等。随着病程进展，可出现周围神经病。患者诉四肢远端麻木、刺痛、肢端感觉迟钝，不知水温冷热。手指无力，持物不牢，易掉落，精细动作如上表弦、剪指甲、系扣、穿针等困难。下肢乏力、走路腿软、上楼困难、下坡时易屈膝摔倒，双腓肠肌疼痛、痉挛。体征显示四肢远端音叉振动觉、痛觉、触觉减退或消失，多呈手套、袜套样分布，其中振动觉障碍最为常见，出现早，恢复慢。双手握力减弱，指（趾）屈伸无力，单足站立不稳。少数患者可见骨间肌、大小鱼际肌萎缩，个别病例出现冈上肌、冈下肌、三角肌及胫前肌萎缩。腱反射迟钝或消失，其中以跟腱反射减弱或消失多见，而且出现早、恢复慢。脑神经一般不易受累。皮肤直接接触丙烯酰胺溶液者，可发生接触性皮炎。常见手掌及足底皮肤潮红、多汗呈滴、湿冷、肢端皮肤温度降低、脱皮及红斑。这些表现可能是丙烯酰胺直接刺激伴有局部交感神经过度兴奋现象。停止接触丙烯酰胺后1~2周皮损逐渐消失，不留痕迹。

2. 急性或亚急性中毒　短期接触大量丙烯酰胺者可以发生中毒性脑病。突出表现为不同程度的意识障碍、精神症状及小脑共济失调。后者主要表现说话迟缓、动作笨拙、持物不稳、精细动作难以完成，走路不稳、有时摔倒。检查可见眼球水平性震颤、构音障碍、四肢肌张力低，轮替动作笨拙、指鼻试验辨距不良伴震颤，睁眼站立不稳、闭目加重，跟膝胫试验不稳，步态蹒跚呈酒醉状等小脑损害表现。经1个月左右随脑病病情的好转而出现感觉运动型周围神经病。

生产工人在长期接触较小剂量丙烯酰胺的基础上，近期又突然接触大剂量丙烯酰胺后，临床上主要表现为小脑共济失调，并可能同时伴有不同程度周围神经病表现。

二、丙烯酰胺中毒的三级预防

（一）一级预防

丙烯酰胺可通过呼吸道、消化道、皮肤黏膜等多种途径吸收，其中经消化道吸收最快，以皮肤接触中毒最常见。丙烯酰胺中毒一级预防的目的是从根本上消除或控制丙烯酰胺对人体健康的危害，主要通过有关标准、法规制定，改进生产工艺和生产设备，合理使用防护设施及个人防护用品，减少或消除工人的接触机会。

1. 相关法律、法规及标准制定和完善　《工作场所有害因素职业接触限值　第1部分：化学有害因素》（GBZ 2.1—2019）规定了工作场所化学有害因素的职业接触限值，其中规定丙烯酰胺OELs为：以时间为权数规定的8h工作日、40h工作周的PC-TWA为0.3mg/m^3。依据《个体防护装备配备规范　第1部分：总则》（GB 39800.1—2020）和《呼吸防护用品的选择、使用与维护》（GB/T 18664—2002）为劳动者配备符合国家职业卫生标准的个人防护用品。

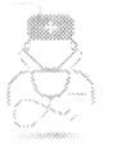

依据《职业健康监护技术规范》(GBZ 188—2014),对拟从事接触丙烯酰胺作业的新录用人员,包括转岗到该种作业岗位的人员进行上岗前健康检查。

2. **生产工艺和生产设备改进和革新**　生产、使用、储存、运输丙烯酰胺溶液的容器、管道应密闭并经常检查维修,接触丙烯酰胺粉尘的作业应进行充分的局部排风,降低和控制作业场所空气中丙烯酰胺的浓度,加强生产中的自动化、机械化和密闭化,避免粉尘无组织逸散。丙烯酰胺生产场所设冲洗设施,墙壁、顶棚和地面等内部结构和表面采用不吸收、不吸附毒物材料,车间地面应平整防滑,易于冲洗清扫,可能产生积液的地面做防渗透处理,其废水纳入工业废水处理系统。

3. **个体防护措施**　建议操作人员穿皮衣或皮围裙,戴橡胶手套,穿高筒橡胶靴。接触丙烯酰胺粉尘的作业需佩戴防尘口罩,进入高浓度粉尘场所应佩戴隔离式空气呼吸器。工作场所严禁吸烟、进食、饮水,工作完毕应淋浴更衣,注意个人清洁卫生。工作完毕应彻底清洗被毒物污染的衣服,并单独存放。空气中粉尘浓度超标时,应佩戴过滤式防尘口罩。防护用品须在使用前及日常定期检查其性能,以保持其防护有效性。

4. **职业卫生管理**　我国于 2021 年 2 月 1 日起施行国家卫生健康委员会令第 5 号《工作场所职业卫生管理规定》,该规定要求用人单位应为劳动者提供符合法律、法规、规章、国家职业卫生标准和卫生要求的工作环境和条件,并采取有效措施保障劳动者的职业健康。依据《工作场所职业病危害警示标识》(GBZ 158—2003)和《高毒物品作业岗位职业病危害告知规范》(GBZ/T 203—2007),在醒目位置设置公告栏,公布有关职业病防治的规章制度、操作规程、职业病危害事故应急救援措施和工作场所职业病危害因素检测结果。在工作场所、作业岗位、设备和设施的醒目位置设置警示标识和中文警示说明。用人单位设置或者指定职业卫生管理机构或者组织,配备职业卫生管理人员,建立和健全职业卫生管理制度和操作规程。

5. **职业健康教育**　劳动者有权知晓与自己工作相关的职业危害因素丙烯酰胺的信息。针对作业场所存在的可能造成健康损害的职业危害因素向劳动者进行有关预防、控制职业危害因素、预防职业病和意外事故的健康教育。为了避免职业危害因素造成的健康损害,开展作业场所工作人员的健康促进,调动企业、雇主、工会和员工的积极性,让他们主动参与到预防和控制职业危害因素的健康促进活动中去。加强安全防护教育,严格执行操作规程。

6. **上岗前职业健康检查**　依据《职业健康监护技术规范》(GBZ 188—2014),对拟从事接触丙烯酰胺职业病危害因素作业的新录用人员,包括转岗到该种作业岗位的人员进行上岗前健康检查。上岗前职业健康检查的主要目的是发现有无职业禁忌证,建立接触职业病危害因素人员的基础健康档案。丙烯酰胺的职业禁忌证为:多发性周围神经病。检查内容包括①症状询问:重点询问神经系统疾病史及相关症状。②体格检查:内科常规检查;神经系统常规检查及肌力、共济运动检查,皮肤科常规检查。③实验室和其他检查:必检项目包括血常规、尿常规、心电图、血清 ALT、血糖;选检项目包括神经 - 肌电图。

(二)二级预防

丙烯酰胺中毒二级预防的目的在于职业性丙烯酰胺中毒早期诊断和发现,主要包括定期丙烯酰胺监测、职业健康检查以及诊断鉴定等措施。

1. **职业病危害因素的识别与检测**　对作业场所进行现场检测与评价,以使作业环境或生产环境达到职业卫生标准要求;对识别出的可能引起丙烯酰胺中毒的职业病危害因素,按

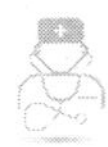

照国家现行的标准规范进行现场检测，以确定劳动者接触的浓度（水平），根据职业病危害因素的检测结果并对照 GBZ 2.1—2019 职业接触限值标准，评价职业病危害因素接触水平的符合性。如 GBZ 2.1—2019 中规定丙烯酰胺 OELs 为：以时间为权数规定的 8h 工作日、40h 工作周的 PC-TWA 为 0.3mg/m^3。如检测结果超出国家限值要求，应查找原因，及时对防护设施等进行整改，并对劳动者进行个体防护。

工作场所空气中丙烯酰胺浓度依据《工作场所空气中有害物质监测的采样规范》（GBZ 159—2004）和《工作场所空气有毒物质测定酰胺类化合物》（GBZ/T 160.62—2004）中丙烯酰胺的溶液采用气相色谱法进行测定。空气中的丙烯酰胺用冲击式吸收管采集，经溴化反应生成 α，β- 二溴丙酰胺，用乙酸乙酯提取后进样，经色谱柱分离，检测器检测，以保留时间定性，峰高或峰面积定量。定点采样时选择丙烯酰胺浓度最高、劳动者接触时间最长的工作地点。在采样点，将装有 10.0mL 水的冲击式吸收管，以 3L/min 流量采集 15min 空气样品。采样后，封闭吸收管的进出气口，直立置于清洁容器内运输和保存。样品在室温下可保存 7d。

2. 职业健康检查 在岗期间职业健康检查：在岗人员可按推荐，工作场所有毒作业分级Ⅱ级及以上的人员，每年参加 1 次职业健康体检；工作场所有毒作业分级Ⅰ级的人员，每 2 年参加 1 次职业健康体检。在岗期间职业健康检查内容包括①症状询问：重点询问神经系统症状。②体格检查。③实验室和其他检查：检查内容同上岗前职业健康检查。

离岗时职业健康检查：检查对象包括职业接触丙烯酰胺的辞职人员、退休人员、内部转岗人员。主要目的是确定其在停止接触职业病危害因素时的健康状况。检查内容同在岗期间。检查时间一般是脱离岗位前，如最后一次在岗期间的健康检查在离岗前 90d 内，可视为离岗时检查。

3. 新型生物监测指标 尿代谢产物测定：丙烯酰胺作业工人尿代谢产物巯基尿酸 - 乙酰丙酰胺半胱氨酸增高，基本能反映近期接触丙烯酰胺量，可作为近期接触指标。

4. 职业病的诊断与鉴定

（1）职业性丙烯酰胺中毒的诊断：急性丙烯酰胺中毒是根据短期内接触大量丙烯酰胺的职业史，以中枢神经系统功能障碍为主的临床表现，结合实验室检查结果及工作场所职业卫生学调查，进行综合分析，排除其他类似疾病后，方可诊断。慢性丙烯酰胺中毒是根据长期接触丙烯酰胺的职业史，出现多发性周围神经损害的症状、体征及神经 - 肌电图改变，结合工作场所职业卫生学调查，排除其他病因引起的周围神经疾病后，方可诊断。

（2）职业性丙烯酰胺中毒的诊断分级：我国颁布《职业性丙烯酰胺中毒的诊断》（GBZ 50—2015），分级标准如下。

1）急性轻度中毒：短期接触大量丙烯酰胺后，出现头痛、头晕、乏力，接触局部皮肤多汗、湿冷、红斑、脱皮，或伴四肢麻木，并同时具有下列表现之一者，轻度意识障碍（见 GBZ 76—2002）；小脑性共济失调如持物不稳、站立不稳或步态蹒跚。

2）急性重度中毒：在轻度中毒基础上，具有下列表现之一者，中度或重度意识障碍（见 GBZ 76—2002），可伴有癫痫样发作；出现明显的精神症状（见 GBZ 76—2002）。

3）慢性轻度中毒：长期接触丙烯酰胺，局部皮肤出现多汗、湿冷、脱皮、红斑或肢端麻木、刺痛、下肢乏力等症状，同时有下列表现之一者，四肢对称性手套、袜套样分布的痛觉、触觉障碍，肢体远端音叉震动觉减退，伴跟腱反射减弱；神经 - 肌电图检查提示轻度周围神经损害(见 GBZ/T 247—2013)。

4)慢性中度中毒:在轻度中毒基础上,具有下列表现之一者,四肢震动觉或痛觉、触觉障碍水平达肘、膝以上,伴跟腱反射消失;肢体肌力减退至 3 级;深感觉明显障碍伴感觉性共济失调;神经 - 肌电图检查提示明显周围神经损害(见 GBZ/T 247—2013)。

5)慢性重度中毒:在中度中毒基础上,具有下列表现之一者,肢体肌力减退至 2 级及以下;四肢远端明显肌肉萎缩;神经 - 肌电图检查提示严重周围神经损害(见 GBZ/T 247—2013)。

(三)三级预防

1. **治疗原则和方法** 急性中毒者应立即脱离丙烯酰胺作业环境,脱去污染的衣物,清洗污染的皮肤、黏膜,并采用吸氧、改善微循环、神经营养药物治疗,如有明显意识障碍者可短期使用糖皮质激素治疗。慢性中毒可用 B 族维生素、神经营养药物及中医中药,并辅以康复治疗及对症治疗。

2. **康复措施** 急性中毒者如有后遗症参照 GBZ/T 228—2010 处理。如需劳动能力鉴定,按《劳动能力鉴定职工工伤与职业病致残等级》(GB/T 16180—2014)处理。

(陈 曦 杜钟庆)

第八节 丙烯腈中毒的三级预防

丙烯腈(acrylonitrile,ACN)又称乙烯基氰,是一种重要的化工原料,化学式为 $CH_2{=}CH{-}CN$。ACN 是一种无色透明有杏仁气味的易挥发液体,易燃,微溶于水,易溶于多数有机溶剂。其蒸气与空气混合可形成爆炸性混合物,遇明火高热易燃烧并放出有毒气体,与氧化剂、强酸、强碱、胺类、溴反应剧烈。ACN 燃烧(分解)产物为一氧化碳、二氧化碳、氧化氮、氰化氢。ACN 属于高毒类有机氰化物,其毒作用类似氢氰酸,国际癌症研究署(IARC)将丙烯腈列为可能的人类致癌物(2B)。我国急性丙烯腈中毒事件时有发生,1979—2013 年,我国内地报道急性丙烯腈中毒病例共计 473 例,其中不乏死亡病例。

一、丙烯腈中毒概述

(一)丙烯腈中毒定义

丙烯腈中毒是指因劳动者在生产过程中接触丙烯腈蒸气或液体,引起的以神经系统损害为主的急性丙烯腈中毒或其他慢性健康损害。

(二)丙烯腈中毒主要接触作业

ACN 为有机合成工业中重要单体,广泛用于制造腈纶纤维、丁腈橡胶、ABS/AS 塑料等高分子材料。近年来,世界 ACN 产能稳步增长,新增产能主要来自亚洲,2020 年估计我国 ACN 总产能超过 350 万吨 / 年。ACN 是石化行业中常见的职业危害因素,从事 ACN 生产、运输及使用的劳动者均有机会接触 ACN 蒸气或液体,可引起丙烯腈中毒或慢性健康损害,职业接触多因吸入其蒸气或皮肤沾染其液体所致;非职业接触少见,主要因误服引起。

（三）丙烯腈中毒发病机制

ACN 属于高毒类物质，可经呼吸道、消化道和完整的皮肤进入体内，迅速分布于全身，主要靶器官为肝、肾和脑等，少量以原型随呼气排出。ACN 在体内可引起多个器官的病理改变，其毒性作用涉及机体多个系统，如呼吸系统、神经系统、消化系统、免疫系统、血液系统及生殖系统等。ACN 在体内主要有两条代谢途径，第一条途径是直接与谷胱甘肽（glutathione，GSH）及其他巯基化合物反应，生成低毒的氰乙基硫醇尿盐并随尿排出；第二条途径是通过细胞色素 P4502E1（cytochrome P450 2E1，CYP2E1）环氧化作用生成初级代谢产物 2- 氰环氧乙烷（2-cyanoethyleneoxide，CEO），CEO 通过与 GSH 结合或在环氧化物水解酶的作用下生成氰化物，释放 CN^-，在硫氰酸酶催化作用下，氰基与巯基反应后生成硫氰酸盐，经尿液排出。

ACN 中毒的发病机制主要与氧化应激、细胞凋亡有关。研究表明，ACN 可诱导大鼠神经细胞凋亡，并使脑组织发生病理学损伤，这可能与活性氧（ROS）介导的氧化应激有关；ROS 介导的炎症反应、NF-κB 信号通路和线粒体凋亡通路的激活是 ACN 致大鼠脑损伤的机制之一。ACN 致肝脏毒性机制与氧化应激、微量元素失衡和内质网应激有关。ACN 诱导的氧化应激、PI3K/AKT 信号通路的抑制和线粒体凋亡途径的激活是 ACN 致大鼠肝细胞凋亡的可能机制。ACN 引起的睾丸损伤可能与氧化应激有关。ACN 诱导大鼠睾丸细胞发生氧化应激，激活了 NF-κB 信号通路，上调了促凋亡基因 Bax 表达水平，这可能是大鼠睾丸细胞发生凋亡的机制之一。

（四）丙烯腈中毒临床表现

ACN 分子本身对呼吸中枢具有直接麻痹作用，还可直接抑制各种含有巯基的酶类，而对机体生理功能产生明显干扰。此外，ACN 还会在体内释放解离出氰离子（CN^-），故又表现出与氰化氢类似的毒性作用。

1. 急性中毒　中毒表现与氢氰酸中毒相似，一般 1~2h 内发病，有的长达 24h 后发病。接触量不大时主要表现为头痛、头晕、乏力、恶心、呕吐、腹痛、腹泻及轻度黏膜刺激症状；如仍未停止接触，随着接触浓度增高和接触时间延长，则症状加重，出现胸闷、胸痛、心悸、呼吸困难、脉搏弱慢、血压下降、呼吸浅慢不规则、面色苍白、意识障碍，甚至昏迷、大小便失禁、全身抽搐，少量病例可因心功能减退而发生肺水肿；有的病例出现心电图或心肌酶谱异常、血清转氨酶升高等症状。吸入高浓度 ACN 蒸气可在数十分钟内出现上述症状，并很快出现呼吸困难、口唇发绀、红色泡沫痰、昏迷、全身强直性抽搐、大小便失禁、心律失常等，常因呼吸骤停引起死亡。

2. 慢性影响　长期接触 ACN，可出现神经衰弱症状，可有颤抖、不自主运动、焦虑、失眠、记忆力减退、工作效率低下等神经症样症状。神经行为可表现为紧张、愤怒、抑郁、疲倦以及简单反应时间、Benton 视觉追踪、数字跨度测试的表现较差等不良表现。另有学者认为长期接触 ACN 可导致劳动者肝损伤，主要表现为脂肪肝、肝囊肿、肝光点增粗检出率和血清 ALT、ALP 水平升高；也可使机体发生生殖损伤，影响生殖系统的正常功能，导致女性出现月经异常和不良生殖结局；男性出现性激素水平异常和性功能障碍。还有学者认为长期接触 ACN 可导致劳动者出现低血压倾向，部分劳动者甲状腺摄碘率偏低，由于多属非特异性表现，故确诊较为困难。有关 ACN 的致癌、致突、致畸作用仍需进一步研究。

二、丙烯腈中毒的三级预防

（一）一级预防

丙烯腈中毒一级预防的目的是从根本上消除或控制丙烯腈对人体健康的危害，主要通过有关标准、法规制定，改进生产工艺和生产设备，合理使用防护设施及个人防护用品，减少或消除工人的接触机会。

1. **相关法律、法规及标准制定和完善** 为预防、控制和消除职业病危害，防治职业病，保护劳动者健康及其相关权益，我国颁布实施了一系列的法律法规、职业卫生标准。例如《工业企业设计卫生标准》（GBZ 1—2010）、《工作场所有害因素职业接触限值 第1部分：化学有害因素》（GBZ 2.1—2019）、《职业健康监护技术规范》（GBZ 188—2014）、《工作场所防止职业中毒卫生工程防护措施规范》（GBZ/T 194—2007）、《工作场所有毒气体检测报警装置设置规范》（GBZ/T 223—2009）、《作业场所环境气体检测报警仪通用技术要求》（GB12358—2006）、国家卫生健康委员会令〔2021〕5号《工作场所职业卫生管理规定》、《个体防护装备配备规范 第1部分：总则》（GB 39800.1—2020）和《呼吸防护用品的选择、使用与维护》（GB/T 18664—2002）等，有效地预防和控制劳动者职业接触可能导致的丙烯腈中毒，保护劳动者的生命和健康。

2. **生产工艺和生产设备改进和革新** 生产、使用、储存、运输丙烯腈溶液的容器、管道应密闭并有足够的强度，经常检查维修，防止工作过程中“跑、冒、滴、漏”发生。生产工艺优先采用自动化、机械化工艺，减少作业人员接触机会，作业场所进行充分的全面通风和必要的局部排风。工作场所应远离火种、热源。搬运时要轻装轻卸，防止包装及容器损坏。应配备相应品种和数量的消防器材及泄漏应急处理设备。生产场所应设冲洗设施，墙壁、顶棚和地面等内部结构和表面应采用不吸收、不吸附毒物的材料。车间地面应平整防滑，易于冲洗清扫，可能产生积液的地面做防渗透处理，其废水纳入工业废水处理系统。生产使用现场应配备现场急救用品，设置冲洗喷淋设备。

3. **个体防护措施** 建议操作人员正确选择及规范穿戴连体防渗透工作服、橡胶手套和胶鞋、全面罩防毒面具。进入高浓度丙烯腈场所应佩戴隔绝式空气呼吸器。工作场所严禁吸烟、进食、饮水，工作完毕应淋浴更衣，注意个人清洁卫生，并彻底清洗被毒物污染的衣服，单独存放。防护用品须在使用前及日常定期检查其性能，以保证其防护有效性。

4. **职业卫生管理** 我国于2021年2月1日起施行国家卫生健康委员会令第5号《工作场所职业卫生管理规定》，该规定要求用人单位应为劳动者提供符合法律、法规、规章、国家职业卫生标准和卫生要求的工作环境和条件，并采取有效措施保障劳动者的职业健康。依据《工作场所职业病危害警示标识》（GBZ 158—2003）和《高毒物品作业岗位职业病危害告知规范》（GBZ/T 203—2007），在醒目位置设置公告栏，公布有关职业病防治的规章制度、操作规程、职业病危害事故应急救援措施和工作场所职业病危害因素检测结果。在工作场所、作业岗位、设备和设施的醒目位置设置警示标识和中文警示说明。用人单位设置或者指定职业卫生管理机构或者组织，配备职业卫生管理人员，建立和健全职业卫生管理制度和操作规程。职业性急性丙烯腈中毒多发于化学事故时，故企业应建立急性丙烯腈中毒的应急预案，定期组织救援演练。

5. **职业健康教育**　劳动者有权知晓与自己工作相关的丙烯腈等职业危害因素的信息。用人单位向劳动者进行有关预防、控制职业危害因素、预防职业病和意外事故的健康教育。为了避免职业健康危害造成的健康损害，开展作业场所工作人员的健康促进，调动企业、雇主、工会和员工的积极性，让他们主动参与到预防和控制职业危害因素的健康促进活动中去。加强安全防护教育，严格执行操作规程。

6. **上岗前职业健康检查**　依据《职业健康监护技术规范》(GBZ 188—2014)，对拟从事接触丙烯腈作业的新录用人员，包括转岗到该种作业岗位的人员进行上岗前健康检查。目的是发现有无职业禁忌证，建立接触职业病危害因素人员的基础健康档案。丙烯腈的职业禁忌证为：中枢神经系统器质性疾病。检查内容包括①症状询问：重点询问中枢神经系统病史及症状。②体格检查：内科常规检查；神经系统常规检查。③实验室和其他检查：必检项目包括血常规、尿常规、心电图、血清 ALT；选检项目为肝脾 B 超。

(二) 二级预防

二级预防的目的是早期诊断和发现，主要包括作业场所丙烯腈定期监测、职业健康检查以及诊断鉴定等措施。

1. **职业病危害因素的识别与检测**　对作业场所进行现场检测与评价，以使作业环境或生产环境达到职业卫生标准要求；按照国家现行的标准规范进行工作场所丙烯腈识别及现场检测，以确定劳动者接触的浓度(水平)，根据《工作场所有害因素职业接触限值　第 1 部分：化学有害因素》(GBZ 2.1—2019)进行丙烯腈接触水平的符合性评价。如超标，应查找原因，及时对防护设施等进行整改，并加强对劳动者个体防护。

工作场所空气中丙烯腈依据《工作场所空气中有害物质监测的采样规范》(GBZ 159—2004)和《工作场所空气有毒物质测定　第 133 部分：乙腈、丙烯腈和甲基丙烯腈》(GBZ/T 300.133—2017)进行采样及测定。GBZ/T 300.133—2017 规定工作场所空气中丙烯腈的测定方法为溶剂解吸 - 气相色谱法和热解吸 - 气相色谱法两种。①溶剂解吸 - 气相色谱法测定方法：空气中丙烯腈用活性炭采集，丙酮 - 二硫化碳溶液解吸后进样，气相色谱柱分离，氢焰离子化检测器检测，以保留时间定性，峰高或峰面积定量。定点采样时将空气收集器放置在选定的采样点，劳动者的呼吸带进行采样。在采样点，用活性炭管以 500mL/min 流量采集 15min 空气样品。个体采样时将空气收集器佩戴在采样对象的前胸上部，其进气口尽量接近呼吸带进行采样，用活性炭管以 50mL/min 流量采集 1h 以上空气样品。采样后，立即封闭活性炭管的两端，置于清洁容器内运输和保存。样品在室温下可保存 5d。②热解吸 - 气相色谱法：空气中的蒸气态丙烯腈用硅胶管采集，热解吸后进样，气相色谱柱分离，氢焰离子化检测器检测，以保留时间定性，峰高或峰面积定量。定点采样时将空气收集器放置在选定的采样点，劳动者的呼吸带进行采样。在采样点，用硅胶管以 100mL/min 流量采集 15min 空气样品。个体采样时将空气收集器佩戴在采样对象的前胸上部，其进气口尽量接近呼吸带进行采样，用硅胶管以 50mL/min 流量采集 1h 以上空气样品。采样后，立即封闭硅胶管的两端，置于清洁容器内运输和保存。样品在室温下可保存 5d。

2. **职业健康检查**

(1) 在岗期间职业健康检查：推荐性安排在岗人员每 3 年进行一次岗中体检。检查内容包括①症状询问：重点询问中枢神经系统病史及症状。②体格检查：内科常规检查；神经系统常规检查。③实验室和其他检查：必检项目包括血常规、尿常规、心电图、血清 ALT；选检

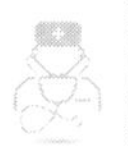

项目为肝脾 B 超、尿硫氰酸盐测定。

(2) 离岗时职业健康检查：劳动者在准备调离或脱离所从事的职业病危害作业或岗位前，应进行离岗时健康检查，主要目的是确定其在停止接触职业病危害因素时的健康状况。

(3) 应急健康检查：应急健康检查目标疾病为职业性急性氰化物中毒、职业性急性腈类化合物中毒。检查内容为①症状询问：重点询问短期内接触丙烯腈的职业史及神经系统和消化系统症状。②体格检查：内科常规检查、神经系统常规检查及运动功能、病理反射检查。③实验室和其他检查必检项目：必检项目包括血常规、尿常规、心电图、肝功能、血气分析、血浆乳酸浓度、胸部 X 射线摄片；选检项目包括脑电图、肝脾 B 超、尿硫氰酸盐。

3. 新型生物监测指标

尿代谢产物：尿中代谢产物硫氰酸盐（USCN）及 N- 乙酰 -S-2- 腈乙基半胱酸（CEMA）为职业接触 ACN 特异性生物监测指标，我国已将尿中硫氰酸盐监测应用于急性丙烯腈中毒健康检查和职业病诊断实验室监测指标。

血液代谢产物：血液中 N-(2- 氰基乙基)-l- 缬氨酸（CEV）也是接触 ACN 的一个生物标记物，可推荐作为 ACN 职业暴露的监测指标。

4. 职业病的诊断与鉴定

(1) 职业性急性丙烯腈中毒的诊断：急性丙烯腈中毒是根据短期内接触大量丙烯腈的职业史，以中枢神经系统损害障碍为主要临床表现，结合现场劳动卫生学调查及实验室检查结果，进行综合分析，排除其他原因所引起的类似疾病后，方可诊断。

(2) 职业性急性丙烯腈中毒的诊断分级：我国颁布《职业性急性丙烯腈中毒的诊断》（GBZ 13—2016），分级标准如下。

1) 轻度中毒：短期接触较大量丙烯腈后，出现头痛、头晕、恶心、呕吐等症状，并同时具有下列表现之一者：①腱反射亢进伴阵挛；②轻度意识障碍，如意识模糊、嗜睡状态或朦胧状态。

2) 中度中毒：短时间内接触较大量丙烯腈后，具有下列表现之一者：①肌肉震颤或四肢抽搐；②中度意识障碍，如谵妄状态、混浊状态。

3) 重度中毒：短时间内接触较大量丙烯腈后，具有下列表现之一者：①癫痫大发作样抽搐；②重度意识障碍，如浅昏迷、中度昏迷、深昏迷、植物状态；③肺水肿；④猝死［按照《职业性化学源性猝死诊断标准》（GBZ 78—2010）诊断］。

5. 应急救援措施　发生急性丙烯腈中毒事故时，救援人员到达中毒现场后，应先对中毒事件的基本情况进行调查，现场处置人员应按照《突发中毒事件卫生应急处置人员防护导则》（WS/T 680—2020）要求，做好个体防护，根据事件危害水平、人员可能受到伤害的风险及气象条件等综合评判，进行事故现场分区（热区、温区和冷区），指导开展现场处置工作。

现场处理措施：如发生泄漏时，应急处置人员应注意自身防护，迅速撤离泄漏污染区人员至安全区，并进行隔离，严格限制人员出入，切断火源，尽可能切断泄漏源，防止泄漏物进入下水道、排洪沟等有限空间。对于皮肤沾染者，应立即脱去被污染的衣着，用流动清水或 5% 硫代硫酸钠溶液彻底冲洗至少 20min，立即就医；眼睛接触者，应提起眼睑，用流动清水或生理盐水冲洗，立即就医；吸入者，迅速将中毒患者移离现场至空气新鲜处，保持其呼吸道畅通。如呼吸困难，给予输氧。呼吸心跳停止时，立即进行人工呼吸（勿用口对口）和胸外心脏按压术等；误食者，饮足量温水，催吐，用 1∶5 000 高锰酸钾或 5% 硫代硫酸钠洗胃，立即就医。

（三）三级预防

1. 治疗原则

（1）迅速脱离现场，脱去污染衣物，并立即用清水对污染部位进行彻底冲洗。

（2）解毒措施。接触反应者应严密观察至少24h，并给予对症处理。轻度中毒可静脉注射硫代硫酸钠；重度中毒者使用高铁血红蛋白形成剂和硫代硫酸钠，硫代硫酸钠根据病情可重复使用。

（3）合并氧疗。维持呼吸功能，出现呼吸衰竭或呼吸停止趋向时，及时使用呼吸兴奋剂或机械通气装置；必要时可使用高压氧治疗。

（4）对症治疗。如出现脑水肿可应用糖皮质激素及脱水剂、利尿剂等处理。

2. 康复措施 急性中毒者如有后遗症参照GBZ/T 228—2010处理。如需劳动能力鉴定，按《劳动能力鉴定职工工伤与职业病致残等级》（GB/T 16180—2014）处理。

（刘保峰）

第九节 高分子化合物合成单体中毒预防典型案例

一、案例基本情况

2002年12月，3例中毒者均为农民临时工，2002年8月26日至2002年12月20日在某个体企业打工，从事坐垫生产工作。挂布，喷胶（黏合剂），覆盖海绵，喷胶（黏合剂），覆盖绒布，晾干定型。所有工序均在一个15平方米房间内进行，一门两窗，天冷时门窗关闭，无排风排毒设施，3人同时作业，每日工作8~10h，每周7d，无任何个人防护措施。使用的“喷胶”液体为外地生产的无任何标识说明的产品，使用时用手动喷枪近距离喷洒，每日应用“喷胶”30~40L。工作3个月左右，3人不同程度地出现乏力、肌肉酸疼，未在意，继续工作，后渐加重至站立不稳、行走困难、持物不牢，于2002年12月21日就诊。

2002年12月25日经山东省分析检测中心对“喷胶”进行检测，证明“喷胶”中含氯丙烯及氯丙烷。3例患者均为女性，年龄16~21岁，同时进厂，在同一车间工作，至就诊时共接触“喷胶”近4个月。3人于工作3个月左右出现乏力、肌肉酸胀疼，后渐加重至站立不稳、行走困难、双手力弱来诊，临床诊断中毒性周围神经病，结合职业史、毒物检测结果等综合考虑，诊断为职业性慢性氯丙烯中毒。入院后给予多种营养神经、支持对症治疗及中草药、电针灸等综合治疗，病情逐渐稳定。出院10个月后复查，感觉及运动未见明显异常，但膝腱反射、跟腱反射仍消失。

二、案例分析

本次事故的主要原因是企业违规使用氯丙烯作为黏合剂的稀释剂而引起的职业性中

毒。本次中毒事故亦提醒，在目前化学物品使用尚不规范的情况下，有毒有害化学物品被随意改变用途，又缺乏必要的说明和警示，用人单位特别是个体或私营企业，劳动条件简陋、防护措施不力、职工缺乏劳动卫生知识培训和健康监护等，诸如此类原因引起的中毒问题应引起足够重视，以避免类似事故的发生。由于该个体企业使用的“喷胶”（黏合剂）是外地购进的无任何标识说明的“三无”产品，不能及时准确地提供毒物名称及来源，曾怀疑为职业性慢性正己烷中毒引起的周围神经病，但在随后的样品检测中排除了正己烷，而证实含有氯丙烯和氯丙烷。依据《职业性慢性氯丙烯中毒诊断标准》（GBZ 6—2002），最后确诊为职业性慢性氯丙烯中毒。

三、三级预防策略

从三级预防角度，可从以下方面避免或减少上述职业性慢性氯丙烯中毒的发生。

1. **一级预防策略**　本案例中工人工作环境简陋，且无个人防护措施，首先应从根本上控制有害因素对人的损害。改建厂房，增加通风排毒设施；在就业前对工人进行职业卫生培训，使其正确认识有毒物质对身体的损害，自觉遵守操作规范、做好个人防护；做上岗前职业健康检查，包括详细的内科及神经科检查，肝功能、尿常规、尿糖或其他肾功能检查，有职业禁忌证者严禁从事相关工作；准备齐全的个人防护用品，并监督工人正确佩戴；合理安排工作时间，防止工人长时间处于疲劳状态。

2. **二级预防策略**　定期检测工厂空气中氯丙烯的浓度，确保其不超标；工人每年定期体检一次，检查项目除与就业前体检相同外，有条件时还应检查神经 - 肌电图，有助于早期健康损害的发现，及时预防、处理；若工人离岗，还应进行离岗健康检查。

3. **三级预防策略**　在工人出现患病后，应积极给予治疗，促进其康复。凡诊断为重度中毒者，应调离作业，不再从事氯丙烯及其他对神经系统有害的作业；诊断为轻度中毒患者经短期治疗后，可从事其他轻工作；慢性氯丙烯中毒的患者应定期复查；对已丧失劳动力或残疾者通过康复医疗，促进其身心早日康复，预防并发症的发生和发展。

（陈　曦　牛　振　刘春旭）

参 考 文 献

[1] 邬堂春, 牛侨, 周志俊, 等. 职业卫生与职业医学 [M]. 8 版. 北京: 人民卫生出版社, 2017.

[2] 孟军, 国丽, 姜峰杰, 等. 职业性慢性氯丙烯中毒三例 [J]. 中华劳动卫生职业病杂志, 2005, 23 (3): 226.

[3] 吴红敏, 章一华, 闫秋丽. 1 例三氯乙烯致恶性大疱性表皮坏死松解症的护理 [J]. 中国职业医学, 2010, 37:(2): 147-148.

[4] 胡庆红. 三氯乙烯中毒特点及其防控对策 [J]. 实用预防医学, 2009, 16 (6): 1832-1834.

[5] 谢谦怀, 黄璐. 深圳市 2008—2012 年某企业使用三氯乙烯情况调查 [J]. 公共卫生与预防医学, 2013, 24 (5): 41-43.

[6] 徐新云, 武南, 杨荣兴, 等. 使用三氯乙烯企业的主要职业危害与整改措施探讨 [J]. 中国预防医学杂

志, 2007, 8 (3): 240-242.

[7] 刘移民, 艾宝民, 王致. 我国三氯乙烯职业危害研究十年回顾 [J]. 中国工业医学杂志, 2007, 20 (2): 120-121.

[8] 胡训军, 李思惠, 黄金详. 氯丁二烯对人体健康损害研究概况 [J]. 职业卫生与应急救援, 2015, 33 (1): 17-21.

[9] 单文红, 杨素峰. 职业性氯丁二烯中毒与恶性肿瘤: 附 1 例报告 [J]. 中国工业医学杂志, 2000, 13 (6): 378-378.

[10] 黄简抒, 李秀菊, 李秀秀, 等. 职业性急性丙烯腈中毒 473 例临床分析 [J]. 中华劳动卫生职业病杂志, 2016, 34 (5): 367-369.

[11] 肖卫, 王振全, 李芝兰, 等. 丙烯腈的生殖毒性作用研究 [J]. 卫生研究, 2001,(04): 239-240.

[12] 闫若玉, 龚辉, 吴炜, 等. 低浓度丙烯腈暴露作业人员健康监护指标分析 [J]. 职业卫生与应急救援, 2011, 29 (2): 76-80.

[13] HADRI A, CHANAS B, GHANAYEM B. Comparative metabolism of methacrylonitrile andacrylonitrile to cyanide using cytochrome P 4502E1 and microsomal epoxide hydrolase-null mice [J]. Toxicology & Applied Pharmacology, 2005, 205 (2): 116-125.

[14] ABOSALEM OM, ABDELLAH MF, GHONAIM MM. Hepatoprotective activity of quercetin against acrylonitrile-induced hepatotoxicity in rats [J]. Journal of Biochemical and Molecular Toxicology, 2015, 25 (6): 386-392.

[15] CHEN M, CARMELLA SG, SIPE C, et, al. Longitudinal stability in cigarette smokers of urinary biomarkers of exposure to the toxicants acrylonitrile and acrolein [J]. PLoS One, 2019, 14 (1): e0210104.

[16] TROCHIMOWICZ H J, LOSER E, FERON V J, et al. Chronic inhalation toxicity and carcinogenicity studies on chloroprene in rats and hamsters [J]. Inhal Toxicol, 1998, 10 (5): 443-472.

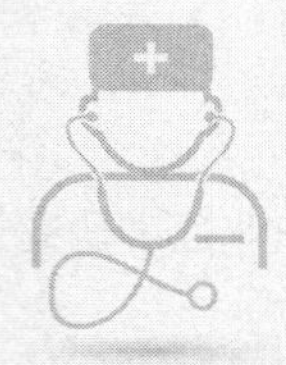

第十一章　农药中毒的三级预防

农药广泛应用于农业、林业、畜牧、渔业生产、卫生防疫以及仓储物资的保护等，对确保农业丰收、防止疾病，发展国民经济具有重大意义。但是，若使用不当，则会对人类健康和环境产生严重危害。农药中毒已成为危害农民健康的主要公共卫生问题，另一方面也造成服毒自杀、误食中毒等事故。1990 年据世界卫生组织估计，全球每年发生严重农药中毒的人数高达 300 万（200 万为口服自杀中毒，70 万为职业中毒，30 万为意外事故中毒），其中死亡约为 22 万例。我国是粮食的生产大国。谷物和蔬菜生产区遍布全国各地，农药生产与使用普遍，涉及品种繁多，农药中毒事件发生日益普遍，且已成为相关行业劳动者面临的重大职业健康问题，根据 2000 年全国职业病发病报告情况的通报，报告农村农药中毒 17 459 例，死亡 1 174 例，中毒病死率为 6.7%；其中因农业生产活动引起的生产性农药中毒 4 487 例，占 25.5%；引起生产性农药中毒的主要农药品种仍然是高毒类有机磷杀虫剂甲胺磷和对硫磷，占生产性农药中毒总例数的 54.3%，职业人群农药中毒防治任务十分艰巨。本章从三级预防的角度出发，阐述我国法定职业病中不同类型农药中毒的预防控制措施，以期为职业性农药中毒的防治提供参考。

第一节　农药中毒概述

一、概述

（一）农药中毒定义

农药中毒是指在接触农药过程中，农药进入机体的量超过了正常人的最大耐受量，使人的正常生理功能受到影响，引起机体生理失调和病理改变，表现出一系列的中毒临床症状。

（二）农药中毒主要接触作业

农药的接触非常广泛，既有大量从事生产、运输、供销和使用的职业接触人群，也有通过污染的产品、水体、土壤等环境接触的社会人群。在职业接触人群中，与其他工业品明显不同，有广泛的使用者是其主要特征之一。农药的主要接触作业包括：农药施用过程，特别是在配药、喷药及检修喷药器械时可通过皮肤接触或者呼吸道吸入发生急性中毒；在农药的生产、合成、加工及包装过程中，工人可吸入较高浓度的农药，皮肤亦可被污染；在装卸、运输、供销及保管过程中，如不注意防护，也可能有过量接触。农业生产中农药中毒多由于操作和防护不当，造成吸入或皮肤及衣服过量污染所致；工业生产中农药中毒多由于生产设备简陋、违反操作规程和意外事故，引起急性吸入中毒。

(三) 农药中毒发病机制

农药种类繁多，毒性相差悬殊，其毒作用机制也不尽相同。有机磷和氨基甲酸酯类农药的毒作用机制相似，主要通过抑制胆碱酯酶活性，使之失去分解乙酰胆碱的能力，导致体内乙酰胆碱聚集，从而引起神经系统功能紊乱。杀虫脒的中毒机制比较复杂，可通过抑制单胺氧化酶活性、干扰能量代谢等途径发挥毒作用。溴甲烷和拟除虫菊酯类农药的毒作用机制尚不明确，其中溴甲烷可能通过抑制一些含 SH 基的酶发挥毒作用，而拟除虫菊酯类农药可能会选择性地作用于神经细胞膜钠离子通道，使去极化后的钠离子通道 M 闸门关闭延缓，从而产生一系列兴奋症状。

(四) 农药中毒临床表现

农药中毒的临床表现与接触农药的种类、剂量、侵入途径以及机体的健康状况密切相关。常见的临床表现有以下几个方面：

1. 神经系统

(1) 神经衰弱综合征：表现为头晕、头痛、乏力、失眠、记忆力减退等，是中毒的一般症状和早期表现。

(2) 自主神经功能紊乱：如脉搏、体温、血压改变，出现多汗、流涎及瞳孔改变等，也可出现肌肉疼痛、肢体感觉异常、视物不清、震颤等周围神经病变。

(3) 中毒性脑病：常见于农药严重中毒，如溴甲烷、有机磷农药等可引起失语症。

(4) 中毒性昏迷：多见于农药急性严重中毒。

2. 消化系统　多表现为食欲不振、恶心、呕吐、腹痛、腹泻等症状。

3. 呼吸系统　表现为咳嗽、气喘、胸闷、喉头水肿、肺水肿等，多发生在挥发性农药中毒。

4. 循环系统　可表现为心肌炎、心律失常、心力衰竭等。多见于严重中毒，如有机磷、杀虫脒中毒。

(五) 农药中毒的分类

最新颁布的《职业病分类和目录》中农药中毒相关的法定职业病包括：有机磷中毒、氨基甲酸酯类中毒、杀虫脒中毒、溴甲烷中毒和拟除虫菊酯类中毒 5 种。

二、农药中毒的三级预防

(一) 一级预防

农药中毒一级预防的目的是从根本上消除和控制农药对人体的健康危害。农药中毒的预防工作，涉及农药的生产、运输、供销、使用、保管、卫生等部门。尽可能以高效低毒的药剂代替高毒的药剂，或采用非化学防治方法的综合防治措施。预防和控制农药中毒的关键是加强监管和普及安全用药知识。

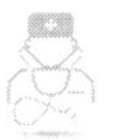

1. **相关法律、法规及标准制定和完善** 为预防农药中毒，加强农药管理，国家或有关主管部门制定颁发有《中华人民共和国农药管理条例》《农药安全使用规定》和《农药合理使用准则》，以及《农村农药中毒卫生管理办法》等法规。在我国职业卫生标准中针对预防农药中毒制定有职业接触限值、职业健康检查项目及农药中毒诊断标准等。在《工作场所有害因素职业接触限值 第1部分：化学有害因素》(GBZ 2.1—2019)针对倍硫磷、苯硫磷、对硫磷、甲拌磷、甲基内吸磷、久效磷、马拉硫磷、内吸磷、杀螟松、氧乐果、乙酰甲胺磷、异稻瘟净、磷酸二丁基苯酯、六六六(六氯环已烷)、乐果、敌百虫、毒死蜱等农药制定有职业接触限值；在《职业健康监护技术规范》(GBZ 188—2014)中规定了除虫菊酯类、有机磷杀虫剂的职业健康检查要求。

2. **生产工艺革新和生产设备改进和革新** 限制或禁止使用对人、畜危害性大的农药，鼓励发展高效低毒的农药，逐步淘汰高毒类的农药。大力研发农药新技术从而推动现代农业的发展是十分有必要的。发展生物农药，减少化学合成农药的使用，减轻其对人类本身和环境的危害，最终实现健康作物和生态农业的目标。

农药生产车间必须做到严格密闭；加强设备的维修管理，防止"跑、冒、滴、漏"，加强通风排毒措施，用机械化包装替代手工包装。

3. **个体防护措施** 加强操作工人的个人防护和个人卫生，配备必要的防护用具。施药前仔细检查药械开关、接头、喷头，喷药过程中如发生堵塞时，绝对禁止用嘴吹吸喷头和滤网。配药时，工作人员要带胶皮手套，要用专用量具按照规定的剂量配制，不得任意增减，严禁用手直接拌药。施药应穿长袖衣裤，使用塑料围裙、裤套、全塑手套。操作时禁止吸烟和进食，不要用手擦脸或揉眼睛。工作结束后，要用肥皂彻底洗净污染皮肤和各类个人防护用品。

4. **职业卫生管理** 建立、健全安全生产制度，对工人进行安全卫生知识的教育，严格操作规程，加强个人防护。对医务人员的健康教育主要包括增强基层医务人员对农药中毒潜在危害的认识，提高临床诊断和救援治疗水平，加强对接触农药劳动者的健康监护，建立相关档案。施药人员每天施药时间不得超过6h，使用背负式机动药械要两人轮流操作。连续施药3~5d后应休息一天。

5. **职业健康教育** 普及农药安全使用知识，积极开展健康教育。健康教育在预防农药中毒方面起着重要作用。健康教育的对象不仅包括从事农业的人员，也应包括农药生产者及医务人员。农业、供销、卫生部门应分工协作，对施药人员做好防治农药中毒的宣传培训工作。严禁在工作地点吸烟、吃东西。

6. **上岗前职业健康检查** 依据《职业健康监护技术规范》(GBZ 188—2014)，对拟从事除虫菊酯类、有机磷杀虫剂农药生产作业的人员进行上岗前职业健康检查，主要目的是发现有无职业禁忌证，患有严重的皮肤疾病不能从事除虫菊酯类作业；全血胆碱酯酶活性明显低于正常者和严重的皮肤疾病者不能从事有机磷杀虫剂农药生产作业。

(二) 二级预防

农药中毒的二级预防主要以早发现、早诊断、早治疗为目的，主要包括职业环境农药监测，职业健康监护，早期生物标志物筛查以及诊断鉴定等措施。由于农药的使用场所为开阔的农田，使用者为农民，且分布广泛，目前仍无法做到对广大农民的职业健康检查。操作人员如有头痛、头晕、恶心、呕吐等症状时，应立即离开施药现场，换掉污染的衣服，并漱口，冲洗手、脸和其他暴露部位，及时到医院治疗。

1. **职业环境农药的识别与检测** 职业环境农药监测是职业卫生重要常规工作。在职业环境监测中依据《工作场所空气中有害物质监测的采样规范》(GBZ 159—2004)对农药生产企业工作场所空气进行采样；依据《工作场所空气有毒物质测定》(GBZ/T 300—2017)中规定的方法对样品进行测定；依据《工作场所有害因素职业接触限值 第1部分：化学有害因素》(GBZ 2.1—2019)中的限值要求，评价工作场所农药是否超过国家规定的卫生标准。

2. **职业健康检查** 《职业健康监护技术规范》(GBZ 188—2014)对从事农药生产作业的人员在岗期间职业健康检查以及应急健康检查作出了明确规定。职业健康检查的目的是早期发现职业病和职业健康损害；观察职业病及职业健康损害发生、发展规律及分布情况；评价职业健康损害与工作场所中职业性有害因素的相关性及危害程度；识别高危人群，进行目标干预，包括改善工作环境，改革生产工艺，采用有效的防护设施和个人防护用品等；评价预防和干预措施的效果，为制定或修订职业卫生政策和职业病防治对策服务。不同类型农药生产作业的职业健康监护内容详见下面章节。

3. **新型生物监测指标** 生物标志物常常被用来监测外源性毒物的接触水平、毒性反应及机体的易感性，包括接触生物标志物、效应生物标志物和易感性生物标志物三种。不同类型农药相关生物标志物检测详见下面章节。

4. **农药中毒的诊断与鉴定** 农药中毒是比较常见的内科急症之一。农药中毒的正确诊断，应依据病史、临床表现以及必要的职业环境现场调查和临床检验等进行综合分析。依据《职业性急性有机磷杀虫剂中毒诊断标准》(GBZ 8—2002)、《职业性急性溴甲烷中毒诊断标准》(GBZ 10—2002)和《职业性急性拟除虫菊酯中毒诊断标准》(GBZ 43—2002)的诊断标准。

(1)病史询问：详细询问中毒史，是确定诊断最方便、最迅速和最重要的手段。对于生产性中毒，应注意了解患者发病前使用农药的种类、接触方式、接触时间、用药方法、药量大小、个人防护情况以及同工种人员有无类似的发病情况。

(2)诊断依据：不同品种的农药，中毒原理不同，造成身体的病理变化也不一样，中毒后各有其特殊的临床综合征。例如，有机磷和氨基甲酸酯类农药中毒可以抑制胆碱酯酶活性，使乙酰胆碱在体内积聚，引起瞳孔缩小、流涎、多汗、肌肉震颤等毒蕈碱样和烟碱样症状；杀虫脒中毒可造成变性血红蛋白症，临床上出现发绀以及尿频、尿急等膀胱刺激症状。掌握不同农药的毒理学特征，熟悉它们的临床表现，通过详细地询问症状，了解中毒后病情的发展经过，并且对身体进行全面检查，可以获得极为重要的诊断依据，迅速做出诊断。

(3)现场调查：生产性农药中毒应对生产车间空气中农药的浓度进行检测，确定其是否超过MAC。

(4)实验室检查：根据病情需要作一些必要的检查，对进一步明确诊断及治疗有一定的价值。例如对怀疑有机磷中毒或者氨基甲酸酯类农药中毒者，可做血清胆碱酯酶活性测定。一般血、尿常规化验，肝肾功能检查，心电图等检查，必要时可做血液毒物检查及毒物鉴定等。

(三) 三级预防

农药中毒的三级预防主要是给予患者积极治疗和促进康复的措施。农药中毒以急性中毒最为常见，其治疗原则是在诊断的基础上，必须及时、足量用药，以使病情向有利于机体健康的方向发展，使患者迅速恢复健康。

1. **应急处理**

(1) 脱离现场：在生产环境中造成的农药中毒，应立即将患者移离中毒现场，静卧于通风良好的地方，松开衣领、腰带，除去活动的义齿，注意保暖。

(2) 脱去被污染的衣物并冲洗皮肤：迅速把被污染的衣物脱掉，用大量清水彻底冲洗皮肤，直至农药气味消失为止。

(3) 口服中毒者：应及早进行催吐、洗胃、导泻等处理，清除体内尚未被吸收的毒物。

2. **对症治疗**

(1) 氧气吸入：当农药以气体或蒸气状态而造成中毒时，氧气吸入可促进毒物由呼吸道排出。

(2) 利尿：在无肺水肿、脑水肿、心力衰竭的情况下，静脉滴注葡萄糖或生理盐水溶液，可稀释农药在血液中的浓度，又可以引起利尿作用而促进毒物的排泄。

(3) 人工透析：包括腹膜透析、血液透析、结肠透析等。农药中毒以血液透析较为常用，严重中毒者应尽早施行人工透析，一般中毒 12h 内效果较好。

3. **解毒治疗**　临床上用于解救急性中毒的药物称为解毒剂。有些药物对某种农药中毒有特殊效果，有的能将毒物驱除，有的可使毒物所引起的机体特殊病变减轻或消除。这些解毒剂早期应用效果较好。常见的特异性解毒剂详见以下各章节内容。

4. **支持治疗**　处理原则同内科治疗。

（张　强　刘　静）

第二节　有机磷中毒的三级预防

有机磷农药（organophosphorus pesticides）是我国目前生产和使用最多的一类农药，除单剂外，也是许多多元混剂的一个成分。我国生产的有机磷农药绝大多数是杀虫剂，在农药的职业健康危害中占重要地位。有机磷农药纯品一般为白色结晶，工业品为淡黄色或棕色油状液体，除敌敌畏等少数品种有不太难闻的气味外，大多有类似大蒜或韭菜的特殊臭味。有机磷杀虫药众多，目前国内生产的农药有数十种，毒性按大鼠急性经口 LD_{50} 分为以下四类，剧毒类：甲拌磷、内吸磷、对硫磷；高毒类：甲基对硫磷、甲胺磷、氧化乐果、敌敌畏；中毒类：乐果、乙硫磷、敌百虫等；低毒类：马拉硫磷等。全球每年有数百万人发生有机磷农药中毒，有二十多万人死于重症有机磷中毒，呼吸衰竭是造成患者死亡的重要因素。其中引起中毒最多的种类是乐果、敌敌畏。我国有机磷农药中毒患者以农民为主，中毒原因多为服毒自杀，而且以经口服途径中毒多见。

一、有机磷中毒概述

（一）有机磷中毒定义

有机磷农药中毒很少引起人体慢性中毒，主要引起急性中毒。职业性急性有机磷杀虫

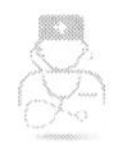

剂中毒是短时间内接触较大量有机磷杀虫剂后，引起以神经系统损害为主的全身性疾病。

(二) 有机磷中毒主要接触作业

有机磷农药常见的接触机会有：生产、包装、贮存、搬运、供销等环节；配制、喷洒、涂茎、施药工具修理等使用环节；误服、误用或投毒等。在工业生产和农业使用过程中，有机磷农药可经胃肠道、呼吸道以及完好的皮肤与黏膜吸收。经呼吸道或胃肠道进入人体时，吸收较为迅速而完全。皮肤吸收是急性职业性中毒的主要途径。

(三) 有机磷中毒发病机制

有机磷农药毒作用的主要机制是抑制胆碱酯酶（cholinesterase，ChE）的活性，使之失去分解乙酰胆碱（acetylcholine，Ach）的能力，导致体内乙酰胆碱聚集，而产生相应的功能紊乱。人体的胆碱能神经包括大部分中枢神经纤维、交感与副交感神经的节前纤维、全部副交感神经的节后纤维、运动神经、小部分交感神经节后纤维，如汗腺分泌神经及横纹肌血管舒张神经等。当胆碱能神经兴奋时，其末梢释放乙酰胆碱，作用于效应器。在生理情况下释放出的乙酰胆碱在胆碱酯酶的作用下迅速被水解而失去活力，有机磷化合物进入体内后，可迅速与体内胆碱酯酶结合，形成磷酰化胆碱酯酶，因而使之失去分解乙酰胆碱的作用，造成体内大量乙酰胆碱蓄积，从而引起生理功能紊乱，其主要作用是兴奋胆碱能神经全部节后纤维，使平滑肌收缩、增加腺体分泌、瞳孔缩小、心率减慢、血压下降。运动神经兴奋可引起肌震颤、痉挛，重时可肌力减弱以致麻痹。交感神经节和节前纤维兴奋使血压升高、心率加快，晚期可致循环衰竭。对中枢神经系统作用表现先兴奋后抑制，晚期出现呼吸中枢麻痹。

(四) 有机磷中毒临床表现

有机磷农药急性中毒潜伏期长短与接触有机磷农药的品种、剂量、侵入途径及人体健康状况等因素有关。经皮吸收中毒者潜伏期较长，可在12h内发病，但多在2~6h开始出现症状。呼吸道吸收中毒时潜伏期短，往往是在连续工作下逐渐发病。通常发病越快，病情越重。急性中毒的症状体征可分为下列几方面。

1. **毒蕈碱样症状（M样作用）**　早期就可出现，主要表现为：①腺体分泌亢进，口腔、鼻、气管、支气管、消化道等处腺体及汗腺分泌亢进，出现多汗、流涎、口鼻分泌物增多及肺水肿等。②平滑肌痉挛，气管、支气管、消化道及膀胱逼尿肌痉挛，可出现呼吸困难、恶心、呕吐、腹痛、腹泻及大小便失禁等。③瞳孔缩小，因动眼神经末梢乙酰胆碱堆积引起虹膜括约肌收缩使瞳孔缩小，重者瞳孔常小如针尖。④心血管抑制，可见心动过缓、血压偏低及心律失常，但前两者常被烟碱样作用所掩盖。

2. **烟碱样作用（N样作用）**　可出现血压升高及心动过速，常掩盖毒蕈碱样作用下的血压偏低及心动过缓。运动神经兴奋时，表现肌束震颤、肌肉痉挛，进而由兴奋转为抑制，出现肌无力、肌肉麻痹等。

3. **中枢神经系统症状**　早期出现头晕、头痛、倦怠、乏力等，随后可出现烦躁不安、言语不清及不同程度的意识障碍。严重者可发生脑水肿，出现癫痫样抽搐、瞳孔不等大等，甚至呼吸中枢麻痹死亡。

4. **其他症状**　严重者可出现许多并发症状，如中毒性肝病、急性坏死性胰腺炎、脑水肿等。一些重症患者可出现中毒性心肌损害，出现第一心音低钝，心律失常或呈奔马律，心电图可显示ST-T改变，QT间期延长，束支阻滞，异位节律，甚至出现扭转性室速或室颤。少数患者在中毒后胆碱能危象症状消失后，出现中间肌无力综合征，出现时间主要在中毒后第

2~7d。部分患者在急性中毒恢复后出现迟发性神经病变。

二、有机磷中毒的三级预防

(一) 一级预防

1. **加强农药管理,建立健全法规,做好宣传教育**　有机磷农药中毒一级预防的目的是从根本上消除或控制有机磷农药对人体健康的危害,主要通过建立健全法律法规和标准规范、开展健康教育、改进生产工艺和施药器械,规范农药使用等方法,从而减少或消除农民和工人的接触机会。本部分详见农药中毒概述的一级预防。

2. **上岗前职业健康检查**　有机磷杀虫剂上岗前职业健康检查要重点询问神经系统、消化系统、皮肤疾病病史及相关症状;体格检查包括内科常规检查、神经系统常规检查和皮肤科常规检查;同时要对拟上岗工人的血常规、尿常规、心电图、血清 ALT、全血或红细胞胆碱酯酶活性进行测定。对于患有职业禁忌证的劳动者(如全血胆碱酯酶活性明显低于正常者和 / 或患有严重皮肤病者),不得安排从事存在有机磷农药暴露的工种和作业。

(二) 二级预防

良好的一级预防措施对有机磷中毒预防可以起到关键作用,但现有的技术条件下有时难以达到理想的效果,仍可出现不同健康损害的人群,因此就需进行二级预防。有机磷中毒的二级预防主要以早发现、早诊断和早治疗为目的,主要包括职业环境有机磷农药监测和职业健康监护。

1. **职业环境有机磷农药监测**　在职业环境监测中依据《工作场所空气中有害物质监测的采样规范》(GBZ 159—2004)对有机磷农药生产企业工作场所空气进行采样。

依据《工作场所空气有毒物质测定　第 149 部分:杀螟松、倍硫磷、亚胺硫磷和甲基对硫磷》(GBZ/T 300.149—2017)采用硅胶采集,短时间采样在采样点用硅胶管以 500mL/min 流量采集 15min 空气样品;长时间采样在采样点用硅胶管以 50mL/min 流量采集 1~4h 空气样品。

依据《工作场所空气有毒物质测定　第 150 部分:敌敌畏、甲拌磷和对硫磷》(GBZ/T 300.150—2017),采集敌敌畏、甲拌磷和对硫磷的采样管需进行制备,在长 60mm,内径 10mm 的玻璃管内,装两段聚氨酯泡沫塑料圆柱,其间间隔 2mm,聚氨酯泡沫塑料圆柱高 20mm,直径 12mm。使用前,先用洗净剂洗净,用甲醇浸泡过夜,再用蒸馏水洗净,用滤纸吸干后,于 60~80℃烘干,装入玻璃管内,封闭两端。短时间采样在采样点用采样管以 1.0L/min 流量采集 15min 空气样品;长时间采样在采样点,用采样管以 200mL/min 流量采集 1~4h 空气样品。

依据《工作场所空气有毒物质测定　第 151 部分:久效磷、氧乐果和异稻瘟净》(GBZ/T 300.151—2017)采用硅胶采集,短时间采样在采样点用硅胶管以 500mL/min 流量采集 15min 空气样品;长时间采样在采样点用硅胶管以 50mL/min 流量采集 1~4h 空气样品。

依据《工作场所空气有毒物质测定　第 153 部分:磷胺、内吸磷、甲基内吸磷和马拉硫磷》(GBZ/T 300.153—2017)采用多孔玻板吸收管采集,短时间采样在采样点,用装有 5.0mL 甲醇溶液的多孔玻板吸收管,以 1.0L/min 流量采集 ≥ 15min 空气样品;磷胺需要采集 ≥ 25min 空气样品。

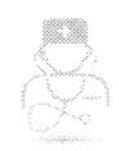

依据《工作场所有害因素职业接触限值 第1部分：化学有害因素》(GBZ 2.1—2019)中的限值要求，评价工作场所有机磷农药是否超过国家规定的卫生标准。部分有机磷农药的PC-TWA如下：杀螟松 $1mg/m^3$；倍硫磷 $0.2mg/m^3$；对硫磷 $0.05mg/m^3$；久效磷 $0.1mg/m^3$；氧乐果 $0.15mg/m^3$；异稻瘟净 $2mg/m^3$；磷胺 $0.02mg/m^3$；内吸磷 $0.05mg/m^3$；甲基内吸磷 $0.2mg/m^3$；马拉硫磷 $2mg/m^3$。

2. **职业健康检查**　《职业健康监护技术规范》(GBZ 188—2014)对有机磷杀虫剂在岗期间职业健康检查以及应急健康检查作出了明确规定。

(1)在岗期间职业健康检查：在岗期间职业健康检查能及时发现有机磷农药暴露引起的全血胆碱酯酶活性明显降低者和严重皮肤病患者，以便及早采取有效的干预措施，对于在岗作业人员，应该及早脱离接触有机磷农药工作。有机磷杀虫剂在岗期间职业健康检查内容与上岗前健康检查内容相同。其中全血或红细胞胆碱酯酶活性测定每半年1次，健康检查3年1次。

(2)应急健康检查：应急健康检查是对遭受或者可能遭受急性有机磷中毒的劳动者进行的紧急健康检查。重点询问神经系统、呼吸系统、消化系统及皮肤的症状，如头晕、乏力、出汗、咳嗽、咳痰、胸闷、呼吸困难、食欲减退、恶心等。体格检查包括内科常规检查：重点检查呼吸系统；神经系统常规检查：观察肌束震颤、运动功能、病理反射等；皮肤科常规检查：重点检查皮肤红斑、丘疹、水疱等；眼底检查。实验室和其他检查包括血常规、尿常规、心电图、肝功能、全血或红细胞胆碱酯酶活性、胸部X线摄片、肝脾B超；同时可选择性检查心肌酶谱、肌钙蛋白、神经-肌电图、脑电图、头颅CT或MRI。

3. **新型生物监测指标**　生物标志物常常被用来监测外源性毒物的接触水平、毒性反应及机体的易感性。目前在有机磷农药暴露中可以应用接触生物标志物，效应生物标志物和易感性生物标志物对其进行生物监测。

(1)接触生物标志物：大多数有机磷农药在体内可以代谢形成一种及以上的二烷基磷酸酯。二烷基磷酸酯有6种：磷酸二甲酯、磷酸二乙酯、二甲基硫代磷酸酯、二乙基硫代磷酸酯、二甲基二硫代磷酸酯、二乙基二硫代磷酸酯。这些产物通常可在接触有机磷农药后24~48h内在尿中出现。通过分析尿中的代谢产物是评价有机磷农药接触的一个敏感指标，它能够揭示低剂量的接触，在此剂量下，乙酰胆碱酯酶还没有被抑制。此外，职业性接触对硫磷和甲基对硫磷人群尿中可以检测出一种特殊类型的代谢产物对-硝基酚，因而尿中的对-硝基酚被认为是监测对硫磷类农药接触的最敏感的指标。

(2)效应生物标志物：胆碱酯酶(ChE)是传统的有机磷农药暴露的效应生物标志物，它可以分为两类：一类为乙酰胆碱酯酶(AChE)，另一类为丁酰胆碱酯酶(BuChE)。乙酰胆碱酯酶主要参与突触的信息传递，但也少量分布于红细胞表面，而血浆中含量更少；丁酰胆碱酯酶主要水解丁酰胆碱。在血浆中丁酰胆碱酯酶比乙酰胆碱酯酶更易受有机磷农药抑制，马拉硫磷、二嗪农、敌敌畏等有机磷化合物对丁酰胆碱酯酶的抑制较红细胞乙酰胆碱酯酶早，所以测定这些化合物接触者血清中丁酰胆碱酯酶的浓度可能比红细胞乙酰胆碱酯酶更敏感。近年来，有学者研究表明血清中羧酸酯酶(carboxylesterase，CarbE)活性在长期慢性接触有机磷农药工人中显著降低，同时也有学者报道在对硫磷接触工人中存在同样的现象，且接触组工人血清CarbE活力异常率远高于红细胞AChE活力异常率，提示作为效应生物标志物血清CarbE可能比红细胞AChE更为敏感。

(3)易感生物标志物:对氧磷酶(paraoxonase,PON)属于A酯酶,能直接水解对氧磷为代表的有机磷农药。哺乳动物体内的PON广泛分布于肝、血、肾、脾、脑等组织器官中,其中肝脏、血液中的PON活性最高。纯化的人血清对氧磷酶水解有机磷酸酯能力的顺序是:异丙嘧磷、毒死蜱、对氧磷、氧化杀螟松、杀螟氧磷。对氧磷酶水解对氧磷的能力明显受基因多态性的影响,其中PON调控区第192位点基因型已是公认的有机磷农药暴露的易感性标志物。谷胱甘肽S转移酶(glutathione s-transferase,GST)是一类重要的外源性化学物代谢酶,主要催化外源代谢物的亲电子中心与还原型谷胱甘肽的结合反应,从而降低外源化学物和/或致癌物的毒性及致癌性。已知人类GST基因家族中GST M1、GST T1、GST P1都表现广泛的多态性,有研究表明GST基因多态性与农药易感有一定的关系。已有研究发现,农药高暴露组GST $M1^+$人群总蛋白、球蛋白、IgG、谷草转氨酶低于GST M^{1-}人群,而GST $M1^+$白球比和IgA高于GST M^{1-}人群,提示GST M1不同基因型对农药接触的反应不同,可能是农药免疫的易感生物标志物之一。

4. 有机磷农药中毒诊断与鉴定　有机磷农药中毒是接触有机磷农药引起的以胆碱酯酶活性下降,出现毒蕈碱样、烟碱样和中枢神经系统症状为主的全身性疾病。因此,根据短时间接触较大量有机磷杀虫剂的职业史,以自主神经、中枢神经和周围神经系统症状为主的临床表现,结合血液胆碱酯酶活性的测定,参考作业环境的劳动卫生调查资料,进行综合分析,排除其他类似疾病后,方可诊断。正确诊断是有机磷农药中毒抢救成功与否的关键。

(1)接触反应:具有下列表现之一,①无明显临床表现,全血或红细胞胆碱酯酶活性低于70%;②有轻度的毒蕈碱样自主神经症状和/或中枢神经系统症状,全血胆碱酯酶活性高于70%。

(2)急性中毒:①急性轻度中毒:短时间内接触较大量的有机磷农药后,在24h内出现头晕、头痛、恶心、呕吐、多汗、胸闷、视力模糊、无力等症状,瞳孔可能缩小。全血胆碱酯酶活性一般在50%~70%。②急性中度中毒:除较重的上述症状外,还有肌束震颤、瞳孔缩小、轻度呼吸困难、流涎、腹痛、腹泻、步态蹒跚、意识清楚或模糊。全血胆碱酯酶活性一般在30%~50%。③急性重度中毒:除上述症状外,并出现下列情况之一者,可诊断为重度中毒,肺水肿、昏迷、呼吸麻痹、脑水肿。全血胆碱酯酶活性一般在30%以下。④中间肌无力综合征:在急性中毒后1~4d左右,胆碱能危象基本消失且意识清晰,出现肌无力为主的临床表现。高频重复刺激周围神经的肌电图检查,可引出诱发电位波幅呈进行性递减。依据呼吸肌是否受累,分为轻型和重型两类。⑤迟发性神经病:在急性重度中毒症状消失后2~3周,有的病例可出现感觉、运动型周围神经病,神经-肌电图检查显示神经源性损害。

(3)慢性中毒:长时间接触史结合下列情况之一可诊断为慢性中毒,①有神经症状、轻度毒蕈碱样症状和烟碱样症状中两项,胆碱酯酶活性在50%以下,并在脱离接触后1周内连续3次检查仍在50%以下;②出现上述症状一项,胆碱酯酶活性在30%以下,并在脱离接触后1周内连续3次检查仍在50%以下。

(三)三级预防

有机磷中毒的三级预防主要是给予患者积极治疗和促进康复的措施。

1. 急性中毒治疗原则和方法

(1)应急处理:立即使患者脱离中毒现场,脱去污染衣服,用肥皂水(忌用热水)彻底清洗

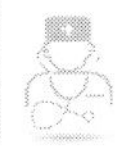

污染的皮肤、头发、指甲；眼部如受污染，应迅速用清水或2%碳酸氢钠溶液冲洗。

(2)使用特效解毒药：迅速给予解毒药物。轻度中毒者可单独给予阿托品；中度或重度中毒者，需要阿托品及胆碱酯酶复能剂(如氯磷定、解磷定)两者并用。合并使用时，有协同作用，剂量应适当减少。敌敌畏、乐果等中毒时，使用胆碱酯酶复能剂的效果较差，治疗应以阿托品为主。注意阿托品化，但也要防止阿托品过量，甚至中毒。

(3)对症治疗：处理原则同内科。治疗过程中，特别注意要保持呼吸道通畅。出现呼吸衰竭或呼吸麻痹时，立即给予机械通气。必要时做气管插管或切开。呼吸暂停时，不要轻易放弃治疗。对非胆碱能机制的一些相应症状也可以应用相应的药物。急性中毒患者临床表现消失后仍应继续观察2~3d；乐果、马拉硫磷、久效磷中毒者，应延长治疗观察时间，重度中毒患者避免过早活动，防止病情突变。

(4)支持治疗：对于出现中间期肌无力综合征的患者，在治疗急性中毒的基础上，主要给予对症和支持治疗；重度呼吸困难者，及时建立人工气道、进行机械通气，同时积极防止并发症。对于出现迟发性多发性神经病的患者，治疗原则与神经科相同，可给予中西医对症和支持治疗及运动功能的康复锻炼。

(5)其他处理：对于接触反应者，应暂时调离有机磷作业1~2周，并复查全血胆碱酯酶活性，有症状者可适当对症处理。急性轻度和中度中毒以及轻型中间期肌无力综合征治愈后，1~2个月内不宜接触有机磷杀虫剂；重度中毒和重型中间期肌无力综合征治愈后，3个月内不宜接触有机磷杀虫剂。对于迟发性多发性神经病患者，应调离有机磷作业。根据恢复情况，安排工作或休息。

2. 慢性中毒治疗原则和方法　应脱离接触，进行治疗，主要采取对症和支持疗法。在症状、体征基本消失，血液胆碱酯酶活性恢复正常1~3个月后，可安排原来工作。如屡次发生或病情加重，应调离有机磷农药接触岗位。

(张强　刘静)

第三节　氨基甲酸酯类中毒的三级预防

氨基甲酸酯类农药是继有机磷酸酯类农药后发展的一类合成农药。作为杀虫剂，具有速效、内吸、触杀、残留期短及对人畜毒性较有机磷农药低的优点，已被广泛用于杀灭农业及卫生害虫。氨基甲酸酯类农药多为无色或白色结晶，一般无特殊气味，常见的品种有萘基氨基甲酸酯类(西维因)、苯基氨基甲酸酯类(叶蝉散)、杂环二甲基氨基甲酸酯类(异索威)、杂环甲基氨基甲酸酯类(呋喃丹)等。大多数品种易溶于多种有机溶剂，难溶于水。在酸性溶液中分解缓慢、相对稳定，遇碱易分解。温度升高时，降解速度加快。国内常用的品种有呋喃丹、西维因、速灭威、混灭威、叶蝉散、仲丁威、害扑威等。随着应用日趋广泛，氨基甲酸酯类中毒的发生率逐年增多，以万灵中毒为主。急性生理学及慢性健康状况评分Ⅱ<20分时，患者病死率为6.2%，评分≥20分时病死率将高达65.70%。常见的死亡原因之一为氨基甲酸酯类中毒并发胃出血。2019年2月温州医科大学附属第一医院收治的1例急性重症氨基甲酸酯类农药中毒患者，女性，74岁，患者2019年1月22日被路人发现躺在路边，当时意

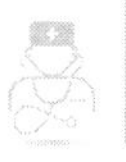

识不清、呼之不应，嘴角见红色不明物，立即送至当地医院予对症处理（具体不详），1h 后出现呼吸困难、大小便失禁，肺部听诊可闻及痰鸣音，结合症状、体征，初步诊断为氨基甲酸酯类农药中毒。

一、氨基甲酸酯类中毒概述

（一）氨基甲酸酯类中毒定义

氨基甲酸酯类农药中毒主要引起急性中毒。职业性急性氨基甲酸酯农药中毒是短时间密切接触氨基甲酸酯杀虫药后，因体内胆碱酯酶活性下降而引起的以毒蕈碱样、烟碱样和中枢神经系统症状为主的全身性疾病。

（二）氨基甲酸酯类中毒主要接触作业

氨基甲酸酯类农药在生产、分装、加工、搬运购销以及使用过程中均可接触到。可通过呼吸道、皮肤黏膜及消化道吸收，经皮吸收毒性较其他途径低。

（三）氨基甲酸酯类中毒发病机制

氨基甲酸酯类农药毒作用机制与有机磷农药相似，主要是抑制体内胆碱酯酶活性，使酶活性中心丝氨酸的羟基被氨基甲酰化，因而失去酶对乙酰胆碱的水解能力。氨基甲酸酯进入体内后大多不需经代谢转化而直接抑制胆碱酯酶，即以整个分子与酶形成疏松的复合物。氨基甲酸酯与乙酰胆碱酯酶的结合是可逆的，疏松的复合物既可解离，释放出游离的胆碱酯酶，也可进一步形成一个稳定的氨基甲酰化胆碱酯酶和一个脱离基团（酚、苯酚等）。而氨基甲酰化胆碱酯酶可再水解（在水存在下）释放出游离的有活性的酶。

（四）氨基甲酸酯类中毒临床表现

急性氨基甲酸酯类农药中毒的临床表现与有机磷农药中毒相似，一般在接触后 2~4h 发病，口服中毒更快。中毒初期症状为头晕、头痛、乏力、视物模糊、恶心、呕吐、头痛和眩晕，疲乏和胸闷；以后患者开始大量出汗和流涎，肌肉自发性收缩、抽搐，心动过速或心动过缓，少数重症患者出现肺水肿、脑水肿和昏迷。经及时治疗，一般在 24h 内可完全恢复（极大剂量的中毒者除外），很少留有后遗症。重症患者可出现肺水肿、脑水肿、昏迷及呼吸抑制等危及生命。有些品种可引起接触性皮炎，如残杀威。

二、氨基甲酸酯类中毒的三级预防

（一）一级预防

本部分详见农药中毒概述的一级预防。其中氨基甲酸酯类农药的职业禁忌证包括严重皮肤疾病和全血胆碱酯酶活性明显低于正常者。上岗前职业健康检查要重点询问神经系统症状及病史；体格检查包括内科常规检查、神经系统常规检查和皮肤科常规检查；实验室检查项目包括血常规、尿常规、心电图、血清 ALT、全血或红细胞胆碱酯酶活性测定。

（二）二级预防

1. **职业环境氨基甲酸酯类农药监测**　我国目前尚未制定工作场所氨基甲酸酯类农药职业接触限值标准，未制定工作场所空气氨基甲酸酯类农药测定的标准。可参考 WHO 以及美国国家职业安全与健康研究所（NIOSH）关于氨基甲酸酯类农药的检测方法及职业接触限值，评价工作场所氨基甲酸酯类农药是否超标。部分氨基甲酸酯类农药的 PC-TWA 如下：呋喃丹 0.1mg/m^3；西维因 5mg/m^3；残杀威 0.5mg/m^3；灭多虫 2.5mg/m^3。

2. 职业健康检查 《职业健康监护技术规范》（GBZ 188—2014）对氨基甲酸酯类农药在岗期间职业健康检查以及应急健康检查作出了明确规定。

（1）在岗期间职业健康检查：在岗期间职业健康检查目标疾病主要是能及时发现氨基甲酸酯类农药暴露引起的全血胆碱酯酶活性明显降低者和皮肤病患者，以便及早采取有效的干预措施。氨基甲酸酯类农药在岗期间职业健康检查内容与上岗前健康检查内容相同。其中全血或红细胞胆碱酯酶活性测定每半年 1 次，健康检查 3 年 1 次。

（2）应急健康检查：应急健康检查是对遭受或者可能遭受急性氨基甲酸酯类农药中毒的劳动者进行紧急健康检查。重点询问短时间内接触较大量氨基甲酸酯杀虫剂的职业史及头晕、乏力、出汗、咳嗽、咳痰、胸闷、呼吸困难、食欲减退、恶心等症状。体格检查包括内科常规检查：重点检查呼吸系统；神经系统常规检查及观察瞳孔改变、肌束震颤、运动功能、病理反射等；此外还要进行眼底检查。实验室和其他检查包括血常规、尿常规、心电图、肝功能、全血或红细胞胆碱酯酶活性、胸部 X 线摄片、肝脾 B 超；同时可选择性检查心肌酶谱、肌钙蛋白、神经 - 肌电图、脑电图、头颅 CT 或 MRI。

3. 新型生物监测指标 氨基甲酸酯类农药毒作用机制与有机磷农药相似，都是抑制体内胆碱酯酶活性，因此 ChE 可以作为氨基甲酸酯类农药中毒的生物标志物。

4. 氨基甲酸酯类中毒的诊断与鉴定 《职业性急性氨基甲酸酯杀虫剂中毒诊断标准》（GBZ 52—2002）规定了氨基甲酸酯类农药中毒诊断的基本原则。根据短时间接触大量氨基甲酸酯杀虫剂的职业史，迅速出现相应的临床表现，结合全血胆碱酯酶活性的及时测定结果，参考现场职业卫生学调查资料，进行综合分析，排除其他病因后，方可诊断。

（1）轻度中毒：短期密切接触氨基甲酸酯后，出现较轻的毒蕈碱样和中枢神经系统症状，如头晕、头痛、乏力、视物模糊、恶心、呕吐、流涎、多汗、瞳孔缩小等，有的可伴有肌束震颤等烟碱样症状，一般在 24h 以内恢复正常。全血胆碱酯酶活性往往在 70% 以下。

（2）重度中毒：除上述症状加重外，并具备以下任何一项者，可诊断为重度中毒：①肺水肿；②昏迷或脑水肿；全血胆碱酯酶活性一般在 30% 以下。

（三）三级预防

氨基甲酸酯类中毒的三级预防主要是给予患者积极治疗和促进康复的措施。

1. 应急处理 中毒患者立即脱离现场，脱去污染衣物，用肥皂水反复彻底清洗污染的衣服、头发、指甲或伤口。眼部受污染者，应迅速用清水、生理盐水冲洗。如系口服要及时彻底洗胃。

2. 解毒治疗 阿托品是治疗的首选药物。但要注意，轻度中毒不必阿托品化；重度中毒者，开始最好静脉注射阿托品，并尽快达阿托品化，但总剂量远比有机磷中毒时小。一般认为单纯氨基甲酸酯杀虫剂中毒不宜用肟类复能剂，因其可增加氨基甲酸酯的毒性，并降低阿托品疗效。但目前的临床经验提示，适当使用肟类复能剂是有助于治疗的。氨基甲酸酯和有机磷混配农药中毒时，过去认为要谨慎使用肟类复能剂。但临床经验表明，适当使用是有效的。

3. 对症治疗 保持呼吸道通畅，注意维持呼吸功能。肺水肿时应以阿托品为主，重者可加用肾上腺皮质激素。由于大量出汗等原因失水过多者，应纠正水和电解质平衡失调，并注意防治脑水肿。

（张 强　刘 静）

第四节　杀虫脒中毒的三级预防

杀虫脒又名杀螨脒、克死螨，属甲脒类农药，是一种高效广谱有机氮农业杀虫剂和杀螨剂，对有机磷、有机氯和氨基甲酸酯类杀虫药有抗药性的虫类均有效。杀虫脒纯品为无色结晶，微溶于水，较能溶于苯、氯仿等溶剂。由于在酸性介质中能生成盐类，较稳定，所以往往制成盐酸盐形式，其纯品为白色结晶，水溶性更大，遇碱易分解。杀虫脒剂型为水剂，具有触杀、胃毒、拒食和驱避作用，并有一定的杀卵作用，可用于防治水稻、棉花等作物上的多种害虫及螨类。由于杀虫脒及其主要代谢产物 4- 氯邻甲苯对人有潜在致癌作用，1992 年国家已经明令禁止生产和使用杀虫脒，但非法生产屡禁不止，职业中毒时有发生。杀虫脒经消化道吸收迅速且完全在体内代谢很快分解，大部分经肾脏排出，小量随粪便、乳汁排出，易降解，排泄快，体内组织无明显蓄积。因此病危和死亡率较低，为 2.2%。若采取及时有效处理，大多预后较好，无后遗症。

一、杀虫脒中毒概述

（一）杀虫脒中毒定义

职业性急性杀虫脒中毒指在职业活动中短期内接触较大量杀虫脒所引起的以意识障碍、高铁血红蛋白血症和出血性膀胱炎等为主要表现的全身性疾病。

（二）杀虫脒中毒主要接触作业

杀虫脒在生产、分装、加工、搬运购销以及使用过程中均可接触到，可经消化道、呼吸道、皮肤吸收后引起急性中毒。急性杀虫脒中毒主要是由于喷药员洒农药时未穿防护衣裤、未戴口罩，喷洒器渗漏和杀虫脒成品包装工人防护手套破漏而有大量杀虫脒污染皮肤和经呼吸道吸入；误服或自服杀虫脒农药时，可经消化道引起急性中毒。

（三）杀虫脒中毒发病机制

杀虫脒的中毒机制比较复杂，大体包括以下几个方面：

1. **抑制单胺氧化酶活性**　杀虫脒及其代谢产物脱甲基杀虫脒均可抑制单胺氧化酶（MAO）的活性，使脑内 5- 羟色胺和去甲肾上腺素浓度增高，使交感神经系统兴奋，导致脑内血管麻痹性扩张，血管通透性增加，重者可致脑水肿。此外，苯胺对脂质类有一定亲和力，使神经胶质细胞发生脂肪变性，也可引起脑水肿。

2. **干扰能量代谢**　杀虫脒能抑制细胞线粒体的氧化磷酸化作用，使氧化磷酸化过程发生解偶联作用，干扰能量代谢，引起多器官损害。

3. **代谢产物的直接毒作用**　杀虫脒代谢产物在体内自身氧化，形成苯胺等有毒衍生物，从而产生高铁血红蛋白症，引起严重发绀；苯胺衍生物还可以使血红蛋白发生变性，产生

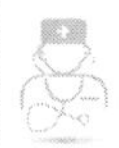

变性珠蛋白小体，2~3d 后出现溶血。大量邻甲苯胺等迅速通过肾脏排泄，同时刺激膀胱膜，引起出血性膀胱炎。

4. **对心脏的直接毒作用** 杀虫脒可抑制心肌，造成心肌收缩力减弱和心律失常。它对血管平滑肌的松弛作用通过干扰钙的利用来实现，中毒后期血压下降或休克与此有关。

5. **麻醉作用** 杀虫脒和脱甲基杀虫脒有类似利多卡因的麻醉作用。

（四）杀虫脒中毒临床表现

杀虫脒中毒潜伏期短，起病迅速，除局部刺激症状外，全身中毒症状表现为多器官受累，其中以嗜睡、发绀、出血性膀胱炎三大综合征为主要临床特点。急性中毒轻者有恶心、呕吐、头晕、乏力、嗜睡、多汗、心动过缓、四肢发冷，而以嗜睡为突出表现；出现心房颤动或扑动、房室传导阻滞等中毒性心脏病表现和尿频、尿急、尿痛、血尿、蛋白尿等出血性膀胱炎症状，以及发绀等症状。重者可呈深度昏迷，反射消失，甚至发生心源性休克或充血性心力衰竭，心源性猝死等。皮肤接触中毒者，局部可有烧灼、麻、痒感及出现粟粒样丘疹预后呈片状脱屑。

二、杀虫脒中毒的三级预防

（一）一级预防

本部分详见农药中毒概述的一级预防。杀虫脒于 1993 年在我国正式明令禁止生产和使用，2002 年列入我国禁用的农药名单（农业部公告第 199 号）。

由于国家已禁止生产和使用杀虫脒，因此在《职业健康监护技术规范》（GBZ 188—2014）中也相应地删除了杀虫脒职业健康检查项目及周期相关内容。原卫生部第 23 号令《职业健康监护管理办法》及附件《职业健康检查内容和周期》中规定了杀虫脒作业上岗前检查要求，检查项目为常规项目，包括内科常规检查、握力、肌张力、腱反射、三颤（指眼睑震颤、舌颤、双手震颤）、血常规、尿常规、肝功能、心电图、肝脾 B 超、胸部 X 线摄片。职业禁忌证为严重的皮肤病和皮肤破损，心、肝、肾和膀胱疾病，神经、内分泌疾病，明显贫血。

（二）二级预防

1. **职业环境杀虫脒的监测** 我国目前尚未制定工作场所杀虫脒测定方法和职业接触限值标准，对职业环境杀虫脒检测可依据《工作场所空气中有害物质监测的采样规范》（GBZ 159—2004）对工作场所空气进行采样；杀虫脒的检测可参考食品中杀虫脒的测定方法进行，常用的方法有高效液相色谱法（HPLC）、气相色谱法（GC）、薄层色谱法（TLC）、气相色谱 / 质谱联用法（GC/MS）等。职业接触限值标准可参考苏联车间卫生标准 0.3mg/m^3，评价工作场所杀虫脒是否超标。

2. **职业健康检查** 原卫生部第 23 号令《职业健康监护管理办法》及附件《职业健康检查内容和周期》中规定了杀虫脒作业在岗期间检查项目包括内科常规检查，握力，肌张力，腱反射，血、尿常规，肝功能，心电图，高铁血红蛋白，肝脾 B 超，同时也规定了体检周期为 1 年 1 次。

3. **新型生物监测指标** 杀虫脒被人体吸收后，代谢速度快，在尿中可以检测到的代谢产物主要为去甲基杀虫脒、N- 甲酰 - 对氯邻甲苯胺、4- 氯邻甲苯胺、5- 氯邻氨基苯甲酸单甲脒。因此，在尿液或血液中，对杀虫脒原药及其代谢物尤其是 4- 氯邻甲苯胺进行检测可以反应机体的暴露水平。单胺氧化酶是机体内参与胺类物质代谢的主要酶类，其代谢底物主要是单胺类物质。国外研究表明杀虫脒及其代谢产物可以抑制单胺氧化酶活性。而国内的一项研究表明杀虫脒短期接触时(施药人员)可以导致单胺氧化酶降低,但在慢性接触时(生产工人),血清单胺氧化酶变化并不明显,因此认为单胺氧化酶作为杀虫脒接触指标仍需更多人群和实验研究资料来证实。近年来,有学者研究发现急性杀虫脒中毒患者血清中组织释放酶增高与病情的轻重和转归密切相关,因此认为血清组织释放酶可作为诊断疾病与判断预后的指标。

4. **杀虫脒中毒的诊断与鉴定**　《职业性急性杀虫脒中毒诊断标准》(GBZ 46—2002)规定了杀虫脒中毒诊断的基本原则。根据短期内接触较大量的杀虫脒的职业史、典型的临床表现,血高铁血红蛋白饱和度测定结果,并参考尿中杀虫脒及其代谢产物 4- 氯邻甲苯胺含量测定,排除其他病因所致类似疾病,综合分析,方可诊断。

(1)轻度中毒:有头昏、头痛、乏力、胸闷、恶心、嗜睡等症状,血高铁血红蛋白量占血红蛋白总量的 30%;化学性膀胱炎,有镜下血尿;或有轻度中毒性心脏病,如Ⅰ度房室传导阻滞、轻度 ST-T 改变,频发过早搏动等。

(2)中度中毒:出现以下症状可以诊断为中度中毒,①浅昏迷;②血高铁血红蛋白占血红蛋白总量 30%~50%;③中度中毒性心脏病,如心房颤动或扑动、Ⅱ度房室传导阻滞、心肌损伤改变等;④化学性膀胱炎,有尿频、尿急、尿痛症状,伴血尿。

(3)重度中毒:除上述症状加重外,具有下列情况之一,①昏迷;②血高铁血红蛋白超过血红蛋白总量 50% 以上;③持续性心率减慢、低血压,休克;④重度中毒性心脏病,如心室颤动或扑动、Ⅲ度房室传导阻滞、心源性休克或充血性心力衰竭,心源性猝死等。

(三)三级预防

杀虫脒中毒的三级预防主要是给予患者积极治疗和促进康复的措施。有机氮类广谱杀虫剂目前尚无特效解毒剂,故采用综合措施尤其重要,包括处理高铁血红蛋白血症、促进毒物排泄、吸氧等。因有机氮在体内代谢迅速,无明显蓄积,通过以上措施多可获救。

1. **应急处理**　经皮肤和呼吸道中毒者,要立刻脱离现场,尽快脱去污染的衣服,用清水冲洗,一般不用肥皂水或 3%~5% 硫代硫酸钠液冲洗,然后换上干净的衣服。经口中毒时,要尽快催吐,随后用清水、1%~2% 碳酸氢钠或 1/5 000 高锰酸钾溶液反复洗胃,洗至洗出液清亮不变色为止。然后再用 50% 硫酸镁或硫酸钠 30~60mL 从胃管注入进行导泻。

2. **发绀严重者的特殊治疗**

(1)尽快吸氧或高压氧治疗:高压氧治疗方案可用舱压为 1.5kg/cm,戴面罩吸氧 25min,改吸舱内的压缩空气 5min,反复进行吸氧 3 次,然后用 10~20min 缓慢减压出舱,开始严重时,每日可进行两次高压氧治疗。待病情缓解后可每天进行 1 次。在高压氧治疗的同时,要采用相应药物治疗。

(2)美蓝治疗:美蓝按每公斤体重 1~2mg,加入 5%~10% 葡萄糖液 20~40mL 中,缓慢静脉注射,一般在 10~15min 注射完毕。1~2h 后,发绀未退者,可重复使用,但 24h 内的用量不应超过 600mg。若剂量过大,可加重发绀。使用时不能皮下或肌内注射,以免引起局部坏死性脓肿。

(3)0.3% 过氧化氢:成人 80~120mL,加入 5% 葡萄糖溶液中,静脉注射,推注速度为 10mL/min,或加入 10% 葡萄糖 500mL 溶液中,静脉滴注,速度为 40~60 滴 /min。发绀不退或发绀再度出现时,可重复使用,但每次须间隔 30min,一般最多可使用 4 次。

(4)补充大量维生素 C：成人 1~2g 加入 5% 葡萄糖溶液中，静脉滴注，每日 6~10g。可使高铁血红蛋白还原成正常血红蛋白，并有协助美蓝的还原作用，还可通过谷胱甘肽氧化还原，保护红细胞膜和维持溶酶体酶的稳定，防止发生溶血。

(5)辅酶 A 100~200 单位加入 5% 葡萄糖盐水 500mL 静脉滴注。

3. 对症支持治疗

(1)血压较低者可使用升压药物：多巴胺 10mg 加阿拉明 40~60mg 静脉滴注。也可同时使用 500mL 低分子右旋糖酐，快速静脉滴注扩容，促使血压回升。

(2)有出血性膀胱炎时，可用抗生素、碱化尿液及使用止血剂。

(3)有中毒性心肌炎者，应使用保护心脏的药物及能量合剂等，必要时可用少量糖皮质激素。

(4)重症患者可采用腹膜透析，每小时 1 次，每次注入透析液 1 600mL；或用血液净化。有人认为血液净化和莨菪类药物有较好疗效。

(5)有溶血者，可大量使用糖皮质激素，必要时适量输血。有中毒性肝炎者，应给予保肝治疗。有脑水肿时，要采用脱水剂、激素和高压氧治疗。

注意：单纯有机氮类中毒不宜应用阿托品。与有机磷类混合中毒时，可给予阿托品与肟类复能剂，但阿托品化较单纯有机磷中毒者出现早，且所需阿托品剂量小，疗程短；大剂量应用阿托品应谨慎。

（张 强　刘 静）

第五节　溴甲烷中毒的三级预防

溴甲烷，又称溴代甲烷或甲基溴，是一种无色透明的液体，有甜味、易挥发，不溶于水，溶于乙醇、乙醚、氯仿等多数有机溶剂。它具有强烈的熏蒸作用，能高效、广谱地杀灭各种有害生物。它对土壤具有很强的穿透能力，能穿透到未腐烂分解的有机体中，从而达到灭虫、防病、除草的目的，因此在农业上常用作杀虫熏剂、冷冻剂。在工业上过去用作灭火剂、冷冻剂、熏蒸剂和化工原料，由于其毒性较大，现在主要用作化工原料和熏蒸剂。溴甲烷从接触到发病有一段潜伏期，一般 4~6h，短者 20min，长者可达 5d，死亡者多发生在 24~48h 内，自 1900 年至今国内累计报道千余例。

一、溴甲烷中毒概述

(一) 溴甲烷中毒定义

职业性急性溴甲烷中毒指在职业活动中短时期内接触较大量的溴甲烷所引起的以神经系统、呼吸系统损害为主要表现的全身性疾病。

(二) 溴甲烷中毒主要接触作业

在生产过程中防护不严，如盛装溴甲烷的容器损坏或密闭不严，可逸出并引起中毒。用本品熏蒸时，如仓库密闭不严，违反操作规程，均可引起中毒。溴甲烷可经呼吸道、皮肤、消化道吸收进入人体。引起职业中毒的主要途径是呼吸道吸入，皮肤吸收也可引起全身中毒。

（三）溴甲烷中毒发病机制

溴甲烷中毒的机制尚不明确，一些学者认为由于溴甲烷有强烈的甲基化作用，可以使半胱氨酸、谷胱甘肽、谷胱甘肽转硫酶、酪氨酸羟化酶等一些含 SH 基的酶发生抑制。另外溴甲烷本身也是一种非特异性原浆毒，能抑制许多含 SH 基酶的活性，影响细胞的正常功能。近年来，有学者研究认为 GSH 耗竭不能完全解释溴甲烷的神经毒性，特别是因为溴甲烷似乎不会在神经组织中积累，继而推测溴甲烷暴露后体内甲基磷酸盐的形成可能与 AChE 抑制有关，部分解释了溴甲烷的神经毒性。此外，有学者认为细胞中溴甲烷释放的溴化物不太可能在溴甲烷的毒性机制中起作用，因为细胞溴化物浓度达不到毒性水平。溴甲烷的神经毒性机制可能是 S- 甲基半胱氨酸与 GABA 受体相互作用的结果。

（四）溴甲烷中毒临床表现

急性中毒多发生于接触高浓度溴甲烷，以中枢神经系统和呼吸系统的表现最为突出，此外，肾脏、肝脏损害较常见，轻者尿中可见有蛋白、管型及红、白细胞，严重者可发生肾功能衰竭。根据吸入量的多少，可出现轻重不等的中毒症状。轻度中毒：在接触溴甲烷后出现眼睛和黏膜的刺激症状，但脱离接触后逐渐消退。经数小时至数日潜伏期出现较明显的头晕、头痛、乏力、步态蹒跚以及食欲不振、恶心、呕吐、咳嗽、胸闷等症状，并有下列情况之一者为轻度中毒，轻度意识障碍；轻度呼吸困难、肺部听到少量干、湿啰音；较重者出现兴奋、谵妄、共济失调、肌痉挛，并可伴有多发性神经炎和肝、肾损害。重度中毒：因水肿出现抽搐、躁狂、昏迷、重度意识障碍；或因肺水肿或循环衰竭而出现发绀。重度中毒者可因肺水肿、神经系统严重损害或循环衰竭而死亡。急性重症患者可以遗留共济失调、锥体束损害等神经系统后遗症。

慢性中毒的主要症状为全身乏力、倦怠、头晕、头痛、记忆力减退、视力模糊。较重者可有性格改变、幻觉等。亦可伴有周围神经炎及自主神经功能紊乱等。

皮肤损害常见。溴甲烷是一种起疱剂，其液体或高浓度蒸气能透过衣服或因防护用具污染而刺激皮肤，引起局部灼伤。皮损部位出现丘疹、水疱，并逐渐融合成大疱，易继发感染。

二、溴甲烷中毒的三级预防

（一）一级预防

本部分详见农药中毒概述的一级预防。其中溴甲烷的职业禁忌证包括慢性间质性肺病、慢性阻塞性肺疾病和中枢神经系统器质性疾病。上岗前职业健康检查要重点询问神经系统病史及相关症状；体格检查包括内科常规检查和神经系统常规检查。实验室检查包括血常规、尿常规、心电图、血清 ALT、胸部 X 线。溴甲烷诊断根据《职业性急性溴甲烷中毒诊断标准》（GBZ 10—2002）进行。

（二）二级预防

1. 职业环境溴甲烷监测　职业环境监测依据《工作场所空气中有害物质监测的采样规范》（GBZ 159—2004）对溴甲烷生产企业工作场所空气进行采样；依据《工作场所空气有毒物质测定　卤代烷烃类化合物》（GBZ/T 160.45—2007）中规定的直接进样 - 气相色谱法

对样品中溴甲烷进行测定，使用 100mL 注射器，在采样点，用样品空气抽洗 100mL 注射器 3 次后，抽 100mL 空气样品。依据《工作场所有害因素职业接触限值 第 1 部分：化学有害因素》（GBZ 2.1—2019）中的限值要求，评价工作场所溴甲烷是否超过国家规定的卫生标准。溴甲烷的 PC-TWA 为：2mg/m^3。

2. 职业健康检查 《职业健康监护技术规范》（GBZ 188—2014）对溴甲烷在岗期间职业健康检查以及应急健康检查作出了明确规定。

（1）在岗期间职业健康检查：在岗期间职业健康检查为推荐性，目标疾病、检查内容与上岗前相同，主要是能及时发现相关职业禁忌证，以便及早采取有效的干预措施，健康检查周期为 3 年。

（2）应急健康检查：应急健康检查目标疾病参考《职业性急性溴甲烷中毒诊断标准》（GBZ 10—2002）。检查内容包括症状询问：近期数日内短期内吸入较高浓度溴甲烷的职业接触史及神经精神、呼吸系统等相关症状。体格检查包括：内科常规检查；神经系统检查常规检查及运动功能、病理反射检查；眼底检查。实验室和其他检查：必检项目为血常规、尿常规、心电图、肾功能、胸部 X 线检查；选检项目为脑电图、颅脑 CT 或 MRI、血溴和尿溴。

3. 新型生物监测指标 母体溴甲烷的测量尚未作为人类暴露的可能生物标志物，主要是因为动物研究表明溴甲烷在体内会被迅速清除（半衰期为 15~30min），这不太有助于监测环境暴露。类似地，甲醇和其他有机代谢物由于半衰期也很短，易被清除，因此它们也不太可能用于生物监测。相反，血液或血清中的溴离子水平已被用作溴甲烷暴露的生物标志物。Alexeeff 和 Kilgore（1983）研究了溴离子浓度与暴露人群的影响程度之间的关系。他们收集并评估了大量病例报告，发现未暴露人群血清溴化物水平通常低于 15ppm。在接触溴甲烷的人群中，可能出现高达 80ppm 的水平而没有任何明显的临床症状，而在中度至重度症状的人群中观察到 150~400ppm 的水平。溴离子主要通过尿液排泄来清除，因此，可以作为溴甲烷暴露的生物标志物。关于溴甲烷暴露的效应标志物和易感标志物目前研究较少。

4. 溴甲烷中毒的诊断与鉴定 根据短期内接触较大量溴甲烷职业史、急性中枢神经系统、呼吸系统损害为主的临床表现及其他必要的临床检查结果，参考现场劳动卫生学调查，综合分析，排除其他病因所致类似疾病，方可诊断。

（1）接触反应：有眼部及上呼吸道刺激症状，或头痛、头昏、乏力等神经系统症状，脱离接触后多在 24h 内消失。

（2）轻度中毒：经数小时至数日潜伏期出现较明显的头晕、头痛、乏力、步态蹒跚以及食欲不振、恶心、呕吐、咳嗽、胸闷等症状，并有下列情况之一，轻度意识障碍；轻度呼吸困难、肺部听到少量干、湿啰音。

（3）重度中毒：以上情况明显加重并出现下列情况之一，重度意识障碍；肺水肿。

（三）三级预防

溴甲烷中毒的三级预防主要是给予患者积极治疗和促进康复的措施，主要包括以下几个方面。

1. 应急处理 患者应立即脱离接触。误服者用水漱口，给饮牛奶或蛋清，充分洗胃。如有皮肤接触，要立即脱去污染的衣物，用肥皂水及清水彻底冲洗。如有眼睛接触，应立即翻开上下眼睑，用流动清水冲洗 15min。吸入者要脱离现场至空气新鲜处，保持呼吸道通畅；如呼吸困难，给输氧；如呼吸停止，立即进行人工呼吸；同时进行对症治疗。

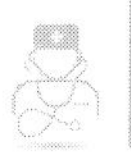

2. **对症支持治疗**

（1）对接触反应者应至少观察 48h，根据情况做处理。中毒患者应卧床休息，保持安静，严密观察病情变化。

（2）治疗以对症治疗及支持治疗为主。重度中毒应针对脑水肿、肺水肿采取抢救措施。维持酸碱平衡，并给予对症、支持治疗。二巯基丙醇无明显疗效，如有必要，可适量使用 β- 巯乙胺等药物。慢性中毒主要是支持和对症治疗。多发性神经炎可进行针灸和用多种维生素等治疗。

（张 强　刘 静）

第六节　拟除虫菊酯类中毒的三级预防

拟除虫菊酯类农药（synthetic pyrenthrods）是人工合成的结构上类似天然除虫菊素的一类农药，其分子由菊酸和醇两部分组成。拟除虫菊酯类农药大多数为黏稠状液体，呈黄色或黄褐色，少数为白色结晶如溴氰菊酯，一般配成乳油制剂使用。多数品种难溶于水，易溶于甲苯、二甲苯及丙酮中。拟除虫菊酯类农药对棉花、蔬菜、果树、茶叶等多种作物害虫有高效、广谱的杀虫效果。拟除虫菊酯对昆虫具有强烈的触杀作用，有些品种兼具胃毒或熏蒸作用，但都没有内吸作用。我国使用的拟除虫菊酯类农药有 20 多种，包括溴氰菊酯（敌杀死）、杀虫菊酯、甲醚菊酯、氯氰菊酯等。近年来拟除虫菊酯类农药与有机磷混配的复剂较多，一些低毒的拟除虫菊酯类农药用于家庭卫生杀虫剂。至 2009 年，拟除虫菊酯类农药在全球的杀虫剂市场中已占约 20%，占整个杀虫剂使用面积的 25%。拟除虫菊酯类农药和有机磷比较，属低毒农药，98% 以上中毒患者好转及痊愈，病死率仅为 1.58%。中毒原因以自服为主。

一、拟除虫菊酯类中毒概述

（一）拟除虫菊酯类中毒定义

职业性急性拟除虫菊酯中毒是由于在职业活动中短期内密切接触较大量的拟除虫菊酯类杀虫剂所致的以神经系统兴奋性异常为主要表现的全身性疾病。

（二）拟除虫菊酯类中毒主要接触作业

拟除虫菊酯类农药可因生产或使用等过程接触或误服，经皮肤、黏膜、呼吸道或消化道等途径进入人体引起中毒。在田间施药时，皮肤吸收尤为重要。

（三）拟除虫菊酯类中毒发病机制

拟除虫菊酯类农药属于神经毒物，毒作用机制尚未完全阐明。其Ⅰ型化合物不含有 α- 氰基，如二氯苯醚菊酯、丙烯菊酯，可使中毒动物出现震颤、过度兴奋、共济失调、抽搐和瘫痪等；其Ⅱ型化合物含有 α- 氰基，如溴氰菊酯、氰戊菊酯、氯氰菊酯等，中毒动物产生流涎、舞蹈与手足徐动、易激惹兴奋，最终瘫痪等。一般认为，拟除虫菊酯可以选择性地作用于神经细胞膜的钠离子通道，使去极化后的钠离子通道 M 闸门关闭延缓，钠通道开放延长，从而产生一系列兴奋症状；此外拟除虫菊酯类农药可与神经细胞膜受体结合，改变受体通透性；也可抑制 Na^{+}/K-ATP 酶、Ca^{+}-ATP 酶，引起膜内外离子转运平衡失调，导致神经传导阻滞；抑制中枢神经细胞膜的氨基丁酸受体，使中枢神经系统兴奋性增高。除神经毒性外，拟除虫菊酯类农药还具有生殖毒性，对大鼠甲状腺素分泌及免疫系统功能也具有影响。人群资料的报道主要是对男性生殖系统的影响，如影响男性生殖激素水平，影响精子活力等，此外也有拟免疫毒性的报道。

（四）拟除虫菊酯类中毒临床表现

1. 急性中毒　职业性中毒多为经皮和呼吸道吸收引起，症状一般较轻，表现为皮肤黏膜刺激和一些全身症状。首发症状在接触 4~6h 后出现，多为面部皮肤灼痒感、眼部刺激症状或头昏。全身症状最迟 48h 后出现。中毒者约半数出现面部异常感觉，自述为烧灼感、针刺感或发麻、蚁走感，常于出汗或热水洗脸后加重，停止接触数小时后即可消失。少数患者出现低热，瞳孔一般正常，个别皮肤出现红色丘疹伴痒感。轻度中毒者全身症状为头痛、头晕、乏力、恶心、呕吐、食欲缺乏、精神萎靡或肌束震颤，部分患者口腔分泌物增多，多于 1 周内恢复。中毒程度重者（如大量口服）很快出现症状如上腹部灼痛、恶心或呕吐等。此外，有胸闷、肢端发麻、心慌及视物模糊、多汗等症状。部分患者四肢大块肌肉出现肌束震颤，严重者出现肺水肿、意识模糊或昏迷，伴阵发性抽搐，各种镇静解痉剂疗效常不满意。此外，拟除虫菊酯类与有机磷类二元混配农药中毒时，临床表现具有有机磷农药中毒和拟除虫菊酯农药中毒的双重特点，以有机磷农药中毒特征为主，因两者有增毒作用，通常症状更严重。

2. 变态反应　除皮炎外，溴氰菊酯还可以引起类似枯草热的症状，也可以诱发过敏性哮喘等。

二、拟除虫菊酯中毒的三级预防

（一）一级预防

本部分详见农药中毒概述的一级预防。其中拟除虫菊酯类农药的职业禁忌证为严重的皮肤疾病。上岗前职业健康检查要重点询问皮肤病史和症状，如皮肤瘙痒、皮疹等。体格检查包括内科常规检查、神经系统常规检查和皮肤科常规检查；同时要对拟上岗工人的血常规、尿常规、心电图和血清 ALT 检查。

（二）二级预防

1. 职业环境拟除虫菊酯监测　在职业环境监测中依据《工作场所空气中有害物质监测的采样规范》（GBZ 159—2004）对拟除虫菊酯生产企业工作场所空气进行采样；依据《工作场所空气有毒物质测定　拟除虫菊酯类农药》（GBZ/T 160.78—2007）中规定的方法对样品进行测定。依据《工作场所有害因素职业接触限值　第 1 部分：化学有害因素》（GBZ 2.1—2019）中的限值要求，评价工作场所有机磷农药是否超过国家规定的卫生标准。部分拟除虫菊酯类农药 PC-TWA 如下：溴氰菊酯 2mg/m^3；氰戊菊酯 0.05mg/m^3。

2. 职业健康检查　《职业健康监护技术规范》（GBZ 188—2014）对拟除虫菊酯类农药在岗期间职业健康检查以及应急健康检查作出了明确规定。

（1）在岗期间健康检查：在岗期间职业健康检查为推荐性，目标疾病、检查内容与上岗前相同，主要是能及时发现相关职业禁忌证，以便及早采取有效的干预措施，健康检查周期为 3 年。

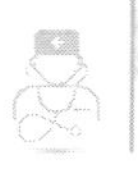

(2) 应急健康检查：应急健康检查目标疾病参考职业性急性拟除虫菊酯中毒（见 GBZ 43—2002）和职业性化学性眼灼伤（见 GBZ 54—2017）。其中体格检查内容包括：内科常规检查重点检查口鼻分泌物增多，咽部充血等；神经系统常规检查重点检查体表、面部污染物深浅感觉、意识、肌束震颤、抽搐等；皮肤科常规检查和眼底检查。实验室和其他检查包括血常规、尿常规、心电图、肝功能、胸部 X 线摄片、肝脾 B 超；同时可选择性检查尿拟除虫菊酯代谢产物、颅脑 CT 或 MRI、脑电图。

3. **新型生物监测指标**　拟除虫菊酯类农药在人体内的半衰期约为 6h，经粪便和尿液排出体外的代谢物主要为 3- 苯氧基苯甲酸（3-PBA）、顺式 -3-（2，2- 二氯乙烯基）-2、2- 二甲基环丙烷 -1- 羧酸、反式 -3-（2，2- 二氯乙烯基）-2、2- 二甲基环丙烷 -1- 羧酸。这些代谢产物可以用于接触评估，总体描述二代拟除虫菊酯类化学物暴露水平。

4. **拟除虫菊酯中毒的诊断与鉴定**　根据短期内密切接触较大量拟除虫菊酯的职业史，出现以神经系统兴奋性异常为主的临床表现，结合现场调查，进行综合分析，并排除有类似临床表现的其他疾病后，方可诊断。

(1) 接触反应：接触后出现面部异常感觉（烧灼感、针刺感或紧麻感），皮肤、黏膜刺激症状，而无明显全身症状者。

(2) 轻度中毒：除上述临床表现外，出现明显的全身症状包括头痛、头晕、乏力、食欲不振及恶心、呕吐并有精神萎靡、口腔分泌物增多，或肌束震颤者。

(3) 重度中毒：除上述临床表现外，具有下列一项者，可诊断为重度中毒：①阵发性抽搐；②重度意识障碍；③肺水肿。

（三）三级预防

拟除虫菊酯中毒的三级预防主要是给予患者积极治疗和促进康复的措施。

1. **应急处理**　立即脱离中毒现场，彻底清洗污染皮肤。

2. **对症支持治疗**　迄今无特效解毒剂，以对症及支持疗法为主。出现抽搐者可给予抗惊厥剂。如为拟除虫菊酯类与有机磷类混配农药的急性中毒，临床表现常以有机磷中毒为主，治疗上也应先解救有机磷农药中毒，切忌引起阿托品中毒，再辅以对症治疗。

（张　强　刘　静）

第七节　农药中毒预防典型案例

一、案例一

（一）案例基本情况

1998 年 3 月 5 日，苏州市某化工厂工人蔡 ×× 在从事敌百虫精炼生产连续两班 16h 后，出现严重头昏、无力、多汗、肌颤等症状，被送往当地卫生院救治。经查，AchE 活力降低，伴有瞳孔缩小、肌肉抽搐等体征，即按有机磷农药中毒收治入院。3 月 9 日病情加重，在转入苏州市第一人民医院后，出现呼吸、心搏骤停，经全力抢救，恢复心跳、呼吸后住院继续抢救治疗。事发后，当地卫生部门立即组织现场调查和职工体格检查，对查出的 22 例 AchE

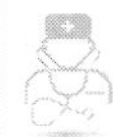

活力下降，且具有一定的症状、体征者入院治疗，于3月26日均先后痊愈出院，患者蔡××经住院45d，于4月18日基本痊愈出院。

该化工厂位于苏州市三兴镇某村，属个体加工企业，建于1986年，原生产胶黏剂等化工产品，1997年11月，未经任何审批手续，自行试验敌百虫精加工生产，并于1998年2月1日批量投产。经现场查看，该厂无正式厂房，生产场所实为家庭住宅的部分房间和住宅周围临时搭建的工棚，工艺简陋，以手工操作为主。整个生产区有浓烈的敌百虫气味，特别是烘房借助居民房屋，用高千瓦灯泡照射加热敞开式烘干，挥发污染极其严重。经当地卫生部门3月12日（停止生产后1周）检测，测得两烘房内空气中敌百虫浓度仍分别高达38.6mg/m^{3}和13.4mg/m^3，超过国家卫生标准0.5mg/m^{3}的76倍和25倍。自正式投产后，先后参加生产操作的工人有32人，均为附近村民，文化水平较低，未经过任何技术培训和职业卫生知识教育。个人防护用品仅有一些普通纱布口罩、橡皮手套、围裙，工人穿戴不规范或根本不穿戴。操作为三班制，岗位不固定，劳动强度较大，1个月内加工生产40余吨。

（二）案例分析

上述案例中的蔡某工作的农药生产企业主要职业性危害是有机磷农药敌百虫。在原料粉碎、烘干、包装过程中均会产生较高浓度的有机磷农药，特别是烘干过程，挥发非常严重，是职业病危害防治的关键点。

（三）三级预防策略

从三级预防角度，可从以下方面避免或减少上述有机磷农药中毒的发生。

1. 一级预防策略　根据现场职业卫生调查发现存在以下问题：该企业属于个体加工企业，未经审批，自行生产敌百虫，违反了《农药管理规定》；工人教育程度较低，缺乏农药相关知识，且企业也未开展生产技术培训和职业卫生教育；敌百虫生产工艺落后，设施简陋，现场“跑、冒、滴、漏”现象严重，且工人以手工操作为主，增加了有机磷农药的暴露机会；企业安全操作规范不明确，工人个人防护意识低，生产组织不合理，工人蔡某连续工作16h，超过了正常的工作时间。

根据企业存在的问题，提出以下建议预防有机磷中毒：首先必须依据《农药管理规定》依法取得有机磷农药生产许可；提高企业安全管理意识，加强工人的健康教育；改进生产工艺，防止“跑、冒、滴、漏”；工厂车间应严格功能划分，生产、灌装、成品必须分隔；对有毒作业人员进行职业安全培训，配备必要的防护用品。

2. 二级预防策略　该企业应该定期进行职业环境有机磷农药监测，依据《工作场所有害因素职业接触限值　第1部分：化学有害因素》（GBZ 2.1—2019）中的限值要求，确保工作场所有机磷农药不超过国家规定的卫生标准。在本次案例中经当地卫生部门检测，停产1周后两烘房内空气中敌百虫浓度仍分别高达38.6mg/m^{3}和13.4mg/m^3，超过国家卫生标准0.5mg/m^{3}的76倍和25倍。因此，该企业定期进行职业环境监测有利于及早发现有机磷农药浓度是否超过国家规定的卫生标准，从而及早采取有效措施，如改善工艺，防止“跑、冒、滴、漏”，进而防止有机磷中毒的发生。

同时对企业员工定期进行职业健康监护，包括上岗前职业健康检查和在岗期间的职业健康检查，对全血胆碱酯酶活性明显降低者或严重皮肤病患者，及早采取有效的干预措施。在本案例中，当地卫生部门进行了应急健康检查，查出22例AchE活力下降的工人，且对具有一定的症状、体征者入院治疗，达到了早发现、早诊断和早治疗的目的。

依据《职业性急性有机磷杀虫剂中毒诊断标准》,在该案例中通过有机磷杀虫剂的职业史,结合神经系统临床表现和血清乙酰胆碱酯酶活性测定,参考作业环境职业卫生学调查资料,进行综合分析后,可以诊断蔡某为职业性有机磷农药中毒。

3. **三级预防策略**　针对已经发生有机磷中毒的工人,应采取积极的治疗手段。在本案例中,蔡某脱离中毒现场后,应脱去污染衣服,用肥皂水彻底清洗污染的皮肤、头发等部分,清除残留的毒物。治疗过程中应联合使用解毒剂阿托品和胆碱酯酶复能剂。对于出现的呼吸、心搏骤停应及时给予对症治疗。在急性重度中毒症状消失后2~3周,关注其是否发生迟发性神经病。出院后的蔡某,3个月内不宜继续接触有机磷农药。根据恢复情况,安排其他工作或休息。

二、案例二

(一)案例基本情况

2013年7月上旬,重庆市万州区某乡某村一组发现水稻患稻飞虱病虫害严重,乡政府派农技人员进行了指导,随后12家农户各自购回了敌敌畏乳液、氧化乐果乳液、烯啶虫胺水剂、吡虫啉可湿性粉剂、三环唑可湿性粉剂和吡蚜酮悬浮剂等6种农药,杀虫配方为敌敌畏、氧化乐果和其他4种农药中的2种一起混合后喷洒。

7月17日下午至7月18日上午,12家农户各户派了1名村民分别对自家的水稻进行喷药。在施药过程中,村民均未认真进行个人防护,采用逆行方式进行喷洒。村民在喷洒农药2~3h后,先后有8人出现恶心、头晕、乏力等中毒表现,其中陈某感觉身体乏力、头晕、恶心、呕吐、视物不清、共济失调并逐渐加重,17日晚9点被家人送到区第一人民医院救治,诊断为重度有机磷中毒。截至18日下午3点,另有7名喷药村民均先后发病住院。农药中毒患者主要临床表现为头晕、乏力、恶心、呕吐、多汗、尿频、共济失调等症状;部分患者出现胸闷、流涎、肌束震颤、烦躁不安;少数患者出现抽搐、昏迷、呼吸衰竭。实验室检查全血胆碱酯酶活力为9.6%~61.0%。按照《职业性急性有机磷杀虫剂中毒诊断标准》(GBZ 8—2002)进行诊断分级,本次有机磷农药中毒共8人,其中重度2人,中度2人,轻度4人,无死亡病例。医院对中毒者脱去污染衣服,清洗污染的皮肤、头发等暴露部位污染的农药,及时给予解磷注、阿托品特效解毒剂治疗和输液、对症治疗,治疗效果明显,7~10d后治愈出院。

(二)案例分析

上述案例属于典型的生产性农药中毒,为农民在田间施用混配农药过程中出现的以有机磷农药为主的中毒过程。事故原因主要是喷洒农药过程中未注意个人防护而所致的群体性急性有机磷中毒事件。

(三)三级预防策略

从三级预防角度,可从以下方面避免或减少上述有机磷农药中毒的发生。

1. **一级预防策略**　根据事件发生过程我们发现该案例存在的主要问题是未能严格按照农药安全使用规定进行喷药,包括:施药过程中没有进行个人防护,如未穿长袖衣服、戴护目镜和防护手套等,增加了农药暴露的机会;施药采用了逆行方式进行喷洒,违反了农药安全操作规程。施药时天气炎热,增加了中毒的可能性。

为了预防和控制类似农药中毒事故的发生,应采取以下防治措施:

(1)加强农药监管力度，不得经营或者使用国家明令禁止或者撤销登记的农药，鼓励人们使用安全、高效、经济的农药，不使用剧毒或高毒农药。

(2)施药者必须严格执行《农药贮运、销售和使用的防毒规程》和有关安全制度，定期对喷雾器设备进行检修和保养，防止农药"跑、冒、滴、漏"发生。

(3)农业主管部门和乡镇政府要经常深入农村加强农药安全使用的宣传教育，不断提高广大农民的自我防护意识和能力，防止类似事故的再度发生。

(4)农技部门加强对农村病虫害防治工作的技术指导，使农民掌握安全的农药喷洒方式，有条件的农户尽量采用机械喷雾设备，减少施药者的劳动强度和农药接触量；加强个人防护意识，配药时要戴橡皮手套和防护口罩，施药时要穿长袖、长裤和长筒靴等；注意天气预报，尽量不在大雾、大风天气施药，若在有风天气施药，要在上风口配药、施药，尽量减少农药接触皮肤的机会。

(5)乡镇卫生院要加强村民中毒自救互救知识的培训，发现中毒者立刻脱离事故现场，尽快将患者送医院救治，联合用药、早期、快速、足量、反复应用是抢救有机磷农药中毒的用药原则，并立即按照国务院《突发公共卫生事件应急条例》的应急报告规范要求向上级报告，做到早发现、早报告和及时送医院抢救治疗，严防农药中毒事件的扩大，及时控制和消除事件的危害，保障广大农民群众的身体健康与生命安全。

2. **二级预防策略**　由于农药的使用场所为开阔的农田，使用者为农民，且分布广泛，目前仍无法做到有效的施药环境农药监测和对广大农民的职业健康检查，检查项目为常规项目，包括内科常规检查、握力、肌张力、腱反射、三颤(指眼睑震颤、舌颤、双手震颤)、血常规、尿常规、肝功能、心电图、肝脾B超、胸部X线摄片，职业禁忌证为严重的皮肤病和皮肤破损；心、肝、肾和膀胱疾病；神经、内分泌疾病；明显贫血。但在施药过程中如出现乏力、头昏、恶心、呕吐等不适症状，应立即离开现场。在本案例中依据《职业性急性有机磷杀虫剂中毒诊断标准》，结合8名中毒患者的临床表现，职业流行病学调查以及共同喷洒有机磷农药史，辅以实验室检查结果，可以确诊该8名患者是急性有机磷农药中毒。

3. **三级预防策略**　针对确诊的有机磷中毒的农民，应采取积极的治疗手段。在本案例中应对中毒者脱去污染衣服，清洗污染的皮肤、头发等暴露部位污染的农药，终止农药的继续暴露。同时及时给予解磷定、阿托品特效解毒剂治疗和输液、对症治疗。

(张强　刘静)

参考文献

[1] 邬堂春. 职业卫生与职业医学 [M]. 北京: 人民卫生出版社, 2017.

[2] 陈曙旸, 王鸿飞, 尹萸. 我国农药中毒的流行特点和农药中毒报告的现状 [J]. 中华劳动卫生职业病杂志, 2005, 23 (5): 336-339.

[3] 孙运光, 周志俊, 顾祖维. 有机磷农药生物标志物的研究进展 [J]. 劳动医学, 2000, 17 (1): 58-60.

[4] 杨泽云, 杨森, 江俊康. 长期低剂量接触有机磷农药效应标志物研究进展 [J]. 环境与职业医学, 2010, 27 (7): 443-446.

[5] 杨泽云, 杨森, 杨自力. 长期低剂量接触有机磷酸酯类农药易感性生物标志物研究进展 [J]. 交通医学, 2009, 23 (4): 355-356.
[6] 李倩, 王元莲. 急性杀虫脒中毒患者血清组织释放酶含量测定及其临床意义 [J]. 中国综合临床, 2001, 17 (11): 58-59.
[7] 樊毅, 王诚俐. 一起喷洒农药致急性有机磷中毒的调查 [J]. 中国农村卫生事业管理, 2014, 34 (5): 551-553.
[8] 黎有萍, 覃义荣, 蓝祖昌. 1 起急性生产性菊酯类农药中毒的调查 [J]. 预防医学论坛, 2005, 11 (2): 241.
[9] 王伟, 栗芬, 艾光华. 急性氨基甲酸酯类杀虫药中毒致胃出血相关因素 60 例分析 [J]. 当代医学, 2012, 18 (8): 106.
[10] 裘国祥. 15 例氨基甲酸酯类农药中毒诊治分析 [J]. 中国民族民间医药, 2011, 20 (1): 92.
[11] 孙洪涛. 氨基甲酸酯类农药中毒 30 例临床病例分析及抢救体会 [J]. 中外医疗, 2010, 29 (14): 43.
[12] 杨生田. 100 例拟除虫菊酯类农药中毒患者的胆碱酯酶数值分析 [J]. 中国实用医药, 2017, 12 (1): 35-37.
[13] 柳荣军, 孙建辉. 拟除虫菊酯类农药中毒 61 例 [J]. 医药杂志, 2014, 31 (8): 766.
[14] 王文君, 菅向东, 吴煜铮, 等. 溴甲烷中毒研究进展 [J]. 中华劳动卫生职业病杂志, 2018, 36 (9): 709-711.
[15] 王文君. 溴甲烷中毒的临床特点、疾病转归与控制策略探讨 [D]. 济南: 山东大学, 2018.
[16] 李晔. 急性溴甲烷中毒致运动障碍 4 例并文献复习 [D]. 济南: 山东大学, 2017.
[17] 王文君, 李兴霞, 菅向东, 等. 职业性急性溴甲烷中毒事故调查 [J]. 中华劳动卫生职业病杂志, 2017, 35 (4): 291-292.
[18] 吴冬梅. 急性杀虫脒中毒 42 例临床分析 [J]. 华夏医学, 2013, 26 (3): 574-577.
[19] 柯欣, 卢中秋. 急性有机磷农药中毒预后因素研究进展 [J]. 浙江医学, 2015, 37 (4): 344-347.
[20] 王汉斌, 邱泽武, 刘素刚. 我国急性化学中毒的特点及临床诊治进展 [J]. 灾害医学与救援, 2012, 1 (1): 54-56.
[21] 王全德, 葛合英, 贾学军. 急性杀虫脒中毒 361 例临床分析 [J]. 新乡医学院学报, 2005, 22 (3): 245-247.
[22] 王海兰. 溴甲烷的职业危害与防护 [J]. 现代职业安全, 2014 (8): 105-107.
[23] 蒋绍锋, 马沛滨, 周静, 等. 3 114 例拟除虫菊酯类农药中毒咨询案例特征分析 [J]. 职业卫生与应急救援, 2013, 31 (5): 234-236.
[24] ZHANG X, ZHAO W, JING R, et al. Work-related pesticide poisoning among farmers in two villages of Southern China: a cross-sectional survey [J]. BMC Public Health, 2011, 11 (1): 429.
[25] BULATHSINGHALA AT, Shaw IC. The toxic chemistry of methyl bromide [J]. Hum Exp Toxicol. 2014, 33 (1): 81-91.
[26] BAJRACHARYA SR, PRASAD PN, GHIMIRE R. Management of Organophosphorus Poisoning [J]. J Nepal Health Res ounc, 2016, 14 (34): 131-138.
[27] HULSE EJ, HASLAM JD, EMMETT SR, et al. Organophosphorus nerve agent poisoning: managing the poisoned patient [J]. Br J Anaesth, 2019, 123 (4): 457-463.
[28] ALLISTER, VALE, MARCELLO, et al. Organophosphorus and carbamate insecticide poisoning [J]. Handbook of clinical neurology, 2015, 131: 149-168.
[29] KING AM, AARON CK. Organophosphate and carbamate poisoning [J]. Emerg Med Clin North Am, 2015, 33 (1): 133-151.
[30] BULATHSINGHALA AT, SHAW IC. The toxic chemistry of methyl bromide [J]. Hum Exp Toxicol, 2014, 33 (1): 81-91.
[31] AKELMA H, KILLIC ET, SALIK F, et al. Pyrethroid intoxication: a rare case report and literature review [J]. Niger J Clin Pract, 2019, 22 (3): 442-444.
[32] MOHAMMADI H, GHASSEMI-BARGHIi N, MALAKSHAH O, et al. Pyrethroid exposure and neuro-

toxicity: a mechanistic approach [J]. Arh Hig Rada Toksikol, 2019, 70 (2): 74-89.

[33] BRADBERRY SM, CAGE SA, PROUDFOOT AT, et al. Poisoning due to pyrethroids [J]. Toxicol Rev, 2005, 24 (2): 93-106.

[34] VANOVA N, PEJCHAL J, HERMAN D, et al. Oxidative stress in organophosphate poisoning: role of standard antidotal therapy [J]. J Appl Toxicol, 2018, 38 (8): 1058-1070.

[35] PAUDYAL BP. Organophosphorus Poisoning [J]. JNMA; journal of the Nepal Medical Association, 2007, 47 (172): 251-258.

[36] GIYANWANI PR, ZUBAIR U, SALAM O, et al. Respiratory Failure Following Organophosphate Poisoning: A Literature Review [J]. Cureus, 2017, 9 (9): e1651.

[37] AARDEMA H, MEERTENS JH, LIGTENBERG JJ, et al. Organophosphorus pesticide poisoning: cases and developments [J]. Neth Jed, 2008, 66 (4): 149-153.

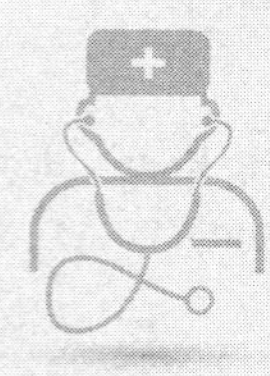

第十二章 其他职业性化学中毒的三级预防

除了前面章节提到的金属及类金属、刺激性气体、窒息性气体、有机溶剂、苯的氨基和硝基化学物及胺类化合物、高分子化合物合成单体和农药等物质所引起的职业性化学中毒以外，2013年印发的《职业病分类和目录》中还纳入了其他化学毒物所引起的职业性中毒，包括酚、五氯酚(钠)、甲醛、硫酸二甲酯、碘甲烷、氯乙酸、环氧乙烷等。本章将系统阐述以上职业性化学中毒及其三级预防措施。

在职业活动中，酚、五氯酚(钠)、甲醛、硫酸二甲酯、碘甲烷、氯乙酸、环氧乙烷往往由于生产设备的维修不当、操作不当等原因，造成"跑、冒、滴、漏"等安全事故，致使劳动者过量接触后出现职业性中毒。这些毒物所引起的职业性中毒以急性中毒最为多见，因此我国目前通常只有急性中毒的职业病诊断标准。碘甲烷中毒、氯乙酸中毒、环氧乙烷中毒为2013年职业病目录中新增加的法定职业性化学中毒，现行的《职业健康监护技术规范》(GBZ 188—2014)尚未对这三种新增的职业性化学中毒制定相应的职业健康监护技术规范，也缺少碘甲烷、氯乙酸或环氧乙烷生物监测方面的技术规范和标准。因此，建立健全的碘甲烷、氯乙酸或环氧乙烷接触工人的职业健康监护体系是目前较为迫切的职业健康需要。

环氧乙烷急性中毒事件时有发生，以生产性为主，常由管道破裂、泄漏、敞口投料及未佩戴有效防毒口罩检修等所致。广州曾报道增城区某科技有限公司从事机修工作的3名男性员工在维修装有环氧乙烷气体的管道设备时，因管道一处气阀未拴紧，管道内环氧乙烷气体泄漏喷出，3人抢修时不慎吸入，接触约1h后出现不适，导致环氧乙烷中毒。吉林省曾报道11例碘甲烷患者均为某药业公司碘甲烷合成车间操作工，负责投料、蒸馏、浓缩、分离、成盐、回收工作，接触碘甲烷蒸气。2000年7月5日，无锡市某化工厂发生一起急性氯乙酸化学灼伤事故，造成1名操作工皮肤灼伤致中毒死亡的严重后果。

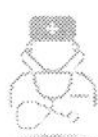

第一节　酚中毒的三级预防

酚是指芳香烃环上的氢被羟基取代的一类芳香族化合物。酚类化合物种类繁多，有苯酚、甲酚、氨基酚、硝基酚、萘酚、氯酚等。根据其分子所含的羟基数目可分为一元酚、二元酚和多元酚（三个及以上的羟基）。大多数酚是无色针状结晶或白色结晶，沸点较高，易溶于水，易溶于醇、醚等有机溶剂。酚具有弱酸性，易被氧化。低级酚都有特殊的刺激性气味，对眼睛、呼吸道黏膜、皮肤等有强烈的刺激和腐蚀作用。苯酚及其类似物能使细菌的原生质蛋白发生凝固或变性，因此具有较强的杀菌能力。苯酚在 0.2% 的浓度下即有抑菌作用，大于 1% 能杀死一般细菌，1.3% 即可杀死真菌。

在众多的酚类化合物中，苯酚和甲酚的环境污染问题最为突出。苯酚是最简单的酚，又称羟基苯，俗称为石炭酸，最早于 1834 年从煤焦油中提取出来。苯酚是利用率最高的化学品，其产量在美国每年达到 30 亿英镑左右，而在世界范围内则达到 60 亿英镑。甲酚又称煤酚，与苯酚的化学活性及毒性类似。由于苯酚和甲酚经常同时存在于被污染的空气和水中，因此在进行环境监测时往往同时测定这两种酚类化合物，一并换算为酚量。苯酚挥发性低，有文献记载某乡镇企业纸浆厂向河中排放污水，污染饮用水，致使饮用水中苯酚含量高达 0.08mg/L，超过国家容许浓度，造成约 2 000 人程度不等的急性苯酚中毒反应。

一、酚中毒概述

（一）酚中毒定义

酚中毒是指酚强烈腐蚀皮肤和黏膜，经皮肤黏膜吸收后分布到各组织，进入细胞引起的全身中毒症状。职业性急性酚中毒是指劳动者在职业活动中因酚灼伤皮肤后吸收所引起的以肾脏和中枢神经系统损害及溶血为主要表现的全身性疾病，多见于生产事故。

（二）酚中毒主要接触作业

在焦化厂、炼油厂、煤气发生站、酚制造厂等工厂的生产过程中会产生大量的酚类化合物。此外，酚类化合物又是有机合成的重要化工原料，主要用于生产酚醛树脂、己内酰胺、药物、胶黏剂、炸药、肥料、油漆、除漆剂、橡胶和木材防腐剂等，因此被广泛用于石油、制革、造纸、肥皂、玩具、香料、染料等工业生产行业中。由于苯酚及其类似物具有较强的杀菌能力，因此常被用作消毒剂和防腐剂等，被广泛用于防腐、公共卫生消毒和兽医临床工作中。例如某些酚类衍生物可用于食物防腐；苯酚和甲酚的混合物和五氯苯酚能用于木材防腐剂，五氯苯酚钠可灭杀血吸虫疫区的钉螺；石炭酸、来苏地、愈创木酚、二甲苯等制剂可用于消毒地面、犬舍、犬食具；甲酚与肥皂溶液的混合物（俗称为“来苏水”）是医院内常用的杀菌剂。除此以外，邻苯二酚和对苯二酚可作为显影剂使用，苯酚的稀溶液可使人体感觉神经末梢麻痹，产生局部麻醉作用，可用于止痒。然而苯酚对组织的穿透性强，易从皮肤黏膜及创面吸收，故不宜大面积长期使用。

在炼焦、炼油、发生煤气、制酚等生产过程、在应用酚作为原料的生产过程中以及酚类化合物的应用过程中，由于生产设备的维修不当、操作不当等原因，造成“跑、冒、滴、漏”，致使酚蒸气挥发，造成车间、厂区和工厂附近居住区环境的污染，从而使劳动者接触较高浓度的酚蒸气。

（三）酚中毒发病机制

酚可经呼吸道、消化道和完整的皮肤吸收进入机体。在实际职业活动中，经消化道吸收并不常见，少部分挥发性酚易通过呼吸道吸入而引起中毒，而大部分酚中毒为酚污染皮肤后经皮肤吸收所致。酚被吸收后迅速进入血液，分布到各组织细胞中。酚主要通过肾脏排泄，少量酚可随粪便和呼出气排出。几乎 90% 的酚以原型或与硫酸、葡糖醛酸或其他酸结合后，在 1~2d 内随尿排出。小部分酚被氧化为邻苯二酚和对苯二酚后随尿排出，使尿呈棕黑色，与空气接触即刻变成黑褐色，临床上称为“酚尿”。正常人尿中也有少量酚，当尿酚量突然增加，则可反映人体近期有接触酚的情况。

酚属于高毒类物质，人的酚口服致死量为 530mg/kg 体重。酚属于细胞原浆毒物，能使细胞原浆中的蛋白质发生化学反应，形成不溶性蛋白质，进而使细胞失去活力。酚作用于蛋白质时，并不与之结合，因此能够继续向深部组织渗透，引起深部组织损伤坏死。酚的毒性与血液中游离酚的含量密切相关：低浓度酚能使蛋白质变性，而高浓度酚能使蛋白沉淀。酚对皮肤、黏膜有强烈的刺激和腐蚀作用，可引起细胞脱水，蛋白质凝固，引发皮肤严重烧伤、湿疹、炎症、变色、乳头瘤、坏死等，并能经过无损皮肤和黏膜吸收，引起全身中毒。此外，酚对皮肤黏膜的感觉神经末梢具有轻度麻痹作用，局部接触者通常无明显疼感，容易失去警惕，而导致酚侵入深部组织引起坏死甚至引发全身中毒。酚可直接损伤心肌细胞，使心肌变性和坏死，也可损伤毛细血管。酚中毒初期因外周血管收缩使血压升高（是酚致肾脏损害的可能原因），继而由于中枢神经系统抑制和心肌损害而导致意识障碍、血压下降。酚还具有肝脏毒性，可引起肝细胞肿胀、苍白并呈现粗颗粒状，伴有水肿、破裂和浓缩。酚还可刺激脊髓的前角细胞，引起肌肉震颤和阵挛性抽搐。

（四）酚中毒临床表现

酚中毒可分为急性中毒和慢性中毒。

1. **急性中毒** 由于短时间吸入高浓度酚蒸气或大量酚液溅到衣物和裸露皮肤上，导致大面积皮肤长时间接触酚液，从而引起急性中毒。急性中毒主要引起中枢神经系统抑制，大多数病例在接触后可迅速出现头痛、头晕、无力、视物模糊、恶心、烦躁等症状，体温、脉搏、呼吸和血压明显下降。严重者可在接触后数分钟内出现肌无力、意识丧失、对光反射消失、瞳孔扩大或缩小、抽搐、肺水肿和呼吸衰竭，如不及时抢救，可在 2~8h 内因呼吸中枢麻痹而死亡。部分中毒者可延至 1~2d 后死亡。急性中毒幸存者通常会继发肝肾损害和肺炎。

肾脏是酚的主要靶器官之一，小面积（<10%）的酚灼伤即可发生肾损伤，一般可在灼伤后 48h 内出现，表现为少尿、蛋白尿和尿毒症。急性肾衰竭常是导致酚中毒死亡的主要原因，常表现为无尿、血肌酐增高等。心血管系统损害是由酚的直接毒作用引起的。酚接触早期即可在 24h 内出现血压升高，通常 2~3d 恢复正常，因此一过性血压升高是酚接触反应指标。急性血管内溶血多发生在酚灼伤面积>10% 者，多出现在灼伤后 12h 内，2~10d 恢复正常。主要表现为酱油色尿，尿潜血阳性，血、尿游离血红蛋白升高及胆红素升高等。急性酚中毒者也可出现肝损害，大部分患者于灼伤后 1 周左右出现。此外，接触部位的皮肤可出现红斑或呈无痛性苍白色、皱缩，继而变成棕黄色，严重者皮肤腐蚀和坏死。接触酚的工人可

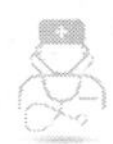

发生刺激性接触性皮炎。酚溅入眼内，可引起结膜和角膜灼伤，甚至发生坏死，遗留白瘢，引起视力障碍。

2. **慢性中毒**　长期吸入高浓度酚蒸气或饮用被污染的水可引起慢性中毒，可出现头痛、头晕、失眠、易激动、恶心、呕吐、吞咽困难、食欲不振、唾液分泌增多、腹泻、腹痛、皮炎、哮喘等症状，少数人可伴有肝功能异常。女性工人可出现月经先兆症状明显、月经异常以及流产等不良妊娠结局。工人长期吸入苯酚蒸气，可出现苯酚虚脱症，早期表现为轻微头疼、咳嗽、疲倦、衰弱，食欲减退，后期可出现持续性咳嗽，皮肤痒痛、肾区压迫感，脚部重压感、失眠、肤色苍白、蛋白尿，常因慢性肾炎而死亡。

二、酚中毒的三级预防

（一）一级预防

酚虽然可经呼吸道、消化道和完整的皮肤吸收，然而在实际职业活动中，消化道摄入所引起的中毒较为罕见，大多数酚中毒为酚污染皮肤后经皮肤吸收和呼吸道吸入酚蒸气所致，因此控制劳动者在职业场所中皮肤和呼吸道的酚暴露是预防酚中毒的关键。相关企业和生产单位应当制定严格的管理使用制度，通过工程防护、个人防护等措施减少泄漏事故的发生和操作人员的接触机会和强度，并对相关劳动者进行严格的培训。

1. **相关法律、法规及标准制定和完善**　重视领导力开发，树立“经济发展与职工安全卫生同步发展”的观念，严格按照国家有关卫生法规、条例和标准组织生产；建立健全相关的职业病防治责任制，加强对职业病防治的管理，创造符合国家职业卫生标准和卫生要求的工作环境，并使劳动者获得职业卫生保护依法依规。《工作场所有害因素职业接触限值　第1部分：化学有害因素》（GBZ 2.1—2019）列出了酚职业接触限值。当酚和甲酚（全部异构体）的TWA超过10mg/m^3、间苯二酚的TWA浓度超过20mg/m^{3}和/或苦味酸的TWA超过0.1mg/m^{3}时，应当立即停止生产，防止工人继续接触酚类化合物，并且对工作环境中酚类化合物超标的原因进行排查和整改，对责任主体进行追责，切实保障工人的健康权益。

2. **生产工艺和生产设备改进和革新**　改革生产工艺，在不影响产品质量情况下，用无毒或低毒物质替代有毒或高毒物质；实现生产过程自动化、密闭化和机械化，从而减少工人的接触机会。经常检修维护生产设备，防止酚类化合物的“跑、冒、滴、漏”。生产车间应有通风排毒设备，将逸散的酚蒸气排出，降低工人的接触浓度。注意防火、防爆，做好含酚污水的处理。

3. **个体防护措施**　个体防护是预防职业中毒的重要辅助措施。应正确使用防护用具，要戴手套、穿防护服、防护眼镜、防毒口罩等，避免皮肤和黏膜等与酚类化合物的直接接触。养成良好的卫生习惯，严禁在工作区域内吸烟、进食；工作后应当沐浴更衣，重点清洁双手、头发和各处黏膜，防护用品严禁带回家并应当及时换洗。

采用酚类化合物消毒结束后，应对所处理的物体表面、织物等对象以清水进行擦拭或洗涤，去除残留的消毒剂。

4. **职业卫生管理**　生产、应用、储藏和运输酚的过程必须有严格的管理、使用制度和科学合理的操作规范，并严格执行。生产工序的布局不仅要满足生产上的需要，而且应符合职业卫生要求，有酚类化合物逸散的作业，应对作业区实行区分隔离，以免产生叠加影响，有害

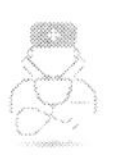

物质发生源应布置在下风侧等。

应当在酚类化合物高浓度区域或可能发生安全事故的区域设定醒目的毒性标识，提示工人按规章操作。健全完善事故应急预案与救援体系，配置相应的应急救援设备（例如冲水设备）和人员，并定期检修维护设备，检验人员的应急处理能力。

5. **职业健康教育**　接触酚的操作人员应当接受上岗前培训和定期培训，对酚类化合物的毒性、操作原则和应急措施等有清晰明确的认识，并且严格按照操作规程执行。酚类消毒剂被广泛用于公共卫生消毒工作中，因此应当使用符合《酚类消毒剂卫生要求》（GB/T 27947—2011）规定的合格酚类消毒剂。该要求规定了酚类消毒剂的原料、产品质量、应用范围、使用方式、检验方式、标志和包装、运输和贮存、标签和说明以及注意事项等，适用于作为原料的苯酚、甲酚、对氯间二甲苯酚、三氯羟基二苯醚等酚类化合物及其制剂，如表面活性剂、乙醇或异丙醇为增溶剂，以乙醇或异丙醇（或）水作为溶剂，不添加其他具有杀菌成分的消毒剂。

6. **上岗前职业健康检查**　根据《职业健康监护技术规范》（GBZ 188—2014）的规定，用人单位应对准备接触酚的劳动者进行上岗前职业健康检查，掌握劳动者上岗前的健康状况及相关的健康基础资料，并发现职业禁忌证。目标疾病职业禁忌证包括慢性肾脏疾病，严重的皮肤疾病；检查内容症状询问包括重点询问泌尿系统、神经系统、皮肤病史及症状；体格检查包括内科常规检查，神经系统常规检查，皮肤科常规检查；实验室和其他检查，必检项目包括血常规、尿常规、心电图、血清 ALT、网织红细胞、肾功能，选检项目包括肝肾 B 超。如发现有慢性肾脏疾病和严重的皮肤疾病等职业禁忌证，则不宜从事接触酚类化合物的工作岗位。

（二）二级预防

在一级预防达不到要求，职业病危害因素强度过高甚至开始损伤劳动者的健康时，应当采取二级预防措施，及时发现问题，并采取补救措施。二级预防的主要工作为进行职业有害因素及健康危害的早期检测、诊断与及时处理，包括及时脱离接触进行急救治疗，防止其进一步发展。

1. **职业病危害因素的识别与检测**　依据《工作场所空气中有害物质监测的采样规范》（GBZ 159—2004）对工作场所空气中酚进行长时间采样和短时间采样。在采样过程中，应选择有代表性的采样点，在空气中酚浓度最高的工作日进行采样。在评价短时间接触浓度时，选择有代表性接触点，在一个工作班接触酚浓度最高的时段进行采样。《工作场所空气有毒物质测定　酚类化合物》（GBZ/T 160.51—2007）规定了工作场所空气中酚类化合物（包括苯酚、甲酚、间苯二酚、β- 苯酚、苦味酸）的监测方法，2017 年时发布了《工作场所空气有毒物质测定：氢醌和间苯二酚》（GBZ/T 300.110—2017），对间苯二酚的检测方法进行了改进和优化。空气中的苯酚和甲酚用硅胶管采集，解吸后进样，色谱柱分离，氢焰离子化检测器检测，以保留时间定性，峰高或峰面积定量。短时间采样在采样点，打开硅胶管两端，以 300mL/min 流量采集 15min 空气样品。个体采样打开硅胶管两端，佩戴在采样对象的前胸上部，进气口尽量接近呼吸带，以 50mL/min 流量采集 1~4h 空气样品。采样后，立即封闭硅胶管两端，置清洁容器内运输和保存，在室温下至少可保存 10d。

2. **职业健康检查**　《职业健康监护技术规范》（GBZ 188—2014）指出：职业健康监护是指以预防为目的，根据劳动者的职业接触史，通过定期或不定期的医学健康检查和健康相关

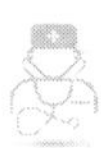

资料的收集，连续性地监测劳动者的健康状况，分析劳动者健康变化与所接触的职业病危害因素的关系，并及时地将健康检查和资料分析结果给用人单位和劳动者本人，以便及时采取干预措施，保护劳动者健康。除上岗前健康检查以外，该技术规范在5.47部分对酚类化合物接触工人的健康监护提出了以下要求：

(1)在岗期间职业健康检查：用人单位每隔3年需对接触酚类化合物的劳动者进行健康检查，以便早期发现职业病患者或疑似职业病患者或劳动者的其他健康异常改变，并且可以动态观察劳动者群体的健康状况变化，评价工作场所酚类化合物的控制效果。目标疾病同上岗前；检查内容包括症状询问同上岗前；体格检查同上岗前；实验室和其他检查包括必检项目血常规、尿常规、心电图、肝功能、网织红细胞、肾功能，选检项目肝肾B超、尿酚。如果在健康检查过程发现有慢性肾脏疾病或严重的皮肤疾病等职业禁忌证，则应当尽快将工人调离现有的接触酚类化合物的工作岗位，避免工人继续接触酚类化合物，加重健康损害。

(2)应急健康检查：当发生急性安全事故时，应组织接触或可能接触酚类化合物的劳动者开展应急健康检查，可尽早发现《职业性急性酚中毒》(GBZ 91—2008)和《职业性酚皮肤灼伤》(GBZ 51—2009)，及时进行治疗和康复。目标疾病同上岗前；检查内容症状询问同上岗前；体格检查同上岗前；实验室和其他检查包括必检项目血常规、尿常规、心电图、肝功能、网织红细胞、肾功能，选检项目肝肾B超、尿酚。

(3)健康监护档案管理：用人单位应当建立连续完整的劳动者职业健康监护档案和用人单位职业健康监护管理档案，对劳动者健康监护全过程进行客观详细地记录，以便系统观察劳动者健康状况的变化，评价个体和群体的健康损害。职业健康监护档案应有专人严格管理，并按规定妥善保存。

3. 新型生物监测指标　酚类化合物进入机体后，大约90%的酚在1~2d内以游离酚或结合酚的形式随尿排出。正常人尿中也含有少量的酚，24h的尿酚含量约为20~50mg，但其量波动小。当尿酚量突然增加而又没有同时接触其他芳香族化合物(如苯等)时，则表示人体近期有接触酚和吸收酚的情况。职业接触酚的劳动者尿酚排出量与工作场所空气中酚浓度密切相关，因此尿酚可用于评价群体和个体的职业接触水平。《职业接触酚的生物限值》(WS/T 267—2006)规定将尿酚作为职业接触酚的生物监测指标，并且规定了尿酚的生物接触限值及监测检验方法，适用于职业接触酚劳动者(如酚醛树脂、己内酰胺、橡胶、油漆、制药、农药等工业的生产者，制革、造纸、玩具、香料等工业中以及酚的生产和应用过程中的接触者，医药制剂如止痒剂、消毒剂和防腐剂等的使用者等)的生物监测。酚在体内的半减期较短，约为3.5h，劳动者脱离接触1~2d后可排出90%以上的酚，因此应采集工作周末的班末(下班前1h内)的尿液。尿总酚职业接触生物限制为150mmol/mol肌酐或125mg/g肌酐。当尿酚超过职业接触生物限值时，表示劳动者近期有过量的酚接触。尿酚异常率随酚灼伤面积增大而增高，当机体灼伤面积≥20%时，尿酚异常率达100%。此外，尿酚量的测定有助于慢性酚中毒的诊断。尿酚测定结果与工作场所空气中酚浓度测定结果结合起来，可更全面地评价工作场所职业卫生条件和劳动者的接触水平。但是需要注意的是，尿酚增高者的尿色未必呈棕褐色，棕褐色尿液含酚量不一定增高。

除尿酚以外，血酚也可作为酚的接触指标，两者之间存在正相关关联。此外，血酚与尿酚相似，其水平绝大多数在伤后24h内达到峰值。有研究指出，被酚污染皮肤总面积达

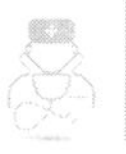

20.5% 的患者血清酚含量在污染 1h 后达 11 400μg/L，4h 后含量达到高峰，最高达 17 400μg/L，8h 后开始下降为 6 000μg/L，22h 后降至 370μg/L，28h 及 46h 后分别为 70μg/L 和 100μg/L。王钦威等人发现，一例Ⅱ度酚烧伤患者的血酚含量在中毒 2h 后为 300g/L，5h 后为 80g/L，12h 后降至 40g/L。

4. 职业病诊断与鉴定　劳动者在短期接触酚类化合物时可能会出现接触反应，如：头痛、头晕、恶心、乏力、烦躁不安等症状，可伴有一过性血压升高，并于脱离接触后短时间内（通常 2~3d）恢复。然而接触反应不属于急性中毒范畴。职业性急性酚中毒的诊断和分级需依据《职业性急性酚中毒诊断标准》（GBZ 91—2008）的规定，应根据劳动者短期内有大量酚的职业接触史，出现以中枢神经系统、肾脏、心血管、血液等一个或多个器官系统急性损害为主的临床表现，结合实验室检查结果和职业卫生学资料，综合分析并排除其他原因所引起的类似疾病，方可诊断为职业性急性酚中毒。职业性急性酚中毒可分为轻度中毒、中度中毒和重度中毒。目前尚无慢性酚中毒的诊断标准。

5. 现场急救处理　酚类化合物侵入机体的重要途径是经皮吸收，因此当发生安全生产事故时，皮肤急救处理是否得当直接关系到接触者的生死和预后。皮肤接触酚后应迅速脱离现场，立即脱去被污染衣物。在酚污染皮肤后 15min 内，立即用清洗液冲洗或擦拭被污染皮肤，持续处理时间应为 30min。国内普遍采用大量流动的清水冲洗，降低皮肤表面的酚，继而酒精擦拭。虽然酚易溶于乙醇，但乙醇具有易燃性，毒性较大，容易加快皮肤表面末梢循环进而增加皮肤对酚的吸收能力，并且有人认为 75% 以上的乙醇可促使皮肤表面蛋白质凝固，加重皮肤损伤，因此学者们对其使用推广存在争议。此外，国外推荐使用聚乙烯乙二醇（PEG400 或 PEG300）局部擦拭，并比较了不同的局部处理方法是否会使患者从接触至死亡的时长出现差别，用水冲洗时间可延长 3 倍，甘油为水的 4 倍，PEG 400 为 25 倍。然而 PEG 易在潮湿的皮肤上产热，导致皮肤灼伤，因此采用 PEG 水溶液，既可有效清除皮肤表面的酚液，又可以用水来降低 PEG 的产热效应。《职业性急性酚中毒诊断标准》（GBZ 91—2008）中建议立即用大量流动清水彻底冲洗污染创面，同时使用浸过 PEG 的棉球或浸过 30%~50% 酒精棉球擦洗创面至无酚味为止（注意不能将患处浸泡于清洗液中）；可继续用 4%~5% 碳酸氢钠溶液湿敷创面；防治酚中毒灼伤创面处理，首选清洗液 PEG400、PEG300 或乙醇。皮肤被酚灼伤时，用饱和硫酸钠溶液湿敷，并按化学灼伤做进一步处理。

酚溅入眼内时，应迅速用大量清水冲洗 15min 以上，按眼灼伤处理。吸入者应立即脱离现场，注意保暖，必要时给予吸氧及其他对症治疗。口服者如意识清晰，立即口服蓖麻油或其他植物油 15~30mL，并催吐。如催吐失败，应迅速用温水或牛奶洗胃，每次 300~400mL，直至洗出液无酚味为止，最后给予蓖麻油或其他植物油。如酚进入胃肠道时间较长、黏膜已被严重腐蚀时，不能再用植物油，否则会增加酚的吸收。洗胃插管时务必谨慎，以免食管穿孔。

（三）三级预防

三级预防，即对已患急性酚中毒和慢性酚中毒的患者进行有效的治疗，防止恶化和并发症，防止病残，促进康复。此外，应根据事故原因结合现场职业卫生调查改进生产环境和工艺流程，既能治疗患者，又能加强一级预防。

1. 治疗原则和方法　凡皮肤被酚灼伤后，不论面积大小，均需医学观察 24~48h，并根据病情严重程度给予相应的治疗。

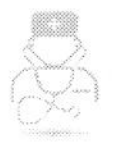

（1）血液净化治疗：酚吸收量较大或有肾损害等重症患者可采用血液净化疗法，在尽早清除体内酚含量的同时又可以防治急性肾功能衰竭。血液净化疗法主要包括血液灌洗和血液透析等。血液灌洗对相对分子质量较大、脂溶性较强或能与蛋白质结合的有机物有较强清除作用。临床上常用的灌流器为吸附树脂，对各种亲脂性及带有疏水基团的物质吸附率较大，且具有选择性内毒素结合作用，能较好地清除内毒素和细胞因子，显著改善患者的中毒症状。血液透析适合于清除相对分子质量较小、不与血浆蛋白结合、脂溶性不强的毒物，例如苯酚。血液净化治疗宜尽早进行，甚至采用预防性透析，可明显减少酚中毒的常见急性并发症如低血压、失衡综合征等。

（2）对症支持治疗：应加快毒物排泄、缓解周围循环衰竭、减轻酚对细胞的毒性作用。应根据病情，给予吸氧，静脉滴注高渗葡萄糖液、利尿剂，加速酚排泄。用碳酸氢钠碱化尿液，可减轻酚对肾小管的毒性作用。当患者出现严重缺氧、发绀症状时，可给予1%亚甲蓝溶液。积极防治脑水肿、肺水肿和保护肝肾功能。酚可灼伤皮肤，灼伤深度只达到真皮浅层，绝大多数为Ⅱ度，愈合后大多无瘢痕形成，因此不必采用早期切削痂皮的处理方法。

2. **康复措施**　轻度中毒患者治愈后可继续从事原工作，重度中毒患者治愈后，根据病情继续休息或者安排适当工作。急性酚中毒者治愈后如需劳动能力鉴定，按《劳动能力鉴定职工工伤与职业病致残等级》（GB/T 16180—2014）处理。

（邓棋霏　张钊瑞　杨雪莹）

第二节　五氯酚（钠）中毒的三级预防

五氯酚是一种常见的氯代芳香族有机污染物，具有高挥发性，加热时有刺激性酚臭味。易溶于乙醚、丙酮、苯等有机溶剂，难溶于水。分解时可产生氯化氢、一氧化碳和其他刺激性毒性气体。在通常条件下难于水解，也不易被氧化，但能与强氧化剂（如氯、铬酸盐、过氯酸盐）反应，可能引起爆炸或火灾。五氯酚外观为白色薄片或结晶状固体，工业品为灰黑色粉末或片状固体。其钠盐五氯酚钠为白色或淡褐色固体，易溶于水，进入体内后可分解为五氯酚。五氯酚钠原药为浅红色鳞片状结晶，在水中溶解度为26.1%，溶液浓度超过1%时，对皮肤黏膜有刺激作用，对人畜、水生生物有较大毒性，且死亡率很高，由各种途径侵入成人体内的急性致死量为2g左右。在血吸虫病流行地区，五氯酚钠常用作除草或杀虫剂，被广泛用来杀灭钉螺、蚂蟥等有害生物，人们也常用五氯酚钠水溶液涂抹皮肤和浸泡双足，治疗顽固性皮肤病。人体中毒主要是经皮肤及呼吸道大量吸收五氯酚钠后，机体基础代谢异常亢进所致的全身性疾病。有文献报道15例五氯酚病例，其中男性9例，女性6例，年龄18~31岁，均为用五氯酚钠加硼酸液加工木制品操作工，操作时未使用防护用品，约5~11d后相继出现中毒症状，临床表现为突然发病，进展迅速，有不同程度发热，大量出汗、极度疲乏，烦躁不安、头昏、恶心、呕吐等。死亡1例，送医院时已昏迷，呼吸急促，无尿，导尿时发现尿色呈酱油样，重度中毒有3例，其余为轻度中毒。除4例肝功轻度异常外其余化验均正常。

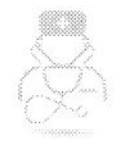

一、五氯酚(钠)中毒概述

(一) 五氯酚(钠)中毒定义

职业性急性五氯酚中毒指在职业活动中短时间内接触较大量的五氯酚所致的以热能代谢异常为特征的全身性疾病，并可发生中枢神经系统和肺、心、肝、肾损害。

(二) 五氯酚(钠)中毒主要接触作业

五氯酚曾经在我国长江流域被广泛用于防治血吸虫病的中间宿主——钉螺，现在还作为杀菌剂、除草剂、杀虫剂和木材防腐剂而继续使用。从 1936 年开始，人们就开始重视五氯酚及其钠盐的防腐和杀菌作用，并开始了大规模的工业化生产和使用，其中约 80% 的五氯酚被用于木材防腐。另外，在油漆及油墨制造、皮革鞣制及修整工业废水的过程中也可产生大量的五氯酚。在五氯酚及其钠盐的生产过程中，由于设备泄漏、防护不到位等原因，劳动者可吸入大量粉尘或皮肤黏膜受到沾染，引发急性中毒；在用五氯酚(钠)溶液浸泡木材、皮革、纺织品及纸张等以作防腐、防霉处理时，劳动者若裸手或赤足操作，可经皮肤吸收五氯酚，引起中毒；农民将五氯酚钠用作水稻田除草剂、果树灭虫剂，或用于杀灭钉螺、白蚁、蚂蟥等害虫及微生物时，常常因手足较长时间浸于药液或含药液的水中，或直接吸入喷洒的药液雾滴，而引起中毒。

(三) 五氯酚(钠)中毒发病机制

五氯酚(钠)可以气体、气溶胶或吸附在颗粒物上的形式存在于空气中，经呼吸道吸入体内，或者通过摄入被污染的水或食物进入机体，也可以因为皮肤接触被污染的水、五氯酚溶液或其制品等而吸收进入体内。经各种途径吸收的五氯酚(钠)随血液进入全身各组织器官，其中进入肾脏和肝脏的含量最高。五氯酚(钠)可与血液中的血浆蛋白结合，其结合率高达 96%，因此血液中的五氯酚(钠)浓度是反映近期接触强度的重要生物标志物。五氯酚(钠)主要在肝脏中代谢，主要代谢为五氯酚葡萄糖苷酸和四氯对氢醌，经尿液排出。约 4% 的五氯酚以结合或游离的形式从粪便中排出，其余五氯酚则蓄积在体内。

五氯酚(钠)属于中等毒性化学物，能与细胞原浆中的蛋白质发生化学反应，形成不溶性蛋白质，进而使细胞失去活性。同时五氯酚(钠)也具有强渗透性，能够对接触的皮肤和黏膜有强烈的刺激作用。急性五氯酚中毒是由于五氯酚的解偶联作用能抑制细胞的磷酸化过程，诱导线粒体膜结构改变，从而无法维持正常的氢离子跨膜浓度梯度，导致电子转运链不能利用跨膜梯度所形成的电场驱动氢离子通过 ATP 酶复合物，造成 ADP 大量积聚，使呼吸链的氧化作用增强，然而此过程中产生的大量热量不能贮存，以热的形式散发，因此可以观察到急性五氯酚中毒患者会出现高热、多汗、呼吸加快等中毒症状。五氯酚慢性毒性可能是由多种机制介导产生的，例如免疫功能异常、代谢产物四氯对氢醌的遗传毒性和促细胞凋亡作用等。此外，五氯酚能竞争性地结合血浆激素结合蛋白，从而降低其对内源性激素(例如甲状腺激素)的吸附，干扰正常的内分泌功能。五氯酚能进入位于晚期胎盘细胞膜上的糖蛋白人胎盘碱性磷酸酶分子内部，改变酶分子的局部构象，降低酶活力，从而影响细胞膜的结构和功能，不利于胎儿的正常发育。此外，五氯酚可能还具有致突变、致癌作用，国际癌症研究机构将五氯酚列为 2B 类致癌物。

（四）五氯酚（钠）中毒临床表现

五氯酚急性中毒症状发作迅速，表现为高热、多汗、极度乏力、胸闷、头痛、呼吸困难、心悸和抽搐等，严重者可出现意识障碍、强直性痉挛、肺水肿、心肌明显受损、肝肾功能明显改变、血尿、蛋白尿等，抢救不及时可因高热、脱水、心功能不全而导致死亡。而长期低剂量接触所引起的五氯酚慢性中毒主要表现为疲倦无力、恶心、呕吐、贫血、神经衰弱综合征、多汗、乏力、关节痛及胆碱酯酶活性降低等，然而由于症状不典型，较难察觉，而容易被人忽视。

五氯酚粉尘和喷洒时的五氯酚水雾对皮肤和黏膜有刺激作用，低浓度可引起红斑及皮炎，高浓度可引起局部水肿等严重损害。还可引起眼、鼻和上呼吸道刺激的急性症状，如结膜炎、鼻窦炎、咽喉痛、咳嗽、哮喘、肺气肿和慢性支气管炎等。五氯酚可产生雌激素样作用，对处于发育中的生殖器官和其他具有相同激素受体的器官可造成不可逆的永久性生殖毒性。

二、五氯酚（钠）中毒的三级预防

（一）一级预防

五氯酚（钠）虽然可经呼吸道、消化道和皮肤吸收，然而在实际职业活动中，消化道摄入五氯酚（钠）所引起的中毒者较为罕见，因此控制职业场所经皮肤和呼吸道的五氯酚（钠）暴露是五氯酚（钠）中毒一级预防措施的关键。相关企业和生产单位应当制定严格的五氯酚（钠）管理使用制度，通过工程防护、个人防护等措施减少泄漏事故的发生和操作人员的接触机会和强度，并对相关劳动者进行严格的培训。

1. **相关法律、法规及标准制定和完善** 一级预防同酚中毒策略，包括严格按照国家有关卫生法规、条例和标准组织生产，建立健全相关的职业病防治责任制；健全完善事故应急预案与救援体系。《工作场所有害因素职业接触限值 第1部分：化学有害因素》（GBZ 2.1—2019）规定酚的PC-TWA为$0.3mg/m^3$。根据《职业健康监护技术规范》（GBZ 188—2014）的规定，用人单位应对准备接触五氯酚（钠）的劳动者进行上岗前职业健康检查。

2. **生产工艺和生产设备改进和革新** 企业在生产或使用过程中，改革生产工艺和设备，在不影响产品质量情况下，用无毒或低毒物质替代有毒或高毒物质；实现生产过程自动化、密闭化和机械化，减少工人的接触机会。生产车间应有通风排毒设备，将逸散的五氯酚（钠）蒸气排出，降低工人的接触浓度；经常检修维护生产设备，防止五氯酚（钠）的"跑、冒、滴、漏"。

3. **个体防护措施** 接触五氯酚操作时，应正确使用防护用具，穿戴好防护手套、穿防护服、工作鞋袜、防护眼镜、防毒口罩等，避免皮肤、黏膜、呼吸道等与五氯酚的直接接触；养成良好的卫生习惯，严禁在工作区域内吸烟、进食，讲究个人卫生，进食、饮水、吸烟前要洗手；工作后应当沐浴更衣，重点清洁双手、头发和各处黏膜，防护服严禁带回家并应当及时换洗。

4. **职业卫生管理** 生产、应用、储藏和运输五氯酚（钠）的过程必须有严格的管理、使用制度和科学合理的操作规范，并严格执行；应将五氯酚与粮食及一般物品分开单独保管，并有专人负责；生产工序的布局不仅要满足生产上的需要，而且应符合职业卫生要求。有五氯酚（钠）逸散的作业，应对作业区实行区分隔离，以免产生叠加影响。有害物质发生源应布置在下风侧等；喷洒五氯酚操作应尽量安排在早晚较凉爽时背着风向后退行走。不得饮用可

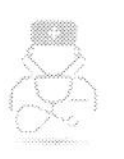

能被污染的河水或食用被毒死的鱼类，操作用品不得带入卧室内。应当在五氯酚（钠）高浓度区域或可能发生安全事故的区域设定醒目的毒性标识，提示工人按规章操作。

5. **职业健康教育**　接触五氯酚（钠）的操作人员应当接受上岗前培训和定期培训，对五氯酚（钠）的毒性、操作原则和应急措施等有清晰明确的认识，并且严格按照操作规程执行。

6. **上岗前职业健康检查**　根据《职业健康监护技术规范》（GBZ 188—2014）5.48 部分的规定，用人单位对准备接触五氯酚的劳动者在上岗前进行健康检查，从而掌握劳动者上岗前的健康状况及相关的健康基础资料，并发现职业禁忌证。上岗前检查症状询问包括重点询问怕热、多汗、食欲不振、消瘦、心悸等症状。体格检查包括内科常规检查：重点检查甲状腺及心血管系统。实验室和其他检查包括必检项目：血常规、尿常规、心电图、血清 ALT、肝脾 B 超；选检项目包括血清游离甲状腺素（FT 4）、血清游离三碘甲腺原氨酸（FT 3）。上岗前职业健康检查如发现有甲状腺功能亢进症，则不宜从事接触五氯酚（钠）的工作。

（二）二级预防

在一级预防达不到要求，职业病危害因素强度过高甚至开始损伤劳动者的健康时，应当采取二级预防措施，及时发现问题，并采取补救措施。二级预防的主要工作为进行职业有害因素及健康危害的早期检测、诊断与及时处理，包括及时脱离接触进行急救治疗，防止其进一步发展。

1. **职业病危害因素的识别与检测**　依据《工作场所空气中有害物质监测的采样规范》（GBZ 159—2004）对工作场所空气中五氯酚（钠）进行长时间采样和短时间采样。在采样过程中，应选择有代表性的采样点，在空气中五氯酚（钠）浓度最高的工作日进行采样。在评价短时间接触浓度时，选择有代表性接触点，在一个工作班接触五氯酚（钠）浓度最高的时段进行采样。可依据《工作场所空气有毒物质测定　第 93 部分　五氯酚和五氯酚钠》（GBZ/T 300.93—2017）的方法，对工作场所空气中五氯酚（钠）浓度进行检测。按照《工作场所有害因素职业接触限值　第 1 部分：化学有害因素》（GBZ 2.1—2019）的规定，五氯酚（钠）的 PC-TWA 为 $0.3mg/m^3$（皮）。当工作场所中五氯酚（钠）的 TWA 浓度超过 $0.3mg/m^3$（皮）时，应当立即停止生产，防止工人继续接触超出限值的五氯酚（钠），并且对工作环境中五氯酚（钠）超标的原因进行排查和整改，对责任主体进行追责，切实保障工人的健康权益。

2. **职业健康检查**　《职业健康监护技术规范》（GBZ 188—2014）在 5.48 部分对五氯酚接触劳动者的健康监护提出了以下要求：

（1）在岗期间职业健康检查：用人单位每隔 3 年需对接触五氯酚（钠）的劳动者进行健康检查，可以早期发现职业病患者或疑似职业病患者或劳动者的其他健康异常改变，并且可以动态观察劳动者群体的健康变化，评价工作场所五氯酚（钠）的控制效果。如果在健康检查过程发现有未控制的甲状腺功能亢进症，则应当尽快将工人调离现有的接触五氯酚（钠）的工作岗位，避免工人继续接触五氯酚（钠），加重健康损害。

（2）应急健康检查：当发生急性安全事故时，应组织接触或可能接触五氯酚（钠）的劳动者开展应急健康检查，可尽早发现职业性急性五氯酚中毒（GBZ 34—2002），及时进行治疗和康复。

（3）健康监护档案管理：用人单位应当建立连续完整的劳动者职业健康监护档案和用人单位职业健康监护管理档案，对劳动者健康监护全过程进行客观详细地记录，以便系统观察劳动者健康状况的变化，评价个体和群体健康损害。职业健康监护档案应有专人严格管理，并按规定妥善保存。

3. **新型生物监测指标**　正常人尿中不含五氯酚，而当个体接触五氯酚之后，五氯酚主要以游离和结合的形式通过肾脏排出，因此尿中总五氯酚浓度会显著增加。接触者尿总五氯酚排出量与近期五氯酚的接触量密切相关，且国内已经建立了尿中总五氯酚测定的标准方法，因此尿五氯酚可作为职业性五氯酚接触者的特异性生物监测指标，用于评价群体和个体的职业接触水平。《职业接触五氯酚的生物限值》(WS/T 264—2006)规定了将尿总五氯酚作为职业接触五氯酚的生物监测指标，并且规定了尿五氯酚的生物接触限值及监测检验方法，适用于职业接触五氯酚劳动者的生物监测。由于五氯酚在体内的半减期较短，因此应采集工作周末的班末(下班前1h内)的尿液。但需要注意的是，某些化合物(如六氯苯等)经过代谢后，可在体内产生五氯酚，影响尿总五氯酚的水平，因此在采样前应避免这类影响因素。尿总五氯酚职业接触生物限值为0.64mmol/mol肌酐或1.5mg/g肌酐。当尿五氯酚超过职业接触生物限值时，表示劳动者近期有过量接触。尿总五氯酚测定结果与工作场所空气中五氯酚浓度测定结果结合起来，可更全面地评价工作场所职业卫生条件和劳动者的接触水平。然而尿五氯酚与病情轻重不完全呈平行关系，故不作为诊断及分级的指标，可作为辅助鉴别诊断指标。

除了尿五氯酚以外，血五氯酚也可作为五氯酚的接触生物标志物。经各种途径吸收的五氯酚随血液分布到全身各组织器官，而五氯酚也可与血浆蛋白结合，其结合率可达96%，故血液中五氯酚浓度可视为近期接触的暴露指标。

4. **职业病诊断与鉴定**　劳动者在密切接触五氯酚(钠)时可能会出现接触反应，表现为轻度头晕、头痛、多汗、下肢无力等症状。然而，接触反应不属于急性中毒范畴。职业性五氯酚或五氯酚钠中毒是指经皮肤大量吸收五氯酚后，机体基础代谢异常亢进所致的全身性疾病。依据《职业性急性五氯酚中毒诊断标准》(GBZ 34—2002)的规定，应根据劳动者短期内有大量五氯酚的职业接触史、典型的临床表现，结合现场职业卫生学资料，综合分析并排除其他原因所引起的类似疾病，方可诊断为职业性急性五氯酚中毒。根据急性五氯酚中毒临床表现的严重程度，可将职业性急性五氯酚中毒分为轻度中毒和重度中毒。目前尚无慢性五氯酚中毒的诊断标准。

5. **现场急救处理**　职业性急性五氯酚中毒常因作业时未按规定使用个人防护用品，使皮肤直接与五氯酚接触所致，皮肤急救处理是否得当，关系到接触者的生死。因此皮肤接触后应立即停止接触，脱离染毒环境，立即脱去污染的衣物，用清水或肥皂水清洗污染的皮肤和黏膜。对口服中毒者，立即给予催吐，用2%碳酸氢钠或肥皂水洗胃，同时加用吸附剂(如活性炭)以减少机体对毒物的吸收，继之给予硫酸镁导泻。急性五氯酚中毒的临床特点为病情发展快，体温可在1~2h内突然升高至40℃以上。患者很快昏迷，甚至猝死。故对接触者或接触反应者应密切观察病情变化，应至少观察24h，特别注意意识与体温变化，及时采取必要措施。如出现呼吸困难，应尽快给氧。如果出现高热，早期可使用氯丙嗪降温，同时辅以物理降温治疗。

(三) 三级预防

对已患急性和慢性五氯酚中毒的患者，应进行及时处理，防止恶化和并发症，使其恢复健康。给患者提供营养支持以及适当休息。此外，应根据中毒原因结合现场职业卫生调查改进生产工艺和流程。

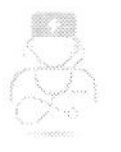

1. **治疗原则和方法**　五氯酚中毒没有特效解毒药，对症支持治疗和预防高热是主要的治疗手段。由于急性五氯酚中毒的临床特点为病情发展快，体温可在 1~2h 内突然升高至 40℃以上。患者很快昏迷，甚至猝死，因此早期治疗十分重要。控制发热为最主要治疗措施，如物理降温、冬眠药物等。降温必须在早期、体温尚未超过 38.5℃时即开始，才能取得较好的疗效，如在高热已发生后才积极治疗，效果往往不佳。对于已经发生高热者，可通过加强通风、洒水等方法降低环境温度，并采用微温水或酒精浴及置冰块等方法对患者行物理降温，可用 25~50mg 冬眠灵进行肌内注射或加于 5% 葡萄糖盐水中进行静脉滴注，也可加入非那根 25mg，以加强疗效。由于阿托品能够抑制出汗散热而加重病情，而巴比妥类药物可增加五氯酚（钠）的毒作用，因此在治疗过程中忌用阿托品和巴比妥类药物。退热药增加出汗易致虚脱，应慎用。其他处理治疗以对症支持治疗为主。合理补液，维持电解质平衡，可给生理盐水、5% 葡萄糖盐水、林格液等，以补充血容量；有明显酸中毒者可静脉滴注 250mL 5% 碳酸氢钠。重症者和有间质性肺炎者，应及早采用糖皮质激素、三磷酸腺苷、辅酶 A 等进行治疗，也可用 5%~10% 葡萄糖注射液 500~1 000mL 加普通胰岛素 8U 静脉滴注。呼吸困难者可给氧和呼吸兴奋剂。根据五氯酚在体内的代谢特点，可采用利尿或血液净化的方式加速体内毒物的清除，但是尿液排出速度缓慢，且过多的利尿会造成体内酸碱失衡、低血容量休克等，增加中毒者的病情，因此还需要更多的资料来支持利尿疗法在五氯酚中毒治疗中的作用。

2. **康复措施**　急性五氯酚中毒一般预后良好，无后遗症。患者经过积极治疗，症状体征消失、尿五氯酚含量恢复正常后才可恢复工作。轻度中毒患者出院后至少调离 1 个月。重度中毒患者尿五氯酚排泄缓慢，常在 3 个月后方可恢复正常，因此重度中毒患者出院后至少应调离 3 个月才可恢复原工作。急性五氯酚中毒者治愈后如需劳动能力鉴定。按《劳动能力鉴定职工工伤与职业病致残等级》（GB/T 16180—2014）处理。

（邓棋霏　张钊瑞　杨雪莹）

第三节　甲醛中毒的三级预防

甲醛又称为蚁醛，在常温下为有强烈刺激性气味的无色气体，能与水和乙醇、丙酮等有机溶剂按任意比例混溶，其中 35%~40% 的甲醛水溶液俗称为福尔马林，此溶液沸点为 19℃，故在室温时极易挥发，随着温度的上升挥发速度加快。液体在较低温度下贮存过久则容易混浊，形成三聚甲醛沉淀。甲醛具有可燃性，其蒸气与空气形成爆炸性混合物，爆炸极限 7%~73%（体积）。燃点约 300℃，遇明火、高热能引起燃烧爆炸。甲醛具有强还原性，尤其是在碱性溶液中还原能力更强。甲醛自身能缓慢进行缩合反应，特别容易发生聚合反应，因此在一般甲醛商品中，都会加入 10%~12% 的甲醇作为抑制剂，以免发生聚合反应。甲醛经呼吸道进入人体后常引起呼吸道急性中毒，其潜伏期短，接触后可以立即出现鼻咽部不适、眼结膜刺激症状，发生支气管黏膜水肿、渗出等急性炎症改变。有文献报道某工厂一辆装甲醛的车发生液体甲醛泄漏，10 例男性保安清洗现场时吸入甲醛中毒，所有患者均明确诊断为急性吸入甲醛中毒，并伴有不同程度的心肌损害。还有文献报道误饮中毒，1993 年 5 月，

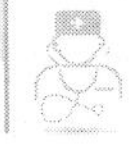

东山村村民邓某因脑出血死亡，家中为其办丧事，酒席间，一帮工将邓家中用一沱牌酒瓶装的浓甲醛溶液约 200mL 误认为白酒，混入散装白酒内，倒给奔丧的亲戚李某等 7 人喝，7 人均误喝此混合液 1~2 口，几分钟后出现上腹剧痛、恶心、呕吐、头晕、头痛等症状，遂送医院就诊。

一、甲醛中毒概述

（一）甲醛中毒定义

职业性急性甲醛中毒是在职业活动中短期内接触较高浓度的甲醛气体引起的以眼和呼吸系统损害为主的全身性疾病。

（二）甲醛中毒主要接触作业

甲醛在各类行业中大量应用，常用于制备建筑材料、木材防腐、皮革加工、造纸、染料、制药、农药、油漆、照相胶片、炸药等。在生产脲醛树脂、酚醛树脂以及服装面料时，为了达到防皱、防缩、阻燃等作用，或为了保持印花、染色的耐久性、提高棉布的硬挺度，就需在助剂中添加甲醛。此外，甲醛是工业上常用的防腐剂，35%~40% 的甲醛水溶液俗称福尔马林，具有防腐杀菌性能，可用来浸制生物标本、给种子消毒等。甲醛应用广泛，甲醛的职业接触机会也非常多。生产或使用甲醛所产生的工业废气、汽车尾气和光化学烟雾是室外甲醛污染的主要来源，而建筑材料、室内装修材料、家具及吸烟、烹调油烟、燃料燃烧等是室内甲醛污染的主要来源。此外甲醛还可以在医院中用于病房和仪器设备的消毒，在解剖与病理实验室中用于尸体、组织标本的固定和保存，因此其工作人员也是接触甲醛的职业人群。口腔科的许多牙科材料（如用于根管治疗的多聚甲醛失活剂等）也可以释放一定量的甲醛。甲醛是木质家具制造过程中的主要职业危害因素之一，国家安监总局在 2010 年对 85 家木质家具制造企业进行现场检测的结果显示，甲醛超标的企业占企业总数的 76.9%，最高超标倍数为 116。

（三）甲醛中毒发病机制

由于甲醛具有较强的水溶性、与生物大分子的高度反应性，因此甲醛主要在直接接触部位被机体吸收。例如，气态的甲醛主要通过呼吸作用吸入体内，在上呼吸道沉积并被吸收；经口进入体内的甲醛主要在口腔黏膜和胃肠道被吸收，经皮吸收微量。甲醛在甲醛脱氢酶和其他酶的作用下很快被氧化为甲酸，大部分甲酸经代谢后以 CO_2 的形式呼出，少量以甲酸盐的形式从尿中排出。此外，甲醛还可在侵入部位的细胞内与谷胱甘肽等含亲核基团的巯基反应生成加合物，并可与组织中的蛋白质和核酸共价结合，损伤这些重要的生物大分子。由于甲醛代谢迅速，职业接触工人从呼吸道吸收甲醛后往往检测不到血中甲醛浓度增高。

甲醛能够作用于蛋白质和氨基酸，导致蛋白质改变和凝固，例如与甘氨酸作用形成三羧酸甲基亚丙基三胺。因此劳动者接触甲醛后即可出现皮肤和黏膜强烈的刺激作用，反复接触甲醛溶液即可出现变应性皮炎。大鼠吸入高浓度甲醛后可发生肺水肿与出血、肝肾充血及血管周围水肿。甲醛是一种环境致敏原，作为半抗原可以与表皮中的蛋白质结合，激活 T 淋巴细胞。当机体再次接触甲醛时，可引起Ⅰ型和Ⅳ型超敏反应，导致哮喘和变应性接触皮炎，而其中支气管哮喘在发作严重时可以致人死亡。甲醛还具有一定的免疫毒性，可抑制机体某些免疫分子和免疫细胞的功能。此外，由于甲醛在体内可被分解为甲醇，因此吸入一定

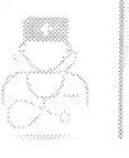

量的甲醛后可能会引起较弱的麻醉作用。大量口服甲醛后可出现酸中毒，与甲醛在体内迅速代谢为甲酸有关。

在国际癌症研究机构2017年10月27日公布的致癌物清单中，甲醛被放置于一类致癌物列表中。甲醛是一种化学性质和生物活性极为活泼的化学物，在体内可以与多种生物大分子结合，尤其是与亲核物质反应形成结合物，并可引起DNA蛋白质交联。由于DNA-蛋白质交联剂修复困难，在DNA复制过程中，可造成某些重要基因（如抑癌基因）丢失，最终造成DNA损伤。但是目前尚不清楚甲醛的毒作用究竟是甲醛本身或其代谢产物所产生还是其与生物大分子的结合产物所引起的。

（四）甲醛中毒临床表现

1. 急性甲醛中毒　甲醛可对皮肤黏膜产生刺激作用。工人接触高剂量的甲醛蒸气，短时间内可出现眼部烧灼感、流泪、结膜炎、眼睑水肿、角膜炎、鼻炎、嗅觉丧失、咽喉炎和支气管炎；严重者发生喉痉挛、声门水肿和肺水肿等。甲醛经口摄入所引起的急性中毒所损害的靶器官及临床表现与吸入中毒不同。甲醛溶液经消化道进入体内后，口腔、咽部、食管和胃很快出现烧灼感，口腔黏膜糜烂，伴剧烈上腹痛，有血性呕吐物，有时伴腹泻、便血等，严重时可发生胃肠道糜烂、溃疡和穿孔，呼吸困难，并可有休克、昏迷、代谢性酸中毒和肝肾脏损害。

2. 慢性甲醛中毒　长期接触低浓度甲醛蒸气，可有头痛、软弱无力、消化障碍、兴奋、震颤、视力障碍，还可有食欲丧失、体重减轻、乏力、头痛、心悸和失眠等现象。由于甲醛能抑制汗腺的分泌，因此工人长期接触甲醛可使皮肤干燥、皲裂、手掌角化、皮炎、红斑、丘疹、瘙痒，严重时可见甲沟炎和指甲软化。长期接触较低浓度的甲醛，可增高机体对甲醛的敏感性，发生湿疹，主要好发于手指和面部。此外，甲醛还可引起触觉、痛觉和温觉障碍，身体一侧（常为右侧）排汗过多，身体两侧皮肤温度不等。此外，长期接触甲醛会使鼻腔或鼻咽部肿瘤的发病率增高。

二、甲醛中毒的三级预防

（一）一级预防

甲醛虽然可经呼吸道、消化道和皮肤吸收，然而在实际职业活动中，消化道摄入甲醛所引起的中毒者较为少见，而经皮吸收微量，因此控制职业场所经呼吸道的甲醛暴露是甲醛中毒一级预防措施的关键。相关企业和生产单位应当制定严格的甲醛管理使用制度，通过工程防护、个人防护等措施减少泄漏事故的发生和操作人员的接触机会与强度，并对相关劳动者进行严格的培训。此外还应当重视甲醛对眼部刺激作用的一级预防。

1. 相关法律、法规及标准制定和完善　一级预防同酚中毒策略，包括严格按照国家有关卫生法规、条例和标准组织生产，建立健全相关的职业病防治责任制；健全完善事故应急预案与救援体系。

2. 生产工艺和生产设备改进和革新

(1)生产工序的布局不仅要满足生产上的需要，而且应符合职业卫生要求。有甲醛逸散的作业，应对作业区实行区分隔离，以免产生叠加影响。有害物质发生源应布置在下风侧等；在毒物场所还应设立必要的卫生设施如更衣室、淋浴室等。

(2)企业在生产或使用过程中，改革生产工艺和设备，在不影响产品质量情况下，用无毒或低毒物质代替甲醛；实现生产过程自动化、密闭化和机械化，减少工人的接触机会。

(3) 经常检修维护生产设备，防止甲醛的“跑、冒、滴、漏”；生产车间应有通风排毒设备，将逸散的甲醛蒸气排出，降低工人的接触浓度。

3. **个体防护措施**　个体防护是预防职业中毒的重要辅助措施。应正确使用防护用具，要戴手套、穿防护服、防护眼镜、防毒口罩等，避免皮肤和黏膜等与甲醛的直接接触。

4. **职业卫生管理**

(1) 健全完善事故应急预案与救援体系，配置相应的应急救援设备和人员，并定期检修维护设备，检验人员的应急处理能力。

(2) 生产、应用、储藏和运输甲醛的过程必须有严格的管理、使用制度和科学合理的操作规范，并严格执行；应将甲醛及一般物品分开单独保管，并由专人负责，存贮甲醛溶液的容器应密闭，尤其要注意在高温和高湿度气候条件下甲醛更易挥发。

(3) 接触甲醛的操作人员应当接受上岗前培训和定期培训，对甲醛的毒性、操作原则和应急措施有清晰明确的认识，并且严格按照操作规程执行。

(4) 应当在甲醛高浓度区域或可能发生安全事故的区域设定醒目的毒性标识，提示工人按规章操作。

5. **职业健康教育**　接触甲醛的操作人员应当接受上岗前培训和定期培训，对甲醛的毒性、操作原则和应急措施等有清晰明确的认识，并且严格按照操作规程执行。

6. **上岗前职业健康检查**　根据《职业健康监护技术规范》(GBZ188—2014)的规定，用人单位对准备接触甲醛的劳动者在上岗前进行健康检查，从而掌握劳动者上岗前的健康状况及相关的健康基础资料，并发现职业禁忌证。如发现有慢性阻塞性肺疾病、支气管哮喘、慢性间质性肺病或伴有气道高反应的过敏性鼻炎等职业禁忌证，则不宜从事接触甲醛的工作岗位。

(二) 二级预防

在一级预防达不到要求，职业病危害因素强度过高甚至开始损伤劳动者的健康时，应当采取二级预防措施，及时发现问题，并采取补救措施。二级预防的主要工作为进行职业有害因素及健康危害的早期检测、诊断与及时处理，包括及时脱离接触进行急救治疗，防止其进一步发展。

1. **职业病危害因素的识别与检测**　依据《工作场所空气中有害物质监测的采样规范》(GBZ 159—2004)对工作场所空气中甲醛进行短时间采样。在采样过程中，应选择有代表性的采样点，在空气中甲醛浓度最高的工作日和一个工作班接触甲醛浓度最高的时段进行采样。短时间采样在采样点，用装有 5mL 吸收液的大气泡吸收管，以 200mL/min 流量采集 ≤ 15min 空气样品。采样后，立即封闭吸收管的进出气口，置清洁容器内运输和保存。样品在室温下可保存 24h，在 4℃冰箱内可保存 3d。依据《工作场所空气有毒物质测定 第 99 部分：甲醛、乙醛和丁醛》(GBZ/T 300.99—2017)，对工作场所空气中蒸气态甲醛浓度进行检测分析。按照《工作场所有害因素职业接触限值 第 1 部分：化学有害因素》(GBZ 2.1—2019)的规定，甲醛的 MAC 为 0.5mg/m^3。当甲醛的浓度超过 0.5mg/m^3 时，应当立即停止生产，防止工人继续接触超出限值的甲醛，并且对工作环境中甲醛超标的原因进行排查和整改，对责任主体进行追责，切实保障工人的健康权益。

2. **职业健康检查**　《职业健康监护技术规范》(GBZ 188—2014)在 5.35 部分对甲醛接

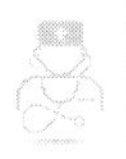

触劳动者的健康监护提出了以下要求：

(1)在岗期间职业健康检查：用人单位每年需对接触甲醛的劳动者进行健康检查。通过上岗期间定期健康检查，可以早期发现职业病患者或疑似职业病患者或劳动者的其他健康异常改变，并且可以动态观察劳动者群体的健康变化，评价工作场所甲醛的控制效果。如果在健康检查过程发现有职业病，包括职业性哮喘(GBZ 18—2013)、甲醛致职业性皮肤病(GBZ 18—2013)和职业性刺激性化学物致慢性阻塞性肺疾病(GBZ/T 237—2011)或职业禁忌证(包括慢性间质性肺病、伴有气道高反应的过敏性鼻炎)，则应当尽快将工人调离现有的接触甲醛的工作岗位，避免工人继续接触甲醛，加重健康损害。

(2)应急健康检查：当发生急性安全事故时，应组织接触或可能接触甲醛的劳动者开展应急健康检查。通过应急健康检查，可尽早发现职业性急性甲醛中毒(GBZ 33—2002)、职业性化学性眼灼伤(GBZ 54—2017)和甲醛致职业性皮肤病(GBZ 18—2013)，及时进行治疗和康复。

(3)离岗时职业健康检查：当用人单位与劳动者解除劳动合同时，或者用人单位发生分离、合并、解散、破产等情形时，对接触甲醛的劳动者应当进行离岗时的健康检查，检查内容与定期健康检查相同。通过离岗时健康检查，可以确定即将离岗的劳动者在本单位工作期间，是否因为接触甲醛而出现甲醛所致职业性哮喘(GBZ 57—2017)或职业性刺激性化学物致慢性阻塞性肺疾病(GBZ/T 237—2011)，以便及时发现和处理，并为劳动者健康状况的连续观察提供资料。

(4)健康监护档案管理：用人单位应当建立连续完整的劳动者职业健康监护档案和用人单位职业健康监护管理档案，对劳动者健康监护全过程进行客观详细地记录，以便系统观察劳动者健康状况的变化，评价个体和群体健康损害。职业健康监护档案应有专人严格管理，并按规定妥善保存。

3. **新型生物监测指标**　目前尚无国家标准规定职业接触甲醛的生物限值。研究者们通常使用以下生物标志物作为甲醛的接触或效应生物标志物。

(1)接触标志物：甲醛-蛋白质加合物。甲醛的化学性质和生物活性极为活泼，在体内可以与多种生物大分子结合形成加合物。这些加合物的特异性较强，且检测灵敏度较高，有望成为反映甲醛暴露人群生物有效剂量的生物标志物。例如甲醛共价结合到人血清白蛋白上可形成甲醛-血清白蛋白加合物，该加合物水平与甲醛暴露水平显著相关，因此甲醛-血清白蛋白加合物是甲醛暴露的一种特异性生物标志物。目前可采用免疫学方法检测甲醛-血清白蛋白加合物，适用于大规模公共卫生监测。甲醛还可以与血红蛋白中的N端缬氨酸反应形成分子加合物N-甲基缬氨酸，该加合物与甲醛暴露水平正相关，因此该分子加合物也有望成为甲醛暴露的新标志物。此外，甲醛的暴露可诱导抗甲醛白蛋白结合抗体的产生，然而仍需进一步研究其作为甲醛接触生物标志物的可行性。

(2)效应标志物：甲醛具有高反应性，可与亲核物质反应形成结合物，引起遗传毒性效应，因此一些常用的遗传毒性效应指标可以作为甲醛暴露的效应生物标志物。

1)DNA-蛋白交联：在正常细胞中，DNA-蛋白交联将影响DNA的构象和功能，参与DNA复制与转录，因此DNA-蛋白交联在正常细胞中具有重要作用。然而过量的DNA-蛋白交联则表明DNA分子遭受了严重的、难以被修复的损伤，在DNA复制过程中容易引起重要基因的丢失。因此，DNA-蛋白交联是一种具有重要价值的遗传毒性生物标志物。甲

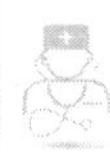

醛诱导生成 DNA- 蛋白交联的能力较强，并且 DNA- 蛋白交联的水平与甲醛暴露水平密切相关。目前国内有学者已经建立了甲醛暴露导致口腔黏膜细胞 DNA- 蛋白交联的模型，具有灵敏度高、采样方便、分析过程快捷方便、样本便于长期保存等优点，适用于在大样本人群中进行调查，因此 DNA- 蛋白交联有望成为甲醛的效应生物标志物。然而，DNA- 蛋白交联的特异性较弱，除甲醛以外，可见光、电离辐射、化学氧化剂等均可诱导细胞内形成过量的羟基自由基而引发 DNA 和蛋白分子上的自由基反应，进而导致 DNA- 蛋白交联。此外，许多巯基反应剂（如 N- 乙基马来亚胺、碘乙酰胺和亚砷酸盐等）也可增加细胞的 DNA- 蛋白交联水平。

2）微核率：微核是指出现在细胞核附近的含 DNA 小体，是染色体断裂和纺锤体受损的产物。在进行低浓度甲醛健康效应评价中，微核率是具有实用价值的指标。由于鼻黏膜细胞和口腔颊黏膜细胞是甲醛的靶细胞，因此目前比较常用的方法是对鼻腔灌洗剥落的鼻黏膜细胞和刮板刮取的口腔颊黏膜细胞进行显微镜下微核测定。

3）染色体畸变和姊妹染色单体交换：甲醛还可通过染色体畸变导致突变，主要涉及小规模的染色体重排（缺失或重组）。姊妹染色单体交换现象是发生在一条正在复制的染色体内两条 DNA 链在同源位点上的互换，这种互换可能包括 DNA 的断裂和重接，标志着染色体在 DNA 水平上存在不稳定和损伤。研究表明高剂量的甲醛暴露可引起外周血淋巴细胞染色体畸变和姊妹染色单体交换增加。

此外，鼻腔活组织切片的病理变化（如纤毛细胞、鳞状上皮细胞增生和缺陷）与甲醛暴露有关，因此鼻腔活组织切片病理检查的结果，也可作为甲醛重复吸入暴露的效应标志物。

4. 职业病诊断与鉴定　职业性急性甲醛中毒以呼吸系统损伤为主，因此依据《职业性急性甲醛中毒诊断标准》（GBZ 33—2002）的规定，根据短期内接触较高浓度甲醛气体的职业史，眼和呼吸系统急性损害的临床表现及胸部 X 线检查，参考现场劳动卫生学调查结果，综合分析，并排除其他病因所致的类似疾病，方可诊断。劳动者在接触甲醛时可能会出现刺激反应，表现为一过性的眼及上呼吸道刺激症状，肺部无阳性体征，胸部 X 线检查无异常发现。刺激反应不属于急性中毒范畴。而职业性急性甲醛中毒可分为轻度中毒、中度中毒和重度中毒。目前尚无慢性甲醛中毒的诊断标准。

5. 现场急救处理　职业性急性甲醛中毒常因作业时未按规定使用个人防护用品，使机体吸入过量的甲醛所致，急救处理是否得当，关系到接触者的生死。因此劳动者接触高浓度甲醛后应立即脱离现场，移至空气新鲜处，及时脱去被污染的衣物，对受污染的皮肤使用大量的清水彻底冲洗，再使用肥皂水或 2% 碳酸氢钠溶液清洗。溅入眼内须立即使用大量的清水冲洗，并用荧光素染色检查有无角膜损伤。由于急性甲醛中毒的潜伏期长达 48h，在发作前可无明显的临床症状和体征，因此对接触高浓度甲醛者应注意观察至少 48h，采取积极的预防措施，例如早期可给予 0.1% 淡氨水吸入，促进甲醛转化为毒性较低的六次甲基四胺（乌洛托品），以保护呼吸道黏膜；早期、足量、短程使用糖皮质激素，可以有效地防止喉水肿、肺水肿。短期内吸入大量的甲醛气体后，出现上呼吸道刺激反应者，应避免活动后加重病情。

（三）三级预防

对已患急性和慢性甲醛中毒的患者，应进行及时处理，防止恶化和并发症，使其恢复健康。给患者提供营养支持以及适当休息。此外，应根据中毒原因结合现场职业卫生调查改进生产工艺和流程。

1. **治疗原则和方法** 急性甲醛中毒的治疗无特效解毒剂。患者出现急性或慢性中毒，应积极治疗，给予充足的营养，保证预后和机体恢复。甲醛中毒的治疗常用肾上腺糖皮质激素。此外，还需保持患者呼吸道通畅，给予支气管解痉剂、去泡沫剂，必要时行气管切开术；静卧、保暖、合理氧疗；对症处理，预防感染，防治并发症。

2. **康复措施** 轻度和中度甲醛中毒治疗后，经短期休息，一般可从事原作业；但对甲醛过敏者应调离原作业；重度中毒视疾病恢复情况，酌情安排不接触毒物工作。如需劳动能力鉴定按《劳动能力鉴定职工工伤与职业病致残等级》(GB/T 16180—2014)的有关条文处理。

（邓棋霏　张钊瑞　杨雪莹）

第四节　硫酸二甲酯中毒的三级预防

硫酸二甲酯是一种在常温条件下为无色或微黄色的、略带有葱头气味的油状可燃性液态有机化合物。在50℃或者碱性条件下可迅速水解为硫酸和甲醇而在冷水中分解缓慢，遇热、明火或氧化剂即可燃烧。硫酸二甲酯挥发性强，挥发气体比空气密度大，难溶于水，易溶于乙醇、乙醚、二氧六环、丙酮和芳香烃类。

硫酸二甲酯是一种毒性极强的工业原料，主要通过呼吸道和皮肤进入机体，其毒性与光气相似，若不及时治疗可致死，并可使救治人员间接中毒。有文献报道硫酸二甲酯运输过程中发生泄漏，5例工作人员在搬运、清查过程中出现眼痛、鼻塞、流涕、咽痛症状，进行性加重，3~7h后住院治疗，4例消防员在未采取任何防护措施的情况下排除硫酸二甲酯释放源，抢救病员，0.5~10h后出现刺激症状，10例医护人员因近距离接触患者吸入硫酸二甲酯气体，0.5~19h后出现中毒症状。中毒患者中男14例，女5例，年龄为17~47岁。住院治疗9例，按职业性急性硫酸二甲酯中毒诊断标准分级，轻度中毒2例，中度中毒2例，重度中毒2例，刺激反应有13例。

一、硫酸二甲酯中毒概述

（一）硫酸二甲酯中毒定义

职业性硫酸二甲酯中毒是指接触高浓度硫酸二甲酯蒸气引起的以眼及呼吸系统急性损害为主的全身性疾病。

（二）硫酸二甲酯中毒主要接触作业

硫酸二甲酯是一种重要的化工原料，在有机物合成中常被用作甲基化剂，因其价格低廉、甲基化效率高而被广泛用于化妆品制造、医药合成、印染和香料制造等行业中。在医药工业中用于制造咖啡因、可待因、氨基比林、甲氧苄氨嘧啶和维生素B等药品；在化学农药工业中用于生产甲胺磷、乙酰甲胺磷和扑草净等产品。硫酸二甲酯在生产和使用过程中的职业危害常见于设备泄漏或爆炸，或运输装卸过程中的容器破损，或在无防护或防护不当的情况下清洗、检修带有残液的设备等。

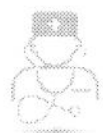

（三）硫酸二甲酯中毒发病机制

硫酸二甲酯侵入人体的主要途径为呼吸道吸入，也可经由皮肤吸收进入机体。然而目前很少有研究报道其在体内的转归。由于硫酸二甲酯遇水可水解成甲醇、硫酸及硫酸氢甲酯，因此有豚鼠实验表明，当吸入硫酸二甲酯浓度为 390mg/m^3 的空气 18min 后，豚鼠尿中的甲醇浓度最高可达 1.87mg，在死亡豚鼠的血液和内脏中均可测到甲醇。

硫酸二甲酯是一种具有高毒性和高腐蚀性的化学物质，其毒性作用与军事糜烂性芥子毒气相似，在第一次世界大战中曾被作为化学毒剂使用，被列入原国家卫生部 2003 年颁布的《高毒物品目录》。然而硫酸二甲酯的毒作用机制尚不完全明了。由于硫酸二甲酯遇水可水解成硫酸，而硫酸对眼结膜、上呼吸道有强烈的刺激作用，可引起结膜充血、水肿、角膜上皮脱落、气管支气管上皮细胞部分坏死、纵隔和皮下气肿；对皮肤有强腐蚀作用，可引起化学性灼伤、水疱和深度坏死，还可以引起接触性过敏性皮炎。高浓度可导致反射性窒息，甚至死亡。硫酸二甲酯还可以影响氧化还原酶系中的甲基化反应，从而抑制氧化还原酶系的功能，造成中枢神经系统、肝、肾和心肌损害等全身中毒表现。硫酸二甲酯还具有变态反应性损害作用，可导致机体迟发性病变，包括眼、口腔、呼吸道炎症及全身性迟发性病变等。此外，近年来有研究表明，硫酸二甲酯对烟草病毒及其 RNA 有诱变倾向，并可使 DNA 单链断裂，急性硫酸二甲酯中毒后可引起染色体畸变，因此硫酸二甲酯可能具有致癌作用。

（四）硫酸二甲酯中毒临床表现

1. 急性硫酸二甲酯中毒　急性中毒多因吸入硫酸二甲酯蒸气所致，急性硫酸二甲酯中毒潜伏期较短，接触后可立即出现症状，但也有中毒者在经过 6~12h 的潜伏期后出现症状，且潜伏期越短症状越重。急性硫酸二甲酯中毒最早出现的且最为突出的症状之一是眼刺激征，表现为双眼异物感、刺痛、流泪，继而出现畏光、眼睑痉挛及视物模糊，眼科检查可见眼睑高度水肿、痉挛，结膜充血水肿，角膜上皮有弥漫性点状浸润，病情严重者可出现角膜剥脱和溃疡，最终出现视力减退或色觉障碍。急性硫酸二甲酯中毒另一个主要的早期症状为呼吸系统损害，表现为喉水肿和上呼吸道刺激症状。接触较高浓度的硫酸二甲酯时，上呼吸道及支气管有明显的炎症呛咳，并出现声带炎症、声音嘶哑及悬雍垂水肿，病情加重可发展为急性支气管炎、支气管周围炎和间质性肺水肿，严重者可引起肺水肿、急性呼吸窘迫综合征，甚至死亡。喉水肿是急性硫酸二甲酯中毒患者发生率较高的突出表现之一。硫酸二甲酯急性中毒喉水肿所致吸气性呼吸困难分四度，一度：安静时无呼吸困难，活动时出现吸气性呼吸困难；二度：安静时有轻度“三凹征”，活动时加重，但不影响睡眠，也无烦躁不安；三度：吸气性呼吸困难明显，“三凹征”显著，且有烦躁，不易入睡；四度：除了三度呼吸困难的表现外，还有躁动、出冷汗、面色苍白或发绀，最后昏迷甚至心跳停止。少数患者可在 5~24h 内出现迟发性肺水肿。硫酸二甲酯中毒可引起气管黏膜充血肿胀、气管内坏死的黏膜组织脱落、痰液排出不畅，从而导致气管阻塞、远端出现继发性肺不张。此外，吸入高浓度的硫酸二甲酯也可在几分钟内迅速引起窒息死亡，人持续吸入浓度为 500mg/m^3 的硫酸二甲酯蒸气，10min 内即可死亡。

此外，急性硫酸二甲酯中毒患者常伴有皮肤灼伤，多发生在皮肤裸露部位（如上肢、下肢及面部），男性患者往往伴有阴囊灼伤。皮肤接触硫酸二甲酯后，可出现明显的红斑、水肿、水疱、大疱、糜烂、溃疡，以致坏死，创面不易愈合，其特征是在接触后数小时内疼痛最剧，接触 12h 后水疱明显增多。

部分急性硫酸二甲酯中毒患者还可出现一过性的心脏、肝脏、肾脏及中枢神经系统的改变。心肌损害主要表现为心电图异常，包括窦性心动过速或过缓、窦性心律不齐、心室高电压、频发室性早搏、ST-T 改变。肝脏损害可出现一过性转氨酶轻微升高，B 超显示肝脏形态增大、肝内光点粗、回声均质。部分重度中毒者可出现烦躁、痉挛、昏迷等中枢神经系统症状。经消化道摄入所引起的中毒者，可即刻出现咽喉部烧灼痛和胃肠道症状，以致出现胃穿孔，继之逐渐出现呼吸困难、喉水肿、肺水肿和肝损害。

2. **慢性中毒**　长期低浓度接触硫酸二甲酯可引起慢性中毒，主要导致眼部和呼吸道刺激症状。但是目前慢性硫酸二甲酯中毒病例报道较少。此外，国际癌症研究中心已经将硫酸二甲酯列为 2A 类致癌物。

二、硫酸二甲酯中毒的三级预防

（一）一级预防

硫酸二甲酯虽然可经呼吸道、消化道和皮肤黏膜吸收，然而在实际职业活动中，消化道摄入硫酸二甲酯所引起的中毒者较为少见，因此控制职业场所经呼吸道和皮肤黏膜的硫酸二甲酯暴露是硫酸二甲酯中毒一级预防措施的关键。相关企业和生产单位应当制定严格的硫酸二甲酯管理使用制度，通过工程防护、个人防护等措施减少泄漏事故的发生和操作人员的接触机会和强度，并对相关劳动者进行严格的培训。

1. **相关法律、法规及标准制定和完善**　一级预防同酚中毒策略，包括严格按照国家有关卫生法规、条例和标准组织生产，建立健全相关的职业病防治责任制；健全完善事故应急预案与救援体系。

2. **生产工艺和生产设备改进和革新**

（1）生产工序的布局不仅要满足生产上的需要，而且应符合职业卫生要求。有硫酸二甲酯逸散的作业，应对作业区实行区分隔离，以免产生叠加影响，有害物质发生源应布置在下风侧等；在毒物场所还应设立必要的卫生设施如更衣室，淋浴室等；主要接触岗位附近应设置用于眼和皮肤清洗的喷淋装置。

（2）企业在生产或使用过程中，改革生产工艺和设备，在不影响产品质量情况下，用低毒的碳酸二甲酯和三氟甲磺酸甲酯替代高毒的硫酸二甲酯；实现生产过程自动化、密闭化和机械化，减少工人的接触机会。

（3）经常检修维护生产设备，防止硫酸二甲酯的“跑、冒、滴、漏”；生产车间应有通风排毒设备，将逸散的硫酸二甲酯蒸气排出，降低工人的接触浓度。

3. **个体防护措施**

（1）个体防护是预防职业中毒的重要辅助措施。应正确使用防护用具，要戴手套、穿防护服、防护眼镜、防毒口罩等，避免皮肤和黏膜等与硫酸二甲酯的直接接触。

（2）养成良好的卫生习惯，严禁在工作区域内吸烟、进食；工作后应当沐浴更衣，重点清洁双手、头发和各处黏膜，防护用品严禁带回家并应当及时换洗。

4. **职业卫生管理**

（1）生产、应用、储藏和运输硫酸二甲酯的过程必须有严格的管理、使用制度和科学合理的操作规范，并严格执行；应将硫酸二甲酯及一般物品分开单独保管，并由专人负责，存贮硫

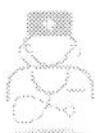

酸二甲酯溶液的容器应密闭，尤其要注意在高温和高湿度气候条件下硫酸二甲酯更易挥发。

(2)接触硫酸二甲酯的操作人员应当接受上岗前培训和定期培训，对硫酸二甲酯的毒性、操作原则和应急措施有清晰明确的认识，强化安全意识，并且严格按照操作规程执行，严禁违章作业。

(3)应当在硫酸二甲酯高浓度区域或可能发生安全事故的区域设定醒目的毒性标识，提示工人按规章操作；不用的管、罐、桶应做好相应的中和处理或标记。

(4)进入较高浓度作业区或设备检修及事故抢险人员必须穿工作服上岗作业，佩戴有效的防毒口罩、防护眼镜和手套等，避免眼结膜和呼吸道等与硫酸二甲酯的直接接触；防毒面罩使用之前检查其有效性能，携带氧气式面具使用前一定要检查氧气量；工作后应当沐浴更衣，重点清洁双手、头发和各处黏膜，防护服严禁带回家并应当及时换洗。

5. **职业健康教育**　接触硫酸二甲酯的操作人员应当接受上岗前培训和定期培训，对酚类化合物的毒性、操作原则和应急措施等有清晰明确的认识，并且严格按照操作规程执行。

6. **上岗前职业健康检查**　根据《职业健康监护技术规范》(GBZ 188—2014)5.52 部分的规定，用人单位对准备接触或可能接触硫酸二甲酯的劳动者在上岗前进行健康检查，从而掌握劳动者上岗前的健康状况及相关的健康基础资料，并发现职业禁忌证。如发现有慢性阻塞性肺疾病、支气管哮喘等职业禁忌证，则不宜从事接触硫酸二甲酯的工作岗位。

(二)二级预防

在一级预防达不到要求，职业病危害因素已开始损伤劳动者的健康时，应当采取二级预防措施，及时发现问题并采取补救措施，主要工作为进行职业有害因素及健康危害的早期检测、诊断与及时处理，包括及时脱离接触进行急救治疗，防止其进一步发展。

1. **职业病危害因素的识别与检测**　依据《工作场所空气中有害物质监测的采样规范》(GBZ 159—2004)对工作场所空气中硫酸二甲酯进行长时间采样和短时间采样。在采样过程中，应选择有代表性的采样点，在空气中硫酸二甲酯最高的工作日进行采样。在评价短时间接触浓度时，选择有代表性接触点，在一个工作班接触硫酸二甲酯浓度最高的时段进行采样。依据《工作场所空气有毒物质测定 第 126 部分：硫酸二甲酯和三甲苯磷酸酯》(GBZ/T 300.126—2017)，对工作场所空气中硫酸二甲酯进行分析。采用短时间采样在采样点，用硅胶管以 300mL/min 流量采集 15min 空气样品。长时间采样在采样点，用硅胶管以 50mL/min 流量采集 1~4h 空气样品。采样后，依据《工作场所空气有毒物质测定：硫酸二甲酯和三甲苯磷酸酯》(GBZ/T 300.126—2017)，对工作场所空气中蒸气态硫酸二甲酯浓度进行检测分析。按照《工作场所有害因素职业接触限值 第 1 部分：化学有害因素》(GBZ 2.1—2019)的规定，硫酸二甲酯的 PC-TWA 为 0.5mg/m^3(皮)。当硫酸二甲酯的 TWA 浓度高于 0.5mg/m^3(皮)时，应当立即停止生产，防止工人继续接触超出限值的硫酸二甲酯，并且对工作环境中硫酸二甲酯超标的原因进行排查和整改，对责任主体进行追责，切实保障工人的健康权益。

2. **职业健康检查**　《职业健康监护技术规范》(GBZ 188—2014)对硫酸二甲酯接触劳动者的健康监护提出了以下要求：

(1)在岗期间职业健康检查：用人单位每隔 3 年需对接触硫酸二甲酯的劳动者进行健康检查，以便早期发现职业病患者或疑似职业病患者或劳动者的其他健康异常改变，并且可以动态观察劳动者群体的健康变化，评价工作场所硫酸二甲酯的控制效果。如果在健康检查过程发现有慢性阻塞性肺疾病、支气管哮喘等疾病，则应当尽快将工人调离现有的接触硫酸

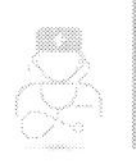

二甲酯的工作岗位，避免工人继续接触硫酸二甲酯，加重健康损害。

(2)应急健康检查：当发生急性安全事故时，应组织接触或可能接触硫酸二甲酯的劳动者开展应急健康检查，以便尽早发现职业性急性硫酸二甲酯中毒(GBZ 40—2002)、职业性化学性皮肤灼伤(GBZ 51—2009)和职业性化学性眼灼伤(GBZ 54—2017)，及时进行治疗和康复。

(3)健康监护档案管理：用人单位应当建立连续完整的劳动者职业健康监护档案和用人单位职业健康监护管理档案，对劳动者健康监护全过程进行客观详细地记录，以便系统观察劳动者健康状况的变化，评价个体和群体健康损害。职业健康监护档案应有专人严格管理，并按规定妥善保存。

3. **新型生物监测指标** 由于目前尚不清楚硫酸二甲酯在体内的转归，因此硫酸二甲酯生物标志物的研究仍有待进一步加强。目前也尚无国家标准规定职业接触硫酸二甲酯的生物限值。

4. **职业病诊断与鉴定** 职业性急性硫酸二甲酯中毒以呼吸系统损伤为主，伴有眼和皮肤的化学灼伤，因此依据《职业性急性硫酸二甲酯中毒诊断标准》(GBZ 40—2002)的规定，根据短期内接触较大量的硫酸二甲酯职业史、急性呼吸系统损害的临床表现及胸部X线表现，参考血气分析及现场劳动卫生学调查资料，综合分析，并排除其他病因所致类似疾病，方可诊断。劳动者在接触硫酸二甲酯时可能会出现刺激反应，表现为一过性眼和上呼吸道刺激症状，但是肺部无阳性体征，胸部X线无异常表现。刺激反应不属于急性中毒范畴。而职业性急性硫酸二甲酯中毒可分为轻度中毒、中度中毒和重度中毒。目前尚无慢性硫酸二甲酯中毒的诊断标准。

5. **现场急救处理** 职业性急性硫酸二甲酯中毒常因作业时未按规定使用个人防护用品，使机体吸入过量的硫酸二甲酯所致，急救处理是否得当，关系到接触者的生死。因此劳动者接触高浓度硫酸二甲酯后应立即脱离现场，移至空气新鲜处，及时脱去被污染的衣物，对受污染的皮肤使用大量的稀氨水或清水彻底冲洗，或用10%碳酸氢钠溶液擦洗身体，镇静、保暖。硫酸二甲酯溅入眼内时须立即使用大量的生理盐水或清水彻底冲洗，再用5%碳酸氢钠溶液冲洗，再以可的松眼药水与抗生素眼药水交替滴眼。对于出现刺激症状者，应严密观察24h，观察期应避免活动，卧床休息，保持安静。给予对症治疗，可早期、足量、短程应用糖皮质激素，及时吸痰，保持患者呼吸道通畅，必要时早期进行机械通气。应用抗生素防治感染，以控制病情进展，预防喉水肿及肺水肿的发生。口服中毒者可给予食管、胃肠黏膜保护剂，行催吐或导泻疗法。

(三)三级预防

对已经发生急性硫酸二甲酯中毒的患者，应进行及时处理，防止恶化和并发症，使其恢复健康。给患者提供营养支持以及适当休息。此外，应根据中毒原因结合现场职业卫生调查改进生产工艺和流程。

1. **治疗原则和方法** 急性硫酸二甲酯中毒的治疗无特效解毒剂。应积极治疗急性中毒患者，保持呼吸道通畅，可给予雾化吸入疗法、支气管解痉剂、去泡沫剂(如二甲基硅油)，必要时行气管切开术。雾化吸入是治疗急性中毒性呼吸系统疾病的有效方法之一，应根据病情给予每天3~5次超声雾化吸入。但是如果患者出现严重的悬雍垂水肿或喉水肿，则不能直接进行超声雾化吸入，否则会加重通气困难，此时可用口腔麻醉器做人工喷雾，或将超

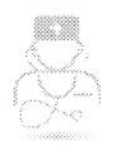

声雾化器接在氧气瓶上使用。中毒者如果出现Ⅲ～Ⅳ度喉水肿，且保守治疗无效时，应及时进行气管切开，以免发生严重后果。此外，还需合理氧疗，早期、足量、短程应用糖皮质激素；预防感染，防治并发症，维持水及电解质平衡。

2. **康复措施**　轻度、中度中毒患者治愈后可恢复原工作，重度中毒患者应调离原工作岗位。如需进行劳动能力鉴定，按《劳动能力鉴定职工工伤与职业病致残等级》(GB/T 16180—2014)处理。

（邓棋霏　张钊瑞　杨雪莹）

第五节　碘甲烷中毒的三级预防

碘甲烷属于卤代甲烷类化合物，是甲烷的一碘取代物，又称为甲基碘。碘甲烷在室温下为无色液体，易挥发，具有甜辣气味，因此具有轻微的预警作用。碘甲烷在一定的光线和湿度条件下，可析出碘单质而呈现为黄色、棕色或红色。碘甲烷微溶于水，易溶于常见的有机溶剂(例如丙酮、乙醇、苯、二乙基乙醚和四氯化碳等)。碘甲烷具有可燃性，遇到明火、高热即可燃烧，受热分解可释放出有毒的碘化物烟气。碘甲烷常用作碘甲基蛋氨酸(维生素 U)、镇痛药、解毒药等药物和灭火剂的生产原料，以及其他有机合成化合物的合成原料，也可作为甲基化试剂用于吡唑和显微镜的检验。在生产环境中碘甲烷主要通过呼吸道吸入或皮肤接触侵入机体，大量吸入其蒸气对神经系统有损害作用。有文献报道某药业公司碘甲烷合成车间操作工负责投料、蒸馏、浓缩、分离、成盐、回收工作，接触碘甲烷蒸气，该车间历年从未进行过车间空气中碘甲烷浓度监测，11 例患者均因吸入碘甲烷蒸气引起中毒，其中 6 例为操作工，在蒸馏和浓缩过程中中毒，5 例回收工在碘甲烷回收过程中中毒。中毒原因为管道年久失修致使碘甲烷泄漏，或操作者在操作时不按照规定穿着防护服或防护服不合身。

一、碘甲烷中毒概述

(一) 碘甲烷中毒定义

职业碘甲烷中毒是指接触高浓度的碘甲烷引起的以神经系统病变为主的全身性疾病。

(二) 碘甲烷中毒主要接触作业

碘甲烷应用广泛，是有机合成中常用的甲基化试剂，是碘甲基蛋氨酸、镇痛药、解毒药等药物和灭火剂的重要生产原料，以及其他有机化合物的合成原料，可作为杀真菌剂、杀植物寄生线虫剂、杀土壤病原体剂、杀虫剂和除草剂在农业生产中广为使用，也可作为甲基化试剂用于吡啶的检验和显微镜的检查。急性碘甲烷中毒多发生在颜料、制药和化工等行业，多因碘甲烷合成制作过程中吸入碘甲烷蒸气所致，其余为分装、运输、容器破裂等意外泄漏事故所致。

(三) 碘甲烷中毒发病机制

碘甲烷可通过呼吸道、消化道和皮肤进入体内，分布至各脏器，以血液、甲状腺、肺和肾水平最高，肝、脾和心次之，脑组织较少。大部分碘甲烷在细胞质中将与 GSH 经非酶促作用

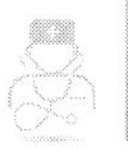

连接形成 S- 甲基 -GSH，再通过转肽酶转化成 S- 甲基半胱氨酸（SMC），继而形成 N- 甲硫基乙酸基甘氨酸、甲基硫代乙酸、甲基硫醚氨酸。在脱羧基酶和脱氨基酶的作用下，SMC 可分解成甲硫醇，再在线粒体中的脱甲基酶的作用下使甲硫醇脱去甲基，产生高毒性代谢产物硫化氢。硫化氢可进一步氧化生成乙酸和硫酸盐。还有一部分碘甲烷在细胞色素 P450 的作用下代谢成甲醛，甲醛在脱氢酶的作用下进一步转化成甲酸，并诱导叶酸依赖的 C1 途径组成高分子或氧化生成 CO_2。碘甲烷的分解产物最后经尿、粪排出体外，经尿排泄为主，但排出速度较慢，接触碘甲烷 12d 以后，接触者的尿中仍有大量的碘。

碘甲烷是强甲基化剂，因此其毒作用的关键机制是可引起生物大分子直接发生甲基化反应。此外，神经细胞中的线粒体 GSH 是维持内环境稳定的重要成分，而碘甲烷的代谢可消耗大量 GSH，从而引起细胞成分烷基化和细胞死亡，因此碘甲烷中毒以神经系统为最主要的靶器官。此外，碘甲烷经过代谢后，可产生一些有毒的中间产物和终产物，例如 S- 甲基 -GSH、硫化氢、甲硫醇、甲醛等。研究表明，S- 甲基 -GSH 可损耗线粒体内的 GSH，诱导氧化应激；硫化氢是细胞色素 C 氧化酶的强抑制剂，可抑制组织内呼吸链和三磷酸腺苷的合成，致使超氧化物自由基和过氧化氢自由基增多，导致脂质过氧化，从而引起细胞能量代谢功能紊乱，导致细胞损伤；而甲硫醇对线粒体细胞色素氧化酶也有高度毒性，能破坏电子传导和细胞能量代谢。

（四）碘甲烷中毒临床表现

碘甲烷是神经毒剂，也是神经麻醉剂，长期反复接触可引起慢性碘甲烷中毒，通常表现为轻度类神经症样症状，但慢性中毒尚未见正式报道。而急性碘甲烷中毒较为多见，多因呼吸道吸入过量的碘甲烷蒸气所致。急性中毒常有一定潜伏期，潜伏期一般为 12~36h。也有部分患者 2~3 周后才出现全脑症状，在潜伏期内通常无任何明显症状，有些患者仅有轻度的头疼、头晕、酩酊感等，因此很容易造成医务人员的麻痹大意，延误抢救治疗时机，导致严重后果。

急性碘甲烷中毒的主要临床表现如下：

1. **神经系统症状**　碘甲烷中毒的特点是患者在接触过量碘甲烷蒸气后经过一段时间的潜伏期，中枢神经系统损伤才会逐渐显现并突然加重。早期症状有头晕、头痛、乏力、眩晕、嗜睡、言语不清、表情淡漠呆滞、定向障碍、复视、黄视或绿视、恶心、呕吐、眼球震颤、言语不清和步态不稳等。上述症状持续数天后，病情可突然加重，出现步态蹒跚、辨距不良、语言障碍、斜视、肌张力减低、谵妄、精神错乱、脑疝形成、昏迷甚至死亡。也有以精神症状为主，先兴奋、后抑制，发生幻觉、狂躁等。如果诊断治疗及时，预后良好；反之，可留有以精神、行为、认知障碍或迟发性周围神经损伤等后遗症。

2. **皮肤黏膜刺激**　碘甲烷具有刺激性，皮肤表面接触碘甲烷液体或蒸气时可出现局部潮红、水肿、丘疹、水疱形成，自觉烧灼感和麻木感，经治疗后皮损在一周内可消退、脱屑，无色素沉着。一次吸入大量碘甲烷蒸气后也可造成呼吸道黏膜损伤。

3. **呼吸道症状**　一次吸入大量碘甲烷蒸气后可有咽痛、呛咳等刺激症状。严重者可发生支气管肺炎、肺水肿。

4. **肾脏损害**　重度中毒患者也较常出现肾脏损害，可表现为少尿、尿素氮增高、急性肾功能衰竭。

5. **代谢性酸中毒**　多数患者可有轻度的酸碱平衡失调，但无明显临床表现。也有少数

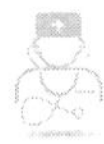

中毒患者以代谢性酸中毒的临床表现为主，而神经精神症状不明显。

二、碘甲烷中毒的三级预防

（一）一级预防

碘甲烷虽然可经呼吸道、消化道和皮肤黏膜吸收，然而在实际职业活动中，消化道摄入碘甲烷所引起的中毒者较为少见，因此控制职业场所经呼吸道和皮肤黏膜的碘甲烷暴露是碘甲烷中毒一级预防措施的关键。相关企业和生产单位应当制定严格的碘甲烷管理使用制度，通过工程防护、个人防护等措施减少泄漏事故的发生和操作人员的接触机会和强度，并对相关劳动者进行严格的培训。

1. 相关法律、法规及标准制定和完善　一级预防同碘甲烷中毒策略，包括严格按照国家有关卫生法规、条例和标准组织生产，建立健全相关的职业病防治责任制；健全完善事故应急预案与救援体系。

2. 生产工艺和生产设备改进和革新

(1)改革生产工艺，在不影响产品质量情况下，用无毒或低毒物质代替有毒或高毒物质；实现生产过程自动化、密闭化和机械化，从而减少工人的接触机会。

(2)经常检修维护生产设备，防止碘甲烷的“跑、冒、滴、漏”。

(3)生产车间应有通风排毒设备，将逸散的碘甲烷排出，降低工人的接触浓度。

(4)生产工序的布局不仅要满足生产上的需要，而且应符合职业卫生要求，有碘甲烷逸散的作业，应对作业区实行区分隔离，以免产生叠加影响，有害物质发生源应布置在下风侧等；在毒物场所还应设立必要的卫生设施如更衣室，淋浴室等；主要接触岗位附近应设置用于眼和皮肤清洗的喷淋装置。

3. 个体防护措施　个体防护是预防职业中毒的重要辅助措施。应正确使用防护用具，要戴手套、穿防护服、防护眼镜、防毒口罩等，避免皮肤和黏膜等与碘甲烷的直接接触。

4. 职业卫生管理

(1)生产、应用、储藏和运输碘甲烷的过程必须有严格的管理、使用制度和科学合理的操作规范，并严格执行；应将碘甲烷及一般物品分开单独保管，并由专人负责，存贮碘甲烷溶液的容器应密闭，尤其要注意在高温和高湿度气候条件下碘甲烷更易挥发。

(2)接触碘甲烷的操作人员应当接受上岗前培训和定期培训，对碘甲烷的毒性、操作原则和应急措施有清晰明确的认识，强化安全意识，并且严格按照操作规程执行，严禁违章作业。

(3)应当在碘甲烷高浓度区域或可能发生安全事故的区域设定醒目的毒性标识，提示工人按规章操作。

(4)进入较高浓度作业区或设备检修及事故抢险人员必须穿工作服上岗作业，佩戴有效的防毒口罩、防护眼镜和手套等，避免眼结膜和呼吸道等与碘甲烷的直接接触；防毒面罩使用之前检查其有效性能，携带氧气式面具使用前一定要检查氧气量。

5. 职业健康教育　接触碘甲烷的操作人员应当接受上岗前培训和定期培训，对碘甲烷的毒性、操作原则和应急措施等有清晰明确的认识，并且严格按照操作规程执行。

6. 上岗前职业健康检查　职业性碘甲烷中毒为2013年职业病目录中新增加的法定职

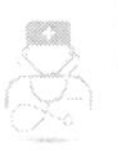

业性化学中毒,《职业健康监护技术规范》(GBZ 188—2014)尚未对碘甲烷中毒制定相应的职业健康监护技术规范。由于碘甲烷与溴甲烷、1,2-二氯乙烷同属于卤代烷烃类化合物,并且也是以中枢神经系统为主要的毒作用靶器官,因此用人单位可借鉴5.24部分“溴甲烷”和5.25部分“1,2-二氯乙烷”的职业健康监护技术规范,对准备接触或可能接触碘甲烷的劳动者在上岗前进行健康检查,从而掌握劳动者上岗前的健康状况及相关的健康基础资料,并发现职业禁忌证。上岗前职业健康检查的内容包括:重点询问神经系统疾病史及相关症状,进行内科常规体格检查和神经系统常规检查,开展血常规、尿常规、心电图、血清ALT、胸部X线摄片等实验室检查。如发现有中枢神经系统器质性疾病等职业禁忌证,则不宜从事接触碘甲烷的工作岗位。

（二）二级预防

在一级预防达不到要求,职业病危害因素已开始损伤劳动者的健康时,应当采取二级预防措施,及时发现问题,并采取补救措施,主要工作为进行职业有害因素及健康危害的早期检测、诊断与及时处理,包括及时脱离接触进行急救治疗,防止其进一步发展。

1. **职业病危害因素的识别与检测**　依据《工作场所空气中有害物质监测的采样规范》(GBZ 159—2004)对工作场所空气中碘甲烷进行长时间采样和短时间采样。在采样过程中,应选择有代表性的采样点,在空气中碘甲烷最高的工作日进行采样。在评价短时间接触浓度时,选择有代表性接触点,在一个工作班接触碘甲烷浓度最高的时段进行采样。依据《工作场所空气有毒物质测定　卤代烷烃类化合物》(GBZ/T 160.45—2007),对工作场所空气中碘甲烷浓度进行检测。按照《工作场所有害因素职业接触限值　第1部分:化学有害因素》(GBZ 2.1—2019)的规定,碘甲烷的TWA为10mg/m^3(皮)。当碘甲烷的TWA浓度高于10mg/m^3(皮)时,应当立即停止生产,防止工人继续接触超出限值的碘甲烷,并且对工作环境中碘甲烷超标的原因进行排查和整改,对责任主体进行追责,切实保障工人的健康权益。

2. **职业健康检查**　由于职业性碘甲烷中毒为2013年职业病目录中新增加的法定职业性化学中毒,因此《职业健康监护技术规范》(GBZ 188—2014)尚未对碘甲烷中毒制定相应的职业健康监护技术规范。由于碘甲烷与溴甲烷、1,2-二氯乙烷同属于卤代烷烃类化合物,并且也是以中枢神经系统为主要的毒作用靶器官,因此借鉴5.24部分“溴甲烷”和5.25部分“1,2-二氯乙烷”的职业健康监护技术规范,本书提出碘甲烷的职业健康监护建议:

(1)在岗期间职业健康检查:用人单位每隔3年需对接触碘甲烷的劳动者进行健康检查。检查内容包括:重点询问神经系统疾病史及相关症状,进行内科常规体格检查和神经系统常规检查,开展血常规、尿常规、心电图、血清ALT、胸部X线摄片等实验室检查。通过上岗期间定期健康检查,可以早期发现职业病患者或疑似职业病患者或劳动者的其他健康异常改变,并且可以动态观察劳动者群体的健康变化,评价工作场所碘甲烷的控制效果。如果在健康检查过程发现有中枢神经系统器质性疾病等疾病,则应当尽快将工人调离现有的接触碘甲烷的工作岗位,避免工人继续接触碘甲烷,加重健康损害。

(2)应急健康检查:当发生急性安全事故时,应组织接触或可能接触碘甲烷的劳动者开展应急健康检查。检查内容包括:重点询问短时间内吸入较大量碘甲烷的职业接触史,以及是否有神经精神、呼吸系统等相关症状,进行内科常规体格检查、神经系统常规检查及运动功能、病理反射检查和眼底检查,开展血常规、尿常规、心电图、肾功能、胸部X线摄片等实验室检查，必要时可进行脑电图和头颅 CT 或 MRI 检查。通过应急健康检查，可尽早发现职业性急性碘甲烷中毒，及时进行治疗和康复。

(3) 健康监护档案管理：用人单位应当建立连续完整的劳动者职业健康监护档案和用人单位职业健康监护管理档案，对劳动者健康监护全过程进行客观详细地记录，以便系统观察劳动者健康状况的变化，评价个体和群体健康损害。职业健康监护档案应有专人严格管理，并按规定妥善保存。

3. **新型生物监测指标**　虽然目前尚无国家标准规定职业接触碘甲烷的生物限值，有研究者使用血清中无机碘和 SMC- 血红蛋白加合物作为碘甲烷的接触或效应生物标志物。有研究表明，小鼠暴露于碘甲烷后，血清中的无机碘和 SMC- 血红蛋白加合物浓度增加，且与碘甲烷的暴露水平呈现显著的剂量 - 反应关系。此外，由于在人类尿液中可检测到碘甲烷的代谢中间产物 SMC 和 N- 甲硫基乙酸基甘氨酸，因此尿液中这两种物质具有作为碘甲烷生物标志物的潜力，有待进一步研究验证。

4. **职业病诊断与鉴定**　职业性急性碘甲烷以神经系统损伤为主，因此依据《职业性急性碘甲烷中毒诊断标准》(GBZ 258—2014) 的规定，根据短期内接触较高浓度碘甲烷的职业史，出现以急性中毒性脑病为主的临床表现，结合现场职业卫生学调查，综合分析，并排除其他病因所致类似疾病，方可诊断。劳动者在短期接触较高浓度碘甲烷蒸气时可能会出现刺激反应，表现头晕、困倦、乏力、恶心、呕吐等症状，脱离接触后症状多在 72h 内明显减轻或消失。刺激反应不属于急性中毒范畴。而职业性急性碘甲烷中毒可分为轻度中毒、中度中毒和重度中毒。目前尚无慢性碘甲烷中毒的诊断标准。

5. **现场急救处理**　职业性急性碘甲烷中毒常因作业时未按规定使用个人防护用品，使机体吸入过量的碘甲烷所致，急救处理是否得当，关系到接触者的生死。因此劳动者接触高浓度碘甲烷后应立即脱离现场，移至空气新鲜处，及时脱去被污染的衣物，对受污染的皮肤使用大量的清水、2% 碳酸氢钠液或肥皂水彻底冲洗，镇静、保暖。由于急性碘甲烷的潜伏期为 2~72h，因此对出现刺激症状者，应严密观察至少 72h，观察期应避免活动，卧床休息，保持安静。给予对症治疗，及时吸痰，保持患者呼吸道通畅，可早期、足量、短程应用糖皮质激素，预防脑水肿的发生。

（三）三级预防

对已经发生急性碘甲烷中毒的患者，应进行及时处理，防止恶化和并发症，使其恢复健康。给患者提供营养支持以及适当休息。此外，应根据中毒原因结合现场职业卫生调查改进生产工艺和流程。

1. **治疗原则和方法**　急性碘甲烷中毒的治疗无特效解毒剂。应积极治疗急性中毒患者，主要采取对症与支持治疗。急性碘甲烷中毒治疗重点为纠正缺氧与防治脑水肿。应保持患者呼吸道通畅，合理氧疗，有条件者可给予高压氧治疗；给予高渗脱水剂和利尿剂，早期、短程、足量应用糖皮质激素，应用促进脑细胞功能恢复药物等对症与支持治疗，可阻止中毒进展，预防中毒性脑病、脑水肿的出现，并保护其他脏器，减少后遗症的发生，缩短中毒的病程。谵妄、精神障碍患者可采用冬眠疗法。对深度昏迷的患者应持续缓慢静脉滴注纳洛酮，效果良好。

2. **康复措施**　如需进行劳动能力鉴定，按《劳动能力鉴定职工工伤与职业病致残等级》(GB/T 16180—2014) 处理。

（邓棋霏　张钊瑞　杨雪莹）

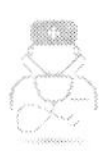

第六节　氯乙酸中毒的三级预防

氯乙酸是一种无色的结晶状有机化合物，又称氯醋酸、一氯醋酸，有刺激性气味、较强的吸湿性和腐蚀性。氯乙酸为有潜在危险的烷基化试剂。经加热分解，可生成有毒氯化物。易溶于水、乙醇、乙醚、苯、二硫化碳和氯仿。氯乙酸是一种重要的有机化工原料，在医药、染料、农药、香料、树脂合成和表面活性剂生产等领域广泛应用。氯乙酸通常以 80% 的溶液储存和运输，并以 60℃的 80% 溶液在化工工业中应用。急性氯乙酸中毒有病程进展快、病死率高等特点。氯乙酸可经呼吸道、消化道或皮肤黏膜吸收中毒，中毒表现因吸收途径不同有所差异，经皮吸收是职业性急性中毒的主要途径。34 篇文献报道中，除 3 起为群体性急性中毒（分别 10 例、8 例和 14 例）外，其余均为散发病例。142 例职业性急性氯乙酸中毒患者中男性 117 例（82.4%），女性 25 例（17.6%）。经皮吸收中毒 138 例（97.2%），经呼吸道吸入中毒 3 例（2.1%），经皮同时伴呼吸道吸入中毒 1 例（0.7%）。死亡 42 例（29.6%），其中 41 例为经皮吸收中毒，1 例为经皮吸收合并呼吸道吸收中毒，皮肤灼伤面积最小为 4%，最大为 35%。

一、氯乙酸中毒概况

（一）氯乙酸中毒定义

职业氯乙酸急性中毒是在职业活动中短时期内接触较大量的氯乙酸所引起的以中枢神经系统、心血管系统、肾脏等一个或多个器官系统急性损害为主的全身性疾病。

（二）氯乙酸中毒主要接触作业

氯乙酸是有机合成中的重要试剂，因此广泛应用于工业生产中。氯乙酸为染料、医药、农药、树脂及其他有机合成的中间体。在染料工业中主要用于生产靛蓝染料；在医药工业中主要用于合成咖啡因、巴比妥、肾上腺素、维生素 B_6、氨基乙酸等；在农药工业中主要用于制造乐果、除草剂，2，4-D- 丁酯、萘乙酸等。此外，还可作梭甲基纤维素、有色金属浮选剂的原料和色层分析试剂等。如果在生产、运输、储存、使用、装卸过程中管理不善或操作不当会导致急性中毒的发生。

（三）氯乙酸中毒发病机制

氯乙酸可通过皮肤黏膜、呼吸道和消化道等途径侵入人体，导致中毒，其中 90% 以上的急性氯乙酸中毒是经被灼伤皮肤吸收氯乙酸所致的。吸收进入机体的氯乙酸早期主要分布于肾、心肌等亲水组织中，约 4h 后转移至中枢神经系统、胸腺等亲脂性组织。氯乙酸吸收和排泄较快，吸收 1h 后开始，主要经肠道和肾脏排出体外。目前尚不太清楚氯乙酸在体内的生物转化过程，尚有待进一步研究。

氯乙酸中毒机制目前尚未完全阐明。有研究者发现，氯乙酸可降低肾和肝脏中 -SH 含量，推测氯乙酸中毒机制可能与重要酶类所需的 -SH 反应有关。也有研究者认为氯乙酸可以通过抑制乌头酸酶，从而阻断三羧酸循环中柠檬酸的氧化，使能量供给障碍，引起中毒。此外，氯乙酸的中毒机制可能还与其抑制某些重要的代谢酶（例如丙酮酸脱羧酶、丙酮酸脱

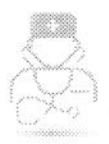

氢酶及丙酮酸转运、辅酶氧化酶等）有关，但还需进一步研究和证实。

（四）氯乙酸中毒临床表现

氯乙酸可经完整的皮肤、呼吸道和胃肠道吸收而中毒。有文献报道，当受污染的皮肤面积超过 5% 时即可引起中毒，甚至导致死亡。急性氯乙酸中毒潜伏期短，一般在接触后 1~3.5h 内即可出现中毒症状，潜伏期的长短与接触浓度、接触时间、受污染的皮肤面积和现场急救处理有关。急性氯乙酸中毒主要损害中枢神经系统、心血管系统和肾脏，经呼吸道吸入者还可出现呼吸系统损害。

1. **中枢神经系统症状**　早期可出现头晕、乏力、恶心、呕吐等以及定向力障碍、烦躁、谵妄和惊厥等中枢神经系统兴奋症状，随后出现中枢神经系统抑制症状和昏迷。中度中毒以上者可出现反复抽搐。严重脑水肿是导致氯乙酸中毒死亡的原因之一。

2. **心血管系统损害**　可出现心律不齐、心动过速、心动过缓、室性早搏、房颤、非特异性心肌损害和心肌酶活性增高等症状，重者还出现心室颤动、心源性休克，少数患者可出现心力衰竭。

3. **肾脏损害**　轻者尿常规检查可见尿蛋白阳性、红细胞和管型等，较重者尿量减少，并呈现进行性肾功能不全，重者可在 12h 内出现急性肾功能衰竭，可能系休克所致，也可能是因为横纹肌溶解导致肌红蛋白和草酸盐在肾小管沉积，最终引起肾小管坏死。

4. **上呼吸道刺激症状**　吸入含有氯乙酸的雾或粉尘可引起上呼吸道刺激症状，轻者可出现上呼吸道炎症表现，经休息和对症处理后，数小时至数日内即可恢复；吸入高浓度的酸雾或粉尘可迅速引起严重中毒，出现咳嗽、恶心、呕吐、呼吸加快加深（Kussmal 呼吸）、嗜睡，数小时内可出现严重的肺水肿。

5. **其他**　经消化道摄入中毒者，可在服后 1~4h 内出现中毒症状，症状出现的时间与服入量多少有关。患者首先出现呕吐和腹泻，随后出现中枢神经系统紊乱，同时可伴有低血钾和低血钙等电解质紊乱。重度中毒可出现严重的难治性代谢性酸中毒，临床上可出现 Kussmal 呼吸、血压下降、心律失常等循环功能明显障碍以及意识障碍等表现，常于 4~7d 内因休克、肾功能衰竭和脑水肿而死亡。此外，皮肤接触氯乙酸可出现皮肤局部红肿和水疱生成，伴有剧痛，水疱吸收后出现过度角化，经数次脱皮后可痊愈。氯乙酸溅入眼内，可引起灼痛、流泪、结膜充血，严重时可引起角膜组织损害。

二、氯乙酸中毒的三级预防

（一）一级预防

氯乙酸虽然可经呼吸道、消化道和皮肤黏膜吸收，然而在实际职业活动中，消化道摄入氯乙酸所引起的中毒者较为少见，因此控制职业场所经呼吸道和皮肤黏膜的氯乙酸暴露是氯乙酸中毒一级预防措施的关键。相关企业和生产单位应当制定严格的氯乙酸管理使用制度，通过工程防护、个人防护等措施减少泄漏事故的发生和操作人员的接触机会和强度，并对相关劳动者进行严格的培训。

1. **相关法律、法规及标准制定和完善**　一级预防同酚中毒策略，包括严格按照国家有关卫生法规、条例和标准组织生产，建立健全相关的职业病防治责任制；健全完善事故应急预案与救援体系。

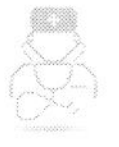

2. 生产工艺和生产设备改进和革新

(1)生产工序的布局不仅要满足生产上的需要，而且应符合职业卫生要求。有氯乙酸逸散的作业，应对作业区实行区分隔离，以免产生叠加影响。有害物质发生源应布置在下风侧等；在毒物场所还应设立必要的卫生设施如更衣室，淋浴室等；主要接触岗位附近应设置用于眼和皮肤清洗的喷淋装置；应设置自动报警或检测装置、应急撤离通道、必要的泄险区以及风向标。

(2)企业在生产或使用过程中，改革生产工艺和设备，在不影响产品质量情况下，用低毒或无毒的物质替代；实现生产过程自动化、密闭化和机械化，减少工人的接触机会。

(3)生产车间应有通风排毒设备，将逸散的氯乙酸蒸气排出，降低工人的接触浓度；经常检修维护生产设备，防止氯乙酸的“跑、冒、滴、漏”。

3. **个体防护措施** 个人防护用品应注意选择耐腐蚀用具。进入较高浓度作业区或设备检修及事故抢险人员必须穿防酸碱工作服上岗作业，佩戴有效的防酸毒面具、防护眼镜、防酸碱手套、防酸碱鞋等，避免皮肤黏膜和呼吸道等与氯乙酸的直接接触，防护用品在使用前要检查其性能，保持其防护的有效性，并注意要定期检查。进入高浓度氯乙酸场所的应急处理人员，应佩戴隔离式空气呼吸器。

4. 职业卫生管理

(1)生产、应用、储藏和运输氯乙酸的容器、管道应采用耐腐蚀性材料(例如用聚丙烯编织袋内衬双层塑料袋)，并且必须采取严格的管理、使用制度和科学合理的操作规范，并严格执行；在运输过程应防止阳光直射(雨淋等)、受潮、包装破损。应密闭储存在阴凉、通风干燥处，远离火种、热源，库温不超过 30℃，相对湿度不超过 80%，应与氧化物、碱类、易燃物等物品分开存放。常温下保质期为一年，夏季气温较高不宜长期存放。应将氯乙酸及一般物品分开单独保管，并由专人负责。

(2)由于急性氯乙酸中毒主要损害中枢神经系统、心血管系统和肾脏，因此用人单位需要对准备接触或可能接触氯乙酸的劳动者做好上岗前健康体检，从而掌握劳动者上岗前的健康状况及相关的健康基础资料。如发现有心血管系统疾病、肾脏疾病等，则不宜从事接触氯乙酸的工作岗位。

(3)应当在氯乙酸高浓度区域或可能发生安全事故的区域设定醒目的毒性标识，提示工人按规章操作。

5. **职业健康教育** 接触氯乙酸的操作人员应当接受上岗前培训和定期培训，对氯乙酸的毒性、操作原则和应急措施等有清晰明确的认识，并且严格按照操作规程执行。

6. **上岗前职业健康检查** 职业性氯乙酸中毒为 2013 年职业病目录中新增加的法定职业性化学中毒，《职业健康监护技术规范》(GBZ 188—2014)尚未对氯乙酸中毒制定相应的职业健康监护技术规范，建立健全氯乙酸接触工人的职业健康监护体系是目前较为迫切的职业健康需要。

（二）二级预防

在一级预防达不到要求，职业病危害因素已开始损伤劳动者的健康时，应当采取二级预防措施，及时发现问题，并采取补救措施，主要工作为进行职业有害因素及健康危害的早期检测、诊断与及时处理，包括及时脱离接触进行急救治疗，防止其进一步发展。

1. **职业病危害因素的识别与检测** 依据《工作场所空气中有害物质监测的采样规范》

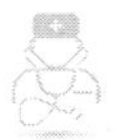

(GBZ 159—2004)对工作场所空气中氯乙酸进行短时间采样。在采样过程中,应选择有代表性的采样点,在空气中氯乙酸最高的工作日进行采样。在一个工作班接触氯乙酸浓度最高的时段进行采样。依据《工作场所空气有毒物质测定 第115部分:氯乙酸》(GBZ/T 300.115—2017),对工作场所空气中氯乙酸浓度进行定期监测和评价。空气中的蒸气态氯乙酸用硅胶管采集,短时间采样在采样点,用硅胶管以1.0L/min流量采集≤15min空气样品。采样后,立即封闭硅胶管两端,置清洁容器中运输和保存。样品在室温下可保存15d。水解吸后进样,经气相色谱柱分离,氢焰离子化检测器检测,以保留时间定性,峰高或峰面积定量。《工作场所有害因素职业接触限值 第1部分:化学有害因素》(GBZ 2.1—2019)明确规定了氯乙酸的MAC为2mg/m^3(皮),因此当氯乙酸的最高浓度高于2mg/m^3(皮)时,应当立即停止生产,防止工人继续接触超出限值的氯乙酸,并且对工作环境中氯乙酸超标的原因进行排查和整改,对责任主体进行追责,切实保障工人的健康权益。

2. **职业健康检查**　由于急性氯乙酸中毒主要损害中枢神经系统、心血管系统和肾脏,因此需要做好在岗期间健康体检,凡有心血管系统疾病、肾脏疾病,则应当尽快将工人调离现有的接触氯乙酸的工作岗位,避免工人继续接触氯乙酸,加重健康损害。当发生急性安全事故时,应组织接触或可能接触氯乙酸的劳动者开展应急健康检查。以便尽早发现职业性急性碘甲烷中毒,及时进行治疗和康复。同时,用人单位还应当建立连续完整的劳动者职业健康监护档案和用人单位职业健康监护管理档案,对劳动者健康监护全过程进行客观详细地记录,以便系统观察劳动者健康状况的变化,评价个体和群体健康损害。职业健康监护档案应有专人严格管理,并按规定妥善保存。

3. **新型生物监测指标**　虽然目前尚无国家标准规定职业接触氯乙酸的生物限值,目前有研究使用血清氯乙酸浓度作为氯乙酸的接触生物标志物。研究指出,1例皮肤接触氯乙酸中毒死亡患者在接触后4h、6h、8h和12h测定血清氯乙酸浓度分别为33mg/L、15mg/L、7.8mg/L和0.22mg/L。但国内由于尚未建立标准化的检测方法,所报道的中毒患者均无测定血清氯乙酸浓度资料,加上目前尚缺乏血清氯乙酸浓度与急性中毒临床表现之间的剂量-反应关系资料,目前尚无生物监测规范或标准将血清氯乙酸浓度测定作为诊断的必备指标,有条件的单位可测定血清氯乙酸浓度,作为接触氯乙酸的佐证。

4. **职业病诊断与鉴定**　职业性急性氯乙酸以中枢神经系统损害、心血管系统损害和肾脏损害为主,因此依据《职业性急性氯乙酸中毒诊断标准》(GBZ 239—2011)的规定,根据短期内接触较大量氯乙酸的职业史,以中枢神经系统、心血管系统、肾脏等一个或多个器官系统急性损害为主的临床表现,结合实验室检查结果和职业卫生学资料,综合分析,排除其他原因所致类似疾病后,方可诊断。劳动者在短期接触较高浓度氯乙酸蒸气时可能会出现接触反应,表现为头晕、乏力、恶心、呕吐、烦躁等症状或出现眼疼痛、流泪、羞明、结膜充血及上呼吸道刺激症状,于脱离接触后72h内上述症状明显减轻。根据中枢神经系统、心血管系统和肾损害的程度,可将职业性急性碘甲烷中毒分为轻度中毒、中度中毒和重度中毒。目前尚无慢性氯乙酸中毒的诊断标准。

5. **现场急救处理**　职业性急性氯乙酸中毒常因作业时未按规定使用个人防护用品,使机体吸入过量的氯乙酸蒸气或皮肤黏膜接触氯乙酸所致,急救处理是否得当,关系到接触者的生死。因此劳动者接触高浓度氯乙酸后应立即脱离现场,及时脱去被污染的衣物,立即(数秒内)对受污染的皮肤使用大量的流动清水或5%碳酸氢钠液冲洗15min以上,可继

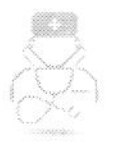

续用5%碳酸氢钠溶液湿敷创面，并按照化学性皮肤灼伤的治疗原则（见GBZ51）进行处理。虽然5%碳酸氢钠溶液清除效果比清水好，但及时彻底冲洗最为重要。凡皮肤被氯乙酸灼伤后，不论面积大小，均需医学观察72h。对皮肤污染面积超过1%者应立即住院，并严密观察心率及血压的变化。观察期应避免活动，卧床休息，保持安静，给予对症治疗。误服患者，用水漱口，洗胃后给予牛奶或蛋清送服，并及时送医院治疗。

（三）三级预防

对已经发生急性氯乙酸中毒的患者，应进行及时处理，防止恶化和并发症，使其恢复健康。给患者提供营养支持以及适当休息。此外，应根据中毒原因结合现场职业卫生调查改进生产工艺和流程。

1. **治疗原则和方法**　急性氯乙酸中毒病情变化快，应在医学监护下，积极给予对症治疗。轻度中毒患者应以支持疗法为主，同时给予对症治疗。病情较重的患者应采取综合性疗法，包括早期、适量、短程给予糖皮质激素，以控制肺水肿；纠正酸中毒和低钾血症，防治休克；保持尿量适量、碱化尿液，以避免肾小管中肌红蛋白沉积；注意治疗心衰及脑水肿；还可以采取血液净化治疗，尤其是血液透析，既可以尽早清除体内的氯乙酸，也有助于防治急性肾功能衰竭。如果出现肌红蛋白尿，应联合采用血液透析和血浆置换疗法。

动物实验表明，二氯乙酸能迅速抵达靶器官，直接作用于发生氯乙酸毒性作用的酶系。此外，二氯乙酸能减轻或消除乳酸中毒，人体对二氯乙酸的耐受性也很高。因此二氯乙酸可能是目前治疗氯乙酸中毒最有效的药物。目前美国官方已批准将二氯乙酸作为一种研究药物，瑞典国家医疗产品部已允许将二氯乙酸作为有生命危险的氯乙酸中毒患者的解毒剂。而在我国，二氯乙酸尚未获得药物批准，因此尚不能在临床上应用。如无二氯乙酸可用，在提供患者呼吸支持的前提下，可尝试给予足以导致昏迷的大剂量苯巴比妥。

氯乙酸灼伤患者由于灼伤创面的真皮、皮下组织及肌肉内的血管极度扩张充血，将加快氯乙酸的吸收，从而极易引起氯乙酸中毒。因此，氯乙酸灼伤后千万不能以为只是皮外损伤而忽视医院治疗，应将患者迅速送往医院进行持续彻底冲洗，直至创面的pH呈中性。对于皮肤灼伤创面<5%的患者，经清水彻底清洗后，可在阴凉处干燥处理，而对于灼伤面积较大的患者，应立即进行切痂术，彻底清除局部坏死组织，防止氯乙酸继续吸收，减轻其对机体的进一步损害，并严密观察病情的变化，做出及时处理。

2. **康复措施**　如需进行劳动能力鉴定，按《劳动能力鉴定职工工伤与职业病致残等级》（GB/T 16180—2014）处理。

（邓棋霏　张钊瑞　杨雪莹）

第七节　环氧乙烷中毒的三级预防

环氧乙烷又名氧化乙烯，是最简单的环醚，属于杂环类化合物，是一种重要的石化产品。环氧乙烷在室温下为无色的、带有醚刺激性气味的、易燃易爆反应活跃的气体。环氧乙烷气体的蒸气压高，30℃时可达141kPa，这一特性决定了环氧乙烷在进行熏蒸消毒时具有较强的穿透力。环氧乙烷是一种中枢神经抑制剂，具有皮肤黏膜刺激性和细胞原浆毒性，可能经水解转化成甲醛或乙二醇，或形成乙酰胆碱，对人体产生不利影响。环氧乙烷是广谱、高效的气体杀菌消毒剂，也是一种重要的有机合成原料，在医学消毒灭菌和工业生产上用途广泛。文献报道，1981—2008 年全国发生急性环氧乙烷中毒事件 22 起，累及 205 人。患者因消毒致吸入中毒 37 例；因管道破裂而吸入中毒 7 例，吸入合并皮肤接触 12 例，其中只有 2 例采取了有效的防护措施；接触时间 2min 至 13h；潜伏期 2min 至 24h。

一、环氧乙烷中毒的概况

（一）环氧乙烷中毒定义

职业环氧乙烷急性中毒是在职业活动中短时期内接触较大量的环氧乙烷所引起的以中枢神经系统、呼吸系统损害为主的全身性疾病。

（二）环氧乙烷中毒主要接触作业

环氧乙烷是乙烯工业衍生物中的重要有机化工原料，可用于生产乙二醇、乙氧基化合物、乙醇胺、乙二醇醚、亚乙基胺、二甘醇、三甘醇、多甘醇、羟乙基纤维素、氯化胆碱、乙二醛、乙烯碳酸酯等重要的下游产品，在制造各种溶剂（如溶纤剂等）、稀释剂、非离子型表面活性剂、合成洗涤剂、抗冻剂、消毒剂、增韧剂、抗酸剂、增塑剂、熏蒸剂、涂料增稠剂、乳化剂、胶黏剂和纸张上浆剂等生产工艺中是一种非常重要的原料，因此环氧乙烷被广泛应用于洗染、电子、医药、农药、纺织、造纸、汽车、石油开采与炼制等众多领域。然而由于环氧乙烷易燃易爆，不易长途运输，因此环氧乙烷在工业生产上的应用有强烈的地域性。

此外，环氧乙烷是继甲醛之后出现的第二代化学消毒剂，其杀菌作用具有高效、广谱的优点，可用于杀灭细菌及其内孢子、霉菌及真菌，且该气体杀菌剂穿透力强，对金属不腐蚀，对被处理物品无损害，也无残留气味，可用于消毒一些不能耐受高温消毒的物品以及材料的气体杀菌剂，因此是目前四大低温灭菌技术中最重要的一员。通常采用环氧乙烷 - 二氧化碳或环氧乙烷 - 二氯二氟甲烷的混合物，主要用于医疗用品（如绷带、缝线及手术器具）和精密仪器的消毒。此外，环氧乙烷还可以作为熏蒸剂，用于粮食、食物的保藏。例如，干蛋粉在贮藏过程中常因细菌的作用而分解，用环氧乙烷熏蒸处理，可防止变质，同时不会影响干蛋粉的化学成分（包括氨基酸等）。

由于环氧乙烷易燃易爆，在空气中有较为广阔的爆炸浓度范围，能产生巨大能量，因此它可被用作燃料气化爆弹的燃料成分。火箭和喷气推进器的动力一般采用硝基甲烷和环氧乙烷的混合物（60/40~95/5），这种混合燃料燃烧性能好，凝固点低，性质比较稳定，不易引爆。

（三）环氧乙烷中毒发病机制

环氧乙烷主要通过呼吸道被机体快速吸收，也容易透过衣服、手套而被皮肤快速吸收。动物实验表明，环氧乙烷在机体内可经水解作用生成羟乙基半胱氨酸和硫醇尿酸，也可通过谷胱甘肽作用产生乙二醇。这些代谢产物主要随尿液排出体外。部分乙二醇可继续氧化分解成草酸、甲醛和二氧化碳经肺排出体外。

环氧乙烷是一种高度活泼的烷化剂，属于中等毒物，兼有中枢神经系统麻醉、皮肤黏膜刺激、致敏及原浆毒作用。其毒性机制可能是环氧乙烷代谢产生的乙二醇、甲醛、草酸等代谢产物可引起细胞功能失调，在体内改变某些生化过程，导致心肌损伤、心律紊乱、心动过缓及心电图异常改变等；也可与三甲胺结合形成乙酰胆碱，从而干扰神经系统功能，导致中毒。

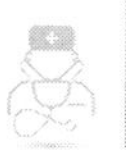

环氧乙烷在体内还可形成DNA及血红蛋白的烷基化合物，导致组织细胞损伤。此外，环氧乙烷是一种致癌物质，可致淋巴癌，女性还可致乳腺癌。

（四）环氧乙烷中毒临床表现

急性环氧乙烷中毒常系管道破裂、敞口投料及未戴有效防毒口罩检修等原因所致。环氧乙烷作熏蒸剂使用时，劳动者不按操作规程作业，不注意个人防护，工作完毕后不注意清洗暴露皮肤均为引起皮肤损伤的原因。目前尚无慢性环氧乙烷中毒报道。

急性环氧乙烷中毒后主要造成呼吸系统和中枢神经系统损害，也可有不同程度的肾脏等脏器损害，同时还可对眼、呼吸道和肺有强烈的刺激作用。后肢迟发性、可逆性无力和麻痹是急性环氧乙烷中毒的主要特点之一。接触低浓度环氧乙烷仅出现一过性的流泪、咳嗽、头晕、头痛、恶心、四肢无力等接触反应。接触大量环氧乙烷气体后，呼出气有特殊的甜味，迅速出现眼、鼻、咽喉、支气管刺激症状，多数患者主诉眼刺痛、流泪、头痛、头晕、嗅味觉消失、恶心、呕吐、咳嗽、胸闷、全身乏力、共济失调、四肢末梢痛觉减退。重者出现呼吸困难、发绀、肺水肿，肌肉颤动，意识朦胧以至昏迷、休克、严重心肌损伤、呼吸衰竭、肺水肿、脑水肿和迟发性中毒性脑病，甚至死亡。环氧乙烷蒸气一般不会刺激皮肤，但若接触部位沾水或出汗时，因环氧乙烷极易溶于水，便可发生严重皮炎。皮肤反复接触时可产生致敏反应。

二、环氧乙烷中毒的三级预防

（一）一级预防

环氧乙烷慢性中毒较为罕见，但急性中毒常系管道破裂、敞口投料及未戴有效防毒口罩检修等原因所致，作熏蒸剂使用时，不按操作规程作业，不注意个人防护，工作完毕后不注意清洗暴露皮肤均为引起皮肤损伤的原因，因此控制职业场所经呼吸道和皮肤黏膜的环氧乙烷暴露是环氧乙烷中毒一级预防措施的关键。相关企业和生产单位应当制定严格的环氧乙烷管理使用制度，通过工程防护、个人防护等措施减少泄漏事故的发生和操作人员的接触机会和强度，并对相关劳动者进行严格的培训。

1. **相关法律、法规及标准制定和完善**　一级预防同酚中毒策略，包括严格按照国家有关卫生法规、条例和标准组织生产，建立健全相关的职业病防治责任制；健全完善事故应急预案与救援体系。

2. **生产工艺和生产设备改进和革新**　生产工序的布局不仅要满足生产上的需要，而且应符合职业卫生要求。有环氧乙烷逸散的作业，应对作业区实行区分隔离，以免产生叠加影响。有害物质发生源应布置在下风侧等；在毒物场所还应设立必要的卫生设施如更衣室、淋浴室等；主要接触岗位附近应设置用于眼和皮肤清洗的喷淋装置；应设置自动报警或检测装置、应急撤离通道、必要的泄险区以及风向标。

企业在生产或使用过程中，改革生产工艺和设备，在不影响产品质量情况下，用低毒或无毒的物质替代；实现生产过程自动化、密闭化和机械化，减少工人的接触机会。生产车间应有通风排毒设备，将逸散的环氧乙烷蒸气排出，降低工人的接触浓度；经常检修维护生产设备，防止环氧乙烷的“跑、冒、滴、漏”。

3. **个体防护措施**　劳动者必须穿相应的工作服上岗作业，佩戴有效的防毒面具、防护眼镜、防护手套、防护鞋等，避免皮肤黏膜和呼吸道等与环氧乙烷的直接接触，防护用品在使用前要检查其性能，保持其防护的有效性，并注意要定期检查。

4. **职业卫生管理**　生产、应用、储藏和运输环氧乙烷必须采取严格的管理、使用制度和科学合理的操作规范，并严格执行；应将环氧乙烷及一般物品分开单独保管，并由专人负责。由于急性环氧乙烷中毒主要损害呼吸系统和中枢神经系统，因此用人单位需要对准备接触或可能接触环氧乙烷的劳动者做好上岗前健康体检，从而掌握劳动者上岗前的健康状况及相关的健康基础资料。如发现有神经系统和呼吸系统器质性病变等，则不宜从事接触环氧乙烷的工作岗位。

接触环氧乙烷的操作人员应当接受上岗前培训和定期培训，对环氧乙烷的毒性、操作原则和应急措施有清晰明确的认识，强化安全意识，并且严格按照操作规程执行，严禁违章作业。

应当在环氧乙烷高浓度区域或可能发生安全事故的区域设定醒目的毒性标识，提示工人按规章操作。

5. **职业健康教育**　接触环氧乙烷的操作人员应当接受上岗前培训和定期培训，对环氧乙烷的毒性、操作原则和应急措施有清晰明确的认识，强化安全意识，并且严格按照操作规程执行，严禁违章作业。

6. **上岗前职业健康检查**　由于急性环氧乙烷中毒主要损害呼吸系统和中枢神经系统，因此用人单位需要对准备接触或可能接触环氧乙烷的劳动者做好上岗前健康体检，从而掌握劳动者上岗前的健康状况及相关的健康基础资料。如发现有神经系统和呼吸系统器质性病变等，则不宜从事接触环氧乙烷的工作岗位。由于职业性环氧乙烷中毒为2013年职业病目录中新增加的法定职业性化学中毒，因此《职业健康监护技术规范》(GBZ 188—2014)尚未对环氧乙烷中毒制定相应的职业健康监护技术规范，建立健全环氧乙烷接触工人的职业健康监护体系是目前较为迫切的职业健康需要。由于急性环氧乙烷中毒主要损害呼吸系统和中枢神经系统，因此需要做好在岗期间健康体检，凡有神经系统和呼吸系统器质性病变，则应当尽快将工人调离现有的接触环氧乙烷的工作岗位，避免工人继续接触环氧乙烷，加重健康损害。

(二) 二级预防

在一级预防达不到要求，职业病危害因素已开始损伤劳动者的健康时，应当采取二级预防措施，及时发现问题，并采取补救措施，主要工作为进行职业有害因素及健康危害的早期检测、诊断与及时处理，包括及时脱离接触进行急救治疗，防止其进一步发展。

1. **职业病危害因素的识别与检测**　依据《工作场所空气中有害物质监测的采样规范》(GBZ 159—2004)对工作场所空气中环氧乙烷进行短时间和长时间采样。在采样过程中，应选择有代表性的采样点，在空气中环氧乙烷最高的工作日进行采样。在一个工作班接触环氧乙烷浓度最高的时段进行采样。依据《工作场所空气有毒物质测定 环氧化合物》(GBZ/T 160.58—2004)，对工作场所空气中环氧乙烷浓度进行定期监测和评价。空气中的环氧乙烷、环氧丙烷和环氧氯丙烷用注射器采集，直接进样，经色谱柱分离，氢焰离子化检测器检测，以保留时间定性，峰高或峰面积定量。在采样点，用空气样品抽洗100mL注射器3次后，然后抽100mL空气样品。样品空白在样品采集前，将注射器用氮气或清洁空气充满收集器带至现场，并随样品一起储存和运输。采样后，立即封闭注射器口，垂直放置。置清洁容器中运输和保存，当日应尽快测定。《工作场所有害因素职业接触限值 第1部分：化学有害因素》(GBZ 2.1—2019)规定了环氧乙烷的PC-TWA为2mg/m³。当环氧乙烷的TWA浓度高于2mg/m³时，应当立即停止生产，防止工人继续接触超出限值的环氧乙烷，并且对工作环境中环氧乙烷超标的原因进行排查和整改，对责任主体进行追责，切实保障工人的健康权益。

2. 职业健康检查 当发生急性安全事故时，应组织接触或可能接触环氧乙烷的劳动者开展应急健康检查。以便尽早发现职业性急性环氧乙烷中毒，及时进行治疗和康复。同时，用人单位还应当建立连续完整的劳动者职业健康监护档案和用人单位职业健康监护管理档案，对劳动者健康监护全过程进行客观详细地记录，以便系统观察劳动者健康状况的变化，评价个体和群体健康损害。职业健康监护档案应有专人严格管理，并按规定妥善保存。

3. 新型生物监测指标 人体接触环氧乙烷后体内会产生羟乙基缬氨酸血红蛋白加合物。因此通过检测该加合物的水平可以判断机体是否接触过环氧乙烷。此外，血清中乙二醇浓度明显增高，也可作为24h内接触环氧乙烷的证据。然而目前尚无国家标准规定职业接触环氧乙烷的生物限值。

4. 职业病诊断与鉴定 职业性急性环氧乙烷以中枢神经系统损害和呼吸系统损害为主，因此依据《职业性急性环氧乙烷中毒诊断标准》(GBZ 245—2013)的规定，根据短期内接触较大量环氧乙烷的职业史，出现以神经系统、呼吸系统损害为主的临床表现，结合现场职业卫生学调查和实验室检查结果，综合分析，并排除其他原因所致类似疾病，方可诊断。劳动者在短期内接触环氧乙烷后，出现头晕、头痛、恶心、呕吐、乏力等症状，可伴有眼部不适、咽呼吸道刺激症状，在脱离72h内症状消失或明显减轻。职业性急性环氧乙烷中毒可分为轻度中毒、中度中毒和重度中毒。目前尚无慢性环氧乙烷中毒的诊断标准。

5. 现场急救处理 职业性急性环氧乙烷中毒常因作业时未按规定使用个人防护用品，使机体吸入过量的环氧乙烷蒸气或皮肤黏膜接触环氧乙烷所致，急救处理是否得当，关系到接触者的生死。因此劳动者接触高浓度环氧乙烷后应立即脱离现场，移至新鲜空气处，及时脱去被污染的衣物，立即对受污染的皮肤和头发进行彻底冲洗，安静卧床保暖并密切观察病情变化。出现刺激反应者，至少严密观察72h，并给予对症处理。

（三）三级预防

对已经发生急性环氧乙烷中毒的患者，应进行及时处理，防止恶化和并发症，使其恢复健康。给患者提供营养支持以及适当休息。此外，应根据中毒原因结合现场职业卫生调查改进生产工艺和流程。

1. 治疗原则和方法 急性环氧乙烷中毒无特效解毒剂，临床主要采用对症支持治疗。根据病情需要给予吸氧和高压氧舱治疗。及时早期、足量、短程应用糖皮质激素、脱水剂及利尿剂和改善脑细胞代谢的疗法，积极防治肺水肿、脑水肿、循环衰竭和心肌损害。同时注意保肝解毒以及保持水、电解质平衡，防止酸中毒。对于出现神经系统损害者，给予B族维生素和神经细胞营养药物等治疗。较重者立即给予氧疗法和促进脏器功能恢复的药物，给予抗生素防治感染等。

2. 康复措施 如需进行劳动能力鉴定，按《劳动能力鉴定职工工伤与职业病致残等级》(GB/T 16180—2014)处理。

（邓棋霏　张钊瑞　杨雪莹）

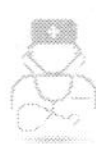

第八节　其他职业性化学中毒预防典型案例

一、案例一

（一）案例基本情况

1977 年 7 月 2 日由某站发棉花一车，需送至该厂专用线卸车，当日 16 时卸车时，车箱有强烈刺激性气味，而工人只戴有纱布口罩便开始卸车，工作几分钟后，即有眼睛流泪，眼内刺痛、咽痛等黏膜刺激症状，但仍继续坚持卸车 1h，到 17 时左右停止作业。于 22 时车站为加速车辆周转要求快卸，工人 23 时左右大约卸下全部棉花的 70%，此时 9 名工人症状加重无法继续工作才去医院急诊就诊。

9 名工人年龄 23~52 岁，全部病例主要表现为流泪、眼刺痛、视力模糊、咽痛、胸部压迫感、呼吸困难等，眼和上呼吸道黏膜刺激、头痛、头晕、昏迷乏力、步态蹒跚、恶心症状，但无呕吐食欲不振，无皮肤瘙痒及发热。心、肺、血压均正常，瞳孔及对光反射正常。经对症处理后，症状很快减轻或消失，7 名病情较轻者均回家休息，2 名症状较重在急诊室留察于次日晨好转，要求出院，回家休息。25 日全体患者恢复上班但仍有轻微的头痛、头昏、不愿进食。

根据现场调查，卸车后，发现车内贴有 X 北站卸甲醛，于当月 13 日送该站洗刷，未消毒，不装食品的标签。车为 60t 的盖车，原因是甲醛洒漏后，浸入木质地板洗刷不彻底，再装上棉花使甲醛难以挥发。23 日下午 17 时对该车进行甲醛测定，当时车箱温度达到 29.5℃，距车门 0.5m 处，甲醛双管平行采样结果测定为 38.2mg/m³，超出国家标准的 7 倍。

（二）案例分析

甲醛是对眼、呼吸道黏膜和皮肤具有刺激作用的气体，引起机体以急性炎症、肺水肿为主要病理改变。刺激性通常以局部损害为主，病变程度主要取决于吸入刺激性气体的浓度和持续接触时间。病变部位与其水溶性有关，甲醛水溶性高，易溶解附着在湿润的眼和上呼吸道黏膜局部，立即产生刺激作用，出现流泪、流涕、咽部痒痛、咳嗽等症状。刺激性作用过强时可引起喉头水肿、肺水肿以及全身反应。根据现场调查，专用线卸车装卸甲醛，甲醛挥发后影响装卸工作健康。

（三）三级预防策略

1. 一级预防策略　该站应当遵照相关的危险化学品运输管理条例，取得危险化学品运输资质，并制定严格的货物运输管理制度，配备专门的危险化学品运输车和专门的司机及相关工作人员。危险化学品运输车应做好警示标识，不能用于运输一般货物。危险化学品运输车的司机及其他相关工作人员应当接受定期培训，对危险化学品的毒性、操作原则和应急措施有清晰明确的认识，并且严格按照操作规程执行。此次安全事故的发生，也与某纺织厂及其卸车工人对安全作业的忽视密切相关。卸车工人在进行卸车作业之前，应当检查车辆上是否有相关的安全标识或安全须知，或者询问货车司机卸货相关的注意事项。在打开货车门时，卸车工人已经嗅到很大的刺激性气味，应当立即停止继续作业，或者使用防护用具，穿戴好防护手套、穿防护服、工作鞋袜、防护眼镜、防毒口罩等，再进行卸车作业。而纺织厂

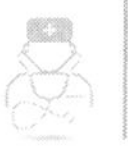

的领导层应当对卸车工人做好职业安全培训，对工人反映的职业安全问题应当引起重视，及时避免工人接触或进一步接触危险因素，并尽快查找并处理中毒原因。

2. **二级预防策略**　急性甲醛中毒二级预防的关键在于甲醛浓度的监测与健康损伤的早期发现与现场急救。

对于运输甲醛的车辆，在打开车厢后应先严格监测车厢内的甲醛浓度，采样时，用装有5mL吸收液的大气泡吸收管，以200mL/min流量采集≤15min空气样品。采样后，依据《工作场所空气有毒物质测定：甲醛、乙醛和丁醛》（GBZ/T 300.99—2017），对工作场所空气中蒸气态甲醛浓度进行检测分析。当甲醛的MAC超过0.5mg/m^{3}时，应当立即停止搬运，防止工人继续接触超出限值的甲醛，并且对车厢中甲醛超标的原因进行整改。此外当劳动者接触高浓度甲醛后应立即脱离现场，移至空气新鲜处，及时脱去被污染的衣物，对受污染的皮肤使用大量的清水彻底冲洗，再使用肥皂水或2%碳酸氢钠溶液清洗。由于急性甲醛中毒的潜伏期长达48h，在发作前可无明显的临床症状和体征，因此对接触高浓度甲醛者应注意观察至少48h，采取积极的预防措施，例如早期可给予0.1%淡氨水吸入，促进甲醛转化为毒性较低的六次甲基四胺（乌洛托品），以保护呼吸道黏膜；早期、足量、短程使用糖皮质激素，可以有效地防止喉水肿、肺水肿。短期内吸入大量的甲醛气体后，出现上呼吸道刺激反应者，应避免活动后加重病情。及时组织接触或可能接触甲醛的劳动者开展应急健康检查，尽早发现职业性急性甲醛中毒（GBZ 33）、职业性化学性眼灼伤（GBZ 54）和甲醛致职业性皮肤病（GBZ 18）。

3. **三级预防策略**　对已患急性和慢性甲醛中毒的患者，应积极治疗，给予充足的营养，保证预后和机体恢复。甲醛中毒的治疗常用肾上腺糖皮质激素。此外，还需保持患者呼吸道通畅，给予支气管解痉剂、去泡沫剂，必要时行气管切开术；静卧、保暖、合理氧疗；对症处理，预防感染，防治并发症。轻度和中度甲醛中毒治疗后，经短期休息，一般可从事原作业；重度中毒视疾病恢复情况，酌情安排不接触毒物工作。如需劳动能力鉴定按GB/T 16180—2014的有关条文处理。

二、案例二

（一）案例基本情况

2010年5月17日某废弃化工厂，7名临时工在拆卸废气设备时中毒。事发厂房有强烈刺激性气味且周围60m均可闻到，厂房长15m、宽6m、高5m，厂房顶彩钢盖现已拆除。厂房内有3个反应釜、2个原料罐、2个成品罐，硫酸二甲酯罐下土壤受到污染。此化工厂占地约4亩，原来用于生产硫酸二甲酯（粉末状），所用原料为石灰氮（粉末状）、硫酸二甲酯、二硫化碳，原料配比约为1∶1∶1，日产硫酸二甲酯500kg。2007年10月开工，36d后因产品滞销停工，一直废弃至今。于2010年5月17日在未进行任何防护的情况下、临时雇用7名人员进行拆除废旧设备，致7人全部中毒。

7例患者均为男性，年龄35~59岁，既往身体健康。2010年5月17日8时至9时开始拆卸设备，二硫化碳残液掩埋于废水池南土坑中。下午1时患者王某拆除硫酸二甲酯罐下阀门，硫酸二甲酯泄漏约30kg，地面冒气泡并散发烟雾，以土掩盖后继续作业。3h后部分人员出现眼红症状，但持续到作业完成。晚上陆续有人开始出现恶心、呕吐、脸色苍白、眼痛、流泪、呼吸困难等症状，随即送医院就诊，给予输氧、输液治疗后转入市人民医院。

7例患者潜伏期3~7h，平均4.6h。主要临床表现为眼痛、流泪、羞明、结膜充血、视物不清，咽干、咽喉充血、咳嗽、胸闷。其中5例患者出现恶心、咳嗽、胸闷；2例患者出现双肺呼吸音粗、有少许干性啰音、CT检查显示双下肺磨玻璃影；7例患者中有1例出现呕吐、喘息、动脉血氧分压低、血二氧化碳分压高、血白细胞升高。7例患者体温、血压、呼吸频率、脉搏、眼底检查、尿常规、肝功均正常。

（二）案例分析

硫酸二甲酯是一种具有高毒性和高腐蚀性的化学物质，硫酸二甲酯遇水可水解成硫酸，而硫酸对眼结膜、上呼吸道有强烈的刺激作用，可引起结膜充血、水肿、角膜上皮脱落、气管支气管上皮细胞部分坏死、纵隔和皮下气肿；对皮肤有强腐蚀作用，可引起化学性灼伤、水疱和深度坏死，还可以引起接触性过敏性皮炎。高浓度可导致反射性窒息，甚至死亡。硫酸二甲酯还可以影响氧化还原酶系中的甲基化反应，从而抑制氧化还原酶系的功能，造成中枢神经系统、肝、肾和心肌损害等全身中毒表现。硫酸二甲酯还具有变态反应性损害作用，可导致机体迟发性病变，包括眼、口腔、呼吸道炎症及全身性迟发性病变等。现场调查硫酸二甲酯临时工在拆卸废气设备时接触硫酸二甲酯，引起各种中毒反应。

（三）三级预防策略

1. **一级预防策略** 为预防事故的发生，对废弃的罐应做好相应的中和处理或标记。拆卸前制定合理的拆卸方案，并健全完善事故应急预案与救援体系，配置相应的应急救援设备、医务人员及治疗所需工具药品。在进行拆卸作业时，应先对现场进行隔离，应当在硫酸二甲酯高浓度区域或可能发生安全事故的区域设定醒目的毒性标识，提示工人按规章操作。尽量雇佣经过安全培训的专业人员，对硫酸二甲酯的毒性、操作原则和应急措施有清晰明确的认识，强化安全意识，并且严格按照操作规程执行，严禁违章作业。拆卸作业工人必须穿工作服，佩戴有效的防毒口罩、防护眼镜和手套等，避免眼结膜和呼吸道等与硫酸二甲酯的直接接触；防毒面罩使用之前检查其有效性能，携带氧气式面具使用前一定要检查氧气量。

2. **二级预防策略** 二级预防的关键在于硫酸二甲酯浓度的监测与健康损伤的早期发现与现场急救。进入罐体前，严格监测车间内的硫酸二甲酯浓度。短时间采样：在采样点，用硅胶管以300mL/min流量采集15min空气样品。长时间采样：在采样点，用硅胶管以50mL/min流量采集1~4h空气样品。采样后，依据《工作场所空气有毒物质测定 第126部分：硫酸二甲酯和三甲苯磷酸酯》（GBZ/T 300.126—2017），对工作场所空气中蒸气态硫酸二甲酯浓度进行检测分析。当硫酸二甲酯的TWA浓度高于0.5mg/m^3（皮）时，应当立即停止进入罐体，防止工人继续接触超出限值的硫酸二甲酯。如果劳动者接触高浓度硫酸二甲酯，应立即脱离现场，移至空气新鲜处，及时脱去被污染的衣物，对受污染的皮肤使用大量的稀氨水或清水彻底冲洗，或用10%碳酸氢钠溶液擦洗身体，镇静、保暖。对于出现刺激症状者，应严密观察24h，观察期应避免活动，卧床休息，保持安静，给予对症治疗，可早期、足量、短程应用糖皮质激素，及时吸痰，保持患者呼吸道通畅，必要时早期进行机械通气。应用抗生素防治感染，以控制病情进展，预防喉水肿及肺水肿的发生。组织接触或可能接触硫酸二甲酯的劳动者开展应急健康检查，以便尽早发现职业性急性硫酸二甲酯中毒（GBZ40）、职业性化学性皮肤灼伤（GBZ51）和职业性化学性眼灼伤（GBZ54），及时进行治疗和康复。

3. **三级预防策略** 对已经发生急性硫酸二甲酯中毒的患者，应进行及时处理，保持呼

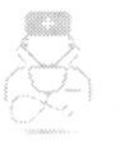

吸道通畅，可给予雾化吸入疗法、支气管解痉剂、去泡沫剂（如二甲基硅油），必要时行气管切开术。雾化吸入是治疗急性中毒性呼吸系统疾病的有效方法之一，应根据病情给予每天 3~5 次超声雾化吸入。但是如果患者出现严重的悬雍垂水肿或喉水肿，则不能直接进行超声雾化吸入，否则会加重通气困难，此时可用口腔麻醉器做人工喷雾，或将超声雾化器接在氧气瓶上使用。中毒者如果出现Ⅲ~Ⅳ度喉水肿，且保守治疗无效时，应及时进行气管切开，以免发生严重后果。此外，还需合理氧疗，早期、足量、短程应用糖皮质激素；预防感染，防治并发症，维持水及电解质平衡。轻度、中度中毒患者治愈后可恢复原工作，重度中毒患者应调离原工作岗位。如需进行劳动能力鉴定，按 GB/T 16180—2014 处理。

三、案例三

（一）案例基本情况

成都市某医疗器械厂消毒站，使用环氧乙烷灭菌器（HDX-10）消毒。1996 年 5 月 31 日 21 点，在使用环氧乙烷对输液器和注射器消毒完毕后，由于提货人急需取货，在未佩戴防护设备的情况下进入箱体提取货物（箱体外另一工人负责传递），约 15min 后卸货完毕，未经休息，又用 20min 投入装箱工作，约 23 时 30 分离开消毒站。回家路上，自觉四肢乏力、头昏、气紧、胸闷、恶心、呕吐，回家后病情加重，于次日晨 4 时急诊入院救治。入院检查体温 36.4℃、脉搏 64 次 /min、呼吸 22 次 /min、神志尚清，急性病容，部分呕吐物为胃内容物。气管居中，双肺呼吸音清晰，神经反射正常。实验及辅助检查，心电图正常，胸部 X 线未见确切片影、结节影，双肺肺门结构欠清，双肋隔角锐利清晰，膈面光整。白细胞总数及分类、血钾、血钠、血氯、血钙、尿素氮、肌酐、血糖均属正常。治疗及转归入院后迅速救治，经氧疗，对症处理、防感染治疗，患者 4d 后痊愈出院。

事故发生后及时进行了现场空气采样分析。废水排放口灭菌机工作 10min 时，环氧乙烷浓度 107 983mg/m^3，消毒箱体内口 8 404mg/m^3，消毒箱体中部 18 353mg/m^3，消毒箱体尾部 10 663mg/m^3，上述检测点均超过卫生标准。

（二）案例分析

环氧乙烷是一种高度活泼的烷化剂，属于中等毒物，兼有中枢神经系统麻醉、皮肤黏膜刺激、致敏及原浆毒作用，在体内改变某些生化过程，导致心肌损伤、心律紊乱、心动过缓及心电图异常改变等；也可干扰神经系统功能，导致中毒。环氧乙烷在体内还可形成 DNA 及血红蛋白的烷基化合物，导致组织细胞损伤。现场劳动卫生调查发现，环氧乙烷箱体房窄小且不易通风，房顶无隔热装置措施，废水排放处为开敞式，作业者未佩戴防护用品，从而引起环氧乙烷中毒。

（三）三级预防策略

1. **一级预防策略**　健全完善事故应急预案与救援体系，在有可能发生急性职业环氧乙烷中毒的生产场所，应设冲洗设施，配备现场急救用品，配置相应的应急救援人员，并定期检修维护设备，检验人员的应急处理能力。对可能接触环氧乙烷的劳动者应当接受培训，对环氧乙烷的毒性、操作原则和应急措施有清晰明确的认识，强化安全意识，并且严格按照操作规程执行，严禁违章作业。在环氧乙烷箱体房外设定醒目的毒性标识，提示工人按规章操作；进入箱体前，由专人负责箱体的开启前准备工作和开启工作。进入箱体前必须穿相应的

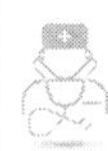

工作服上岗作业，佩戴有效的防毒面具、防护眼镜、防护手套、防护鞋等，避免皮肤黏膜和呼吸道等与环氧乙烷的直接接触，防护用品在使用前要检查其性能，保持其防护的有效性，并注意要定期检查；做好个人防护，以及了解工作岗位的危险性。工作场所应加强通风排毒措施，管理人员应严格监督操作规范。

2. **二级预防策略** 二级预防的关键在于环氧乙烷浓度的监测与健康损伤的早期发现与现场急救。劳动者进入箱体前，应严格监测车间内的环氧乙烷浓度，确保报警仪正常检测，确保其PC-TWA小于国家规定的2mg/m^3。当环氧乙烷的PC-TWA浓度高于2mg/m^{3}时，应当立即停止进入，防止工人继续接触超出限值的环氧乙烷。如果劳动者接触了高浓度环氧乙烷，应立即脱离现场，移至新鲜空气处，及时脱去被污染的衣物，立即对受污染的皮肤和头发进行彻底冲洗，安静卧床保暖并密切观察病情变化。出现刺激反应者，至少严密观察72h，并给予对症处理。应组织接触或可能接触环氧乙烷的劳动者开展应急健康检查和诊断，以便尽早发现职业性急性环氧乙烷中毒（GBZ 245），及时进行治疗和康复。

3. **三级预防策略** 对已经发生急性环氧乙烷中毒的患者，应进行及时处理，根据病情需要给予吸氧和高压氧舱治疗。及时早期、足量、短程应用糖皮质激素、脱水剂及利尿剂和改善脑细胞代谢的疗法，积极防治肺水肿、脑水肿、循环衰竭和心肌损害。同时注意保肝解毒以及保持水、电解质平衡，防止酸中毒。对于出现神经系统损害者，给予B族维生素和神经细胞营养药物等治疗。较重者立即给予氧疗法和促进脏器功能恢复的药物，给予抗生素防治感染等。防止恶化和并发症，使其恢复健康。给患者提供营养支持以及适当休息。此外，应根据中毒原因结合现场职业卫生调查改进生产工艺和流程。如需进行劳动能力鉴定，按《劳动能力鉴定职工工伤与职业病致残等级》（GB/T 16180—2014）处理。

（邓棋霏 张钊瑞 杨雪莹）

参考文献

[1] 王洁. 酚中毒研究概况 [J]. 职业卫生与应急救援, 2009, 27 (1): 23-27.

[2] 王钦威, 李乃砚, 刘文举, 等. 急性重度苯酚中毒并灼伤1例报告 [J]. 化工劳动保护 (工业卫生与职业病分册), 1994, 15 (1): 19.

[3] 陈建芬. 苯酚灼伤的抢救及护理 [J]. 护士, 2004, 12 (8): 18-19.

[4] 周丽新, 陈晓红, 金米聪. 五氯酚对人体的毒性及防治研究进展 [J]. 卫生研究, 2014, 43 (2): 338-342.

[5] 颜进, 张本延. DNA-蛋白质交联在甲醛遗传毒性研究中的进展 [J]. 武汉科技大学学报, 2005, 28 (4): 415-419.

[6] 王凡, 冯玉妹, 虞孝里. 硫酸二甲酯对人体毒作用的研究近况 [J]. 职业卫生与应急救援, 1998, 16 (1): 22-23.

[7] 曹晓燕, 宋海燕. 急性硫酸二甲酯中毒1例报告 [J]. 职业卫生与应急救援, 2017, 35 (6): 593-594.

[8] 张毅南, 王福祥, 张国辉, 等. 碘甲烷急性中毒研究进展 [J]. 中国职业医学, 2013, 40 (5): 461-464.

[9] 张毅南, 王玲安, 徐雯, 等. 11例职业性急性碘甲烷中毒临床分析 [J]. 中国职业医学, 2013, 40 (2): 112-114.

[10] 刘文生, 张殿忠, 许松山, 等. 大鼠急性氯乙酸中毒组织中巯基含量的实验研究 [J]. 上海: 劳动医

学, 1999, 16 (3): 158.

[11] 刘文生, 张凤林. 急性氯乙酸中毒 [J]. 中国社区医师 (综合版), 2004, 4 (16): 6-7.

[12] 朱秋鸿, 黄金祥, 孟聪申. 急性氯乙酸中毒研究进展 [J]. 中国工业医学杂志, 2009, 22 (4): 275-278.

[13] 朱秋鸿, 黄金祥, 杨丽莉, 等. 保护氯乙酸接触者健康规范急性氯乙酸中毒诊断治疗:《职业性急性氯乙酸中毒的诊断》标准出台 [J]. 中国卫生标准管理, 2011, 2 (3): 10-13.

[14] 张毅南, 徐春茹, 张国辉, 等. 急性环氧乙烷中毒研究进展 [J]. 中国职业医学, 2010, 37 (5): 413-415.

[15] 刘喜房, 李志敏. 职业性急性氯乙酸中毒的预防 [J]. 劳动保护, 2013, 7: 92-93.

[16] 王云超. 急性甲醛中毒九例报告 [J]. 铁道劳动卫生通讯, 1978, 1: 89-90.

[17] 苏首勋, 王全锋, 张艳玲, 等. 7 例硫酸二甲酯急性中毒事故分析 [J]. 中国职业医学, 2011, 38 (5): 449-450.

[18] CARRARO, E, GASPARINI, S, GILLI G. Identification of a chemical marker of environmental exposure to formaldehyde [J]. Environ Res, 1999, 80 (2 Pt 1): 132-137.

[19] BONO, R, VINCENTI, M, SCHILIROT, et al. N-Methylenvaline in a group of subjects occupationally exposed to formaldehyde [J]. Toxicol Lett, 2006, 161 (1): 10-17.

[20] HALLIERE, DEUTSCHMANN S, REICHELC, et al. A comparative investigation of the metabolism of methyl bromide and methyl iodide in human erythrocytes [J]. Int Arch Occup Environ Health, 1990, 62 (3): 221-225.

[21] JINOT J, FRITZJM, VULIMIRISV, et al. Carcinogenicity of ethylene oxide: key findings and scientific issues [J]. Toxicol Mech Methods, 2018, 28 (5): 386-396.

[22] DELORME MP, HIMMELSTEIN MW, KEMPER RA, et al. Evaluation of respiratory parameters in rats and rabbits exposed to methyl iodide [J]. Inhal Toxicol, 2009, 21 (6): 505-511.

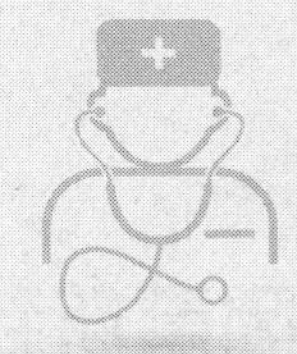

第十三章　物理因素所致职业病的三级预防

物理因素所致职业病是指由于接触工作场所物理性职业有害因素所致的职业病，在工作环境中，与劳动者健康密切相关的物理因素主要包括：气象条件（如气温、气湿、气流、气压）、噪声、振动、电磁辐射（电离辐射和非电离辐射）等，每种物理性职业有害因素都有其特定的物理参数。当工作场所的物理因素超出正常范围且对作业人员健康构成危害，容易引起职业病。随着生产发展和科技进步，作业人员接触的物理因素越来越多，物理因素引起的职业病发病率不断上升，因此，有必要对劳动者接触的物理因素积极开展三级预防，防止物理因素所致职业病的发生。

有多项研究分析了我国各省市物理因素所导致的职业病发病特点。如 2006—2011 年期间广东省合计报告 419 例，包括：手臂振动病 200 例（47.7%），噪声聋 195 例（46.5%），中暑 21 例（5.0%）等。地区分布集中在东莞、广州、深圳 3 个地级市，占 79.7%；其中手臂振动病主要来自东莞市和广州市，占 98.5%。广州市 2011—2015 年职业性物理因素所致职业病以职业性手臂振动病为主，有 101 例（占 91.0%）。全市 12 个区均有报告新发职业病，以萝岗区，黄埔区，南沙区和白云区为主，共占 71.4%。行业分布以船舶和金属制品业新发病例数最多，共占 54.6%。无锡市 2006—2013 年新诊断职业病例数为 1 545 例，包含 7 大类，其中物理因素所致职业病 22 例，占 1.42%。天津市 2005—2014 年尘肺病以外的职业病主要包括化学因素引起的职业中毒和噪声引起的噪声聋。山东省 2006—2016 年共报告新发职业病 9 大类 87 种 14 135 例，以职业性尘肺病及其他呼吸系统疾病、职业性化学中毒、职业性耳鼻喉口腔疾病和物理因素所致职业病为主，共占新发职业病总数的 96.97%。物理因素所致职业病以职业性手臂振动病和中暑为主，共占该类职业病的 91.78%。

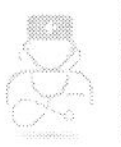

第一节　物理因素所致职业病概述

一、概述

（一）物理因素所致职业病定义

物理因素所致职业病是指由于接触工作场所物理性职业有害因素所致的职业病。

（二）物理因素主要接触作业

在生产和工作环境中，与劳动者健康密切相关的物理性因素包括气象条件，如气温、气湿、气流、气压；电磁辐射，如χ射线、γ射线、紫外线、可见光、红外线、激光、微波和射频辐射；噪声和振动等。作业场所常见的物理因素中，除了激光是人工产生之外，其他因素在自然界中均有存在。在正常范围内，有些因素不但对人体无害，反而是人体生理活动或从事生产劳动所必需的，如气温、可见光等。物理因素作用于人体时，是否产生损伤以及损伤程度可受到以下因素的影响。物理因素分类见表 13-1。

随着生产发展和技术进步，劳动者接触的物理因素越来越多，如超声、次声、工频电磁场、超高压直流电场、超重和失重等。其中有些因素在一般生产过程中虽然也有接触，但由于强度小，短时间内对人体健康不产生明显影响，故常被忽视。但在一些新的科技行业和生产工艺过程中，这些因素作用于人体的强度可有明显增加，可能对劳动者的健康造成危害。对此需及时加以研究和解决。

表 13-1　物理因素分类

分类	物理因素名称
气象条件	气温、气湿、气流、气压
电磁辐射	χ射线、γ射线、紫外线、可见光、红外线、激光、微波和射频辐射
噪声和振动	噪声和振动
其他	超声、次声、工频电磁场、超高压直流电场、超重和失重

（三）物理因素所致职业病分类

我国《职业病分类和目录》（国卫疾控发〔2013〕48 号）中，物理因素所致职业病包括中暑、减压病、高原病、航空病、手臂振动病、激光所致眼（角膜、晶状体、视网膜）损伤以及冻伤等 7 种。噪声聋等部分物理性职业有害因素所致的职业病纳入职业性耳鼻喉口腔疾病等其他类别中。

国际劳工组织 2010 年职业病分类目录中，物理因素所致职业病包括：噪声引起的听力损伤、振动所致疾病（肌肉、肌腱、骨、关节、外周血管或外周神经损伤）、高气压或低气压所致疾病、电离辐射所致疾病、包括激光在内的光辐射所致疾病（紫外、可见光和红外辐射）、极端温度接触所致疾病以及以上未提及的工作中其他物理因素所致疾病。

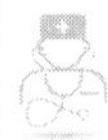

（四）物理因素所致职业病发病机制

每个物理性职业有害因素都有其特定的物理参数，对人体作用的方式也不同，没有统一的靶器官，对人体危害的程度也有较大差异。如高温引起以中枢神经系统和心血管系统损害为主要表现的职业性中暑；手传振动引起以末梢循环和/或末梢神经障碍为主要表现的手臂振动病；快速减压引起以皮肤瘙痒、股骨头坏死为主要表现的减压病等。因此物理因素所致职业病的临床表现和发病机制往往不同。

1. 气象条件

（1）高温：高温作业时，机体出现一系列生理功能改变，主要为体温调节、水盐代谢、循环系统、消化系统、神经系统、泌尿系统等方面的适应性变化。在高温环境劳动时，人的体温调节受气象条件和劳动强度的共同影响。生产活动时，随劳动强度的增加和劳动时间延长，代谢产生热量不断增加。如果热接触时间短，体内蓄热可在短时间内散发出去而缓解热应激。蓄热过量，超过体温调节能力，可出现过热而发生中暑。

高温环境下从事体力劳动时，心脏要向高度扩张的皮肤血管网输送大量血液，以便有效地散热；又要向工作肌输送足够的血液，以保证工作肌的活动，且要维持适当的血压。另一方面，由于出汗丧失大量水分和体液转移至肌肉而使有效血容量减少。这种供求矛盾使得循环系统处于高度应激状态，可能导致热衰竭。由于注意力、肌肉工作能力、动作的准确性与协调性以及反应速度减低，易发生工伤事故。大量水分经汗腺排出，血液浓缩使肾脏负担加重，可致肾功能不全，尿中出现蛋白、红细胞、管型等。

（2）低温：如果在寒冷环境下时间过长，超过适应能力，体温调节发生障碍，则体温降低。在寒冷环境中，大量血液由外周流向内脏器官，中心和外周之间形成很大的温度梯度，所以中心体温尚未过低，可出现四肢或面部的局部冻伤。

在低温下，脑内高能磷酸化合物的代谢降低，此时可出现神经兴奋性降低和传导能力减弱，出现痛觉迟钝和嗜睡状态。

（3）高气压：健康人可承受3~4个大气压，超过此限度将对机体产生不良影响。不超过7个大气压时，高的氧分压引起心脏收缩节律紊乱，外周血流速度减慢；超过7个大气压时，主要表现为氮的麻醉作用，呈酒醉样、意识模糊、幻觉等，心脏活动增强、血压升高和血流速度加快。

（4）低气压：大气氧分压过低，直接影响到肺泡气体交换功能。肺泡低氧引起肺小动脉和微动脉的收缩，造成肺动脉高压，且随海拔升高而增高，可导致右心室肥大。红细胞和血红蛋白随海拔升高而增多的趋势。红细胞压积的均值、血液比重和血液黏滞性也增加，后者也是加重右心室负担的因素。

2. **振动**　振动一般是指机械振动，是物体沿直线或曲线并经过其平衡位置所做的往复运动。一定频率、一定强度的振动可以为人体感受。人体的各种振动感受器或称机械感受器分布很广。振动感受器的分布不同，人体各部位对振动的敏感性也不一样，一般以指尖最为敏感。感受器感受的振动，可形成动作电位，通过神经通路传导至中枢而产生振动的感觉。长期、过量的接触振动，可使振动感受器的敏感性降低，即振动觉阈值升高。

3. **电磁辐射**　电磁辐射因其生物效应不同而区分为电离辐射与非电离辐射。当电磁辐射的量子能量达到12eV以上时，对生物体有电离作用，导致机体严重损伤，这类辐射称为电离辐射，如χ线，γ射线、宇宙射线等。α、β、中子、质子等属于电离辐射中的粒子辐射。量子能量<12eV 的辐射不能引起生物体电离，称为非电离辐射，如紫外线、可见光、红外线、射频及激光等。

(1)非电离辐射

1)高频电磁场：生物体接受一定强度的射频辐射，达到一定时间，会使照射局部或全身的体温升高，此为高频电磁场的热效应。但在实际工作中，一般不出现工人体温局部升高的现象。工人会有一些其他的主观症状，也能见到客观体征，这种健康影响被称为非热效应。

2)微波：微波对人体的危害，微波对人体健康的影响除表现为神经症等功能性变化以外，严重时还可有局部器官的不可逆性损伤，如微波引起的眼晶状体混浊、白内障等。

3)红外辐射：物体温度越高，红外辐射强度越大。当物体温度为 1 000℃时，波长短于 1.5μm 的红外线为 5%；温度升至 2 000℃，则波长短于 1.5μm 的红外线增加至 40%。红外辐射对机体的影响主要是皮肤和眼。红外线照射皮肤时，大部分可被吸收。大强度短时间照射，皮肤局部温度升高，血管扩张，出现红斑反应，停止照射后红斑消失。反复照射，局部可出现色素沉着。过量照射后，特别是近红外线(短波红外线)，除发生皮肤急性灼伤外，还可透入皮下组织，加热血液及深部组织。

4)紫外辐射：凡物体温度达 1 200℃以上时，辐射光谱中出现紫外线。随着温度升高，紫外线的波长变短，强度增大。太阳光辐射中，适量紫外线对人的健康有积极作用，但过强的紫外线辐射则对机体有害。皮肤对紫外线的吸收，随波长而异。波长在 200nm 以下，几乎全被皮肤角质层吸收；波长在 220~330nm 间，可被深部组织吸收。强烈紫外线辐照可引起皮炎，接触 300nm 波段可引起皮肤灼伤，其中 297nm 的紫外线对皮肤的作用最强，可引起皮肤红斑并残留色素沉着。波长为 250~320nm 的紫外线可引起急性角膜结膜炎。

5)激光：它是一种人造的、特殊的非电离辐射。激光与生物组织的相互作用，主要表现为热效应、光化学效应、机械压力效应和电磁场效应。激光对人体组织的伤害及损伤程度，主要决定于激光的波长、光源功率、发射方式、入射角度、辐射强度、受照时间及生物组织的特性与光斑大小。激光伤害人体的靶器官主要为眼和皮肤。

(2)电离辐射：电离辐射对人体的作用方式可分为内照射和外照射两种。外照射的特点是只要脱离或远离辐射源，辐射作用即停止。内照射是由于放射性核素经呼吸道、消化道、皮肤或注射途径进入人体后，对机体产生作用。

电离辐射可以引起生物体内分子水平的变化特别是生物大分子的改变，如核酸、蛋白质(包括酶类)等，使其发生电离、激发化学键的断裂等，从而造成生物大分子结构和性质的改变。这种作用发生最早，称之为直接作用。另外，细胞内外都含有大量的水分子。射线作用于水分子，引起其电离和激发，形成化学性质非常活泼的产物，如激发态的水分子、氢自由基、羟自由基水合电子等，它们又继而作用于生物大分子使其发生改变，这一系列作用称之为间接作用。上述作用的结果是细胞的损伤，特别是 DNA 的损伤。当一个器官或组织中有足够多的细胞因损伤而死亡或丧失分裂繁殖功能，就会发生确定性效应。如改变了结构与功能的躯体细胞仍能保持其繁殖能力，则可能在体内形成突变的细胞克隆，最终有可能致癌。当损伤发生在性腺生殖细胞，则可能将错误的遗传信息传递给后代而引起遗传效应。此外，有些实验表明，较低剂量的辐射可以刺激多种细胞功能，包括繁殖与修复功能、免疫增强效应及体内激素平衡的改变等，这类效应称之为低剂量刺激效应。

根据物理因素的特点，在对作业场所进行劳动卫生学调查时要对有关参数进行全面测

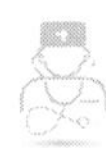

量。同时，针对物理因素采取预防措施时不是设法消除这些因素，也不是将其减少到越低越好，而是设法将这些因素控制在正常范围内。如果由于某些原因，作业场所的物理因素超出正常范围且对人体健康构成危害，而采取技术措施和个人防护又难以达到要求时，需采用缩短接触时间的办法以保护劳动者的健康。

（五）物理因素所致职业病临床表现

1. 气象条件

(1) 高温：当身体温度升高热应激将会发生。其症状将可以分成 6 种类型。

中暑是一种致命疾病，可导致核心体温调节系统衰竭，导致核心体温超过 40℃。中暑通常伴随着中暑炎热和干燥皮肤、精神错乱、痉挛、无意识、死亡或不可逆的器官损害。

热衰竭是由于身体含水量或血容量减少，发生条件是失去水量（如出汗）超过了水摄入量，主要的症状和体征包括疲劳、极端的虚弱、恶心、头痛，苍白。核心体温常常正常或只略提升。

热疹是潮湿环境，阻止汗水蒸发，可能只涉及小面积皮肤。当大面积皮肤的汗液分泌受到损害，造成调节体温的能力受损影响工作能力。

热晕厥特点是昏厥而动弹不得，通常由于长时间处在热环境造成血液分布在血管扩张的皮肤和下肢从而减少脑血流量。

热疲劳是一系列行为反应或慢性热暴露，行为反应包括对工作任务的感知、认知表现和注意力的障碍。

(2) 低温：在低温作用初期，心输出量增加，后期则心率减慢，心输出量减少。体温过低并不影响心肌收缩力，但导致心脏传导系统障碍。长时间低温作用下，可导致循环血量、白细胞和血小板减少，而凝血时间延长，并出现血糖降低。

(3) 高气压：在外界气压升高时，外耳道受压力大，鼓膜内陷，表现为耳充塞感、耳鸣及头晕等症状。在高气压下，可发生神经系统功能改变。

(4) 低气压：在高原地区，由于低氧刺激外周化学感受器，大多数人肺通气量增加，心率增加。部分人血压升高，并见血浆和尿中儿茶酚胺水平增高。适应后心脏每搏输出量增加，大部分人血压正常。

2. 振动　症状主要以手指麻木、刺痛和热烫（颜色异常）为主。最初出现简短的麻木和刺痛，迟发症状为热烫。最初发生于指尖，然后发展到整个手指。症状出现突然，通常认为是接触冷的原因，一般症状持续 15~60min，但是较严重的病例中，症状可持续 2h。一般恢复伴随疼痛，从腕到手掌出现反应性充血，然后发展到手指。

有关长期处于高强度全身振动影响的文献表明，因弯曲影响使腰部脊柱及相连的神经系统患病的危险性增加。这可能是由于脊柱的水平位移和该部分脊椎的扭转等生物动力学特性引起的。盘状组织所承受的过度机械应力和/或营养失调可能会导致腰部各部分组织的退化过程（脊椎变形、产生椎骨间软骨炎、关节变形）。但目前还没有很有效的定量关系。

3. 电磁辐射

(1) 非电离辐射：电磁辐射/微波引起的热效应能够引起白内障，睾丸变性（减少精子数量），局灶性组织灼伤（包括角膜炎），如果是极其急性的暴露会导致死亡。紫外线辐射暴露最常见的急性效应是针对眼睛和皮肤。导致角膜炎和或者是结膜炎。症状有眼痛、异物感、眼泪增加和眼睑痉挛。这种情况通常被叫作雪盲症（或地面玻璃眼，眼辐射伤），通常与那些没

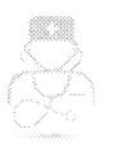

有戴适当的眼部防护设施而接触电弧焊机有关。紫外线辐射暴露对皮肤的慢性损伤会引起弹性组织变形，造成很深的皱纹。红外线和紫外线一样，红外线辐射主要是对皮肤和眼睛损伤。慢性红外线暴露导致反复角膜损伤，最终导致白内障的形成。皮肤表面暴露后导致裸露位置的急性红斑。

激光对眼睛的损害症状包括：①对角膜的损伤：角膜上皮细胞对紫外线最为敏感，照射早期就有疼痛、畏光等不适症状，表现为急性角膜炎和结膜炎。一旦激光伤及角膜基层，形成乳白色的混浊斑，即很难恢复。②晶状体：长波紫外和短波红外激光可大量被晶状体吸收。波长在320~400nm波段的长波紫外线，被晶状体吸收，可使之混浊导致白内障。③视网膜：激光对视网膜的损伤程度，决定于激光的波长、发射角、时间、方式、曝光强度以及视网膜成像大小、视网膜和脉络膜的色素数量和瞳孔直径诸因素等。激光对视网膜的损伤典型表现为水肿、充血、出血，以致视网膜移位、穿孔，最后导致中心盲点和瘢痕形成，视力急剧下降。

(2)电离辐射：电离辐射能引起许多类型的不良健康影响，取决于吸收的辐射剂量、辐射的吸收率、辐射的特性和暴露条件。许多电离辐射的不良健康影响是当超过剂量阈值后，造成皮肤的红斑、晶状体的白内障、生殖系统受损和抑制的造血功能。

二、物理因素所致职业病的三级预防

(一) 一级预防

消除和控制工作场所职业性物理因素危害产生，减少或者消除作业工人接触物理危害因素是一级预防的关键。

1. **相关法律、法规及标准制定和完善**　确定相关物理因素职业危害因素的监测方法和职业接触限值，完善物理因素所致职业病的诊断标准。如：《工作场所有害因素职业接触限值 物理因素》(GBZ 2.2—2007)等。

2. **生产工艺和生产设备改进和革新**　采用先进的工艺和设备使生产过程中职业性物理因素危害的产生符合《工业企业设计卫生标准》(GBZ 1—2010)要求。

3. **个体防护措施**　噪声、电离辐射、非电离辐射和热辐射都是辐射能量的形式，这些危害造成的损伤风险和能量产生、释放和吸收量成比例，因此可以通过以下途径来降低风险：减少能量产生和释放量；使用防护墙或者封闭源；增加工人与源的距离；减少接触时间。可以通过特殊材料的防护墙来反射或吸收辐射能量，增加操作距离能够起作用基于平方反比定律，减少接触时间。作业人员积极佩戴个体防护用品，降低和减少职业接触的物理职业有害因素的强度。

4. **职业卫生管理**　参照执行国家卫健委令第5号《工作场所职业卫生管理规定》。用人单位应当加强职业病防治工作，为劳动者提供符合法律、法规、规章、国家职业卫生标准和卫生要求的工作环境和条件，并采取有效措施保障劳动者的职业健康。存在或者产生职业病危害的工作场所、作业岗位、设备、设施，应当按照《工作场所职业病危害警示标识》(GBZ 158—2003)的规定，在醒目位置设置图形、警示线、警示语句等警示标识和中文警示说明。警示说明应当载明产生职业病危害的种类、后果、预防和应急处置措施等内容。

5. **职业健康教育**　建立职业病防治宣传教育培训制度，包括职业病危害因素的告知；

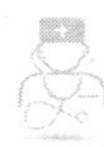

安全与急救基本知识和个人职业卫生防护知识的教育与培训；国家相关安全政策、法律法规等介绍等。

(二) 二级预防

早发现、早诊断和早治疗物理性职业危害因素所致职业病是二级预防的关键。通过《工作场所物理因素测量》(GBZ 189—2007)对工作场所中物理性职业危害因素的检测和评价，按照《职业健康监护技术规范》(GBZ 188—2014)的要求，定期对相关作业人员进行岗中、离岗和应急体检职业健康检查，早期发现物理因素所致的职业健康损害，并根据相应的国家标准进行诊断。职业禁忌证筛查：依据《职业健康监护技术规范》(GBZ 188—2014)对作业人员进行职业禁忌证筛查，凡是有职业禁忌证者，不得从事相关工作。

(三) 三级预防

对患有物理因素所致职业病的患者给予积极治疗和促进康复是三级预防的关键。疾病发生后，患者应调离原工作岗位，脱离接触的职业危害因素，防治疾病进一步恶化，并接受积极的治疗。积极进行康复治疗，由于物理因素所致职业病大多难以恢复，采取相应的康复措施对改善患者的预后和恢复患者生活质量具有十分重要的作用。

(陈青松　严茂胜　韩　承)

第二节　职业性中暑的三级预防

中华人民共和国成立以前，我国职业卫生与职业病学几乎处于空白状态。中华人民共和国成立以后，我国政府开始重视职业病防治工作，在 1957 年 2 月颁发了《职业病范围和职业病患者处理办法的规定》，明确了法定职业病共有 14 种，其中的热射病、热痉挛、日射病都属于高温危害导致的职业病。由此可见，我国对高温危害的研究还是比较早的，高温对劳动者健康的危害也是非常严重的，每年都有因中暑导致劳动者死亡的报道，说明高温的危害还没有受到足够的重视。

近年研究发现，职业性重症中暑患者具有以下几个特点：发病人群以中青壮年为主。发病年龄平均(36.7 ± 8.5)岁，小于 50 岁者占 90.1%(29/32)。发病工龄短。平均发病工龄为(4.2 ± 13.0)月，96.9% 在工作 4 个月内发病。常见合并症主要有弥散性血管内凝血(disseminated intravascular coagulation，DIC)和多器官功能障碍综合征(multiple organ dysfunction syndrome，MODS)，可导致发病急、病程进展快、病死率高。病情程度严重，预后差。文献报道，存活者中有 52.9% 出现后遗症甚至生活不能自理的。研究还发现，体温超过 42℃者，血钠和血渗透压越低，患者发生死亡的可能性越大；热射病得不到救治时病死率可达 5%~30%。

一、职业性中暑概述

(一) 职业性中暑定义

职业性中暑是指劳动者在高温作业环境下从事生产劳动，由于热平衡和 / 或水盐代谢

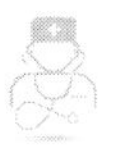

紊乱而引起的以中枢神经系统和 / 或心血管系统损害为主要表现的急性疾病。

（二）职业性中暑主要接触作业

高温作业是指在高气温、或有强烈的热辐射、或伴有高气湿相结合的异常气象条件下，WBGT 指数超过规定限值的作业。高温作业主要常见于冶金行业、建材行业、采矿行业等，还常见于夏季露天作业和夏季高强度作业等。

高温天气是指地市级以上气象主管部门所属气象台站向公众发布的日最高气温 35℃以上的天气。高温天气作业是指用人单位在高温天气期间安排劳动者在高温自然气象环境下进行的作业。高温天气作业常见于运输行业的装卸作业、建筑行业的夏季施工、化工行业的室外巡检作业等。

高温作业按气象条件的特征可分为高温强热辐射作业、高温高湿作业和夏季露天作业三种类型。

（1）高温强热辐射作业：大多数高温作业属于高温强热辐射作业类型，如冶金行业的炼焦、炼铁、炼钢、轧钢等车间；机械制造行业的铸造、锻造、热处理等车间；建材行业的陶瓷、玻璃、水泥、搪瓷等加工过程的炉窑车间；火力发电行业的锅炉间、汽机间等。

（2）高温高湿作业：高温高湿作业环境的气象条件特点是气温稍高、气湿较高或甚高，而热辐射强度不大。主要是由于生产过程中产生大量水蒸气或生产上要求保持较高的相对湿度所致，如印染、缫丝、造纸等生产过程中液体加热或原料的蒸煮时，车间气温可达 35℃以上，相对湿度常可高达 80%~90%。纺织厂由于生产工艺要求，车间内相对湿度保持较高，气温亦在 30℃以上。这类作业场所就形成了湿热环境。某毛毯厂的纺织车间测得的夏季温度为 30~33℃、相对湿度为 65%~75%。

开采行业的井下作业环境，如煤矿，由于煤层产热和矿内的水分蒸发，可使气温高至 30℃以上、相对湿度达 95% 以上，如通风不良也可形成高温高湿环境。位于浙江省的某金属矿 4 月份测得的井下作业场所气象条件见表 13-2，可见其相对湿度均在 75% 以上。

表 13-2　某金属矿井下气象条件检测结果

序号	检测地点	检查项目	检测结果	备注
1	−110m 工作面采场电铲岗位	温度 /℃	24.4	
		相对湿度 /%	77.3	
2	−147.5m 工作面采场电铲岗位	温度 /℃	23.8	
		相对湿度 /%	77.7	
3	−135m 工作面放矿岗位	温度 /℃	23.8	
		相对湿度 /%	85.4	
4	−185m 工作面放矿岗位	温度 /℃	23.5	
		相对湿度 /%	75.3	

我国大部分地区在夏季的气温都比较高，建筑、装卸、搬运、巡检以及农业劳动等露天作业过程中，劳动者除受太阳辐射作用外，还受被加热的地面和周围物体放出的辐射热的作用。露天作业中的热辐射强度虽较炼钢炼铁等高温车间为低，但持续时间较长，加之中午前后气温快速升高，也可形成高温、热辐射的作业环境。

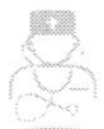

夏季高强度作业，如体育竞赛和军事训练等，也存在高温危害，应引起大家注意。

(三) 职业性中暑发病机制

正常人体在下丘脑体温调节中枢的控制下，产热和散热处于动态平衡，维持体温（人腋窝）在 37℃左右。当人在运动时，机体代谢加速，产热增加，人体借助于皮肤血管扩张、血流加速、汗腺分泌增加以及呼吸加快等，将体内产生的热量送达体表，通过辐射、传导、对流及蒸发等方式散热，以保持体温在正常范围内。当气温超过皮肤温度（一般为 32~35℃），或环境中有热辐射源（如电炉、明火），或空气中湿度过高、通风又不良时，机体内的热难于通过辐射、传导、蒸发、对流等方式散发，甚至还会从外部环境中吸收热，造成体内热量贮积。蓄热过量，超过体温调节能力，可出现过热而发生中暑。高温作业过程中，凡是可致机体热负荷增加和散热功能障碍的因素，均可引起中暑。

中暑按其发病机制和临床表现可以分为三种类型：①热射病（包括日射病），是由于体温调节机制失调，主要散热途径受阻。其特点是在高温环境中突然发病，体温升高可达 40℃以上，开始时大量出汗，以后出现“无汗”，并可伴有干热及意识障碍、嗜睡、昏迷等中枢神经系统症状。②热痉挛，是由于大量出汗，氯化钠过量丢失所致。高温作业工人一个工作日出汗量可达 3 000~4 000g，经汗排出盐达 20~25g，故大量出汗可致水盐代谢障碍。热痉挛的主要表现为明显的肌痉挛，伴有收缩痛。痉挛以四肢肌肉及腹肌等经常活动的肌肉为多见，尤以腓肠肌更为明显。痉挛常呈对称性，时而发作、时而缓解。患者神志清醒，体温多正常。③热衰竭，高温环境下，由于热引起外周血管床扩张和失水引起循环血量减少，以致脑部出现暂时供血减少而引起热晕厥；亦可由于水盐平衡紊乱而引起热衰竭，一般起病迅速。主要临床表现为头昏、头痛、心悸、多汗、口渴、恶心、呕吐、皮肤湿冷、血压短暂下降，继而晕厥，体温不高或稍高。

热射病是中暑最严重的一种类型，对机体有广泛的损伤作用，可累及很多器官系统，导致功能和形态学上的改变。如得不到及时妥善的救治，死亡率相当高。研究发现，体温、血钠和血渗透压是患者死亡的独立危险因素，可能与下列机制有关：①高热使白介素 -1、肾上腺素能受体等发生相应改变，使人体耐热，同时过热会使细胞膜、细胞器、酶类受损，导致细胞受损甚至凋亡，组织功能障碍；同时高热作用于低位脑干，使呼吸循环中枢病变，导致呼吸循环衰竭。②患者常常由于大量出汗或出汗后只补充水分而未补充盐，出现低钾血症、低钠血症和低血浆渗透压。实验证明，血清钠低于 125mmol/L 时，细胞外的水分就开始向细胞内转移，当血清钠低于 120mmol/L 时，可出现共济失调、凝视、惊厥、昏睡、抽搐和昏迷；如血清钠降至 95~109mmol/L，可导致脑组织发生不可逆损伤；如血清钠迅速降低 30mmol/L 可引起死亡。血浆渗透压低于 280mmol/L 为低渗血症，此时大量水分进入组织间质，引起组织水肿出现相应症状，尤其是脑组织。急性低钠血症和低渗血症其主要病理改变为脑水肿，严重时出现脑疝，最后导致中枢神经系统明显症状而使患者猝死。缓慢发生的低钠血症除极其严重外，症状较少，通常无明显的神经系统症状。这主要因为缓慢发生的低钠血症在血钠降低的同时脑细胞可以通过释放细胞内的钠、钾以及多种氨基酸，而使细胞内的渗透压下降，防止了脑水肿的产生。所以在职业性中暑的治疗上要特别注意降低体温，纠正血钠和渗透压，以改善昏迷情况。

(四) 职业性中暑临床表现

高温对机体生理功能产生影响是多器官、多系统、复合性的，主要为体温调节、水盐代

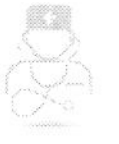

谢、心血管系统、消化系统、神经系统、内分泌系统、泌尿系统等方面的适用性变化。如果这种影响超出人体适应的一定限度，则可产生不良影响，或导致相关疾病的出现。

(1) 热适应：热适应是指人在热环境中工作一段时间后对热负荷产生适应的现象。一般在高温环境劳动数周时间，机体可产生热适应。主要表现在多个系统功能有利于降低产热、增加散热等。此外，近年有研究发现，细胞在机体受热时及热适应后诱导合成一组蛋白质即HSPs，可保护机体免受一定范围高温的致死性损伤。研究表明，长期高温预处理能提高机体抗氧化能力，减轻自由基所致损伤。有报道，高温、噪声、振动 3 个因素均可诱导 HSP70 合成增加，三者同时存在时具有协同作用，其复合作用时 HSP70 合成水平显著超过 3 个因素单独作用的加合。但是，人体热适应有一定限度，超出限度仍可引起生理功能紊乱，因此，决不能放松防暑保健工作。

(2) 高温对体温调节的影响：在正常生理情况下，机体的产热与散热两个过程在中枢神经系统的调节下总是维持着动态平衡，以使体温保持在相对稳定的水平上。如果产热量大于散热量，则体内蓄热，体温升高。机体的产热是体内各器官进行新陈代谢的结果，各器官的产热量取决于其代谢率，基础代谢率随性别、年龄及身材大小等生理情况而存在差异，与人体的体表面积成正比。工业生产中，能量消耗量主要取决于劳动强度、持续时间和当时的环境温度。体力劳动越强、劳动时间越长，能量消耗越多，产热量越大。

当周围物体表面温度低于机体体表温度时，机体体表不断地以辐射方式向周围物体表面散热。反之，机体将自周围物体表面吸收辐射热，称为辐射获热。人体体表与空气的对流热交换主要取决于人体表面温度、人体形状、表面特征和大小以及气温和吹向体表的气流速度。参与对流热交换的体表面积占全身体表面积的 75%。当皮温高于气温时，与皮肤黏附的空气层很快被加热上升，周围较冷的空气随之补入，形成空气对流起到散热作用，称为对流散热；反之，皮肤则因接触周围热气流而被加热，称为对流获热。对机体对流热交换起重要作用的气流，可分为自然对流与人工对流（如风扇送风）。

当环境温度超过皮肤温度时，机体通过对流与辐射方式的散热已不可能，此时唯有靠蒸发散热来维持体热平衡。机体体表水分蒸发包括呼吸道、皮肤不显汗和出汗蒸发。呼吸道蒸发主要发生在上呼吸道，其散热作用与皮肤蒸发散热作用比较是微不足道的，且随环境温度的升高，呼吸道蒸发减少。人体出汗蒸发的能力是有限的，它受体表面积、风速和生理饱和差等条件的制约。当机体的产热或获热超过散热，特别是环境的最大可能蒸发散热量大于机体需要蒸发散热量时，体内形成蓄热，体温不断升高，结果因体温调节功能失常而引起“过热”。

(3) 高温对水盐代谢的影响：水盐代谢的平衡对维持正常生命活动起着极重要的作用。在炎热季节里，特别是从事高温作业时，环境温度往往超过体表温度，此时，机体靠对流、辐射散热已不可能，只有靠出汗来蒸发散热。一般来说，皮温上升至 34℃时就开始出汗。每 1g 汗液从皮肤表面蒸发可使体表散发 2.41kJ 的热量，成人一日出汗量可达 2 700g 之多，蒸发散热量为 6 507kJ 左右，因此，在高温下汗液蒸发散热对调节体温起重要的作用。出汗量和汗的蒸发主要受高气温和热辐射的影响，也受气湿和风速的影响。在炎热季节空气潮湿而又无风时，人体体表与周围环境间的生理饱和差甚小，汗液不易蒸发，散热困难，以致皮温升高，加强刺激皮肤温热感受器，而与体内的蓄热一起对散热中枢施加强烈的刺激，很快引起大量出汗，因而汗腺过多或对温热敏感性高的人，更易大汗淋漓，则不宜从事高温作业。

出汗量还随劳动强度的增大而增多。故出汗量可以作为人体受热程度和劳动强度的综合指标之一。

由于大量出汗，使循环血量减少，引起肾动脉压下降和血浆中血管紧张素Ⅱ的浓度升高，一方面刺激肾上腺皮质球状带分泌醛固酮，引起肾小管对钠的重吸收和水的重吸收，增加尿液浓缩能力，而使尿量减少；另一方面，亦刺激饮水中枢，引起主动饮水，补充所失水分，使血容量得以恢复。除了上述醛固酮分泌的因素外，劳动时的高温可引起动脉平均血压降低，以及高温、强辐射对机体的直接刺激，均可引起醛固酮的分泌增加。上述这些调节功能不同程度的同时作用，对高温下水盐平衡均会产生积极作用。

在高温下劳动时大量出汗，随之损失大量氯化钠。如不及时补充，造成细胞外钠离子浓度降低，影响水分在体内潴留，导致细胞外液容量减少，血液浓缩，加重心、肾负担，常可导致循环衰竭与热痉挛的发生。

(4) 高温对心血管系统的影响：高温环境下从事体力劳动时，皮肤血管处于高度扩张，为了有效地散热平衡体温，心脏既要向高度扩张的皮肤血管网输送大量血液，同时还要向工作肌输送足够的血液以保证工作肌的活动，且要使血压维持在适当的范围。另外，由于体液转移至肌肉和排汗时会丧失大量水分从而使有效循环血容量减少。这种供需矛盾导致循环系统处于高度应激状态。心输出量的多少决定了心脏向外周组织输送血液的能力，而心输出量又依赖于心肌收缩力、最高心率和静脉回心血量。如果高温工人在劳动时已达最高心率，机体蓄热又不断增加，心输出量已不可能再增加来维持血压和肌肉灌流，这样就有可能会导致热衰竭。研究表明，热打击效应早期能够导致心肌肾素血管紧张素系统（RAS）显著激活，在一定程度上的血浆与组织血管紧张素Ⅱ(Ang Ⅱ)增多对机体有一定的防御保护作用，但持久的增多则可能带来不利影响。增多的 Ang Ⅱ 直接或间接增强冠脉和心肌收缩力，使心脏做功加强但心肌供血却相对不足，心肌耗氧量增加而氧供却减少，致使心肌细胞的钙转运能力下降，细胞内钙超载造成呼吸链功能更加紊乱，从而加重心肌损伤。

高温对心血管系统影响除了表现在血压方面，在心脏功能和血液流变方面亦导致不同表现。有报道显示，心功能各指标检测结果提示高温作业工人心脏的每搏输出量、心输出量及心脏指数均减少，总外周阻力则显著增高；血液流变学指标检测提示全血比黏度的高切变、低切变、血沉、红细胞压积、纤维蛋白含量、血浆比黏度与对照组比较，差异均有统计学意义。

心肌细胞含有多种酶类，我国将一组与心肌损伤相关的酶包括天门冬氨酸氨基转移酶（AST）、乳酸脱氢酶（LDH）及同工酶、α- 羟丁酸脱氢酶（α-HBDH）和肌酸激酶（CK）及同工酶（CKMB）合称为心肌酶谱。心肌酶参与许多重要的生理及代谢过程，心肌酶活力的改变在某种程度上可反映脏器细胞的破坏或细胞膜通透性的改变。然而机体内酶活力受较多因素的影响，温度是其中之一。动物模拟实验显示，在高温环境下，兔子在第 1 小时 AST、LDH、CK 活力迅速升高，3h 后大部分心肌酶活力较前水平下降。

(5) 高温对消化系统的影响：高温作业时，由于出汗散热和工作肌的需要，血液重新分配，使得消化系统血液减少，消化酶活力和胃液酸度降低，胃肠道的蠕动减弱，吸收和排空速度减慢，唾液分泌也明显减少，胃淀粉酶活力降低，这些因素均可引起食欲不振和消化不良，胃肠道疾患增多。国内外研究表明，高温易抑制食欲中枢，导致消化和营养吸收功能下降。此外，有研究指出，高温环境下氯化物和汗液的大量丢失，会大大降低胃液酸度，导致人体出

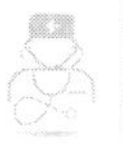

现食欲不振、消化不良等现象，严重的还会引发其他消化系统疾病。

(6)高温对神经系统和运动系统的影响：高温可使中枢神经系统出现抑制，肌肉工作能力低下，机体产生热量因肌肉活动减少而下降，热负荷得以减轻。另外，高温可导致注意力、肌肉工作能力、动作的准确性与协调性及反应速度降低，此称为高温导致的运动性疲劳。运动性疲劳的发生原因较多，而体温障碍和脱水造成机体核心体温升高，均可诱发、加重水盐代谢紊乱，体内二氧化碳和乳酸的浓度升高等。也有研究表明，高温环境下运动性疲劳的发生是由于机体体温过高引起的中枢疲劳所导致，不仅如此，这种低效率低反应导致工作效率的降低，而且易发生工伤事故等意外事件。在通常情况下，人体如果在热环境中丢失的水分达到了体重的2%，则会大大降低机体的有氧运动能力。

(7)高温对泌尿系统影响：高温作业时，大量水分经皮肤汗腺排出，肾血流量和肾小球滤过率下降，经肾脏排出的尿液会大量减少。如不及时补充水分，血液的浓缩、有效循环血容量的减少，将加重肾脏负担，可致肾功能不全，尿中出现蛋白尿、红细胞、管型等改变。有研究表明，机体在高温高湿环境脱水和代谢负荷加重情况下，会出现肾脏局部缺血缺氧改变。

(8)高温对免疫系统影响：高温可引起机体应激，扰乱内环境稳定，诱发特异或非特异生理反应，直接或间接影响机体免疫功能。研究高温环境对机体免疫系统的影响，有助于解决高温环境下工作、训练或者军人的机体防护问题及指导机体创伤后的救治工作。曾有人用动物模型在高温前后监测补体系统的变化，结果显示，随着接触高温环境时间延长和温度升高，补体系统总的活性在不断下降，而且下降越来越明显。

(9)高温对内分泌系统的影响：高温还对内分泌系统产生影响，在高温环境下随着相对湿度的增加，运动引起的神经内分泌变化呈增加趋势。高温运动对机体刺激较敏感的一个指标是血清催乳素(PRL)，它可以反映机体热应激程度的大小，体温与血清PRL呈非常显著性相关。较多的研究发现，血清PRL在不同湿度高温环境下运动后均有显著性升高。PRL与机体的内稳态密切相关，生长激素(GH)与PRL联系紧密，具有相似的功能。研究发现，血清GH运动组运动后均显著性升高，相对湿度60%组升高最明显；皮质醇在运动后均出现显著性升高，且皮质醇升高随着相对湿度的增大趋势更加显著。

(10)慢性热致疾患：慢性热致疾患除长期的热直接作用所致的疾病外，还包括热长期作用而引起的生理功能障碍。由于长期在高温下劳动。体力消耗较大而造成的衰弱；或因热的作用使机体抵抗力降低而诱发的其他疾病；此外由于机体的热应激而加重原先存在的疾病。

根据病因可将慢性热致病患分为三类：①由急性热致疾患所造成的后遗症，如热痉挛后，肌肉疼痛、僵硬、活动能力下降；长期慢性热作用，引起的汗腺上皮化与堵塞，发展成为热性皮炎等等。②在长期高温作业过程中，受高温和强劳动双重作用致生理功能失调的结果，如长期高温作业后，可出现高血压、心肌损害、胃肠道疾病、贫血、性功能减退或对肝脏的影响等等。③主要发生在热气候地区的居民中，如出现头晕、头痛、失眠等神经衰弱症状，或自主神经功能失调等现象和出现暂时性热疲劳。

高温对健康的慢性、远期影响是一个很复杂的问题。人在热环境下长期(甚至终身)工作和生活，健康受损可能是受热的远期慢性作用，也很可能是一个正常的退化过程。其病因很复杂，其症状和体征可能直接与热有关，也可能受热的间接影响。总之，热对人体长期作用所产生的疾患是值得重视而进行研究的。

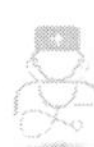

二、职业性中暑的三级预防

(一) 一级预防

一级预防是首要的预防和控制职业性中暑的措施。针对职业性中暑的一级预防措施首先是采取工程控制措施,优先采用有利于控制高温的新技术、新工艺、新材料、新设备,采取必要的隔热、通风、降温等措施,从源头上降低或者消除高温危害。其次,加强职业卫生管理,合理安排生产,加强劳动保护,加强教育培训,提高劳动者的防护意识,确保控制发生职业性中暑的风险。

1. **生产工艺和生产设备改进和革新** 通过工艺改革和技术创新,提高自动化、机械化、密闭化生产水平,减轻劳动强度,减少劳动者接触高温的时间和频次。移走热源和合理地布置热源,减少生产车间的热量,或将热量尽快排出,可达到防暑降温的目的。在车间设置机械通风设施,增加车间通风换气次数,也可起到降温作用。主要是在厂房屋顶、外墙或侧窗上安装排风扇等机械通风装置。高温、强热辐射作业,可根据工艺、供水和室内微小气候等条件采用有效的隔热措施,一般措施包括热绝缘和热屏蔽两类,如水幕、隔热水箱或隔热屏等。

2. **优化建筑物设计** 生产厂房应根据当地夏季主导风向设计厂房的朝向,使厂房能形成穿堂风或能增加自然通风的风压。高温作业厂房平面布置呈“L”型、“Π”型或“Ш”型的,其开口部分宜位于夏季主导风向的迎风面。高温作业厂房还应采取隔热设计,以减少太阳辐射传入车间的热量。厂房的屋顶或外墙可以采用热量吸收少或具有反射太阳光的材料。一般的工业厂房或辅助建筑可采取包括外窗遮阳、屋顶隔热、屋顶淋水等隔热措施。

3. **个体防护措施** 根据岗位特点应为劳动者配备隔热面罩、隔热工作服,以及必要的帽子、手套、鞋、围裙等个人使用的高温防护用品,并指导劳动者正确使用。室外作业的劳动岗位,其工作服应选用浅色、透气的面料,建议采用长袖样式,避免皮肤晒伤。

4. **职业卫生管理** 根据生产特点和具体条件,尤其是夏季高温天气作业,采取合理安排工作时间、轮换作业、适当增加高温工作环境下劳动者的休息时间和减轻劳动强度、减少高温时段室外作业等措施。用人单位应当为高温作业、高温天气作业的劳动者供给足够的、符合卫生标准的防暑降温饮料及必需的药品。

5. **职业健康教育** 对劳动者进行上岗前和在岗期间的职业卫生培训,对用人单位管理者进行职业病防护知识和相关法律法规的培训,提高用人单位职业卫生管理水平,使接触高温危害的劳动者掌握高温防护、中暑急救等相关知识,加强劳动者自我保护。

6. **岗前健康检查** 对劳动者进行上岗前的职业健康检查,尽早发现接触高温危害的职业禁忌证,禁止有职业禁忌证的人员从事接触高温危害的作业。

高温的职业禁忌证包括未控制的高血压、慢性肾炎、未控制的甲状腺功能亢进症、未控制的糖尿病、全身瘢痕面积≥20%以上(工伤标准的八级)、癫痫等。

上岗前职业健康检查内容:①症状询问包括重点询问有无心血管系统、泌尿系统及神经系统症状等。②体格检查:内科常规检查,重点进行心血管系统检查。③实验室和其他检查:必检项目包括血常规、尿常规、血清 ALT、心电图、血糖;选检项目包括有甲亢病史可检查血清游离甲状腺素(FT_4)、血清游离三碘甲腺原氨酸(FT_3)、促甲状腺激素(TSH)。

(二) 二级预防

二级预防主要以早发现、早诊断、早治疗为目的,通过对工作场所高温危害强度进行测

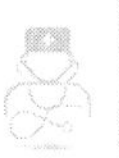

量并确定高温作业岗位，在此基础上，针对高温岗位作业人员开展职业健康监护，早期发现不适合从事高温作业的劳动者并予以调离。针对职业性中暑的二级预防措施主要分为工作场所高温危害监测和高温岗位作业人员职业健康检查。

1. 工作场所高温危害监测 工作场所高温作业 WBGT 指数测量依照《工作场所物理因素测量 第 7 部分：高温》（GBZ/T 189.7—2007）执行。高温作业职业接触限值依照《工作场所有害因素职业接触限值 第 2 部分：物理因素》（GBZ 2.2—2007）执行。高温作业分级依照《工作场所职业病危害作业分级 第 3 部分：高温》（GBZ/T 229.3—2010）执行。

高温作业岗位应根据生产运行状况、劳动者接触情况以及防护设施设置情况等进行综合分析和评价。工作场所 WBGT 指数和劳动者接触高温的时间以及劳动者的劳动强度密切相关。工作场所 WBGT 指数检测结果的评价还和劳动者所工作的地区相关，《工作场所有害因素职业接触限值 第 2 部分：物理因素》（GBZ 2.2—2007）规定，室外通风设计温度 ≥ 30℃的地区（如广东、广西、浙江、福建等地区），高温职业接触限值要相应增加 1℃。

根据工作场所高温检测结果，一旦确定为高温作业岗位，应按照相关要求加强管理。对高温危害严重的工作场所，应进一步采取隔热、通风、降温的工程控制措施，从源头上降低或者消除高温危害。

2. 职业健康检查 职业健康检查主要指接触高温危害人员的定期健康检查，即岗中体检，检查周期为 1 年，并应在高温季节到来之前完成健康检查。

岗中体检的职业禁忌证主要有：未控制的高血压病、慢性肾炎、未控制的甲状腺功能亢进症、未控制的糖尿病、全身瘢痕面积 ≥ 20% 以上、癫痫等。一旦发现接触高温危害的作业人员患有职业禁忌证，则不应继续从事接触高温危害的作业，应尽快调离。

对患有心脑血管性疾病、中枢神经系统疾病及其他身体状况不适合高温作业环境的劳动者，也应当调整作业岗位。

岗中健康检查内容与上岗前的检查内容相同。

3. 职业病的诊断与鉴定 我国目前执行的职业性中暑的诊断标准是 2019 年 7 月 1 日实施的《职业性中暑的诊断》（GBZ 41—2019）。

（1）诊断原则：根据高温作业的职业史，出现以体温升高、肌痉挛、晕厥、低血压、少尿、意识障碍为主的临床表现，结合辅助检查结果，参考工作场所职业卫生学调查资料，综合分析，排除其他原因引起的类似疾病，方可诊断。

（2）中暑先兆：在高温作业环境下工作一定时间后，出现头晕、头痛、乏力、口渴、多汗、心悸、注意力不集中、动作不协调等症状，体温正常或略有升高但低于 38.0℃，可伴有面色潮红、皮肤灼热等，短时间休息后症状即可消失。

中暑先兆没有中枢神经系统、心血管系统及水电解质代谢紊乱的特征或实验室和辅助检查结果异常。中暑先兆不属于中暑（职业病）诊断范畴。

（3）诊断：职业性中暑通常分为热痉挛、热衰竭和热射病三型，其临床表现常相互伴随存在，很难截然分开。

1）热痉挛：在高温作业环境下从事体力劳动或体力活动，大量出汗后出现短暂、间歇发作的肌痉挛，伴有收缩痛，多见于四肢肌肉、咀嚼肌及腹肌、尤以腓肠肌为著，呈对称性；体温一般正常。

2）热衰竭：在高温作业环境下从事体力劳动或体力活动，出现以血容量不足为特征的一

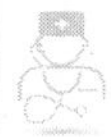

组临床综合征，如多汗、皮肤湿冷、面色苍白、恶心、头晕、心率明显增加、低血压、少尿，体温常升高但不超过 40℃，可伴有眩晕、晕厥，部分患者早期仅出现体温升高。实验室检查可见血细胞比容增高、高钠血症、氮质血症。

3）热射病（包括日射病）：在高温作业环境下从事体力劳动或体力活动，出现以体温明显增高及意识障碍为主的临床表现，表现为皮肤干热、无汗，体温高达 40℃及以上，谵妄、昏迷等；可伴有全身性癫痫样发作、横纹肌溶解、多器官功能障碍综合征。

热射病常见于高温高湿环境下进行高强度训练或从事重体力劳动者，多数患者起病急，少数有数小时至 1d 左右的前驱期，表现为乏力、头痛、头晕、恶心、呕吐等。典型症状为急骤高热、皮肤干热和不同程度的意识障碍，严重者可引起多器官功能障碍，常可遗留神经系统后遗症。

热射病的鉴别诊断主要应与其他引起高热伴有意识障碍的疾病相鉴别，如脑炎和脑膜炎、脑型疟疾、产后感染、急性脑血管病昏迷等。

4. 应急救援处置　职业性中暑，尤其是重症中暑，存在生命危险，用人单位应根据本单位从事高温作业（或高温天气作业）的劳动者数量及作业条件等实际情况，制定高温中暑应急救援预案，配备应急救援人员和急救药品，并对相关人员进行培训，定期进行应急救援的演练，劳动者出现中暑症状时，应当立即启动应急救援预案，采取救助措施。

（三）三级预防

1. 治疗原则和方法　三级预防主要是给予患者积极治疗和促进康复的措施。一旦发生中暑，应尽快送医院采取救治措施，否则可能发生中暑死亡。存在高温危害和职业性中暑风险的用人单位应与有救治能力且距离最近的医疗机构签订协议，确保能够及时送医并取得最佳救治效果。

中暑的治疗原则，依其症状表现的轻重和特点进行对症处理。

（1）中暑先兆：立即脱离高温环境，到通风阴凉处休息、平卧。予含盐清凉饮料及对症处理，并密切观察。

（2）热痉挛：纠正水与电解质紊乱及对症治疗。

（3）热衰竭：予物理降温和药物降温，并注意监测体温，纠正水与电解质紊乱，扩充血容量、防止休克。

（4）热射病：快速降温，持续监测体温，保护重要脏器功能，呼吸循环支持，改善微循环，纠正凝血功能紊乱，对出现肝肾功能衰竭、横纹肌溶解者，早期予以血液净化治疗。

2. 康复措施　对中暑患者及时进行对症治疗，一般可很快恢复健康，不必调离原作业。若因体弱不宜继续从事高温作业，或有其他就业禁忌证者，则应调换工种。如需劳动能力鉴定，按《劳动能力鉴定职工工伤与职业病致残等级》（GB/T 16180—2014）处理。

（李树新　任　婕）

第三节　手臂振动病的三级预防

当劳动者在生产中使用振动工具或接触受振工件时，直接作用或传递到人手臂的机械振动或冲击被称为手传振动（hand-transmitted vibration），是影响作业人群最广，对劳动者产生职业损伤最严重的振动之一，广泛分布于许多行业的生产过程中，如林业伐木工、矿山凿岩工、机械加工的铆工等。手传振动长期接触可增加作业工人发生雷诺现象、手臂神经功能障碍和腕管综合征等健康损害的风险，最终导致职业性手臂振动病（hand-arm vibration disease）。

有研究分析某高尔夫球杆生产企业主要的职业病危害情况及其危害后果。收集、整理、分析某高尔夫球杆生产企业 1995—2013 年的职业卫生管理档案、现场职业卫生学调查、职业病危害因素检测、职业健康检查和职业病诊断与鉴定等相关资料。结果该企业 1 431 名生产工人的职业病危害因素接触率为 50.7%（726/1 431），噪声、粉尘、手传振动和化学毒物等职业病危害因素接触率分别为 36.4%、31.7%、20.3% 和 11.6%。2009—2013 年共诊断职业病 104 例共 105 例次，其中，职业性手臂振动病 93 例次（占 88.6%）、职业性噪声聋 7 例次（占 6.7%）、慢性苯中毒 3 例次（占 2.8%）、矽肺 2 例次（占 1.9%）。手传振动作业工人职业性手臂振动病发病率为 32.1%（93/290）。高尔夫球杆生产企业存在多种职业病危害因素，以手传振动危害后果最严重。

一、手臂振动病概述

（一）手臂振动病定义

手臂振动病是长期从事手传振动作业而引起的以手部末梢循环和 / 或手臂神经功能障碍为主的疾病，并可引起手、臂骨关节 - 肌肉的损伤。其典型表现为振动性白指（vibration-induced white finger）。

（二）手臂振动病主要接触作业

手传振动是一种常见的职业病危害因素，普遍分布各行各业的生产过程中，如矿山开采、木业生产、航空航天、水下作业等，涉及的工种有伐木工（油锯工、链锯工）、凿岩工、铆工、铸造工（清铲工、捣固机工）、砂轮工、磨光机工、混凝土工、锻工等。国内尚未有职业性手臂振动病的普查数据，但陈青松等人对其中 6 种振动工具的振动强度进行研究发现，凿岩机、砂轮机等强度高，暴露风险大。同时王林等人对 100 多篇手传振动危害调查的原始数据分析发现，凿岩工和油锯工的手臂振动病发病率最高，见表 13-3。

表 13-3　部分行业及工种手传振动职业危害的概况（白指检出率，%）

行业	油锯工	凿岩工	铆工	清铲工	铸造工	砂轮工	混凝土工
林业	4.9~49.9	—	—	—	—	—	—
矿山	—	3.1~77.1	—	—	—	—	—
机械	—	—	5.1	0~19.9	5.5	4.5~20	—
航空制造	—	—	18.8	—	—	—	—
铁路	—	0	0~22.2	0~9.9	0	0~18	10.8
水利水电	—	—	—	0	0	0	4.7~5.1
冶金	—	—	1.25	—	—	—	0
建筑	—	5.6~6.3	—	—	—	—	8
轻工	—	—	—	—	—	—	—
检出率范围	4.9~49.9	0~77.1	0~22.2	0~19.9	0~5.5	0~22.2	0~10.8

（王林，振动与振动病防治，2013）

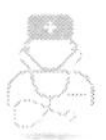

美国NIOSH评估了20项研究得出局部性振动的强度和持续时间和手臂振动病患病风险有直接相关关系。在这些评估的研究中，暴露组和非暴露组相比，*OR*值在6.5~11.8之间。

慢性暴露于冷空气和潮湿环境中，尤其是在接触振动时，症状则加剧。曾报道过职业性暴露于氯乙烯单体、有机溶剂、环氧树脂、菜籽油会引发继发性雷诺氏征。但是，没有关于联合暴露于局部性振动、氯乙烯或其他周围神经毒素（如铅）的效应数据（参阅神经卡压综合征）。

雷诺氏征患者在一般人群中占5%~10%，女性跟男性的比例高达5∶1，非职业性继发性雷诺氏征可能是自发的、遗传的，与以下情况相关：急性伤害（冻疮、骨折、裂伤）或身体健康状况，如结缔组织病（硬皮病、类风湿关节炎）、血管疾病（伯格氏病、动脉硬化）、神经性原因（如脊髓灰质炎），或长期高血压。尼古丁也可加剧雷诺氏征，因为它是一种血管收缩素，可减少手部的血供。

（三）手臂振动病发病机制

手臂振动病的发病机制目前尚不明确，主要有血管学说、免疫学说、神经学说和综合学说等，其中综合学说是许多学者较为认可的。

1. **血管学说**　认为振动病的指端动脉痉挛是由于血管局部缺血。在振动的影响下，可发生细动脉的病理形态学改变。在受振动和寒冷作用的部位出现血管生理性痉挛，进而引起功能性血管肥厚，再出现进行性病理血管壁肥厚和纤维化，使管腔狭窄，血流量降低，尤其对寒冷刺激产生顽固性血管痉挛，导致组织缺血，出现白指，甚至出现淤积型的发绀症。

2. **免疫学说**　认为振动引起局部缺血，是由于人体蛋白质变性，而形成自身抗原，使免疫球蛋白M增加。而寒冷可加速蛋白质变性，即在寒冷条件下易于形成自身抗原。免疫反应的结果，引起机体局部缺血。红细胞一时性凝集，或红细胞溶血释放的蛋白沉淀在血管壁内造成闭塞，使局部缺氧导致血管痉挛。认为振动病与自身免疫性疾病相类似。

3. **神经学说**　认为振动病是由于中枢神经系统功能失调，尤其是自主神经功能紊乱、交感神经功能亢进引起的疾患。认为振动病引起的血管痉挛，是一种通过中枢神经系统的复杂反射机制。振动刺激神经末梢感受器，通过传入神经至神经中枢（包括脊髓、丘脑、大脑皮质），使其处于持续兴奋状态，造成功能失调，发生血管舒张异常和营养障碍。肌电图和脑电图的观察也表明，振动病时伴有脊髓乃至高级中枢功能障碍。振动能使大脑皮质功能减弱，其减弱的程度与所受振动的频率和振幅有关。所以，认为振动病是一种中枢的“神经综合征”。

4. **综合学说**　日本学者Okada教授等，综合这一领域的研究成果，提出了振动性白指发病机制的综合学说。作者认为手持振动工具的操作，局部组织受压增加，影响局部血流，作用感受器和末梢神经，损伤血管内皮细胞功能，血管内膜增厚，管腔狭窄，内皮细胞释放缩血管因子增加，而舒张血管因子释放受损，致使血管舒张机制反应降低，抗血小板凝集机制下降，血液的黏稠度增加，使局部血管阻塞过程加剧。另一方面，振动刺激可以通过躯体感觉-交感神经反射机制，使手指血管运动神经元兴奋性增强，还可以使血管平滑肌细胞对去甲肾上腺素的反应增强。振动损伤α受体，也可导致血管舒张功能减退；动-静脉吻合中的β肾上腺素能血管舒张机制也可受损，血管对寒冷刺激的舒张反应降低。寒冷作为诱发因素，还可直接刺激外周血管平滑肌收缩，加重小动脉阻塞性、痉挛性变化。这些因素的长期作用最终导致振动性白指发生。

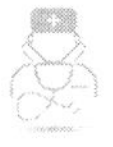

但是，在上述的发病机制研究中，一些机体的病理变化与振动接触之间、与振动病发病之间的因果关系，尤其是剂量 - 反应关系的研究还不够充分；而且以往的研究主要集中在振动性白指的发病机制的研究上，对振动性神经病的发病机制的研究，以及振动性白指与振动性神经病的关系研究有待深入，需要继续开展调查研究工作，为振动性职业危害防治提供基础性资料。

（四）手臂振动病诊断和临床表现

1. 诊断原则　振动病的诊断与其他职业病一样，具有很强的政策性、严肃性，必须有高度的责任感，深入调查研究，全面综合分析，才能做出正确诊断。我国已颁布《职业性手臂振动病的诊断》（GBZ 7—2014），诊断原则是根据一年以上连续从事手传振动作业的职业史，以手部末梢循环障碍、手臂神经功能障碍和 / 或骨关节肌肉损伤为主的临床表现，结合末梢循环功能、神经 - 肌电图检查结果，参考作业环境的职业卫生学资料，综合分析，排除其他病因所致类似疾病，方可诊断。

2. 职业史和现场调查　详细询问职业史，深入进行作业现场进行调查，是诊断振动病的基本依据。应详细询问劳动者过去和现在的工种，振动作业的工龄，工人的班次制度；振动工具的名称、型号和有关参数；生产操作的主要过程，加工部件的名称、重量、硬度、材质，实际接触振动时间；作业环境因素，如温度、湿度等气象条件，噪声的强度及其他有害因素；防护措施，如防振手套、工具设备的防振措施、冬季手部保暖措施等。

应对作业现场的振动工具和加工部件的振动参数进行测量，分析和参考类似已有工具振动参数测量结果。检测、评价作业现场的振动强度和累计接触计量是否超出有关卫生标准的规定。根据职业史和现场调查资料，分析判断该生产环境工作中是否有发生振动病的可能。

3. 现病史和体格检查　了解患者的主诉和主要症状，以及各项症状出现的时间、次序和相互关系；详细询问手部症状，对有白指和发绀的工人，要明确其发作的部位、时间、频率和过程，前期就诊及处理情况等；还要了解同工种工人的是否有相同症状出现以及大体的发病人数等。此外，还要注意过去病史、外伤史、个人生活史及家族史等有关问题。了解患者吸烟、饮酒等生活习惯和不良嗜好。

体格检查时，除进行常规的检查外，还要根据振动病特点进行重点检查，外周微循环和神经系统的检查，如：振动性白指、振动性神经病症状、体征，关节运动肌肉组织的改变。

4. 实验室检查　应根据诊断标准和鉴别诊断的需要选择必需的检查项目。

局部振动作业工人在岗期间主要进行以下方面的检查：内科常规检查、手部的痛觉、振动觉、触觉、冷水复温检查和必要的神经 - 肌电图检查；如有必要还应进行甲襞微循环、握力等的检查。

5. 手臂振动病的分级标准

（1）轻度手臂振动病：出现手麻、手胀、手痛、手掌多汗、手臂无力、手指关节疼痛，可有手指关节肿胀、变形，痛觉、振动觉减退等症状体征，可有手部指端冷水复温试验复温时间延长或复温率降低，并具有下列表现之一者。

1）白指发作未超出远端指节的范围。

2）手部神经 - 肌电图检查提示神经传导速度减慢或远端潜伏期延长。

（2）中度手臂振动病：在轻度的基础上，具有下列表现之一者。

1）白指发作累及手指的远端指节和中间指节。

2）手部肌肉轻度萎缩，神经 - 肌电图检查提示周围神经源性损害。

（3）重度手臂振动病：在中度的基础上，具有下列表现之一者。

1）白指发作累及多数手指的所有指节，甚至累及全手，严重者可出现指端坏疽。

2）出现手部肌肉明显萎缩或手部出现"鹰爪样"畸形，并严重影响手部功能。

国家标准规定，振动性白指发作累及范围，应以单侧手分别判断。"多数"手指系指 3 个及 3 个以上手指。以白指诊断分级时，如左手、右手不一致，应以较重侧的诊断分级为准，但应分别描述。

国际上较为认可的手臂振动病诊断标准是 1987 年的斯德哥尔摩振动分级标准（分别将循环和神经分为 4 个级别），见表 13-4。

表 13-4　斯德哥尔摩会议手臂振动病分级体系

末梢循环功能评估		
分期	等级	描述
0	—	未发作
1	轻微	偶尔发作，只累及一个或多个指端
2	中等	偶尔发作，累及一个或多个手指远端和中间指骨（几乎不涉及近端）
3	严重	频繁发作，累及大多数手指的所有指骨
4	非常严重	同第 3 期，且伴指端皮肤营养改变
末梢神经功能评估		
0SN	接触振动但无症状	
1SN	间断性麻木，伴有或不伴有刺痛	
2SN	间断或持续性麻木，感觉下降	
3SN	间断或持续性麻木，触觉辨别力和 / 或操作灵敏性下降	

6. **症状及体征**

（1）手臂振动病早期表现多为手部症状，其中以手麻、手痛、手胀、手僵最为多见。手麻和手痛等局部症状是手臂振动病最多见、最早期的症状，也是振动性神经病的主要表现之一，往往出现在手指发作性变白以前，主要影响到上肢，在休息、闲暇时，特别在夜晚症状更明显，甚至影响睡眠。寒冷可促使手麻、手痛发生，加重。疼痛的性质为钝痛或刺痛；适当活动或局部加温后，疼痛可暂时缓解。另外，手胀、手僵、手足发冷、手无力、手腕关节、肘关节和肩关节的酸痛也常见。手部感觉障碍可伴有运动功能障碍，如影响书写、做针线、系纽扣等精细动作。手无力，握重物易疲劳，持物易掉，肘关节屈伸障碍等。

（2）振动性白指或称职业性雷诺现象，是手臂振动病最典型的表现，也是目前临床上诊断手臂振动病的主要依据之一，其发作具有一过性和时相性特点，一般是在受冷后出现患指麻、胀、痛，并由灰白变苍白，由远端向近端发展，界限分明，可持续数分钟至数十分钟，再逐渐由苍白、灰白变为潮红，恢复至常色。白指发生的常见部位是食指、中指和无名指的远端指节，严重者可累及近端指节，甚至整个手指发白。白指可在受振动作用较大的一侧手

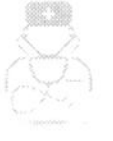

发生，也可双手对称出现。白指发作通常出现在全身受冷时，每次发作时间不等，一般持续5~10min，严重者20~30min。病情开始时，白指多局限于末端指节，随着病情加重有末端指节向近端指节发展，发作次数也逐渐增加，但一般很少累及拇指和尾指。严重者可以出现指关节变形、手部肌肉萎缩，甚至坏疽。手部冷特别是全身受冷时能促进白指发作，故冬季早晨上班途中出现白指的主诉较多。不感觉手冷或全身受冷时不易引起白指发作。发作次数也随着病情的加重而逐渐增多。

(3) 振动性神经病：是指由手传振动引起的以指端感觉减退和周围神经功能障碍为主要表现的振动性神经损伤，是手臂振动综合征的组成部分。主要依据手麻、手痛的症状，指端感觉、触觉辨别和操作灵敏性的检查，是接触手传振动者的早期和多见的临床表现。

(4) 其他症状：手传振动的危害可以导致下肢血管障碍，并引起足趾变白；同时手传振动还可以导致骨骼-关节、肌肉系统的症状，如骨刺的形成、变形性骨关节病、骨质破坏、腕管综合征等，甚至可以导致手指关节变形、手部肌肉萎缩等；手传振动还可以导致神经衰弱综合征等全身症状，主要表现为头重感、头痛、头晕、睡眠障碍、记忆力减退、全身乏力、易疲劳、抑郁感、耳鸣等症状；这些自觉症状的初发时间可以有数周到数年。症状的发生率一般随着振动作业工龄的延长而增加。

二、手臂振动病的三级预防

手臂振动病的病因较为明确，由于作业工人长期接触手传振动导致的一种职业病，其预防应该采取三级预防措施。

(一) 一级预防

手臂振动病的发生与手传振动的接触有直接的关系。因此，采取有效的工程改进措施、改进生产工艺、对作业工人进行合理的培训、采取有效的个人防护措施并制定合理的作业规章制度是减少手传振动危害的有效途径。

1. 生产工艺和生产设备改进和革新　采用职业卫生学的方法，识别作业现场的手传振动源(明确振动设备基本情况，振动设备的生产工艺等)，分析振动源的基本特征，对手传振动频谱分析明确振动源的振动特征。明确手传振动接振的岗位，确定振动作业人员，分析其基本情况和振动接触水平，进行手传振动危害评价。

减少或者消灭振动源的振动采取措施消灭振动源的振动，在无法消灭振动源振动的情况下，可以采取措施减少手传振动的产生。

(1) 选用无振动源的设备或者机械设备，例如，金属铸造质量的提高可减少后期打磨和抛光的必要，在不能排除振动的地方，则采取工艺控制、工作规程和管理控制来减少暴露的强度和时间。

(2) 减少振动的方法可以通过减低振动源的振动和减少设备振动的传递。

减少振动源的振动：在机械设计阶段通过改变设备的工作原理，改善设备的平衡力，增加设备重量，避免设备的共振作用等措施减少振动源的振动。

减少设备振动的传递：主要是通过各种措施减少设备与操作者之间的振动传递。可以采用在设备与手的接触面采用隔振和减振技术，减少设备的振动传递到人的手上。如设备的手臂采用悬置的方式，在手柄表面覆盖减振材料，在设备底部安装减振垫等。

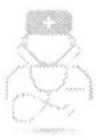

在操作固定的岗位，可以设计使用工装设备，避免手臂与振动设备的直接接触从而减少振动暴露。如在工具上安装关节臂或架空暂停平衡器可减少振动传递，这种方法同样可用于手持部件打磨或抛光的工人来减少震动。如果工人可以使用较小的力气去握住操作工具，振动传递可被减小。这可以通过提高工具和手（手套）之间的摩擦，正确使用滑轮，减少工具的重量这些方法实现。在工具把手上使用填充的手套和垫子可减小振动。设置作业规则控制使用电力工具、保持手部温暖干燥、保持体温等。

2. 职业卫生管理

（1）对产生手传振动的设备制定相关的维护制度，对其振动水平进行定期检测，对其部件、配件等装置进行定期的检修、维护和更换。

（2）对有手传振动作业的岗位制定相应的作业制度和操作规范，并进行监督实行。

（3）当振动工具的振动强度暂时达不到标准限值要求时，应更换振动小的工具或按照振动强度大小相应缩短日接振时间，见表 13-5。

表 13-5　振动容许值和日接振时间限制

$a_{hw(4)}/(m \cdot s^{-2})$	日接振时间 /h
5.00	4.0
6.00	2.8
7.00	2.0
8.00	1.6
9.00	1.2
10.00	1.0
>10.00	<0.5

3. 个体防护措施　手传振动的个体防护主要包括减少手传振动传递的个体专用防护用品和减少手传振动防止损伤的普通防护用品，操作者佩戴时不应对正常操作产生影响。

专用防护用品主要为减振手套，其具有良好的防护振动传递的作用，应该根据设备的振动特点进行选择，以便更好地保护劳动者的健康。

普通防护用品主要为普通的防护手套和防护服装等，其主要作用是防护在工作的过程中可能对作业工人产生的一般性损伤，包括碰撞、锋利的边角、高温等造成的损伤。

4. 职业健康教育　对手传振动作业工人进行定期的培训，培训主要内容应包含手传振动的危害、手传振动来源及减少手传振动的方式方法，合理选择手传振动个体防护用品等。

5. 上岗前职业健康检查　主要是对即将从事手传振动作业的工人进行手臂振动病相关的职业检查，主要包括工人的一般健康状况，工人的职业接触情况，手部末梢神经和末梢血管的状况，鉴别工人以前是否有过手臂振动病史、雷诺病综合征等。筛查出不适合手传振动作业的人群，并为后期的职业健康体检提供基本信息。

（二）二级预防

严格实施手传振动作业的卫生标准，限制接触振动的强度和时间，有效保护作业工人的健康，是预防手臂振动病的重要措施。国家职业卫生标准《工作场所有害因素职业接触限

值 第2部分：物理因素》（GBZ 2.2—2007）规定的 $a_{hw}(4)$ 不得超过 $5m/s^2$。这一标准限值可保护约90%的工人可能反复接触（工作20年，年接振250d，日接振2.5h）不会发生振动性白指。手传振动测量的方法如下：

1. 采用设有计权网络的手传振动专用测量仪，直接读取计权加速度或计权加速度级。

2. 测量仪器覆盖的频率范围至少为5~1 500Hz，其频率响应特性允许误差在10~800Hz范围内为 ±1dB；4~10Hz及800~2 000Hz范围内为 ±2dB。振动传感器选用压电式或电荷式加速度计，其横向灵敏度应小于10%。

3. 指示器应能读取振动加速度或加速度级的均方根值。对振动信号进行1/1或1/3倍频程频谱分析时，其滤波特性应符合GB/T 7861的相关规定。

4. 测量前应按照仪器使用说明进行校准。按照生物力学坐标系，分别测量3个轴向振动的频率计权加速度，取3个轴向中的最大值作为被测工具或工件的手传振动值。

《机械振动与冲击 人体暴露于全身震动的评价 第1部分：一般要求》（GB/T 13441.1—2007）和《工业企业设计卫生标准》（GBZ 1 2010）规定了全身振动相关测量方法和标准，见表13-6。

表13-6　全身振动强度卫生限值

工作日接触时间/t,h	卫生限值/($m\cdot s^{-2}$)
4<t≤8	0.62
2.5<t≤4	1.10
1.0<t≤2.5	1.40
0.5<t≤1.0	2.40
t≤0.5	3.60

手传振动病的二级预防主要是在不能完全避免手传振动接触的情况下而采取的职业医学的预防措施。主要包括手臂振动病的早期检查和监督。

手臂振动的早期检查主要包含对从事手传振动作用的职业接触人群进行在岗、离岗的医学检查。

（1）在岗期间职业健康检查：对暴露于手传振动作业的在岗工人定期进行体检，或者依据作业工人的健康状况进行体检。在岗检查的主要内容与岗前检查类似，主要包含工人的一般健康状况，并重点检查工人的手臂振动病相关的项目，如周围血管和周围神经的功能及症状的检查。在岗检查还应与作业工人接触手传振动的特点进行联合的分析，以便及时发现可能存在的健康损害。

（2）离岗时职业健康检查：手传振动作业的工人在离岗时要进行相关的检查，主要是评价其一般健康状况和手部健康状况，对工人以后的就业进行指导。其检查的主要内容应与在岗期间一致。

暴露工人和职业健康管理人员应该密切注意手传振动病相关症状，鼓励作业工人主动寻求帮助。并且一旦有刺痛、麻木或热烫的症状发生，应及时求医，且应换成无振动工种。

（三）三级预防

目前尚无特效疗法，基本原则就是根据病情进行综合性治疗。应用扩张血管及营养神经的中西医药物治疗，并可结合采用物理疗法、运动疗法等。

1. **药物疗法** 应用末梢血管扩张剂和交感神经阻滞剂减轻和控制振动性白指的发作，如盐酸妥拉苏林、氢麦角碱、盐酸等。使用维生素（B族维生素、维生素C）和三磷酸腺苷（ATP）改善神经功能。较大剂量的静脉滴注ATP对外周血管有明显的扩张作用。肝素具有营养、抗凝、抗血栓形成，解痉作用，且能促使毛细血管通透性正常化，可作为治疗的手段之一，但应慎用。有报道提出，用二巯基丙磺酸钠和青霉胺等巯基络合物治疗振动病，获得较好的疗效。

2. **中西医疗法** 可采用中西医结合的治疗方法。口服肌酐、弥可保。复合维生素、静脉滴注丹参注射液，维生素C，取穴曲池、外关、合谷、足三里等穴位，针灸治疗，进行中药煎汤熏洗，并服用中成药（气虚者加用归脾丸、偏血瘀者加用大黄䗪虫丸）。

3. **物理疗法和运动疗法** 物理疗法主要是通过温热作用，改善血液循环，促进组织代谢，如超短波治疗、运动浴等。运动疗法主要是可以促进血液循环，改善神经系统功能，适当运动尤其对恢复自主神经系统正常功能状态有良好的作用。如开展太极拳、徒手体操、球类运动等。

总的来说，手臂振动病的预后取决于病情，早期、轻度患者在脱离振动作业后，经过适当治疗，多数能够恢复，预后是良好的。但重症患者，则不容易完全康复，有的患者还有可能继续发展。

（陈青松 严茂胜）

第四节 激光所致眼损伤的三级预防

激光（laser）是20世纪60年代问世的一种人造新型光源，是物质受激辐射所发出的光，是一种人为产生的非电离辐射。它是单色、高能量、单波长光子聚集光束，与紫外、可见光、红外部分的电磁频谱不同。它具有单色性强、发散角小、相干性好、能量高等独特优势，被广泛应用于军事、医学、工业和其他科学研究等领域。在美国，所有激光器产品必须经过联邦激光产品性能标准认证，此标准的部分内容要求所有激光产品进行分类，从1级输出功率增加到4级。直接接触第1类以外的任何激光器可引起眼损伤。4类激光（高功率设备）也可能通过漫反射的激光束导致眼外伤。我国也建立了一系列激光器标准如《激光设备和设施的电气安全》《作业场所激光辐射卫生标准》《激光产品的安全 第1部分：设备分类、要求和用户指南》。随着激光应用不断扩大，从事激光作业的人员与日俱增，但是由于激光设备安全使用管理制度不完善，防护措施不健全，操作者及有关人员对其安全防护不够重视等原因，致使激光对人体造成的损害日渐增多，其中尤其是激光对眼睛造成的损害最为严重。

有研究调查了激光辐射作业人员的眼部自觉症状及其影响因素。采用接触组和对照组对比分析，以评价激光辐射接触水平。结果显示激光辐射作业岗位的激光辐照度中位数为$2.18\times10^{-5}W/cm^2$，未超过职业接触限值（$2.22\times10^{-5}W/cm^2$）。接触组人群眼睛自觉不适总检出率高于对照组（35.4% vs 15.5%，$P<0.05$）。激光辐射作业有导致作业人员眼部自觉症状增加的风险。

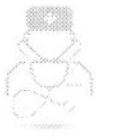

一、激光所致眼损伤概述

（一）激光所致眼损伤定义

激光是物质受激辐射所发出的光放大(light amplification by stimulated emission of radiation，LASER)，具有高亮度、方向性和相干性好等特点，被广泛应用于军事、医学、工业和其他科学研究等领域。激光辐射主要对人的眼睛和皮肤造成损伤，其中以眼睛损伤最为严重。激光所致眼损伤是指在职业活动中接触激光引起眼（角膜、晶状体、视网膜）损伤。

（二）激光所致眼损伤主要接触作业

激光作为一种新型光源，已广泛应用于各种领域，如军事和航天事业上用于激光雷达、激光通讯、激光测距、激光制导、激光瞄准等；医学上用于眼科、外科、皮肤科、肿瘤科等多种疾病的治疗等，此外，也用于工业加工、科学研究等。现今，从事激光作业的人员与日俱增，激光器的种类也不断增多，激光所带来的损伤也不容忽视。

（三）激光所致眼损伤发病机制

1. **光化学效应**　激光辐射的光量子由生物组织有选择地被吸收而产生光化学效应。生物大分子接受激光能后，可使蛋白质、核酸变性，酶灭活，表现为杀菌效应、经斑反应和色素沉着等现象。

2. **生物热效应**　激光作用于生物体会使其局部温度升高，称为激光生物热效应。激光照射生物组织时，激光的光子作用于生物分子，分子运动加剧，与其他分子的碰撞频率增加，由光转化为分子的动能后变成热能，热能先储存在直接受照射的部分组织中，然后逐渐传给周围组织，可在几毫秒甚至更短的时间内使局部组织温度升高 200~1 000℃，为此将造成蛋白质变性，生物组织表面收缩、脱水、组织内部因水分蒸发而受到破坏，造成组织凝固坏死，当局部温度急剧上升达几百摄氏度甚至上千摄氏度时，可以造成照射部分炭化或汽化。

3. **机械压力效应**　激光所具有的动能可产生一定的光压。当激光辐照生物组织后，组织因产热、蒸发膨胀，温度升高的同时压力增加，使组织发生机械性破坏。

4. **电磁场效应**　激光亦为电磁波，生物组织大小分子在电磁场作用下，随频率的变化而转动、颤动，以致与生物分子间直接作用产生振动、热和产生自由基等效应，从而使组织细胞水肿，造成损伤。

5. **生物学效应**　激光所产生的以上几种效应间互相转化，相互作用，激光的生物学效应与其波长、强度和生物组织受照射部位对激光的反射、吸收及热传导特性等因素有关。

（四）激光所致眼损伤诊断和临床表现

目标疾病为职业性激光所致眼（角膜、晶状体、视网膜）损伤。其诊断、健康检查等参考《职业性激光所致眼（角膜、晶状体、视网膜）损伤的诊断》(GBZ 288—2017)。

激光对眼睛的损害临床表现：

1. **对角膜的损伤**　角膜上皮细胞对紫外线最为敏感，照射早期就有疼痛、畏光等不适症状，表现为急性角膜炎和结膜炎。一旦激光伤及角膜基层，形成乳白色的混浊斑，即很难恢复。

2. **晶状体**　长波紫外和短波红外激光可大量被晶状体吸收。波长在 320~400nm 波段的长波紫外线，被晶状体吸收，可使之混浊导致白内障。

3. **视网膜**　激光对视网膜的损伤程度，决定于激光的波长、发射角、时间、方式、曝光强

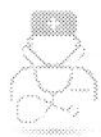

度以及视网膜成像大小、视网膜和脉络膜的色素数量和瞳孔直径诸因素等。激光对视网膜的损伤典型表现为水肿、充血、出血，以致视网膜移位、穿孔，最后导致中心盲点和瘢痕形成，视力急剧下降。

二、激光所致眼损伤的三级预防

（一）一级预防

1. **生产工艺和生产设备改进和革新**　激光产品未按标准要求生产，贴相应的辐射安全警示标识。激光器的放置和固定需牢靠，光束应该被封闭，光学元件应该能阻挡杂散光，在实验场所安置光束隔离器，可选择安装连锁装置，并设有专人检查和维修制度。

作业环境内不得有反射、折射光束的设备、用具和物件，室内需设有排风设施，采光宜充足；对于操作区和危险带要有醒目的警告牌，无关人员禁止入内，控制人员进入激光区域。窗帘选择专用的激光防护窗帘，场地设置专用通风，工作环境安装门连锁，多余光安装光收集器，激光器配钥匙控制，观察窗材料选用专用的激光防护观察窗等。

2. **职业卫生管理**　对有激光作业的企业，应针对激光设备和相关的岗位制定严格的规章制度。定期检测激光设备的稳定性，并对激光设备进行安全检测。相关岗位制定严格的操作规范，并严格实行。定期对作业人员进行培训，培训内容应包括激光的危害，相关设备的状况，及激光暴露的处理措施等。

3. **个体防护措施**　严禁裸眼直视激光束，防止靶点光斑反射光伤眼。穿戴专用防辐射服，佩戴相应波长和OD值的安全防护目镜，定期测试防护效果。穿防燃工作服。

目前世界上主要的激光护目镜的安全等级是美国的ANSI Z136标准和欧盟CE认证的EN207标准。我国也有相关的激光护目镜的安全标准《激光防护镜主要参数测试方法》（GB/T 17736—1999）。要对激光有效防护，必须合理选择激光防护眼镜。挑选防护镜时，首要依据所用激光器的最大输出功率（或能量）、光束直径、脉冲时刻等参数断定激光输出最大辐照度或最大辐照量。然后，按相应波长和照耀时刻的最大答应辐照量（眼照耀限值）断定眼镜所需最小光密度值，并据此选择适宜防护镜。

（二）二级预防

严格实施激光作业的卫生标准，限制接触振动的强度和时间，有效保护作业工人的健康。国家职业卫生标准《工作场所有害因素职业接触限值　第2部分：物理因素》（GBZ 2.2—2007）规定了接触限值。《工作场所物理因素测量　第4部分：激光辐射》（GBZ/T 189.4—2007）规定了激光接触测量方法，见表13-7。

表13-7　眼直视激光束的职业接触限值

光谱范围	波长/nm	照射时间/s	照射量/（$J\cdot cm^{-2}$）	辐照度/（$W\cdot cm^{-2}$）
紫外线	200~308	10^{-9}~3×10^{4}	3×10^{-3}	
	309~314	10^{-9}~3×10^{4}	6.3×10^{-2}	
	315~400	10^{-9}~10	$0.56t^{1/4}$	
	315~400	10~10^{3}	1.0	
	315~400	10^{3}~3×10^{4}		1×10^{-3}

续表

光谱范围	波长 /nm	照射时间 /s	照射量 /(J·cm^{-2})	辐照度 /(W·cm^{-2})
可见光	400~700	10^{-9}~1.2×10^{-5}	5×10^{-7}	
	400~700	1.2×10^{-5}~10	$2.5t^{3/4} \times 10^{-3}$	
	400~700	10~10^{4}	$1.4C_B \times 10^{-2}$	
	400~700	10^{4}~3×10^{4}		$1.4C_B \times 10^{-6}$
红外线	700~1 050	10^{-9}~1.2×10^{-5}	$5C_A \times 10^{-7}$	
	700~1 050	1.2×10^{-5}~10^{3}	$2.5C_A t^{3/4} \times 10^{-3}$	
	1 050~1 400	10^{-9}~3×10^{-5}	5×10^{-6}	
	1 050~1 400	3×10^{-5}~10^{3}	$12.5t^{3/4} \times 10^{-3}$	
	700~1 400	10^{4}~3×10^{4}		$4.44C_A \times 10^{-4}$
远红外线	1 400~10^{6}	10^{-9}~10^{-7}	0.01	
	1 400~10^{6}	10^{-7}~10	$0.56t^{1/4}$	
	1 400~10^{6}	>10		0.1

注:t 为照射时间。

工作人员就业前、在岗期间和离岗时应作健康检查,以眼睛为重点。主要内容包括工人的一般健康状况,眼部的专科检查情况,主要包括角膜、晶状体和视网膜的健康情况。

目标疾病为职业性激光所致眼(角膜、晶状体、视网膜)损伤。其诊断、健康检查等参考致《职业性激光所致眼(角膜、晶状体、视网膜)损伤的诊断》(GBZ 288—2017)。

(三)三级预防

激光的职业损伤主要为急性损伤。激光受伤的患者保持安静,并平卧,充分休息,眼睛避光保护。如有出血、渗出,采取妥善措施,促使吸收。可使用维生素、能量制剂,必要时采用药物治疗,也可采用活血、化瘀、消肿的中药治疗。

1. 对于激光眼损伤治疗的药物治疗主要为激素类、神经保护和细胞因子等三方面。

(1)激素类:主要包括皮质固醇类激素药物(甲泼尼龙)和人重组红细胞生成素等药物。

(2)神经保护剂:主要包括谷氨酸受体阻滞剂地佐环平和 PN-277 等药物。

(3)细胞生长因子:主要为碱性成纤维细胞生长因子和色素上皮衍生因子等。

2. **中草药治疗** 丹参和黄芩等。

(陈青松 严茂胜 韩 承)

第五节 减压病的三级预防

减压病是物理因素所致职业病中的一种,有潜水作业、沉箱作业、特殊的高空飞行史,且未遵守减压规定,并出现氮气泡压迫或血管栓塞症状和体征者,均应考虑为减压病。该病的

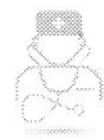

主要特点是人体组织和血液中原来溶解的氮气，游离为气相，形成气泡，导致血液循环障碍和组织损伤。流行病学调查显示，休闲潜水减压病发病率为 0.02%~0.04%，科学潜水减压病发病率小于 0.01%，商业和军事潜水减压病发病率约为 0.01%~3.53%。

一、减压病概述

（一）减压病定义

减压病（decompression sickness，DCS）旧称沉箱病（caisson disease）、潜水员病（diver disease），是指人体在高气压环境下停留一定时间后，在转向正常气压时，因减压过速，气压降低幅度过大所引起的一种疾病。此时人体组织和血液中原来溶解的氮气，游离为气相，形成气泡，导致血液循环障碍和组织损伤。减压病是《职业病分类和目录》中的一种。

（二）减压病主要接触作业

减压病多发生于水下施工、打捞沉船、潜艇人员脱险离艇上浮或建筑地下工程、高压氧舱作业以及高空飞行等。在作业过程中，如果遇到气压降低幅度过大的情况，可能会导致该病的发生。

（三）减压病发病机制

1. 组织内气泡的形成　在高气压环境下工作（呼吸空气），空气中的氮气与氧气同时从肺泡弥散到肺毛细血管血液内，血流运送到周围组织的毛细血管，然后弥散并溶解在组织内，称氧的饱和过程。随时间延长氮在体内的饱和度逐渐增加。在高压环境中已达一定程度氮饱和，在返回原压力环境后，由于外界 PH_2 低于体内 PH_2，溶解在体内多余的氮气，必须慢慢弥散到毛细血管血液内，随血流运送到肺，在弥散到肺泡，呼出体外，这个过程称脱饱和。氮的脱饱和和氧的脱饱和过程相同，只是方向相反（参考“惰性气体在体内的饱和”）。虽然人体氮的脱饱和过程有过饱和安全特性，但如果减压速度过快，超出了过饱和的安全范围，组织内多余的氮来不及经血液运送到肺，从肺呼出，以致在体内形成气泡，造成减压病。气泡的产生速度很快，几分钟甚至几秒钟就可形成。

2. 气泡的致病机制　当人体由高气压环境逐步转向正常气压时，体内多余的氮便由组织中释放而进入血液，并经肺泡逐渐缓慢地排出体外，无不良后果。当减压过速，氮就无法继续维持溶解状态，于是在几秒至几分钟内游离为气相，以气泡形式聚积于组织和血液中；减压越快，产生气泡越快速，聚积量也越多。在脂肪较多而血循环较少的组织中，如脂肪组织、外周神经髓鞘、中枢神经白质、肌腱和关节囊的结缔组织等，脱氮困难。除了血管内的气泡外，氮气泡往往聚积于血管壁外，挤压周围组织和血管，并刺激神经末梢，甚至压迫、撕裂组织，造成局部出血等症状。在脂肪少而血流通畅的组织中，氮气泡多在血管内形成栓塞，阻碍血液循环。氮气泡还可引起血管痉挛，导致远端组织缺血、水肿及出血。根据栓塞部位及其所引起的组织营养障碍程度和时间长短，产生一系列症状。血管内、外气泡继续形成，造成组织缺氧及损伤，细胞释放出钾离子、肽、组胺类物质及蛋白水解酶等，后者又可刺激产生组胺及 5- 羟色胺，致使血管平滑肌麻痹，微循环血管阻塞等，进而减低组织与体液内氮的脱饱和速度。又因液气界面作用，可继发引起一系列病理生理反应，使减压病的临床表现显得很复杂。

骨骼是一个不能扩张的组织。股骨、肱骨、胫骨等长骨内黄骨髓含脂量高，血流很缓慢，

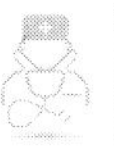

减压时会产生大量气泡，直接压迫骨骼内的血管；骨骼营养血管内也有气栓与血栓，容易造成局部梗死，最终缓慢地引起无菌性的缺血性骨坏死（dysbaric osteonecrosis）或无菌性骨坏死。此外，脂肪栓塞、血小板凝聚、气体引起渗透压改变和自体免疫等在骨坏死中也起一定作用。

（四）减压病临床表现

绝大多数患者症状发生在减压后 1~2h 内，长者达 6h 甚至 36h。减压越快，症状出现越早，病情也越重。减压病分为急性减压病和减压性骨坏死。急性减压病可以累及皮肤、骨骼、神经、循环、消化等多系统；减压性骨坏死一般属于慢性病变，主要病变在股骨、肱骨和胫骨。

1. **皮肤瘙痒、丘疹、大理石斑纹** 瘙痒可发生在局部或以皮下脂肪较多处为重，主要由于气泡刺激皮下末梢神经所致。由于皮肤血管被气泡栓塞，可见缺血（苍白色）与静脉淤血（青紫色）共存，而呈大理石斑纹。大量气体在皮下组织聚积时，也可形成皮下气肿。

2. **肌肉骨骼系统** 约 90% 的病例出现肢体疼痛。轻者有劳累后酸痛，重者可呈搏动、针刺或撕裂样难以忍受的剧痛。患肢保持弯曲位，以求减轻疼痛，又称屈肢症或弯痛（bends）。疼痛部位在潜水作业者以上肢为多，沉箱作业则以下肢为多，主要由于深度较大，时间较长且劳动强度较大之故。局部检查并无红肿和明显压痛。

减压性骨坏死（无菌性骨坏死）常在 X 线摄片时发现，其发病与潜水员工龄、年龄、潜水深度、下水频度、水下劳动强度、水下停留时间、出水减压程序和多次患过急性减压病明显有关，发病率在 11.5%~63.76% 之间。如累及骨关节面时，能引起明显疼痛和活动障碍。

3. **神经系统** 大多损害在脊髓，因该处血流灌注较差，特别是在供血较少的胸段。可发生截瘫，四肢感觉及运动功能障碍，甚至尿潴留或大小便失禁等。如不及时进行有效治疗，病变可长期存在。由于脑部血液供应丰富，脑部病变较少。如脑部血管被气泡栓塞，可产生头痛、眩晕、呕吐、运动失调、偏瘫，重者出现昏迷甚至死亡。特殊感觉器官受累可产生内耳眩晕综合征、神经性耳聋、复视、视野缩小、视力减退等。

4. **循环、呼吸系统** 血循环中有大量气体栓塞时，可引起心血管功能障碍，如脉搏增快、黏膜发绀等，严重者并发低血容量性休克。淋巴管受侵，可产生局部水肿。如大量气体在肺小动脉及毛细血管内栓塞时，可引起肺梗死或肺水肿等。

5. **其他** 如大网膜、肠系膜及胃血管中有气泡栓塞时，可引起腹痛、恶心、呕吐或腹泻甚至肠穿孔、肠麻痹等。患者也可有发热。也有致耳气压伤的报道，患者双耳耳鸣、耳闷、听力下降，双耳纯音气导电测听检查显示其听阈位移明显。

大深度氦氧饱和潜水中，引起高压神经综合征易致神经冲动及痉挛，且对潜水员的神经和心理产生影响，如对认知能力显著下降。在高压下，心动过缓，肺功能降低。精液质量发生变化以及某些激素水平和免疫指标下降。

二、减压病的三级预防

（一）一级预防

1. **相关法律、法规及标准制定与完善** 《职业病分类和目录》（国卫疾控发〔2013〕48号）中将减压病列为物理因素所致职业病中的一种。GBZ 188—2014 职业健康监护技术规

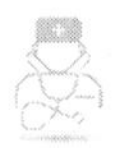

范对压力容器作业上岗前、在岗期间职业健康检查做了明确规定。GB 20827—2007 职业潜水员体检健康检查对潜水作业体格要求做了详细规定。

2. **生产工艺和生产设备改进与完善** 技术革新采用管柱钻孔法及沉井代替沉箱，使工人在常压下工作，从根本上消灭减压病。氮氧潜水（nitroxic diving，含氮 67.5%、氧 32.5%）可缩短减压时间，有利于预防减压病。

3. **个体防护措施** 潜水作业现场必须预置加压舱。

4. **职业卫生管理**

(1) 严格遵守减压规则严禁快速回升。潜水作业严格管理，通过培训让潜水人员认识其作业规程标准化的重要性，重视水中上升的程序。注意水下作业时间、上升速度和安全（减压）停留等关键要求，上升速度以 8m/min 为宜。越低的上升速度可使潜水员有越多的时间让肺适应不同的压力，以避免肺受伤（破裂）引起的空气栓塞。

减压过程中，吸入二氧化碳越多，减压病发病率也越高，因此，降低二氧化碳浓度十分重要。国外有人建议在隧道中空气成分的最低要求：氧 20%~22%、甲烷<10%、二氧化碳<2 000ppm、一氧化碳<20ppm、油或颗粒物 5mg/m^3。

(2) 进行潜水员就业前定期及下潜前体检。由于减压性骨坏死可以在停止潜水作业 2 年后才在 X 线上出现阴影，因此，脱离高气压作业者进行健康检查的期限应延长至 3 年，如果发现可疑病灶，应检查到确诊为止；如果确诊为减压性骨坏死，以后应每年检查一次。凡患有听觉器官、心血管系统、消化系统、呼吸系统、神经系统以及皮肤疾病，均不宜从事高压环境工作。重病后、体力衰弱者、远期骨折者、嗜酒者及肥胖者也均列为就业禁忌。

5. **职业健康教育**

(1) 对潜水员尤其是新潜水员，要进行医学防治知识教育，使潜水员了解减压病的发病原因及预防方法。

(2) 养成良好卫生习惯，建立合理生活制度。工作前应充分休息，防止过度疲劳；不饮酒和少饮水。工作后应立即脱下潮湿的工作服，饮热茶，洗热水浴，在温暖的室内休息半小时以上，以促进血液循环，使体内多余的氮加速排出。

(3) 每日应保证高热量（一般每日约 3 600~4 000kcal）、高蛋白、中等脂肪饮食，并适当增加各种维生素，尤其是维生素 E。

6. **上岗前职业健康检查** 《职业健康监护技术规范》（GBZ 188—2014）中规定了压力容器岗前体检内容。目标疾病为职业禁忌证：红绿色盲；2 级及以上高血压（未控制）；癫痫；晕厥、眩晕症；双耳语言频段平均听力损失>25dB；器质性心脏病或心律失常。检查内容：①症状询问：重点询问有无耳鸣、耳聋、中耳及内耳疾病史，近一年内有无眩晕、晕厥发作史。②体格检查：内科常规检查；耳科常规检查；眼科常规检查及色觉。③实验室和其他检查：必检项目包括血常规、尿常规、心电图、血清 ALT、纯音听阈检查；选检项目包括脑电图（有眩晕或晕厥史者）、动态心电图、心脏超声检查。

（二）二级预防

1. **职业病危害因素的识别与检测** 加压作业要确保压力显示系统的正常运行，遇到气压降低幅度过大的情况，可能会导致该病的发生。对加压作业的人员及时跟踪，一旦结束作业，要对作业人员进行问询和检查，如果出现氮气泡压迫或血管栓塞症状和体征者，均应考虑为减压病。

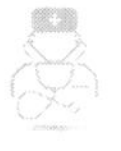

2. **职业健康检查**　严格按照《职业健康监护技术规范》(GBZ 188—2014)对压力容器作业进行在岗期间职业健康检查。

在岗期间职业健康检查目标疾病为职业禁忌证：除红绿色盲外，其余同岗前体检一样(压力容器作业属危险性作业，在岗期间定期健康检查的目的是随时发现可能发生的职业禁忌证，保证作业安全)。检查内容与岗前体检一样。健康检查周期为2年。

3. **职业病的诊断与鉴定**　有潜水作业、沉箱作业、特殊的高空飞行史，且未遵守减压规定，并出现氮气泡压迫或血管栓塞症状和体征者，均应考虑为减压病。可参见国家职业病诊断标准《职业性减压病的诊断》(GBZ 24—2017)。

急性减压病依据症状轻重可分成轻度、中度和重度三级。轻度表现为皮肤症状，如瘙痒、丘疹、大理石样斑纹、皮下出血、水肿等；中度主要发生于四肢大关节及其附近的肌肉关节痛；重度为凡出现神经系统、循环系统、呼吸系统和消化系统障碍之一者。

采用多普勒(Doppler)气泡检测仪能在症状未发生前，就及时在心前区大血管内发现流动气泡。本病疼痛症状须与一般外伤和炎症相鉴别。其他潜水疾病如肺气压伤、急性缺氧、氧中毒及氮麻醉等必须与潜水减压病鉴别。

减压性骨坏死诊断，除了高气压作业史外，多数还有急性减压病史，X线片见到主要发生于肱骨、股骨及胫骨关节坏死表现，要经综合分析，并排除骨岛等正常变异和其他骨病。

对减压性骨坏死的常规诊断用X线片检查。进行闪烁骨扫描显影或γ照相摄影，可较早发现一些在X线片上未能查到的病灶，但不能显示囊变与钙化病灶。CT较常规X线片检查更为确切，在早期骨坏死，CT更清楚地显示骨小梁囊变，也更易查出结构不清。常规X线片加上CT，仍为目前最容易和最有用的诊断减压性骨坏死的方法。MRI能查出早期骨损伤，可用于检查不确切的X线片，还可查出脊髓减压病的病变以及动脉气栓对脑的损伤。

(三) 三级预防

减压病三级预防主要是给予患者积极治疗和促进康复的措施。

1. 特效治疗及时送入加压舱中再加压治疗减压病是唯一有效的方法，可使90%以上的急性减压病获得治愈。加压治疗越早越好，以免时间过久招致组织严重损害而产生持久的后遗症。患者出舱后，应在舱旁观察6~24h；如症状复发，应立即再次加压治疗。

2. 加压治疗只能排除气泡的栓塞作用，难以解决继发的生化变化及功能障碍。药物作为辅助疗法，一般应在减压病刚发病时就给药。常用药物有血液扩容剂如低分子右旋糖酐、血浆和生理盐水，除了使血液扩容外，尚可抑制血小板黏附和聚集，减少血小板因子的活性，从而阻止血凝，改善症状和体征。乙醇不但是有效的消泡剂，还能抑制血小板黏附到气泡壁上，使血小板以气泡壁上解离下来，血小板数明显上升。因此，潜水员出水后迅速饮50度白酒75~150g治疗急性减压病，在无加压舱的边远地区更有实际意义。小剂量阿司匹林可抑制血小板的聚集和释放作用，在减压病的加压治疗基础上应用抗血小板药如GP Ⅱb/Ⅲa受体拮抗剂替罗非班等可防止血栓形成。肾上腺糖皮质激素可恢复毛细血管的正常通透性，减少血浆渗出，缓解脑和脊髓水肿。

3. 对症治疗如有肌肉关节痛，在加压后，可进行全身热水浴，并可用按摩及理疗等。有气急者，除再加压外，须保持安静，适量给氧吸入以及并发症的治疗。

(刘义涛)

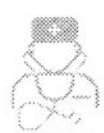

第六节　高原病的三级预防

高原病亦称高山病、高原适应不全，是指人体进入高原低氧环境下发生的一种特发性疾病。返回平原后迅速恢复为其特点。本病常在海拔 3 000m 以上高原发病。致病因素主要是缺氧、寒冷、干燥、太阳辐射、疲劳，营养不良也可促进本病发生。高原病根据发病时间分为急、慢性两种，分型虽未完全统一，但一般采取下列方法分型。高原病是物理因素所致职业病中的一种，近些年鲜有报道。但是随着青藏高原民航建设、高原旅游业的兴起和国家西部大开发战略的实施以及国防建设、国家体育事业的需要，大量来自平原的务工人员、建设者、旅游者、军人和运动员等相关人员进入高原，未来很有可能会使我国高原地区的慢性高原病公共卫生问题变得突出，严重者会制约劳动力、地区建设和经济发展。

一、高原病概述

(一) 高原病定义

长期生活在低海拔地区的人，快速进驻海拔 3 000m 以上的高原地区后，人体的呼吸、循环、血液、内分泌及中枢神经系统在短时间内受缺氧及低压、寒冷、干燥、强紫外线等高原环境因素影响，出现头昏、头痛、恶心、呕吐等一系列综合征，称为高原病（highaltitude sickness）或高原适应不全症，或称高山病（mountain sickness）。严重者可出现高原肺水肿、高原脑水肿危及生命。

(二) 高原病主要接触作业

在海拔 3 000m 以上的高原作业的所有工种，且连续工作一段时间。

(三) 高原病发病机制

低氧性肺动脉高压是高原适应生理的重要环节，而显著的肺动脉高压又是各型高原病的重要发病机制。

高原地区，大气与肺泡中氧分压之差随着海拔的增加而缩小，直接影响肺泡气体交换、血液携氧和结合氧在组织中释放的速度，致使机体供氧不足，产生缺氧。久居高原者，机体逐渐在神经体液的调节下，各种功能相应的改变，以适应高原地区特殊的自然条件，尤其是呼吸和循环系统更为明显。初登高原者，由于低氧而通道外周化学感受器（主要为颈动脉窦），间接刺激呼吸中枢引起早期通气增加，机体可吸入更多的氧气以进行代偿。此过程即人体对高原低氧的适应过程，约需 1~3 个月可逐渐过渡到稳定适应，称为高原习服。个体的适应差异极大，一般在海拔 3 000m 以内能较快适应；4 200~5 330m 仅部分人，且需较长时间才能适应；5 330m 左右为人的适应临界高度，易于发生缺氧反应。除海拔高度外，登高速度与劳动强度也能影响高原反应的发生速度和严重程度。寒冷、饥饿（低血糖）、疲劳、精神因素、身体素质差或患上呼吸道感染、心血管疾病、代谢障碍、呼吸及神经系统疾病者易诱发高原病。高原病与海拔高度、停留高原时间、个体差异等因素有明显关系。

急性高原病的发生机制尚不完全清楚。低氧引起神经激素释放和血流动力学变化，继

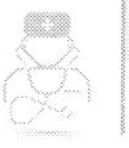

之微血管床灌注过度，毛细血管流体静压增加、毛细血管渗出，水肿随即发生。低氧诱导脑血管舒张或其血管舒张效应物如一氧化氮通过激活微血管系统产生头痛，头痛又引起其他症状如恶心、不适，这些就是所谓高原反应。另一种解释是轻度脑水肿引起了高原病的早期症状。两者孰因孰果尚不明确。证据表明，所有到达一定高度的人均存在脑容量增加。急性高原病可能与个体对脑血管扩张的代偿或调节能力失代偿有关。缺氧可引起肺小静脉血管收缩，阻力增加，导致肺动脉高压；又可使肺毛细血管通透性增高，加上缺氧引起的淋巴循环障碍，最终促发肺水肿。血流动力学因素，如持续的血管舒张、脑自主调节受损、脑毛细血管压增高均可能促进水肿形成。低氧诱导的血脑屏障生化学改变可能也很重要，血管内皮生长因子、可诱导的一氧化氮合酶、缓激肽等可能在此过程中起了重要的介导作用

（四）高原病临床表现

1. 急性高原病

（1）急性高原反应：由低海拔地区进驻高海拔地区数小时到数天内出现头痛、头昏、恶心、呕吐、胸闷、气短、发绀、乏力、食欲缺乏、睡眠障碍、尿少等，经休息或对症处理后，上述症状数日内可缓解或消失。

（2）高原肺水肿：发病率约为 3%~5%。近期抵达海拔 3 000m 以上高原，具有以下表现之一者：静息状态时出现呼吸困难、发绀、咳嗽、咳白色或粉红色泡沫状痰；胸部 X 线检查显示，以肺门为中心向单侧或双侧肺野的片状或云絮状阴影，常呈弥漫性、不规则分布，亦可融合成大片状；可见肺动脉高压及右心增大征象。病理检查双肺有散在片状出血区，肺泡内有纤维蛋白渗出和透明膜形成，毛细血管极度扩张、充血，并在其内有微血栓形成。

（3）高原脑水肿：又称高原昏迷或高原脑病。发病率低，约为 0.5%，较易引起死亡。见于快速进入 4 000m 以上（少数人可在海拔 3 000m 即可发生）高原者，发病急，多在夜间。具有以下条件之一者可诊断为急性高原脑水肿：①剧烈头痛、呕吐，可伴有不同程度精神症状，如表情淡漠、精神抑郁或欣快多语、烦躁不安，或有步态蹒跚、共济失调。②不同程度的意识障碍，如嗜睡、朦胧状态、意识障碍甚至昏迷，可出现脑膜刺激征、锥体束征。③眼底检查出现视盘水肿和 / 或视网膜渗出、出血。尸检证明弥漫性脑水肿并伴有微量出血。

2. 慢性高原病　通常发生在年龄 20~50 岁的男子。按临床表现又分为 5 种类型，但各类型间表现互有交叉，大多数病例是以肺动脉高压和心脏改变为主的混合型。

（1）慢性高原反应：有些患者虽在高原居住一定时间，但高原反应症状始终迁延存在，常出现神经衰弱综合征，有时可有心律失常或短暂性昏厥。

（2）高原心脏病：以小儿为多见，由于对缺氧的代偿能力较差，缺氧引起肺血管痉挛、硬化，使肺动脉压增高。右心室因持续负荷过重而增大，导致右心衰竭。此外，血压增高及血液黏稠度增加等也影响左心室，造成整个心脏肥大和全心衰竭。缺氧也可导致心肌细胞的水肿、灶性坏死和心肌纤维断裂等。临床症状小儿有发绀、气急、水肿、阵发性咳嗽、夜啼、精神萎靡等。成人有心悸、咳嗽、发绀、水肿、体力衰退等。X 线检查时，小儿心脏常呈弥漫性或球形扩大，成人的肺动脉明显突出，肺动脉主干直径常大于 1.5cm。尸检见右心心肌变性，肌纤维广泛断裂，间质增生水肿，肺小动脉中层肌肉增厚，肺动脉干弹力纤维消失。转低地后，症状和体征减轻或消失。高原心脏病的分级：

1）轻度：肺动脉平均压 > 20mmHg 或肺动脉收缩压 > 30mmHg，且胸部 X 线片、心电图、超声心动图检查有一项以上显示右心增大。

2）中度：肺动脉平均压>40mmHg或肺动脉收缩压>60mmHg，右心增大，活动后乏力、心悸、胸闷、气促，并有发绀、轻度肝大、下垂性水肿，肺动脉瓣第二心音亢进或分裂。

3）重度：肺动脉平均压> 70mmHg或肺动脉收缩压>90mmHg，稍活动或静息时出现心悸、气短、呼吸困难，明显发绀、肝大、下垂性水肿、少尿等。

（3）高原红细胞增多症：红细胞与血红蛋白增多是一种代偿功能。久居高原，缺氧刺激使红细胞生成素增多；β_2-肾上腺素能受体参与红细胞生成素的产生。海拔越高，居留时间越久，其红细胞也越多。红细胞增多，则引起血液黏稠度增高。全血比黏度增高，致循环阻力增加，加重心脏负荷和组织缺氧，产生一系列症状。诊断标准：海拔2 500m以上，男性Hb≥210g/L，女性Hb≥190g/L；海拔2 500m以下，男性Hb≥180g/L，女性Hb≥160g/L。诊断分级按照症状、体征记分，以确定分级，具体参见国家职业病诊断标准GBZ 92—2008附录A。紧急治疗可以考虑静脉放血300~400mL，仅可使症状暂时缓解，以转低海拔地区治疗为宜。

（4）高原高血压症：初到高原血压升高，主要由于缺氧使小血管收缩、痉挛，循环外周阻力增高，心率加速，循环时间缩短之故。移居高原1年内为适应不稳定期，血压波动明显，而以升高者居多。肾素分泌增加，血液黏稠度增高等，均可能对高血压形成有影响。临床表现与慢性高原反应相似，主要为神经衰弱综合征，很少引起心、肾损害。返回低地后，血压很快恢复正常。

（5）高原低血压症：我国患病率为10%左右。临床表现为神经衰弱综合征。发病原因与长期低氧所致组胺含量增多以及肾上腺皮质功能减退有关。久居和世居高原者的醛固酮分泌量显著减少，从而导致血压偏低。多数不需特殊治疗，对症状明显者可酌情对症处理。

二、高原病的三级预防

（一）一级预防

1. 相关法律、法规及标准制定和完善　《职业病分类和目录》（国卫疾控发〔2013〕48号）中将高原病列为物理因素所致职业病中的一种。职业健康监护技术规范（GBZ 188—2014）对高原作业上岗前、在岗期间、应急健康检查、离岗时职业健康检查做了明确规定。

2. 职业卫生管理

（1）防止急性高原病最好的办法是逐渐登高、逐渐适应。升至海拔2 500m以上高度后每24h内的上升高度不能超过600m，每增加600~1 200m就应增加1d时间适应。

（2）对进入高原地区人员，应进行全面体格检查。凡孕妇及有明显心、肺、肝、肾等疾病，高血压Ⅱ期，患有癫痫、严重神经衰弱，消化道溃疡活动期，严重贫血者，不宜进入高原地区。

3. 职业健康教育

（1）药物预防可适当采用载氧适应，即在驻地出发前1d或当天，腰间皮下注氧600~1 200mL效果肯定，这是急进高原人群或部队集团人群的首选应急措施。载氧加药物预防急性高原病的效果更好。乙酰唑胺0.25g口服，每日2~4次，上山前2d起服至登高原后3d。多种中药，如红景天、丹参、藏天露泡腾片、复方党参片、参芪花粉片、丹参滴丸、诺迪康胶囊等，可防止急性高原病发生，但缺乏严格的临床研究。

（2）初入高原时应多食碳水化合物类、多种维生素和易消化食品。禁止饮酒。减少体力

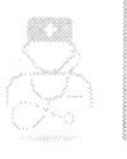

劳动，以后视适应程度逐步增加劳动量。注意保暖，防止急性上呼吸道感染。有高山病症状者，睡眠时最好采取半卧位，以减少右心的静脉回流和肺毛细血管充血。

4. 上岗前职业健康检查 《职业健康监护技术规范》(GBZ 188—2014)中规定了高原作业岗前体检内容。目标疾病为职业禁忌证：中枢神经系统器质性疾病；器质性心脏病；2级及以上高血压或低血压；慢性阻塞性肺疾病；慢性间质性肺病；伴肺功能损害的疾病；贫血；红细胞增多症。检查内容为①症状询问：重点询问有无血压、心脏病、造血系统及中枢神经系统疾病史等。②体格检查：内科常规检查：重点检查心血管和呼吸系统；神经系统常规检查；眼科常规检查及眼底。③实验室和其他检查：必检项目包括血常规(包括红细胞压积)、尿常规、心电图、血清 ALT、胸部 X 线摄片、肺功能；选检项目包括超声心动图、头颅 CT 检查。

(二) 二级预防

1. 职业环境危害因素的识别与检测 通过手机软件和查阅资料确定作业环境的海拔。初入高原者注意早期症状，及时就医阻止进展。一旦出现剧烈头痛、频繁呕吐、烦躁等，要立即就医。患者应绝对卧床休息，尽早吸氧，严密观察，并高度警惕和防范高原肺水肿。

2. 职业健康检查 按照《职业健康监护技术规范》(GBZ 188—2014)的要求进行在岗期间、应急、离岗时职业健康检查。

(1)在岗期间职业健康检查：目标疾病为职业病：职业性慢性高原病；职业禁忌证：除红细胞增多症外，与岗前体检一样。检查内容为症状询问：重点询问头痛、头晕、乏力、睡眠障碍、发绀、心悸、胸闷、呼吸困难、咳嗽等症状；体格检查：同岗前体检；实验室和其他检查必检项目：血常规(包括红细胞压积)、尿常规、心电图、胸部 X 线摄片、肺功能；选检项目：超声心动图。健康检查周期：1 年。

(2)应急体检职业健康检查：检查对象为急速进抵 4 000m 以上(少数人可在海拔 3 000m 以上)高原，因严重低气压性缺氧，发生以呼吸和中枢神经系统损害为主的职业人群。目标疾病：急性高原病。检查内容为症状询问：有无剧烈头痛、呕吐、呼吸困难、发绀、咳嗽、咯白色或粉红色泡沫痰等；体格检查包括神经系统检查：重点检查有无精神症状和意识障碍如表情淡漠，精神忧郁或欢快多语、烦躁不安、嗜睡、朦胧状态、意识浑浊甚至昏迷，有无脑膜刺激征，锥体束征等；眼科检查：重点检查眼底有无视乳头水肿和/或视网膜渗血、出血；实验室和其他检查必检项目：血常规(包括红细胞压积)、尿常规、心电图、胸部 X 线摄片；选检项目：肺功能、超声心动图。

(3)离岗时职业健康检查：目标疾病职业病为职业性慢性高原病，检查内容：同在岗期间职业健康检查。

3. 职业病的诊断与鉴定 诊断高原病应具备以下条件：进入高原，或者由低海拔地区进入更高地区后发病；急性高原病症状随海拔的增高而加重，进入海拔较低的地区而缓解，氧疗有效；慢性高原病异地治疗大多有效；排除有类似症状的其他疾病。具体操作参考《职业性高原病诊断标准》(GBZ 92—2002)。

(三) 三级预防

高原病的三级预防主要是给予患者积极治疗和促进康复的措施。

急性高原反应多发生在 24h 内，一般在 1~2 周内即能适应，症状自行消失。症状重者可对症治疗，采用乙酰唑胺 0.25g 口服，每日 2~4 次，上山前 2d 起服至登高原后 3d。此外，可用适量镇静剂、各种维生素以及氨茶碱等。

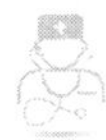

增加肺泡和动脉氧供是高原肺水肿的最佳治疗手段。吸氧或降低海拔高度可增加动脉氧分压、减少肺动脉压，亦有利于脑组织功能改善。因此降低海拔高度、补充氧气或两者并用几乎总是有效的。早期充分吸氧，氧流量约每分钟 6~8L。有肺水肿者，绝对卧床休息，保暖，有条件时使用高压氧。防止上呼吸道感染。严禁大量饮水。呋塞米（速尿）20~40mg 立刻静脉注射或 40~80mg 口服，每日 2 次，为期 2~3d。利尿期间宜补钾并观察脱水情况。有烦躁不安和呼吸频率加快时，可用吗啡 15mg 静脉注射；也可采用 0.25g 氨茶碱溶于 50% 葡萄糖液 40mL 缓慢静脉注射。静脉缓慢滴入氢化可的松可减少毛细血管渗出及解除支气管痉挛。如症状仍不缓解，可采用气管插管，持续性正压通气并充分给氧。有呼吸和心力衰竭时，应立即采用相应治疗，病情稳定后，转至海拔较低处。

高原肺水肿治疗应首先连续给氧（95% 的氧和 5% 的二氧化碳），清醒后仍应间断给氧。应用高渗葡萄糖、甘露醇、肾上腺糖皮质激素、细胞色素 C 等积极治疗以减轻脑水肿，降低脑细胞代谢，提供能量以促进恢复。可酌情使用中枢神经兴奋剂如盐酸山梗菜碱（洛贝林）、尼可刹米（可拉明）等。注意水、盐和电解质平衡以及必要的抗感染措施。必要时可采用气管插管，过度通气，使降低颅压。病情稳定后转至低地继续治疗。

高原心脏病治疗重点是纠正心力衰竭和防治感染，高原红细胞增多症紧急治疗可以考虑静脉放血 300~400mL，仅可使症状暂时缓解，以转低海拔地区治疗为宜。高原低血压症多数不需特殊治疗，对症状明显者可酌情对症处理。

（刘义涛　韩　承）

第七节　航空病的三级预防

航空病是减压病的一种类型，又称高空减压病。人自地面迅速上升到 8 000m 以上高空，即由正常的一个大气压上升至低于一个大气压而又无适当防护的空间，空气中氮分压骤然下降，体液和组织中释放出的氮不能及时排出体外，而存留在组织和血液中，形成气泡。某医院住院飞行人员疾病调查与分析发现航空病在飞行人员常见病中排名第六，平均发病年龄 33 岁。航空病是物理因素所致职业病的一种。

一、航空病概述

（一）航空病定义

航空病是指由于航空飞行环境中的气压变化，所引起的航空性中耳炎、航空性鼻窦炎、变压性眩晕、高空减压病、肺气压伤等 5 种疾病，航空病是飞行环境中大气压力超长变化引起的一种物理性损伤，根据气压变化、损伤的部位和程度，可引起不同的临床表现，而对于航空病的患者来说，则可能出现其中一种或多种损伤表现。

（二）航空病主要接触作业

在航空飞行环境中工作的航空人员均有机会接触前述气压变化，包括驾驶员、领航员、飞行机械员、飞行通信员、乘务员、航空安全员、空中交通管制员、飞行签派员。

（三）航空病发病机制

航空病的发病机制比较复杂，包括在大气层和外层空间飞行时外界环境因素（如低压、缺氧、宇宙辐射等）以及飞行因素（如超重、失重等）对人体生理功能的影响，还涉及个体反应性等问题。此外，不同类型的航空病，具体发病机制也不相同。

1. **航空性中耳炎** 是在飞机下降时出现的一种中耳气压损伤，是飞机由高空向下降落时，因外界气压增大压迫耳道的鼓膜内移所造成。故其主要表现是耳内不适、双耳胀闷或胀痛、耳鸣、眩晕。

2. **压变性眩晕** 是在飞行中产生的各种加速度（包括直线加速度）所致。在一般飞行条件下，前庭器官对于加速度引起的较小机械刺激并无明显反应；当加速度过大，或持续时间过长，或反复出现时，就会因累积效应形成过强刺激，特别是在转动系统中出现的惯性力（科里奥利力），均可能超过前庭器官的耐受阈限而引起眩晕。视感觉和运动感觉的矛盾、大脑皮层功能不良、视觉定向力受限和头部活动等也都是发病诱因；其他如身体衰弱、情绪不好、食欲不当、过度疲劳、长期停飞、消化器官和心血管系统功能障碍，也可能成为发病诱因。此外，飞机本身的机械稳定性、飞行员在舱内位置、舱内的卫生状况等，对发病也有影响。

3. **高空减压病** 是由于飞行过程中减压或降压过快而致，8 000m 高空大气压仅为 0.035MPa，飞机座舱内则保持正常（0.1MPa），舱内外压力比值为 2.85。如飞机座舱盖突然打开，机舱内压力从 0.1MPa 迅速降至 0.035MPa，而此时飞行员体内氮气过饱和系数为 2.85，已远远超过柯尔登定律所规定的过饱和安全系数（2.25），故氮气在血管和组织内形成气泡，造成气栓。气栓所在部位不同，临床症状也不同，缺氧则会增加减压病的发病率和严重度。

实际上，航空病的发病机制仍存在不少问题有待深入研究，特别是超重、失重状态对人体的影响，更是今后的探索热点。

（四）航空病临床表现

1. **航空性中耳炎** 主要表现为鼓膜内陷、充血、鼓室内血管扩张，黏膜肿胀，浆液或血液聚积，产生剧烈耳痛，并伴有听力障碍或耳鸣；严重时可发生鼓膜破裂或出现眩晕，引起失聪。影响因素主要是上呼吸道感染、鼻腔的变态反应性疾病及其他慢性炎症。

2. **航空性鼻窦炎** 主要症状是在飞行下滑时鼻窦区有剧烈疼痛，并可有反射性偏头痛、眼球胀痛、鼻分泌物增多或带血，严重时尚伴有流泪、眼结膜充血。

3. **变压性眩晕** 又称“空晕病”，多见于军机飞行，民航旅客的发病率一般不高，一般为 0.6% 左右，因为民航飞行重视舒适性，飞机尽量避免进入扰流区，设置和环境也比较舒适。该病可使飞行员精神涣散，工作能力下降，严重时，会使人极度疲惫，甚至完全失去执行任务的能力。主要症状是恶心、苍白、冷汗、呕吐等，尚可伴随唾液增多、头晕、头痛、发热和困倦等，症状多少和轻重程度与个体敏感性关。轻度变压性眩晕是在飞行或低气压暴露过程中出现的一过性眩晕，低于舱压检查时能重现眩晕症状，但不伴有神经性耳聋；如同时伴有神经性耳聋，则为重度变压性眩晕。

研究结果表明，梅尼埃病可能危及航空航天安全，航空航天则可能加重梅尼埃病的内耳损害。

4. **高空减压病** 为减压病的一种类型，是减压过速或降压幅度过大而引起的全身性疾病，大部分发生在 8 000m 以上高度，这一高度被视为航空病的临界高度。主要见于乘坐无加压座舱的飞行员，或加压舱密闭系统漏气；此外，飞行领航员、飞机工程师、客机服务员以

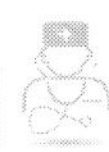

及特殊情况下的飞行员均可发生此病。高空减压病的临床表现比较复杂，主要症状有①皮肤症状：瘙痒、斑疹、丘疹或大理石样斑纹。②屈肢症：表现为肌肉、关节疼痛，多发生于上、下肢大关节，为酸、胀、撕扯、针刺或刀割样剧痛，位于深层，患肢保持屈位可减轻疼痛；局部无红、肿、热，用血压计气囊打气可缓解疼痛。③神经系统症状：脊髓受损可引起截瘫、感觉障碍。大小便失禁或潴留；脑部受损可引起头痛、感觉异常、颜面麻木、运动失调、轻瘫、偏瘫、语言障碍、记忆丧失、共济失调、情绪失常或体温升高，重者可昏迷、死亡；前庭系统受损引起眩晕、耳鸣、听力减退；视觉系统受累时可引起复视、斜视、视觉模糊、暂时失明、同侧闪光性偏盲、视野缺失或缩小等。④循环系统症状：发绀、脉搏细速、四肢发凉、心前区压榨感；严重者出现低血容量性休克、散播性血管内凝血、猝死。⑤呼吸系统症状：肺血管广泛气栓可伴有肺间质水肿及小支气管痉挛，引起胸部压迫感、胸骨后灼痛、不可抑制的阵发性咳嗽、呼吸困难，被称为“气哽”。⑥腹部脏器受累：可引起恶心、呕吐、上腹绞痛及腹泻。

5. **肺气压伤**　肺气压伤是指肺内压比外界压过高或过低，造成肺组织和肺血管撕裂，致使气体进入血管和相邻部位，产生气泡栓塞和气肿压迫等造成的疾病。当肺内压力与外界压力差超过 10kPa，肺实质就有可能造成损伤，轻者胸部不适、胸痛、咳嗽，重者可造成纵隔气肿和气胸。进入肺循环的空气气泡被转移到动脉血流还会引起不同程度的神经损伤。

二、航空病的三级预防

（一）一级预防

1. **相关法律、法规及标准制定与完善**　《职业病分类和目录》（国卫疾控发〔2013〕48号）中将航空病列为物理因素所致职业病中的一种。《职业健康监护技术规范》（GBZ 188—2014）对航空作业上岗前、在岗期间、离岗时职业健康检查做了明确规定。

2. **职业卫生管理**　低压舱上升高空耐力检查，用于发现高空减压病的易感人员。

3. **职业健康教育**

（1）变压性眩晕是平衡器官紊乱，身体适应较差的缘故，一般只要保持镇静，服些防晕车船药即可。如果知道自己可能会晕机，最好在登机前 15min 服药。

（2）有效措施是张嘴和吞咽。嚼吃是预防航空性中耳炎的最有效办法，嚼几粒糖果或几块口香糖使咽鼓管常开。若感觉症状仍未消除，可用拇指和食指捏住鼻子，闭紧嘴巴，用力呼气，让气流冲开咽鼓管进入中耳空气腔而消除耳闷、耳重、耳痛等症状。

（3）乘飞机前应用麻黄素滴鼻以减轻咽鼓管口黏膜肿胀；在飞机下降时，多作吞咽、咀嚼、打呵欠等动作，若感觉症状仍未消除，可用拇指和食指捏住鼻子，闭紧嘴巴，用力呼气，让气流冲开咽鼓管进入中耳空气腔而消除耳闷、耳重、耳痛等症状。如果感冒患者或者咽鼓管功能异常者乘坐飞机最好佩戴飞行减压耳塞，舒缓升降时产生的压力。

（4）在飞行中，飞行上升或下降使座舱内和鼻窦腔内气压急剧变化，造成鼻窦口阻塞，易引起剧烈头痛。这种症状被称为航空性鼻窦炎。上呼吸道感染者严禁飞行，患有鼻及鼻窦的急慢性疾病时应及时去航医室就诊矫治。如条件允许，复飞至原来的高度再缓慢下降也可减缓症状。

4. **上岗前职业健康检查**　《职业健康监护技术规范》（GBZ 188—2014）中规定了航空作业岗前体检内容。

一般条件：应具有正常的生理功能，良好的心理品质和社会适应能力。心理学测验成绩优良（平均分数以上）。

目标疾病为职业禁忌证：①活动的、潜在的、急性或慢性疾病；②创伤性后遗症；③影响功能的变形、缺损或损伤及影响功能的肌肉系统疾病；④恶性肿瘤或影响生理功能的良性肿瘤；⑤急性感染性、中毒性精神障碍治愈后留有后遗症；⑥神经症、经常性头痛、睡眠障碍；⑦药物成瘾、酒精成瘾者；⑧中枢神经系统疾病、损伤；⑨严重周围神经系统疾病及自主神经系统疾病；⑩呼吸系统慢性疾病及功能障碍、肺结核、自发性气胸、胸腔脏器手术史；⑪心血管器质性疾病，房室传导阻滞以及难以治愈的周围血管疾病；⑫严重消化系统疾病、功能障碍或手术后遗症，病毒性肝炎；⑬泌尿系统疾病、损伤以及严重生殖系统疾病；⑭造血系统疾病；⑮新陈代谢、免疫、内分泌系统疾病；⑯运动系统疾病、损伤及其后遗症；⑰难以治愈的皮肤及其附属器疾病（不含非暴露部位范围小的白癜风）；⑱任一眼裸眼远视力低于 0.7，任一眼裸眼近视力低于 1.0；视野异常；色盲、色弱；夜盲治疗无效者；眼及其附属器疾病治愈后遗有眼功能障碍；⑲任一耳纯音听力图气导听力曲线在 500Hz、1 000Hz、2 000Hz 任一频率听力损失不得超过 35dB 或 3 000Hz 频率听力损失不得超过 50dB；⑳耳气压功能不良治疗无效者，中耳慢性进行性疾病，内耳疾病或眩晕症不合格；㉑影响功能的鼻、鼻窦慢性进行性疾病，嗅觉丧失，影响功能且不易矫治的咽喉部慢性进行性疾病者；㉒影响功能的口腔及颞下颌关节慢性进行性疾病。

检查内容为：①症状询问：重点询问有无耳痛、听力减退、鼻窦区疼痛、眼胀痛、眩晕、头痛、胸痛、咳嗽、呼吸困难等症状。②体格检查：内科常规检查；外科常规检查；精神科常规检查；神经系统常规检查：重点检查深浅感觉，膝腱反射，自主神经系统以及运动功能检查。③眼科常规检查及眼底，色觉。④耳科常规检查。⑤口腔科常规检查。⑥鼻及咽部常规检查。⑦实验室和其他检查必检项目：血常规（包括红细胞压积）、尿常规、心电图、血清 ALT、耳气压功能（包括耳听诊管检查和捏鼻鼓气检查）、嗅觉检查、胸部 X 线摄片、肺功能、纯音听阈测试。

体检鉴定结论分为：①飞行合格；②暂时不合格；③不合格。

（二）二级预防

1. 职业病危害因素识别与检测　确保压力显示系统的正常运行，一旦发现不适以及航空病的相关症状，应该立即下降高度，尽快返回地面，及时就医。

2. 职业健康检查　按照《职业健康监护技术规范》（GBZ 188—2014）的要求进行在岗期间、离岗时职业健康检查。

（1）在岗期间职业健康检查：目标疾病为职业性航空病；职业性噪声聋。检查内容为①症状询问：重点询问各系统疾病史。②体格检查：内科常规检查；耳科常规检查及前庭功能检查（有病史或临床表现者）；鼻及咽部常规检查。③实验室和其他检查必检项目：血常规、心电图、血清 ALT、鼻窦 X 射线摄片、肺功能、纯音听阈测试；选检项目：尿常规、低压舱耳气压和鼻窦气压功能检查、鼻窦 CT 或 MRI、脑电图、声导抗（鼓室导抗图，同侧和对侧镫骨肌反射阈）、耳声发射（畸变产物耳声发射，或瞬态诱发耳声发射）。健康检查周期：1 年。

（2）离岗时职业健康检查：目标疾病为职业性航空病；职业性噪声聋。检查内容：同在岗期间职业健康检查内容。

3. 职业病的诊断与鉴定　依据确切的低气压暴露史，结合临床表现及相应的实验室检

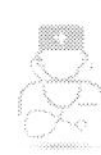

查结果，与一般的外伤和炎症、急性缺氧、氧中毒、氮麻醉等相鉴别，进行综合分析做出诊断，其分级标准按《职业性航空病诊断标准》(GBZ 93—2010)分为航空性中耳炎(轻度、中度、重度)，航空性鼻窦炎(轻度、重度)，变应性眩晕(轻度、重度)，高空减压病(轻度、中度、重度)，气压伤(轻度、重度)。

(三) 三级预防

航空病的三级预防的核心是积极有效的治疗和康复。

1. 航空性中耳炎的处理原则

(1) 治疗原则：基本治疗措施是平衡中耳内外气压。轻度：积极治疗原发疾病；用血管收缩剂滴鼻，行咽鼓管吹张。中度：除以上措施外，有鼓室积液不易排出者，作鼓膜穿刺或鼓膜切开。重度：鼓膜破裂者，预防中耳感染；神经性耳聋者对症治疗。

(2) 其他处理：当出现急性气压损伤时，临时停飞，经治疗耳气压功能恢复正常再参加飞行。患航空性中耳炎反复治疗无效者，终止飞行。

2. 航空性鼻窦炎的处理原则

(1) 治疗原则

1) 轻度：原发病治疗；鼻腔通气引流，局部理疗；抗感染治疗。

2) 重度：除以上措施外，可行手术治疗。

(2) 其他处理：当出现急性气压损伤时，临时停飞，经治疗鼻窦气压功能恢复正常再参加飞行。飞行人员反复出现鼻窦气压损伤且治疗效果不佳时，终止飞行。

3. 变压性眩晕的处理原则

(1) 治疗原则：其医学处置主要是立足于预防；对有咽鼓管功能不良，遗留眩晕或内耳损伤者，给予对症治疗。

(2) 其他处理：飞行学员出现变压性眩晕，终止其飞行。在职飞行人员出现变压性眩晕必须住院检查治疗，治愈后经低压舱检查不能再诱发本症，可评定为飞行合格；对不能消除症状者，终止飞行。

4. 高空减压病的处理原则

(1) 治疗原则

1) 发生高空减压病后，立即下降高度至 8 000m 以下，并尽快返回地面。轻度高空减压病降至地面后症状消失，用面罩呼吸纯氧观察 2h，无症状或体征出现，继续不吸氧条件下观察 24h 后，可恢复一般性工作。中度、重度高空减压病，或高空减压病观察期间症状复发，均立即送高压氧舱加压治疗。在运送过程中吸纯氧，出现休克的应给予抗休克治疗。

2) 对症治疗：根据具体病情还可给予补液扩容、改善微循环、呼吸兴奋剂、强心剂、镇静剂、皮质激素等药物治疗。

(2) 其他处理

1) 对可能发生高空暴露人员，进行低压舱高空耐力检查，对易感者，禁止参加高空飞行。

2) 两次低压舱上升之间至少要间隔 48h。

3) 未装备密封增压座舱或舱内余压较小的飞机进行高空飞行前，或低压舱上升高空耐力检查前，均应进行吸氧排氮。

4) 发生高空减压病，经治疗症状消失，恢复一般性工作至少 48h 以后，才可恢复飞行或体育活动；重度高空减压病治疗后有后遗症，或低气压暴露反复出现高空减压病，终止飞行。

5. **肺气压伤的处理原则**

(1)治疗原则

1)迅速减压后,立即下降高度至 8 000m 以下,并尽快返回地面。

2)轻度:给予对症治疗,经数天或数周后多可自愈而完全恢复。

3)重度:根据不同病情给予相应处理。

4)对伴发减压病者,立即送高压氧舱加压治疗。

(2)其他处理

1)肺气压伤治愈后肺功能正常,可以继续从事飞行职业。

2)肺气压伤治愈后遗留肺功能障碍者,终止飞行。

(刘义涛)

第八节　冻伤的三级预防

冻伤病程较长,冬季还会反复发作,不易根治。对于一些年轻女士而言,不仅影响了双手的美观度,还给生活带来了极大的不便。在治疗方面,虽方法较多,但很少能根治,所以常令人感到棘手。冻伤主要发生在寒区作业,例如三北地区,90% 以上的冻伤发生在手、足部,面部、耳和鼻等部位也常受累冻伤是物理因素所导致的职业病的一种。

一、冻伤概述

(一) 冻伤定义

冻伤是一种由寒冷所致的末梢部局限性炎症性皮肤病,是一种冬季常见病,以暴露部位出现充血性水肿红斑,遇温高时皮肤瘙痒为特征,严重者可能会出现患处皮肤糜烂、溃疡等现象。

(二) 冻伤主要接触作业

在低于 0℃的寒冷环境作业,或者短时间接触介质(制冷剂、液态气体等)的所有作业。

(三) 冻伤的发病机制

冻伤是因组织细胞冷冻所致的损伤,组织细胞内或细胞间形成冰晶;红细胞和血小板凝集阻塞毛细血管,引起缺血性损害。血管收缩以减少皮肤及周围组织的散热。很多损害发生于复温时(再灌注损伤)。受累区冷而发硬及发白,无感觉。当温暖时,转为斑状发红、肿胀、疼痛,在 4~6h 内形成水疱。若水疱充满清亮的血清并且位于远区的手指,则表明表浅损害;若水疱内充满血液并且位于近端,则表明深部损害并且有组织坏死。表浅损害易愈合,深部组织冷冻可引起干性坏疽,在健康组织上盖有黑色硬壳;灰色水肿,软性的湿性坏疽发生较少见,组织坏死的深度取决于冷冻的期限和深度。各种程度的冻伤都可产生长期症状:对寒冷过敏、出汗过多、断层指甲生长和麻木。

(四) 冻伤临床表现

1. **局部冻伤**　局部冻伤的临床表现可分为反应前期(前驱期)、反应期(炎症期)和反应后期(恢复期)。反应前期:系指冻伤后至复温融化前的一个阶段,其主要临床表现有受冻部

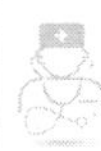

位冰凉、苍白、坚硬、感觉麻木或丧失。由于局部处于冻结状态，其损伤范围和程度往往难以判定。反应期：包括复温融化和复温融化后的阶段。反应后期系指一、二度冻伤愈合后和三、四度冻伤坏死组织。

2. **手冻伤**　损伤范围和程度，随复温后逐渐明显。其临床表现如下：

一度冻伤最轻，亦即常见的"冻疮"，受损在表皮层，受冻部位皮肤红肿充血，自觉热、痒、灼痛，症状在数日后消失，预后除有表皮脱落外，不留瘢痕。

二度冻伤伤及真皮浅层，伤后除红肿外，伴有水疱，疱内可为血性液，深部可出现水肿，剧痛，皮肤感觉迟钝。

三度冻伤伤及皮肤全层，出现黑色或紫褐色，痛感觉丧失。伤后不易愈合，除遗有瘢痕外，可有长期感觉过敏或疼痛。

四度冻伤伤及皮肤、皮下组织、肌肉甚至骨头，可出现坏死，感觉丧失，预后可有瘢痕形成。

3. **脚冻伤**　冻伤处表皮脱落后，肉芽创面形成的阶段。此期可出现：①冻伤皮肤局部发冷，感觉减退或敏感；②对冷敏感，寒冷季节皮肤出现苍白或青紫；③痛觉敏感，肢体不能持重等。这些表现系由于交感神经或周围神经损伤后功能紊乱所引起。

4. **冻僵**　伤员皮肤苍白、冰凉，有时面部和周围组织有水肿，神志模糊或昏迷，肌肉强直，肌电图和心电图可见细微震颤，瞳孔对光反射迟钝或消失，心动过缓，心律不齐，血压降低至测不到，可出现心房和心室纤颤，严重时心跳停止。呼吸慢而浅，严重者偶尔可见一两次微弱呼吸。

二、冻伤的三级预防

（一）一级预防

1. **相关法律、法规及标准制定和完善**　《职业病分类和目录》（国卫疾控发〔2013〕48号）中将冻伤列为物理因素所致职业病中的一种。职业性冻伤的诊断（GBZ 278—2016）对冻伤的诊断做了明确规定。

2. **职业健康教育**

（1）做好防冻的宣传教育，提高思想认识，加强锻炼，增强体质。

（2）提高耐寒能力：①有计划地循序渐进地组织耐寒锻炼，例如组织爬山、滑雪、跑步等，坚持冷水洗手、洗脸、洗脚和擦浴（应从热天开始）。②掌握冻伤规律，抓住防冻重点，例如容易发生冻伤的天气，主要是冷天和大风天，特别是气温骤变的天气；易冻部位，主要是身体暴露部位和肢端，如手、足、耳、鼻、颜面等；掌握易发冻伤的时机，例如战士单独执勤、特别是在站岗放哨时往往站立不动，或执行紧急任务时的分队等。掌握好以上规律，采取相应措施，实践证明是可以减少或防止冻伤的发生。③加强行政管理，做好物资保证。落实防冻保暖措施，入冬前维修门、窗、火炉、火墙、草垫。衣着应温暖不透风，且松紧适度，鞋袜不能过紧。④积极改善伙食，饮食时间合理安排，间隔不宜太长，注意质量，并保证吃热食。⑤运送伤员途中注意防寒保暖。切忌立即用火烤或用雪擦受冻部位。

（3）作业工人应做到"七勤""六不要"即：勤进行耐寒锻炼；勤准备防寒物品；勤换鞋袜、鞋垫，尤其是"汗脚"的更应注意；勤活动手足，揉搓额面；勤用热水烫脚；勤互相督促；勤交流防冻经验。不要穿潮湿、过紧的鞋袜；不要长时间静止不动；不要在无准备时单独外

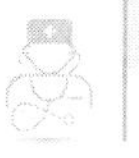

出；不要赤手接触温度很低的金属；不要用火烤、雪搓或冷水浸泡受冻部位；不要酗酒。

（二）二级预防

1. **职业病危害因素的识别与检测**　外界环境温度可以时时关注天气预报，作业环境温度可以通过膨胀式温度计、压力式温度计、电阻温度计、热电偶温度计等温度计测量。注意早期症状，及时就医阻止进展。作业者一旦出现轻度刺痛、痒感或灼热感应立即脱离寒冷环境，及时就医。

2. **职业病的诊断与鉴定**　冻伤的诊断：根据明确的在低于 0℃的寒冷环境作业史，或短时间接触介质（制冷剂、液态气体等）的职业史，具有受冻部位冷结时和 / 或溶化后的临床表现，参考工作场所职业卫生学调查以及实验室检查结果，综合分析，并排除其他因素所致类似疾病，方可诊断。

（三）三级预防

冻伤的肢体应迅速在温水中使之温暖，水的温度要护理人员的温水处理手能忍受（不超过 40.5℃），要小心避免烫伤失去知觉的组织。若下肢受累但需步行一定距离去接受医疗时，不要解冻。外伤（如行走）可进一步加重解冻组织的损害，若再冷冻肯定会严重受损，但被冻的时间越长，对以后组织的损害越大。若受冻部分不立即解冻，则应轻轻地清洁，保持干燥，用无菌绷带保护，直至温暖解冻，这种较为稳定的办法是可行的。患者可服 400mg 异丁洛芬，若可能应全身保暖。

在医院内进行总体检查期间，应迅速将肢体置于大容器内温暖，水温保持在 38~43℃。回暖后，微波测温，激光多普勒流量测定，血管造影或磁共振检查可用于检查周围循环，以指导治疗，改善预后。预防感染很重要，若坏疽是干的，感染不大可能。但湿性坏疽，像浸泡足一样，可能被感染；应该应用抗生素。若免疫接种不是最近进行的，则应给予破伤风类毒素。

温暖后，肢体应保持干燥，暴露于暖空气中，尽可能做到无菌。大多数患者有脱水和血液浓缩；应口服或静脉滴注补液，并恢复电解质到正常水平。可采用的内科疗法并不一致，但目标是恢复循环，使细胞损害减至最小。最有效的是低分子右旋糖酐，异丁洛芬和丁咯地尔。较强力的动脉内或静脉内给药以及化学或外科方法的交感切除现已很少应用，但对晚期灼痛还是有用的。营养和精神状态需要特别关心，手术应尽可能推迟，因为黑色硬壳常可脱落而留下活的组织。“正月冻伤，七月手术”是一句正确的格言。最好的长期治疗是漩涡浴及浴后轻轻擦干并休息。对冻伤后长期持续存在的症状（如麻木对寒冷过敏）尚无治疗办法。

（刘义涛）

第九节　物理因素所致职业病预防典型案例

一、案例一

（一）案例基本情况

以下介绍 2 组典型的中暑案例。

（1）第一组：7 例职业性重症中暑病例发生在福建省。

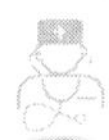

7 例热射病患者中，有 4 例从事装卸搬运、2 例建筑施工、1 例节能灯灯管加工；工龄 26~152d。发病时间在 6~8 月，发病前患者接触高温 4.3~9.0h，作业现场防暑降温条件差。病例 1 在集装箱内装卸货物，作业现场检测 WBGT 指数为 30.9℃（职业接触限值 29℃）；病例 7 在灯管车间烤管岗位，工作场所有高温热源，现场检测 WBGT 指数为 31.5℃（职业接触限值 31℃）；其余 5 例患者均在夏季露天从事重体力劳动，发病日气温均 ≥ 35℃。病例 7 的上岗前职业健康检查结果未见异常，其余患者未做职业健康检查。7 例患者均在高温生产环境下作业 4.3~9.0h 后突发意识障碍，呈中深度昏迷，大量出汗，体温 40.8~42.0℃，被送往当地医院急诊救治。检查血常规、血生化、心电图、胸部 CT 平扫、颅脑 CT 和 MR 平扫均未见明显异常，但随后病情加重，陆续合并多脏器功能衰竭（MODS），3 例合并弥漫性血管内凝血（DIC），5 例合并肺部感染，3 例合并消化道出血，3 例合并脑水肿，1 例合并中枢性尿崩，3 例合并横纹肌溶解症，死亡 3 例。患者均符合热射病临床表现。

(2) 第二组：32 例职业性重症中暑病例发生在广东省。

32 例患者中，从事露天作业者 27 例（占 84.4%），从事室内作业者 7 例（占 15.6%）；工种包括搬运、清洁、建筑、场地维护、压胶、投料等。其中 23 例在工作中发病，9 例为中暑前有身体不适而带病坚持上班。发病时间均在 6~8 月，发病时的气温为 30.7~38.4℃，平均 (36.9 ± 1.6) ℃。发病年龄 23~57 岁，其中，< 50 岁者 29 例，≥ 50 岁者 3 例。发病工龄为 6d 至 6.25 年，除 1 例工龄大于 1 年外，16 例（50%）发病工龄小于 1 个月，15 例（46.9%）发病工龄为 2~4 个月。

32 例患者均诊断为职业性重症中暑（热射病）。22 例病人有合并症，包括：合并弥漫性血管内溶血者（DIC）11 例，合并多脏器功能衰竭（MODS）9 例，合并吸入性肺炎者 9 例，合并消化道出血者 8 例，3 例合并脑水肿，1 例合并中枢性尿崩。32 例患者临床上均出现不同程度的昏迷、发热情况，体温均在 40℃以上，超过 42℃者 10 例。实验室检查：15 例血 WBC 升高，5 例尿蛋白(+)，25 例肝功 ALT 增高（214~957U/L）及 AST 增高（83~685U/L），20 例 TBIL 增高（43.7~198.6mol/L），25 例肌酸磷酸激酶（CPK）增高（957~1 966U/L），5 例 α- 羟丁酸脱氢酶（HBDH）增高（466~957U/L），15 例电解质紊乱。肾功能检查：16 例肌酐、尿素氮增高。心电图检查 20 例异常，均表现有部分导联 T 波改变。25 例病人行头颅 CT 或 MRI 检查，其中 4 例患者有脑疝表现，2 例有蛛网膜下腔出血的表现，1 例有脑肿胀的表现，余均未见颅脑异常。

32 例患者中，9 例基本康复，13 例死亡，2 例生活不能自理，8 例有不同程度的后遗症（表现为智力下降、共济失调、语言及计算能力明显减退）。康复者仅占 28.1%，预后不良者占 72.9%。

（二）案例分析

(1) 劳动者在工作中均接触高温危害，职业接触史明确。

(2) 劳动者作业条件较差，6~8 月高温季节作业，现场防暑降温措施不足，导致中暑发生。

(3) 工作场所高温测量结果超过国家职业接触限值，或在气温 ≥ 35℃的情况下从事重体力劳动，是导致中暑的主要原因。

(4) 企业未对劳动者进行定期的职业健康检查，未及早发现职业禁忌证。

（三）三级预防策略

按照三级预防的防护原则，可从以下方面避免或减少上述职业病的发生。

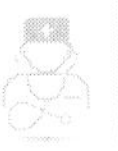

1. **一级预防策略** 中暑和其他职业病一样，可以通过采取有效的预防措施达到防止中暑发生的目的。用人单位应该严格按照《职业病防治法》的规定，采用三级预防策略，落实各项控制措施。现针对上述中暑事故，给出预防中暑的三级预防对策。

预防职业性中暑，一级预防是首要的、最有效的控制措施。针对上述职业性中暑事故，用人单位可以加强以下一级预防措施的落实。

(1) 工艺改革：应在搬运、投料等接触高温危害的岗位进行工艺改革，提高机械化自动化作业水平。建议采用叉车、传送带或自动上料等机械化设备，减轻工人劳动强度，减少工人近距离接触高温热辐射的机会。

(2) 设置防暑降温设施：为劳动者设置空调、风扇等防暑降温设施，如炼钢车间吊运钢水的行车驾驶室设置空调，使吊车司机的工作环境温度在 26~28℃，则消除了高温热辐射对吊车司机的危害。

为了防暑降温，从事室外作业的工作场所，用人单位应当设置遮阳棚、休息室等供劳动者休息的场所，并配置电风扇、空调等设备设施。

(3) 合理安排工作时间：用人单位应按照《防暑降温措施管理办法》的规定，根据当地气象台当日发布的预报气温，调整作业时间。可以通过缩短劳动者连续作业时间或尽量避开当日最高气温时段（通常是 11~14 时）作业等方式，减轻高温对劳动者健康的影响。

(4) 提供防暑降温饮料：用人单位应当在夏季为劳动者提供防暑降温饮料，如淡盐水、绿豆汤等。

(5) 加强职业病防护知识的宣传：针对接触高温危害的劳动者开展职业病防护知识培训，了解高温的危害，提高劳动者对职业性中暑的预防能力。

2. **二级预防策略** 采取二级预防措施，加强存在高温危害的工作场所和接触高温危害人员的管理。

(1) 开展工作场所高温危害定期监测，对高温危害严重的工作场所采取进一步控制措施。

(2) 在高温天气来临之前，用人单位应当组织接触高温危害的劳动者进行健康检查，对患有心、肺、脑血管性疾病、肺结核、中枢神经系统疾病及其他身体状况不适合高温作业环境的劳动者，应当调整作业岗位。

3. **三级预防策略** 采取三级预防措施，对职业性中暑患者尽快送医院采取救治措施，防止发生中暑死亡。

综上，结合用人单位实际情况，采取多项措施组合使用，可以达到很好的预防中暑的效果。

二、案例二

（一）案例基本情况

患者男性，46 岁，某厂砂轮磨光工人。职业史及职业病危害因素接触史：患者于 1998 年 6 月至 2015 年 11 月在某高尔夫球杆生产企业工作，主要从事打磨作业；砂轮直径 34cm，转速 2 400~2 800r/min，实测振动频率 70Hz，振幅 0.2mm，加速度 3.8m/s²；加工部件重量一般在 7kg 以下，工作时间 8h/d，实际接振时间 2~3h/d，有工作服、普通手套、口罩等个人防护

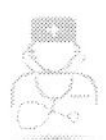

用具。临床表现：4 年前自觉双手麻木，指关节胀痛，有时刺痛，疼痛呈阵发性，间隔时间不定，有进行加重的趋势，夜间疼痛更加明显；2 年前开始反复出现双侧手指遇冷发白及麻木不适，天寒多发，常于每年 11 月至次年 4 月间发作较多，常累及双侧食指、中指及无名指全部指节，每次发作约 5~10min，界限明显，形如白蜡，自觉麻木、僵硬，触之甚凉，予保暖后持续几分钟可缓解，伴左肩胛骨酸痛感及上肢乏力感。查体：一般情况良好。脉搏 82/min，呼吸 18/min，血压 110/78mmHg；心、肺未见异常，肝、脾未触及；生理反射存在，病理反射未引出；四肢活动自如，指、趾关节无畸形。双手皮温稍低，双侧掌指关节以下触觉、痛觉减弱。实验室及辅助检查：神经肌电图示：右侧正中神经运动传导末端潜伏期稍延长。冷水复温试验示：双手复温时间延长，复温率降低；冷试后可见白指，累及左手食指远端、中间指节和无名指所有指节。血常规、尿常规正常，尿糖阴性。诊断：职业性手臂振动病（重度）。

（二）案例分析

高尔夫球杆打磨作业是手持打磨作业的一种类型，由于打磨精度要求较高，是一种精细打磨作业，无法采用自动化设备进行替代，只能由作业工人手持工件进行打磨。本例患者从事打磨作业 17 余年，实际通过打磨工具（砂轮机）接触手传振动，其工作时间较长，且没有佩戴专用的减振手套，最终导致了手臂振动病的发生。

（三）三级预防策略

如果从三级预防角度，可从以下方面避免或减少上述职业病的发生。

1. **一级预防策略**　案例中手传振动作业的振动源比较明确，可以通过以下措施减少手传振动接触：对振动机台实施技术改造，或研发替代设备，彻底消除或手传减少振动产生；定期对手传振动岗位开展职业卫生监测，调查打磨作业工人作业情况；针对手传振动作业岗位，严格控制打磨作业工人手传振动作业时间，采取调整工作岗位和工间休息的方式降低工人的手传振动接触水平；合理配备和使用个人防护用品（如防振手套）。

2. **二级预防策略**　手臂振动病一旦发生难以治愈和恢复，因此对其进行早期发现尤其重要，可以通过以下方式进行，岗前检查：对即将从事手传振动作业的工人进行手臂振动病相关的职业检查，发现职业禁忌证，合理安排工人岗位；在岗检查：对接触手传振动的工人，定期进行体检，以便及时发现可能存在的健康损害；离岗检查：对于工作转换和岗位转换过程中的工人，进行相关的检查，主要评价其手部健康状况。

3. **三级预防策略**　对于已经发现的手臂振动病患者要积极进行综合性治疗：应用扩张血管及营养神经的中西医药物治疗，并可结合采用物理疗法、运动疗法等。

三、案例三

（一）案例基本情况

患者张某，女性，30 岁。主诉“右眼被蓝色激光照射后眼前黑影遮挡 1 周余”入院。专科查体：视力左眼 1.0，右眼 0.04；双眼矫正视力无提高；双眼眼压和前节正常。左眼后节未见明显异常。右眼玻璃体轻度混浊，视盘色淡界清，眼底视乳头凹陷和视盘的比值（C/D）约 0.3，黄斑区可见一大小约 1/5PD 全层裂孔，透见脉络膜。实验室检查：荧光素眼底血管造影术（FFA）：右眼黄斑全层裂孔；黄斑光学相干断层扫描（OCT）：右眼黄斑中心凹神经上皮全层缺失，黄斑全层裂孔，直径 356μm，裂孔周边视网膜囊样水肿。入院诊断：右眼黄斑灼烧，右眼黄斑裂孔。治疗过程：入院后行右眼闭合式玻璃体切割 + 内界膜剥除 + 气液交换 + C3F8 气体注入术。术后给予营养神经、活血化瘀等对症支持治疗，定期门诊随访至术后 6 个月，右眼视力 0.04，矫正无提高，黄斑裂孔闭合。黄斑 OCT：右眼黄斑中心凹存在，形态陡峭，黄斑中心凹处部分视网膜色素上皮（RPE）层局限性缺失。

（二）案例分析

本例患者右眼被蓝色激光照射后眼前黑影遮挡 1 周余，职业接触激光史明确，临床表现和实验室检查结果具有特异性。

（三）三级预防策略

如果从三级预防角度，可从以下方面避免或减少上述职业病的发生。

1. **一级预防策略**　在本案例中，激光辐射没有被屏蔽，作业人员缺乏必要的防护措施，导致作业人员可以直接接触激光，从而导致眼损伤的直接原因。因此有必要采取以下措施：封闭激光光束，使作业人员无法接触到激光；定期对手传激光作业岗位开展职业卫生监测，使其接触水平满足职业卫生限值要求；合理配备和使用个人防护用品（如防蓝光眼镜等）。

2. **二级预防策略**　工作人员就业前、在岗期间和离岗时应作健康检查，以眼睛为重点，眼部的专科检查情况，主要包括角膜、晶状体和视网膜的健康情况，发现职业禁忌证。

3. **三级预防策略**　激光可引起多种多样的黄斑病变并导致不可逆的中心视力降低，急性期表现为视网膜黄色斑点、出血或裂孔，损伤周边视网膜水肿；尽管部分患者视力能够自发改善，但绝大多数患者需要治疗。治疗上以营养神经、活血化瘀和手术治疗为主。

四、案例四

（一）案例基本情况

患者周某，男，32 岁，已婚，江苏人，潜水员。1961 年 3 月，周某在某地参加沉船打捞工程，水深 30m，任务是在水中对沉船套挂浮筒。13 时穿潜水服下潜，工作时位于浮筒之上，实际工作水深 22m，水下工作时间共 3.5h，劳动强度较大。潜水员下水前、水下工作期间，全身无任何不适。水下工作结束后，使用波兰潜水减压表在水中减压，于 6m 停留站停 17min，3m 停 27min，共用 47min，减压结束出水（查表相当于 20~22m、125min 方案）。当在 6m 减压期间，已感左肩关节后椽出现刺样疼痛，但仍按方案减压上升，未作任何修正。出水后，疼痛如旧，因无进一步加剧，随即吃饭睡觉。睡至半夜三时许，患者因左肩症状加剧痛醒，左臂活动困难，并且出现右膝关节疼痛，随即被送往医院诊断为减压病。

（二）案例分析

减压病是威胁潜水、高气压作业、航空、航天等活动的关键医学问题。本案例因为严格按照减压规定减压导致，有没有对作业人员及时跟踪导致疾病的进一步发展，我们应该引以为戒。

（三）三级预防策略

减压病作为职业病的一种，应该做到预防为主、防治结合。

1. **一级预防策略**　周某及其所在公司在参加沉船打捞工程中，应该严格按照减压规定减压，上升速度以 8m/min 为宜。越低的上升速度可使潜水员有越多的时间让肺适应不同的压力。首先该案例中在 6m 减压期间，已感左肩关节后椽出现刺样疼痛，说明减压策略是有问题的。其次医学防治知识教育要到位，周某如果有足够的防治知识，当身体不适时应及时

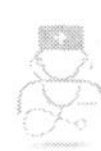

叫停减压上升。还有周某作为潜水员，工种特殊，应该养成良好卫生习惯，建立合理生活制度，每日应保证高热量（一般每日约 3 600~4 000kcal）、高蛋白、中等脂肪饮食，并适当增加各种维生素，尤其是维生素 E。

2. **二级预防策略**　对加压作业的人员及时跟踪。该案中，没有做到及时跟踪，睡至半夜三时许，患者因左肩症状加剧痛醒，才进行处理。有潜水作业且未遵守减压规定，并出现氮气泡压迫或血管栓塞症状和体征者，考虑为减压病。参见国家职业病诊断标准进行了诊断。

3. **三级预防策略**　送往医院后，医院对周某进行了及时的救治。进行加压治疗，升压至 5 个附加压，两处疼痛均开始减轻，升至 6 个压力时，疼痛消失后开始缓慢减压（治疗减压方案不变），历 29h 减压完毕。出加压舱时，感觉甚好。当晚，左肩部疼痛复现，程度较治疗前稍轻。由于加压舱另作他用，未再作加压处理，即前往某地休养。注射“止痛药”多次，每天行热水浴，但疼痛持续存在，如针刺。此后，每遇阴雨受寒，局部疼痛加重，休息时症状尤为明显。疼痛位于左肩关节后椽，以肩峰为中心，区域不大，患者感觉疼痛在敲处深层内，局部无红肿，但有明显压痛，左肩关节运动如常，关节活动时疼痛无变化。患者的救治方案并不完善，在未完全救治好的情况下，高压舱另做他用，导致了后遗症的产生。

五、案例五

（一）案例基本情况

患者男性，27 岁，生长在海拔 2 600m 的青海大通县，因打工进入 4 580m 的高海拔地带，出现心悸、胸闷，1 周后出现兴奋、话多、急躁、易怒、思维联想加快、行为紊乱、无自知力，既往体健，无精神病史，诊断为高原反应性精神障碍。

（二）案例分析

该案例发生原因有二：其一作业前并未进行高原病的职业健康教育，其二并未进行上岗前体检。我们应该引以为戒。

（三）三级预防策略

1. **一级预防策略**　对进入高原地区人员，应进行全面体格检查。防止急性高原病最好的办法是逐渐登高、逐渐适应。初入高原时应多食碳水化合物类、多种维生素和易消化食品，禁止饮酒，减少体力劳动，以后视适应程度逐步增加劳动量。该案例并没有对患者进行全面体格检查，也没有对高原环境进行逐步适应就开始了工作，导致了高原病的发生。

2. **二级预防策略**　注意早期症状，及时就医阻止进展。患者进入 4 580m 的高海拔地带，出现心悸、胸闷，这时就应该就医，但是案例中 1 周后出现更严重症状才就医，导致了疾病的进展。医疗机构参照有关标准对该患者进行了诊断。

3. **三级预防策略**　诊断为高原反应性精神障碍，经低流量给氧，静脉补液，肌内注射氟哌啶醇后安静入睡，醒后精神症状消失。

六、案例六

（一）案例基本情况

8 月 31 日上午 10 时 50 分左右，某冷藏实业有限公司发生液氨泄漏事故。本次事故已造成15人死亡、5人重伤、20人轻伤。由于一些生产过程是在低温下进行的，因设备故障或管道、容器损坏，可能导致低温的液氧、液氮泄漏，作业人员因防护不当直接或间接地接触到这些介质，造成了冻伤或接触烧灼。

（二）案例分析

本案例是短时间接触介质（制冷剂、液态气体等）所导致的冻伤。用人单位无应急救援预案，未能及时对设备进行检维修，也未能督促作业人员穿戴好防护用品，导致悲剧的发生。

（三）三级预防策略

1. **一级预防策略**　进行低温设备操作时，作业人员应穿戴好防护用品，配备防护服，戴上防护眼罩，配备安全靴及手部防护用品等，而且在进入工作场所应保障防护用品干燥，不要使肢体和皮肤裸露，防止液体飞溅时落到皮肤上；进行低温设备检修作业时，要先将设备加热至常温，对未加热的设备进行检修作业时，作业人员应采取必要的防冻措施，防止发生冻伤事故；低温容器设备或管道要有良好的保温防护措施，不得裸露；加强工艺操作，避免因误操作导致设备损坏和管道阀门中液氧、液氮泄漏；控制室操作人员要加强对压力、流量等参数的监控，以便及时发现泄漏情况并及时有效控制。

2. **二级预防策略**　及时启动应急救援方案，及时救人送医。

3. **三级预防策略**　将阻碍冻伤部位血液循环的衣服脱掉，将患者送医院救治；立刻将受低温影响的部位放入温度为40~46℃的水浴中，切忌加热，因水温超过46℃时会加重冻伤组织的烧灼；如患者受到大面积过冷物质的影响导致全身体温下降，则必须将患者全身浸于浴池中使其回暖，此过程应防止休克的发生；冻伤的组织是无痛的，局部苍白似淡黄蜡样，解冻时感觉疼痛，肿胀并极易感染。因此，解冻时要用镇痛药，并在医生的指导下进行；如冻伤部位在医生的处理下已解冻，可不必进行水浴，应将受冻部位用消毒衣盖住，以防感染；经医院治疗后，再给以其他辅助药剂。

（李树新　陈青松　刘义涛）

参考文献

［1］汪海. 职业性高原病药物治疗学 [M]. 北京: 军事医学科学出版社, 2010.

［2］马中立. 临床航空医学进展: 2010 [M]. 北京: 人民卫生出版社, 2011.

［3］何凤生. 中华职业医学 [M]. 北京: 人民卫生出版社, 1999.

［4］金泰廙, 王生, 邬堂春. 现代职业卫生与职业医学 [M]. 北京: 人民卫生出版社, 2011.

［5］邬堂春. 职业卫生与职业医学 [M]. 8 版, 北京: 人民卫生出版社, 2017.

［6］金泰廙, 傅华, 周志俊. 等. 职业卫生与职业医学 [M]. 上海: 复旦大学出版社, 2015.

［7］金泰廙. 职业卫生与职业医学 [M]. 7 版. 北京: 人民卫生出版社, 2012.

［8］赵金垣. 临床职业病学 [M]. 3 版. 北京: 北京大学医学出版社, 2017.

［9］彭开良, 杨磊. 物理因素危害与控制 [M]. 北京: 化学工业出版社, 2006.

［10］王林. 振动与振动病防治 [M]. 北京: 科学出版社, 2013.

［11］廖荣明, 丁帮梅. 实用物理因素职业病学 [M]. 北京: 人民卫生出版社, 2018.

［12］王簃兰, 刚葆琪. 现代劳动卫生学 [M]. 北京: 人民卫生出版社, 1994.

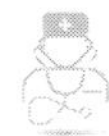

[13] 金泰廙, 傅华, 周志俊. 职业卫生与职业医学 [M]. 上海: 复旦大学出版社, 2015.

[14] 刘文奎, 蔡荣泰. 物理因素职业卫生 [M]. 北京: 科学出版社, 1995.

[15] 赵剡, 主译. 急诊医学: 成人内外科学 [M]. 北京: 北京科学出版社, 2009.

[16] 邓树勋, 王健, 乔德才. 运动生理学 [M]. 北京: 高等教育出版社, 2005.

[17] 王宁, 曹军英, 张筠. 冻伤或低温条件对机体的影响 [J]. 中华临床医师杂志, 2010, 4 (7): 1035-1037.

[18] 阮仕荣. 冻伤病理生理和诊治研究进展 [J]. 人民军医, 2002, 45 (3): 138-140.

[19] 杨成君, 吕薇, 尹旭辉, 等. Ⅰ~Ⅳ度冻伤组织病理结构的变化 [J]. 工业卫生与职业病, 2003, 29 (2): 81-83.

[20] 李涛, 郝岱峰, 柴家科. 冻伤防治研究进展 [J]. 人民军医, 2009 (7): 467-468.

[21] 毕娜, 刘玉莹, 张绍敏. 寒带林区普通伤继发冻伤伤员的防护对策 [J]. 解放军护理杂志, 2004, 21 (11): 97-99.

[22] 韩维红, 赵桂兰, 刘秀荣. 冻伤防治及急救护理进展 [J]. 护理研究, 2002, 16 (6): 324-325.

[23] 王铁岩, 孙景海, 王宇男, 等. 290 例冻伤治疗经验总结 [J]. 解放军医学杂志, 2007, 32 (1): 19.

[24] 张石革, 龙振华. 冻伤 (疮) 与用药防护 [J]. 中国药房, 2003, 14 (12): 767-768.

[25] 薛宝升, 王杨, 孙海峰. 冻伤诊疗研究进展 [J]. 创伤与急危重病医学, 2014 (2): 65-68.

[26] 张西洲. 急性高原病 [J]. 人民军医, 2008, 51 (10): 638-639.

[27] 张世范, 王旭萍. 高原地区全身炎症反应综合征与急性高原病发病机制的初步探讨 [J]. 中国现代医学杂志, 2006, 16 (2): 183-187.

[28] 杨燕, 马慧萍, 张汝学, 等. 急性高原病发病机制的研究进展 [J]. 医学综述, 2010, 16 (17): 2561-2563.

[29] 刘春伟, 邢海龙, 李宗斌, 等. 急性高原病发病机制的研究进展 [J]. 中华老年多器官疾病杂志, 2017, 16 (11): 859-862.

[30] 安文静, 高芬. 慢性高原病发病机制研究进展 [J]. 医学综述, 2009, 15 (14): 2153-2154.

[31] 李福祥. 急性高山病发病机制的研究进展 [J]. 解放军医学杂志, 2011, 36 (4): 413-415.

[32] 董华平, 周其全, 高钰琪, 等. 急性高原病预防措施研究进展 [J]. 人民军医, 2014 (1): 81-82.

[33] 张西洲. 国外高原病防治研究概况 [J]. 人民军医, 2008 (7): 428-429.

[34] 牛文忠, 范泉水, 殷旭东, 等. 急进高原劳动作业预防急性高原病的措施探讨 [J]. 西南国防医药, 2012, 22 (12): 1373-1375.

[35] 牛文忠, 范泉水, 方丽, 等. 预防急性高原病研究现状及发展方向分析 [J]. 高原医学杂志, 2011, 21 (3): 62-63.

[36] 郑必海, 周小波, 央娜, 等. 重症急性高原病高原现场治疗的氧疗方法 [J]. 高原医学杂志, 2004, 14 (4): 58-60.

[37] 乔人立, 刘双. 急性高山病的预防与治疗 [J]. 国际呼吸杂志, 2007, 27 (16): 1276-1280.

[38] 孟莉, 郝文玮. 航空性鼻窦炎 17 例 [J]. 中华劳动卫生职业病杂志, 2009, 27 (6): 382-383.

[39] 肖华军, 邓昌磊, 臧斌, 等. 航空生理训练与气压损伤性航空病 [J]. 空军医学杂志, 2009 (3): 103.

[40] 徐先荣, 张扬, 金占国. 气压损伤性航空病的诊治和医学鉴定 [J]. 空军医学杂志, 2009 (3): 103-104.

[41] 袁锦富, 冀仲义, 雷呈祥, 等. 减压病病因和发病机理的研究 [J]. 航天医学与医学工程, 2005, 18 (1): 19-24.

[42] 史佩珍. 一起群体发生减压病的情况报告及原因分析 [J]. 中华航海医学与高气压医学杂志, 2000, 7 (2): 71-72.

[43] 邓璐, 孔令曼, 宋莹. 大连地区潜水减压病的发病状况调查与分析 [J].: 临床军医杂志, 2010, 38 (3): 376.

[44] 卢晓欣, 彭慧平, 汤永建, 等. 非正规潜水员减压病发病状况与防治对策探讨 [C].// 南昌: 中华医学会航海医学分会第八次学术会议论文集. 2009: 329-331.

[45] 包晓辰, 方以群, 攸璞, 等. 减压病预防措施的研究进展 [J]. 中华航海医学与高气压医学杂志, 2013, 20 (1): 63-65.

[46] 徐伟刚, 范丹峰, 刘刊. 减压病预防研究进展 [C].// 贵阳: 全国首次青年航海医学工作者学术会议论文集. 2010: 33-37.

[47] 秦志峰, 肖华军, 郑晓惠. 高空减压病预防、治疗方法进展 [J]. 航空军医, 2001, 29 (2): 87-90.

[48] 张锦程, 傅敏. 减压病的治疗进展 [J]. 中华航海医学与高气压医学杂志, 2011, 18 (1): 61-64.

[49] 闫双银, 王丽芳. 环渤海地区潜水减压病治疗现状和对策 [C].// 大连: 中华医学会航海医学分会航海康复医学专业委员会第一次学术会议论文集. 2014: 45-48.

[50] 李涛, 王焕强, 李德鸿.《职业病分类和目录》修订概况 [J]. 中华劳动卫生职业病杂志, 2014, 32 (10): 798-800.

[51] 李涛, 李德鸿, 王焕强. 我国职业病目录的历史沿革以及对存在问题的探讨 [J]. 中华劳动卫生职业病杂志, 2012, 30 (10): 721-724.

[52] 李宗勇, 董庆彦. 光辐射与人类健康 [J]. 现代物理知识, 2004, 16 (5): 7-8.

[53] 阎晓丽, 克拉拉. 中学生群体发生电光性眼炎临床分析 [J]. 眼外伤职业眼病杂志, 2006, 28 (9): 661-663.

[54] 孙旭光, 袁进. 我国角膜上皮损伤临床诊治专家共识 (2016 年)[J]. 中华眼科杂志, 2016,52 (9): 644-648.

[55] 徐岩, 宫曼漫. 电焊紫外辐射对工人危害及防护措施现况调查 [J]. 北京大学学报 (医学版), 2012, 44 (3): 448-453.

[56] 廖利芬, 麻云凤, 程旺, 等. 激光产品使用安全现状分析与危害防范控制管理 [J]. 中国检验检测, 2018, 26 (2): 63-64.

[57] 朱婧, 黄一飞. 激光眼损伤治疗的研究进展 [J]. 中国激光医学杂志, 2011, 20 (6): 395-399.

[58] 邱婷, 郑维红, 陆程翔. 重症中暑对大鼠心肌肾素- 血管紧张素系统的影响 [J]. 海南医学, 2016, 27 (12): 1905-1908.

[59] 李小媛. 高温对多系统损伤的研究现况 [J]. 职业与健康, 2017, 33 (8): 1149-1152.

[60] 李瑞芳, 孙建娅, 张萍, 等. 高温作业工人高血压患病及影响因素分析 [J]. 中国公共卫生, 2009, 25 (7): 818-819.

[61] 余军, 桂众席. 中暑研究进展 [J]. 中国卫生监督杂志, 2003, 10 (5): 257-259.

[62] 朱志媚, 林爱华, 庄宏杰, 等. 高温作业对某钢铁企业工人心血管系统及血糖尿酸的影响 [J]. 实用医学, 2013, 29 (10): 1594-1597.

[63] 徐建华, 邱仞之. 高温、噪声、振动复合因素对热应激蛋白 70 合成的影响 [J]. 中华航海医学与高气压医学杂志, 2013, 5 (3): 146-149.

[64] 刘珍兴, 陈建超. 7 例职业性重症中暑的诊断分析 [J]. 海峡预防医学杂志, 2017, 23 (4): 107-108.

[65] 杨丽文, 郑倩玲, 张宗军, 等. 32 例职业性重症中暑临床分析 [J]. 中国热带医学, 2007, 7 (6): 932-934.

[66] 周瑜. 3 例职业性重症中暑报道 [J]. 工业卫生与职业病, 2014, 40 (5): 398-400.

[67] 刘云松, 邓旭斌, 霍少芬, 等. 热打击诱导氧化应激介导神经元凋亡过程中核因子 kB 的活化 [J]. 中国组织工程研究, 2014, 18 (11): 1641-1646.

[68] 黄永顺, 金佳纯, 温贤忠, 等. 2006—2011 年广东省物理因素所导致的职业病发病特点分析和对策探讨 [C].// 银川: 第十二次全国劳动卫生与职业病学术会议论文集. 2012: 231-235.

[69] 缪荣明, 房中华. 无锡市 2006-2013 年新诊断职业病情况分析 [C]. 泰安: 第十三届全国劳动卫生与职业病学术会议论文集. 2014: 79-79.

[70] 郭静宜, 林秋红, 刘移民. 2008—2013 年广州市职业病危害因素监测及职业病发病状况分析 [J]. 中国职业医学, 2016, 43 (1): 85-87, 92.

[71] 杨雪莹, 刘静, 田丽萍, 等. 2005—2014 年天津市部分职业病流行病学特征分析 [J]. 职业与健康, 2016, 32 (16): 2181-2183, 2186.

[72] 陈艳芹, 贾丽丽, 傅真真, 等. 山东省 2006—2016 年新发职业病发病特征分析 [J]. 中国职业医学, 2018, 45 (6): 147-150.

[73] 彭明益, 郑创亮, 许丹, 等. 某高尔夫球杆生产企业职业病危害调查分析 [J]. 中国职业医学, 2016 (4): 478-480.

[74] ELWOOD M. A critical review of epidemiologicial studies of radiofrequency exposure and human cancers [J]. Environmental Health Perspectives, 1999, 107 (Suppl 1): 155-168.

[75] KANTY, CHIO CC, LIN MT, et al. Hypothlamic dopaminer elease and local carebral blood flow during on set of heat stroke in rate-Stroke [J]. JR Nav Med Serv, 1994, 25 (12): 2483.

[76] GEMNE G, PYYKKO I, TAYLOR W, et al. The Stockholm workshop scale for the classification of cold-include Raynaud's phenomenon in the hand-arm vibration syndrome (revision of the Taylor-Pelmear Scale)[J]. Scandinavian Journal of Work Environment and Health, 1987, 13 (4): 275-278.

[77] PALMER, K. T. Prevalence of Raynaud's phenomenon in Great Britain and its relation to hand transmitted vibration: a national postal survey [J]. Occupational & Environmental Medicine, 2000, 57 (7): 448-452.

[78] PELMEAR P L, LEONG D. Review of Occupational Standards and Guidelines for Hand-Arm (Segmental) Vibration Syndrome (HAVS)[J]. Applied Occupational & Environmental Hygiene, 2000, 15 (3): 291-302.

[79] PILIGIAN G, HERBERT R, HEARNS M, et al. Evaluation and management of chronic work-related musculoskeletal disorders of the distal upper extremity [J]. American Journal of Industrial Medicine, 2000, 37 (1): 75-93.

[80] GOLDSMITH J. Epidemiologic evidence relevant to radar (microwave) effects [J]. Environmental Health Perspectives, 1997, 105 (Suppl 6): 1579-1587.

[81] WILKENING GM, Sutton CH. Health effects of nonionizing radiation [J]. Medical Clinics of North America, 1990, 74 (2): 489-507.

[82] THACH AB. Laser injury of the eye [J]. International Ophthalmology Clinics, 1999, 39 (2): 13-27.

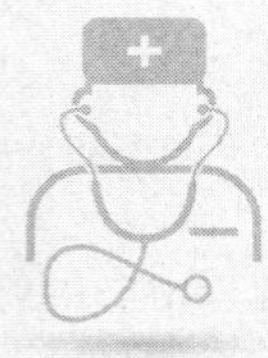

第十四章　职业性皮肤病的三级预防

职业性皮肤病在我国现行的《职业病分类和目录》中，明确规定为10大类职业病之一。由于皮肤覆盖整个人体，生产性有害因素作用于人体，最先接触的就是皮肤，也因此职业性皮肤病的发病率在职业病中占有很大比例，并成为我国常见职业病之一。随着科技的进步，人们接触新的化学物质和新型材料的机会越来越多，由此引发的职业性皮肤病也越来越常见。其流行程度与职业和工作经验有很大关系，对工人生活健康也会产生影响。美国劳工统计局数据显示，从20世纪70年代起至80年代中期，职业性皮肤病患者始终占全部职业病患者的30%~45%，但目前职业性皮肤病发病率已大幅下降；在一项丹麦的研究中显示3%的工人因为接触性皮炎而改变了职业，而在挪威的一项调查中这一比例达到54%。根据我国卫生健康事业发展统计公报，2020年我国新发职业性皮肤病63例，占各类职业病新发病例的0.37%，所占比例明显低于国外所报道，可能与我们对职业性皮肤病的认识和重视程度不够有一定关系。职业性皮肤病因致病因素众多，临床表现各异，又与非职业性因素所致皮肤病相似，在职业接触史不明时难以诊断为职业病；此外，全国各地职业病诊断机构技术条件和能力不一，劳动者发病后未能进行及时的诊断而多以普通皮肤病进行救治，因此我国职业性皮肤病的实际发病可能远高于报告数据，其健康影响仍不可忽视。本章通过各类职业性皮肤病的介绍及相关案例分析帮助读者掌握职业性皮肤病的三级预防知识。

第一节　职业性皮肤病概述

一、概述

（一）职业性皮肤病定义

职业性皮肤病是指劳动中以化学、物理、生物等职业性有害因素为主要原因引起的皮肤及其附属器的疾病。皮肤是人体最大的器官，完整地覆盖身体表面，执行着各种生理功能，是阻抑外界环境有害物质侵入的第一道防线，也是职业性有害因素首先接触的器官。

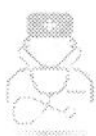

(二) 职业性皮肤病主要接触作业

职业性皮肤病致病物种类多，涉及行业广，常见的行业主要有金属冶炼和压延加工业，金属制品业，石油天然气开采业，化学原料和化学制品制造业，橡胶和塑料制品业，纺织业，纺织服装、服饰业，造纸和纸制品业，医药制造业等。如从事黏合剂、树脂、橡胶、纺织印染等行业，接触铬、镍、染料、环氧树脂、橡胶促进剂等变应原可引起变应性接触性皮炎；从事炼焦、筑路等行业，接触煤焦油、沥青等光敏性物质易患职业性光接触性皮炎；从事铬、铍冶炼及其化合物的生产与使用(如鞣革、镀铬)等行业，接触铬酐、铬酸、铬酸盐、重铬酸盐等六价铬化合物，及氟化铍、氯化铍、硫酸铍等可溶性铍化合物，防护不当可致皮肤溃疡。

(三) 职业性皮肤病发病机制

刺激性接触性皮炎发病机制为刺激物直接在接触部位对皮肤造成损伤，为非免疫机制作用，刺激物的浓度、接触时间与皮损严重程度成正比，而个体差异不明显。变应性接触性皮炎属迟发型接触过敏反应，即由 T 淋巴细胞介导的细胞免疫反应，分为诱导和激发两个阶段。详细内容见本章第二节。

职业性皮肤病的主要致病因素是化学因素，化学性原因引起的职业性皮炎约占 90% 以上，按其作用性质可以分成两大类，即原发性刺激物质和致敏物质。化学性原因引起的职业性皮肤病，除化学物质本身的原发性刺激或致敏作用外，还受物理和机械性因素的协同作用以及其他因素的影响，如劳动者的年龄、性别、皮肤类型、个人卫生状况及生产环境温湿度等。物理因素中粉尘、机械性损伤、温湿度，以及各种光能等物理因子的作用，同样可以引起职业性皮肤病。此外，某些生物因素，如树木或植物的浆汁、花粉具有刺激性或致敏作用。职业病发病原因比较复杂，常常是多种因素综合作用的结果，但就某一病例而言，通常是一种职业因素起主要作用。

(四) 职业性皮肤病临床类型

职业性皮肤病常见的临床类型分为：职业性皮炎(接触性皮炎、光接触性皮炎、电光性皮炎、药疹样皮炎)、职业性皮肤色素变化(职业性黑变病、职业性白斑)、职业性痤疮、职业性皮肤溃疡、职业性接触性荨麻疹、职业性皮肤癌、职业性感染性皮肤病、职业性疣赘、职业性角化过度与皲裂、职业性痒疹、职业性浸渍与糜烂、职业性指甲改变及其他。

(五) 职业性皮肤病的分类

2013 年颁布的《职业病分类和目录》中职业性皮肤病分为接触性皮炎、光接触性皮炎、电光性皮炎、黑变病、痤疮、溃疡、化学性皮肤灼伤、白斑，以及根据《职业性皮肤病的诊断 总则》可以诊断的其他职业性皮肤病。

二、职业性皮肤病的三级预防策略

(一) 一级预防

绝大多数职业性皮肤病是由于原发性刺激物的直接或间接污染皮肤所致，因此职业性皮肤病一级预防的关键为隔绝这种接触采取的有效控制措施，主要包括制定相关法律、法规及标准，革新生产工艺，优化生产过程，佩戴个体防护用品，加强职业卫生管理，开展职业健康教育，组织上岗前职业健康检查等，以减少或消除劳动者对致病因素的接触机会。

1. 相关法律、法规及标准制定和完善　《职业病防治法》于 2018 年进行了最新修订，主

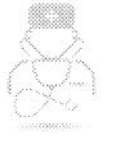

要修订了监督管理的主体、进一步强化用人单位职业病防治职责、明确劳动者的职业病诊断规定和职业病患者的保障规定等。

2002 年，原卫生部发布《工作场所有害因素职业接触限值》(GBZ 2—2002)，对具有刺激和 / 或致敏作用、光敏物、人工紫外线等的部分职业病危害因素制定了职业接触限值，作为工业企业设计及预防性和经常性监督、监测使用的卫生标准。该标准于 2007 年进行了首次修订，将原标准分为《工作场所有害因素职业接触限值 第 1 部分：化学有害因素》(GBZ 2.1—2007) 和《工作场所有害因素职业接触限值 第 2 部分：物理因素》(GBZ 2.2—2007) 两部分，增加了化学有害因素致敏性物质的标识及其应用说明；并于 2019 年对《工作场所有害因素职业接触限值 第 1 部分：化学有害因素》(GBZ 2.1—2019) 进行了再次修订，明确列出制定接触限值时依据的不良健康效应包括皮肤刺激、致敏等，增加 16 种物质的致敏标识，对加强职业性皮肤病的防控具有实际指导作用。

2002 年，由原卫生部发布实施了《职业性皮肤病诊断标准 总则》(GBZ 18—2002)，明确了职业性皮肤病的诊断原则、职业性皮肤病临床类型、诊断要点和处理原则等，同时还发布实施了《职业性电光性皮炎诊断标准》(GBZ 19—2002)、《职业性接触性皮炎诊断标准》(GBZ 20—2002)、《职业性光接触性皮炎诊断标准》(GBZ 21—2002)、《职业性黑变病诊断标准》(GBZ 22—2002)、《职业性化学性皮肤灼伤诊断标准》(GBZ 51—2002)、《职业性痤疮诊断标准》(GBZ 55—2002)、《职业性皮肤溃疡诊断标准》(GBZ 62—2002) 7 个具体病种的诊断标准，凡符合上述标准的临床类型均可按该标准的原则进行诊断及处理，对全国职业性皮肤病的诊断发挥了重要指导作用。随着职业性皮肤病诊断工作的发展变化和标准规范化管理工作的深入，自 2005 年后相继颁布了《职业性三氯乙烯药疹样皮炎诊断标准》(GBZ 185—2006) 和《职业性白斑的诊断》(GBZ 236—2011)，对职业性皮肤病诊断标准进行补充；持续更新修订了《职业性光接触性皮炎诊断标准》(GBZ 21—2006)、《职业性化学性皮肤灼伤诊断标准》(GBZ 51—2009)、《职业性皮肤病的诊断 总则》(GBZ 18—2013) 和《职业性接触性皮炎的诊断》(GBZ 20—2019)。

2007 年，原卫生部发布的强制性国家职业卫生标准《职业健康监护技术规范》(GBZ 188—2007)，规定了职业健康监护的基本原则和有关职业病危害因素开展健康监护的目标疾病、健康检查的内容和监护周期，该标准于 2014 年进行了最新修订。在《职业健康监护技术规范》(GBZ 188—2014) 中，明确了以皮肤疾病为职业禁忌证的职业病危害因素，其中慢性皮肤溃疡者不能从事铍及其无机化合物、铬及其无机化合物作业；严重慢性皮肤疾患者不能从事砷、汽油、有机磷杀虫剂、酚类化合物（如甲酚、邻苯二酚、间苯二酚、对苯二酚等）的作业；过敏性皮肤病者不能从事三氯乙烯作业；面、手背和前臂等暴露部位严重的皮肤病者不能从事紫外辐射（紫外线）作业；泛发慢性湿疹、泛发慢性皮炎不能从事接触炭疽芽孢杆菌（简称炭疽杆菌）的作业。

2. 生产工艺和生产设备改进和革新 积极采用有效的职业病防治技术、工艺、设备、材料。生产工艺自动化、生产设备密闭化、物料输送管道化、操作过程机械化是防止职业性皮肤病发生的重要工程措施，鼓励有利于职业性皮肤病防治和保护劳动者健康的新技术、新工艺、新设备、新材料开发和使用，限制使用或者淘汰职业病危害严重的技术、工艺、设备、材料。

首先，用无皮肤毒性或弱毒性的物质代替强皮肤毒性物质，是控制有毒物质皮肤毒性危害的根本措施。其次，通过加强生产设备管理、清洁、维修，杜绝“跑、冒、滴、漏”等现象，保

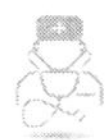

持清洁生产环境，加强通风，防止毒物污染作业场所；对于不能完全密闭控制的生产工艺，在车间安装全室通风，产生危害的工作岗位设置局部排风罩进行排风，减少作业场所中对皮肤有害的职业病危害因素的产生及其对机体产生影响。

3. **个体防护措施**　个人防护用品是预防职业性皮肤病发生的一道重要防线，正确使用符合要求的防护用品可以预防职业性皮肤病的发生。为防止或减少皮肤接触溶液、蒸气和粉尘等刺激性物质，应根据生产条件和工作性质，配备防尘口罩、防毒面罩、防护帽、面罩、披肩、工作服、围裙、套袖、手套、胶靴等个人防护用品，在使用中必须保持清洁，特别是贴皮肤的一面不能被污染。

工作服穿戴做到"三紧"，即领口紧、袖口紧、下摆紧。对液态刺激物应采用致密而柔软的工作服，不适当的工作服会增加机械性摩擦而促使皮炎的发生。用橡胶制品的防护用具时，应注意有少数人对橡胶制品过敏而发生接触性皮炎。皮肤防护剂对某些职业性皮肤病能起到一定的预防作用，但由于防护剂只能涂在面颈、手和前臂等处，在工作中容易被蹭掉，又容易污染产品，使用起来较麻烦等，在实际应用上有一定局限性，但作为综合性预防措施的一种手段，可发挥一定的保护作用。防护剂必须在工作前涂上，工作后用清水和肥皂洗掉，这样也可将附着的刺激物一并洗去。皮肤防护剂必须根据职业危害物预防的不同要求进行配制。

4. **职业卫生管理**　用人单位应依法依规加强对作业场所的管理，制定科学合理的管理制度和操作规范。依据《工作场所职业病危害警示标识》(GBZ 158—2003)，在产生具有皮肤危害的作业岗位设置警示标识，提示劳动者必须佩戴防护手套，穿好防护服，加强通风；加强更衣室内工作服和日常衣服分柜或分层存放，以防止日常衣服被污染；生产场所需要设置必要的洗手设施、淋浴设施，配备碱性小或中性的肥皂或洗手液，避免洗浴水过热或拿毛巾用力搓擦，会增加物理性和机械性的皮肤损伤，促使皮炎的发生和加重。

5. **职业健康教育**　积极开展劳动者职业卫生知识宣传教育，是预防职业性皮肤病必不可少的措施。用人单位应根据行业和岗位特点，对接触职业病危害的劳动者开展具有针对性的职业健康教育培训工作，使得劳动者了解职业卫生管理制度和岗位操作规程，所从事岗位的致皮肤病职业病危害因素和防范措施，个人劳动防护用品的使用和维护，个人良好卫生习惯的养成等。初次培训时间不得少于8学时，继续教育不得少于4学时。

6. **上岗前职业健康检查**　用人单位应依据《职业健康监护技术规范》(GBZ 188—2014)对接触铍及其无机化合物等具有皮肤毒性的职业病危害因素的劳动者进行上岗前职业健康检查，重点询问过敏性疾病史和皮肤病史，开展皮肤科常规检查，对检出具有皮肤疾患等禁忌证的劳动者不能从事相应工作。

（二）二级预防

职业性皮肤病二级预防的目的在于职业病危害因素、职业病损的早期发现，职业性皮肤病的早期诊断和尽早治疗，及时实施具有针对性的干预措施，可有效减少劳动者的健康损害。用人单位应依据国家卫生健康委员会令第5号《工作场所职业卫生管理规定》的要求，委托具有资质的职业卫生技术服务机构开展工作场所职业病危害因素检测和劳动者在岗期间职业健康检查等，以早期发现病损和诊断疾病，特别是早期健康损害的发现，及时预防、处理。

对于制定有职业接触限值和测定方法的可导致职业性皮肤病的化学有害因素，应依据《工作场所空气中有害物质监测的采样规范》(GBZ 159—2004)进行采样，依据《工作场所空气有毒物质测定》(GBZ/T 300—2017)、《工作场所有害因素职业接触限值 第1部分:化学有害因素》(GBZ 2.1—2019)等标准进行检测与评价;对于可导致职业性皮肤病的物理因素应依据《工作场所物理因素测量 第4部分:激光辐射》(GBZ/T 189.4—2007)、《工作场所物理因素测量 第6部分:紫外辐射》(GBZ/T 189.6—2007)等标准进行检测,依据《工作场所有害因素职业接触限值 第2部分:物理因素》(GBZ 2.2—2007)规定的职业接触限值进行评价,对于劳动者实际接触职业病危害因素超过职业接触限值的应及时采取作业管理、个体防护用品和工程、工艺控制等综合预防控制措施。

劳动者在岗期间和离岗时的职业健康检查依据《职业健康监护技术规范》(GBZ 188—2014)开展,对检出职业禁忌证的劳动者要及时调离原工作岗位,对于检出疑似职业病劳动者应依据《职业性皮肤病的诊断 总则》(GBZ 18—2013)、《职业性接触性皮炎的诊断》(GBZ 20—2019)、《职业性光接触性皮炎诊断标准》(GBZ 21—2002)、《职业性化学性皮肤灼伤诊断标准》(GBZ 51—2002)等职业性皮肤病相关诊断标准进行诊断,对确诊的职业性皮肤病患者及时开展针对性的治疗,治疗原则为及时清除皮肤上残留的致病物、治疗期间避免或减少接触致病因素,根据临床类型及病情对症处理。

(三)三级预防

职业性皮肤病患者在治疗期间,应根据病情特点暂时更换工作岗位、调离原工作岗位或短期休假,给予对症治疗,预防并发症的发生和发展,促进患者康复,改善预后及提高生活质量。用人单位应根据接触者受到皮肤损害特点积极查找原因,对工艺过程、防护措施和生产环境进行改进,避免患者和其他劳动者的再次发病。

(刘 静 高 申)

第二节 接触性皮炎的三级预防

国外研究资料显示职业性接触性皮炎占职业性皮肤病的90%~95%,不同职业中接触性皮炎发生率不同,即使同一种职业在不同国家或地区由于工作条件、工艺及接触机会的不同也会有所不同。丹麦潮湿环境中作业工人职业性接触性皮炎的患病率为30%,在美国至少有800万人受职业性接触性皮炎的影响,我国职业性接触性皮炎患病情况也较为严重,有研究总结28年(1984—2012年)职业性接触性皮炎报告情况,发现患病率呈增加趋势,主要集中在化工和加工制造业。在南京、深圳等地均有职业性接触性皮炎的病例报道。

一、接触性皮炎概述

(一)接触性皮炎定义

从广义上讲,凡是由于接触了职业工作中要求的物质所引起的接触性皮炎均可考虑为职业性接触性皮炎,如由于穿航空制服所引起的衣物染料致职业性接触性皮炎。职业性接触性皮炎(occupational contact dermatitis)是指在劳动或作业环境中直接或间接接触具有刺激和/或致敏作用的职业性有害因素引起的急、慢性皮肤炎症性改变。根据发病机制的不同通常将其分为刺激性接触性皮炎（irritant contact dermatitis，ICD）和变应性接触性皮炎（allergic contact dermatitis，ACD）两个类型。

（二）接触性皮炎主要接触作业

接触性皮炎可发生于各个行业，劳动者在从事接触强酸、强碱、某些金属盐类等以刺激作用为主的化学物质的作业时可引起刺激性接触性皮炎；在从事接触染料、树脂、香料等以变态反应为主的致病物可引起变应性接触性炎。接触性皮炎主要接触行业、作业和职业性有害因素名称举例见表 14-1。

表 14-1　接触性皮炎主要接触行业、作业和职业性有害因素名称举例

行业名称		作业名称	职业性有害因素名称
化学原料和化学制品制造业	催化剂及化学助剂制造业	合成、氧化酸化	硫酸
	化学肥料制造业	合成	松节油、三氯甲烷（氯仿）
	化学试剂制造业	有机试剂合成、精制、配料、溶解、提纯	三氯甲烷（氯仿）、硝酸
	染料制造业	染料合成	β-萘胺、乙醇、甲醛、三氯甲烷、醚、对苯二酚
	日用化学产品制造业	合成、涂布、制备	盐酸、松节油、三氯甲烷（氯仿）
	涂料及颜料制造业	制备	铬及其化合物、盐酸
	有机化工原料制造	甲烷氯化、一氯甲烷氯化	三氯甲烷（氯仿）
金属冶炼和压延加工业、金属制品业		轧钢备品、铸铁管涂层	沥青、重铬酸盐
纺织业、纺织服装、服饰业		防水整理、镀铬	环氧树脂、铬酸盐
木材加工和木、竹、藤、棕、草制品业		板块涂胶、装饰板粘贴、配料	酚醛树脂、尿醛树脂
造纸和纸制品业		原纸涂布、纸箱印刷	酚醛树脂、松节油
石油、煤炭及其他燃料加工业		丙烷脱沥青、尿素脱腊、润滑油白土精制、润滑油萃取、润滑油汽提、酮苯结晶脱腊、酮苯脱油	润滑油
橡胶和塑料制品业		制备、合成	硫酸、盐酸
		塑料黏接	三氯甲烷（氯仿）
医药制造业		合成、提取、转化	氯丙嗪、氯噻嗪、吩噻嗪、异丙嗪、三氯甲烷（氯仿）、对苯二酚

（三）接触性皮炎发病机制

1. 刺激性接触性皮炎　为多因素所致疾病，是一种局限接触部位的非免疫机制介导的皮肤刺激性炎症反应。急性反应多在接触后很快发生，慢性反应则是微小损伤慢性反复积累的结果。去除接触物后，炎症反应不能马上消退。其主要特点为在同样条件下，大多数接触者发病，在接触一定的时间和浓度条件下，接触部位会在几分钟至 1~2h 内发生皮肤的急

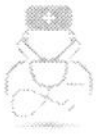

性炎症,常表现为红斑、水肿、丘疹、水疱,严重者会出现大疱和局部皮肤的坏死。有些皮肤损害是因为直接接触刺激引起的,如玻璃纤维、石棉等,通过直接刺入皮肤引起皮肤的炎症反应。然而近年来越来越多的证据证实免疫机制也可能参与 ICD 的发生。

《职业性接触性皮炎的诊断》(GBZ 20—2019)列举了以刺激作用为主的致病物①无机物:主要包括酸、碱和某些化合物及其盐类。酸类如硫酸、硝酸、盐酸、氢氟酸、氯磺酸、次氯酸、铬酸等。碱类如氢氧化钾、氢氧化钠、氢氧化铵、碳酸钠等。某些金属及其盐类如锑和锑盐、砷和砷盐、重铬酸盐、氯化锌、氯化镓、氟化铍等。②有机物:主要包括有机酸类、有机碱类和有机溶媒类。有机酸类包括醋酸、甲酸、三氯醋酸、水杨酸、苯酚等。有机碱类包括乙二胺、丙胺、丁胺等。有机溶剂类包括松节油、二硫化碳、石油和焦油类溶剂等。③石油及其产品,包括沥青、焦油、各种润滑油等。④有机卤素化合物,如多氯联苯、氯酚类、氯萘等具有特殊的刺激作用的化合物。⑤动物:松毛虫、桑毛虫、隐翅虫、蜂、螨虫、蜱虫、水蛭、水母等。⑥植物:无花果、鹅不食草、薰衣草、薄荷、常春藤、臭椿、红花(藏红花)等。⑦农药:杀虫剂(敌敌畏、敌百虫、水胺硫磷、甲胺磷、杀虫双、苯并呋喃酮等),杀螨剂,杀菌剂及除草剂(百草枯)等。⑧其他:玻璃纤维、石棉、肥皂、合成清洁剂、助焊剂、脱毛剂、消毒液、染发剂等。

2. **变应性接触性皮炎**　为典型的迟发型Ⅳ型变态反应。在同样接触的条件下,仅少数人经过一段时间接触后发生致敏。初次致敏往往需要接触几天以上才发生反应,而致敏后如再接触敏感变应原多在 24~48h 左右反应。去除接触致敏原后炎症反应不能马上消退。变应性接触性皮炎的发生一般与接触者的易感性、物质的致敏力及其在皮肤中的浓度有关,但其中最重要的是接触物质的致敏力。由于物质的多样性,其致敏力变化较大,如具有高度致敏力的强变应原二硝基氯苯(DNCB),几乎对所有人都可能引起变态反应,对大多数致敏物而言,仅有少数易感者发病。致敏化学物质大多数是低相对分子质量的单纯化合物,但也有少数化学结构复杂的物质。半抗原一般是单纯化合物,产生致敏作用的前提是与皮内蛋白质共价结合。

变应性接触性皮炎的发生需要经历致敏或诱导期、反应期两个阶段,通常从第一次接触之日起至产生反应时为止,共需 5~14d。已发生过反应或已有足够的潜伏期(4~25d)后,再次接触变应原,因机体内已有足够的致敏 T 淋巴细胞,只需 7~8h 的潜伏期即可出现反应。炎性反应主要由 T 淋巴细胞触发,也可由嗜碱性粒细胞触发,后者也可能是变应性接触性皮炎的效应细胞。

《职业性接触性皮炎的诊断》(GBZ 20—2019)列举了以变态反应为主的致病物①染(颜)料及其中间体:酱紫、立索尔大红、基本红、分散蓝 106、分散蓝 124、萘胺黄、荧光染料、现代美容产品中染料、对苯二胺、间苯二胺、间苯胺黄、二硝基氯苯、对氨基酚、氨基偶氮苯、联苯胺等。②橡胶、橡胶制品及其加工过程中的促进剂和防老剂:乳胶、乳胶制品(乳胶手套等)、天然橡胶、橡胶制品(包括橡胶手套、护目镜、把手等)、秋兰姆类促进剂(包括二硫化双亚戊基秋兰姆、一硫化四甲基秋兰姆、二硫化四甲基秋兰姆、二硫化四乙基秋兰姆等)、卡巴混合物类促进剂(包括 1,3- 二苯胍、二乙基二硫代氨基甲酸锌、二丁基二硫代氨基甲酸锌等)、巯基混合物类促进剂(N- 环己基苯并噻唑次磺酸胺、二硫化二苯并噻唑、2- 巯基苯并噻唑、吗啉巯基苯并噻唑等)、六亚甲基四胺(乌洛托品、促进剂 H)、苯基甲萘胺(防老剂 A)、苯基 -β- 萘基胺(防老剂 D)、N- 苯基 -N- 环乙烷基 - 对苯二胺(防老剂 4010)、N- 异丙基 -N- 苯基 - 对苯二胺(防老剂 4010NA)、N,N,- 二苯基 - 对苯二胺(防老剂 PPD)等。③天然树脂和

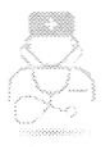

合成树脂：桉树油、大漆、苯酚树脂、甲醛树脂、三聚氰胺甲醛树脂、对叔丁基酚醛树脂、脲醛树脂、环氧树脂、双酚F环氧树脂、苯胺环氧树脂、聚酯树脂等。④金属及其盐类：镍、钴、铬、金、汞、钛等及其盐类。⑤香料：肉桂醛、肉桂醇、氢化香茅醛、羟基香茅醇、戊基香茅醇、香兰素、葵子麝香、香叶醇、丁子香椿、异丁子香椿、樱草素等。⑥药物：青霉素、盐酸氯丙嗪、磺胺噻唑等。⑦清洁剂：肥皂添加剂、合成清洁剂、咪唑烷基脲（洁美115）等。⑧植物：檀木、乌木、柚木、桦树、漆树等。⑨显影剂类：密妥尔（硫酸对甲基苯酚）、三聚甲醛、TSS（二乙基对苯二胺硫酸盐）等。⑩其他：三氯乙烯、丙烯酸类聚合物、酮类聚合物、异氰化合物、硫酸二甲酯等。

（四）接触性皮炎诊断和临床表现

1. 刺激性接触性皮炎

（1）临床表现：皮损常局限于直接接触部位，界限清楚。最容易接触刺激物部位是身体的暴露部位，如手腕和前臂，指背、指侧和手背为好发部位。皮疹分布部位与刺激物的状态有关，累及手部和前臂多为固态、液态刺激物；累及面部、颈部及上胸“V”字形区多为烟雾或气体等。接触者皮损的严重程度与所接触化学物的刺激性强弱有关。接触刺激物后，常立即发病，接触与发病有明确的相关性。一般情况是接触刺激物后，首先在接触部位出现瘙痒或烧灼感，继而出现红斑、水肿、丘疹、水疱及糜烂、渗出、结痂等。皮损的演变可停留在任何阶段，这主要取决于刺激物的性质、浓度、剂量和作用时间等。皮损轻者只有红斑、瘙痒，几天后脱屑而愈；重者在红斑的基础上迅速发生水肿、丘疹、水疱以及大疱，疱破后有渗液、糜烂现象。该病具有自限性，停止接触致病物后，一般1~3周可痊愈。长期反复接触弱刺激物，可出现不同程度的浸润、增厚、脱屑、皲裂及色素增加，自觉灼痛或瘙痒，皮肤逐渐失去弹性，呈现慢性皮炎征象。

（2）诊断：依据《职业性接触性皮炎的诊断》（GBZ 20—2019）进行诊断，有明确的职业接触史；自接触至发病所需时间和反应程度与刺激物的浓度、性质、温度、接触方式及时间有密切联系。接触高浓度强刺激物，常立即出现皮损；在同样条件下，大多数接触者发病；皮损局限于接触部位，界限清楚；病程具自限性，去除病因后易治愈，再接触可再发。

2. 变应性接触性皮炎

（1）临床表现：皮损表现与刺激性接触性皮炎相似，但大疱少见，常呈湿疹样表现，自觉瘙痒。皮损可发生于暴露部位以外的其他部位，严重者泛发全身。分布一般对称，边缘大多模糊不清。

1）急性变应性接触性皮炎：起病相对较急，在接触局部发生境界清楚的红斑、丘疹、丘疱疹，严重时红肿明显，甚者出现大疱，并破溃糜烂。有时初发于指背、手背、腕与前臂等处的损害常表现为密集成簇的水疱。皮炎发生部位与接触物一致，边界清楚。当皮炎发生在组织疏松部位，则肿胀更明显，而无鲜明的边缘。患部常有灼热或灼痛感，抓后可将致敏物带到其他部位，严重者可有全身症状。急性期经积极治疗，1~2周内可痊愈。如处理不当或反复接触可使病程迁延转为亚急性或慢性皮炎。

2）亚急性和慢性变应性接触性皮炎：由于接触物的浓度低、刺激性小，皮损开始可呈亚急性表现，为轻度红斑、丘疹、边界不清，簇集性水疱可发展成局限性浸润性斑片，少数可有少量渗液，可伴有痂皮、鳞屑等继发性表现。慢性期皮损以增厚、皲裂、浸润为主要特征。

变应性接触性皮炎病程长短不一，在皮损发展过程中，部分患者可逐渐适应，越发越轻，以至不发。少数患者则越发越重，以致于不能继续接触而必须变换工种。大多数患者脱离致敏环境后 1~3 周内恢复正常皮肤，个别敏感患者可持续时间较长，或与日常生活中的其他过敏重叠，导致病情经久不愈。

（2）诊断：依据《职业性接触性皮炎的诊断》（GBZ 20—2019）进行诊断，有明确的职业接触史；初次接触不发病，一般情况下接触到致敏需 5~14d 或更长些，致敏后再接触常在 24h 内发病。反应程度与致敏物的致敏程度和个体素质有关；在同样条件下，接触者仅少数人发病；皮损初发于接触部位，界限清楚或不清楚，可向周围及远隔部位扩散，严重时泛发全身；病程可能迁延，再接触即能引起复发；以致敏物做皮肤斑贴试验常获阳性结果。

斑贴试验是确定化学性致敏原一个较为简便、可靠的方法，不仅有助于治疗及指导患者避免接触致敏原，还有助于确定职业性皮炎的致病原因。

ICD 与 ACD 的鉴别诊断非常重要，以便于劳动能力鉴定，见表 14-2。但某些致病物既具刺激作用，又具致敏作用，当临床上难以分型或两种作用同时存在时，可诊断为职业性接触性皮炎，并按职业性变应性接触性皮炎处理。诊断主要依靠有明确的职业性刺激物接触史，其他与一般的接触性皮炎无差别，临床上主要与非职业性的皮炎、湿疹相鉴别。

表 14-2　ICD 与 ACD 的鉴别

类别	刺激性接触性皮炎	变应性接触性皮炎
发病机制	直接刺激作用	Ⅳ型变态反应
个体差异	不明显，接触同样致敏物后多数人发病	明显，接触同样致敏物后仅少数人发病
分布部位	局限接触部位，边界清楚	皮疹泛发，边界不清
发作时间	强刺激：迅速发生 弱刺激：迟发	初次接触不发病，经 5~14d 诱导期致敏后，再接触可于 24h 内发病
诊断	病史调查、体格检查、排除其他疾病	病史调查、体格检查、斑贴试验
预后	脱离接触物 3~6 周	脱离接触物几天后改善，个别患者会持续存在

二、接触性皮炎的三级预防

在职业性皮肤病三级预防策略的基础上，接触性皮炎的三级预防应重点关注以下几方面内容。

（一）一级预防

刺激性接触性皮炎的一级预防应更为注重用无刺激物或弱刺激物代替强刺激物，对于无法代替的刺激物，操作过程中尽量采取自动化操作，对于必须人工操作的刺激物，工作人员在工作过程中必须采取相应的防护措施，如戴防护手套，穿防护服、防护鞋等。

变应性接触性皮炎的一级预防除以上内容外，班后淋浴可有效防止变应性接触性皮炎的发生，佩戴个人防护用品如防护手套、防护服，正确使用皮肤防护剂，可减少变应性接触性皮炎的发生，严格就业前体检，详细询问工人的过敏史，若为强致敏物质作业，由于个体差异较大，应在就业前即对工人进行斑贴试验，阳性者，应视为有职业禁忌证者不得从事该项作业。

此外，注重保持工作环境和个人的清洁，及时清洗被污染的作业环境和皮肤，也可减少职业性接触性皮炎的发生。采取适当的卫生防护和加强职业卫生知识培训，是预防职业性接触性皮炎发生的有效措施。

（二）二级预防

用人单位应依据《职业病防治法》《工作场所职业卫生管理规定》的要求，定期委托具有资质的职业卫生技术服务机构对硫酸、盐酸、氢氧化钠、甲醛、铬及其化合物、重铬酸盐等可引起接触性皮炎的化学有害因素开展职业病危害因素检测、评价，对劳动者开展在岗期间和离岗时的职业健康检查工作，以早期发现病损、职业禁忌证或疑似职业病者，特别是早期皮肤损害的发现，及时采取预防和处理措施，是二级预防的重要环节。

劳动者接触致病物后应及时处理，避免接触致病物及其他促使病情加剧因素，立即用水冲洗皮肤上的刺激物，冲洗要充分，时间要长；碱性刺激物可用弱酸性溶液如 3% 硼酸溶液中和，酸性刺激物用弱碱性溶液如肥皂液，短时间的中和后立即用清水冲去。局部治疗方面，可按一般接触性皮炎的治疗原则对症处理。急性期有渗出采用 3% 硼酸溶液等作冷湿敷；急性期无渗出可外用炉甘石洗剂；亚急性期伴少量渗出用糊膏或油剂；慢性损害用软膏、硬膏等。

化学有害因素的检测，以氢氧化钠为例：空气中氢氧化钠用微孔滤膜采集，现场采样按照《工作场所空气中有害物质监测的采样规范》（GBZ 159—2004）执行。短时间采样在采样点，用装好微孔滤膜的大采样夹，以 5.0L/min 流量采集 ≤ 15min 空气样品。采样后，打开采样夹取出微孔滤膜，接尘面朝里对折，放入具塞比色管中，置清洁的容器内运输和保存，样品在室温下可长期保存。用火焰原子吸收分光光度计在 589.0nm 波长下测定吸光度进行定量。

（三）三级预防

治疗期间当局部继发细菌或真菌感染时，外用相应的抗感染药物。当瘙痒明显时，可口服抗组胺药物，如氯雷他定、西替利嗪等。皮损广泛、病情严重者可短期使用糖皮质激素，皮损好转时逐渐减量。

刺激性接触性皮炎在治疗期间可酌情短期休息，或暂时调换工种。变应性接触性皮炎反复发病、长期不见好转、影响工作者，可调换工种，脱离有致敏物的环境。

（刘　静）

第三节　光接触性皮炎的三级预防

职业性光接触性皮炎可分为两大类，即光毒反应和光变态反应，光毒反应属于非免疫反应，光变态反应属于免疫反应，有些化学物质既可引起光变态反应又可引起光毒反应。每年均有职业性光接触皮炎的新发病例，致病物质以煤焦沥青常见，有报道发现接触沥青工人在 8~24h 内出现光毒性皮炎，光毒反应继发色素沉着所占比例较高。有贵州省某县报道在装卸搬运煤焦沥青时，先后两班 12 名工人均发生了光接触性皮炎。

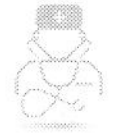

一、光接触性皮炎概述

(一) 光接触性皮炎定义

职业性光接触性皮炎(occupational photosensitive dermatitis)是指在职业活动中,接触光敏物质(如煤焦沥青、煤焦油、蒽、氯丙嗪及其中间体、苯绕蒽酮等),并受到日光(紫外线)照射而引起的皮肤炎症性病变,是化学性因素和物理性因素共同作用的结果,属于免疫反应,发生于少数过敏体质的人。通常分为两类:一类为职业性光毒性接触性皮炎,另一类为职业性光变应(过敏)性接触皮炎。

(二) 光接触性皮炎主要接触作业

职业性光接触性皮炎涉及行业较多,除特别好发于冶金业外,也见于建筑、制药、石油加工、橡胶、日化行业等。常见光敏性物质主要有煤焦油,煤焦沥青及沥青中所含的蒽、菲和吖啶,氯丙嗪及其中间体,化妆品香料如柠檬油、檀香油等;植物衍生物如呋喃香豆素、荧光增白剂等(表 14-3)。在职业人群中以接触煤焦沥青和煤焦油作业工人最易罹患本病。

表 14-3 光接触性皮炎主要接触行业、作业和职业性有害因素名称举例

行业名称		作业名称	职业性有害因素名称
医药制造业		合成、包装	氯丙嗪、氯噻氢、吩噻嗪、异丙嗪
化学原料和化学制品制造业	催化剂及各种化学助剂制造	软化剂配制	焦油、沥青
	化学农药制造	硫氯酚合成、六氯苯合成	硫氯酚、六氯苯
	染料制造	蒽醌基染料合成	蒽醌、荧光素
	涂料及颜料制造	树脂制备、涂料熬炼	沥青
	有机化工原料制造	蒽氧化、合成	醌、蒽油、沥青
非金属矿物制品业	耐火材料制品制造	耐火材料浸油、沥青砖配料、压型	沥青
	砖瓦、石材等建筑材料制造	防水材料混合、防水材料浸涂	沥青
石油、煤炭及其他燃料加工业		炼焦干馏、熄焦、煤焦油制取、煤气净化	焦油
木材加工和木、竹、藤、棕、草制品业		木材防腐	焦油、木酚油
石油、煤炭及其他燃料加工业		丙烷脱沥青、丙烷回收、蒸气裂化	沥青
纺织业、纺织服装、服饰业		缝纫、裁剪、熨烫、检验	荧光增白剂
橡胶和塑料制品业		再生胶精炼、废胶脱硫	焦油

(三) 光接触性皮炎发病机制

1. **职业性光毒性接触性皮炎** 与职业性刺激性接触性皮炎相似,是被光激活的光敏物

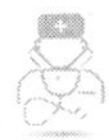

直接作用所致，没有免疫过程，首次接触光敏物并照光即可发病。机体在接触光敏性物质的同时或之后受到一定强度的阳光照射，紫外线的光子被光敏物吸收，使其电子被激发而活化，激活后的光敏物与皮肤发生的反应即为光敏作用。能够产生光敏作用的光能主要是波长为280~400nm的中、长波紫外线。煤焦油及沥青引起的皮炎的发病机制主要是光毒作用，是被激活的光敏物对皮肤毒理作用的结果，称之为光毒性皮炎。这种皮炎的发生没有变态反应机制，表现在首次接触者中大多数发病，因此急性光毒性皮炎多发生在阳光下接触沥青的工人，但亦有虽然不在日光下接触沥青，而工作后没有把皮肤上沾有的焦油沥青清除干净，又受到日光照射而发病者。大部分慢性沥青皮肤病，经日光刺激后也会使症状加剧。把沥青涂在正常皮肤上，再用紫外线照射，也会引起皮炎，可见沥青皮炎与日光照射有明显的关系。

2. 职业性光变应性接触性皮炎 职业性光变应性接触性皮炎与职业性变应性接触性皮炎发病机制相同，是一种免疫学抗原-抗体反应，所不同的是必须要有光能参与才能引起炎症，即被光激活的光敏物（光半抗原）与组织中蛋白质结合形成全抗原后引起Ⅳ型变态反应。本型皮炎发病有一定的潜伏期，初次接触光变应原性物质和照光后并不发病，经过5~14d或更长时间后，再次接触和照光时，一般在24h内发病。其特点为同工种、同样条件下仅少数人发病，此型在职业性皮肤病中比较少见。

（四）光接触性皮炎诊断和临床表现

依据《职业性光接触性皮炎诊断标准》（GBZ 21—2006）进行诊断，根据明确的职业性接触史、发病前或发病时日光（紫外线）照射史与临床表现，参考作业环境调查，同工种发病情况。

1. 职业性光毒性接触性皮炎

（1）临床表现：主要发生于夏季，皮损只发生于面、颈、上胸V字区、手指、手背、手腕、前臂等皮肤暴露部位，有明显的光照界限。一般在接触光敏物及光照后数分钟到数小时内发病。呈急性炎症表现，轻者出现红斑、水肿伴有烧灼感，重者在红斑的基础上出现水疱，常伴有眼结膜炎及头痛、头晕、乏力、口渴、恶心等全身症状。急性皮炎消退后，如在原来条件下恢复工作，皮损可复发，但红斑、水肿较前为轻，而局部皮肤色素沉着则日益加深。皮炎消退后留有色素沉着是光毒性皮炎的特点之一。经过反复发病后，除色素沉着外，还可见皮肤干燥、粗糙，有轻度苔藓化等慢性皮炎征象。

（2）诊断条件：接触光敏物并受日光（紫外线）照射后即发病；皮损多发生于曝光部位，界限明显；同工种、同样条件下多数人发病；脱离接触光敏物或避免日光（紫外线）照射后，炎症消退较快，局部常留有不同程度的色素沉着。

2. 职业性光变应性接触性皮炎

（1）临床表现：皮损初发于暴露部位，边缘不清，常迅速向周围扩散可延及遮盖部位皮肤乃至全身。皮疹多呈湿疹样改变，即在红肿基础上出现针头大小的密集丘疹、水疱，重者可伴有少量渗出，自觉瘙痒，亦可伴灼痛。如不停止接触可反复发病长期不愈，本病一般不伴有全身症状。预后色素沉着不明显，或不留色素沉着，再接触可再发。少数患者可越发越轻。但也有个别患者持续发病而演变成“持续光敏反应者”，虽然脱离接触，皮损仍迁延不愈。

（2）诊断条件：初次接触致敏物后需5~14d或更久被致敏，致敏后再接触常可在24h内发病；皮损初发于接触部位，边缘不清，后可扩展至全身；同工种、同样条件下仅少数人发病；脱离接触后，病程一般历时两周左右，预后无明显色素沉着；皮肤光斑贴试验结果常为阳性。

皮肤光斑贴试验是目前检测光变应原的重要方法之一，也是诊断职业性光变应性接触性皮炎的重要手段，但必须结合职业接触史、临床表现、现场调查资料等综合分析，才能做出正确的判断。皮肤光斑贴试验适用于职业性光变应性接触性皮炎，不适用于职业性光毒性接触性皮炎。进行皮肤光斑贴试验还可将光变应性接触性皮炎与接触性皮炎相鉴别。某些光敏物可以既具有光毒作用又具有光致敏作用，在临床表现难以区分时，不强求分型，可统称为职业性光接触性皮炎，并按职业性光变应性接触性皮炎处理。

职业性光毒性接触性皮炎与职业性光变应性接触性皮炎的鉴别见表 14-4。

表 14-4 职业性光毒性接触性皮炎与职业性光变应性接触性皮炎的鉴别

类别	光毒性接触性皮炎	光变应性接触性皮炎
代表物	煤焦沥青、煤焦油	氯丙嗪
潜伏期	数小时	5~14d 致敏，再接触 24h 内
发病人数	同样条件下，多数人发病	同样条件下，仅少数人发病
皮损部位	局限于接触部位	始发于接触部位，可扩展至全身
局部症状	烧灼感	瘙痒感
皮损	局限性红斑水肿、水疱，界限清楚	水肿红斑基础上密集小丘疹小水疱或有渗出、界限不清
色素沉着	明显	不明显或无

二、光接触性皮炎的三级预防

在职业性皮肤病三级预防策略的基础上，光接触性皮炎的三级预防应重点关注以下几方面内容。

(一) 一级预防

对生产和使用光过敏原物质的企业，应特别关注一级预防措施的实施。不断提高生产过程的机械化、密闭化，减少人与光过敏原物质的接触，加强通风排毒，尽量降低车间中的过敏原的浓度。加强过敏原物质的包装，必须坚固完整，防止散漏，包装应注明名称及防护事项。

储存光过敏原物质的仓库、车厢、船舱等密闭储存场所应保持经常通风，工作前必须通风排尘后方可作业，搬运和装卸应安排在阴天、黄昏或夜间进行，对散装或包装不完整的应防止粉尘飞扬，避免在阳光下作业。

《职业健康监护技术规范》(GBZ 188—2014)未针对光过敏原物质制订有职业性健康检查要求，但对于接触煤焦沥青、煤焦油、氯丙嗪等光过敏原物质的劳动者上岗前应做皮肤科检查，对于患有皮肤病、结膜疾患或对光过敏原物质过敏的人员禁止从事接触过敏原物质的工作。

注重工作环境的卫生条件，设置必要的卫生设施(如淋浴、冲洗设备等)。接触光过敏原物

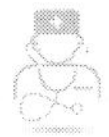

质的劳动者工作时必须穿戴防尘口罩、工作帽、工作服、胶靴等个人防护用品，正确佩戴并定期更换；工作服、工作鞋等应保持清洁，及时换洗，被沥青等光敏物污染的衣物用品要彻底洗净。

（二）二级预防

用人单位应依据《职业病防治法》《工作场所职业卫生管理规定》的要求，定期委托具有资质的职业卫生技术服务机构对存在煤焦油沥青的工作场所开展煤焦油沥青挥发物的检测、评价；应建立定期体检制度，检出患有皮肤病、结膜疾患或对光过敏原物质过敏的人员应及时调离存在过敏原物质的工作岗位。发病后应及时清除皮肤上存留的致病物，暂时避免接触光敏物及日光照射，根据病情按急性皮炎治疗原则对症治疗。

（三）三级预防

严重的光毒性皮炎，在治疗期间可根据病情需要给予适当休息。治愈后，改善劳动条件和加强个人防护或避免在日光下操作，可从事原工作。严重的光变应性皮炎，反复发作者，除给予必要的休息、治疗外，可考虑调换工种，避免接触光敏物质。

（刘　静）

第四节　电光性皮炎的三级预防

电光性皮炎主要发生在电焊工及其他操作人工紫外线光源的工作人员无适当防护措施时，为物理因素引起的，其致病因素主要为中波紫外线（290~320nm）。在各报道中可以发现，此病的发生多为主观原因忽视个人防护而患病，发病时间和炎症反应程度与光线强弱、照射时间长短以及电焊器与受照皮肤距离有关。鞍山市有报道称两名患者因颜面部片状红斑、瘙痒刺痛在医院进行抗感染治疗，但多次复发，经职业病防治院诊断确定为电光性皮炎，提示职业人群在就诊时容易因症状忽视职业因素影响。

一、电光性皮炎概述

（一）电光性皮炎定义

职业性电光性皮炎（occupational electroflash dermatitis）是指在劳动中接触人工紫外线光源，如电焊器、碳精灯、水银石英灯等引起的皮肤急性炎症。

（二）电光性皮炎主要接触作业

常发生于存在或产生紫外线光源的作业，如机械制造业的手工电焊弧、气体保护焊、氩弧焊、电渣焊、碳弧气刨、气割等作业；交通运输设备制造业的船舶电气安装、船舶管系安装、船舶锚链加工、平台组装、汽车总装、摩托车装配、制动梁加工等作业；金属表面处理及热处理业的等离子喷涂、电喷涂；医药工业的灯管消毒作业。

（三）电光性皮炎发病机制

电光性皮炎的发病机制还不完全清楚，一般认为与遗传、环境、机体免疫因素有关。皮肤接触外源性光敏物质或吸收后，在紫外线照射下，皮肤中某些物质作为半抗原和机体载体蛋白共价结合成为全抗原，引起皮肤局部过敏反应，同时通过持续刺激作用引起迟发性超敏

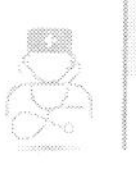

反应。对电光性皮炎发病机制仍需进一步研究。

(四) 电光性皮炎诊断和临床表现

根据《职业性电光性皮炎诊断标准》(GBZ 19—2002)诊断。职业工人紫外线光源照射史、发病部位、临床表现、有无防护措施及作业环境调查等综合分析,排除非职业因素引起的类似皮炎及职业性接触性皮炎,方可诊断。具有下列条件者可诊断:在无适当的防护措施或防护不严的情况下,于照射后数小时内发病;皮损发生在面、手背和前臂等暴露部位。

一般于光照后数小时内发病,呈急性炎症。皮损局限于暴露的部位,有明显的界限,炎症反应程度与光照强弱、照射时间长短有关。轻者表现为界限清楚的水肿型红斑,有灼热及刺痛感。重者除上述症状外,可发生水疱或大疱,甚至表皮坏死,疼痛剧烈,本病常伴有电光性眼炎。

二、电光性皮炎的三级预防

在职业性皮肤病三级预防策略的基础上,电光性皮炎的三级预防应重点关注以下几方面内容。

(一) 一级预防

1. **提高焊接技术,改进焊接工艺和材料** 使焊接操作实现机械化、自动化、合理设计焊接容器的结构。

2. **加强个人防护措施** 作业人员必须使用相应的防护面罩、口罩、手套,穿防护服、绝缘鞋。

3. **开展上岗前职业健康检查** 面、手背和前臂等暴露部位严重的皮肤病者不能从事紫外辐射(紫外线)作业。

(二) 二级预防

存在或产生紫外线光源的作业场所应开展紫外辐射的定期检测工作,超过职业接触限值的作业应立即停止作业,从工艺过程或屏蔽防护措施等方面进行整改,对接触紫外线的劳动者应开展在岗期间职业健康检查,皮肤科检查注意有无皮疹、皮肤红肿等症状,体检周期为 2 年。

(三) 三级预防

按一般急性皮炎的治疗原则,根据病情对症治疗。轻者暂时避免接触数天,适当安排其他工作;重者酌情给予适当休息。治愈后,在加强防护条件下可以从事原工作。

(刘 静 封琳敏)

第五节 黑变病的三级预防

黑变病的发病率不高,有研究人员统计 2003—2013 年的职业性皮肤病,职业性黑变病占 2%~5%。有职业接触史的人群只有少数发生,该病发生与个人内在因素有明显关系,过

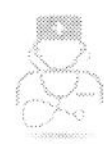

往也有个体体质方面的相关报道。职业性黑变病也有合并油痤疮、氯痤疮发生的报道，除接触煤焦油等因素外，也有接触农药、油彩发生黑变病的报道。

一、黑变病概述

（一）黑变病定义

职业性黑变病（occupational melanosis）是指劳动或作业环境中存在的职业性有害因素（主要煤焦油、石油及其分馏产品，橡胶添加剂，某些颜料、染料及其中间体等）引起的慢性皮肤色素沉着性疾病。

（二）黑变病主要接触作业

在我国应用最广泛的是焦油和石油沥青，沥青的成分复杂，其含有的挥发物是致病的主要因素，职业接触常发生于存在煤焦油、石油及其分馏产品，橡胶添加剂，某些颜料、染料及其中间体、机油、皂化油、矿物油等的作业。主要作业有化工业的催化剂及各种化学助剂制造，涂料及颜料制造业的树脂制备作业，交通运输业的防腐处理、筑路，耐火材料制品业的浸油、沥青砖配料等，橡胶制造业的再生胶精炼，石油加工业的多个工序。

（三）黑变病发病机制

黑变病的发病机制目前尚不清楚，致病因素复杂。发生机制可能是由于致病物对皮肤的长期接触引起皮炎、瘙痒等皮炎症状，炎症可促进巯基氧化，增加酪氨酸酶的活性，加速黑色素代谢过程，使黑色素增加。

（四）黑变病诊断和临床表现

根据《职业性黑变病诊断标准》（GBZ 22—2002）进行诊断。根据职业接触史，在接触期间内发病，特殊的临床表现，病程经过，动态观察，参考作业环境调查等综合分析，除外非职业性黑变病，排除其他色素沉着性皮肤病和继发性色素沉着症，方可诊断。

黑变病呈渐进性慢性过程，多在半年以上，有时可长达20~30年之久。呈现以暴露部位（面部、前臂、颈部及四肢）为主的皮肤色素沉着。色素沉着出现前或初期，常有不同程度的阵发性红斑或瘙痒，待色素沉着出现较明显时，这些症状即减轻或消失。

皮损呈弥漫性、对称分布，边界大多模糊不清，形态多可分为网状和斑（点）状。斑（点）状色素沉着呈散在小片或融合成弥漫性斑片；网状色素沉着常表现为青褐色至紫褐色网状沉着，有的呈现以毛孔为中心的小片状色素沉着斑。少数可见毛细血管扩张和表皮轻度萎缩，颜色深浅不一致，在色素沉着部位表面往往有外观的变化；色素沉着部位以面、颈为主，可以发生在躯干、四肢或全身分布，可伴有轻度乏力、头晕、食欲缺乏等全身症状。脱离接触化学物后，色素沉着消退较慢。

二、黑变病的三级预防

在职业性皮肤病三级预防策略的基础上，黑变病的三级预防应重点关注以下几方面内容。

（一）一级预防

改进生产设备，改善劳动条件，完善作业现场通风排毒等职业病防护设施。尽量减少沥青、煤焦油类产品的接触机会，安装通风、吸尘设备，降低车间中烟尘、粉尘浓度。加强个人防护：穿戴工作服、工作帽、口罩及手套，在暴露部位的皮肤上涂擦防护剂。定期组织健康体检，特别是皮肤科检查，发现问题及时解决，同时要加强对员工的健康教育。

紫外线可刺激皮肤中的黑色素，应尽量减少日光照射。维生素C有抑制黑色素细胞生成的作用，因此，应多食用富含维生素C的水果和蔬菜。

（二）二级预防

存在煤焦油、沥青等的工作场所应做好煤焦油沥青挥发物的定期检测工作，对于浓度超标岗位应及时治理。对从事接触煤焦油、沥青、石油及其分馏产品类化学物的操作工人，应建立定期体检制度。黑变病一般不影响劳动能力，如发现皮肤色素沉着异常应早诊断，早处理。

（三）三级预防

职业性黑变病停止接触后一般消退较慢，恢复接触仍可复发，故确诊后应调换工种，避免继续接触致病物，必要时可调离发病环境。

（刘　静　赵　雪）

第六节　职业性痤疮的三级预防

痤疮是一种发生在皮肤毛囊、皮脂腺的慢性炎症，寻常痤疮主要发病于青少年，与内分泌因素有关，是内源性痤疮；职业性痤疮是外源性痤疮，可发生于任何年龄，多见于油性皮肤的人，任何部位都可发病，脱离接触可好转至痊愈，恢复接触可复发。职业性痤疮是常见的职业性皮肤病之一，其发病率仅次于职业性接触性皮炎。我国多地曾报道因接触柴油、矿物油而引起的职业性痤疮病例；此外，还有职业性痤疮合并黑变病的报道。

一、职业性痤疮概述

（一）职业性痤疮定义

职业性痤疮（occupational acne）是指在生产劳动中接触矿物油类或某些卤代烃类所引起的皮肤毛囊、皮脂腺系统的慢性炎症损害。各种致病物引起的痤疮临床表现不尽相同。根据主要致病物和临床表现相近者，归纳为油痤疮和氯痤疮两大类，因接触煤焦油、页岩油、天然石油及其高沸点分馏产品与沥青等引起的痤疮称为油痤疮；因接触卤代烃类化合物、多氯酚及聚氯乙烯热解物等引起的称为氯痤疮。

（二）职业性痤疮主要接触作业

在生产中接触到的致痤疮物质主要有两大类：一类是接触煤焦油、石油及其分馏产物，如柴油、机油、润滑油、石蜡、焦油沥青及杂酚油等；另一类是氯及其衍生物，如氯苯、多氯（溴）萘、多氯（溴）联苯、二噁英类化合物、多氯酚、四氯氧化偶氮苯、聚氯乙烯热解物等。此外，演员因使用油彩化妆引起的化妆品痤疮，药厂工人因生产某些激素引起的药源性痤疮亦属于职业性痤疮范围。

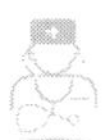

（三）职业性痤疮发病机制

油痤疮（oilacne）发病机制主要是由于矿物油类对毛囊皮脂腺结构的化学刺激，导致毛囊口上皮细胞增生与角化过度；或由于尘埃、金属屑等机械性阻塞，致使毛囊口堵塞，皮脂分泌障碍而造成潴留，加之继发感染，形成毛囊炎或疖肿。油类的刺激性与化学结构中碳链的长短有关，碳链越长，沸点越高，其刺激性越大。

氯痤疮的发病机制至今尚不完全清楚，目前有激素稳态理论、氧化应激理论及皮肤中维生素 A 缺乏理论等假设，虽然尚未总结出完整的毒性机制的理论，但已取得了一定的进展，特别是关于细胞内外信号转导机制方面，一是芳香烃受体 / 芳香烃受体核转运蛋白信号转导理论；一是诱导激酶活力和蛋白磷酸化信号转导途径。皮肤接触、摄入或吸入某些卤代芳香族化合物均能导致氯痤疮，二噁英类化合物是目前已知最强的致氯痤疮物质。已知所有导致氯痤疮的化学物质都可通过完好的皮肤，此类物质因皮肤接触而造成的全身中毒往往都伴有严重的氯痤疮。

（四）职业性痤疮诊断和临床表现

1. 职业性痤疮诊断 依据《职业性痤疮诊断标准》（GBZ 55—2002）进行诊断。诊断时要注意与寻常痤疮相鉴别。油痤疮和氯痤疮均发生于经常接触致病物的部位；任何年龄均可发病；同工种同样劳动条件下可有较多的同类疾病患者；脱离接触致病物一定时间后，病情可减轻或痊愈，但囊肿不易消退；恢复接触一定时间后，病情又可加重或复发。职业性痤疮与寻常痤疮的差异见表 14-5。

表 14-5 油痤疮、氯痤疮与寻常痤疮区别

项目	寻常痤疮	油痤疮	氯痤疮
外源性致病物	无	焦油、沥青，高沸点矿物油	卤代芳烃，多氯酚，聚氯乙烯热解物
发病年龄	15~25 岁，30 岁以上少	任何年龄	任何年龄
发病部位	面部、胸上部、背肩部	接触部位，特别是被油浸渍衣服摩擦部位，常见于面部、四肢、腹部、阴囊	接触部位，多见于眼外下方及颧部、耳周围、胸、背、臀及外生殖器
临床表现	粉刺、炎性丘疹、毛囊炎、结节囊肿，黑头粉刺少见	毛孔扩大、毛囊口角化、毳毛折断、黑头粉刺、炎性丘疹、囊肿	黑头粉刺、毛囊口角化、粟丘疹、草黄色囊肿，炎性丘疹少见
病情变化	皮损随年龄而变化，与接触致病物无明显关系	与年龄无关，脱离接触皮损可好转及痊愈，恢复接触可复发	与年龄无关，脱离接触皮损可好转及痊愈，恢复接触可复发

职业性痤疮易发生于脂溢性体质的人，任何年龄、任何接触部位均可发病，一般来讲其潜伏期大致为 1~4 个月，脱离接触皮损可好转及痊愈，恢复接触可复发。

2. 职业性痤疮临床表现

（1）油痤疮：易发生于脂溢性体质的人。主要发生于手、面部、四肢、躯干、臀部等直接或间接接触油的部位，而不限于面、颈、胸、背、肩等寻常痤疮的好发部位。接触部位发生多数

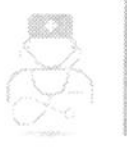

毛囊性损害，表现为毛孔扩张、毛囊隆起、须毛折断、黑头粉刺等，偶有感染或有炎性丘疹、毛囊炎、结节、囊肿表现。一般于接触数月后逐渐发生。皮损一般无自觉症状或有轻微瘙痒及刺痛感。

损害主要有两类：一类是黑头粉刺，较大的黑头粉刺，挤出黑头脂质栓塞物后常留有特殊形态的“压模样”凹陷性瘢痕；另一类为丘疹性损害及毛囊炎，前者表现粟粒到绿豆大小暗红色丘疹，中等硬度，不化脓；后者有明显的炎症现象，基底潮红、浸润明显，可发展为脓疱及囊肿，分布散在或密集，常反复发生，预后遗留瘢痕。

(2) 氯痤疮：皮损的症状包括多发性黑头粉刺和淡黄色囊肿，常伴有色素沉着、脆性增加等。氯痤疮典型的临床表现是在眼外角下方的颧、颊部铜币大范围处常有数个乃至几十个黑头密集成簇。组织活检的病理学表现为：表皮和毛囊上皮细胞的增生与分化状态发生异常改变，从而导致毛囊间过度角化和棘皮症，以及皮质腺上皮鳞状化生，进而毛囊萎缩。氯痤疮皮损的范围除了面部受累外，也见于耳后、前胸及生殖器部位。一般情况下，氯痤疮形成的潜伏期为 1~3 周，大部分病例消除氯痤疮需 1~3 年。但也有些氯痤疮患者在停止接触二噁英后的十几年甚至几十年，其症状仍未消退。

二、职业性痤疮的三级预防

在职业性皮肤病三级预防策略的基础上，职业性痤疮的三级预防应重点关注以下几方面内容。

（一）一级预防

改善生产环境与劳动条件，加强通风，尽量使生产过程密闭化、管道化，以减少有害气体及粉尘向外逸散。长期接触矿物油类的工作人员应加强个人防护，穿戴不透油的工作服，暴露部位涂抹皮肤防护剂，工作服保持清洁，工作后及时洗浴，避免致病物经常刺激皮肤。《职业健康监护技术规范》(GBZ 188—2014) 未针对痤疮物质制订有职业性健康检查要求，但对于接触煤焦油、焦油沥青、多氯苯、多氯（溴）萘、多氯（溴）联苯、二噁英类化合物、多氯酚、四氯氧化偶氮苯、聚氯乙烯热解物等的劳动者上岗前应做皮肤科检查，对于检出皮脂溢出明显或患有明显的脂溢性皮炎、严重寻常性痤疮、疖等皮肤病的工人，不应安排接触焦油、沥青、高沸点馏分的矿物油、多氯苯、多氯萘、多氯酚及某些溴代芳烃化合物的工作。加强个人卫生，手上沾有刺激物时应及时洗掉，在工作中接触刺激物之后，下班时应淋浴。

（二）二级预防

存在煤焦油的工作场所应做好煤焦油沥青挥发物的定期检测工作，对于浓度超标岗位应及时治理。对从事接触石油、焦油类化学物及卤代芳烃化合物的操作工人，应建立定期体检制度，特别注意有无痤疮样皮疹发生，并应鉴别是否与职业有关。对发现的不宜继续从事该工作的职业禁忌者及时调离。注意及时清除皮肤上存留的致病物，职业性痤疮在脱离接触致病物后病情可以减轻甚至痊愈。一般不影响劳动能力，皮损较轻者，在加强防护的情况下，可继续从事原工作。

（三）三级预防

职业性痤疮的对症处理参照寻常痤疮的治疗原则，需注意调整胃肠功能，少吃辛辣和

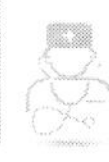

刺激强的食物。局部外用药物，可选用维A酸类、过氧化苯甲酰、抗生素类、壬二酸、硫磺洗剂等。多用温水、硫磺皂清洗患处，保持局部清洁，预防感染。病情重，伴有发热等全身症状者，可给予抗生素或其他消炎药，或服中药五味消毒饮，以及其他对症处理。曲安奈德注射液局部注射囊肿，囊肿较大者可考虑进行手术切除。对严重患者，合并多发性毛囊炎、多发性囊肿及聚合型痤疮治疗无效者，可考虑调换工作，避免接触致病物。

（刘　静）

第七节　职业性皮肤溃疡的三级预防

许多化学物质都能引起皮肤溃疡，我国法定职业性皮肤溃疡是指接触某些铬、砷、铍等化合物所致的疾病，有研究人员对某金属冶炼厂进行调查发现皮肤铬溃疡的患病率为6.44%，石家庄市报道了3例职业性皮肤溃疡的案例，均由重铬酸盐引起。目前针对全国性的职业性皮肤溃疡还没有具体报道，仍需要进一步调查。

一、职业性皮肤溃疡概述

（一）职业性皮肤溃疡定义

职业性皮肤溃疡（occupational ulcers）是指生产劳动中皮肤直接接触某些铬、砷、铍等化合物（如六价铬、可溶性铍盐等）所致的形态较特异、典型的呈鸟眼状、病程较长的慢性皮肤溃疡，如铬溃疡（铬疮）、铍溃疡等。

（二）职业性皮肤溃疡主要接触作业

职业性皮肤溃疡的致病物主要为有铬酐、铬酸、铬酸盐、重铬酸盐等六价铬化合物，其次是氟化铍、氯化铍、硫酸铍等可溶性铍化合物。多见于生产及使用铬、铍、砷等化合物的电镀、鞣革、胶版印刷、铬矿冶炼、颜料、印刷、照相制版、合金钢、火柴，电池等行业。以电镀铬多见，铬被广泛应用于纺织、制革、摄影以及电镀等行业。铬能以二、三、六价化合物的形式存在，二价铬极不稳定，极易被氧化为高价铬，工业上主要用其三价或六价化合物。

（三）职业性皮肤溃疡发病机制

六价铬化合物、铍化合物和砷等化合物在高浓度时是剧烈的氧化剂，具有明显的局部刺激作用和腐蚀作用，并能通过皮肤吸收。现认为铬溃疡（铬疮）是因为六价铬经伤口或摩擦穿透皮肤引起腐蚀所致。三价铬化合物与金属铬均尚未见引起工业中毒或皮肤反应的报道。可溶性铍化合物都具有较强的刺激性，其中腐蚀性较强的氟化铍的微小颗粒还可通过完整的皮肤引起溃疡。

（四）职业性皮肤溃疡诊断和临床表现

依据《职业性皮肤溃疡诊断标准》（GBZ 62—2002）进行诊断，具有铬、砷等化合物的职业接触史；发病前局部常有皮肤损伤史；皮损好发于手指、手背、前臂及小腿等直接接触部位；皮损形态多呈圆形，有时可随外伤而出现线性或不规则形，少数由其他致病物所致者则边缘常无明显的堤岸状隆起。

职业性皮肤溃疡一般发生于皮肤损伤的部位，如皮炎、虫咬、抓破及各种外伤等，在皮肤损伤的基础上，再受铬酸盐的溶液或粉尘、可溶的铍盐的结晶或溶液等沾染腐蚀而成。皮损多发于四肢远端，特别是指、腕、踝关节处及手指、手背或前臂等处。起初多为局限性水肿性红斑或丘疹，继之中心呈淡灰色或灰褐色坏死，并于数日内破溃，绕以红晕。溃疡早期呈漏斗状，直径约 2~5mm，表面常有少量分泌物，或覆以黑色痂，周边为宽 2~4mm 质地坚实的暗红色堤岸状隆起，中心则向深处溃烂凹陷，使整个皮损状似鸟眼，故称之为“鸟眼状”溃疡。溃疡可有轻度压痛，疼痛一般不明显，因为铬本身对末梢神经有麻痹及杀菌作用，也不易感染，继发感染时疼痛明显，如继续接触致病物，溃疡可侵及皮下组织，若溃疡深达骨膜时则有剧痛。这类溃疡很难治愈，病程可长达数月，恢复过程中炎症逐渐消退，溃疡变浅、缩小、愈合，最后堤岸状隆起逐渐变平，遗留轻度萎缩性瘢痕。

二、职业性皮肤溃疡三级预防

在职业性皮肤病三级预防策略的基础上，职业性皮肤溃疡的三级预防应重点关注以下几方面内容。

（一）一级预防

加强生产设备的管理、清洁和维修，杜绝“跑、冒、滴、漏”现象，电镀槽旁应有足够控制风速的槽边抽风装置，以减少铬蒸气对皮肤、黏膜的刺激。铍生产尽可能采取湿式作业，避免高温加工，尽量减少直接接触。根据《工作场所有害因素职业接触限值 第 1 部分：化学有害因素》(GBZ 2.1—2019)，工作场所空气中铬酸盐、重铬酸盐的职业接触限值 PC-TWA 为 $0.05mg/m^3$；铍及其化合物的职业接触限值 PC-TWA 为 $0.000\,5mg/m^3$、PC-STEL 为 $0.001mg/m^3$；砷及其无机化合物的职业接触限值 PC-TWA 为 $0.01mg/m^3$、PC-STEL 为 $0.02mg/m^3$。根据《职业健康监护技术规范》(GBZ 188—2014) 对接触铍及其无机化合物、铬及其无机化合物的劳动者应进行上岗前职业健康检查，发现慢性皮肤溃疡者不能从事该作业。暴露部位有严重皮肤病者(如湿疹、银屑病等患者)不宜从事接触铬、铍、砷等化合物的工作。加强个人防护，根据生产条件和工作性质，配备工作服、不透水手套等防护用品。

（二）二级预防

用人单位应定期开展工作场所空气中铬、铍、砷等化合物的检测、评价，对接触上述物质的劳动者进行在岗期间职业健康检查，检出职业禁忌证和疑似职业病者应及时调离或诊断。如发现皮肤色素沉着异常，应早诊断，早处理。若破损皮肤接触了致病物，应立即用肥皂水洗净，再用 10% 亚硫酸钠溶液清洗，清水流水彻底冲洗，清洁并保护创面，防止溃疡形成。亚硫酸钠有还原作用，能使 Cr^{6+} 还原为 Cr^{3+}，失去刺激作用。使用 5% 硫代硫酸钠溶液也可收到同样的效果。

（三）三级预防

职业性皮肤溃疡目前以对症治疗为主，一般不影响劳动能力。铍溃疡的对症处理可于清洁创面后使用皮质类固醇激素类软膏，治疗时，强调反复清洁创面及上覆不透水敷料固定，这样既能隔绝致病物、提高药效，又能在不脱离生产条件下进行治疗。

（刘　静　赵　雪）

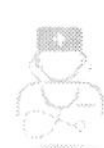

第八节　化学性皮肤灼伤的三级预防

化学性皮肤灼伤是常温或高温的化学物接触到皮肤，对皮肤刺激、腐蚀作用及化学反应热引起的急性皮肤损害，不包括火焰伤、水烫伤和冻伤。有研究者在江阴市调查显示2006—2017年间化学性皮肤灼伤数占化学性灼伤的49.7%，多发生在化学原料和化学制品制造业。在甘肃也有因吸入六氟化铀引起此病的报道。

一、化学性皮肤灼伤概述

（一）化学性皮肤灼伤定义

化学性皮肤灼伤（chemical skin burns）是指生产劳动中，常温或高温的化学物接触皮肤，对皮肤刺激、腐蚀作用及化学反应热引起的急性皮肤损害，呈红斑、水肿、丘疹，或在水肿性红斑基础上密布丘疹、水疱或大疱，疱破后呈现糜烂、渗液、结痂，自觉灼痛或瘙痒。慢性改变者，呈现不同程度浸润、增厚、脱屑或皲裂。可伴有眼灼伤和呼吸道损伤。某些化学物可经皮肤、黏膜吸收中毒。

（二）化学性皮肤灼伤主要接触作业

化学性皮肤灼伤常见于皮革加工、酸碱制造、化学农药制造、染料制造等生产和使用酸、碱及酚类等其他化学品的企业。引起化学性皮肤灼伤的化学物有硫酸、硝酸、盐酸、冰醋酸、石炭酸、氯磺酸、苯酸、氢氧化钠、石碱、甲醇、甲醛、酚、磷、硫化碱、二甲基氯硅烷等。调查表明，有133种化学物可引起化学性皮肤灼伤，其中酸类和无机化合物占了66.2%，酚类及其他有机化学物占17.6%。

（三）化学性皮肤灼伤发病机制

化学性皮肤灼伤的致伤机制根据化学物类别不同，特性不一。其造成的局部损害有氧化作用、还原作用、腐蚀作用、原生质毒、脱水作用及起疱作用等。

强酸可使皮肤角质层蛋白质凝固坏死，呈界限明显的皮肤烧伤，并可引起局部疼痛性凝固性坏死。氢氟酸对皮肤表层有脱水作用，当氟化物穿透皮肤及皮下组织时，可以引起组织液化坏死以及损伤多骨组织的脱钙作用，引起深组织剧烈疼痛。石炭酸烧伤时可使皮肤产生较厚的凝固坏死层，形成无血管屏障，这可以阻止石炭酸的进一步吸收。碱烧伤的致伤机制为吸水作用，使局部细胞脱水，强碱烧伤后创面呈黏滑或肥皂样变化。酚类对皮肤黏膜有强烈的腐蚀作用，能经无损害的皮肤吸收，酚属剧毒类物质，为细胞原浆毒物，低浓度时能使蛋白质变性，高浓度时能使蛋白质沉淀，对各种细胞有直接损害。

（四）化学性皮肤灼伤诊断和临床表现

依据《职业性化学性皮肤灼伤诊断标准》（GBZ 51—2009）进行诊断。首先要确定职业接触史，参考作业环境和所接触的化学物的种类、浓度、剂量、时间等，并排除其他非职业因素所致的损害，方可诊断。根据皮肤接触某化学物后产生的急性皮肤损害，如红斑、水疱、焦痂，即可诊断为化学灼伤。化学性皮肤灼伤诊断分为轻度灼伤、中度灼伤、重度灼伤和特重灼伤4级。

1. **轻度灼伤**　1%以上的Ⅰ度灼伤或10%以下的Ⅱ度灼伤。

2. **中度灼伤**　10%~30%的Ⅱ度灼伤或Ⅲ度及以上灼伤总面积在10%以下。

3. **重度灼伤**　Ⅱ度及Ⅱ度以上灼伤总面积>30%且≤50%；Ⅲ度及Ⅲ度以上灼伤总面积在10%~20%。

4. **特重灼伤**　Ⅱ度及Ⅱ度以上灼伤总面积在50%以上；Ⅲ度及Ⅲ度以上灼伤总面积在20%以上。

根据皮肤灼伤深度不同，分为Ⅰ度表皮层、浅Ⅱ度真皮浅层、深Ⅱ度真皮深层和Ⅲ度全层皮肤，累及皮下组织或更深；不同损伤深度的临床表现见表14-6。

表14-6　化学性皮肤灼伤的临床表现

深度分类	损伤深度	临床表现
Ⅰ度	表皮层	红斑，轻度红、肿、痛、热，感觉过敏，无水疱、干燥
浅Ⅱ度	真皮浅层	剧痛，感觉过敏，水疱形成，壁薄破裂后创面渗液明显，创底肿胀潮红
深Ⅱ度	真皮深层	可有或无水疱，撕去表皮见基底潮湿、苍白，上有出血点，水肿明显，痛觉迟钝。数日后如无感染可出现网状栓塞血管
Ⅲ度	全层皮肤，累及皮下组织或更深	创面无水疱，蜡白或焦黄，或可见树枝状栓塞血管，触之如皮革，甚至已炭化。干燥，痂下水肿，脱水后可形成焦痂，待焦痂脱落，肉芽生长而后形成瘢痕

二、化学性皮肤灼伤的三级预防

在职业性皮肤病三级预防策略的基础上，化学性皮肤灼伤的三级预防应重点关注以下几方面内容。

(一) 一级预防

搬动和添加清洗药剂时，要注意泄漏和飞溅。具有化学灼伤危险的物料建议通过管道输送，严禁腐蚀性化学品的“跑、冒、滴、漏”，以避免腐蚀品与作业人员的直接接触，设置必要的淋洗设备，严格遵守安全操作规程，加强设备的维护保养和检修。建立防止职业性化学灼伤的应急救援预案，掌握应急处理方法。

(二) 二级预防

化学烧伤可由各种刺激性和有毒的化学物质引起，一旦发生皮肤灼伤，迅速移离现场，脱去被化学物污染的衣服、手套、鞋袜等，并立即用大量流动清水彻底冲洗，及时清除皮肤上残留的致病物，冲洗时间一般20~30min。碱性物质灼伤后冲洗时间应延长。应特别注意眼部及其他特殊部位如头面、手、会阴的冲洗。清洁创面，必要时可进行合理中和治疗。

灼伤创面经水冲洗处理后化学灼伤创面应彻底清创，剪去水疱，清除坏死组织，深度创面应立即或早期进行切（削）痂植皮或延迟植皮。

(三) 三级预防

化学性皮肤灼伤可伴有眼、呼吸道损伤或合并化学中毒。黄磷、三氯化锑、乙二胺、二甲基甲酰胺、硫酸二甲酯以及热的四氯化碳、硝基苯、苯胺等灼伤可合并有肝脏损害；苯酚、甲酚、二氯酚、黄磷、硫酸二甲酯以及热的萘灼伤可合并有肾脏损害；可溶性钡盐（氯化钡）、氢氟酸、草酸等灼伤可合并有心脏损害。这些化学物灼伤合并中毒或迟发性中毒，应予以特别注意。在判断眼、食管、呼吸道或实质脏器损伤的严重程度时，可按相应化学物中毒或灼伤的诊断标准及处理原则进行诊治。

功能部位的灼伤，造成五官、运动系统或脏器严重功能障碍者，酌情安排工作或休息；非功能部位的灼伤，治愈后无后遗症，可回原岗位工作。

（刘　静）

第九节　职业性白斑的三级预防

职业性白斑是长期接触苯基酚、烷基酚类化学物质引起的，也称化学性白斑、职业性白癜风，近年来越来越引起人们的关注，虽然不如职业性肿瘤、职业性中毒等可怕，对接触人员的生命安全、身体总的健康没有发生质的改变，但对接触人员的容貌及心理健康威胁很大。有报道称在接触苯酚的造漆厂操作工人中职业性白斑检出率高达 24.4%，随着研究不断深入还发现作业工人中出现的皮损不只局限在接触部位，可以发生在远离接触的部位。在我国南京市、无锡市、鞍山市均有职业性白斑病例的报道。

一、职业性白斑概述

（一）职业性白斑定义

职业性白斑（occupational leukoderma，OL）是指在职业活动中长期接触苯基酚类或烷基酚类等化合物引起的皮肤色素脱失斑。皮肤颜色主要由皮肤内黑素的含量、皮肤解剖学差异决定的，黑色素是决定皮肤颜色的主要色素，其代谢及表达异常时引起的黑色素减退性疾病。

（二）职业性白斑主要接触作业

《职业性白斑的诊断》（GBZ 236—2011）列举了 18 种常见致职业性白斑的化学物质，分别为：对苯二酚、对叔丁基酚、对叔丁基邻苯二酚、对叔戊基酚、对甲氧基苯酚、羟基茴香醚、氢醌甲基醚、对辛基酚、对壬基酚、对异丙基邻苯二酚、对甲基邻苯二酚、丁基苯甲醇、叔丁基 -4- 羟基茴香醚、苯酚、邻苯二酚、对甲酚、对苯基苯酚、氢醌单苄醚。常见的行业包括石油化工、合成树脂、橡胶、木材加工、油漆制造、胶黏剂生产和印刷等行业。

（三）职业性白斑发病机制

职业性白斑病因复杂，发病机制不甚明确。学术上主要有 4 种学说，即化学结构竞争性抑制学说、氧化应激学说、细胞凋亡学说和接触性皮炎学说。

1. 化学物质毒性学说　化学结构竞争性抑制学说认为，职业性白斑的常见致病物苯酚 / 邻苯二酚及其衍生物等化学物质在结构上与黑素前体酪氨酸相似，通过选择性破坏黑素细胞或阻滞黑素传输引起碎纸样白斑，在白斑发病过程中起到了细胞毒性作用。

2. 氧化应激学说　酚和邻苯二酚及其衍生物对酪氨酸相关蛋白 -1 具有催化转换作用，产生活性氧分子，提高了毒性作用。

3. **细胞凋亡学说**　细胞凋亡学说认为，酚和邻苯二酚及其衍生物的毒性作用不是通过酪氨酸酶的作用途径，而是通过细胞凋亡来实现。

4. **接触性皮炎后白斑学说**　有报道显示 75% 的患者对 0.1% 叔丁基酚和丙酮溶液的斑贴试验产生阳性反应，部分在斑贴试验处逐渐出现白斑，提示接触致敏可能引起接触性白斑。

（四）职业性白斑诊断和临床表现

依据《职业性白斑的诊断》(GBZ 236—2011)进行诊断。有明确的接触苯基酚类或烷基酚类等化合物的职业史，在接触致病物 1 年或更长时间后发病，有典型的临床症状和发病部位，并排除职业因素引起的炎症后继发性皮肤色素脱失斑、非职业因素引起的色素脱失斑及先天性色素脱失性疾病，方可诊断。

职业性白斑常于接触致病物 1~2 年，甚至更长时间后发生。无自觉症状。部分患者在接触苯酚 / 邻苯二酚及其衍生物后皮肤先出现皮炎湿疹样改变，当脱离作业环境和对症处理后，皮炎湿疹样皮损会逐渐消退。部分在消退过程中慢慢出现色素脱失斑，也有部分在皮损消退后 1~2 年，在原皮损处出现色素脱失斑，边界越来越清晰。皮损好发于手、腕部及前臂等直接接触部位，亦可发生于颈部、胸部、背部、腰腹等非接触部位，少数患者皮损可泛发全身。皮损呈大小不一、形态各异、不规则、呈点状或片状色素脱失斑，境界比较清楚，脱色程度与接触致病物的时间及程度有关。部分白斑中央可见岛屿状色素斑点，少数皮损边缘色素略为增深，其临床表现与白癜风很难鉴别。

二、职业性白斑的三级预防

在职业性皮肤病三级预防策略的基础上，职业性白斑的三级预防应重点关注以下几方面内容。

（一）一级预防

生产、使用、储存、运输导致职业性白斑化学物质的容器、管道应该密封性良好，并最大限度地采用自动化工艺，经常检查维修生产设备，防止工艺过程的“跑、冒、滴、漏”发生。车间内存在导致职业性白斑化学物质的场所，应设置通风排毒设备，保持车间良好的通风状态；设置必要的冲洗喷淋设备和现场急救用品，手、前臂、颈部、面部易受到污染，生产过程中不慎污染后要及时清洗。

工作场所空气中甲酚的职业接触限值 PC-TWA 为 10mg/cm^3，间苯二酚的 PC-TWA 为 20mg/cm^3；接触酚类化合物（如甲酚、邻苯二酚、间苯二酚、对苯二酚等）的劳动者应按照《职业健康监护技术规范》做好上岗前职业健康检查，检出严重慢性皮肤疾患者不能从事接触上述化学有毒危害物的作业。

（二）二级预防

定期检测工作场所空气中酚类化合物的浓度，及时发现问题并予以整改。对接触酚类化合物（如甲酚、邻苯二酚、间苯二酚、对苯二酚等）的劳动者推荐开展在岗期间职业健康检查，及时发现职业禁忌人员，体检周期为 3 年，对于检出职业损害人员应及时脱离工作环境，去除可能致病物，避免继续接触。

（三）三级预防

职业性白斑有自发性色素恢复倾向，但持续时间长短不一，目前尚无特效药，根据病情

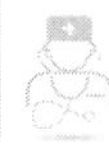

按白癜风治疗原则对症处理，治疗目的在于刺激黑色素细胞再生黑色素，一般采用局部治疗为主，常用药物有补骨脂类及其衍生物、糖皮质激素等。

（刘　静）

第十节　职业性皮肤病预防典型案例

一、案例一

（一）案例基本情况

某企业在顺酐法生产 1,4- 丁二醇（BDO）项目试运行 1 个月内，先后有 25 名员工出现了皮肤瘙痒、红肿、丘疹等接触性皮炎症状，主要为分析检验岗位、检维修岗位和外操岗位，表现在进行酯化反应塔采样和对所采样品进行酸度分析的人员出现皮损症状，脱离接触后，皮损逐渐痊愈，再次接触后复发。25 名患者中 22 例患者皮损局限在手指、手掌、手腕等接触部位，界限清楚，个别累及躯干和四肢，皮肤症状主诉轻重不一，主要表现为皮肤红肿、灼痛、红斑、丘疹、瘙痒、水疱、脱皮、皮肤粗糙、色素沉着等。患者反映作业时出现咽痛、流泪、眼充血症状，8 例出现头痛、胸闷，无发热、呕吐、恶心症状。

分布在不同岗位的 25 例患者绝大多数有与酯化反应塔酯化液接触史，对酯化液进行色谱分析，显示主要成分为 94.04% 马来酸二甲酯、3.22% 甲醇、2.26% 富马酸二甲酯等，以 0.1% 富马酸二甲酯对 3 名过敏患者做斑贴试验，均呈富马酸二甲酯强阳性，证实富马酸二甲酯是引起本次事件中变应性接触性皮炎的致病物。

（二）案例分析

造成富马酸二甲酯引起职业性接触性皮炎暴发的原因主要有：

1. 该企业为新建项目，危害识别不全面，对中间产物的危害性认识不到位，项目前期调研工作不充分，虽然未有相关文献报道，但是对采用同样工艺技术生产 BDO 的国内另外两家企业的化验分析人员曾发生职业性接触性皮炎的情况不掌握，导致项目可行性研究报告、职业病危害预评价报告、基础设计和试生产方案中均未提及相应的防范措施。

2. 酯化反应塔有 19 个酯化液采样点，18 个为非密闭采样，采样前需短暂放流 2~3 次，由于飞溅和气象原因，使现场采样人员接触致病物的风险大为增加；化验室进行酯化液酸度分析时，操作人员使用的一次性 PE 手套和乳胶手套不防渗漏，在作业过程中因为要进行数据记录，频繁穿脱手套，增加了接触机会。

3. 机泵检修人员对物料所含物质的危害性不清楚，作业前未进行告知，防护措施落实不到位。

4. 厂区或车间未设置洗浴设施，操作人员作业后无法洗浴。总之，避免、控制或减少致病物的接触是治疗和预防职业性接触性皮炎发生的关键。由于酯化反应是 BDO 生产过程的中间环节，正常生产状态下在密闭塔内进行，只有在酯化液采样分析、检修或异常情况处理时，才有接触致病物的可能，因此在以上作业过程中做好员工暴露部位的防护是重点。

（三）三级预防策略

从三级预防角度，可从以下方面避免或减少上述职业病的发生。

1. **一级预防策略**　企业应当对生产过程中可能产生的有害物质全面掌握，工厂设计建造时也应考虑相应的防范措施，在作业过程中尽量用无毒或低毒的溶剂来代替富马酸二甲酯。工作人员在工作过程中采取相应的防护措施，佩戴防护手套、帽子和下班后淋浴，正确使用皮肤防护剂，加强对工作人员的卫生知识培训。严格就业前体检，须详细询问工人的过敏史，若为强致敏物质作业，可在就业前即对工人进行斑贴试验，阳性者应视为有职业禁忌证，不能参加相关工作。

2. **二级预防策略**　及时清除皮肤上存留的致病物；暂时避免接触致病物及其他促使病情加剧因素；按一般接触性皮炎的治疗原则对症治疗。

3. **三级预防策略**　急性皮炎在治疗期间，可酌情短期休息，或暂时调换工种。职业性变应性接触性皮炎反复发病、长期不见好转、影响工作者，可调换工种，脱离有致敏物的环境。

二、案例二

（一）案例基本情况

9 月 1 日 21 时 30 分，某铁路装卸队经营部 5 班 6 名工人从有盖车匹内将 61t 有包装的煤焦沥青搬运、装卸到卡车，由卡车驾驶员运往某县某冶炼公司，持续装卸时间约 3~4h。该班 6 名工人进入车匹作业约 10min，当时有轻度头晕；作业期间戴帆布手套，工作结束后都进行了淋浴。9 月 2 日上午约 10 时，该班 6 名工人基本在同一时间自觉颈部、面部和眼睑不适、微痒，继之出现烧灼样疼痛，双眼畏光、流泪。9 月 3 日病情加重，颈部、面部出现红斑伴有刺痒，皮损表面有如大头针帽大小不等的浆液性水疱，接触日光、温热水时烧灼样疼痛加剧；9 月 4 日上午该班 6 名工人全部到医院住院治疗观察。9 月 2 日上午约 9 时该企业 9 班 6 名工人又进行与 5 班同样工作，该班搬运装卸的是散装煤焦沥青；中午约 13 时，全班工人基本在同一时间发生类似 5 班工人的临床症状，于 9 月 4 日上午 9 班工人也全部到医院住院治疗观察。临床特征显示，12 名患者作业约 10min 有轻微头晕，初始临床症状为颈部、面部、上眼睑不适、微痒；双眼畏光、流泪，接触阳光和温热水呈烧灼样疼痛。第 2 天皮损出现红斑呈烧灼样疼痛，双眼球胀痛，内眦、泪阜疼痛不适，双眼畏光、流泪，接触日光和温热水时烧灼样疼痛加剧。第 3 天皮损表面有大量水疱如同粟粒样，水疱之间及皮损有少量渗出物，以颈部、上眼睑较为明显；眼球胀痛和内眦疼痛以及畏光、流泪稍有缓解。实验室检查白细胞总数 6.1×10^9~6.9×10^9/L、中性粒细胞 0.62~0.65、淋巴细胞 0.34~0.37、血红蛋白 139~145g/L、单核细胞 0~2，尿常规和肝肾功能各项指标在正常参考值范围内。12 名患者经口服抗组胺类药、维生素 C 和外用湿润烧伤膏 6d 后痊愈。

（二）案例分析

煤焦沥青含有蒽、菲、吖啶等光敏物质，在搬运和装卸煤焦沥青的同时或之后，这些含有光敏物质的粉尘黏附于皮肤表面，在紫外线、可见光，甚至红外线的作用下，这些光敏物质吸收紫外线使光敏物质的电子被激发活化后直接对皮肤产生毒性作用而引起皮肤炎性变。调查结果表明，5 班作业场所为有盖车匹，空气不对流，搬运和装卸过程中，煤焦沥青包装简陋，甚至包装撕裂，粉尘飞扬；工人在搬运、装卸煤焦沥青期间未佩戴有效的个体防护用品和

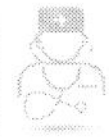

未涂抹防护药膏；在搬运和装卸该产品时阳光强烈，最高气温为 31℃，最低气温 19℃，紫外线 4 度，日照时间 12h。两班作业时间约 3~4h，从接触到发病时间分别为 5 班 11~12h、9 班 4~5h。根据作业场所情况和气象条件，结合患者的临床表现，在排除非职业性引起的皮肤病外，可诊断为职业性光接触性皮炎。

（三）三级预防策略

如果从三级预防角度，可从以下方面避免或减少上述职业病的发生。

1. **一级预防策略**　通过该起职业性光接触性皮炎的调查处理情况看，该企业职业卫生管理工作存在问题较多，对生产煤焦沥青或沥青制品的单位，在生产过程中必须机械化、密闭化，减少人与该产品的接触，各种包装必须坚固完整，防止粉尘散漏，包装应注明“煤焦沥青”或“石油沥青”及防护事项。储存沥青的仓库、车厢、船舱等密闭储存场所应保持经常通风，工作前必须通风排尘后方可作业，煤焦沥青的搬运和装卸应安排在阴天、黄昏或夜间进行，对散装沥青或包装不完整的应采用湿式作业防止粉尘飞扬，避免在阳光下作业。企业应配备合格的个体防护用品，指导作业人员正确使用；对外露皮肤应涂抹防护药膏。上岗前应做皮肤科检查，患有皮肤病、结膜疾患或对沥青过敏的人员禁止从事接触沥青工作。

2. **二级预防策略**　加强工作场所煤焦油沥青挥发物的检测，定期进行职业健康检查工作。发病后应及时清除皮肤上存留的煤焦沥青，暂时避免接触光敏物及日光照射，根据病情按急性皮炎治疗原则对症治疗。

3. **三级预防策略**　严重的光毒性皮炎，在治疗期间可根据病情需要给予适当休息。治愈后，改善劳动条件和加强个人防护或避免在日光下操作，可从事原工作。严重的光变应性皮炎，反复发作者，除给予必要的休息、治疗外，可考虑调换工种，避免接触光敏物质。

三、案例三

（一）案例基本情况

某制药厂工人，李某，35 岁，工龄 8 年，在生产过程中进行对叔丁基邻苯二酚等化学物质投料等工作。开始无自觉症状。近两年开始，在皮肤出现不同程度白斑，开始是在接触部位，随后在面部、头皮、手臂和前臂等处发展为边界清晰或融合成片的白斑。在原皮损处出现色素脱失斑，边界越来越清晰。皮损呈大小不一、形态各异、不规则、呈点状或片状色素脱失斑，边界比较清楚，脱色程度与接触致病物的时间及程度相关联。部分白斑中央可见岛屿状色素斑点，少数皮损边缘色素略为增深，其临床表现与白癜风很难鉴别。本病呈慢性过程，发病后如继续接触致病物，可使病情加重。

（二）案例分析

本案例工人长期接触对叔丁基邻苯二酚等化学物质，具有 8 年的职业接触史，出现的临床症状明显，可能生产过程中未做好个人防护措施，企业未对工人加强职业病防治管理。

（三）三级预防策略

如果从三级预防角度，可从以下方面避免或减少上述职业病的发生。

1. **一级预防策略**　只有很少的职业性白斑能早期发现，预防非常重要。改善生产环境与劳动条件，安装良好的通风设备，尽可能避免直接接触、吸入和摄取苯酚 / 邻苯二酚及其衍生物是最重要的预防措施。预防职业性白斑，要注意改进生产设备，改善卫生环境，操

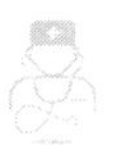

作过程采用机械化、自动化、密闭化，加强安全操作规程，经常检查维修生产设备，防止工艺过程中“跑、冒、滴、漏”的发生。车间配备急救用品，设置冲洗喷淋设备，为工人配备头巾、面罩、工作服、皮肤防护剂等。做好上岗前职业健康检查，患皮肤疾病者要严禁从事相关作业。

2. **二级预防策略** 定期为工人健康体检，发现有患病者调离工作环境，缓解病情的发展。这样才能使职业性的皮肤损害者达到预防。

3. **三级预防策略** 职业性白斑有自发性色素恢复倾向。大多数情况下，持续时间长短是很难确定的。在早期要彻底脱离工作环境，去除对叔丁基邻苯二酚等化学物质，避免继续接触，阻断整个致病过程。

四、案例四

(一) 案例基本情况

梁某，男，53 岁，江西人，电工。患者于 8 月 31 日上午 8 时至 12 时在做电焊，未采取保护皮肤措施。当晚 9 时在两腿下肢内侧发现有红斑，微有烧灼感。至 9 月 2 日晚 9 时在原有皮损处病变明显加剧，并有剧痒。皮肤检查：在裸露的两大腿中部至踝上 9cm 处有弥漫性红斑，微肿，界限清楚。病程经过：内服氯苯那敏 4mg，每日 3 次，外用炉甘石洗剂后第 4 天红斑、肿胀基本消退，尚留有散在性点状红斑，症状完全消失，第 7 天痊愈。

(二) 案例分析

本例可考虑为过量照射紫外线所致。焊接是利用局部加热或加压等手段，使两个分离的金属形成一个整体的过程。焊接工艺一般分为：熔化焊、压力焊、钎焊三大类。熔化焊又分为电焊、气焊、氩弧焊、等离子焊。当进行电焊时，强烈的弧光可产生大量的紫外线、可见光和红外线，同时产生大量的电焊气溶胶（焊尘）：主要成分为氧化铁、氧化硅、氧化锰及氟化物等。若防护不好可引起焊工电光性眼炎、电光性皮炎。等离子焊因弧温极高，作业时产生的强热辐射与光辐射可造成皮肤灼伤。

(三) 三级预防策略

如果从三级预防角度，可从以下方面避免或减少上述职业病的发生。

1. **一级预防策略** 进行技术革新、改进生产工艺，以低尘、低毒焊条替代高尘、高毒焊条，变手工操作为机械化。加强通风和个人防护。作业人员穿防护服、戴面罩、眼镜等。焊接场所设置屏蔽，减少对周围非电焊人员的危害。

2. **二级预防策略** 对作业人员进行就业前和定期体检，皮肤科检查注意有无皮疹、皮肤红肿等症状。建立健康状况资料档案，发现病患及时诊治。

3. **三级预防策略** 按一般急性皮炎的治疗原则，根据病情对症治疗。轻者暂时避免接触数天，适当安排其他工作；重者酌情给予适当休息。治愈后，在加强防护条件下可以从事原工作。

五、案例五

(一) 案例基本情况

某精密制造有限公司生产汽车零部件车间，劳动者负责每天对机器进行开关机，并定时将零件取出观察，不时往机器中添加液压油、切削油、黄矿油、除锈油等矿物油，其间将零件放入、取出时会接触到上述矿物油。一名劳动者在某医院做健康体检，结果为：全身皮肤大片色素沉着；血常规淋巴细胞百分比偏低（17.2%），中性粒细胞百分比偏高（74.7%）；皮肤面部、前胸、腹部、双前臂及双手背为主见弥漫性褐色斑片，部分皮疹区见正常皮肤岛屿，B超肝内光点回声增粗；考虑诊断为黑变病。后被职业病诊断机构诊断为职业性黑变病。

（二）案例分析

患者在工作期间未使用有效个人防护用品，长期裸露皮肤接触黄矿油、液压油、防锈油等物质是导致此次黑变病发病的主要外因，同工种其他工人未出现症状，估计患者个体因素可能是导致该次患病的内因；作业场所无局部或全面的职业病危害防护设施；《职业健康监护技术规范》中没有针对接触液压油、切削油、黄矿油、除锈油的职业健康检查项目，因此企业没有组织接触黄矿油、液压油等油类职业危害因素的劳动者进行上岗前、在岗期间、离岗时职业健康体检，无法做到早期发现，早期调离，导致当劳动者出现一定症状时仍然持续接触危害因素，从而加重病情。

（三）三级预防策略

如果从三级预防角度，可从以下方面避免或减少上述职业病的发生。

1. **一级预防策略**　改善劳动条件，尽量减少黄矿油、液压油、防锈油类产品的接触机会，安装通风、吸尘设备。紫外线可刺激皮肤中的黑色素，应尽量减少日光照射。维生素 C 有抑制黑色素细胞生成的作用，因此，应多食用富含维生素 C 的水果和蔬菜。

2. **二级预防策略**　黑变病一般不影响劳动能力，如发现皮肤色素沉着异常，应早诊断，早处理。

3. **三级预防策略**　避免继续接触致病物，对症治疗。其他处理：①职业性黑变病一般不影响劳动能力。②职业性黑变病停止接触后一般消退较慢，恢复接触仍可复发，故确诊后应调换工种，避免继续接触致病物，必要时可调离发病环境。

（刘　静）

参考文献

[1] 邬堂春. 职业卫生与职业医学 [M]. 8 版. 北京: 人民卫生出版社, 2017.
[2] 张学军. 皮肤性病学 [M]. 8 版. 北京: 人民卫生出版社, 2013.
[3] 王侠生, 廖康煌, 刘承煌, 等. 杨国亮皮肤病学 [M]. 上海: 上海科学技术文献出版社, 2005.
[4] 赵辨, 徐文严, 毕志刚, 等. 中国临床皮肤病学 [M]. 南京: 江苏科学技术出版社, 2012.
[5] 姜薇. 职业性接触性皮炎 [J]. 皮肤科学通报, 2020, 02: 158-162+2.
[6] 王卉. 我国 1984—2012 年文献报道职业性接触性皮炎特征分析 [J]. 工业卫生与职业病, 2013, 39 (6): 376-378.
[7] 王兴刚, 刘岳文, 严月华. 玻璃纤维企业工人职业性皮肤病调查 [J]. 中华劳动卫生职业病杂志, 2010, 28 (9): 684-685.
[8] 张雪艳, 秦汝莉, 李玉珍, 等. 机械及设备制造业工人皮肤湿疹情况调查 [J]. 职业与健康, 2011, 27 (5): 481-484.

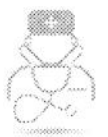

[9] 王兴刚, 秦小梅, 徐强绪. 某石化污水处理厂作业人员职业性皮肤病调查 [J]. 职业卫生与应急救援, 2010, 28 (2): 111-112.

[10] 刘移民. 职业病防治理论与实践 [M]. 北京: 化学工业出版社, 2010.

[11] 王兴刚, 王小娟, 张冲. 职业性接触性皮炎研究进展 [J]. 中华劳动卫生职业病杂志, 2017, 35 (10): 796-798.

[12] 王广进, 张虹, 亓兴亮, 等. 658 例化妆品皮肤不良反应临床分析 [J]. 中国麻风皮肤病杂志, 2015, 31 (1): 8-10.

[13] 刘广仁, 韩永智, 黄庚史, 等. 化妆品变应性接触性皮炎 93 例临床分析 [J]. 中国皮肤性病学杂志, 2013, 27 (4): 361-363.

[14] 刘振敏, 池毅, 丘海丽, 等. 深圳地区电子行业职业性接触性皮炎变应原检测及干预分析 [J]. 皮肤性病诊疗学杂志, 2015, 22 (3): 193-195, 198.

[15] 李淑岷. 2003—2013 年职业性黑变病临床分析 [C]// 第十三次全国劳动卫生与职业病学术会议论文汇编 [A], 北京: 中华预防医学会劳动卫生与职业病分会, 2014.

[16] BREGNBAK D, MENNE T, JOHANSEN JD. Airborme contact dermatitis caused by common ivy [J]. Contact Dermatitis, 2015, 72 (4): 243-244.

[17] BENNETT WO, PAGET JT, MACKENZIE D. Surgery for a tree surgeon acute presentation of contact dermatitis due to Aianthus ahissima [J]. J plast Reconstr Aesthet Surg, 2013, 66 (3): 79-80.

[18] KRISHNA SM, NATALIE MS, JOHN RI. Para-phenylenediamine allergy: current perspectives on diagnosis and management [J]. J Asthma Allergy. 2017, 10: 9-15.

[19] LUCKETT-CHASTAIN LR, GIPSON JR, GILLASPY AF, et al. Transcriptional profiling of irritant contact dermatitis (ICD) in a mouse model identifies specific patterns of gene expression and immune-regulation [J]. Toxicology. 2018, 410: 1-9.

[20] GROTE E, PALANISWAMY K, MECKFESSEL MH. Managing Occupational Irritant Contact Dermatitis Using a Two-Step Skincare Regimen Designed to Prevent Skin Damage and Support Skin Recovery [J]. Journal of Drugs in Dermatology, 2016, 15 (12): 1504-1510.

[21] GIANNIS-AIMANT, MOUSTAFA, ELENI, et al. Skin disease after occupational dermal exposure to coal tar: a review of the scientific literature [J]. International Journal of Dermatology, 2015, 54 (8): 868-879.

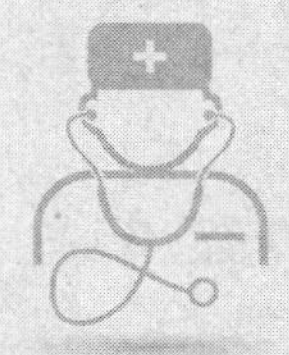

第十五章　职业性耳鼻喉口腔疾病的三级预防

职业性耳鼻喉口腔疾病主要包括噪声聋、牙酸蚀病、铬鼻病和爆震聋，下边按照各个病分别进行阐述。本章主要从三级预防的角度出发，阐述职业性耳鼻喉病的防治措施。

根据某工业大省8年的报告，职业性耳鼻喉口腔疾病413例，占此时期新发职业病的10.9%（413/3 785）。其中职业性噪声聋占99.3%（410/413）。8年间发病呈总体上升趋势，近年呈快速增长趋势。发病年龄<45岁者占80.4%（332/413），发病工龄<10年者占58.1%（240/413）。行业分布居前3位的分别为轻工业、机械业和电子业，分别有225例、52例和32例，三者共占74.8%（309/413）；企业经济类型分布以外商投资企业、内资企业和港澳台投资企业多见，分别有166例、133例和102例，三者共占97.1%（401/413）；企业规模分布以中型和大型企业多见，分别有177例和140例，两者共占76.8%（317/413）。有诊断分级资料的289例职业性噪声聋病例中，轻度、中度和重度组分别有226例、46例和17例，各组组间年龄和工龄分别比较，差异均无统计学意义（$P>0.05$）。

第一节　职业性耳鼻喉口腔疾病概述

一、概述

（一）职业性耳鼻喉口腔疾病定义

职业性耳鼻喉口腔疾病是指在职业活动中接触到职业危害因素所引发的耳、鼻、喉、口腔系统的疾病的统称。

（二）职业性耳鼻喉口腔疾病主要接触作业

职业性耳鼻喉口腔疾病主要接触作业为工业生产中机械设备制造、各种酸制品的制造、工作中接触铬及其化合物、铬酸盐及其相关行业、爆破作业时炸药爆炸或引爆意外。

（三）职业性耳鼻喉口腔疾病分类

职业性耳鼻喉口腔疾病主要包括噪声聋、牙酸蚀病、铬鼻病和爆震聋。

（四）职业性耳鼻喉口腔疾病发病机制

职业性耳鼻喉口腔疾病的发病机制主要由于职业接触局部器官损伤引起，目前诊断参照各种口腔疾病的国家相关的各自诊断标准执行。

（五）职业性耳鼻喉口腔疾病临床表现

主要临床表现：主要是耳聋、牙体缺损、鼻中隔的损伤。

耳聋早期会出现听力下降或听阈升高，产生听觉疲劳。在听觉疲劳发生的基础上，继续长期接触强噪声，听力损失不能完全恢复。

牙体症状：早期仅有牙本质过敏症状，牙对冷、热、酸、甜或刷牙、吃较硬食物、探触等刺激敏感。常伴有牙酸软或松动感，出现牙龈炎、牙周出血等。当牙酸蚀进一步加重，涉及深层牙本质，有髓腔暴露和牙髓病变时，可有自发性牙痛。

铬鼻病患者可有流涕、鼻塞、鼻出血、鼻干燥、鼻灼痛、嗅觉减退等症状，及鼻结膜充血、肿胀、干燥或萎缩等体征检查可见鼻中隔黏膜糜烂，少数情况下出现鼻甲黏膜糜烂，鼻中隔黏膜溃疡，鼻中隔软骨部穿孔。

二、职业性耳鼻喉口腔疾病的三级预防

（一）一级预防

源头控制，主要包括政策标准制定、工艺改革、防护设施及措施、管理措施、健康教育、岗前体检等。

减少人体接触毒物水平，以保证不对接触者产生明显健康危害是预防铬职业中毒的关键。其中心环节是加强技术革新和通风排毒措施，将环境空气中毒物浓度控制在 MAC 以下。进行铬电镀时，在电镀槽上须装置侧方抽风罩，以排除铬酸雾。

（二）二级预防

主要包括工作场所危害因素识别与检测、岗中职业健康检查，早期诊断指标等。

工人就业前体检应作耳鼻咽喉科检查，尽管职业性牙酸蚀病属于我国法定职业病，且患病率较高，但由于人们对于牙齿健康普遍认识不足，用人单位乃至劳动者均不重视该病的预防和诊断治疗。

（三）三级预防

主要是康复和治疗措施，提高生活质量。

对噪声聋目前还没有有效的治疗方法，重点应加强预防；牙酸蚀病患者应半年做一次体检复查，并根据体检结果作出相应处理。牙酸蚀病应尽早治疗，以恢复牙齿的形态和功能。同时应对并发的牙周病、牙髓及牙髓继发病进行合理治疗；诊断为铬鼻病者，脱离铬作业环境是重要的且必不可少的环节。其治疗原则是病因治疗与对症治疗相结合，病因治疗主要是局部使用维生素 C 溶液擦洗和 5% 硫代硫酸钠软膏涂敷。

（任　婕）

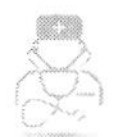

第二节　职业性噪声聋的三级预防

职业性噪声聋系指劳动者在工作场所中，由于长期接触噪声而发生的一种渐进性的感音性听觉损害。噪声广泛地存在于工业生产中，且容易被人们忽略，但是不做好防护，会引起职业病噪声聋的危害，且不可逆，不易治疗，故做好噪声聋的三级预防尤其重要。根据某一线城市报道：职业性噪声聋主要为男性病例，工种主要为操作工，年龄中位数为53岁，工龄中位数为25年，不同性别、工种、地区之间构成存在显著性差异（$P<0.05$）。报告病例中制造业占92.86%，外商经济占60%，中型企业占57.14%，不同行业、经济类型及企业规模之间构成均存在显著性差异（$P<0.05$）。

一、职业性噪声聋概述

（一）职业性噪声聋定义

职业性噪声聋系指劳动者在工作场所中，由于长期接触噪声而发生的一种渐进性的感音性听觉损害。在工业生产中，由于机械的转动、撞击、摩擦，气流的排放，运输车辆的运行等而产生噪声。长期在噪声污染的环境下工作，早期会出现听力下降或听阈升高，产生听觉疲劳。在听觉疲劳发生的基础上，继续长期接触强噪声，听力损失不能完全恢复。由于内耳感音器官受噪声的作用，由功能性改变发展为器质性退行性病变即职业性噪声聋。

（二）职业性噪声聋主要接触作业

噪声的分类方法有多种，按照来源，生产性噪声可以分为：

1. **机械性噪声**　由于机械的撞击、摩擦、转动所产生的噪声，如冲压、打磨等发出的声音。

2. **流体动力性噪声**　气体压力或体积的突然变化或流体流动所产生的声音，如空气压缩或汽笛发出的声音。

3. **电磁性噪声**　如变压器所发出的噪声。

根据噪声随时间的分布情况，生产性噪声又可分为连续声和间断声。前者包括稳态噪声和非稳态噪声。随着时间的变化，声压波动小于5dB的称为稳态噪声，否则为非稳态噪声。后者又称脉冲噪声，即声音持续时间小于0.5s，间隔时间大于1s，声压有效值变化大于40dB的噪声。

存在噪声危害的行业和工种分布非常广泛，而实际中噪声主要来自：机械加工业的下料工、剪切工、锻造工、冲压工、辊压工、铆接工、落砂工、造型工，金属表面处理的抛光工、喷砂工、清理工，热电厂的碎煤工、球磨工、汽机发电工、司炉工，水泥制造厂的破碎工、研磨工，纺织业的纺纱工、织造工、制条工以及采矿业的凿岩工、爆破工、掘进等工种。

（三）职业性噪声聋发病机制

职业性噪声是职业性噪声聋的主要病因，其所造成听力损失的早期主要表现为高频

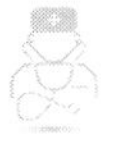

(high-frequency)听力受损,故发病初期,患者常无自觉听力减退,或仅有耳鸣,只有当言语频率(speech-frequency)受累时,患者才会感觉听力下降。

噪声性聋的发生与接触噪声强度、接触噪声时间、噪声频率和频谱以及个体差异等几方面因素有关。

环境噪声 ≤ 80dB(A)时,即使终身暴露亦不会引起噪声性聋;当环境噪声>85dB(A)时,接触噪声的强度才与听力损失发病率呈正相关,如在85dB(A)下发病年限为20年,90dB(A)则为10年,而95dB(A)为5年,100dB(A)以上均在5年之内发病。此外,随暴露年限增加听力损失发生率也逐年增高。

人耳对低频噪声的耐受性要较中频和高频噪声为强,2 000~4 000Hz的声音最易导致耳蜗损害;窄带音或纯音较宽带声影响大,断续的噪声较持续性损伤小,突然出现的噪声危害性更大;噪声伴振动对耳蜗的损害也较单纯噪声显著。

人们对噪声的敏感性还存在个体差异,噪声易感者约占人群的5%;年龄越大,噪声导致的内耳损伤越重,并且受损耳蜗恢复能力越差;原患有感音神经性听力损失的工人暴露于噪声后,更易发生噪声性聋。需要强调的是,噪声性聋发病的快慢以及听力损失程度更与个人防护密切程度相关。

声音是空气振动所产生的疏密波,被人感受后就产生听觉,其主要途径是空气传导,即:声音→耳郭→外耳道→鼓膜→听骨链→前庭窗→内外淋巴液→螺旋器→听神经→听觉中枢。

其中,外耳道(external acoustic meatus)收集声波,中耳(middle ear)传递声波(sound wave)并增幅变压,内耳(inner ear)将声波的机械能转变为生物电能,使螺旋器(spiral organ)上的毛细胞(hair cell)兴奋,听神经(acoustic nerve)则将兴奋产生的神经冲动传入听觉中枢,经过皮层的综合分析听到声音。

噪声导致内耳损伤的机制主要有三方面:机械破坏、代谢异常和内耳微循环障碍。在高强度短峰间期声刺激时,噪声导致的内耳损伤主要为机械性破坏,即强声刺激可引起毛细胞内结构严重破坏,细胞发生溶解;高刺激能量还会间接导致内外淋巴液混合,使毛细胞外环境发生改变、螺旋器白基底膜上分离脱落、毛细胞与神经纤维之间的突触连接撕脱,这些机械性破坏均可导致耳蜗功能的丧失。在较低强度长峰间期声刺激时,可造成毛细胞负荷增加,从而引起酶系统代谢严重障碍,造成内耳能量储备和供应耗竭;这种刺激还可造成内耳缺氧,使有氧能量代谢明显抑制,最终导致广泛的毛细胞破坏。强噪声还能引起内淋巴液氧张力降低、耳蜗血流灌注减少,表明耳蜗微循环障碍可能也是噪声性聋发病机制的重要组成部分。

(四) 职业性噪声聋诊断和临床表现

根据连续3年以上职业性噪声作业史,出现渐进性听力下降、耳鸣等症状,纯音测听为感音神经性聋,结合职业健康监护资料和现场职业卫生学调查,进行综合分析,排除其他原因所致听觉损害,方可诊断。

连续噪声作业工龄3年以上者,纯音测听为感音神经性聋,听力损失呈高频下降型,根据较好耳语频(500Hz、1 000Hz、2 000Hz)平均听阈作出诊断分级。

轻度噪声聋26~40dB,中度噪声聋41~55dB,重度噪声聋 ≥ 56dB(HL)。噪声对人体的影响是多方面的,主要是对听觉系统的影响。噪声聋属于慢性过程,其发展过程由生理性反应逐步演变为病理性反应，听力损失也由暂时性听阈位移逐步成为永久性位移。可分为听觉适应和听觉疲劳。患者初期听力损失主要表现为听觉适应，短时间暴露在较强噪声中，听觉感性下降，主观感觉耳鸣，离开噪声环境数分钟后听力即可恢复。除主观感觉耳鸣外，无耳聋感觉，交谈及社会活动能正常进行。较长时间暴露在较强噪声中，听力明显下降，离开噪声环境数小时甚至数十小时，听力才能恢复。随着病程的进一步发展，当听力损失影响到语言频段且达到一定程度时，患者主观感觉语言听力出现障碍，表现出生活交谈中的耳聋现象，即所谓的噪声聋。

噪声聋主要表现为以高频段听力下降为主的听力损失。临床上分为慢性听力损伤和急性声损伤（又称为爆震聋）。慢性听力损伤指长期暴露在超过国家卫生标准限值的声环境中工作，没有适当的个人防护引起的听力损伤，一般情况下，噪声聋主要指慢性听力损伤。急性声损伤，即爆震性聋是指一次强噪声刺激所造成的听力损伤，多因爆破、火器发射或压力容器爆炸等引起，同时伴有冲击波。

对非听觉系统的影响主要包括：

1. **对神经系统影响**　听觉器官感受噪声后，经听神经传入大脑的过程中经脑干网状结构时发生泛化，投射到大脑皮质的有关部位，并作用于丘脑下部自主神经中枢，引起一系列神经系统反应。客观检查可见脑电波改变，此外，可有视觉运动反应时潜伏期延长，闪烁融合频率降低等。神经植物中枢调节功能障碍主要表现为皮肤划痕试验反应迟钝。

2. **对心血管系统的影响**　在噪声作用下，心率可表现为加快或减慢。血压变化早期表现不稳定，长期接触较强的噪声可以引起血压持续性升高。脑血流图呈现波幅降低、流入时间延长等，提示血管紧张度增加，弹性降低。

3. **对内分泌及免疫系统的影响**　有研究表明，在中等强度噪声（70~80dB）作用下，肾上腺皮质功能增强。而受大强度噪声作用，功能减弱。

4. **对消化系统及代谢功能的影响**　受噪声的影响，可以出现胃肠功能紊乱，食欲不振，胃液分泌减少、胃的紧张度降低、蠕动减慢等变化。有研究认为噪声引起人体脂代谢障碍，血胆固醇升高等。

5. **对生殖功能及胚胎发育的影响**　国内外大量的流行病学调查表明接触噪声的女工有月经不调现象，表现为月经周期异常、经期延长、血量增多及痛经等，接触高强度噪声，特别是100dB（A）以上强噪声的女工中，妊高血压综合征发病率有增高趋势。

6. **对工作效率的影响**　对日常谈话、听广播、打电话、阅读、上课等都会带来影响。当噪声达到65dB（A）以上，即可干扰普通谈话；如果噪声达90dB（A），大声叫喊也不易听清，打电话在55dB（A）以下不受干扰，65dB（A）时对话有困难，80dB（A）时就难以听清楚，在噪声干扰下，人们感到烦躁，注意力不能集中，反应迟钝，不仅影响工作效率，而且降低工作质量。在车间或矿井等作业场所，由于噪声的影响，掩盖了异常的声音信号，容易发生各种事故，引起人员伤亡及财产损失。

二、职业性噪声聋的三级预防

（一）一级预防

1. **相关法律、法规和标准制定和完善**　我国于1980年开始施行的《工业企业噪声卫生

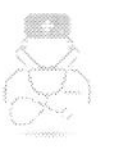

标准(试行)》以语言听力损伤为主要依据,参考其他系统的改变,按照 A 声级制订的。现行的标准依据《工作场所有害因素职业接触限值 第 2 部分:物理因素》(GBZ 2.2—2007)规定,每天接触噪声 8h 的情况下,允许噪声强度为 85dB(A)。

2. **生产工艺和生产设备的改进和革新**　根据具体情况采取技术措施。控制或消除噪声源,是从根本上解决噪声危害的一种方法。可以采用无声或低声设备代替发出强噪声的机械,如用无声液压代替高噪声的锻压,以焊接代替铆接等,均可收到较好效果。

对于噪声源,如电机成空气压缩机,如果工艺过程允许远置,则应移至车间外或更远的地方。此外,设法提高机器制造的精度,尽量减少机器部件的撞击和摩擦,减少机器的振动,也可以明显降低噪声强度,在进行工作场所设计时,合理配置声源,将噪声强度不同的机器分开设置,有利于减少噪声危害。

在噪声传播过程中,应用吸声和消声技术,可以获得较好效果,采用吸声材料装饰在车间的内表面,如墙壁或屋顶,或在工作场所内悬挂吸声体,吸收辐射和发射的声能,可以使噪声强度减低。在某些特殊情况下,如隔音室,为了获得较好的吸声效果,需要使用吸声尖劈。

消声是降低动力性噪声的主要措施,用于风道和排气管,常用的有阻性消声器和抗性消声器,二者联合使用消声效果更好。在某些情况下,还可以利用一定的材料和装置,将声源或需要安静的场所封闭在一个较小的空间中,使其与周围环境隔绝起来,即隔声,如隔声室、隔声罩等。

为了防止通过固体传播的噪声,在建筑施工中将机器或振动体的基础与地板、墙壁连接处设隔振或减振装置,也可以起到降低噪声的效果。

3. **个体防护措施**　如果因为各种原因,生产场所的噪声强度不能得到有效控制,需要在高声条件下工作时,佩戴个人防护用品是保护听觉器官的一项有效措施。最常用的是耳塞,由橡胶或软塑料等材料制成,根据外耳道形状设计大小不等的各种型号,隔声效果可达 20~35dB(A)。此外还有耳罩等,其隔声效果优于耳塞,可达 30~40dB,但是佩戴时不够方便,成本也较高,普遍采用存在一定的困难。在某些特殊环境,由于噪声强度很大,需要将耳塞和耳罩合用,使工作人员听觉器官实际接触的噪声低于 85dB(A),以保护作业人员的听力。

佩戴符合卫生标准的个人防护用品,这是一项有效的预防措施。

(1)耳塞的使用

1)各种耳塞在使用时,要先将耳郭向上提拉,使耳甲腔呈平直状态,然后手持耳塞柄,将耳塞帽体部分轻轻推向外耳道内,并尽可能地使耳塞体与耳甲腔相贴合。但不要用劲过猛过急或插得太深,以自我感觉适度为止。

2)戴后感到隔声不良时,可将耳塞稍微缓慢转动,调整到效果最佳位置为止。如果经反复调整仍然效果不佳时,应考虑改用其他型号、规格的耳塞使用,以选择最佳者定型使用。

3)佩戴泡沫塑料耳塞时,应将圆柱体搓成锥形体后再塞入耳道,让塞体自行回弹、充满耳道。

4)佩戴硅橡胶自行成型的耳塞,应分清左右塞;放入耳道时,要将耳塞转动放正位置,使之紧贴耳甲腔内。

(2)耳罩的使用

1)使用耳罩时,应先检查罩壳有无裂纹和漏气现象,佩戴时应注意罩壳的方向,顺着耳

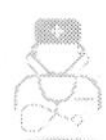

郭的形状戴好。

2）将连接弓架放在头顶适当位置，尽量使耳罩软垫圈与周围皮肤相互密合。如不合适时，应移动耳罩或弓架，调整到合适位置为止。

3）无论戴用耳罩还是耳塞，均应在进入有噪声车间前戴好，在噪声区不得随意摘下，以免伤害耳膜。如确需摘下，应在休息时或离开后，到安静处取出耳塞或摘下耳罩。

4）耳塞或耳罩软垫用后需用肥皂、清水清洗干净，晾干后再收藏备用。橡胶制品应防热变形，同时撒上滑石粉贮存。

5）合理安排劳动和休息，噪声作业应避免加班或连续工作时间过长，否则容易加重听觉疲劳。有条件的可适当安排工间休息，休息时离开噪声环境，使听觉疲劳得以恢复。噪声作业人员要合理安排工作以外的时间，在休息时间尽量减少或避免接触较强的噪声，包括音乐，同时保证充足的睡眠。

(3) 选择护耳器应注意哪些事项

1）选择前，应委托有检测资质的职业病防治机构进行工作场所噪声评估，以确定噪声水平及噪声的频率特性。

2）了解用品的减音能力，选择合适的护耳器。NNR 是反映减音能力的指标，假设某工作场所的噪声水平为 100dB，而某护耳器的 NNR 值为 20，则表示在正确佩戴该护耳器后，佩戴者的噪声暴露水平估计可降低到 80dB。

3）不应盲目选择减音能力最大的护耳器，过大的减音能力可能会带来负面影响，例如妨碍佩戴者收听警告信号或与其他人谈话沟通，增加不必要的成本。

4）单凭 NNR 值未必能协助使用者选取最合适的护耳器，应同时考虑该护耳器在不同声频的减音能力。

5）如劳动者须经常在听觉保护区出入，可选择附有绳带的耳塞，方便佩戴者戴上或者取下来。

6）一般而言，耳罩的减音能力较耳塞的减音能力强，不过，由于佩戴眼镜会令某些耳罩不能紧贴而有空隙，影响效果。此外，耳罩如果夹得太紧，会令佩戴者感觉不舒适而不愿意使用，因此这时候选择耳罩更好。

7）在必须佩戴耳罩才能有效隔声的情况下，由于耳罩可能会妨碍其他个人防护用品如安全帽，可选择整合式的安全帽式耳塞。

(4) 选择耳罩时要注意

1）使用耳罩时，应先检查罩壳有无裂纹和漏气现场，佩戴时应注意罩壳的方位，顺着耳郭的形状戴好。

2）将耳罩调到适当位置（刚好完全盖上耳郭）。

3）调整头带张力至适当松紧度。

4）定期或者按需清洁软垫，以保持卫生。

5）用完后存放在干爽位置

6）耳塞软垫也会老化，要定期检查更新。

4. **职业卫生管理**　严格执行噪声操作规程：进入岗位操作前必须佩戴防噪声耳塞、耳罩或者防护岗位所需要的劳动防护用品；进入岗位后要认真检查岗位的隔音、消声设施无异常现象，方可进行岗位作业；如隔音、消声设施出现故障时，要及时报告，安排人员对故障进

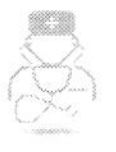

行维修处理，确保消声隔声措施有效；加强日常设备的维修保养，确保设备正常运行；岗位操作人员要严格按照操作规程的规定进行操作，加强对噪声人员的教育，未按照操作规程操作的人员，一经发现严肃处理。根据《工作场所职业病危害警示标识》(GBZ 158—2003)，张贴“噪声有害”“戴耳塞”等警示标识。

5. **职业健康教育** 用人单位应当对劳动者进行上岗前的噪声职业卫生培训和在岗期间的定期职业卫生培训，普及职业卫生知识，督促劳动者遵守职业病防治法律、法规、规章和操作规程，指导劳动者正确使用职业病防护设备和个人使用的职业病防护用品。

劳动者应当学习和掌握相关的噪声职业卫生知识，增强噪声职业病防范意识，遵守职业病防治法律、法规、规章和操作规程，正确使用、维护职业病防护设备和个人使用的职业病防护用品。

6. **上岗前职业健康检查** 依据《职业健康监护技术规范》(GBZ 188—2014)，参加噪声作业的工人应进行就业前体检，取得听力的基础资料，便于以后的观察、比较。凡有听力器官疾患、中枢神经系统和心血管系统器质性疾患或者自主神经功能失调者，不宜参加强噪声作业。

（二）二级预防

1. **职业病危害因素的识别与检测** 加强对生产环境中噪声的测量。为及时掌握工作场所中噪声是否超过国家卫生标准职业接触限值的要求，应定期针对作业环境中的噪声依据《工作场所物理因素测量 第8部分：噪声》(GBZ/T 189.8—2007)进行测量。3~5人，选择2个采样对象；6~10人，选择3个采样对象测量；大于10人，选择4个采样对象测量。噪声职业接触限值详见《工作场所有害因素职业接触限值 第2部分：物理因素》(GBZ 2.2—2007)。如果工作场所中噪声职业接触限值超过国家标准，及时查找超过职业接触限值的原因，加以改进。

2. **职业健康检查** 定期对接触噪声的工人进行健康检查，特别是听力检查，观察听力变化情况，以便早期发现听力损伤，及时采取有效的防护措施。在对噪声作业工人定期进行体检时，发现高频听力下降者，应注意观察，并采取适当保护措施。对于听力明显下降者，应及早调离噪声作业并进行定期检查。并做好离岗时的听力检查。

用人单位应根据《职业病防治法》和《职业健康监护管理办法》有关规定，制订本单位的职业健康监护工作计划。健康检查的同时，应提供以下材料：用人单位的基本情况；工作场所职业病危害因素种类和接触人数、环境监测的浓度或强度资料；产生职业病危害因素的生产技术、工艺和材料。

职业健康检查机构应对职业健康检查结果进行汇总，并按照委托协议要求，在规定的时间内(不应超过30d)向用人单位提交健康检查结果报告。内容包括：所有受检者的检查结果；检出的患有可疑职业病的劳动者、有职业禁忌证及出现异常情况人员的名单和处理建议；根据需要，结合作业环境检测资料，分析发生健康损害的原因，提出相应的干预措施、建议和需要向用人单位说明的其他问题等。

3. **职业病诊断与鉴定**

(1)《职业性噪声聋的诊断标准》(GBZ 49—2014)中的“噪声作业”指工作场所噪声强度超过“工作场所有因素职业接触限值”的作业，即8h等效声级(A计权)≥85dB，噪声聋是缓慢进行的过程，诊断职业性噪声聋必须满足噪声作业史3年以上的条件。

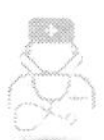

(2)职业性噪声聋的听力评定以纯音听阈测试结果为依据，纯音听力阈值各频率重复性测试结果阈值偏差应≤10dB，听力损失应符合噪声性听力损伤的特点。为排除暂时性听力位移的影响，应将受试者脱离噪声环境48h后作为测定听力的筛选时间。若筛选测听结果已达噪声聋水平，应进行复查，复查时间定为脱离噪声环境后1周。

(3)听力计应符合GB/T 7341.1—2010的要求，并按GB/T 4854—2008进行校准。

(4)纯音听力检查时若受检者在听力计最大声输出值仍无反应，以最大声输出值计算。

(5)纯音听阈测试按GB/T 7583—1987和GB/T 16403—1996规定进行。

(6)当一侧耳为混合性聋，若骨导听阈符合职业性噪声聋的特点，可按该耳骨导听阈进行诊断评定。若骨导听阈不符合职业性噪声聋的特点，应以对侧耳的纯音听阈进行诊断评定。

(7)若双耳为混合性聋，骨导听阈符合职业性噪声聋的特点，可按骨导听阈进行诊断评定。

(8)纯音听力测试结果显示语言频率听力损失大于或等于高频听力损失，不应诊断职业性噪声聋。

(9)纯音听力测试结果显示听力曲线为水平样或近似直线、对纯音听力检查结果的真实性有怀疑，或纯音听力测试不配合，或语言频率听力损失超过中度噪声聋以上，进行客观听力检查，如：听觉脑干诱发电位测试、40Hz听觉诱发电位测试、声阻抗声反射阈测试、耳声发射测试、多频稳态听觉电位等检查，以排除伪聋和夸大性听力损失的可能。

(10)进行职业性噪声聋诊断，可按照以下步骤进行：耳科常规检查，至少进行3次纯音听力检查，两次检查间隔时间至少3d，而且各频率听偏差应≤10dB；诊断评定分级时应以每一频率3次中最小阈值进行计算。对纯音听力检查结果按GB/T 7582—2004进行年龄性别修正，进行鉴别诊断。符合职业性噪声聋听力损失特点者，计算双耳高频平均听阈。双耳高频平均听阈≥40dB者，分别计算左右耳平均听阈加权值，以较好耳听阈加权值进行噪声聋诊断分级。双耳高频平均听阈及单耳听阈加权值的计算(结果按四舍五入修约至整数)。

(三)三级预防

对噪声聋目前还没有有效的治疗方法，重点应加强预防。有报道，在早期采用高压氧或给予扩张血管、加强营养和代谢的药物有部分疗效，佩戴助听器能起到部分作用。轻度、中度及重度噪声聋患者均应调离噪声工作场所，需要进行劳动能力鉴定者，按GB/T 16180—2014处理。重度噪声聋患者应佩戴助听器，对噪声敏感者[即上岗前体检听力正常，在噪声环境下作业1年，高频段3 000Hz、4 000Hz、6 000Hz任一频率、任一耳听阈达到65dB(HL)]应调离噪声工作场所。

(任 婕 封琳敏)

第三节 牙酸蚀病的三级预防

牙酸蚀病主要是指劳动者长期接触酸雾或酸酐所引起的牙齿疾病。李嘉佑等对14个工厂接触酸作业的1 671名工人调查发现，牙酸蚀病患病率为19.9%，其中接触硫酸和硝酸者分别高达 41.1% 和 38.9%，而且工龄越长，患病率越高，牙齿破坏越严重，而同工厂不接触酸作业的工人则无一人发病。本节主要从三级预防的角度，阐述牙酸蚀病的防治措施，针对此病一级预防尤其重要，要从防护措施、防护设施进行预防，可以有效地防止该病的发生。

一、牙酸蚀病概述

(一) 牙酸蚀病定义

牙酸蚀病是指劳动者在工作场所较长期接触各种酸雾或酸酐所引起的牙齿硬组织脱矿缺损。

(二) 牙酸蚀病主要接触作业

在职业活动中，从事各种酸的制造和应用，较长时间接触酸雾或酸酐，常见职业为盐酸制造（接触氯化氢和盐酸雾）、硫酸制造（接触 SO_2、SO_3 和硫酸雾）、硝酸制造（接触 NO_2 和硝酸雾）等，而易引起职业性牙酸蚀病。接触其他酸类所引起的牙酸蚀病较少见。

(三) 牙酸蚀病发病机制

职业性牙酸蚀病由于牙体由钙化硬组织、软组织和牙髓组成。主要有 5 个方面的原因：接触过腐蚀性较强的化学物质等职业因素、经常食用酸性物质、长期服用低 pH 的药物、由于各种原因造成胃酸或胃内容物返抵口腔而对牙齿产生侵蚀作用的因素，以及饭后立即刷牙可能会加速牙酸蚀症等其他因素。

1. **职业暴露因素**　这是最早发现和主要的致病因素：盐酸、硫酸、硝酸是工业上主要接触作业，而且腐蚀性较强的化学物质，酸酐进入口腔后，遇水即形成酸而腐蚀牙面，长期在空气中酸雾或酸酐浓度超过规定卫生标准的环境中工作的人群，较易患牙酸蚀病。

其他与职业相关的牙酸蚀病主要见于以下情况：如专业游泳运动员经常在氯气（Cl_2）处理的游泳池中游泳也会发生牙酸蚀病，因为 Cl_2 会产生 HClO 和 HCl，如果游泳池水的 pH 监测处理不力，可使其中 pH 过低，池水呈酸性。此外，职业品酒员因频繁接触葡萄酒（pH 3~3.5）也可发生牙酸蚀病，且病情严重程度有随从业年限增加而增加的趋势。

2. **饮食因素**　经常食用酸性物质包括果酸、柠檬酸、碳酸、乳酸、醋酸、抗坏血酸和磷酸等弱酸。如酸性饮料 pH 常低于 5.5，频繁饮用时，可使牙面与酸性物质直接接触时间增加，最终可导致牙酸蚀症。Thomas 的研究发现，每天饮用橙汁、葡萄汁和可口可乐的实验组，牙面最早出现显微镜下的酸蚀变化是在实验开始后第 4~6 周，且所有实验组人员的牙面都发生了一定程度的变化。

3. **药物因素**　长期服用低 pH 的药物，且在服用过程中酸性物质直接与牙齿接触，也可造成牙酸蚀病。常见药物如补铁药、口嚼维生素 C、口嚼型阿司匹林和稀盐酸（胃酸缺乏症患者使用的胃酸代用品）等。此外，还有报告指出，一种防止牙石形成的漱口液（含 EDTA）在离体实验中作用于牙齿，2h 后也可使牙釉质表面发生明显的酸蚀。

4. **内源性因素**　内源性因素是指由于各种原因造成胃酸或胃内容物返抵口腔而对牙齿产生侵蚀作用的因素。胃酸消化期胃液含 0.4% 盐酸，胃内容物 pH 可达 3.8，若长期反酸、呕吐以及反胃（常见于慢性酒精中毒者的胃炎），均可造成后牙舌面和腭面的牙酸蚀症。

5. **其他因素**　口腔环境中，正常分泌的唾液对牙面的酸性物质有缓冲和冲刷作用；如果唾液流率和缓冲能力减低，如头颈部化疗、涎腺异常或长期服用镇静药、抗组胺药等，则会

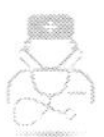

明显影响唾液的产生，从而使牙齿发生酸蚀症的可能性明显增大。剧烈的体育运动可导致脱水和唾液流率下降，加上饮用酸性饮料可对牙造成双重损害。此外，刷牙的机械摩擦作用加速了牙面因酸脱矿的牙硬组织缺损，也是酸蚀症形成的因素之一，因此，对口腔卫生的过分关注，如频繁刷牙，尤其是饭后立即刷牙可能会加速牙酸蚀症的进展。

牙体由钙化硬组织（牙釉质、牙本质、牙骨质）、软组织和牙髓组成。牙釉质位于牙冠表面，是牙体组织中高度钙化的坚硬组织，其中无机物占 96%，无机物中主要成分为磷酸钙、约占 90%，其他尚有碳酸钙、磷酸镁和氟化钙；牙本质中无机物约占 70%，主要成分为羟基磷灰石。工人在有酸的环境下长期工作，牙冠接触空气中的酸雾或酸酐，可引起牙体组织脱矿腐蚀，使牙齿表面粗糙，出现凹陷性缺损，并使牙体组织变脆，磨损严重。大多数有机酸和无机酸均可引起牙酸蚀。

（四）牙酸蚀病诊断和临床表现

根据接触酸雾或酸酐的职业史，以往牙硬组织损害为主的临床表现，参考现场职业卫生学调查结果，进行综合分析排除其他牙硬组织疾病后，方可诊断。职业性牙酸蚀病诊断分为一度牙酸蚀病、二度牙酸蚀病和三度牙酸蚀病 3 级。

一度牙酸蚀病：前牙区有 2 个或 2 个以上牙齿为一级牙酸蚀者，可诊断为一度牙酸蚀病。二度牙酸蚀病：前牙区有 2 个或 2 个以上牙齿为二级或三级牙酸蚀者，可诊断为二度牙酸蚀病。三度牙酸蚀病：前牙区有 2 个或 2 个以上牙齿为四级牙酸蚀者，可诊断为三度牙酸蚀病。同时存在多个不同酸蚀级牙的，牙酸蚀病的诊断分度应根据其中酸蚀级最严重的 2 个或 2 个以上牙来确定其诊断分度。酸性食物、饮料、药物和某些疾病等非职业性因素也可引起牙酸蚀。磨耗、磨损、外伤、牙釉质发育不全和氟牙症也可造成牙硬组织损害，应根据职业史、病史和临床特征进行鉴别。

患者的自觉症状和酸蚀后的牙体缺损程度有关。早期仅有牙本质过敏症状，牙对冷、热、酸、甜或刷牙、吃较硬食物、探触等刺激敏感。常伴有牙酸软或松动感，出现牙龈炎、牙周出血等。当牙酸蚀进一步加重，涉及深层牙本质，有髓腔暴露和牙髓病变时，可有自发性牙痛。酸蚀严重者大部分牙冠缺损或仅留下残根，形成牙颌；可造成咬合创伤，对前牙切割功能及语言、呼吸有一定的影响。

二、牙酸蚀病的三级预防

（一）一级预防

1. 相关法律、法规及标准制定和完善　盐酸、硫酸、硝酸是工业上主要接触作业较多，而且腐蚀性较强的化学物质，《工作场所有害因素职业接触限值 第 1 部分：化学有害因素》（GBZ 2.1—2019）、《工作场所空气中有害物质监测的采样规范》（GBZ 159—2004）以及各种酸相配套的监测方法。

2. 生产工艺革新和生产设备改进和革新　工业目前用酸工艺仍然停留在人 - 酸直接接触的生产状态，酸雾挥发时直接接触到牙齿。能否改进到更自动化的水平上。在酸作业过程中，要注意密闭，加强通风排气设施，保证罩口风速和控制点风速可以有效地控制酸的挥发。在具有酸、碱等腐蚀性物质或化学烧伤危险的场所应设冲洗设施。

3. 个体防护措施　鉴于普通棉纱口罩虽然通风性好但防护酸雾的效果差，目前市面上

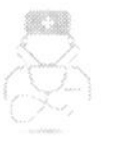

防毒面具的通气性较差并且戴起来工作不方便导致工人不愿意佩戴，提示防酸、通风透气、佩戴方便的防护口罩/面具值得研究。

4. **职业卫生管理** 进入有危险岗位作业人员，必须事先进行防护知识教育，掌握危险点、急救互救知识、防护器材的使用知识，并经考试合格后方可上岗作业。依据《用人单位职业病危害告知与警示标识管理规范的通知》（安监总厅安健〔2014〕111号）醒目位置应设置有毒有害因素告示牌，注明岗位名称、有毒有害因素名称、国家规定的MAC、监测结果、预防措施等。除按要求对国家规定的职业病进行报告外，发生急性中毒事故应立即向上级主管部门报告，并在规定时间内写出书面现场调查报告书，报告书内应有分析、有结论、有改进措施。与劳动者签订劳动合同时，将工作过程中可能产生的职业病危害因素及其后果、职业病防护措施和待遇如实告知劳动者，并在劳动合同中写明，以标志、公告等形式提高职工对职业病危害的防范意识。

酸作业工人随着工龄增加牙酸蚀病发病率增高，发生部位主要发生在直接接触含酸空气的外露牙齿容易发生牙酸蚀病，酸蚀牙数、牙位分布具有的对称性，与国内外相关报道一致。并且，由于酸作业的工人常常将职业性牙酸蚀病当作普通的牙科疾病，未在牙齿损害早期采取相应的牙科治疗和采取调换工种、加强防护等措施，往往导致严重的牙酸蚀病变如牙髓炎，甚至牙根尖周炎。所以，应采取相应的防护对策，如定期对工龄5年以上的工人进行换岗、加强个人防护等措施，加强对酸作业工人的牙齿健康保护，防止职业性牙酸蚀病的产生。

5. **职业健康教育** 用人单位有义务告知工作场所和工作岗位中存在的可能导致牙酸蚀的酸、碱及其他化学物质，并有责任对劳动者进行职业卫生教育；劳动者有权知晓与自己工作相关的职业危害因素信息。针对作业场所存在的可能造成健康损害的职业危害因素向劳动者进行有关预防、控制职业危害因素、预防职业病和意外事故的健康教育。为了避免职业健康危害造成的健康损害，开展作业场所工作人员的健康促进，调动企业、雇主、工会和员工的积极性，让他们主动参与到预防和控制职业危害因素的健康促进活动中去。

（二）二级预防

1. **职业病危害因素的识别与检测** 加强对生产环境中硫酸、硝酸、盐酸浓度的检测，加强对毒物（各种酸）作业工人的职业健康检查等。为及时掌握工作场所空气中毒物浓度是否超过国家卫生标准职业接触限值的要求，应定期针对作业环境中的毒物浓度依据GBZ/T 160和GBZ/T 300系列标准中《工作场所空气有毒物质测定》的采样内容进行检测。各项目毒物浓度职业接触限值详见《工作场所有害因素职业接触限值 第1部分：化学有害因素》（GBZ 2.1—2019）。如果工作场所空气中毒物浓度职业接触限值超过国家标准，及时查找超过职业接触限值的原因，加以改进。例如根据《工作场所空气有毒物质测定硫化物》（GBZ/T 160.33—2004）采用微孔滤膜个体以1L/min采集2~4h个体样品，短时间在高浓度时段以5L/min采集15min样品。

2. **急性中毒现场急救** 现场要配备清洗装置；喷淋器、洗眼器，及时冲洗再做处置。

防止毒物继续吸收：脱去被污染的衣物，用流动的清水及时反复清洗皮肤毛发15min，对可能经皮肤吸收或引起化学灼伤的毒物要充分冲洗，并可考虑选择适当中和剂中和处理，眼睛溅入要优先彻底清洗。

现场空气被有毒气体或蒸气污染，如患者已昏迷在内，或不能自行脱离，首要任务是将患者迅速救出现场，应根据现场条件，采取紧急措施，如向内送风等，进入现场救护者应佩戴防护设备，同时有人进行监护，并立即呼救，准备下一步抢救及转送医院等工作。

3. 职业病的诊断与鉴定

(1)原标准（GBZ 61—2002）只适用于职业活动中较长时间接触各种酸雾或酸酐引起的牙酸蚀病。但在实际应用中发现，除了酸酐和酸雾，其他的酸性物质在长期接触的情况下也可以引起牙酸蚀，而且由其他酸性物质引起的牙酸蚀症非常常见，为了充分保护劳动者的健康，修订后标准增加了“其他酸性物质”条款。

(2)职业性牙酸蚀病主要表现局限于上下颌的前牙，即中切牙、侧切牙和尖牙。早期病变多在唇切端 1/3 处。

(3)牙酸蚀的判定主要是依据牙冠被酸蚀后，结构及形态损害的程度来确定牙酸蚀等级。把有牙釉质实质缺损作为诊断起点，然后依次按浅层牙本质暴露、深层牙本质暴露、髓腔暴露或残根、是否合并牙髓或牙髓继发病变等进行分级。

(4)牙酸蚀病的诊断必须依据同时存在的两个或两个以上酸蚀最严重、酸蚀程度又基本相同的牙齿来确定。如果只有一个酸蚀最严重的牙齿，为了避免误诊，则要按第二个酸蚀最严重的牙齿来确定其分级。

(5)职业性牙酸蚀病应与其他非职业性因素引起的牙酸蚀、其他疾病引起的牙体硬组织缺损进行鉴别，体检时应有口腔专业人员参加。

(6)口腔检查要求

1)询问病史时应注意有无牙痛史，疼痛的部位及性质，属自发痛还是激发痛，激发因子等。

2)口腔检查应有适当的照明，使用口镜、探针、镊子按视诊、探诊、叩诊等方式作常规检查，必要时加做冷热刺激试验或电活力测验、X 射线摄片检查等。检查结果按牙位分别记录。

（三）三级预防

牙酸蚀病患者应半年做一次体检复查，并根据体检结果做出相应处理。牙酸蚀病应尽早治疗，以恢复牙齿的形态和功能。同时应对并发的牙周病、牙髓及牙髓继发病进行合理治疗。牙酸蚀病患者经治疗修复后，在改善环境和加强个体防护的条件下，可不调离酸作业。根据国家有关规定，对牙酸蚀病患者作出必要的医学鉴定或伤残鉴定，保障患者获得合理待遇。

有牙本质过敏症状者，可给予含氟或防酸脱敏牙膏刷牙或含氯水漱口，必要时可用药物进行脱敏治疗。一度牙酸蚀病是否要做牙体修复，可视具体情况决定。二度牙酸蚀病应尽早做牙体修复。三度牙酸蚀病可在牙髓病及其并发症治疗后再进行牙体修复。

（任 婕）

第四节 铬鼻病的三级预防

铬鼻病主要是指劳动者长期接触铬酐、铬酸、铬酸盐及重铬酸盐等六价铬化合物引起的鼻疾病。铬鼻病的发生与作业场所中铬化合物浓度、个体情况以及个人防护有关，主要见于电镀和铬酸盐生产行业。在工业生产过程中，大量铬酸盐粉尘或铬酸雾逸散于生产环境

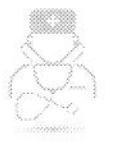

空气中，通过口鼻进入呼吸道，从而致病。铬的污染主要由工业引起，铬盐产品是我国重点发展的一类基本化工原料，涉及与国民经济密切相关的约 10% 的商品种类，我国铬盐年生产能力已超 30t，总产量居世界第一。长期接触 0.15~1mg/m³ 铬酸盐粉尘或铬酸雾可引起鼻黏膜刺激、萎缩、溃疡和鼻中隔穿孔，在工龄相同的条件下，作业场所铬浓度与铬鼻病患病率呈正相关。不同工种、不同作业条件环境中铬浓度有较大差异，文献报道中作业场所铬浓度最低为 0.01mg/m³，最高为 18.6mg/m³。本节主要从三级预防的角度，阐述铬鼻病的防治措施，针对此病一级预防尤其重要，要从防护措施、防护设施进行预防，可以有效地防止该病的发生。

一、铬鼻病概述

（一）铬鼻病定义

铬鼻病是指劳动者在工作场所中，由于长期接触铬酐、铬酸、铬酸盐及重铬酸盐等六价铬化合物引起的鼻部损害，鼻部损害以鼻中隔结膜糜烂、溃疡、软骨部穿孔等为主。

（二）铬鼻病主要接触作业

铬是一种银灰色质硬而脆的金属。自然界中铬以三价和六价铬的形式存在，三价铬无毒，是人体必需的微量元素。六价铬化合物主要有铬酸酐、铬酸和铬酸盐、重铬酸盐。六价铬低浓度有致敏作用，高浓度对皮肤有刺激和腐蚀作用。从事黑色金属矿机采、炮采，皮革的鞣制、皮革配料，催化剂的制备、干燥，火柴制浆、镀铬、颜料、染料、油漆、橡胶、陶瓷、照相和印刷业等职业，工作中接触铬及其化合物、铬酸盐等，因防护不当等因素易致铬鼻病。铬的开采、冶炼，铬盐的制造、电镀、金属加工、制革、油漆、颜料、印染等工业都会有铬化合物排出，具有潜在的铬危害。

（三）铬鼻病发病机制

职业性铬鼻病是由于长期接触铬所引起的一种慢性鼻部损害，长期吸入铬酸雾或铬酸盐尘等六价铬化合物，浓度>0.1mg/m³ 时可发生。职业性铬鼻病发病的部位主要在鼻部血管较少的鼻中隔前部，少数情况发生于鼻甲黏膜。这可能是由于鼻中隔前下方黏膜较薄，血管较少，黏膜常发生上皮化生，呈现小血管扩张和表皮脱落，气流常在此发生流向改变，故铬尘易在此沉积。不良习惯，比如当鼻受刺激不适应时用污染的手指挖鼻亦可使此处黏膜接触大量的铬而更易受刺激和损伤。

铬可破坏鼻前庭毛囊组织，使鼻毛脱落失去防尘功能，并使鼻黏膜纤毛活动受到抑制、黏膜腺体分泌功能减弱，造成鼻腔黏膜干燥，干痂形成；铬尘或铬酸雾还可以直接腐蚀鼻中隔黏膜，发生鼻中隔黏膜糜烂、溃疡或鼻中隔穿孔。长期接触铬尘或铬酸雾，可产生嗅觉疲劳，导致嗅觉功能下降。

（四）铬鼻病诊断和临床表现

根据密切接触六价铬化合物的职业史和有关的临床表现，排除其他原因所致鼻部损害，结合作业环境劳动卫生学调查，方可诊断。铬鼻病患者可有流涕、鼻塞、鼻出血、鼻干燥、鼻灼痛、嗅觉减退等症状，及鼻黏膜充血、肿胀、干燥或萎缩等体征。有以下 3 个鼻部体征之一者，即可诊断为铬鼻病：①鼻中隔黏膜糜烂，少数情况下为鼻甲黏膜糜烂；②鼻中隔黏膜溃疡；③鼻中隔软骨部穿孔。鼻中隔穿孔也可由氟盐、食盐、五氧化二钒等引起；或因梅毒结

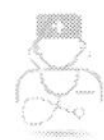

核、外伤等原因发生，故诊断时应结合上岗前体检资料、患者毒物接触史和作业环境调查进行鉴别诊断。

轻度铬鼻病：具有下列临床表现之一者，鼻中隔、鼻甲黏膜糜烂面积累计 ≥ $4mm^2$；鼻中隔或鼻甲黏膜溃疡。重度铬鼻病：鼻中隔软骨部穿孔。

铬鼻病的发生过程常常历时数月至数年，最短的接触铬酸盐 3 个月即可发病。病变部位主要是鼻中隔，少数是鼻甲。铬酸、铬酸盐沉积于血管，鼻中隔前部最易受损，尤其是鼻中隔偏曲或有嵴突者，其凸面黏膜易受气流冲击而遭受侵犯。

二、铬鼻病的三级预防

(一) 一级预防

1. 相关法律、法规及标准制定和完善 《工作场所有害因素职业接触限值 第 1 部分：化学有害因素》(GBZ 2.1—2019)、《工作场所空气中有害物质监测的采样规范》(GBZ 159—2004) 以及各种铬相配套的监测方法。

2. 生产工艺和生产设备改进和革新 减少人体接触毒物水平，以保证不对接触者产生明显健康危害是预防铬职业中毒的关键。其中心环节是加强技术革新和通风排毒措施，将环境空气中毒物浓度控制在 MAC 以下。

(1) 技术革新：对生产有毒物质的作业，原则上应尽可能采取密闭生产，消除毒物逸散的条件。应用先进的技术和工艺，尽可能采取遥控或程序控制，最大限度地减少操作者接触毒物的机会。生产工序的布局不仅要满足生产上的需要，而且应符合职业卫生要求。有毒物逸散的作业，应根据毒物的毒性、浓度和接触人数等对作业区实行区分隔离，以免产生叠加影响。有害物质发生源，应布置在下风侧；如布置在同一建筑物内时，放散有毒气体的生产工艺过程应布置在建筑物的上层。

(2) 通风排毒：在有毒物质生产过程中，如密闭不严或条件不许可，有毒物分散入作业环境空气中时，应采用局部通风排毒系统，将毒物排出，其中最常用的为局部抽出式通风。为了充分发挥其通风排毒效果，应同时做好毒物发生源的密闭和含毒空气的净化处理。常用的局部通风排毒装置有排毒柜、排毒罩及槽边吸风等，应根据生产工艺和毒物的理化性质、发生源及生产设备的不同特点，选择合适的排毒装置。其基本原则是尽量靠近毒物逸散处，既可防止毒物扩散又不影响生产操作，且便于维护检修。经通风排出的毒物，必须经净化处理后方可排出，并注意回收综合利用，使工作场所有毒物质的浓度达到《工作场所有害因素职业接触限值 第 1 部分：化学有害因素》(GBZ 2.1—2019) 的要求。进行铬电镀时，在电镀槽上须装置侧方抽风罩，以排除铬酸雾。

3. 个体防护措施 预防职业中毒的重要辅助措施。个体防护用品包括呼吸防护器、防护帽、防护眼镜、防护面罩、防护服和皮肤防护用品等。选择个人防护用品应注意其防护特性和效能。在使用时，应对使用者加以培训：平时经常保持良好的维护，才能很好发挥效用。

在有毒物质作业场所，还应设置必要的卫生设施，如盥洗设备、淋浴室、更衣室和个人专用衣箱。对能经皮吸收或局部作用危害大的毒物还应配备皮肤和眼睛的冲洗设施。

铬作业前，皮肤暴露部位涂防护油膏，工作前戴橡皮手套、防护口罩和眼镜，穿工作服加围裙。

4. **职业卫生管理** 进入有危险岗位作业人员，必须事先进行防护知识教育，掌握危险点、急救互救知识、防护器材的使用知识，并经考试合格后方可上岗作业。有毒有害工作场所的醒目位置应设置有毒有害因素告示牌，注明岗位名称、有毒有害因素名称、国家规定的MAC、监测结果、预防措施等。除按要求对国家规定的职业病进行报告外，发生急性中毒事故应立即向上级主管部门报告，并在规定时间内写出书面现场调查报告书，报告书内应有分析、有结论、有改进措施。与劳动者签订劳动合同时，将工作过程中可能产生的职业病危害因素及其后果、职业病防护措施和待遇如实告知劳动者，并在劳动合同中写明。并以标志、公告等形式提高职工对职业病危害的防范意识。安全卫生管理制度不全、规章制度执行不严、设备维修不及时及违章操作等常是造成职业中毒的主要原因。

5. **职业健康教育** 用人单位有义务告知工作场所和工作岗位中存在的可能导致职业危害的化学物质，并有责任对劳动者进行职业卫生教育；劳动者有权知晓与自己工作相关的职业危害因素信息。针对作业场所存在的可能造成健康损害的职业危害因素向劳动者进行有关预防、控制职业危害因素、预防职业病和意外事故的健康教育。为了避免职业健康危害造成的健康损害，开展作业场所工作人员的健康促进，调动企业、雇主、工会和员工的积极性，让他们主动参与到预防和控制职业危害因素的健康促进活动中去。

6. **上岗前职业健康检查** 参照铬相关检查项目，重点询问鼻腔和皮肤病历史；其他常规必检项目：血尿常规、心电图、肺功能、心电图、胸部X线等。

（二）二级预防

1. **职业病危害因素识别与检测** 加强对生产环境中毒物浓度的检测，检测时主要依据《工作场所空气有毒物质测定 第9部分：铬及其化合物》中短时间采样在采样点，用装好微孔滤膜的大采样夹，以5.0L/min流量采集15min空气样品。长时间采样在采样点，用装好微孔滤膜的小采样夹，以1.0L/min流量采集2~8h空气样品。《工作场所有害因素职业接触限值 第1部分：化学有害因素》（GBZ 2.1—2019）中三氧化铬、铬酸盐、重铬酸盐时间加权平均容许浓度为0.05mg/m^3。如果工作场所空气中毒物浓度职业接触限值超过国家标准，及时查找超过职业接触限值的原因，加以改进。

2. **职业健康检查** 在岗期间各检查，目标疾病包括职业性铬鼻病；职业性铬溃疡（见GBZ 62）；职业性铬所致皮炎；职业性铬酸盐制造业工人肺癌。检查内容为①症状询问：重点询问咳嗽、咳痰、咯血、胸痛等呼吸系统症状，耳鼻喉、皮肤疾病史及相关症状。②体格检查。③实验室和其他检查：必检项目包括血常规、尿常规、胸部X线摄片；选检项目包括心电图、抗原特异性IgE抗体、胸部CT、变应原皮肤斑贴试验、肺功能、尿铬。检查周期为1年。

3. **职业病的诊断与鉴定** 职业性铬鼻病的部分临床表现与慢性鼻炎极其相似，与某些毒物中毒表现也难以区分，比如五氧化二钒、砷盐等，因此，详细询问病史，特别是铬化合物接触史或其他毒物接触史，尤为重要。临床观察以及大量文献资料显示，铬鼻病的患病率与接触铬工龄无直接关系，与作业场所铬浓度直接相关。《职业性铬鼻病诊断标准》（GBZ 12—2014）规定，有明确的铬化合物接触史，明确的症状和体征，一般能明确诊断铬鼻病。

（1）发病时间：职业性铬鼻病发病需要较长时间接触六价铬化合物，常历时数月至数年，原则上职业接触时间不低于3个月。

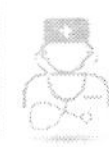

(2) 诊断分级依据：流涕、鼻塞、鼻出血、鼻干燥、鼻灼痛等症状及鼻黏膜充血、肿胀、干燥、苍白等体征虽可见于铬鼻病，但也可常见于其他鼻病，特异性较差，故仅作为诊断的参考，鼻黏膜糜烂、溃疡和鼻中隔软骨部穿孔是铬鼻病的诊断分级依据。其中，鼻黏膜糜烂属病情最轻者，临床观察到少数普通人群中也有鼻黏膜糜烂，因此在《职业性铬鼻病诊断标准》(GBZ 12—2014) 将诊断起点确定为鼻中隔或鼻甲黏膜单处糜烂面积 ≥ $4mm^2$ 或鼻中隔、鼻甲黏膜多处糜烂面积累计 ≥ $4mm^2$。

（三）三级预防

诊断为铬鼻病者，脱离铬作业环境是重要的且必不可少的环节。其治疗原则是病因治疗与对症治疗相结合，病因治疗主要是局部使用维生素 C 溶液擦洗和 5% 硫代硫酸钠软膏涂敷。维生素 C 是体内对六价铬的主要还原剂，一定量的维生素 C 可以降低六价铬的细胞摄入，但当铬盐浓度达到一定剂量，超过维生素 C 的还原能力时，细胞内的铬含量明显增加；硫代硫酸钠可以与金属铬形成无毒的硫化物。

对症治疗方法较多，鼻黏膜糜烂及溃疡的治疗多以促进修复和再生为主，如鼻黏膜局部使用重组人表皮生长因子或碱性成纤维细胞生长因子，某些溃疡膜以及眼膏，也可局部使用维生素 A、维生素 D、维生素 E 等。如果鼻黏膜糜烂溃疡引起鼻出血，在上述治疗的同时，还可以使用微波、激光、硝酸银烧灼等止血治疗，但需严格把握治疗时间、范围和深度，以免引起鼻中隔软骨坏死导致鼻中隔穿孔。对已形成的鼻中隔穿孔可进行鼻中隔修补术，常用有移位缝合法、减张缝合植皮法、下鼻甲黏膜瓣修补法、游离中鼻甲骨黏膜瓣修补法以及游离植片修补法、硅橡胶（或塑料）片植入法、整形修补法等，但过大的穿孔则修补困难。

（任　婕　封琳敏）

第五节　爆震聋的三级预防

爆震聋为职业病分类目录中新增职业病，主要发生在爆破作业时由于炸药或引爆出现意外，做好作业工人的健康监护和个体防护尤为重要。根据国内有关煤矿井下作业人员听力损伤流行病学调查报道，以及标准制定单位对某省金属矿业不同噪声作业人员的纯音听力测试结果分析，了解爆破工、凿岩掘进工、采矿及铲运工、矿内维修工的职业性噪声聋的阳性检出率，爆破工为 11.96%、凿岩掘进工检出率为 15.69%、采矿及铲运工检出率为 9.76%、矿内维修工检出率为 2.90%。爆破工耳聋的平均工龄为 21.2 年(4~31 年)，且耳聋患者的纯音听力图均表现为以高频听力损失为主的感音性听力损失，而且双耳基本对称，符合噪声性听力损失。说明爆破作业在不发生意外的情况下，其听力损失的原因与凿岩掘进、矿山开采产生的生产性噪声有关。

一、爆震聋概述

（一）爆震聋定义

爆震聋是指暴露于瞬间发生短暂而强烈的冲击波或强脉冲噪声所造成的中耳、内耳或

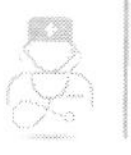

中耳及内耳混合性急性损伤所导致的听力损失或丧失。

（二）爆震聋主要接触作业

爆震聋常由平战时的爆炸引起。主要发生在爆破作业时由于炸药或引爆出现意外，爆破作业人员未能及时撤离至安全区域；或在工作场所中受到易燃易爆化学品、压力容器等爆炸时发生，主要损伤部位在内耳，但往往鼓膜或听骨链亦有不同程度的损害。致聋程度常与震源的距离、震浪压力的大小、受震时间长短、头的位置、有无障碍物等因素有关，个体感受性也有不同。

爆炸物体发生爆炸时，其物理特点为爆炸物体由固态瞬间转变为气态，体积急剧增大形成强大的压力波。压力波由正压相和负压相组成，两者释放的能量大致相等，而且爆炸形成高压的速度越快，短时间形成的压差越大，其爆破性也越强。压力波的峰值、强度越大，单位面积作用于听觉器官的损伤也越大。基于爆震时产生的物理特征致使爆震性听力损伤部位、听力损失特点与转归截然不同于噪声性耳聋。因此，爆震聋的诊断标准仅适用于爆破作业人员在没有按照爆破安全操作规程进行操作导致的安全意外者，以及工作场所中受到压力容器、易燃易爆化学品等爆炸导致的爆震聋的诊断及处理。

由于职业性爆震性耳聋多系一次冲击波和暴露强脉冲造成，所以和作业工龄的长短无关。因此，爆破作业近距离暴露，以及工作场所中受到易燃易爆化学品、压力等发生爆炸瞬时所产生的冲击波及强脉冲噪声累及的距离范围问题是难题，尤其对从事矿业开采工作人员。

（三）爆震聋发病机制

1. 冲击波、脉冲噪声和压力波各种原因的爆炸所引起的爆震，在爆炸的瞬间，产生高温高压气体迅速膨胀，以超声速向外扩散，并从爆炸源向四周传播，形成爆炸压力波。Garth 等曾提出了区分脉冲 10~20kPa；冲击波包括了大量燃烧产物和空气的移动，而脉冲噪声则没有，脉冲噪声通常与低频机械性噪声相关。我国于 1996 年发布实施的国家军用标准《常规兵器发射和爆炸时噪声和冲击波对人员听觉器官损伤的安全限值》（GJB 2A—96）中，对冲击波和噪声也做了严格的区分，规定最大超压峰值低于 6.9kPa（170.7dB）者称为噪声，最大超压峰值不小于此值者称为冲击波。但是在很多情况下很难将两者严格区分开，故我国学者也常沿用国际上通常叫法，将冲击波和强脉冲噪声统称为压力波。

2. **听器冲击伤、爆震聋** 从理论上讲，听器冲击伤是指空气冲击波（即爆震波）直接作用下所造成的中耳和内耳的原发性损伤。爆震聋是由于一次突然发生的短暂而强烈的爆震或间断性强脉冲噪声所造成的听力损伤。

但在实际情况下，一般很难区分到底是冲击波致伤还是冲击波衰减后的强脉冲噪声致伤。并且从临床和病理方面看，两者所造成的内耳损伤也不易区别。因此，在实际应用中，两个定义的内涵是基本相同的，就其发生的病因也可以统一称为压力波。

3. **超压对听觉器官的损伤** 国内外学者一致认为，冲击波超压对听觉器官有明显的致伤作用。主要损伤包括：鼓膜的破裂、听骨链的关节脱位和骨折以及基底膜感觉结构的损害。鼓膜的损伤依程度分为鼓膜充血、上皮下出血、裂隙样穿孔和完全穿孔。随着超压峰值的增高，中耳损伤的发生率增高，而且伤情程度也加重，其中造成鼓室积血的超压值最低，鼓膜穿孔次之，听骨链骨折和关节脱位所需的压力值最高，但个体差异很大。鼓膜穿孔是爆震聋常见的症状，近年来，国内文献报道的爆震者中，鼓膜穿孔发生率在 6%~58%，其中大部分

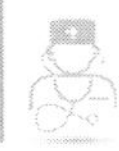

在 40% 左右。国外文献报道则在 9%~47%。

高强度的压力波可以导致内耳的机械性破坏,而强度较弱的压力波则可引起听毛细胞载荷过大而引起酶和代谢产物的耗竭,最终发生代谢紊乱。由于外毛细胞的能量要求比内毛细胞大,前者比后者对脉冲噪声更加敏感,也更容易出现活性氧产物增加以及细胞凋亡。Perer 等应用短潜伏期前庭诱发电位技术评估了脉冲噪声暴露对内耳前庭末端器官的影响,结果表明脉冲噪声不仅损伤耳蜗,同时也会导致前庭末端器官(主要是耳石器)的功能障碍。周义德等的研究表明,爆震声对内耳的损伤不仅使耳蜗听毛细胞大量死亡,而且也使耳螺旋神经节细胞数量明显减少,爆震声所致螺旋神经节细胞减少主要发生在与损伤最严重的第一回和第二回听毛细胞对应的蜗螺旋管内螺旋神经节部位。从超微机构观察来看,爆震后 3d 耳蜗中轴切片的一上和二下部位螺旋神经节细胞内线粒体明显肿胀,线粒体断裂,呈空泡状。爆震后 21d,螺旋神经节细胞内线粒体数量明显减少,剩余的线粒体或呈空壳状或异型,失去了原有的卵圆形或长管形态。王进等通过变产物耳声发射和扫描电镜技术,检测了爆震对豚鼠造成听力损失。不同时期耳声发射技术(DPOAES)的变化,观察了耳蜗形态学的改变,发现爆震损伤造成的耳蜗病理改变首先出现在底回和第二回,DPOAES 表现为中高频受损严重,为下降型听力图。爆震后 20d 表现为代谢障碍造成的细胞变性坏死,此时,DPOAES 较前有所恢复。爆震后 40d,扫描电镜观察形态及 DPOAES 检测结果均未再有明显恢复。结果提示耳蜗损伤与爆震性聋密切相关。

4. 负压对听觉器官的损伤　负压的致伤作用一直以来颇有争议,主要是缺少直接的令人信服的实验依据。近年来,李朝军等以豚鼠为研究对象,对冲击波负压的听器致伤效应进行了较为系统的观察,发现冲击波负压对豚鼠听器有明确的致伤效应,包括鼓膜结构和鼓室结构的形态学改变和听功能损害。鼓膜和听骨链创伤的严重程度与冲击波负压的压力峰值和降压时间有关,使所有鼓膜均发生穿孔的最小负压峰值为 –87.2~–83.1kPa。冲击波负压暴露对耳蜗损伤则主要表现为耳蜗出血和毛细胞损害,严重者出现基底膜撕裂性损伤。还可引起耳蜗基底膜琥珀酸脱氢酶和乙酰胆碱酯酶活性下降,耳蜗外毛细胞内游离钙浓度(Ca^{2+})的明显增高,以及耳蜗毛细胞的超微结构变化发生不同程度的病理性改变。应用 DNA 荧光染料 Hoechst33342 显示毛细胞核,在荧光显微镜下观察发现耳蜗毛细胞可见胞核肿胀、胞核缺失、胞核固缩 3 种病变,表明冲击波负压暴露后早期耳蜗毛细胞的损害是个长期而复杂的病理过程。应用听性脑干反应和 40Hz 听觉相关点位反应阈检测豚鼠的听功能变化,发现冲击波负压暴露可以引起豚鼠各个频率的听力损失,但以低频损害更为明显,且听力损失程度随着负压强度的增高而加重;中等强度负压重复暴露后,暴露次数越多听力损失越重。

(四) 爆震聋诊断和临床表现

根据确切的职业性爆震接触史,有自觉的听力障碍及耳鸣、耳痛等症状,耳科检查可见鼓膜充血、出血或穿孔,有时可见听小骨脱位等,纯音测听为传导性聋、感音性聋或混合性聋,结合客观测听资料,现场职业卫生学调查,并排除其他原因所致听觉损害,方可诊断。

诊断步骤:第一,确定职业性爆震接触史;第二,进行耳科常规检查,怀疑听骨链断裂时可进行 CT 检查;第三,在作出诊断分级前,至少应进行 3 次以上的纯音听力检查,每次检查间隔时间至少 3d,而且各频率听阈偏差 ≤ 10dB;第四,诊断时应排除其他原因所致耳聋,主要包括药物中毒性(链霉素、庆大霉素、卡那霉素等)耳聋,外伤性耳聋,传染病性(流行性脑

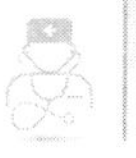

膜炎、腮腺炎等)耳聋,家族性耳聋,梅尼埃病,突发性耳聋,中枢性耳聋,听神经病以及各种中耳疾患等。

符合以下条件者可诊断为职业性爆震聋:①确切的职业性爆震接触史;②测听环境应符合 GB/T 16403 要求;③听力计应符合 GB/T 7341 的要求,并按 GB/T 4 854.1、GB/T 4 854.3、GB/T 4 854.4 进行校准;④听力评定以纯音气导听阈测试结果为依据纯音气导听阈重复性测试结果各频率阈值偏差应≤10dB;⑤纯音气导听力检查结果应按 GB/T 8170 数值修约规则取整数,并按 GB/T 7582—2004 进行年龄性别修正;⑥分别计算左、右耳 500Hz、1 000Hz、2 000Hz、3 000Hz 平均听阈值,并分别进行职业性爆震聋诊断分级;⑦单耳平均听阈(dB)按公式(HL500HZ+ HL1 000HZ,+HL2 000HZ+HL3 000HZ)/4 计算;⑧对纯音听力测试不配合的患者或对纯音听力检查结果的真实性有怀疑时,应进行客观听力检查,如听力脑干反应测试、40Hz 听觉相关电位测试、声导抗、镫骨肌声反射测试、耳声发射测试等检查,以排除伪聋和夸大性听力损伤的可能。诊断分级如下,轻度爆震聋:26~40dB(HL);中度爆震聋:41~55dB(HL);重度爆震聋:56~70dB(HL);极重度爆震聋:71~90dB(HL);全聋:≥91dB(HL)。

爆震聋不像噪声聋,两耳受到震伤的程度不相称,单耳受损者并不少见。

1. **耳聋** 轻者为暂时性,重者为永久性。一般在伤后 6 个月不能恢复者,即难以恢复。耳聋属感音神经性或混合性,故听力线多样化,典型的 4 000Hz 谷形曲线并不多见。有时强爆音触发心理因素,引起听中枢功能抑制,导致功能性聋,并常伴有失语等功能性聋可与爆震聋同时存在。

2. **耳鸣** 发生率占 50%~100%,持续性者较间歇性多见,感音神经性聋为主,有些患者感到耳聋不重,而主要的痛苦为严重高音性耳鸣。

3. **耳痛** 发生率约占 20%,多因鼓膜破裂引起,故为短时性。

4. **眩晕** 伴有迷路震荡和迷路出血者可有眩晕、自发性眼球震颤及平衡障碍;伴有脑震荡者有昏迷,常后遗眩晕、头痛、头晕。

5. **鼓膜损伤或破裂** 可见鼓膜充血、有瘀斑或出血,甚至破裂。内耳一般损伤于耳蜗基底转至第二转中部。先有螺旋器外毛细胞及支柱细胞变性、移位或部分脱离基底膜,严重者全部细胞严重退变以致螺旋器消失、耳蜗神经节变性、内淋巴腔出血。前庭部分的变化一般较轻。中耳鼓膜可由轻度充血以致破裂、听小骨骨折或脱位、鼓索神经断裂、蜗窗膜破裂引起外淋巴瘘等。

二、爆震聋的三级预防

(一) 一级预防

1. **相关法律、法规及标准制定和完善** 近年来,随着工业化、城镇化的加速,经济转型及产业结构的调整,新技术、新工艺、新设备和新材料的推广应用,劳动者在职业活动中接触的职业病危害因素更为多样、复杂。目前的法定职业病为 10 类 132 种,新增冻伤、爆震聋等 18 种职业病。

2. **个体防护措施** 在预知的情况下,应利用有利的地形,选择没有回声的开阔地,避开爆震波的超压;俯卧或背向爆心;张口及做咀嚼吞咽动作;戴用护耳的帽或头巾;用手或臂

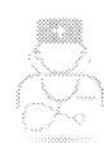

部掩耳、油棉花塞耳等。炮弹、炸弹爆炸时利用工事预防爆震聋很有效。使用防护器材，如各种耳塞、耳罩、防声头盔等可起到很好防护效果。

3. **职业卫生管理**　采取相应的管理措施来消除可能引发的职业危险因素。应做好管理部门和作业者职业卫生知识的宣传教育，使爆震作业人员充分享有职业危害的“知情权”，企业及安全卫生管理者应尽“危害告知”义务，共同参与职业危害的控制和预防。

严格执行噪声操作规程：①进入岗位操作前必须佩戴防噪声耳塞、耳罩或者防护岗位所需要的劳动防护用品。②进入岗位后要认真检查岗位的隔音、消声设施无异常现象，方可进行岗位操作。③如隔音、消声设施出现故障时，要及时报告，安排人员对故障进行维修处理，确保消声隔声措施有效。④加强日常设备的维修保养，确保设备正常运行。⑤岗位操作人员要严格按照操作规程的规定进行操作，加强对噪声人员的教育，未按照操作规程操作的人员，一经发现严肃处理。

4. **职业健康教育**　开展针对噪声的健康教育，爆震聋是指暴露于瞬间发生短暂而强烈的冲击波或强脉冲噪声所造成的中耳、内耳或中耳及内耳混合性急性损伤所导致的听力损失或丧失，由于职业性爆震性耳聋多系一次冲击波和暴露强脉冲造成，所以和作业工龄的长短无关。

5. **上岗前职业健康检查**　参加噪声作业的工人应进行就业前体检，取得听力的基础资料，便于以后的观察、比较。凡有听力器官疾患、中枢神经系统和心血管系统器质性疾患或者自主神经功能失调者，不宜参加强噪声作业。

（二）二级预防

1. **职业健康检查**　劳动者在岗期间 1 年体检 1 次。凡查出各种病因引起的永久性感音神经性听力损失 > 25dB，各种能引起内耳听觉神经系统功能障碍的疾病，不宜从事爆震的作业。发现有听力损伤者，应暂停工作。

2. **职业病的诊断与鉴定**

(1) 确切的职业性爆震接触史是指爆破作业近距离暴露，或在工作场所中受到易燃易爆化学品、压力容器等发生爆炸瞬时产生的冲击波及强脉冲噪声的累及。

(2) 爆破作业近距离暴露是指由于炸药或引爆出现意外，爆破作业人员未能及时撤离至安全区域所导致的爆震接触。

(3) 冲击波及强脉冲噪声累及距离和范围与爆炸物体大小、质量以及周围环境有关，估算原则可参考“点声源”在自由声场中的衰减规律进行，即声音在自由声场中的衰减与距离的平方成反比，当距声源的距离增加 2 倍、3 倍、4 倍时，声音的能量相应减少 1/4、1/9、1/16（距离每增加 1 倍，声音衰减 6dB）。

(4) 中耳损伤是指鼓膜破裂，中耳黏膜出血，听骨脱位，听骨链断裂。

(5) 中耳并发症是指因爆震性中耳损伤所致急慢性中耳炎，以及继发性中耳胆脂瘤。

(6) 双耳听力损失相差 40dB 以上，测试较差时应对较好耳进行掩蔽，掩蔽方法步骤应按 GB/T 16403—1996 进行。

(7) 纯音听力检查时若受检者在听力计最大声输出值仍无反应，以最大声输出值计算。

（三）三级预防

职业性爆震聋患者应尽早进行治疗，最好在接触爆震 3d 内开始并动态观察听力 1~2 个月。

中耳损伤的处理：

1. **鼓膜穿孔** 根据穿孔大小及部位行保守治疗或烧灼法促进愈合。经保守治疗3个月未愈者可行鼓膜修补或鼓室成形术。听骨脱位、听骨链断裂者应行听骨链重建术。

2. **中耳并发症的处理** 并发中耳炎的患者按急、慢性中耳炎的治疗方案进行治疗。合并继发性中耳胆脂瘤的患者应行手术治疗。

3. 双耳500Hz、1 000Hz、2 000Hz、3 000Hz平均听力损失≥56dB(HL)者应佩戴助听器。

4. 如需劳动能力鉴定，按《劳动能力鉴定职工工伤与职业病致残等级》(GB/T 16180—2014)处理。

（任 婕 封琳敏）

第六节 职业性耳鼻喉口腔疾病典型案例

一、案例一

（一）案例基本情况

由于噪声的影响，广东省番禺市一金属制品有限公司的数十名工人已渐渐出现听力问题。42名参加体检的员工中，有28人都有传导性或是神经性耳聋，出现听力轻度或中度损伤等症状。

“每天晚上回到宿舍时，耳朵就感到嗡嗡作响，伴随而来的就是整夜难眠。”已在该厂工作达7年多的尹某痛苦地说。他来自四川省，在该厂从事冲床换模具工作，每天接触高达87dB的发动机和刺耳的机器击打声长达7年之久。从1年前开始，他发现只要别人说话声音小些，他就感觉听起来特别吃力。最痛苦的是晚上，每当夜深人静之时，耳朵常莫名地“嗡嗡”作响，脑海里就浮现出机器打压铁板的情景，常常让他彻夜难眠。然而，尽管如此，尹某的病情在这28人中还算是较轻的。刘某是工厂里的老工人，他两耳已经完全失聪。

郭某是第一个发现他们患有噪声聋的员工。据他介绍，他在老板办公室偶然间看到由番禺市劳动卫生监督监测所给他们做的体检报告，才发现他和同事们耳朵里传来不明的嗡嗡声是由于长期接受工厂高分贝的噪声所致。可是，老板对这一实情却一直隐瞒着。郭某说，在工厂一间不大的制罐车间内并排摆放着近20台轰隆运转的冲压机。仅仅相隔1m的距离，工友之间即便是大吼，也无法进行语言上的沟通，他们不得不依靠肢体进行交流。原本车间里一共有50来台这样的机器，厂方不久前才将一部分机器转到另一车间。也许是意识到了噪声问题的严重性，从今年年初开始，厂方每个月向职工提供两副耳塞并强制车间职工工作时佩戴。可那个仅仅比烟头大一点的海绵耳塞，在多次佩戴后根本起不到保护耳朵的作用，职工们依然会出现耳鸣、耳痛等症状。

工厂里肆虐的噪声，成了这28名工人心中的痛。唯一可以安慰的是，他们已经被有关部门确诊为职业性噪声聋，可以要求厂方进行赔偿。

（二）案例分析

这个案例是职业性噪声聋的典型案例，案例从开始一间厂房里摆放很多的噪声设备，没

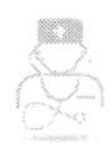

有提及噪声设备是否有减噪、降噪的防护措施，企业没有给工人每年发放个体防护用品和进行职业健康体检，工人也没意识到在职业活动中享有的权利，没有进行系统有效的职业健康相关培训，企业没有进行每年现场噪声的测量，工人没有了解现场环境噪声。长此以往，工人的耳朵发生了不可逆的损害，最终工人意识到这是职业性噪声聋。

（三）三级预防策略

如果从三级预防角度，可从以下方面避免或减少上述职业病的发生。

1. 一级预防策略　尽量减少机器部件的撞击和摩擦，减少机器的振动，也可以明显降低噪声强度。在进行工作场所设计时，合理配置声源，将噪声强度不同的机器分开设置，有利于减少噪声危害。

该案例中，郭某说，在工厂一间不大的制罐车间内并排摆放着近20台轰隆运转的冲压机，原本车间里一共有50来台这样的机器，厂方不久前才将一部分机器转到另一车间。可以看出，该企业没有对强噪声设备进行分开布置，并且车间面积较小，设备较多，工人长期在噪声环境下工作累计产生的噪声危害较大。

控制噪声的传播：在噪声传播过程中，应用吸声和消声技术，可以获得较好效果，采用吸声材料装饰在车间的内表面，或者企业设置一定的隔声室，工人可以在隔声室操作机器。

标准规定每天接触噪声8h的情况下，允许噪声强度为85dB（A）。从案例可以看出，企业没有进行每年现场噪声的测量，工人没有对现在环境噪声的了解。如果因为各种原因，生产场所的噪声强度不能得到有效控制，需要在高声条件下工作时，佩戴个人防护用品是保护听觉器官的一项有效措施。最常用的是耳塞，由橡胶或软塑料等材料制成，根据外耳道形状设计大小不等的各种型号，隔声效果可达20~35dB（A）。此外还有耳罩等，其隔声效果优于耳塞，可达30~40dB（A）。结合本案例，由于噪声强度很大，需要将耳塞和耳罩合用，使工作人员听觉器官实际接触的噪声低于85dB（A），以保护听力。当工作人员听力发生严重问题后再佩戴个体防护用品，损伤已经不可逆转。

管理制度：合理安排劳动和休息，噪声作业应避免加班或连续工作时间过长，否则容易加重听觉疲劳。有条件的可适当安排工间休息，休息时离开噪声环境，使听觉疲劳得以恢复。

结合案例，该企业对于职业卫生的管理制度方面为空白。首先，“他在老板办公室偶然间看到由番禺市劳动卫生监督监测所给他们做的体检报告”，说明公司没有入职的职业危害告知制度，没有日常的关于噪声职业危害的培训，对于体检报告没有对员工的公示，对职业病防治法的法律意识淡漠。其次，案例中提到“也许是意识到了噪声问题的严重性，从今年年初开始，厂方每个月向职工提供两副耳塞并强制车间职工工作时佩戴”，是对于职业卫生的个体防护制度和日常的维护制度欠缺。

2. 二级预防策略　定期对接触噪声的工人进行健康检查，特别是听力检查，观察听力变化情况，以便早期发现听力损伤，及时采取有效的防护措施。参加噪声作业的工人应进行就业前体检，取得听力的基础资料，便于以后的观察、比较。案例中42名参加体检的员工中，有28人都有传导性或是神经性耳聋，出现听力轻度或中度损伤等症状。企业对于听力明显下降者，应及早调离噪声作业并进行定期检查就不会造成后期这么多噪声聋的发生。

3. 三级预防策略　噪声聋的诊断要遵循噪声聋的诊断标准进行。对已经确诊的噪声聋患者，应该采取正确的方法治疗，早期采用高压氧或给予扩张血管、加强营养和代谢的药物有部分疗效。佩戴助听器能起到部分作用。轻度、中度及重度噪声聋患者均应调离噪声工作场所，需要进行劳动能力鉴定者，按GB/T16180—2014处理。重度噪声聋患者应佩戴助听器，对噪声敏感者［即上岗前体检听力正常，在噪声环境下作业1年，高频段3 000Hz、4 000Hz、6 000Hz任一频率、任一耳听阈达到65dB（HL）］应调离噪声工作场所。

二、案例二

（一）案例基本情况

老魏是某大型机械制造企业工程制造部的员工，从事铆焊已11年，其工作场所是大车间。近年来，老魏时常感觉耳膜震痛，与同事、朋友日常交谈力不从心，听力明显下降。2014年7月，老魏前往疾控部门进行职业健康体检，专家调取了其近5年的体检资料，发现他的听力测试结果异常，但他没按医生建议定期复查，最终被诊断为职业性重度噪声聋。

（二）案例分析

噪声性耳聋，是由于听觉长期遭受噪声影响，而发生缓慢的、进行性的感音性耳聋，早期表现为听觉疲劳，离开噪声环境后可以逐渐恢复，久之则难以恢复，终致耳聋。主要临床表现包括耳鸣、耳聋、头痛、头晕，有的伴有失眠、脑涨感等。早期表现为工作后几小时内有耳鸣，以后变为顽固性耳鸣，症状不再消失。有的患者还伴有眩晕、恶心或呕吐等。

劳动者出现以下情况时，应怀疑听力受到损害：下班后耳朵仍有嗡嗡声；与人交谈时，觉得声音变小或听不清楚；别人发现你说话声音变大；听不到门铃或电话声；听音乐时觉得音质有改变；习惯把电视或收音机的音量调得十分大。

企业职业卫生培训欠缺，企业职业卫生管理制度和规范不完善，工人职业危害防护意识较差，早期体检发现异常没有进行及时的复查，最终导致不可逆的职业性重度噪声聋的发生。

（三）三级预防策略

如果从三级预防角度，可从以下方面避免或减少上述职业病的发生。

1. 一级预防策略　老魏所在的企业为机械厂，主要接触机械噪声为主，应该根据现场情况对设备进行减震消声措施改造和检测。

老魏在机械厂从事11年的噪声作业，需要在高声条件下工作时，佩戴个人防护用品是保护听觉器官的一项有效措施。并根据实际工作的情况选择是佩戴耳塞还是耳罩，在某些特殊环境，由于噪声强度很大，需要将耳塞和耳罩合用，使工作人员听觉器官实际接触的噪声低于85dB（A），以保护作业人员的听力。

当然，有了个体防护用品还是不够的，还应该会正确的佩戴个体防护用品，各种耳塞在使用时，要先将耳郭向上提拉，使耳甲腔呈平直状态，然后手持耳塞柄，将耳塞帽体部分轻轻推向外耳道内，并尽可能地使耳塞体与耳甲腔相贴合。但不要用劲过猛过急或插得太深，以自我感觉适度为止。

管理制度：文中提到老魏并没有意识到噪声产生的危害，说明公司没有相关的管理制度和告知，说明工人对于职业病防治知识欠缺，法律维权意识较差，如果早期了解职业病噪声

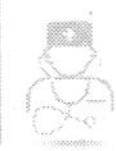

聋的危害，早发现，会使用正确的防护用品，后期会减少职业病的发生。

职业健康教育：用人单位应当对劳动者进行上岗前的职业卫生培训和在岗期间的定期职业卫生培训，普及职业卫生知识，督促劳动者遵守职业病防治法律、法规、规章和操作规程，指导劳动者正确使用职业病防护设备和个人使用的职业病防护用品。

劳动者应当学习和掌握相关的职业卫生知识，增强职业病防范意识，遵守职业病防治法律、法规、规章和操作规程，正确使用、维护职业病防护设备和个人使用的职业病防护用品。

2. **二级预防策略**　每年应请有资质的单位对生产环境中的噪声进行测量，如果工作场所中噪声职业接触限值超过国家标准，及时查找超过职业接触限值的原因，加以改进。

定期对接触噪声的工人进行健康检查，特别是听力检查，观察听力变化情况，以便早期发现听力损伤，及时采取有效的防护措施。在对噪声作业工人定期进行体检时，发现高频听力下降者，应注意观察，并采取适当保护措施。对于听力明显下降者，应及早调离噪声作业并进行定期检查。

用人单位应根据《职业病防治法》和《职业健康监护管理办法》有关规定，制订本单位的职业健康监护工作计划。

2014 年 7 月，老魏前往疾控部门进行职业健康体检，专家调取了其近 5 年的体检资料，发现他的听力测试结果异常，但他没按医生建议定期复查，说明老魏没有做好二级预防中的早发现，及时调离；反之如果听从医生的建议做好复查，尽早调离噪声岗位，对于降低噪声的危害可以起到积极的作用。

3. **三级预防策略**　案例中老魏最终被诊断为职业性重度噪声聋。那就应该尽早地做好三级预防。对噪声聋目前还没有有效的治疗方法，重点应加强预防。在早期采用高压氧或给予扩张血管、加强营养和代谢的药物有部分疗效。佩戴助听器能起到部分作用。因为老魏有耳鸣的症状，需要结合噪声的诊断依据做好噪声的诊断，轻度、中度及重度噪声聋患者均应调离噪声工作场所，需要进行劳动能力鉴定者，按 GB/T 16180—2014 处理。重度噪声聋患者应佩戴助听器，对噪声敏感者［即上岗前体检听力正常，在噪声环境下作业 1 年，高频段 3 000Hz、4 000Hz、6 000Hz 任一频率、任一耳听阈达到 65dB（HL）］应调离噪声工作场所。

三、案例三

（一）案例基本情况

电镀是金属表面处理的重要手段，其中铬工艺被广泛用作防护装饰性镀层体系的外表层和机能层。然而，作业过程的职业危害却非常明显，其中接触铬酸雾所引起的疾病十分普遍。

马某，44 岁，是石家庄某机械配件厂的铬作业工人，他在职业病医院被诊断为“铬鼻病”。马某回忆道：“我工作的时候每天都能闻到一股酸酸的、刺鼻的气味，呛得人难受，忍不住要流泪。现在，我的鼻子里边烂得很严重，灼痛得厉害，鼻子也仿佛被什么东西堵住了一样，呼吸困难，闻东西时总感觉自己的鼻子失灵了。有时候真恨不得把鼻子割下来！”

马某入厂 6 年，这是首次接受健康体检。按道理，铬作业工人应每半年做耳鼻喉专科检查一次。这次体检，机械配件厂一下子查出 5 个人患严重的铬鼻病，并被收入院。负责医生说，由于他们没有进行过上岗前检查及半年一次的常规体检，以致于发现时病损已相当严重。5 位患病工人之前根本不知道“铬”是有毒的。马某说，他工作的车间只有两个换气扇，且其中一个已经损坏；工厂给每人发了一个纱布口罩，但是戴上它工作实在不方便，而且即使戴上也起不了什么作用。

（二）案例分析

本案例是典型的铬鼻病案例，企业职业卫生防护意识淡漠，防护措施不完善，没有配备有效的个体防护用品，没有职业健康体检，最终导致 5 名工人患上了严重的铬鼻病。

（三）三级预防策略

1. 如果从三级预防角度，可从以下方面避免或减少上述职业病的发生。一级预防策略　减少人体接触毒物水平，以保证不对接触者产生明显健康危害是预防铬职业中毒的关键。

通风排毒：在有毒物质生产过程中，如密闭不严或条件不许可，仍有毒物分散入作业环境空气中时，应采用局部通风排毒系统，将毒物排出。其中最常用的为局部抽出式通风。案例中，“马某说，他工作的车间只有两个换气扇，且其中一个已经损坏”。首先，换气扇通风排毒效果不佳，为了充分发挥其通风排毒效果，应同时做好毒物发生源的密闭和含毒空气的净化处理。常用的局部通风排毒装置有排毒柜、排毒罩及槽边吸风等，应根据生产工艺和毒物的理化性质、发生源及生产设备的不同特点，选择合适的排毒装置。其基本原则是尽量靠近毒物逸散处，既可防止毒物扩散又不影响生产操作，且便于维护检修。经通风排出的毒物，必须经净化处理后方可排出，并注意回收综合利用，使工作场所有毒物质的浓度达到《工作场所有害因素职业接触限值　第 1 部分：化学有害因素》（GBZ 2.1—2019）的要求。进行铬电镀时，在电镀槽上须装置侧方抽风罩，以排除铬酸雾。安装完后，应该聘请专业有资质的评价机构对防护设施防护性能评估是否有效。

铬作业前，皮肤暴露部位涂防护油膏，工作前戴橡皮手套、防护口罩和眼镜，穿工作服加围裙。

案例中工厂给每个人配备了纱布口罩，其性能不能防护铬的危害，选择防护用品不对，应选择专用防毒口罩，并注意定期维护更换。

安全卫生管理制度不全、规章制度执行不严、设备维修不及时及违章操作等常是造成职业中毒的主要原因。应做好管理部门和作业者职业卫生知识的宣传教育，使有毒作业人员充分享有职业中毒危害的“知情权”，企业及安全卫生管理者应力尽“危害告知”义务，共同参与职业中毒危害的控制和预防。

职业卫生服务健全的职业卫生服务在预防职业中毒中极为重要。职业卫生人员除积极参与以上工作外，对接触有毒物质的人群实施健康监护，认真做好上岗前健康检查，排除职业禁忌，发现早期的健康损害，并及时采取有效的预防措施。

2. 二级预防策略　对作业场所空气中毒物浓度进行定期或不定期的检测。为及时掌握工作场所空气中毒物铬浓度是否超过国家卫生标准职业接触限值的要求，应定期针对作业环境中的毒物铬浓度进行检测。各项目毒物浓度职业接触限值详见《工作场所有害因素职业接触限值　第 1 部分：化学有害因素》（GBZ 2.1—2019）。如果工作场所空气中毒物浓度职业接触限值超过国家标准，及时查找超过职业接触限值的原因，加以改进。

铬作业工人就业前体检应作耳鼻咽喉科检查，注意皮肤病史。铬作业工人应每半年作耳鼻咽喉专科检查一次。发现职业禁忌证严重的慢性鼻炎、副鼻窦炎、萎缩性鼻炎及显著的鼻中隔偏曲，或严重的湿疹和皮炎，应尽早调离。

3. **三级预防策略**　有明确的铬化合物接触史，明确的症状和体征，一般能明确诊断铬鼻病。诊断为铬鼻病者，脱离铬作业环境是重要的且必不可少的环节。其治疗原则是病因治疗与对症治疗相结合，病因治疗主要是局部使用维生素 C 溶液擦洗和 5% 硫代硫酸钠软膏涂敷。维生素 C 是体内对六价铬的主要还原剂，一定量的维生素 C 可以降低六价铬的细胞摄入，但当铬盐浓度达到一定剂量，超过维生素 C 的还原能力时，细胞内的铬含量明显增加；硫代硫酸钠可以与金属铬形成无毒的硫化物。

（任　婕　封琳敏）

参考文献

[1] 金泰廙, 孙贵范. 职业卫生与职业医学 [M]. 7 版. 北京: 人民卫生出版社, 2004.

[2] 何凤生. 中华职业医学 [M]. 北京: 人民卫生出版社, 1999.

[3] 吴执中. 职业病 [M]. 北京: 人民卫生出版社, 1984.

[4] 王欣, 曾强, 唐慧晶, 等. 2006—2015 年天津市职业性噪声聋流行趋势及影响因素 [J]. 公共卫生与预防医学, 2017, 28 (2): 38-41.

[5] 何振锋, 杨航, 赖洪飘, 等. 558 名酸作业工人牙酸蚀病调查 [J]. 中国职业医学, 2010, 37 (2): 123-125.

[6] 傅红, 袁伟明, 陈立新. 某市电镀行业铬作业工人鼻部损害的调查 [J]. 中华劳动卫生职业病杂志, 2009, 27 (3): 154-155.

[7] 周珍, 王卫. 职业性铬鼻病 37 例临床分析 [J]. 临床耳鼻喉头颈外科杂志, 2010, 24 (8): 373.

[8] 孙荣, 吴继明, 王永红. 铬接触人员鼻部损害的健康调查与健康管理实施的探讨 [J]. 重庆医学, 2010, 39 (3): 309-310.

[9] CHENG-YU, LINTUNG-SHENG, SHIH, et al, Tsai. Effects of gene-environmental interaction on noise-induced hearing threshold levels for high frequencies (HTLHF)[J]. Environmental science & technology, 2011, 45 (17): 7128-34.

[10] JAAFAR N I, DAUD M M, MOHAMMAD I, et al. Noise-induced hearing loss in grass-trimming workers [J]. Egyptian Journal of Ear, Nose, Throat and Allied Sciences, 2017, 18 (3): 227-229.

[11] HAN MA, BACK SA, KIM HL, et al. Therapeutic Effect of Dexamethasone for Noise-induced Hearing Loss: Systemic Versus Intratympanic Injection in Mice [J]. European Academy of Otology and Neurotology, 2015, 36 (5): 755-762.

[12] SAKAT MS, KILIC K, BERCIN S. Pharmacological agents used for treatment and prevention in noise-induced hearing loss [J]. European archives of Oo-Rhino-Laryngology: Official journal of the European Federation of Oto-Rhino-Laryngological Societies (EUFOS), 2016, 273 (12): 4089-4101.

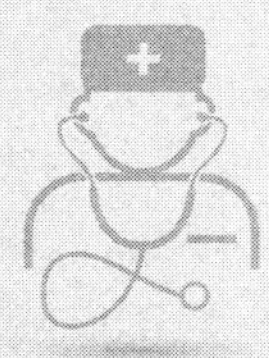

第十六章　职业性眼病的三级预防

职业性眼病是指劳动者在职业活动中由于接触职业病危害因素引起的各种眼部病变，主要包括化学性眼灼伤、电光性眼炎、职业性白内障(含三硝基甲苯白内障、放射性白内障、非电离辐射性白内障)。引起职业性眼病的职业病危害因素主要有化学因素和物理因素两大类。化学因素既可引起眼部的接触性损害，即化学性眼灼伤，又可经机体的吸收而引起职业性白内障，如三硝基甲苯白内障；物理因素所致的眼部病变主要由电离辐射和非电离辐射所致，前者主要有X射线、γ射线、中子及高能β射线，后者包括紫外线、红外线、微波、激光等。职业性眼病是我国法定职业病之一，《职业病分类和目录》(国卫疾控发〔2013〕48号)规定职业性眼病包括化学性眼灼伤、电光性眼炎、白内障(含放射性白内障、三硝基甲苯白内障)。近年全国职业病报告均有职业性眼病病例发生，2012—2019年全国共报告673例职业性眼病，以化学性眼灼伤和白内障为主，主要分布在化学原料和化学制品类的小型私营企业。导致职业病眼病的行业众多、发病机制复杂，一旦发生，严重危害工人视觉健康，降低其劳动能力和生活质量。本章从三级预防角度，阐述职业性眼病的预防和控制，以降低相关职业性疾病，从而保护作业人群健康。

第一节　职业性眼病概述

一、概述

(一) 职业性眼病定义

职业性眼病是指劳动者在职业活动中由于接触职业病危害因素引起的各种眼部病变，主要包括化学性眼灼伤、电光性眼炎、职业性白内障(含放射性白内障、三硝基甲苯白内障、非电离辐射白内障)。

(二) 职业性眼病主要接触作业

化学性眼灼伤主要是接触碱性、酸性或其他含有化学物质的气体、液体或固体，导致眼组织的腐蚀破坏性损害；电光性眼炎是一种常见的职业病，电焊作业人员及所有从事接触紫外线辐射的作业人员皆有可能发生，常发生于电焊、气焊、氧焰切割、电弧炼钢，以及使用弧光、水银灯、紫外灯的作业，其中又以电焊工最为多见；白内障的病因主要为职业性化学、物理因素两大类。三硝基甲苯白内障是由于长期接触三硝基甲苯、萘、铊、二硝基酚等引起；放射性白内障主要为接触 X 射线、γ 射线、中子及高能 β 射线所致。

（三）职业性眼病分类

职业性眼病一般包括化学性眼灼伤、电光性眼炎、职业性白内障（含三硝基甲苯白内障、放射性白内障、非电离辐射白内障）。《职业病分类和目录》（国卫疾控发〔2013〕48 号）中职业性眼病包括化学性眼灼伤、电光性眼炎、白内障（含三硝基甲苯白内障、放射性白内障）。

（四）职业性眼病发病机制

职业性眼病的发病机制主要是因接触化学因素而导致角膜、结膜组织上皮细胞受损而坏死、脱落及晶状体等内眼组织可溶性蛋白发生变性或因受到电离辐射作用后，晶状体细胞核受损伤，引起变性，染色体畸形，核碎裂，从而造成眼睛受损发生病变，影响视力。

（五）职业性眼病临床表现

化学性眼灼伤的临床表现主要为化学性结膜角膜炎、眼睑灼伤及眼球灼伤。其诊断主要是依据眼睑、结膜、角膜等组织损害的临床表现，根据明确的眼部接触化学物或在短时间内受到高浓度化学物刺激的职业史，和以眼睑、结膜、角膜和巩膜等组织腐蚀性损害的临床表现，排除其他有类似表现的疾病，进行诊断；电光性眼炎的临床表现主要为角膜刺激症状，患者出现剧烈眼痛、畏光、流泪、眼睑痉挛等典型刺激症状。根据眼部受到的紫外线照射的职业史，以及双眼结膜、角膜上皮损害为主的临床表现，排除其他原因引起的结膜角膜上皮的损害诊断；职业性白内障主要是接触化学毒物、辐射线及其他有害物理因素后，晶状体的可溶性蛋白发生变性，引起的以眼晶状体浑浊，从而表现为晶状体点状混浊、小空泡，最后形成白内障，临床表现具有典型的晶状体病变形态特征。

二、职业性眼病的三级预防

三级预防原则可用于职业性眼病的预防控制。即在可能的职业性眼病的危害接触之前尽快采取行动，及时消除有害物质或有害因素，预防职业性眼病的发生。

（一）一级预防

利用相关职业病防治法律、法规及标准，预防和控制职业性眼病；采取有利于职业性眼病的工艺、技术和材料，优先采用先进的生产工艺、技术和无毒（害）或低毒（害）的原材料，采取自动化操作并设置局部通风，避免工人接触有害物质；减少劳动者接触电离辐射和非电离辐射的危害，增加劳动者与辐射源的距离，尽量缩短受照时间；在作业场所设置报警装置、现场急救用品、洗眼器、喷淋装置等冲洗设备和强制通风设备；合理利用职业病防护设施及个人职业病防护用品，减少劳动者职业接触的机会和程度；进行健康教育及健康促进，调动企业、雇主、工会和员工的积极性，让各方主动参与到预防和控制职业性眼病的健康促进活动中去。对作业人员进行上岗前职业健康检查，目的是发现有无职业禁忌证，建立接触职业病危害因素人员的接触健康档案。

（二）二级预防

通过对作业场所职业病危害因素监测，对作业人员进行在岗期间、离岗时健康检查。目的是对职业性眼病进行早期诊断，发现劳动者所暴露的职业危害，尽早发现职业性眼病，在一级预防达不到要求时，尽早做到“三早”预防，即早发现、早诊断、早治疗。

（三）三级预防

对患有职业性眼病的劳动者进行合理的治疗和康复。针对已明确诊断的患者，采取的适时、有效的处置，以防止病情恶化、促使功能恢复、预防并发症和伤残；对已丧失劳动能力者则通过康复医疗措施，尽量恢复或维持机体正常生命活动和功能，使之能参加社会活动并延长寿命。

（刘保峰　高　申）

第二节　化学性眼灼伤的三级预防

化学性眼灼伤是一种相对多发的职业性眼病，2004—2014 年上海市金山区共报告职业病眼病 247 例，其中化学性眼灼伤 221 例，占 89.5%。化学性眼灼伤的发生取决于三个因素：即接触者；导致化学性眼灼伤的职业性有害因素；职业有害因素作用条件。这三者的因果联系，决定了职业病的可预防性。三级预防理论为化学性眼灼伤的预防提供了重要的指导思想。

一、化学性眼灼伤概述

（一）化学性眼灼伤定义

化学性眼灼伤主要是由于工作中眼部直接接触碱性、酸性或其他化学物的气体、液体或固体，所致眼组织的腐蚀破坏性损害。

（二）化学性眼灼伤主要接触作业

致眼灼伤化学物以酸、碱为主，也可见于其他多种化学物，主要包括 10 大类物质：酸性化合物、碱性化合物、金属腐蚀剂、非金属无机刺激及腐蚀剂、氧化剂、刺激性及腐蚀性碳氢化物、起泡剂、催泪剂、表面活性剂、有机溶剂等。在生产过程中，因直接接触或生产性事故溅入眼部而致化学性眼灼伤。常见于眼部暴露在强烈的化学气体或粉尘中，如砷及其化合物、硫化氢、氨气等；化学液体和化学粉尘溅入眼内，如硫酸、硝酸等强酸，苛性钠、苛性钾、稀氨溶液（氨水）、液态氨等强碱，以及酚类物质等；染料、化肥等化学性粉尘。

可导致化学性眼灼伤的常见行业主要包括：无机酸、碱、无机盐生产、制造业，有机化工原料、化学农药制造业、医药工业，石油加工业，涂料、颜料制造业，纺织印染业，金属表面处理及热处理等行业以及高校、科研机构、企业研发中心的实验室，在生产、使用、储运某些化学品、化学试剂过程中，容易导致化学性眼部灼伤。

（三）化学性眼灼伤发病机制

化学性眼灼伤的程度与化学物质的种类、浓度、剂量、作用方式、接触时间、面积以及与化学物质的温度、压力及所处的状态有关。同时还取决于化学物质穿透眼组织的能力。角膜的上皮、内皮和结膜是亲脂性组织，水溶性物质不容易透过，而角膜实质层和巩膜属于亲

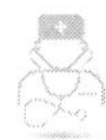

水性组织，脂溶性物质不易溶解和透过；而具有水溶性，又具有脂溶性物质则易透过眼组织。尤其碱性化学物质，具有双相溶解性，能很快穿透眼组织，渗入眼组织深部，即使马上冲洗干净或停止接触后，已渗入组织内的碱性物质仍可继续扩散，引起内眼组织的破坏，而且眼组织表面形成焦痂，有减缓酸性物质继续向深部组织扩散的作用。

（四）化学性眼灼伤诊断和临床表现

化学性眼灼伤的诊断主要是依据眼睑、结膜、角膜等组织损害的临床表现，根据明确的眼部接触化学物或在短时间内受到高浓度化学物刺激的职业史，和以眼睑、结膜、角膜和巩膜等组织腐蚀性损害的临床表现，参考职业卫生现场调查，综合分析，排除其他有类似表现的疾病，进行诊断。国家卫生和计划生育委员会于 2017 年 09 月 30 日发布《职业性化学性眼灼伤的诊断》，从 2018 年 04 月 01 日起实施。

化学性眼灼伤是以酸、碱为主的化学物质所致的腐蚀性眼损伤。按化学物质性质、浓度及接触时间的长短，可引起眼组织不同程度的损害。

1. **化学性结膜角膜炎**　主要为车间空气中化学烟雾、气体、粉尘刺激所致，可为短时间高浓度的暴露，也可为较长时间低浓度的暴露。表现有明显的眼部刺激症状如眼痛、灼热感或异物感、流泪、眼睑痉挛等，眼部检查可有结膜充血、角膜上皮损伤，但无角膜实质层的损害，视力一般不受影响，预后良好。有研究表明，受化学烟雾刺激后 66.7% 的劳动者有视物模糊等刺激症状，角膜上皮点状剥脱，荧光素染色阳性率高达 59.6%，与空气化学物质浓度明显相关，空气中化学物质浓度愈高，角膜损害愈重。

2. **眼睑灼伤**　眼睑灼伤是面部或全身灼伤的一部分。轻度灼伤时眼睑皮肤充血、肿胀，重者起水疱，肌肉、睑板等均可受到破坏。灼伤如在内眦附近，则伤后瘢痕变化常造成泪点移位或泪小管的阻塞，引起泪溢。面积广泛的灼伤，则可形成睑外翻、睑裂闭合不全、睑内翻、睑球粘连等。

3. **眼球灼伤**　主要指结膜、角膜和巩膜的灼伤。急性期主要表现为结膜的缺血性坏死，角膜上皮脱落，结膜下组织和角膜实质层水肿、混浊，角膜缘及其附近血管广泛血栓形成，急性虹膜睫状体炎，前房积脓，晶状体、玻璃体混浊及全眼球炎等。灼伤后 10d 至两周左右为修复期，此时组织上皮开始再生，多形核白细胞和纤维母细胞伴随血管新生进入角膜组织，巩膜内血管逐渐再通，新生血管开始侵入角膜，形成角膜血管翳，虹膜睫状体炎趋于稳定状态。灼伤 2~3 周后即进入并发症期，表现为反复出现的角膜溃疡，睑球粘连，角膜新生血管膜，继发性内眼改变如葡萄膜炎、白内障和青光眼等。

二、化学性眼灼伤的三级预防

（一）一级预防

一级预防应从根本上消除或最大可能地减少对职业性有害因素的接触。例如制定相关法律、法规及标准；改善生产工艺；改进生产过程；改善车间生产环境；为劳动者配备个体防护用品，以尽量避免接触有害因素；对劳动者进行岗前体检，以发现易感人群或职业禁忌证等。

1. **相关法律、法规及标准制定和完善**　为预防、控制和消除职业病危害，防治职业病，保护劳动者健康及其相关权益，我国颁布实施了一系列的法律法规、职业卫生标准。例如

《工业企业设计卫生标准》（GBZ 1—2010）、《工作场所有害因素职业接触限值 第1部分：化学有害因素》（GBZ 2.1—2019）、《职业健康监护技术规范》（GBZ 188—2014）、《工作场所防止职业中毒卫生工程防护措施规范》（GBZ/T 194—2007）、《工作场所有毒气体检测报警装置设置规范》（GBZ/T 223—2009）、《作业场所环境气体检测报警仪通用技术要求》（GB 12358—2006）、国家卫生健康委员会令〔2021〕5号《工作场所职业卫生管理规定》等。

2. **生产工艺和生产设备改进和革新**　优先采用先进的生产工艺、技术和无毒（害）或低毒（害）的原材料，消除或减少尘、毒职业性有害因素；如染化行业中用固相反应法代替使用硝基苯作热载体的液相反应；用硝基苯加氢法代替还原法生产苯胺等工艺。原材料选择应遵循无毒物质代替有毒物质，低毒物质代替高毒物质的原则。加强生产操作过程中密闭化、连续化，采用计算机等自动化控制设备代替人工操作，避免劳动者直接接触。为防止物料跑冒、滴、漏，其设备和管道应采取有效的密闭措施，密闭形式应根据工艺流程、设备特点、安全要求及便于操作、维修等因素确定，并应结合生产工艺采取通风和净化措施，有效降低作业场所有毒物质浓度。在可能突然逸出大量化学物质的作业场所，依据《工业企业设计卫生标准》（GBZ 1—2002）、《工作场所有毒气体检测报警装置设置规范》（GBZ/T 223—2009）等要求设置自动报警装置、事故通风设施，其通风换气次数不小于12次/h，事故排风装置的排出口，应避免对居民和行人的影响。

3. **个体防护措施**　根据《个体防护装备配备规范 第1部分：总则》（GB 39800.1—2020）中的基本原则和要求，结合劳动者工作场所毒物接触实际情况，为劳动者提供有效的个体防护用品。应根据作业场所环境、个体防护用品使用频率、个体防护用品自身性质等多方面因素，对防护用品的使用期限进行管理，确保其有效性。对接触酸碱等有毒化学物质的劳动者，例如为彩膜工程酸洗碱洗工艺的操作人员、化学品车间的巡检人员配备防化围裙、防化面罩、防滑套袖、防化靴、防化手套以及防毒面具等，以避免酸、碱以及其他化学物质所致眼组织的腐蚀破坏性损害。对劳动者进行培训、教育，指导劳动者正确选择及使用个体防护用品。

4. **职业卫生管理**　职业卫生监督及管理是依据国家的法律法规，以法律的手段达到保障职业人群健康的目的。企业应认真贯彻实施《职业病防治法》，设置职业卫生管理组织机构及人员，建立和健全企业防毒管理制度，包括职业卫生管理制度及操作规程、职业病危害监测及评价管理制度、职业病危害警示与告知制度、职业病防治宣传教育培训制度、职业病防护设施维护维修制度、职业病防护用品管理制度及职业健康检查制度等。用人单位应将工作场所可能产生的职业病危害如实告知劳动者，在醒目位置设置职业病防治公告栏，并在可能产生严重职业病危害的作业岗位以及产生职业病危害的设备、材料、贮存场所等设置警示标识和告知卡。

5. **职业健康教育**　用人单位有义务告知工作场所和工作岗位中存在的可能导致化学性眼灼伤的酸、碱及其他化学物质，并有责任对劳动者进行职业卫生教育；劳动者有权知晓与自己工作相关的职业危害因素信息。针对作业场所存在的可能造成健康损害的职业危害因素向劳动者进行有关预防、控制职业危害因素、预防职业病和意外事故的健康教育。为了避免职业健康危害造成的健康损害，开展作业场所劳动者的健康促进，调动企业、雇主、工会和员工的积极性，让他们主动参与到预防和控制职业危害因素的健康促进活动中去。

6. **上岗前职业健康检查**　依据《职业健康监护技术规范》（GBZ 188—2014）要求对拟

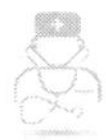

从事接触职业病危害因素作业的新录用人员，包括转岗到该种作业岗位的人员进行上岗前健康检查。上岗前职业健康检查的主要目的是发现有无职业禁忌证，建立接触职业病危害因素人员的基础健康档案。上岗前健康检查均为强制性职业健康检查，应在开始从事有害作业前完成。上岗前职业健康检查方法和检查指标应根据导致化学性眼灼伤的职业病危害因素及其目标疾病，确定具体的医学检查方法和检查指标。

（二）化学性眼灼伤的二级预防

化学性眼灼伤的二级预防主要以早发现、早诊断、早治疗为目的，主要包括对作业场所可能导致化学性眼灼伤危害因素的定期监测、在岗期间和离岗时健康检查等措施。

1. **职业病危害因素识别与检测** 对工作场所存在的可能导致化学性眼灼伤的职业病危害因素进行识别及现场检测，及时掌握工作场所毒物浓度是否满足《工作场所有害因素职业接触限值 第1部分：化学有害因素》（GBZ 2.1—2019）要求，评价职业病危害因素接触水平的符合性。如检测结果较高或超出国家限值要求，应查找原因，及时对防护设施等进行整改。例如对硫酸的检测按照《工作场所空气有毒物质测定 硫化物》（GBZ/T 160.33—2004），空气中硫酸样品采用装有碱性溶液的多孔玻板吸收管采集，短时间采样在采样点，用装有5.0mL吸收液的多孔玻板吸收管以1L/min流量采集15min空气样品。采样后，封闭吸收管的进出气口，在清洁的容器中运输和保存，在室温下样品可保存7d。样品经色谱柱分离，电导检测器检测，保留时间定性，峰高或峰面积定量后，由标准曲线得硫酸的浓度。

2. **职业健康检查**

依法组织劳动者进行岗中、离岗及应急健康检查，并为劳动者建立职业健康监护档案。依据《职业健康监护技术规范》（GBZ 188—2014）要求，定期进行健康监护。《职业性化学性眼灼伤的诊断》（GBZ 54—2017）规定了职业性化学性眼灼伤的诊断，应根据明确的眼部直接接触化学物质的职业史，和眼睑、结膜、角膜等组织损害的临床表现，参考作业环境调查，综合分析，排除其他有类似表现的疾病，方可诊断。标准给出了诊断和分级标准以及处理原则等。这些法律、法规及标准为职业卫生人员进行职业病危害因素控制、作业人员的健康监护及职业卫生监督提供了法律依据及技术保障。

3. **应急救援处置** 化学性眼灼伤多发于意外接触，作业场所应设置现场急救用品、洗眼器、喷淋装置等冲洗设备，以及应急救援中使用的通信、运输设备等。这些设备、设施可预防和及时控制劳动者因意外导致化学品进入眼部，从而导致急性眼灼伤，确保劳动者得到及时救治、避免和控制伤害扩大。化学物质直接接触眼部后，首先就地立即用自来水或其他清洁水冲洗眼部至少15min，患者睁开眼睛充分冲洗，及时就医。

（三）化学性眼灼伤的三级预防

化学性眼灼伤的三级预防是给予患者积极的治疗和促进康复的措施。

1. **治疗原则和方法**

（1）急救处理：对入院患者的眼部进行彻底冲洗，将眼部组织损伤降低；冲洗后检查结膜囊，尤其是穹隆部，如有固体化学物者，必须立即用棉棒彻底清除，然后再次冲洗；一次冲洗时间至少15min。对病史详细询问，采用对症治疗的处理措施。如果患者为碱灼伤，可选用3%硼酸溶液和大量维生素C注射液持续清洗。如果为酸灼伤，选用2%碳酸氢钠溶液持续冲洗。严格执行无菌操作流程，嘱咐患者取仰卧位或坐位。冲洗时，采取准确和轻柔的动作。必要时可行前房穿刺术，为了使化学物质对眼内组织的损伤减轻，将部分房水放出、促进抵抗力及局部营养的增强。

(2)对症治疗

1)结膜囊点入抗生素眼药水预防角膜感染；结膜囊涂抗菌素眼药软膏防止眼球粘连。

2)角膜缘累及范围超过6个钟点位，有角膜斑翳或白斑形成，后期可酌情选择角膜缘干细胞移植手术、穿透性角膜移植手术。

3)眼部畸形，如瘢痕性睑外翻、睑内翻、眼睑闭合不全、眼球粘连，可实施眼部整形手术。

4)早期(紧急)处理后，结膜下注射庆大霉素及维生素C等，局部使用消炎药，热敷患眼。同时给予全身治疗，如糖皮质激素、免疫抑制剂等。结合心理护理、生活饮食护理及健康指导，取得了良好的疗效。

2. **康复措施** 化学性眼灼伤患者确诊后，按《劳动能力鉴定职工工伤与职业病致残等级》(GB/T 16180—2014)进行工伤及职业病致残程度鉴定。根据视力受损程度，化学性眼灼伤工伤及职业病致残程度从重到轻可分为10级，视力损伤情况较轻者应脱离作业场所或休息，重者可适当延长休息时间，做好定期复查，一般每年复查一次。

(刘保峰 刘 静)

第三节 电光性眼炎的三级预防

电光性眼炎是眼部被紫外线过度照射后，引起结膜、角膜表层的损害而致病。常见于电焊操作及产生紫外线辐射的场所。2006—2017年北京市大兴区共报告职业病126例，其中电光性眼炎26例，占总病例的20.6%，集中发病于2010年因某化妆品有限公司车间内紫外线灯开关失灵，导致劳动者发生急性电光性眼炎。电光性眼炎发生取决于三个因素：接触者、紫外照射、作用条件。这三者的因果联系，决定了电光性眼炎的可预防性。三级预防理论为电光性眼炎预防提供了重要的指导思想。

一、电光性眼炎概述

(一) 电光性眼炎定义

电光性眼炎是眼部受紫外线照射所致的角膜结膜炎，又称紫外线角膜结膜炎，是常见的职业性眼病。

电光性眼炎是眼部被紫外线过度照射后，引起结膜、角膜表层的损害而致病。工业中常见于电焊、乙炔焊接、切割、碳弧灯和水银灯制版或摄影、检修高压电等作业，常因电弧光引起，故称为电光性眼炎。

(二) 电光性眼炎主要接触作业

在职业活动中，接触紫外线的劳动者，包括：①使用高温热源操作，如电焊、气焊、用氧气焰切割金属和使用电弧炼钢；②使用或修理紫外线太阳灯、紫外线消毒灯；③使用碳弧灯或水银灯等光源工作，如用碳弧灯摄影制版，用水银灯摄制影片；④从事各种焊接辅助工作或旁观电焊作业；⑤从事使用高压电电流，有强烈的电火花发生的工作；⑥在冰川、雪地、沙

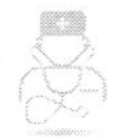

漠、海洋等处作业，受到表面发射的太阳光紫外线照射的工作。以上工种如防护不当，皆有可能引起紫外线结膜角膜炎，即电光性眼炎。

电焊作业导致电光性眼炎的原因：①由于电焊防护面罩镜片色泽太深，无法在起焊前看准焊点，在点火起焊时为了看清焊件，很多电焊工裸眼作业；②在狭窄的环境中多台焊机联合工作，电焊工在更换焊条时，会受到旁边电弧光的影响；③电焊辅助工在协助电焊工进行大件焊接时，未严格按要求佩戴必要的防护面罩。

（三）电光性眼炎发病机制

紫外线是电磁波的一部分，一般紫外线指波长200~400nm一段。可来自自然光源（如太阳光紫外线）和人工光源（如电弧光）。大量的紫外线被眼角膜上皮细胞吸收，会产生光电性损伤，发生一系列的水肿、坏死、细胞脱落等。电焊时，电弧温度高达3 000~4 000℃，并产生炽热而刺眼的电弧光，这种电弧光除了含有可见光外，还含有大量肉眼看不见的红外线和紫外线，其中对眼睛伤害最大的是紫外线。在电焊时如果不注意防护，紫外线辐射可以引起眼睛角膜、结膜上皮细胞受损而坏死、脱落，导致急性角膜结膜炎。

一般认为，波长在200~900nm的紫外线主要引起角膜上皮损害，而电焊弧光发出200~290nm波长的紫外线，医用消毒紫外线波长多在200~300nm之间，所以临床电光性眼炎多由电焊弧光和紫外线消毒引起。1916年Voerhoff就对紫外光所致的角膜损伤做过详细的描述。紫外线所致的角膜损伤依赖于紫外线的波长和强度。自然光一般不会引起角膜的损伤，只有在特殊环境如白雪旷野中或在人工紫外线光源下，才可能出现角膜的紫外线损伤。紫外线照射后引起的角膜形态学的改变包括：①小剂量的紫外线可以抑制细胞的有丝分裂；②用较高能量的紫外线可使核酸断裂；③细胞中的空泡形成；④角膜上皮层丢失。过量的紫外线照射引起的角膜反应被称为光性角膜炎。在正常稳定状态下，角膜表层脱落的细胞与角膜基底层再生的细胞维持动态平衡，除细胞有丝分裂外，角膜表层细胞还可来自角膜缘的角膜上皮干细胞的缓慢迁移。过量紫外线照射3~4h，可使角膜上皮细胞脱落增加，同时角膜上皮细胞通过增加有丝分裂产生新的细胞，以补偿脱落的细胞核维持恒定的角膜上皮细胞。由于角膜上皮对紫外线有滤过作用，紫外线对角膜基质层和内皮层的作用相对要小。

实验证明，280nm紫外线对兔角膜上皮损伤最严重。大量紫外线作用于角膜上皮细胞的水分子，使水分子解离，产生大量的自由基。自由基通过以下途径攻击细胞而导致细胞死亡：①自由基攻击DNA碱基和DNA的双链结构，造成DNA不可复性损伤；②抑制抗氧化酶，改变细胞膜、线粒体膜、内质网膜、溶酶体膜、核膜的通透性，使其发生崩解；③使角膜上皮的Na^+-K^+-ATP酶失活，导致细胞代谢障碍；④由辐射后自由基产生到细胞溶解脱落，释放大量炎症刺激因子，需要一定的时间过程，称之为潜伏期。潜伏期主要取决于紫外线的强度和曝光时间，一般在6~8h后出现剧烈的眼疼痛、畏光、流泪、异物感等症状。

（四）电光性眼炎诊断和临床表现

根据眼部受到的紫外线照射的职业史，以及双眼结膜、角膜上皮损害为主的临床表现，参考作业环境调查，综合分析，排除其他原因引起的结膜角膜上皮的损害，方可诊断。

角膜有丰富的神经末梢，受三叉神经（经睫状神经）支配触觉和痛觉敏感，尤以中央区为主。当角膜上皮受损剥脱时，感觉神经暴露，引起剧烈的角膜刺激症状，患者出现剧烈眼痛、畏光、流泪、眼睑痉挛等典型刺激症状。虽然主诉是评价疗效好坏的重要环节，但是患者对于感觉（尤其是痛觉）的主诉受身体状况、文化背景、环境、心情等影响较多，单以主诉好转作为治疗效果的指标，不够严谨，而应该更多地结合客观临床检查作为科学依据。比如角膜上皮愈合时间和泪膜破裂时间。

1. **病程分期**　电光性眼炎的病程分为3期：

（1）潜伏期：眼部暴露于紫外线的当时并无症状，潜伏期的长短取决于照射方向、辐射剂量及照射时间。潜伏期最短的为0.5h，最长不超过24h，一般为6~12h，因此多在晚间入睡前后发病。

（2）急性发作期：有强烈的异物感、刺痛、畏光、流泪、眼睑痉挛等症状。眼睑皮肤潮红，结膜混合性充血，角膜上皮点状混浊、荧光素着色。重者睑皮肤可见红斑、瞳孔缩小。在这段时间内角膜上皮细胞脱落，从而扰乱了角膜上皮细胞脱落与自身再生的稳定平衡，使角膜浅层的神经末梢暴露而引起疼痛。

（3）恢复期：角膜上皮修复，结膜充血消退，自觉症状消失。

2. **电光性眼炎并发症**　据调查，电焊工中电光性眼炎的患病率高达70%~80%，重复患电光性眼炎的次数从几次到数十次不等。除发生电光性眼炎外，还可引起慢性眼睑炎、结膜炎、翼状胬肉形成和角膜变性，而影响视力。另外，电弧光中的红外线，尤其是短波红外线，可使眼睛深部组织发热，引起晶状体浑浊，严重时可导致白内障和视网膜灼伤。

电光性眼炎一般在24h后症状随着角膜新生上皮的生长而减轻，多数病例在2~3d可痊愈，但亦有迁延较久而遗留角膜浑浊者。

二、电光性眼炎的三级预防

（一）一级预防

一级预防应从根本上消除或最大可能地减少对职业性有害因素的接触。例如改变工艺；改进生产过程；改善车间生产环境；为劳动者配备个体防护用品，以尽量避免接触有害因素。

1. **相关法律、法规及标准制定和完善**　《工作场所有害因素职业接触限值 第2部分：物理因素》（GBZ 2.2—2007）规定了8h工作场所紫外辐射职业接触限值：其中中波紫外线（315~280nm）8h工作场所紫外辐射职业接触限值为辐照0.26μW/cm^2、照射量3.7mJ/cm^2；短波紫外线（280~100nm）8h工作场所紫外辐射职业接触限值为辐照0.13μW/cm^2、照射量1.8mJ/cm^2；电焊弧光8h工作场所紫外辐射职业接触限值为辐照0.24μW/cm^2、照射量3.5mJ/cm^2。另外，我国也颁布了《职业健康监护技术规范》（GBZ 188—2014）、《工作场所职业病危害警示标识》（GBZ 158—2003）、《职业健康监护技术规范》（GBZ 188—2014）等标准及技术规范。

2. **生产工艺和生产设备改进和革新**　采用先进的生产工艺，尽量避免紫外线的产生。例如，采用自动或半自动的焊接工艺，以增加劳动者与辐射源的距离。如果焊接室内同时有多部焊接机，在工作时，最好在每台机台中间设置隔离屏障，避免相互造成影响，焊接室内的墙壁应涂上锌白、铬黄等物质，可有效吸收焊接时产生的紫外光，减少紫外光线对人体造成影响。同时应尽量避免在室外进行焊接工作，避免影响他人。

3. **个体防护措施**　紫外线角膜炎虽不会导致患者出现永久性的视力减退，但是患者病情反复，严重影响患者的工作及生活。焊接过程中除了产生大量强烈的紫外光外，同时还会产生大量的红外线。电焊工及辅助工必须佩戴专门的面罩、防护眼镜，以及适宜的防护服和手套，劳动

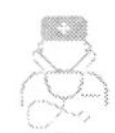

者应严格按照操作规程佩戴好上述防护用品。禁止非电焊人员进入操作区裸眼观看电焊。

在焊接工作中多佩戴一副变色的黑色墨镜能有效降低电光性眼炎的发生。相关调查显示，焊接工人在焊接过程中佩戴黑色的墨镜比单纯性佩戴面罩的焊工发生电光性眼炎的概率低45%。据电焊工反映，加戴黑色墨镜后，双眼的感觉变得舒适，焊接时眼睛不再受到弧光的影响，焊接后双眼也没有出现发热感。焊接时能清晰地看清焊点，多台焊机工作时也不会受到旁边焊机的影响，能有效阻隔焊接烟尘进入眼睛。当电焊工人进行路旁焊接或有其他工作人员的场所中进行焊接工作时，需要设置防护屏。电焊场所应保持通风，严禁在密闭的地方进行焊接，劳动者应在上风向进行焊接操作，避免烟雾吸入而导致中毒。

4. **职业卫生管理**　产生职业病危害的工作场所应当在醒目位置设置公告栏，公布有关职业病防治的规章制度、操作规程、职业病危害事故应急救援措施和工作场所职业病危害因素检测结果等。依据《工作场所职业病危害警示标识》(GBZ 158—2003)、《高毒物品作业岗位职业病危害告知规范》(GBZ/T 203—2007)在使用有毒物品作业岗位的醒目位置设置图形标识、警示线和警示语句，有毒物品作业岗位职业病危害告知卡应当标明职业病危害因素名称、理化特性、健康危害、接触限值、防护措施和应急处理等。

5. **职业健康教育**　加强对员工安全意识的培训，让员工能充分认识及了解电光性眼炎的危害，严格遵守操作规程，认真做好防范工作。在进行电焊操作时，应告诉其他非操作人员在经过焊接机台旁边时应将面部转向侧后方或用手挡住视线，避免受到紫外光线的照射。

6. **上岗前职业健康检查**　依据《职业健康监护技术规范》(GBZ 188—2014)要求对拟从事接触紫外辐射作业的新录用人员，包括转岗到该种作业岗位的人员进行上岗前健康检查。上岗前职业健康检查的主要目的是发现有无职业禁忌证，建立接触职业病危害因素人员的基础健康档案。上岗前健康检查均为强制性职业健康检查，应在开始从事有害作业前完成。上岗前职业健康检查方法和检查指标应根据其目标疾病，确定具体的医学检查方法和检查指标。

(二) 二级预防

电光性眼炎的二级预防主要以早发现、早诊断、早治疗为目的，主要包括对作业场所紫外辐射的定期监测以及职业健康检查等措施。

1. **职业病危害因素的识别与检测**　依据《工作场所物理因素测量 第6部分：紫外辐射》(GBZ/T 189.6—2007)定期对工作场所紫外辐射进行测量，采用紫外照度计测量劳动者面、眼、肢体及其他暴露部位的辐照度或照射量，当使用防护用品如防护面罩时，应测量罩内辐照度或照射量。依据《工作场所有害因素职业接触限值 第2部分：物理因素》(GBZ 2.2—2007)中的限值要求，如测量结果超出国家限值要求，应查找原因，及时对防护设施等进行整改，并对劳动者进行必要的个体防护。工作场所紫外辐射职业接触限值，见表16-1。

表16-1　作业场所紫外辐射职业接触限值

紫外光谱分类	8h 职业接触限值	
	辐照度/($\mu M \cdot cm^{-2}$)	照射量/($mJ \cdot cm^{-2}$)
中波紫外线(280nm ≤ λ<315nm)	0.26	3.7
短波紫外线(100nm ≤ λ<280nm)	0.13	1.8
电焊弧光	0.24	3.5

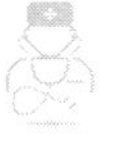

2. **职业健康检查**

(1) 在岗中职业健康检查：对接触紫外辐射的劳动者应进行在岗期间的定期健康检查。定期健康检查的目的主要是早期发现职业病患者或疑似职业病患者或劳动者的其他健康异常改变；及时发现有职业禁忌的劳动者；通过动态观察劳动者群体健康变化，评价导致电光性眼炎的危害因素控制效果。检查的内容包括：视力，裂隙、显微镜检查（重点检查角膜，晶状体眼底）。

(2) 离岗时职业健康检查：劳动者在准备调离或脱离所从事的职业病危害作业或岗位前，应进行离岗时健康检查；主要目的是确定其在停止接触职业病危害因素时的健康状况。职业健康检查指标应依据《职业健康监护技术规范》(GBZ 188—2014)要求确定。

3. **职业病的诊断与鉴定**　为了保护在职业活动中，电焊作业人员及所有从事接触紫外线辐射的作业人群，因防护不当，引起的紫外线结膜角膜炎，为保护作业者的健康，颁布了《职业性急性电光性眼炎（紫外线角膜结膜炎）诊断标准》(GBZ 9—2002)。该标准规定了职业性急性电光性眼炎诊断标准及处理原则，适用于职业性急性电光性眼炎的诊断及处理。以上相关法律、法规及标准为职业卫生人员进行职业病危害因素控制、保护接触紫外线等可导致电光性眼炎作业人员的健康及职业卫生监督提供了法律依据及技术保障。

电光性眼炎的诊断以受到紫外线照射的职业史，和以双眼结膜、角膜上皮损害为主的临床表现，参考职业卫生现场调查，综合分析，排除其他原因引起的结膜角膜上皮的损害，方可诊断。

紫外线辐射主要引起眼组织的光电性损害。这种辐射所引起眼组织反应的轻重，与发射光源中紫外线能量的强弱有关。而放射的波长及强度与电流、电压、焊条焊件的金属成分及焊药的成分有关系。一般认为，以短波紫外线(200~300nm)所致的损伤较重，长波紫外线(300~400nm)则较轻。辐射强度与焊接弧光的距离、角度有关。因此，受紫外线照射后潜伏期长短不一（但不得超过24h），发病早晚各异，轻重不同。

角膜上皮脱落是紫外线辐射所致电光性眼炎的典型表现。临床所见大多为弥漫性的角膜上皮损害。轻者仅在睑裂暴露部位可见少量的点状角膜上皮脱落，重者整个角膜呈弥漫性点状脱落甚至融合成片状剥脱。因此，角膜上皮脱落是诊断电光性眼炎必须具备的体征。

在眼部受紫外线照射后，潜伏期不超过24h的前提下出现轻度眼部不适、睑裂部球结膜轻度充血或角膜上皮水肿而无上皮脱落者，尚不能诊断为急性电光性眼炎，只能视为观察对象，是否诊断需要视病情变化而定。这是因为眼部受紫外线照射量的不同，有些暴露者临床表现较轻，常在24h内没有急性发病过程即自愈。角膜上皮损伤应与相关角膜疾病如病毒性角膜炎等进行鉴别。职业人群应详细询问职业史或同一作业场所劳动者是否有发病的情况，并根据作业场所调查，结合典型临床表现而作出判断。

可参照《职业性急性电光性眼炎（紫外线角膜结膜炎）诊断标准》(GBZ 9—2002)进行诊断。眼部受到紫外线照射于24h内出现下列任何一项表现者，可列为观察对象：

(1) 轻度眼部不适，如眼干、眼胀、异物感及灼热感等；

(2) 睑裂部球结膜轻度充血；

(3) 角膜上皮轻度水肿，荧光素染色阴性。

（三）三级预防

电光性眼炎的三级预防主要是给予患者积极治疗和促进康复的措施。

1. 治疗原则和方法

(1)应急处理

1)暂时脱离紫外线作业；

2)急性发作期，应采用局部止痛，防止感染的治疗，辅以促进角膜上皮修复之治疗；

3)急性发作期可局部冷敷，配暗色眼镜，局部用麻醉剂如地卡因等点眼，以及眼部点血管收缩剂如肾上腺素等。

(2)对症治疗：电光性眼炎治疗原则是止痛、抗感染、促进角膜上皮细胞生长。早期冷敷可减轻症状，局部适当滴用表麻剂滴眼(如爱尔凯因滴眼液，1% 地卡因眼液)消除眼痛，必要时用镇静和止痛药物，在抗生素滴眼(四环素眼药膏等)防止感染外，适当辅助应用含有碱性成纤维生长因子眼药水(贝复舒滴眼液等)，能加快角膜上皮的愈合、维持泪膜稳定、缩短病程，减轻患者痛苦。

2. 康复措施　电光性眼炎患者确诊后，按《劳动能力鉴定职工工伤与职业病致残等级》(GB/T 16180—2014)进行工伤及职业病致残程度鉴定。根据视力受损程度，电光性眼炎工伤及职业病致残程度从重到轻可分为十级，视力损伤情况较轻者应先脱离作业场所或休息，重者可适当延长休息时间，做好定期复查，一般每年复查一次。

(刘保峰)

第四节　三硝基甲苯白内障的三级预防

三硝基甲苯(trinitrotoluene，TNT)为脂溶性毒物，是制造炸药、染料及药品的原料之一。TNT 主要通过皮肤、呼吸道及消化道侵入人体，损害眼晶状体、肝脏、血液和神经系统。TNT 损害的靶器官之一是眼晶状体，晶状体是 TNT 毒性作用最早、最敏感的器官，眼结膜和角膜上皮对脂溶性 TNT 较易吸收，经静脉、房水入眼，而角膜及晶状体自身无血管，营养代谢缓慢，因此 TNT 吸收后可以长期蓄积在体内，毒性作用持久，长期接触 TNT 的作业人员常患有职业性 TNT 白内障。2004—2008 年，某生产硝铵炸药企业对接触 TNT 作业的在岗职工 349 人进行了职业健康检查，查出晶状体周边部环形混浊者 62 人。三级预防理论为三硝基甲苯白内障的预防提供了重要的指导思想。

一、三硝基甲苯白内障概述

(一) 三硝基甲苯白内障定义

三硝基甲苯白内障主要是由于长期接触 TNT、萘、铊硝基酚等所引起的以眼晶状体浑浊改变为主要表现的眼部疾病，通称三硝基甲苯白内障。晶状体浑浊程度与接触时间及接触量有相关关系。

(二) 三硝基甲苯白内障主要接触作业

TNT 俗称黄色炸药，主要用于国防工业，在采矿和开凿隧道时多用 10%TNT 的硝铵炸药，易燃、易爆。有 5 种异构体，其中以 2，4，6- 三硝基甲苯最重要。生产和使用炸药的作业

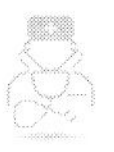

均可接触。主要通过呼吸道和皮肤污染吸收，也可通过消化道吸收。用 ^{14}C TNT 放射性同位素标记显示，脏器分布以血液中含量最高，主要存在于血红蛋白中。3H-a-TNT 标记结果显示，眼组织中与 96h 标记物含量最高，说明眼球组织有 TNT 的缓慢蓄积。

（三）三硝基甲苯白内障发病机制

TNT 作为脂溶性物质，具有很强的吸湿性，在硝铵炸药的生产过程中，主要以粉尘状态或蒸气形式通过呼吸道、消化道及皮肤黏膜吸收。TNT 作为一种有毒物质，眼晶状体是其靶器官之一。TNT 进入体内后，排出速度较慢，TNT 经呼吸道、皮肤、黏膜等吸收进入血液循环后，一方面使眼血 - 房水屏障受损，睫状体虹膜血管扩张，晶状体囊通透性增加，晶状体皮质变形混浊；另一方面，TNT 是高铁血红蛋白的形成剂，导致血氧饱和度下降，从而使晶状体代谢异常，乳酸积聚而毒害晶状体。TNT 亦可由于氨酸或络氨酸代谢异常产生醌体，使晶状体的可溶性蛋白发生变性而混浊。从而表现为晶状体点状混浊、小空泡，最后形成白内障。

三硝基甲苯白内障发病初期主要为晶状体周边部环形暗影，重者中央部出现环形或圆盘状混浊。裂隙灯下可见混浊为多数浅棕色小点聚积而成，多位于前皮质和成人核之间。整个皮质部透明度降低。关于 TNT 致白内障形成机制尚不清楚，有人认为白内障的形成是由于 TNT 所致体内 MetHb 沉积于晶状体或 TNT 代谢产物沉积于晶状体所引起。但 TNT 如何进入前房和晶状体内看法不一，有的认为是通过血流进入晶状体；有的认为是通过眼局部作用。也有人认为眼血管失调与晶状体代谢关系密切的血 - 眼屏障受损为中毒性白内障形成的基本原因。而循环于血液 - 前房的 TNT 及其代谢产物，通过其自由基的脂质过氧化作用，使晶状体囊通透性改变，并使晶状体深部基质受累是加速白内障发展的另一原因。有人认为三硝基甲苯白内障的发生与 TNT 本身有直接关系；还有人认为白内障的发生是 TNT 造成全身中毒的后果之一。既往曾用多种种属动物建立三硝基甲苯白内障动物模型，均未成功。最近报道用皮下注射 TNT15 个月，可诱发大鼠白内障，但实验结果难以重现。

有证据证明 TNT 进入体内，先经硝基还原转变成亚硝基活性阴离子自由基（代谢产物），然后才能与大分子血红蛋白结合为加合物。由于人的红细胞寿命有 4 个月之长，所以 TNT- 血红蛋白加合物能较长时间停留在体内，慢性反复接触可呈现蓄积作用。在体内还原为 TNT 硝基阴离子自由基，还可以形成大量活性氧，这些可能与白内障的形成有关。

（四）三硝基甲苯白内障诊断和临床表现

TNT 晶状体损害的基本特征为周边点、环、楔状暗影混浊，中央部（瞳孔区）的环状、盘状或花瓣状混浊及周边环状混浊与赤道部之间的透明带。裂隙灯显微镜弥散光照明检查和直接焦点照明检查可以确定 TNT 白内障的混浊形态和混浊部位，这种改变具有明显的特征性，容易与其他类型白内障鉴别。

TNT 所致晶状体具有特异性，已得到公认。其特异性主要表现为：

1. **混浊形态** 周边部环形暗影；尖向内，底向外的楔状混浊；中央部瞳孔区盘状或花瓣状混浊。

2. 环形混浊与晶状体赤道部间有透明区。

3. **晶状体混浊部位** 晶状体前皮质、晶状体后皮质、成人核。

4. **晶状体混浊色泽** 为多数大小不等的灰黄色小点状混浊。

我国 1965 年首先报道了 TNT 引起白内障的病例。自 1971 年以来，根据全国 22 省（市）对数万名 TNT 作业工人的调查，TNT 白内障总检出率为 17.9%，最低为 7.6%，最高达

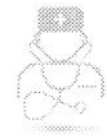

85.2%。研究表明，从事 TNT 作业一年以后即可发生 TNT 白内障，一般为 3~5 年后发生，但也有报道接触 TNT 不满一年即发生 TNT 白内障者。

TNT 白内障表现具有明显的特征性。有学者认为 TNT 白内障是 TNT 侵入机体早期和唯一的表现。TNT 晶状体损害病变始于晶状体的周边部，病变过程缓慢。晶状体检查应在放大瞳孔后，用裂隙灯显微镜检查法（又称分弥散光照明检查法和直接焦点照明检查法）和 / 或晶状体摄影照相检查观察病变范围、形态特征，划分诊断起点和诊断分期。

1. 晶状体病变形态特征　在裂隙灯显微镜下观察和 / 或晶状体摄影照相显示，在晶状体周边部有明确的完整的环形暗影，可不形成楔状混浊。这种环形暗影的本质，为晶状体前后皮质及成人核内大小不等聚集的灰黄色细点状混浊。双眼病变一般呈相称的改变。

2. 诊断起点　壹期白内障诊断起点为晶状体周边部有完整的环形混浊（暗影），贰期白内障诊断起点为晶状体周边部混浊范围达到晶状体半径的 1/3，或晶状体中央部（相当于瞳孔区晶状体前皮质或前成人核部位）出现不完全的环形混浊，叁期白内障诊断起点为晶状体周边部混浊范围达到晶状体半径的 2/3，或晶状体中央部出现花瓣状或盘状混浊。

3. 诊断分期　一是依据周边部晶状体混浊分布范围所占晶状体半径的大小，其混浊范围小于晶状体半径的 1/3 为壹期，等于或大于 1/3 为贰期，等于或超过 2/3 则为叁期：二是依据中央部即相当于瞳孔区晶状体前皮质或前成人核出现不完全或完全的环形混浊，无论周边部晶状体混浊是否达到或超过 1/3，也无论周边部晶状体混浊致密度高低，只要晶状体周边部混浊具有 TNT 白内障混浊的形态、色泽、分布等特征，即可诊断为贰期白内障；而当瞳孔区晶状体前成人核或前皮质内有致密的点状混浊构成花瓣状或盘状，无论周边部晶状体混浊范围是否达到或超过 2/3，即可诊断为叁期白内障。

二、三硝基甲苯白内障的三级预防

（一）一级预防

三硝基甲苯白内障主要是由于长期接触三硝基甲苯（TNT）、萘、铊硝基酚等所引起的以眼晶状体浑浊改变为主要表现的眼部疾病。TNT 为脂溶性物质，生产环境中主要以粉末状态或蒸气状态，经消化道、呼吸道及皮肤黏膜吸收。车间空气中 TNT 粉尘浓度越高，白内障患病率越高。现有车间生产环境中 TNT 粉尘浓度一般都低于国家标准，经皮肤吸收是当前引起 TNT 中毒的主要原因。一级预防应从根本上消除或最大可能地减少对职业性有害因素的接触。例如改变工艺；改进生产过程；改善车间生产环境；为劳动者配备个体防护用品，以尽量避免接触有害因素。

1. 相关法律、法规及标准制定和完善　《工作场所有害因素职业接触限值 第 1 部分：化学有害因素》（GBZ 2.1—2019）规定了工作场所化学有害因素的职业接触限值，其中规定三硝基甲苯 OELs 为：以时间为权数规定的 8h 工作日、40h 工作周的 PC-TWA 为 0.2mg/m^3、PC-STEL 为 0.5mg/m^3。另外，颁布实施的《职业健康监护技术规范》（GBZ 188—2014）、《工作场所职业病危害警示标识》（GBZ 158—2003）等标准及技术规范对作业场所职业病预防控制及作业人员健康监护进行了要求。

2. 生产工艺和生产设备改进和革新　对于眼部的防护，首先应从设备改进着手，例如改变工艺，从源头控制危害；在危害产生设备上，安装有效的机械防护罩等防护设施，如密封

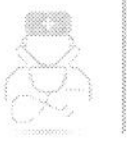

操作的数控机床等；在三硝基甲苯的混合、装料等工序应予密闭，采取自动化操作并设置局部通风。

3. **职业卫生管理** 定期对通风、防尘毒等设施进行维护维修，确保其正常运行，尽可能降低粉末和蒸气的浓度、防止化学物质泄漏。工作场所中设置的可以提醒劳动者对职业病危害产生警觉并采取相应防护措施的图形标识、警示线、警示语句。有化学品喷溅或粉尘操作的岗位，应配备洗眼器、洗眼装置或有流动水源，以备应急时使用。

4. **个体防护措施** 在工程控制无法完全消除风险的情况下，劳动者必须根据作业期间可能存在的风险，佩戴适宜的眼部防护用品，如安全防护眼镜、眼罩、防护面罩等。根据美国预防失明组织提供的数据，90% 的眼部伤害事故，可以通过佩戴合适的眼面护具得以预防或减轻伤害。

劳动者应遵守安全操作规程，尽量减少皮肤的接触。严禁在车间内饮食，穿好工作服、戴好工作帽和手套，班后应彻底清洁皮肤，从而预防三硝基甲苯白内障的发生。

5. **职业健康教育** 用人单位有义务告知劳动者工作场所和工作岗位中存在的可能导致化学性眼灼伤的酸、碱及其他化学物质，并有责任对劳动者进行职业卫生教育；劳动者有权知晓与自己工作相关的职业危害因素信息。针对作业场所存在的可能造成健康损害的职业危害因素向劳动者进行有关预防、控制职业危害因素、预防职业病和意外事故的健康教育。为了避免职业健康危害造成的健康损害，开展作业场所工作人员的健康促进，调动企业、雇主、工会和员工的积极性，让他们主动参与到预防和控制职业危害因素的健康促进活动中去。加强安全防护教育，严格执行操作规程。在化学性眼外伤中，很多情况是工作中粗心大意，违反安全操作规程所致；劳动者在作业期间尽量不要揉搓眼部。

6. **上岗前职业健康检查** 依据《职业健康监护技术规范》(GBZ 188—2014)要求对拟从事接触职业病危害因素作业的新录用人员，包括转岗到该种作业岗位的人员进行上岗前健康检查。上岗前职业健康检查的主要目的是发现有无职业禁忌证，建立接触职业病危害因素人员的基础健康档案。上岗前健康检查均为强制性职业健康检查，应在开始从事有害作业前完成。对拟从事接触 TNT 等可能导致三硝基甲苯白内障作业的新录用人员，包括转岗到该种作业岗位的人员应进行上岗前健康检查，主要目的是发现有无白内障职业禁忌证，询问眼科疾病史，检查眼睛包括视力及色觉检查、眼睛外眼部检查，角膜、巩膜、前房、虹膜、瞳孔、晶状体、玻璃体、眼底检查。

（二）二级预防

三硝基甲苯白内障的二级预防主要以早发现、早诊断、早治疗为目的，主要包括对作业场所可能导致三硝基甲苯白内障危害因素的定期监测以及职业健康检查等措施。

1. **职业病危害因素的识别与检测** 对作业场所进行现场检测与评价，以使作业环境或生产环境达到职业卫生标准要求；对识别出的可能引起三硝基甲苯白内障的职业病危害因素，按照国家现行的标准规范进行现场检测，以确定劳动者接触的浓度(水平)。《工作场所空气中有害物质监测的采样规范》(GBZ 159—2004)规定了工作场所空气中有害物质(有毒物质和粉尘)监测的采样方法和技术要求，适用于工作场所空气中三硝基甲苯的空气样品采集。《工作场所空气有毒物质测定 第 146 部分：硝基苯、硝基甲苯和硝基氯苯》(GBZ/T 300.146—2017)给出了三硝基甲苯气相色谱法，可用于工作场所空气中三硝甲苯的测定。

短时间采样在采样点用硅胶管以 200mL/min 流量采集 15min 空气样品。长时间采样时用硅胶管以 50mL/min 流量采集 1~4h 空气样品。采样后，立即封闭硅胶管两端，置清洁容器内运输和保存，样品在室温下可保存 7d。样品经气相色谱柱分离，电子捕获检测器检测，以保留时间定性，峰高或峰面积定量。

2. **职业健康检查**

(1) 在岗期间职业健康检查：对象是所有职业性接触 TNT 的人员。检查周期为每年 1 次，目的是早期发现职业病（职业性慢性 TNT 中毒和职业性 TNT 致白内障）和职业禁忌证（同上岗前）。检查内容、症状询问体检同上岗前，内科常规检查重点检查肝脏，眼科是常规检查及眼晶状体、玻璃体、眼底检查。

(2) 离岗时职业健康检查：检查对象包括职业接触 TNT 的离岗人员、退休人员、内部转岗人员。检查目的是早期发现职业病（职业性慢性 TNT 中毒和职业性 TNT 致白内障）。检查内容同在岗期间。检查时间一般是脱离岗位前，如最后一次在岗期间的健康检查在离岗前 90d 内，可视为离岗体检。

职业健康检查指标应根据导致三硝基甲苯白内障的危害因素，依据《职业健康监护技术规范》（GBZ 188—2014）要求确定。

3. **职业病的诊断与鉴定**　《职业性三硝基甲苯白内障诊断标准》（GBZ 45—2010）规定了职业性三硝基甲苯白内障的诊断与处理原则，适用于职业性三硝基甲苯白内障的诊断和处理。

TNT 晶状体损害的基本特征为周边点、环、楔状暗影混浊，中央部（瞳孔区）的环状、盘状或花瓣状混浊及周边环状混浊与赤道部之间的透明带。裂隙灯显微镜弥散光照明检查和直接焦点照明检查可以确定 TNT 白内障的混浊形态和混浊部位，这种改变具有明显的特征性，容易与其他类型白内障鉴别。

TNT 所致晶状体具有特异性，已得到公认。其特异性主要表现为：

(1) 混浊形态：周边部环形暗影；尖向内，底向外的楔状混浊；中央部瞳孔区盘状或花瓣状混浊。

(2) 环形混浊与晶状体赤道部间有透明区。

(3) 晶状体混浊部位：晶状体前皮质、晶状体后皮质、成人核。

(4) 晶状体混浊色泽：为多数大小不等的灰黄色小点状混浊。

有研究表明，三硝基甲苯血红蛋白加合物（TNT-Hb）这一生物标志物的水平与 TNT 三硝基甲苯白内障的发病率和晶状体损害程度密切相关，提出 TNT-Hb 可作为三硝基甲苯白内障危险性评价的参考指标。

《职业性三硝基甲苯白内障诊断标准》（GBZ 45—2010）诊断分期是在总结大量临床调查研究资料基础上，根据制定标准的要求，体现科学化、可操作性和实用性而提出来的。

(1) 诊断原则：根据密切的三硝基甲苯职业接触史，出现以双眼晶状体混浊改变为主的临床表现，结合必要的动态观察，参考作业环境职业卫生调查，综合分析，排除其他病因所致的类似晶状体改变后，方可诊断。

(2) 观察对象：长期接触三硝基甲苯后，裂隙灯显微镜直接焦点照明检查可见晶状体周边部皮质内有灰黄色均匀一致的细点状混浊，弥散光照明检查或晶状体摄影照相检查时细点状混浊形成半环状或近环形暗影，但尚未形成完整的环形暗影。每年复查一次，经连续 5

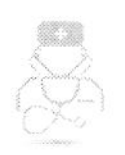

年观察上述改变无变化者，终止观察。

(3) 诊断与分级

1) 壹期白内障：裂隙灯显微镜检查和 / 或晶状体摄影照相可见晶状体周边部皮质内灰黄色细点状混浊，组合为完整的环形暗影，其环形混浊最大环宽小于晶状体半径的 1/3。视功能不受影响或正常。

2) 贰期白内障：晶状体周边部灰黄色细点状混浊向前后皮质及成人核延伸，形成楔状，楔底向周边，楔尖指向中心。周边部环形混浊的范围等于或大于晶状体半径的 1/3。或在晶状体周边部混浊基础上，瞳孔区晶状体前皮质内或前成人核出现相当于瞳孔直径大小的完全或不完全的环形混浊。视功能可不受影响或正常或轻度障碍。

3) 叁期白内障：晶状体周边部环形混浊的范围等于或大于晶状体半径的 2/3。或瞳孔区晶状体前皮质内或前成人核有致密的点状混浊构成花瓣状或盘状或晶状体完全混浊。视功能受到明显影响。

(三) 三级预防

三硝基甲苯白内障的三级预防是给予三硝基甲苯白内障患者积极的治疗和促进康复的措施。

1. 治疗原则和方法　三硝基甲苯白内障治疗按白内障常规治疗处理：白内停等眼药水滴眼，中药如杞菊地黄丸、石斛夜光丸等口服，维生素 C 和维生素 E 口服治疗。晶状体完全混浊者，可施白内障摘除术，术后酌情配矫正眼镜，有条件者可行人工晶状体植入术。

2. 康复措施　三硝基甲苯白内障患者确诊后，按《劳动能力鉴定职工工伤与职业病致残等级》(GB/T 16180—2014) 进行工伤及职业病致残程度鉴定。根据视力受损程度，三硝基甲苯白内障工伤及职业病致残程度从重到轻可分为十级。根据视力受损程度，视力损伤情况较轻者应先脱离作业场所或休息，重者可适当延长休息时间，做好定期复查，一般每年复查一次。每 1~2 年轮换一次工作岗位，尽量减少三硝基甲苯在体内的蓄积，定期检查晶状体发现异常及时调离工作岗位。

(刘保峰　高　申)

第五节　放射性白内障的三级预防

放射性白内障是职业病临床上常见的一种疾病，在我国已诊断的职业放射性疾病中高居第二位，占放射性疾病的 23.4%。放射性白内障是劳动者在职业活动中由电离辐射引发的白内障。人眼晶状体对电离辐射有较高的敏感性，受到一定剂量照射后，可产生晶状体混浊，继而出现放射性白内障。随着核能、核技术、放射性核素和医用放射诊断、放射介入治疗等技术的发展和普遍应用，劳动者队伍不断扩大，晶状体放射性损伤的风险相应增加，防治职业性放射性白内障已经迫在眉睫。2013—2017 年全国放射卫生信息平台报告的诊断病例中，共上报职业性放射性疾病 106 例，以放射性肿瘤为主，其次是外照射慢性放射病和放射性白内障，分别占 16.98% 和 16.04%。三级预防理论为放射性白内障的预防提供了重要的指导思想。

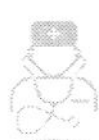

一、放射性白内障概述

(一) 放射性白内障定义

放射性白内障是指由X射线、γ射线、中子及高能β射线等电离辐射所致的晶状体混浊。

(二) 放射性白内障主要接触作业

凡接触X射线、γ射线、中子及高能β射线等人员均有机会发生放射性白内障。主要接触机会:

1. **核工业系统** 放射物质的开采、冶炼和加工,以及核反应堆的建立和运转。
2. **射线发生器的生产和使用** 加速器、X射线和γ射线的医用和工农业生产用辐射源。
3. 放射性核素的加工、生产和使用。
4. **天然放射性核素伴生或共生矿生产** 磷肥、稀土矿、钨矿等开采和加工。

(三) 放射性白内障发病机制

放射性白内障发生和发展有两个方面:

1. 放射线等直接辐射对晶状体的直接作用。
2. 放射线等对虹膜睫状肌血管系统作用,引起房水循环动态变化,从而降低晶状体在房水中的气体交换。这两方面都直接或间接影响到白内障的发生和发展。

晶状体前囊下的生长区上皮细胞,受到电离辐射作用后,细胞核受损伤,引起变性,染色体畸形,核碎裂。细胞有丝分裂受到明显抑制。这些受损伤而发生变化的上皮细胞移到并堆积在晶状体的后部,如借助裂隙灯显微镜检查,检查者可以看到不透明的斑点。如损伤进一步发展,损伤而导致变性的细胞可在晶状体后部堆积成不透明的环,晶状体纤维变性,整个晶状体变混浊。

(四) 放射性白内障诊断和临床表现

有职业接触史,眼晶状体受到急、慢性(职业性、个人剂量档案记载其年剂量率和累积剂量)外照射,剂量超过1Gy(含1Gy)。经过一定时间的潜伏期(1年至数十年不等),在晶状体的后极部后囊下皮质内出现混浊并逐渐发展为具有放射性白内障的形态特点。排除其他非放射性因素所导致的白内障并结合个人职业健康档案进行综合分析,方可诊断为放射性白内障。

放射性白内障可分为四期:①Ⅰ期:晶状体后极部后囊下皮质内有细点状混浊,可排列成较稀疏、较薄的近似环状,可伴有空泡。②Ⅱ期:晶状体后极部后囊下皮质内呈现盘状混浊且伴有空泡。严重者,在盘状混浊的周围出现不规则的条纹状混浊向赤道部延伸。盘状混浊也可向皮质深层扩展,与此同时,前极部前囊下皮质内也可出现细点状混浊及空泡,视力可能减退。③Ⅲ期:晶状体后极部后囊下皮质内呈蜂窝状混浊,后极部较致密,向赤道部逐渐稀薄,伴有空泡,可有彩虹点,前囊下皮质内混浊加重,有不同程度的视力障碍。④Ⅳ期:晶状体全部混浊,严重视力障碍。

二、放射性白内障的三级预防

(一) 一级预防

放射性白内障一级预防主要是减少或避免劳动者接触X射线、γ射线、中子及高能β射

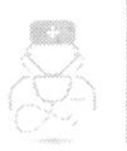

线，对放射源和射线装置进行屏蔽防护以及采取个体防护措施等。

1. 相关法律、法规及标准制定和完善　《职业病防治法》对职业危害的预防和控制提出了纲领性和系统性要求。为配合《职业病防治法》的贯彻实施，我国相继颁布实施了一系列法规和标准等。《放射性同位素与射线装置安全和防护条例》对从事生产、销售和使用放射性同位素和射线装置的活动提出了安全和防护要求。《电离辐射防护与辐射源安全基本标准》（GB 18871—2002）规定了电离辐射职业照射的剂量限值，提出了职业照射的责任、剂量控制、从事工作的条件、辐射工作场所的分区、个人防护用具的配备与应用、职业照射监测和评价、职业照射管理、职业健康监护和记录等要求。《职业性外照射个人监测规范》（GBZ 128—2019）提出了职业性外照射个人监测的要求和方法。《电离辐射所致眼晶状体剂量估算方法》（GBZ/T 301—2017）提出了 X、γ、中子和电子外照射眼晶状体吸收剂量估算方法。

2. 外照射防护措施　体外辐射源对人体的照射称为外照射。外照射防护措施如下：

（1）时间防护：熟练操作技能，在不影响工作的原则下，应尽量缩短受照时间。如果作业场所剂量较大，可由数人轮流操作，以减少每个人的受照时间。

（2）距离防护：在不影响工作的前提下，应尽量远离辐射源，以求获得降低受照剂量的防护效果。例如，使用长柄作业工具、机械手或遥控装置等。

（3）屏蔽防护：在实际工作中，单靠时间和距离防护往往达不到防护目的。根据射线通过物质后可以被吸收和衰减的原理，在辐射源和工作人员之间设置屏障，以减少受照剂量。根据射线种类不同，可选择不同性质的材料作为屏蔽。例如，防护 X、γ 射线可用铅、铁、水泥（混凝土）或砖等；防护 β 射线可用铝或有机玻璃等；防护中子可用石蜡和水等。在普通核医学和 SPECT 工作场所的人员，可以佩戴铅玻璃眼镜。

3. 职业健康教育　加强对工作人员的放射防护培训，使其充分认识电离辐射的危害，掌握放射防护的原则和方法，掌握有关放射防护设施和放射防护用品的使用方法，了解可能发生的异常照射和应急措施，严格遵守操作规程，认真做好防范工作。

4. 上岗前职业健康检查　依据《放射工作人员健康要求及监护规范》（GBZ 98—2020），对拟从事接触 X 射线、γ 射线、中子及高能 β 射线作业的新录用人员，包括转岗到该种作业岗位的人员应进行上岗前健康检查。主要目的是发现有无职业禁忌证，建立接触职业病危害因素人员的基础健康档案。上岗前健康检查为强制性职业健康检查，应在开始从事放射工作前完成。上岗前眼科检查项目包括色觉、视力、晶状体裂隙灯检查、玻璃体和眼底。

（二）二级预防

放射性白内障的二级预防主要以早发现、早诊断、早治疗为目的，主要包括对放射工作场所实施放射防护监测和对放射工作人员实施职业健康检查等措施。

1. 职业病危害因素的识别与检测　定期对放射工作场所开展放射防护检测。

1.1　医用诊断工作场所危害因素检测

X 射线影像诊断和介入放射学设备机房的辐射屏蔽防护，应满足下列要求：

（1）具有透视功能的 X 射线设备在透视条件下检测时，周围剂量当量率应不大于 2.5μSv/h；

（2）CT 机、乳腺摄影、乳腺 CBCT、口内牙片摄影、牙科全景摄影、牙科全景头颅摄影、口腔 CBCT 和全身骨密度仪机房外的周围剂量当量率应不大于 2.5μSv/h；

（3）具有短时、高剂量率曝光的摄影程序（如 DR、CR、屏片摄影）机房外的周围剂量当量

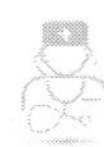

率应不大于 25μSv/h，当超过时应进行机房外人员的年有效剂量评估，应不大于 0.25mSv。

X 射线设备机房的防护检测应在巡测的基础上，对关注点的局部屏蔽和缝隙进行重点检测。关注点应包括：四面墙体、地板、顶棚、机房门、操作室门、观察窗、采光窗 / 窗体、传片箱、管线洞口、工作人员操作位等，点位选取应具有代表性；车载式诊断 X 射线设备检测点一般应包括：车载机房厢壁外；与机房连通的门、观察窗、过道；车内工作人员及其他人员经常停留位置。车外检测点位于车外 3m 处的临时控制区，检测点一般应包括：车头、车尾方向各 1 个点；车身两侧至少各 3 个点。

1.2　核医学工作场所危害因素检测

在核医学诊断、治疗、研究和放射性药物制备工作场所的控制区外人员可达处，距屏蔽体外表面 0.3m 处的周围剂量当量率控制目标值应不大于 2.5μSv/h，控制区内屏蔽体外表面 0.3m 处的周围剂量当量率控制目标值应不大于 25μSv/h，宜不大于 2.5μSv/h；核医学工作场所的分装柜或生物安全柜，应采取一定的屏蔽防护，以保证柜体外表面 5cm 处的周围剂量当量率控制目标值应不大于 25μSv/h。

核医学工作场所控制区边界周围剂量当量率检测点包括：①防护墙外，高度 1.3m，距离屏蔽体 0.3m，每面墙体外至少 1 个检测点；②控制区房间顶棚区域，高度 0.3m，至少 1 个检测点；③控制区房间下方人员可达处，高度 1.7m，至少 1 个检测点；④防护门缝隙和中央，距离屏蔽体 0.3m，每个缝隙和中央至少 1 个检测点；⑤观察窗，距离屏蔽体 0.3m，至少 1 个检测点；⑥管线洞口 / 通风口，距离屏蔽体 0.3m，1 个检测点；⑦操作位，高度 1m，1 个检测点。

核医学工作场所外照射特殊检测位置包括：① PET/CT 或 PET 工作场所，合成柜和分装柜的观察窗、手孔位、操作位、柜身周围（5cm），屏蔽容器的表面 5cm 及表面 100cm 处，注射台和注射车的观察窗、手孔位、操作位；② SPECT 或 SPECT/CT 工作场所，淋洗装置的观察窗、操作位、装置周围（5cm），注射台、注射车的观察窗、手孔位、操作位，屏蔽容器的表面 5cm 及表面 100cm 处；③ ^{131}I 治疗工作场所，分装装置的观察窗、手孔位、操作位；④敷贴治疗工作场所，敷贴治疗贮源箱的箱体表面 5cm 及表面 100cm 处、操作位；⑤粒子治疗工作场所，粒子源贮存器的贮存装置表面 5cm 及表面 100cm 处、操作位。

1.3　放射治疗工作场所危害因素检测

对医用电子加速器、钴 -60 治疗机、中子放射源及 γ 放射源后装治疗机、X 射线及 γ 射线立体定向放射治疗系统、螺旋断层放射治疗系统、术中放射治疗的移动式电子加速器、医用 X 射线治疗机、低能 X 射线放射治疗设备和质子重离子加速器等放射设备进行检测。GBZ 121—2020《放射治疗放射防护要求》规定了上述放射设备防护要求，包括治疗机房墙和入口门外关注点周围剂量当量率、治疗机房顶屏蔽的周围剂量当量率参考控制水平及屏蔽材料等。该标准不适用于放射性粒籽植入和放射性核素敷贴治疗的放射防护。

1.4　非医疗场所的检测

非医疗场所放射设备主要包括工业 X 射线探伤室探伤、工业 X 射线探伤与工业 X 射线现场探伤、以及源容器和含密封放射源的检测仪表等，对上述作业场所进行检测，并按照 GBZ 117—2015《工业 X 线探伤放射防护要求》、GBZ 125—2009《含密封源仪表的放射卫生防护要求》进行相应的防护。

2. **职业健康检查**　放射工作单位依据《放射工作人员健康要求及监护规范》（GBZ 98—2020），安排放射工作人员接受在岗期间和离岗时的职业健康检查。

(1)在岗期间定期职业健康检查：定期健康检查的目的主要是早期发现职业病患者或疑似职业病患者或劳动者的其他健康异常改变；及时发现有职业禁忌的劳动者；通过动态观察劳动者群体健康变化，评价工作场所电离辐射危害因素控制效果。眼科检查项目包括色觉、视力、晶状体裂隙灯检查、玻璃体和眼底。在岗期间职业健康检查周期一般为1~2年，不得超过2年。必要时，可适当增加检查次数。

(2)离岗时职业健康检查：放射工作人员在准备调离或脱离所从事的作业或岗位前，应进行离岗时健康检查；主要目的是确定其在停止接触电离辐射危害因素时的健康状况。眼科检查项目包括色觉、视力、晶状体裂隙灯检查、玻璃体和眼底。

(三) 三级预防

放射性白内障三级预防是给予白内障患者积极的治疗和促进康复的措施。

1. 治疗原则和方法

(1)药物治疗

1)使用与醌类学说有关的药物，如卡他灵、法可林等。

2)抗氧化损伤药物，如谷胱甘肽、硫拉和奥古蛋白等。

(2)特殊治疗：当白内障影响患者工作和生活时，可手术摘除白内障和植入后房型人工晶状体。

2. 康复措施　目前没有特别有效的治疗药物。根据白内障程度及视力受损情况，脱离放射工作并接受治疗、康复和定期检查。一般每年复查1次眼晶状体。

（刘保峰　刘　静）

第六节　非电离辐射性白内障的三级预防

非电离辐射性白内障主要包括微波白内障、红外线白内障和紫外线白内障。微波白内障是指电磁波中300MHz至300GHz频率范围或1m至1mm波长辐射所致眼晶状体损伤；红外线白内障是高温作业环境下热辐射，即波长为0.8~1.5μm短波红外线辐射所致眼晶状体损伤；接触紫外线也可引起白内障。有研究报道，对2100名接触红外线作业工人的白内障进行调查，结果显示红外线白内障患病率平均为2.5%，其中炼钢工最高，患病工龄多在5年以上，患病率随工龄增高而递增。三级预防理论为非电离辐射性白内障的预防提供了重要的指导思想。

一、非电离辐射性白内障概述

(一) 微波白内障

1. 微波白内障定义　微波白内障是指劳动者暴露于电磁波中300MHz至300GHz频率范围或1m至1mm波长，受到超过职业接触限值(按GBZ 2.2执行)的高强度的微波辐射，特别是在短时间暴露强度等于或大于5mw/cm所致的眼晶状体损伤。

2. 微波白内障主要接触作业

(1)应用微波导航、测距、探测雷达和卫星通讯等方面。

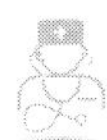

(2)用微波加热干燥粮食、木材及其他轻工业产品。

(3)医学上使用微波进行理疗。

3. 微波白内障发病机制　微波辐射对眼的损伤与其功率与频率有关，频率较低的微波穿透能力较强，被组织吸收的能量愈大，主要为致热效应。眼睑、角膜、房水均很薄，微波辐射能量大部在眼球内转变为热能，尤其眼球内晶状体受热，使晶状体中含量较高的蛋白质凝固，造成酶系统代谢障碍，维生素C含量下降，促使晶状体变性混浊而形成白内障。也有人认为，受热损伤晶状体前囊或囊下的上皮细胞，渗透力改变，房水渗入晶状体内而引起混浊。还有人认为是非致热作用引起晶状体代谢紊乱而致白内障。

4. 微波白内障临床表现　微波白内障的形态及发展过程表现为：白内障开始于晶状体后极部后囊下皮质，早期可见细小点状混浊，进一步发展为点状混浊组合为线条状或圆形混浊，线条状混浊交织成网，圆形混浊相互套叠，再发展于后囊下皮质形成蜂窝状混浊，间有彩色斑点，同时前囊下皮质可出现薄片状混浊，最终整个晶状体混浊，与其他病因所致白内障不能鉴别。

(二) 红外线白内障

1. 红外线白内障定义　是指高温作业环境下热辐射，即波长为0.8~1.5μm短波红外线辐射所致眼晶状体损伤。其损害是由于晶状体及其周围组织吸收辐射能，导致晶状体温度升高之故。一般经10年以上反复照射，病变始于晶状体中轴部，故早期即可影响视力。前囊膜状剥脱是其临床特征，可作为鉴别诊断。

红外辐射即红外线，亦称热射线。可分为长波红外线(远红外线)、中波红外线及短波红外线(近红外线)。凡温度高于绝对零度(-273℃)以上的物体，都能发射红外线。物体温度愈高，辐射强度愈大，其辐射波长愈短(即近红外线成分愈多)。

2. 红外线白内障主要接触作业　自然界的红外线辐射源以太阳为最强。在生产环境中，加热金属、熔融玻璃、强发光体成为红外线辐射源。炼钢工、铸锭工、轧钢工、锻钢工、玻璃熔吹工、焊接工等均可受到红外线照射，特别是在加料、取样、测温、扒渣等操作时。

3. 红外线白内障发病机制　目前认为，致白内障是波长为0.8~1.5μm的红外线。这部分短波红外线可穿过角膜，被晶状体吸收，而晶状体又无血液循环，散热差，产生热效应，造成晶状体蛋白质变性。也有人认为是葡萄膜吸收红外线的热量，使房水温度增高，从而影响酶系统代谢紊乱，致使晶状体变混浊。

4. 红外线白内障临床表现　红外线白内障见于长期吹玻璃或熔炉前的锻铁和炼钢工人，故称吹玻璃工人白内障或熔炉工人白内障，又称热性白内障或工业性白内障。

眼部经10年以上长期反复红外线照射，可缓慢发生热性白内障。初期在晶状体皮质后部中轴处发生空泡，以后逐渐发展成点状、线状或成不规则的格子样混浊，随后格状混浊融合成盘状混浊，呈灰白色，边界清晰；中央微凸向前方，混浊沿轴部向内逐渐扩展，呈典型板层状排列；最后晶状体呈全白混浊。由于热性白内障起始于晶状体中轴部，因此，白内障早期即可影响视力。当后期发生混浊时，在晶状体前囊下同时也可以发生板层分离及囊皮呈片状剥脱，其游离端打卷而浮荡于前房水内。这种前囊膜状剥脱是热性白内障的临床典型特征，可用以作为鉴别诊断的依据。热性白内障多双眼同时发生，也有单眼患者。

（三）紫外线白内障

1. 紫外线白内障定义　是大于290nm的长波紫外线使晶状体产生光化学反应，导致晶状体蛋白变性以致凝固而引起混浊。早期混浊出现在皮质的周边部，逐渐向中心发展，影响视力。临床上与老年性白内障相同。

紫外线指波长为100~400nm的电磁辐射。太阳辐射是紫外线的最大天然源，根据生物学效应可分成三个区带：①远紫外区（短波紫外线，UV-C）波长100~290nm，具有杀菌和微弱致红斑作用，为灭菌波段；②中紫外区（中波紫外线，UV-B）波长290~320nm，具有明显的致红斑和角膜、结膜炎症效应，为红斑区；③近紫外区（长波紫外线，UV-A），波长320~400nm，可产生光毒性和光敏性效应，为黑线区。波长短于160nm的紫外线可被空气完全吸收，而长于此波段则可透过真皮、眼角膜甚至晶状体。

2. 紫外线白内障主要接触作业　凡物体温度达1 200℃以上时，辐射光谱中即可出现紫外线。随着温度升高，紫外线的波长变短，强度增大。冶炼炉（高炉、平炉）炉温在1 200~2 000℃时，产生紫外线的波长在320nm左右，强度不大。电焊、气焊、电炉炼钢，温度达3 000℃时，可产生短于290nm的紫外线。乙炔气焊及电焊温度达3 200℃时，紫外线波长可短于230nm。探照灯、水银石英灯发射的紫外线波长为220~240m。此外，从事碳弧灯和水银灯制板或摄影，紫外线灯消毒工作，亦会受到过度紫外线照射。

3. 紫外线白内障发病机制　流行病学调查显示，皮质性和后下白内障与紫外辐射量呈正相关。动物实验中，紫外线也能诱发皮质及后下混浊。核性白内障与紫外线的关系尚不明确。氧化损伤是紫外线导致白内障的主要机制，引起离子失衡、蛋白交联、膜裂解、细胞凋亡、原癌基因过度表达等变化。晶状体虽有其自身的抗氧化系统，但它与氧化损伤之间的失衡是白内障发生的关键。

4. 紫外线白内障临床表现　非电离辐射性白内障诊断按照一般白内障进行，暂未制定职业性诊断标准。长期重复的紫外线照射，可引起慢性睑缘炎和结膜炎，结膜失去弹性和光泽，色素增生等临床症状。

二、非电离辐射白内障的三级预防

（一）一级预防

非电离辐射白内障主要有微波白内障、红外线白内障和紫外线白内障。其一级预防主要是减少或避免劳动者接触微波、红外线及紫外线，对设备进行屏蔽防护以及个体防护等。

1. 设备屏蔽防护、职业卫生管理　微波辐射防护主要有以下几方面：①减弱辐射源的直接辐射和泄漏，采用合理的微波设备结构。合理使用微波设备，规定维修制度和操作规程。在进行雷达等大功率发射设备的调整和试验时，可利用等效天线或大功率吸收负载的方法来减少从微波天线泄漏的直接辐射，将电磁能转化为热能散掉。②屏蔽辐射源及辐射源附近的工作位置。主要采用反射型和吸收型两种屏蔽方法。反射型微波辐射的屏蔽：使用板状、片状和网状的金属组成的屏蔽壁来反射散射微波，以较大幅度地衰减微波辐射作用。吸收型微波辐射的屏蔽：利用吸收材料进行微波吸收。常用的吸收材料有两类。一是谐振型吸收材料，是利用某些材料的谐振特性制成的吸收材料，特点是材料厚度小，只对频

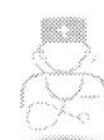

率范围很窄的微波辐射具有良好的吸收率。二是匹配型吸收材料，是利用某些材料和自由空间的阻抗匹配，吸收微波辐射能。特点是适于吸收频率范围很宽的微波辐射。实际应用的吸收材料种类很多，可在塑料、橡胶、胶木、陶瓷等材料中加入铁粉、石墨、木材和水等制成，如泡沫吸收材料、涂层吸收材料和塑料板吸收材料等。③加大工作位置与辐射源之间的距离。微波辐射能量随距离加大而衰减，而且波束方向狭窄，传播集中，可以加大微波场源与工作人员或生活区的距离，达到保护人民群众健康的目的。

红外辐射防护措施主要有：①用反射性铝制遮盖物防止红外线辐射引起的损伤；②降低熔炼工、热金属操作工的热负荷。

紫外线辐射的防护以屏蔽和增大与辐射源的距离为原则，包括屏障紫外线辐射源，电焊工操作时应使用移动屏障围住操作区，以免其他工种劳动者受到紫外线照射，电焊时产生的有害气体和烟尘，宜采用局部排风加以排出。

2. 个体防护措施

(1) 微波作业人员的个体防护。必须进入微波辐射强度超过照射卫生标准的微波环境操作人员，可采取穿微波防护服、戴防护面具、戴防护眼镜等方式对微波进行防护。

(2) 红外辐射个人防护，如严禁裸眼观看强光源、热操作工应戴能有效过滤红外线的防护眼镜等。

(3) 紫外线辐射个人防护，如工作时必须穿戴个人防护服、手套和防护眼镜。电焊工及其辅助工必须佩戴专门的面罩和防护眼镜，以及适宜的防护服和手套。非电焊工禁止进入操作区域裸眼观看电焊。接触低强度 UV 源（如低压水银灯、太阳灯、黑光灯）操作，可使用玻璃或塑料护目镜、风镜，以保护眼睛。

3. 上岗前职业健康检查 职业健康检查的目的是早期发现职业病、职业健康损害和职业禁忌证：跟踪观察职业病及职业健康损害的发生、发展规律及分布情况；评价职业健康损害与工作场所中职业病危害因素的相关性及危害程度；识别高危人群，进行目标干预，包括改善工作环境条件，改革生产工艺，采用有效的防护设施和个人防护用品，对职业病患者及疑似职业病和有职业禁忌人员的处理与安置等；评价预防和干预措施的效果，为制定或修订职业卫生政策和职业病防治对策服务。

依据《职业健康监护技术规范》(GBZ 188—2014) 要求拟从事接触紫外辐射可能导致非电离辐射白内障的新录用人员，包括转岗到该种作业岗位的人员应进行上岗前健康检查，主要目的是发现有无职业禁忌证，建立接触职业病危害因素人员的基础健康档案。

（二）二级预防

非电离辐射白内障的二级级预防主要以早发现、早诊断、早治疗为目的，主要包括对作业场所微波辐射、红外辐射及紫外辐射的定期监测以及职业健康检查等措施。

1. 职业病危害因素的识别与检测 为及时掌握作业场所非电离辐射是否满足国家职业卫生限值的要求，应定期针对作业场所微波辐射、红外辐射、紫外辐射进行测量。如测量结果超出国家限值要求，应查找原因，及时对防护设施等进行整改，并对劳动者进行个体防护。

《工作场所有害因素职业接触限值 第 2 部分：物理因素》(GBZ 2.2—2007) 规定了作业场所微波辐射、紫外辐射接触水平，未规定红外线职业接触限值。

紫外接触限值见前表 16-2，工作场所微波职业接触限值见表 16-3。

表 16-2　工作场所紫外辐射职业接触限值

紫外光谱分类	8h 职业接触限值	
	辐照度（μW/cm²）	照射量（mJ/cm²）
中波紫外线（315~280nm）	0.26	3.7
短波紫外线（280~100nm）	0.13	1.8
电焊弧光	0.24	3.5

表 16-3　工作场所微波职业接触限值

类型		日剂量 / [（μW·h）·cm⁻²)]	8h 平均功率密度 /（μW·cm⁻²）	非 8h 平均功率密度 /（μW·cm⁻²）	短时间接触功率度 /（mW·cm⁻²）
全身辐射	连续微波	400	50	400/t	5
	脉冲微波	200	25	200/t	5
肢体局部辐射	连续微波或脉冲微波	4 000	500	4 000/t	5

注：t 为受辐射时间，单位为 h。

2. 职业健康检查

（1）在岗期间职业健康检查：对接触有可能导致非电离辐射白内障的劳动者应进行在岗期间的定期健康检查。定期健康检查的目的主要是早期发现职业病患者或疑似职业病患者或劳动者的其他健康异常改变；及时发现有职业禁忌的劳动者；通过动态观察劳动者群体健康变化，评价导致电光性眼炎的危害因素控制效果。

（2）离岗时职业健康检查：劳动者在准备调离或脱离所从事的职业病危害作业或岗位前，应进行离岗时健康检查；主要目的是确定其在停止接触职业病危害因素时的健康状况。职业健康检查指标应依据《职业健康监护技术规范》（GBZ 188—2014）要求确定。

3. 职业病的诊断与鉴定　首先确定职业接触危害因素为非电离辐射所致，除了要对现场辐射量进行测量外，必要时要对既往的辐射量进行模拟测量，然后在排除了其他非职业因素所致晶状体混浊后，方可诊断。

微波白内障自 Hirsch（1952）临床病例报道以来，国外相继有不少报道，在我国也报道过 3 例。受伤者所受辐射量都在毫瓦级以上。

红外线白内障又名“吹玻璃白内障”“锻工白白内障”和“火内障”，都是在高温环境下作业由于红外线辐射所致。国内外资料报道检出率从 1.5%~50.0% 不等。实验研究明，致人眼晶状体混浊的红外线波长主要为 800~1 500μm 的短波。

紫外线辐射除阳光以外，还可见于多种人工光源如碳弧灯、电弧焊接、金属冶炼电炉等。《职业性白内障诊断标准》（GBZ 35—2010）有关紫外线白内障的紫外线辐射系指人工光源。紫外线白内障大量见于实验研究，临床报道很少，仅 Lerman（1980）报道过 3 例临床病例。Pits 等对紫外线辐射暴露阈值量进行了大量研究，认为 295~320nm 光谱范围内辐射对晶状体作用很强，即使受到低剂量辐射也能产生晶状体混浊电击性白内障大多见于意外事故。

非电离辐射白内障的诊断可参照《职业性白内障诊断标准》（GBZ 35—2010）进行。

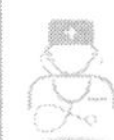

⑴壹期白内障：裂隙灯显微镜检查和／或晶状体摄影照相具有下列表现之一者。

1）晶状体周边部由灰黄色细点状混浊构成的环形混浊，其最大环宽小于晶状体半径的1/3。

2）晶状体后极部后囊下皮质有灰白色点状混浊并排列成环形，可伴有空泡。视功能不受影响或正常。

⑵贰期白内障：在壹期晶状体损害基础上，晶状体改变具有下列表现之一者。

1）晶状体周边部灰黄色细点状混浊排列成环形并形成楔状，其范围等于或大于晶状体半径的1/3；和／或在瞳孔区晶状体前皮质内或前成人核出现相当于瞳孔直径大小的不完全或完全的环形混浊。

2）在晶状体后极部后囊下皮质环状混浊的基础上发展为盘状混浊，可伴有空泡；可向深部皮质发展交错成宝塔状外观，其间可有彩色斑点；和／或前囊下皮质出现点状、片状灰白色混浊。视功能可不受影响或正常或轻度减退。

⑶叁期白内障：在贰期白内障基础上，晶状体损害改变进一步加重，并具有下列表现之一者。

1）晶状体周边部环形混浊的范围等于或大于晶状体半径的2/3；和／或瞳孔区晶状体前皮质内或前成人核混浊构成花瓣状或盘状。

2）晶状体后囊下皮质盘状混浊向赤道部伸延，成蜂窝状混浊，后极部混浊较致密，向赤道部逐渐稀薄。视功能可受到明显影响。

（三）三级预防

非电离辐射白内障三级预防是给予白内障患者积极的治疗和促进康复的措施。

1. **治疗原则和方法**　诊断为非电离辐射白内障患者，根据白内障程度及视力受损情况，脱离非电离辐射工作，并接受治疗康复。对于本病的治疗，目前尚无特效疗法，一般按照白内障的治疗原则给予治疗白内障药物；晶状体混浊所致视力障碍影响正常生活或正常工作，可实施白内障摘除及人工晶状体植入术。

2. **康复措施**　非电离辐射白内障患者确诊后，按《劳动能力鉴定职工工伤与职业病致残等级》（GB/T 16180—2014）进行工伤及职业病致残程度鉴定。根据视力受损程度，非电离辐射白内障工伤及职业病致残程度从重到轻可分为十级，根据视力功能情况，决定是否调离工作岗位，重症患者可适当延长休息时间，做好定期复查，一般每年复查一次。

（刘保峰）

第七节　职业性眼病预防典型案例

一、案例一

（一）案例基本情况

某化工厂建于1964年，主要生产炸药，建厂初期以手工操作为主，生产工艺过程主要是粉碎-混合-装药-包装（原料，三硝基甲苯11%、木粉4%、柴油少量）。1974年以后改为机械化生产，但车间原有密闭抽尘设备年久失修，造成粉尘浓度较高，见表16-4。1983—2000

年生产2号硝铵炸药，产品三硝基甲苯比例较高，车间三硝基甲苯粉尘浓度从未进行过监测，生产工艺落后，一线三硝基甲苯劳动者仍有手工操作，2002年车间进行工艺设备改选，测得车间空气中三硝基甲苯浓度平均为3mg/m^3。现场调查发现很多工人在工作时虽然穿着工作服，但"三口"并未达到紧闭，少数工人甚至不穿戴个人防护用品，有的工人在工作时用手揉眼睛，班后不及时清洗干净。工人未定期进行职业健康检查。

表16-4　1974年各工种操作时呼吸带空气中三硝基甲苯浓度　　单位：mg/m^3

工种	样品数	最低	最高	平均
压梯	39	0.4	118.4	18.8
混合	32	3.7	198.0	99.0
装药	10	2.9	33.7	13.2
包装	4	2.0	2.6	1.8
合计	85	2.3	88.2	33.2

2007年1月，抚顺市职业病防治院对该化工厂接触三硝基甲苯劳动者进行了职业健康检查。共检查人数237人，年龄为28~51岁（平均年龄36.3岁），三硝基甲苯工龄为1~29岁（平均工龄为15.1岁）。

三硝基甲苯白内障检出情况：

调查的237人中查出三硝基甲苯白内障观察对象99人，检出率41.8%，构成比为63.5%。查出职业性三硝基甲苯白内障57人，其中壹期42人，检出率为17.7%，构成比为26.9%；贰期15人，检出率为6.3%，构成比为9.6%。

（二）案例分析

该化工厂生产工艺使用三硝基甲苯比例较高，三硝基甲苯是主要职业危害因素，但企业不重视工作场所三硝基甲苯的现场检测，1983—2000年车间三硝基甲苯粉尘浓度从未进行过检测。2002年检测的三硝基甲苯浓度平均3mg/m^3，超过国家职业接触限值。但工作场所原有密闭抽尘设备年久失修，也未进行及时整改；工人在生产过程中不注意个人防护，在调查中发现很多工人在工作时虽然穿着工作服，但"三口"并未达到紧闭，少数工人甚至不穿戴个人防护用品，有的工人在工作时用手揉眼睛，班后不及时清洗干净，这些均增加三硝基甲苯通过皮肤、黏膜及呼吸侵入人体的机会；企业不重视健康监护，三硝基甲苯接触作业人员工龄较长，但多年未进行职业健康检查，使得职业禁忌证和疑似职业病不能及时发现或调离，故导致发生三硝基甲苯白内障的人数较多，本次共调查237名接触三硝基甲苯作业人员，其职业性白内障的患病率为24.1%，与全国调查平均检出率17.9%基本上一致。

（三）三级预防策略

如果从三级预防角度，可从以下方面避免或减少上述职业性白内障的发生。

1. 一级预防策略　企业应设专职的职业卫生管理人员，熟知职业病预防控制相关法律、法规及标准；利用工程防护措施，改善车间生产环境。工作场所定期对通风、防尘毒等设施进行维护维修，确保其正常运行，尽可能降低粉末和蒸气的浓度、防止化学物质泄漏；为作业人员配备合理有效的个体防护用品；进行健康教育及健康促进，确保正确使用个体防护用

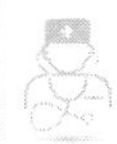

品，养成良好卫生习惯，班中不用手揉眼睛，班后及时清洗，减少三硝基甲苯通过皮肤、黏膜及呼吸直接接触的机会；对拟从事接触职业病危害因素作业的新录用人员，包括转岗到该种作业岗位的人员进行上岗前健康检查。上岗前职业健康检查的主要目的是发现有无职业禁忌证。

2. **二级预防策略** 对作业场所空气中三硝基甲苯浓度进行定期检测，及时掌握作业人员接触水平，采取必要的措施减少接触；安排所有职业性接触 TNT 的人员进行岗中健康检查和离岗时职业健康检查，以早期发现职业病（职业性慢性 TNT 中毒和职业性 TNT 致白内障）和职业禁忌证（同上岗前）。定期调转工种岗位，减少累积暴露剂量等。

3. **三级预防策略** 确诊为三硝基甲苯白内障的患者，应积极进行医院治疗，治愈后应给予较长时间休息，治疗后明显好转者在健康情况许可下，可调离至无毒害的岗位。必要时可按 GB/T 16180—2014 进行工伤及职业病致残程度鉴定。同时应加强个体保健，建立良好的生活习惯，预防其他并发症的发生。

二、案例二

（一）案例基本情况

某炸药厂建于 1971 年，1991 年前生产老 2# 硝铵炸药，TNT 含量为 11%，1992 年后生产新 2# 硝铵炸药，TNT 含量为 7%。半机械手工操作。劳动卫生学调查，车间空气中 TNT 浓度在 0.1~0.94mg/m^3 之间，浓度较高。2003 年，对该厂接触 TNT 的 161 名工人进行了健康检查，查出 TNT 白内障叁期 1 人，贰期 1 人，壹期 22 人，患病率 14.91%，查出 TNT 白内障观察对象 29 人，检出率 18.01%。

（二）案例分析

对本案例患病情况进行分析，发现患病率与工种有密切关系，患病率最高为混药工，其次为轮碾工、装药工、粉碎工等，这些工种都直接接触 TNT，且接触浓度接近或超过国家职业接触限值。患病率与工龄也有关系，工龄越长，患病率越高。本案例中发病最小年龄为 30 岁，发病最短工龄为 11 岁，随着工龄的增长，其患病率增高，而且病变程度也随着接触工龄增加而加重。本案例中发现脱离原工种后白内障未见消退，说明 TNT 引起三硝基甲苯白内障为不可逆病变。

（三）三级预防策略

如果从三级预防角度，可从以下方面避免或减少上述三硝基甲苯白内障的发生。

1. **一级预防策略** 企业应设专职的职业卫生管理人员，熟知职业病预防控制相关法律、法规及标准；采用自动化生产工艺，尽量避免手工操作；为作业人员配备合理有效的个体防护用品；进行健康教育及健康促进，确保正确使用个体防护用品，养成良好卫生习惯，减少三硝基甲苯通过皮肤、黏膜及呼吸道直接接触的机会；对拟从事接触职业病危害因素作业的新录用人员，包括转岗到该种作业岗位的人员进行上岗前健康检查。上岗前职业健康检查的主要目的是发现有无职业禁忌证。对接触三硝基甲苯的工种进行轮岗制，每 1~2 年轮换一次，尽量减少三硝基甲苯在作业人员体内的蓄积。定期检查晶状体发现异常及时调离岗位。

2. **二级预防策略** 对作业场所环境空气中三硝基甲苯进行定期检测，及时掌握作业人员接触水平，采取必要的措施减少接触水平；安排所有职业性接触TNT的人员进行岗中健康检查和离岗时职业健康检查，以早期发现职业病（职业性慢性TNT中毒和职业性TNT致白内障）和职业禁忌证（同上岗前）。定期调转工种岗位，减少累积暴露剂量等。

3. **三级预防策略** 确诊为三硝基甲苯白内障的患者，应积极进行医院治疗，治愈后应给予较长时间休息，治疗后明显好转者在健康情况许可下，可适当安排无毒害的轻工作。必要时可按GB/T 16180—2014进行工伤及职业病致残程度鉴定。同时应加强个体保健建立良好的生活习惯，预防其他并发症的发生。

三、案例三

（一）案例基本情况

某矿业公司化工厂成立于1958年，主要是生产TNT（三硝基甲苯）炸药，接触三硝基甲苯作业人员共263人。

2008年8月份对工厂全体工人的眼部进行检查，共进行体检263人，查出TNT白内障壹期21人，贰期23人，叁期3人，共计47人，患病率高达17.9%。患有TNT白内障的工人眼科检查显示：轻度患者双眼晶状体周边部呈环形混浊，环由多数尖向内、底向外的楔形混浊融合而成；重度患者晶状体中央部出现盘状混浊，视力明显下降。张师傅是在化工厂干了10年的老工人，提起当年，他说工作前自己是个身体健康的硬汉子，视力一点也不差，在一块儿进厂的工人当中算是不错的。而如今他的眼睛已经是白内障叁期，眼球浑浊，看东西都是模模糊糊的，他自我调侃地说自己的眼睛算是献给厂里了！女工向某说："上班时，我戴3个口罩也挡不住含有炸药的粉尘往嘴里进"。刘师傅是化工厂的一名普通球磨工，他于两年前就得了TNT白内障，他不无感慨地说："我现在一个月能拿3 000多元，在厂里工人中算是高工资了，但毕竟这么多年是'吃毒药'过来的。"

现场调查发现，该企业防护设施可基本满足要求，作业场所TNT也未超出国家职业接触限值。工人在工作时虽然穿着工作服，但"三口"并未达到紧闭，少数工人甚至不穿戴个人防护用品，有的工人在工作时用手揉眼睛，班后不及时清洗干净。

（二）案例分析

该企业虽然对作业场所空气中有害因素进行了定期检测，职业病防护设施也基本正常运行。但是工人自我安全意识不强，不按照规范进行防护服的穿戴，甚至工作时揉眼睛、班后不及时清洗等。相关研究证实，工人体内TNT负荷主要来自皮肤污染，因为TNT具有亲脂性，很易吸附于富有油脂的皮肤上。而在化工厂内，含TNT的炸药又具有很强的吸湿性，加上工厂内通风透气性差、温度又高，工人易出汗，所以TNT很容易被工人沾染并吸收。而经皮肤吸收的TNT，无论是通过全身作用，还是经过眼的局部作用，均能导致晶状体的损害，这就是为什么化工厂内检出那么多白内障的原因。另外，在TNT炸药的生产过程中，TNT主要以粉末状或蒸气状通过皮肤黏膜被人体吸收，所以哪里的炸药粉尘多哪里受的污染就越严重，哪里患病率也越高。

（三）三级预防策略

如果从三级预防角度，可从以下方面避免或减少上述三硝基甲苯白内障的发生。

1. **一级预防策略** 利用工程防护措施，改善车间生产环境。定期对工作场所通风、防尘毒等设施进行维护维修，确保其正常运行，保持车间良好的通风条件、维持舒适的温度，减少作业人员出汗，从而减少 TNT 被工人沾染并吸收；女工向某佩戴的口罩不合适，应按照《呼吸防护用品的选择、使用与维护》（GB/T 18664）为作业人员选用有效的防尘口罩，并指导作业人员正确使用防护用品；进行健康教育及健康促进，提高作业人员自我安全意识，在作业期间尽量不要揉搓眼部、工作后及时清洗等，减少三硝基甲苯通过皮肤、黏膜及呼吸直接接触的机会；对拟从事接触职业病危害因素作业的新录用人员，包括转岗到该种作业岗位的人员进行上岗前健康检查。上岗前职业健康检查的主要目的是发现有无职业禁忌证。

2. **二级预防策略**　对作业场所环境空气中三硝基甲苯进行定期检测，及时掌握作业人员接触水平，采取必要的措施减少接触；安排所有职业接触 TNT 的人员进行岗中健康检查和离岗时职业健康检查，以早期发现职业病（职业性慢性 TNT 中毒和职业性 TNT 致白内障）和职业禁忌证（同上岗前）。三硝基甲苯在体内容易蓄积，本案中患病的张师傅是在化工厂干了 10 年的老工人，如定期调转工种岗位，可减少累积暴露剂量。

3. **三级预防策略**　确诊为三硝基甲苯白内障的患者，应积极进行医院治疗，治愈后应给予较长时间休息，治疗后明显好转者在健康情况许可下，可适当安排无毒害的轻工作。必要时可按 GB/T 16180—2014 进行工伤及职业病致残程度鉴定。同时应加强个体保健建立良好的生活习惯，预防其他并发症的发生。

四、案例四

（一）案例基本情况

2017 年杭州市职业病防治院接诊 4 例职业性急性电光性眼炎患者。4 例患者均为男性，为一家金属制品公司同一车间电焊工。2017 年 9 月 13 日下午工作时，由于没有戴防护眼镜，电焊工照射约 5h。当晚即感双眼剧烈灼痛、睁眼困难、流泪，到眼科急诊。眼部检查情况：双眼水肿，结膜混合充血，角膜不同程度上皮脱落，荧光素染色（+），晶状体隐约可见，诊断为“急性电光性眼炎”。立即给予丁卡因眼药水局部止疼，予可乐必妥眼药水预防感染及金因舒眼药水促进角膜上皮修复，3~5d 基本痊愈，未留下明显后遗症。

（二）案例分析

该案例中，导致急性电光性眼炎的最主要原因是电焊工作业时，未按要求佩戴防护眼镜。因此，电光性眼炎的预防，首要的是做好个人防护，工人应佩戴满足质量要求的护目镜和面罩，加强对作业人员的健康教育，使其意识到电光性眼炎的危害，自觉做好个人防护，减少该病的发生。

（三）三级预防策略

如果从三级预防角度，可从以下方面避免或减少上述电光性眼炎的发生。

1. **一级预防策略**　采用先进的生产工艺，尽量避免紫外线的产生。例如，采用自动或半自动的焊接工艺，以增大劳动者与辐射源的距离；做好个体防护。电焊过程中除了产生大量强烈的紫外光外，同时还会产生大量的红外线。电焊工及辅助工必须佩戴专门的面罩、防护眼镜以及适宜的防护服和手套，劳动者应严格按照操作程序佩戴好上述防护用品。禁止非电焊人员进入操作区裸眼观看电焊；加强对员工安全意识的培训，让员工能充分认识及

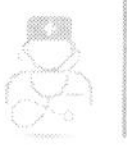

了解电光性眼炎的危害，严格遵守操作规程，认真做好防范工作，避免受到紫外光线的照射。做好上岗前职业健康检查，以发现有无职业禁忌证。

2. **二级预防策略**　对该电焊车间紫外线、电焊弧光等进行测量，掌握作业人员接触的辐照度和照射量，如测量结果超出国家职业接触限值，应查找原因，及时对防护设施等进行整改。

3. **三级预防策略**　确诊为电光性眼炎的患者，应积极进行处理和治疗。必要时可按GB/T 16180—2014进行工伤及职业病致残程度鉴定。同时应加强个体保健建立良好的生活习惯，预防其他并发症的发生。

五、案例五

（一）案例基本情况

某男性是骨科医师，双眼远视力下降有3年时间，1985年1月初诊。1982年1月起，双眼远视力开始减退。当时远视力，右0.8，左0.7，至1985年1月，右0.6，左0.6。既往无高血压、无糖尿病、无高度近视。职业史：从事骨科医师工作30年。20世纪五六十年代使用过30mA、200mA X光机，防护条件差，70年代后期防护设备有所改善。检查结果显示，右眼，彻照法，晶状体以中轴为中心颗粒状混浊，呈圆形暗影，直径约瞳孔大小。裂隙灯下晶状体后囊增厚，后囊下皮质内出现点状、颗粒状混浊，间有彩虹色颗粒及空泡2个。光学切面下后极呈盘状混浊，前皮质亦有白色散在点状混浊，周边皮质无楔状混浊改变，玻璃体、眼底正常。左眼，彻照法，晶状体已全混，眼底窥不见。裂隙灯下前皮质稍有透明区，其余部位白色混浊。晶状体吸收剂量0.55Gy。最终诊断为放射性白内障（右眼贰期，左眼肆期）。

（二）案例分析

本案例造成放射性白内障的原因主要是：X射线设备的防护条件差。工作人员的防护意识薄弱，未使用个人防护用品，未佩戴个人剂量计并接受个人剂量监测。

（三）三级预防策略

如果从三级预防角度，可从以下方面避免或减少上述放射性白内障的发生。

1. **一级预防策略**　放射工作人员在上岗前接受职业健康检查，排除职业禁忌证。接受放射防护知识培训，认识电离辐射的危害，掌握放射防护的方法。在工作过程中，穿戴铅防护服，佩戴铅防护眼镜，使用移动铅防护屏风。

2. **二级预防策略**　放射工作单位委托放射卫生技术服务机构对放射工作人员开展外照射个人剂量监测。放射工作人员在工作过程中佩戴个人剂量计。由审管部门决定的连续5年的平均有效剂量（但不可做任何追溯性平均），20mSv；任何一年中的有效剂量，50mSv。放射工作单位定期安排放射工作人员接受在岗期间的职业健康检查。发现职业病应调离工作岗位。

3. **三级预防策略**　确诊为放射性白内障的患者，应积极进行处理和治疗，每年复查眼晶状体。

（刘保峰　刘　静）

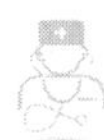

参考文献

[1] 刘移民. 职业病防治理论与实践 [M]. 北京: 化学工业出版社, 2010.

[2] 周安寿. 物理因素及其他职业病诊断医师培训教材 [M]. 北京: 中国环境出版社, 2014.

[3] 张金龙. 法定职业病速查手册 [M]. 北京: 人民军医出版社, 2012.

[4] 俞丹丹, 王丽华, 王丽萍等. 2004—2014 年上海市金山区职业性眼病流行病学特征 [J]. 环境与职业医学, 2015, 32 (11): 1047-1050.

[5] 何凤生. 中华职业医学 [M]. 北京: 人民卫生出版社, 1999.

[6] 金泰廙. 职业卫生与职业医学 [M]. 7 版. 北京: 人民卫生出版社, 2003.

[7] 张文昌, 贾光. 职业卫生与职业医学 [M]. 2 版. 北京: 科学出版社, 2017.

[8] 梁友信. 劳动卫生与职业病学 [M]. 4 版. 北京: 人民卫生出版社, 2000.

[9] 丁云鹏. 眼外伤与职业性眼病 [M]. 济南: 山东科学技术出版社, 1988.

[10] 张永亮, 马池香. 职业卫生与职业病预防 [M]. 北京: 冶金工业出版社, 2017.

[11] 环境保护部. 国家污染物环境健康风险名录—物理分册 [M]. 北京: 中国环境科学出版社, 2012.

[12] 余善法. 职业病案例与防治 [M]. 郑州: 河南人民出版社, 2010.

[13] 姜雪松, 郑宝艳. 2006—2017 年北京市大兴区职业病发病情况分析 [J]. 中国工业医学杂志, 2018, 31 (6): 451-453.

[14] 唐敏珠. 无锡市 2013—2017 年新发职业病分析 [J]. 中国职业医学, 2019, 46 (3): 400-402.

[15] 费菲, 徐静东. 40 例电光性眼炎患者发病原因调查分析 [J]. 公共卫生与预防医学, 2010, 21 (3): 84-85.

[16] 高琳, 酒泉. 2000—2014 年沈阳市非尘肺职业病发病情况及趋势分析 [J]. 中国工业医学杂志, 2015, 28 (5): 372-374.

[17] 李盛, 王金玉. 兰州市 2006—2011 年职业病发病状况分析 [J]. 中华疾病控制杂志, 2013, 17 (4): 364-365.

[18] 汤瑛, 柯宗枝, 林文敏. 铸造行业职业性眼病危害因素分析 [J]. 中华眼外伤职业眼病杂志, 2018, 40 (9): 712-715.

[19] 何海侠. 职业性眼病: 电光性眼炎 130 例临床治疗及预防体会 [J]. 健康前沿, 2016,(9): 89-89.

[20] 郭元, 张丽娇, 李明姜, 等. 2001—2009 年攀枝花市职业病病例分析 [J]. 工业卫生与职业病, 2011, 37 (5): 291-295.

[21] 边阳莆. 杭州市 2 起群体性职业性急性电光性眼炎分析 [J]. 工业卫生与职业病, 2018, 44 (2): 160-161.

[22] 边阳莆, 彭艳, 等. 杭州市 6 例职业性白内障病例分析 [J]. 预防医学, 2018, 30 (5): 526-527, 530.

[23] 陈海侠, 李晓薇. 35 例眼部化学性灼伤的早期护理 [J]. 中国工业医学杂志, 2009, 22 (6): 476-476.

[24] IVANOV IV, MAPPES T, SCHAUPP P, et al. Ultraviolet radiation oxidative stress affects eye health [J]. Journal of biophotonics, 2018, 11 (7): e201700377.

[25] JIANG, Y, FU, R, ZHAOJ, etal. Effects of ELL-associated factor 2 on ultraviole tradiation-induced cataractformation in mice [J]. Mol Med Rep2015, 12 (5): 6605-6611.

[26] SABBIONI G1, LIU YY, YAN H, etal. Hemoglobin adducts, urinary metabolites and health effects in 2, 4, 6-trinitrotolueneeXposed workers [J]. Carcinogenesis. 2005, 26 (7): 1272-1279.

[27] BAZEER S, JANSONIUS N, SNIEDER H, et al. The relationship between occupation and dry eye [J]. The ocular surface, 2019, 17 (3): 484-490.

[28] LEE J H, LEE W, YOON J H, et al. Relationship between symptoms of dry eye syndrome and occupational characteristics: the Korean National Health and Nutrition Examination Survey 2010-2012 [J]. Bmc Ophthalmology, 2015, 15 (1): 1-9.

[29] SELTER J H, GIRE A I, SIKDER S. The relationship between Graves'ophthalmopathy and dry eye syndrome [J]. Clinical Ophthalmology, 2015, 9 (default): 57-62.

[30] JIN Y J, CHOI Y J, SU Y J, et al. Relationship between Coffee Consumption and Dry Eye Syndrome in Korean Adults: 2010–2011 Korean National Health and Nutrition Examination Survey [J]. Korean Journal of Family Practice, 2019, 9 (5): 479-482.

[31] GUPTA R C, RANJAN R, KUSHWAHA R N, et al. A questionnaire-based survey of dry eye disease among leather tannery workers in Kanpur, India: a case-control study.[J]. Cutaneous & Ocular Toxicology, 2014, 33 (4): 265-269.

[32] 姚禄备, 耿立德, 姚永明. 放射性白内障二例报告 [J]. 职业医学, 1990, 17 (1): 30.

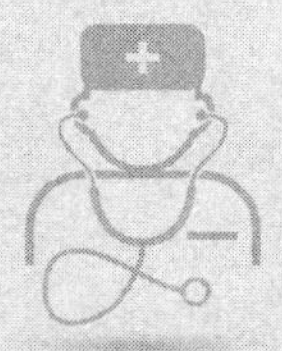

第十七章 职业性放射性疾病的三级预防

电离辐射是通过与物质的相互作用能够直接或间接地使物质的原子、分子电离的辐射，它包括 X 射线、γ 射线、α、β 和中子辐射。

随着电离辐射在各行各业日益广泛的应用和发展，电离辐射职业照射可以发生在各种工业、农业、医疗卫生机构、教育和研究机构以及核燃料循环设施中，涉及的工作人员数量愈来愈多。联合国原子辐射效应科学委员会 2008 年报告，全世界约 2 300 万工人在职业上受到电离辐射的照射。目前我国约有 68 万放射工作人员，其中，医学应用放射工作人员约 45 万人，工业应用放射工作人员约 20 万人。我国每年诊断的职业性放射性疾病数量一般在十例左右，甚至可高达上百例。2013—2017 年，共有 106 例职业性放射性疾病。其中以放射性肿瘤为主，共 46 例，其次外照射慢性放射病 18 例和放射性白内障 17 例，放射性甲状腺疾病 13 例，放射性皮肤疾病 11 例，放射性骨损伤 1 例。全部病例中，从事医学应用的占 70.75%，从事工业应用的占 13.21%。以照射类型分类，慢性照射最多，占 80.19%，而急性照射占 5.66%，还有 14.15% 上报时未注明照射类型。应该继续加强职业照射人群的健康管理，提高工作人员辐射防护意识，避免职业暴露带来的健康危害。

目前国家法定的职业性放射性疾病共有 11 种，包括组织反应（脱发、白内障和皮肤损伤）和随机效应（即癌症、白血病和辐射遗传效应）。本章主要从三级预防的角度出发，结合案例重点阐述职业性放射性疾病的防治措施。

第一节 职业性放射性疾病概述

职业性放射性疾病分类方法较多，根据射线种类和受照射方式的不同，可分为内照射放射病和外照射放射病；根据受照剂量的大小、受照时间的长短和发病时间的急缓不同，可分为急性放射病、亚急性放射病和慢性放射病；根据受照部位和受照射范围大小的不同，可分为全身性放射损伤和局部放射损伤；根据受照时是否伴有其他致伤因素所致损伤等，可分为单纯放射性损伤和放射性复合伤；根据效应出现的早晚，可分为近期效应和远期效应。

为适应我国在核工业和民用放射性核素应用中保护放射工作劳动者健康的需要，1957年原卫生部将放射病列入职业病范围进行管理，至今历经三次修订颁布。随着时间推移，职业性放射性疾病涵盖的具体病种也在不断地扩大。根据2013年12月23日发布的国家卫生计生委等4部门关于印发《职业病分类和目录》的通知（国卫疾控发〔2013〕48号），职业性放射性疾病共有11种，包括外照射急性放射病、外照射亚急性放射病、外照射慢性放射病、内照射放射病、放射性皮肤疾病、放射性肿瘤、放射性骨损伤、放射性甲状腺疾病、放射性性腺疾病、放射复合伤以及根据《职业性放射性疾病诊断标准（总则）》可以诊断的其他放射性损伤；另外两种是放射性白内障和铀中毒分别归类为职业性眼病和职业中毒，具体参见本书职业性眼病和职业中毒的相应章节。

一、概述

（一）职业性放射性疾病定义

放射性疾病（radiation induced diseases）是指电离辐射所致损伤或疾病的总称。职业性放射性疾病是指企业、事业单位和个体经济组织的劳动者在职业活动中，因放射性物质而引起的疾病。

（二）职业性放射性疾病主要接触作业

人接受的辐射照射主要来源有两种：一种为天然辐射源（宇宙射线和天然存在的放射性核素等）；另一种为人工辐射源（核武器试验、核能生产、核技术应用、核事故以及电离辐射在医学诊断治疗中的应用等人类实践活动）。职业接触辐射来源主要为人工辐射源。随着核技术的发展和应用，现今接触电离辐射的行业比较广泛，放射性职业劳动者也比较多。如工业生产过程中用含密封源仪表进行质量、密度、水分、料位及厚度等测控行业，辐射加工行业，工业X/γ探伤行业和同位素生产行业等劳动者中有可能接触到辐射危害的所有人员；核工业系统铀矿勘查、开采，以及核电站的放射工作人员等；医疗卫生机构从事放射诊断、介入放射学、核医学和放射治疗工作的放射工作人员等；农业中从事食品辐照保藏，昆虫辐射不育和辐射育种等行业中的放射工作人员均有可能接触到电离辐射。

（三）职业性放射性疾病发病机制

电离辐射对机体的作用首先是辐射能量向细胞分子的传递，从而引起分子的激发和电离、自由基的产生和化学键的断裂等分子水平变化。生物体是由各种物质的分子（如DNA、RNA等核酸和蛋白质等）以及生物大分子环境中的大量水分子（约占生物组织中的60%~70%）所组成。电离辐射作用于细胞的生物大分子主要表现为直接作用和间接作用。直接作用为电离辐射的能量沉积在生物大分子上，引起生物大分子的电离和激发，导致机体的核酸、蛋白质和各种酶类等分子结构改变和生物活性丧失。如电离辐射可直接导致DNA分子的单链或双链断裂、解聚或黏度下降等，辐射也可直接破坏膜系的分子结构，如线粒体膜、溶酶体膜、内质体膜、核膜和质膜等，从而影响细胞器的正常功能。间接作用主要为电离辐射作用于水，使水分子产生一系列原初辐射分解产物，然后通过水的辐射分解产物再作用于生物大分子，引起生物大分子的物理和化学变化。因为机体的多数细胞含水量很高，间接作用在电离辐射生物学效应的发生上占有十分重要的地位。

上述作用的结果是细胞的损伤，特别是DNA的损伤。当一个器官或组织中有足够多的

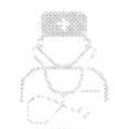

细胞因损伤而死亡或丧失分裂繁殖功能,就会发生确定性效应。如改变了结构与功能的躯体细胞仍能保持其繁殖能力,则可能在体内形成突变的细胞克隆,最终有可能致癌。

按电离辐射作用于机体的作用机制,辐射生物效应主要包括两类,一是高剂量照射后由于大部分细胞被杀死或功能丧失而产生的有害组织反应(以往称为确定性效应),有害组织反应是指其发病的概率和损伤的严重程度都随受照剂量的增加而增加,且存在剂量阈值,低于阈剂量时一般不会造成损伤。大部分放射性疾病属于有害组织反应,如电离辐射引起的眼晶状体浑浊、生育障碍、造血功能减退、非癌性皮肤损伤和甲状腺疾病等,职业性放射性疾病名单中除放射性肿瘤和放射性皮肤癌以外的其他放射性疾病均属于有害组织反应。另一类是随机性效应(即癌症和遗传效应,包括由于体细胞突变在受照个体上形成的癌症和由于生殖细胞突变在受照者后代身上发生的疾病)。随机性效应是指其发生概率与受照剂量大小有关,而发病的严重程度与剂量无关,一般认为不存在剂量阈值,如放射性肿瘤、放射性皮肤癌等。2017 年 10 月 27 日,世界卫生组织国际癌症研究机构公布的致癌物清单初步整理参考,电离辐射(所有类型)在一类致癌物清单中。

诊断时要全面掌握职业受照史、受照射剂量(现场个人受照剂量调查和生物剂量检测结果)、临床表现和实验室相关检查结果,并结合健康档案(含个人剂量档案)进行综合分析,排除其他疾病。职业性放射性疾病的诊断应遵循《职业病分类和目录》中放射性疾病的目录,并依据其相应的诊断标准,见表 17-1。

表 17-1 国家法定的 11 种职业性放射性疾病及诊断参考剂量

职业性放射性疾病	诊断标准(GBZ 编号)	诊断的参考剂量
外照射急性放射病	104—2017	骨髓型 1 ~10Gy,肠型 10 ~50Gy,脑型>50Gy
外照射亚急性放射病	99—2002	数周或数月内,累积照射剂量>1Gy
外照射慢性放射病	105—2017	年剂量率 ≥ 0.25Gy/a 且全身累积剂量 ≥ 1.50Gy
内照射放射病	96—2011	30d 待积 RBE 加权吸收剂量:造血损伤 0.5~8Gy-Eq,肺炎 30~100Gy-Eq,消化道损伤 20~24Gy-Eq,急性甲状腺炎 60Gy-Eq,甲状腺功能衰退 2Gy-Eq
放射性皮肤疾病	106—2016	急性照射,局部剂量:Ⅰ度 ≥ 3Gy,Ⅱ度 ≥ 5Gy,Ⅲ度 ≥ 10Gy,Ⅳ度 ≥ 20Gy;慢性照射,累积照射(急性迁延):Ⅰ度 ≥ 15Gy(5Gy),Ⅱ度 ≥ 30Gy(10Gy),Ⅲ度 ≥ 45Gy(20Gy)
放射性肿瘤	97—2017	病因概率 95% 可信上限的 *PC* ≥ 50%
放射性骨损伤	100—2010	急性照射 ≥ 20Gy,慢性照射 ≥ 50Gy
放射性甲状腺疾病	101—2020	慢性放射性甲状腺炎,甲状腺累积吸收剂量 ≥ 0.3Gy;放射性甲状腺功能减退症,甲状腺受到 ≥ 10Gy 的一次外照射或分次照射累积剂量 ≥ 25Gy 或 ≥ 20Gy 的一次内照射;放射性甲状腺良性结节,甲状腺吸收剂量 ≥ 0.2Gy
放射性性腺疾病	107—2015	永久性不孕:急性照射(睾丸 3.5~6.0Gy,卵巢 2.5~6.0Gy),慢性照射(睾丸 2.0Gy,卵巢>0.2Gy);暂时不孕:急性照射(睾丸 0.15Gy,卵巢 0.65Gy),慢性照射(睾丸 0.4Gy,卵巢>0.2Gy)

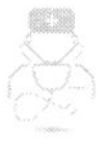

续表

职业性放射性疾病	诊断标准（GBZ 编号）	诊断的参考剂量
放射复合伤（放射损伤复合烧伤或冲击伤）	102—2007 103—2007	参照外照射急性放射病诊断参考剂量
根据《职业性放射性疾病诊断标准（总则）》可以诊断的其他放射性损伤	112—2002	

（四）职业性放射性疾病临床表现

多数患者有乏力、头昏、头痛、睡眠障碍、记忆力减退、食欲不振、易激动和心悸等。有的出现性功能障碍，牙龈渗血、鼻出血、皮下瘀点、瘀斑等出血倾向及脱发。少数眼部接受剂量较多的患者可出现晶状体后极后囊下皮质混浊或白内障。如果皮肤长期接触电离辐射，可出现毛发脱落、手部皮肤干燥、皲裂、角化过度，指甲增厚变脆，甚至出现长期不愈合的溃疡或放射性皮肤癌。

二、职业性放射性疾病的三级预防

职业性放射性疾病的预防目标是防止对健康危害的确定性效应，同时采取积极预防措施，尽可能减少随机效应的发生，使照射剂量达到可接受的安全水平。

（一）一级预防

职业性放射性疾病的一级预防是从根本上消除或控制放射性有害因素对人的作用和损害，主要通过职业卫生立法，制定相关法规、标准；建立放射防护组织，健全放射防护管理制度；严格落实控制区和监督区管理；优化辐射源项，改善防护设施；合理利用防护设施和个人防护用品；加强工作人员岗前职业禁忌证筛检和放射防护培训；制订事故应急行动计划，以控制或减少放射工作人员职业暴露机会。

1. **相关法律、法规及标准制定和完善**　我国放射卫生防护工作始于 20 世纪 50 年代，从无到有，不断发展壮大。1956—1988 年是放射卫生管理体系初步建立阶段；1989—2002 年，依据国务院《放射性同位素与射线装置放射防护条例》，建立并实施以“许可登记制度”为中心的一系列放射卫生管理制度。2002 年之后，依据《职业病防治法》、国务院《放射性同位素与射线装置安全和防护条例》等法律法规，进一步加强对用人单位、医疗卫生机构和技术机构的放射卫生监督管理，管理重点由保证“源的安全”和“放射工作许可”转移至保护“人的健康与安全”，特别是保护工作人员的职业健康、患者的健康及相关利益。我国辐射防护基本标准主要参考 ICRP 出版物制定。

2002 年，卫生部、国家环境保护总局、国防科工委三大主管部门联合提出，并组织制定《电离辐射防护与辐射源安全基本标准》（GB 18871—2002），此后，针对各类放射防护实践，又派生出一系列次级专项辐射防护标准。这些标准对职业性放射性疾病的防治起到了重要作用。

2. **生产工艺和生产设备改进和革新**　采用先进的工艺和设备使生产过程中产生的辐

射危害降低。如放射诊疗设备的迭代更新，由同室操作改进为隔室操作；放射性核素生产过程中尽可能密闭化、自动化；铀矿山开采隔离氡源、通风排出放射性污染物，防治表面放射性污染等；核电站反应堆的升级更新。

3. **个体防护措施**　放射工作人员接触射线或放射性核素时，应按相关规定穿戴适宜的个人防护用品，如橡胶铅衣、橡胶铅围裙、铅眼镜和个人剂量报警仪等，尽量避免或减少照射。工作时坚持正确佩戴个人剂量计。

在进行开放型放射工作时，应穿好工作服和工作鞋，佩戴口罩和手套，必要时应戴塑料套袖和围裙。必要时补充采用某些个人防护用具，如气衣、个人呼吸器、橡胶铅围裙、橡胶铅手套、纸质鞋套和防护眼镜等。严禁在工作场所进食、饮水、吸烟和存放食物。工作完毕后，要更衣、洗手、淋浴、进行污染检测，合格后才能离开。

4. **职业卫生管理**　按照《职业病防治法》规定，建设项目生产布局合理，放射防护设施设计应当符合国家放射卫生标准和要求。建设项目可能产生职业病危害的，应进行职业病危害放射防护预评价和职业病危害放射防护控制效果评价。用人单位应当及时、如实向卫生行政部门申报危害项目，并接受监督。

在安全管理方面，应当按照《电离辐射防护与辐射源安全基本标准》(GB 18871—2002)中规定，将工作场所划为控制区和监督区。在控制区进出口处和控制区内相应位置设立醒目的标准辐射警示标志。制定在控制区的职业防护与安全操作规则和程序。

按照《工作场所职业病危害警示标识》(GBZ 158—2003)的规定，放射工作单位应当在工作场所醒目位置设置公告栏，公布有关放射性职业病防治的规章制度、操作规程、职业病危害事故应急救援措施和工作场所放射性职业病危害因素检测结果等信息。

5. **职业健康教育**　按照《职业病防治法》规定，用人单位应当对放射工作人员进行上岗前的放射防护知识培训和在岗期间的定期放射防护培训，普及放射卫生知识，督促劳动者遵守职业病防治法律、法规、规章和操作规程，指导劳动者正确使用放射防护设施和个人防护用品。同时劳动者应当学习和掌握相关的放射防护知识，增强职业病防范意识，遵守职业病防治法律、法规、规章和操作规程，正确使用、维护放射防护设施和个人用品，发现职业病危害事故隐患应当及时报告。

《放射工作人员职业健康管理办法》规定，放射工作人员上岗前应当接受放射防护和有关法律知识培训，考核合格方可参加相应的工作，培训时间不少于4d。同时，放射工作单位应当定期组织本单位的放射工作人员接受放射防护和有关法律知识培训。放射工作人员两次培训的时间间隔不超过2年，每次培训时间不少于2d。放射工作单位应当建立并按照规定的期限妥善保存培训档案。培训档案应当包括每次培训的课程名称、培训时间、考试或考核成绩等资料。

6. **上岗前职业健康检查**　依据《职业健康监护技术规范》(GBZ 188—2014)和《放射工作人员健康要求及监护规范》(GBZ 98—2020)要求，放射工作人员上岗前，应进行上岗前职业健康检查，符合放射工作人员健康要求的，方可参加相应的放射工作；放射工作单位不得安排未经上岗前职业健康检查或者不符合放射工作人员健康要求的人员从事放射工作。主要目的是发现有无职业禁忌证，建立接触职业病危害因素人员的基础健康档案。其职业禁忌证包括：严重的视、听障碍；严重和反复发作的疾病，使之丧失部分工作能力，如：严重造血系统疾病、恶性肿瘤、慢性心肺疾患导致心肺功能明显下降、未能控制的癫痫和暴露部

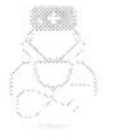

位的严重皮肤疾病等；未完全康复的放射性疾病。检查的内容包括：医学史、职业史调查；内科、皮肤科常规检查；眼科检查（色觉、视力、晶状体裂隙灯检查、玻璃体、眼底）；血常规和白细胞分类；尿常规；肝功能；肾功能检查；外周血淋巴细胞染色体畸变分析；胸部 X 线检查；心电图；腹部 B 超。

（二）二级预防

职业性放射性疾病的二级预防是通过定期放射性职业病危害因素监测、个人剂量监测与登记和职业健康监护，以早期发现和诊断人体受到放射性有害因素所致的健康损害，并予以早发现、早治疗、早干预。

1. 职业病危害因素的识别与检测　对工作场所中放射性危害因素进行定期检测是放射防护重要的常规工作，依据《电离辐射防护与辐射源安全基本标准》（GB 18871—2002）以及一系列次级专项辐射防护标准进行辐射防护检测。如果工作场所辐射防护检测结果超过国家标准，及时查找超过剂量限值的原因，加以改进。

2. 职业健康检查　职业健康检查的目的是早期发现职业病、职业健康损害和职业禁忌证，评价放射工作人员健康状况。通过开展定期职业健康检查，及时发现疑似放射性相关的职业健康损害，并及时将健康检查资料、分析结果及相关建议报告用人单位和劳动者本人，以便及时、有效地采取干预措施。放射工作人员在岗期间职业健康检查周期按照卫生行政部门的有关规定执行，一般为 1 ~2 年，不得超过 2 年，必要时，可适当增加检查次数；在岗期间因需要而暂时到外单位从事放射工作，应按在岗期间接受职业健康检查。在岗期间检查结果中如出现异常，可与上岗前进行对照、比较，以便判断放射工作人员对其工作的适任性，对需要复查和医学观察的放射工作人员，应及时予以安排，并指导放射工作人员采取适当的防护措施。放射工作人员无论何种原因脱离放射工作时，放射工作单位应及时安排其进行离岗时的职业健康检查，以评价其离岗时的健康状况；如果最后一次在岗期间职业健康检查在离岗前 3 个月内，可视为离岗时检查，但应按离岗时检查项目补充未检查项目；离岗 3 个月内换单位从事放射工作的，离岗检查可视为上岗前检查，在同一单位更换岗位，仍从事放射工作者按在岗期间职业健康检查处理，并记录在放射工作人员职业健康监护档案中；放射工作人员脱离放射工作 2 年以上（含 2 年）重新从事放射工作，按上岗前职业健康检查处理。对受到应急照射或事故照射的放射工作人员，放射工作单位应及时组织健康检查并进行必要的医学处理。

3. 职业病的诊断与鉴定　职业性放射性疾病诊断的前提条件是必须有确切的职业照射受照史，根据劳动者的电离辐射受照史（含射线种类）、受照剂量（含剂量率）、临床表现、相应的辅助检查结果和与辐射作用有关的特殊实验室检查结果作为主要依据，按照循证医学的要求进行综合分析，并参考既往健康情况，排除其他相关疾病做出诊断。

4. 应急救援处置　对核与放射事故进行应急救援应遵循 GB 18871—2002 第五章中对干预的主要要求，为避免发生确定性效应，应采取防护措施，限制个人的受照剂量，使之低于可引起确定性效应的剂量阈值。应限制随机性效应的总发生率，使其达到可合理做到的尽可能低值。

事先应按 GB 18871—2002 的要求对可能参与实施应急计划的人员进行专门的技术培训和演练，对未通过技术培训和演练的人员不能参与实施应急计划的干预行动。除为抢救生命或避免严重损伤，避免大的集体剂量，防止演变成灾难性情况外，从事干预的工作人员

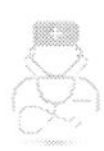

所受到的照射应按职业照射剂量限值进行控制，具体职业照射剂量限值参见《核与放射事故干预及医学处理原则》(GBZ 113—2006)。应急人员在参与抢救工作时，应采取安全可靠的防护措施，尽可能减少内、外照射和表面污染。

对于发生放射性污染性事故，应首先控制污染，保护好事故现场，阻断一切扩散污染的可能途径。如暂时关闭通风系统或控制含有放射性核素的液体外溢，或用物体吸附或遮盖密封，防止污染再扩散。隔离控制区，禁止无关人员和车辆随意出入现场。进入污染区必须穿戴个人防护用具，通过缓冲区进入污染区。离开污染区，应进行个人监测。从污染区带出的物品、设备，必须在缓冲区经过监测和去污处理，到达去污标准后，方可带离污染区。

(三) 三级预防

职业性放射性疾病的三级预防是指在患病以后，给予积极治疗和促进康复的措施。对职业健康检查中发现不宜继续从事放射工作的人员，应当及时调离放射工作岗位，并妥善安置；对需要复查和医学随访观察的放射工作人员，应当及时予以安排。根据接触者受到损害的原因，对辐射防护设施和个人防护用品进行改进和更新。

职业性放射性疾病的处理原则：及时进行正确的现场抢救，特别是对危及生命的损伤，以全力抢救生命；尽快使受照者脱离放射源，洗消放射性沾染，以及采取阻滞放射性核素吸收或促进放射性核素排出的措施；及时采取可能的综合对症治疗和支持疗法，以提高受照者的机体免疫力；对受照者尽早进行心理干预；对接触电离辐射的工作人员采取有效的防护措施，可防止或延缓职业性放射性疾病的发生，患职业性放射性疾病的劳动者脱离原工作场所后，经积极治疗，疾病可好转、治愈；应将职业性放射性疾病患者纳入医学追踪观察计划。

（张继勉　刘春旭）

第二节　外照射急性放射病的三级预防

外照射急性放射病是由大剂量电离辐射外照射引起的全身性疾病，主要发生在辐照加工行业和工业探伤行业。2000 年 2 月 27 日，成都市的某 ^{60}Co 辐照装置发生照射事故。由于联锁警报装置失灵，导致 2 名从事货物搬运工作的人员和 1 名从事管理工作的人员受到照射，发生中度骨髓型急性放射病。

一、外照射急性放射病概述

(一) 外照射急性放射病定义

外照射急性放射病是指放射工作人员在职业活动中受到一次或短时间(数日)内分次大剂量电离辐射外照射引起的全身性疾病。根据其临床特点和基本病理改变，分为骨髓型、肠型和脑型 3 种类型。

(二) 外照射急性放射病主要接触作业

外照射急性放射病常见于异常照射(如应急照射或事故照射)，主要由于放射源或射线装置失去控制，或核反应堆出现事故等，放射工作人员一次或短时间内(数分钟至数天)受

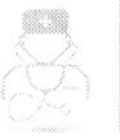

到大剂量的照射。在核工业应用中，如核反应堆事故以及核燃料循环过程中的事故等，因违反操作程序等原因，放射工作人员全身或身体某一部位受到大剂量中子和γ射线照射所引起损伤；在医疗应用中，含源类放射治疗机，由于辐射源滑出未被发觉，医生（放射工作人员）误入治疗室等；或在工业应用中，如大型γ辐照装置事故，电子加速器辐照装置事故，悬吊式钴源上升后未复位，工作人员误入处于照射状态的照射室等所致损伤，工业探伤中，现场工作人员未撤离探伤室，探伤开始而引起的误照射，以及在各种情况下，由于放射源的丢失等，引起放射工作人员或应急人员受到大剂量照射所致损伤等。

（三）外照射急性放射病发病机制

辐射与人体相互作用会导致某些特有的生物效应，从生物吸收辐射到生物效应的发生要经历许多不同的变化，包括分子水平、细胞功能、代谢、结构以及机体组织、器官系统等的变化。组织受损的轻重取决于辐射剂量大小，受损伤的细胞多少、范围和受照射部位的器官和组织的重要与否。剂量大，受照射细胞多，特别是分裂增殖对放射敏感的细胞多，则细胞死亡快，组织、器官，如淋巴组织、造血组织、生殖细胞、肠黏膜和皮肤等受损严重。剂量小，对细胞的损害就小，而且损伤可以恢复，一般认为，放射的直接损伤表现为细胞的死亡，不能再增殖新的组织，抵抗力降低，血管破裂出血，组织崩溃，出血、凝血时间延长等。造血损伤是骨髓型放射病的特征，贯穿疾病的全过程。骨髓在照射后几小时即见细胞分裂指数降低，血窦扩张和充血。随后，骨髓细胞坏死，造血细胞减少，血窦渗血和破裂、出血。血细胞减少红系早于粒系，最初是幼稚细胞减少，以后成熟细胞亦减少。骨髓变化的程度与照射剂量有关，照射剂量小者，血细胞仅轻微减少，出血亦不明显。照射剂量大者，造血细胞严重缺乏，以至完全消失，仅残留脂肪细胞、网状细胞和浆细胞，淋巴细胞可相对增多，其他如组织嗜碱细胞、破骨细胞和骨细胞亦增多，并有严重出血，呈骨髓严重抑制现象。骨髓被破坏以后，若保留有足够的造血干细胞，还能重建造血。骨髓造血的恢复可在照射后第3周开始，明显的再生恢复在照射后4~5周。若照射剂量很大时，造血功能往往不能自行恢复。淋巴细胞（主要为脾和淋巴结）的变化规律与骨髓相似，亦以细胞分裂抑制、细胞坏死和减少及出血为主，其发展比骨髓快，恢复亦比骨髓早，但完全恢复需要较长的时间。随着造血器官病变的发展，骨髓型放射病的临床过程有明显的阶段性，可划分为初期、假愈期、极期和恢复期。尤以中度和重度分期为明显。

（四）外照射急性放射病临床表现

外照射引起的急性放射病根据其临床特点和基本病理改变，分为骨髓型、肠型和脑型三种类型，其病程一般分为初期、假愈期、极期和恢复期四个阶段。

1. 外照射骨髓型急性放射病　急性放射病的病情随着照射剂量的增加而加重。在分析病情与剂量的关系时，不仅要注意其数量关系，特别要注意“决定事物质量的数量界限”，当照射剂量增大到一定程度时，决定病情和病程的主导损伤便发生了变化，可分为三种类型的急性放射病。分型是为了治疗疾病和研究发病规律。

（1）骨髓型轻度急性放射病：多发生在人员受到1~2Gy的射线全身照射后。患者的临床症状比较少，一般不太严重。照射后的最初几天，可能会出现头晕、乏力、失眠和轻度食欲缺乏等症状。一般不发生脱发、出血和感染等临床表现。白细胞在受到照射后30d前后，可降低至3×10^{9}/L~4×10^{9}/L，在受到照射后1~2d，外周血淋巴细胞绝对值可降低至1.2×10^{9}/L左右。

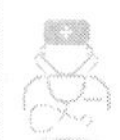

(2)骨髓型中度和重度急性放射病：当人体受到2~4Gy和4~6Gy的照射时，可发生中度和重度骨髓型急性放射病。两者的临床经过相似，只是病情的严重程度有所不同。造血功能损伤是其基本病理改变，并主导病程中的感染和出血综合征的发生、发展以及严重程度。其临床特点是病程具有明显的阶段性，损伤的范围广泛，在一定的照射剂量范围内具有可恢复性。临床经过可分为初期反应期、假愈期、极期和恢复期。

1)初期反应期(受到照射当日至受到照射后4d)：患者可有头晕、乏力、食欲减退、恶心和呕吐。有的患者还可发生颜面潮红、腮腺肿大、眼结合膜充血和口唇肿胀。放射损伤越严重，此综合征出现得越早、越严重。受到照射后，白细胞数可有升高或减少，受到照射后1~2d，外周血淋巴细胞绝对值急剧下降且与伤情严重程度成正比。

2)假愈期(受到照射后5~20d)：虽然初期症状明显减轻或消失，但是造血损伤仍然在继续发展，表现在白细胞数持续减少，骨髓增生受到抑制。患者在假愈期末开始有脱发和脱毛的表现。

3)极期(受到照射后20~35d)：在造血功能受到严重损伤的基础上，出血和感染是威胁患者生命的主要因素，同时还伴有电解质紊乱。极期开始的先兆是全身精神状态和食欲进一步变差；出现明显的皮肤出血倾向；有明显的脱毛和脱发；白细胞计数$\leqslant 2 \times 10^9$/L，血小板降低至$\leqslant 20 \times 10^9$/L；出现发热，可能再次出现恶心、呕吐和腹泻，全身的一般情况恶化，造血功能出现严重障碍，骨髓增生低下或极度低下，中性粒细胞继续减少，继而临床上出现以感染、出血和贫血为表现的严重症状，并因此继发水和电解质紊乱，使患者的全身状况进一步恶化。

4)恢复期(受到照射后35~60d)：经过治疗以后，一般都能够度过极期而进入恢复期。骨髓造血功能开始恢复，白细胞数(含中性粒细胞)和血小板数回升。临床上的发热和出血症状得以改善。性腺的损伤恢复得最慢，骨髓型重度急性放射病患者生育能力恢复比较困难。

(3)骨髓型极重度急性放射病：当人体受到照射的剂量达到6Gy以上时，会发生骨髓型极重度急性放射病。其临床经过和主要症状与骨髓型重度放射病大致相似，只不过临床症状更多和更重，出现得更早，死亡率高，至今还不能救治成功。造血功能低下是关键的损伤环节。主要临床表现包括全血细胞减少、感染、出血、物质代谢紊乱和多脏器功能衰竭等。

2. 肠型放射病的临床表现 照射剂量在10Gy以上时，肠道上皮的损伤特别突出，表现为肠道症状严重，如拒食和频繁呕吐，重者呕吐胆汁，腹泻出现得早并且严重，出现血水便，泻出物中含有肠黏膜脱落物，大便失禁等，常出现腹部疼痛；其他表现为脱水、血液浓缩、电解质紊乱和虚脱等。部分患者可发生肠套叠和肠梗阻等严重并发症。肠型患者的造血损伤非常严重，已经不能自身恢复。

虽然给予各种优良的治疗和护理，最终仍会死于造血衰竭(感染和出血等)以及多脏器功能衰竭的并发症。

3. 脑型放射病的临床表现 当照射剂量>50Gy时，影响病情发展的主要损伤是脑的损伤。骨髓造血和肠道损伤均不能恢复。主要临床表现包括共济失调、定向力障碍、剧烈腹痛、狂躁、眼球震颤、抽搐(角弓反张)和休克等。实验室检查结果显示，血液浓缩、白细胞计数升高后急剧下降。骨髓穿刺物为水样，细胞很少。患者均在2~3d内死亡。

二、外照射急性放射病的三级预防

（一）外照射急性放射病的一级预防

1. **相关法律、法规和标准制定和完善**　国家对从事放射性作业实行特殊管理。《放射性同位素与射线装置安全和防护条例》规定，使用放射性同位素和射线装置的场所，应当按照国家有关规定设置明显的放射性标志，其入口处应当按照国家有关安全和防护标准的要求，设置安全和防护设施以及必要的防护安全联锁、报警装置或者工作信号。射线装置的使用场所，应当具有防止误操作、防止工作人员和公众受到意外照射的安全措施。对放射源还应当根据其潜在危害的大小，建立相应的多层防护和安全措施。

《电离辐射防护与辐射源安全基本标准》（GB 18871—2002）从责任、安全评价、设计建造和运行操作等方面，对防止潜在照射提出了要求。

2. **放射防护措施**

（1）安全设施：预防性措施的次序是工程控制、管理控制和个人防护装备。提供良好的工程控制和满意的工作条件，应用与潜在暴露的可能性和强度相适应的纵深防御系统，能够循序地提供防护与安全，确保如果某一层次的防御措施失效，随后层次的防护将会独立发挥作用。安全措施具有冗余性和多样性，并且相互独立，即使一项失效，不会导致其他失效。

为了实施辐射防护管理和控制职业照射，将工作场所划分为控制区和监督区。控制区需要专门防护手段或安全措施；监督区需要经常对职业照射条件进行监督和评价。将γ辐照装置的辐照室、加速器的主机室和辐照室以及探伤室或探伤场所划分为控制区；通常将控制室和其他相邻的区域划分为监督区。

在控制区的入口处设置电离辐射警告标志。在控制区的所有出入口醒目的地点设灯光音响信号装置，用于对人员的警示。在人员入口处设置校验源，例如0.37MBq的^{137}Cs源，进入之前使用校验源检查剂量仪表是否正常。在控制台设置工作状态指示灯和文字说明。

将主控钥匙与通道门联锁。如果从控制台上取出钥匙，放射源将自动降到安全位置或射线装置无法运行。只有获得资格且经运营单位授权的运行人员才能使用该钥匙。在γ辐照装置的控制台、辐照室和通道，在加速器的控制台、主机室、辐照室和通道等人员容易到达地点的关键位置安装紧急停机按钮或开关。在紧急情况下可以终止照射。同时，设置开门按钮。在加速器的主机室和辐照室以及γ辐照装置的辐照室内设置巡检按钮，并与控制台联锁。启动照射以前，操作人员进入室内依次按动巡检按钮，巡查有无人员误留。将加速器的主机室的门和辐照室的门与束流控制和加速器高压联锁。当门被打开，加速器不能开机。加速器运行中，门被打开，加速器自动停机。将γ辐照装置的通道门与放射源升降系统联锁。

在加速器的主机室和辐照室的出入口人员通道安装防人误入的光电监视联锁装置。当人员通过系统光路时，自动切断电源。在辐照室和通道内安装视频监控装置。工作人员在控制台能够清楚地观察内部情况，发现异常可以及时处理。安装固定式辐射监测仪，与出入口门联锁。设定剂量报警阈值，当探测到的辐射水平超过阈值时，人员通道门打不开。

在设备的调试和维修过程中，如果必须解除安全联锁时，须经负责人同意之后并有专人监护。应在入口等关键处设置醒目的警示牌。工作结束后，先恢复安全联锁并经确认系统

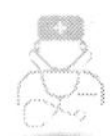

正常后才能使用。

(2)安全检查：为了保证连续安全运行，应制定维修和检查计划，并认真实施。检查和维修应由受过培训和具有一定技术水平的人员进行。检查和维修应根据系统或部件在安全方面的重要性和故障率定期实施。

(3)应急响应与事故处理：预先制定事故处理应急响应计划。参与事故应急处理的人员需要佩戴个人剂量计，携带个人剂量报警仪。操作过程需要辐射防护人员进行监测和记录。

定期对应急预案进行核查。如果运行状态发生改变或类似的装置发生事故，需要根据情况核查。保证人员名单和联系方式是最新的；应急设备性能完好，物资齐全；处理可预测事件的程序是适时的。

为了保证能够有效地执行任务，参加应急预案的人员需要接受培训。内容包括熟悉和理解应急预案、学习使用应急设备和物质以及回顾以前事故的教训。选择适当的间期开展复训。在适当的间隔时间以内安排工作人员进行应急培训演练。通过演练检验应急预案的适用性和有效性。如果有必要，修改演练程序和应急预案。

3. **个体防护措施** 工作人员进入γ辐照装置的辐照室、加速器的主机室和辐照室以及探伤室或进行现场探伤期间，都应当佩戴个人剂量计和个人剂量报警仪，携带便携式辐射剂量率巡测仪。工业探伤工作人员还需要佩戴直接读数式剂量计。当剂量和/或剂量率超过预先设定的数值，个人剂量报警仪将会发出报警信号。这些信息能够警示工作人员，从而预防或减轻突发事件的危害。个人剂量报警仪仅能被用于补充而不应当代替个人剂量计和辐射剂量率巡测仪。直接读数式剂量计也不能代替工作场所辐射剂量率巡测仪。在进入探伤室的过程中，当测量的剂量率高于辐射剂量率巡测仪的预先设定的水平时，工作人员应当立即撤离，阻止其他人员进入并且向辐射防护负责人员寻求建议。对于现场探伤操作，至少为每台探伤装置配备1台巡测仪。在工作开始之前通过测试放射源或γ射线探伤装置，确认其能正常工作。由于可能出现γ放射源被卡阻在暴露位置或X射线暴露不能终止的情况，在接近探伤装置的过程中，应当携带便携式巡测仪并保持开通状态。在倒装辐照装置的放射源的过程中，在现场的工作人员佩戴个人剂量计，携带个人剂量报警仪，确保使用两台以上的辐射剂量率报警仪监测工作场所的辐射水平。辐射剂量率仪需要经过计量机构检定。根据具体情况设定剂量率报警阈值。使用放射源进行油气田测井的人员应佩戴能同时测量γ射线和中子剂量的个人剂量计。从事应急操作时，工作人员除应佩戴常规监测个人剂量计外，还应佩戴报警式个人剂量计或事故剂量计。短期工作的检修人员，应当佩戴直接读数式个人剂量计。

4. **放射防护管理** 环境保护主管部门对放射性同位素与射线装置的安全和防护工作实施监督管理。卫生行政部门对职业病防治工作进行监督检查。建设项目竣工以后，必须经过相关部门验收合格，方可运行。在工作场所的入口处设置电离辐射警告标志、工作状态指示灯和电离辐射危害告知卡。用人单位设立放射防护管理机构或者组织，指定辐射防护负责人，配备管理人员，明确规定岗位职责、管理程序和适合各级人员的培训制度。在运行程序中要列出有关工种人员的姓名和职责。制定和完善安全操作规程、放射防护管理制度、设备使用登记制度、设备检修维护制度和辐射事故应急救援预案。组织实施人员培训、个人剂量监测、职业健康监护和工作场所监测与评价，并妥善保管以上档案。配备具有专业技术资格的人员，负责在使用和运行过程中的安全管理。需要接受过理论培训，掌握相关的法律、法规、规章、射线装置的操作规程、所从事工作的电离辐射性质、暴露于辐射导致的健康危害、防护的基本原则和方法、对视觉与听觉警告信号和警报需要采取的响应行动。熟悉装置的结构性能和处理事故的应急措施。在需要的情况下，能够操作和运用计算机及其软件系统。运行人员需要熟悉射线装置的基本结构、运行和保养；辐射防护的原则和实际操作；正常运行的操作规程；管理和监督机构的管理条例。了解辐照室周围地区的辐射水平，熟悉射线装置的安全设施，例如联锁系统的联锁结构、各类信号的位置、警示灯光、声响信号和可见标志等。熟悉所使用的辐射测量仪器和测量单位以及管理部门对个人剂量监测的要求，能够记录运行日志。在必要的情况下，能够操作放射源和相关的设备。了解应急联络渠道和方式。通过职业技能培训和辐射安全培训，运行人员具备操作和事故（故障）处理能力后，才能允许其独立操作。在装置运行日志进行记录，内容包括所完成工作的有关情况和装置的运行状况。对故障和维修的细节应当按照专项进行记录。未经过许可，外来人员不应当进入辐照室和控制室。确实需要进入的，应当进行逐个登记，并有专人带领，按照进出辐照室的规定办理。对装置进行改造或对影响安全性能的参数进行修改，必须经过专家论证上报主管部门批准以后，才能实施。详细和准确地记录所有改动，并永久保存记录。放射工作单位定期对运行人员的安全表现进行检查和评议。对放射性同位素与射线装置的安全和防护状况进行年度评估。发现安全隐患的，应当立即进行整改。

5. **职业健康教育**　放射工作人员按照国家卫生健康委员会的规定，在上岗前接受放射防护和有关法律知识培训，考核合格方可参加相应的工作。培训时间不少于4d。放射工作单位定期组织本单位的放射工作人员接受培训。两次培训的时间间隔不超过2年，每次培训时间不少于2d。用人单位按照环境保护主管部门审定的辐射安全培训和考试大纲，对操作人员以及辐射防护负责人进行辐射安全培训，并进行考核。取得合格证书的人员，每5年接受一次再培训。培训包括相关的法律、法规和辐射安全与防护专业标准、技术规范，以及辐射事故案例分析与经验反馈等内容。注意告知在短期时间内可能遭受严重性损伤和致死性暴露。强调安全联锁、门禁系统和报警系统的细节。工作人员通过学习和掌握放射防护知识，增强防范意识，遵守法律、法规、规章和操作规程，正确使用、维护防护设备和个人防护用品，发现事故隐患及时报告。从而培植和保持良好的安全文化素养，促进工作人员和有关人员加深对所制定的规则、程序和防护与安全规定的理解，提高执行的自觉性。

6. **上岗前职业健康检查**　放射工作人员在上岗前，依据《放射工作人员健康要求及监护规范》（GBZ 98—2020），接受职业健康检查。排除严重的视力或听力障碍、严重或反复发作的疾病以及丧失部分工作能力的状况。

（二）二级预防

对急性放射病进行及时而准确的诊断是判断预后、合理治疗和促进康复的重要环节。首先要证实患者受到了照射，然后估算照射剂量，接着进行分型和分度以及判断所处的病期，以便采取相应的检查和治疗措施。外照射剂量重建有直接测量方法和模拟方法。前者包括生物剂量测定、电子自旋共振（ESR）或电子顺磁共振（EPR）和物理剂量测量。后者包括理论模拟和实验模拟。在救治辐射事故患者的临床实践中证明全身受照剂量的估算，最容易快速获得的首先是对物理剂量的初步粗略估算，能够为临床判断损伤类型以及制定救治方案提供初步参考意见。然而，由于人员活动的时间、距离和体位等诸多影响因素变异比较大，存在一定程度的局限性，需要同时进行生物剂量测定。

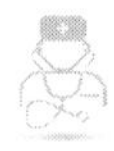

1. 物理剂量估算　采用物理学剂量估算方法可以通过患者和其他在场人员了解事故的原因和经过。调查辐射源项和辐射场的情况、受到照射时的几何条件、持续时间和照射方式等。尽量收集可能提供事故剂量信息的物品，例如：手表表蒙和红宝石、宝石戒指、有机纽扣、含糖食品和药品、场所内的陶瓷和砖瓦等。若存在中子照射，采集有关人员的头发、指甲、血液样品和毛织衣物及其携带的金属物品等进行感生放射性活度测量。

对辐射事故外照射个人剂量进行估计时，根据人员受到照射的剂量，一般分为3个阶段。当剂量比较低时，可以简化估计程序。当剂量可能超过年剂量限值的5倍时，需要开启3个阶段。3个阶段的程序是连续的，在实际应用中可视具体情况进行优化处理。

事故剂量估计的一般程序包括：

第一阶段（照射后0~6h）。

给出事故受照者剂量的初步估计，为下一阶段工作直至最终剂量报告累积原始资料。

在事故发生的初期，除严重的肠型和脑型急性放射病患者外，难以给出临床诊断和生物剂量。初步的物理剂量估计是有意义的，尤其对骨髓型重度急性放射病。在这个阶段，物理剂量工作是：

（1）收集事故受照者和其他在场人员的全部个人剂量计并测量。

（2）检查并登记事故现场所有固定式监测仪表的数据。

（3）如果未佩戴个人剂量计，应尽可能地收集可供事故剂量测量的样品。

（4）如果存在中子照射，采集有关人员的头发和尿样以及个人所携带的金属物品；经过医生的同意，收集血液样品；对上述样品进行测量。

（5）了解事故的原因和过程以及受到照射的条件；在条件允许的情况下，详尽地听取受到照射者和其他在场者的叙述，模拟动作的过程。

（6）做出物理剂量的初步估计，其中需要包括受照均匀程度和局部大剂量照射的判断。

在调查的过程中，尽量地保护好事故现场。

第二阶段（照射后7~71h）。

对上一阶段调查的资料进行复查，进一步分析。查找尚不够清楚，存在遗漏或矛盾之处，必要时进行事故模拟。在这个阶段，物理剂量工作是：

（1）当条件允许并且必要的时候，利用人体模型模拟事故受照条件，进行体内剂量分布测量。

（2）如果存在中子照射，继续收集和测量有关的样品并核算剂量；当条件允许并且必要的时候，进行全身测量。

（3）了解临床情况，比较物理剂量与血象变化的符合程度。对于骨髓型急性放射病，要给出红骨髓造血干细胞存活计权等效剂量的初步结果。

（4）注意观察局部有无大剂量（大于10Gy）的部位，并且密切关注患者的皮肤反应。

（5）对初步物理剂量报告进行复核，进行必要的修正，并且给出剂量分布的资料。

第三阶段（照射后72h）。

提供在辐射事故中受到照射的人员的最终剂量估计报告。在这个阶段，物理剂量的工作是：

（1）比较物理剂量与染色体分析、微核分析、生物化学分析和血细胞计数等估计的剂量结果并且与临床所估计的病情程度进行对照分析。

(2)对人体模型的剂量测量结果进行处理和分析，在必要的时候，做进一步的事故模拟测量。

(3)对于中子照射，通过样品和全身测量结果以及有关参数估计中子剂量。

(4)给出受照者剂量的最终报告。

2. 生物剂量估算　采用细胞遗传学畸变检测方法，包括外周血淋巴细胞早熟染色体凝集(PCC)分析、双着丝粒(和着丝粒环)染色体畸变分析(DCA)和胞质分裂阻滞微核(CBMN)分析。细胞遗传学畸变检测方法见表17-2。

表17-2　用于剂量估算的细胞遗传学畸变检测方法

	淋巴细胞早熟染色体凝集(PCC)分析	双着丝粒(和着丝粒环)染色体畸变分析(DCA)	胞质分裂阻滞微核(CBMN)分析
用于生物剂量估算计数的典型畸变	额外的染色体断片；双着丝粒和着丝粒环[1]；易位[1]	双着丝粒[1]和着丝粒环	微核；核质桥
典型辐射情景应用	急性 近期照射	急性 迁延性近期照射	急性 迁延性近期照射
用于全身剂量评价的急性剂量范围，光子当量	0.2~20Gy	0.1~5Gy	0.3~4Gy
是否适用于局部照射	是	是	否
是否适用于分类剂量估算	是	是	是

注：[1]用着丝粒或全染色体特异性DNA杂交探针检测的特异性染色体畸变。

3. 外照射急性放射病诊断和鉴定

(1)诊断原则：应依据职业受照史、受照射剂量(现场个人受照剂量调查、生物剂量检测结果)、临床表现和实验室相关检查结果，并结合健康档案(含个人剂量档案)进行综合分析，排除其他疾病，对受照射个体是否造成急性放射损伤以及伤情的严重程度作出分型、分度诊断。

(2)诊断依据

1)分型和分度：外照射急性放射病分为骨髓型、肠型和脑型3种类型，其中骨髓型分为轻度、中度、重度和极重度4种程度。

依据照射后出现的主要临床征象和实验室检查(有关血细胞分析规定参见WS/T 405)结果，结合物理方法等估算出受照射剂量，是判断急性放射病及分型、分度的主要依据。急性放射病的严重程度、症状特点与受照射剂量大小、照射量率、受照射部位、受照射范围以及不同个体身体状况有关。对多次或高度不均匀全身照射的病例，更应注意其临床表现的某些特点(例如，初期反应一般较重，持续时间较长；多伴有明显的局部损伤；中性粒细胞和血小板数的下降程度轻于白细胞总数；造成同等程度的辐射效应所需的累积剂量较高)。

2)骨髓型急性放射病的诊断：①一次或短时间(数日)内分次受到总剂量为1~10Gy的全身均匀或比较均匀的电离辐射照射。②受照后早期可参照表17-4作出初步分度诊断。③依据病情发展的过程做出临床确诊，可参照表17-5进行综合分析，确定临床分度诊断。

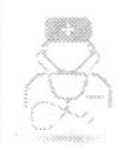

④重度及重度以下骨髓型急性放射病经积极有效治疗后，可不出现极期明显的临床表现（如出血、感染、发热、咽炎、腹泻、拒食、柏油便等），使极期阶段症状不明显。此时，可依据白细胞数持续低于 1×10^9/L，或中性粒细胞数低于 0.5×10^9/L，血小板数低于 10×10^9/L 以及脱发等变化作为极期阶段（重度）的判断指征。

3）肠型急性放射病的诊断：①一次或短时间（数日）内分次接受总剂量为 10~50Gy 的全身均匀或比较均匀的电离辐射照射。②轻度肠型急性放射病：受照射剂量为 10~20Gy。受照射后 1h 内出现严重恶心、呕吐；1~3d 内出现腹泻稀便、血水便；经 3~6d，假愈期后上述症状加重为极期开始，可伴有水样便或血水便，发热。③重度肠型急性放射病：受照射剂量为 20~50Gy。受照射后 1d 内出现频繁呕吐，难以忍受的腹痛，严重血水便，脱水，全身衰竭，低体温。继之剧烈呕吐胆汁样或咖啡样物，严重者于第二周在血水便或便中混有脱落的肠黏膜组织，大便失禁，高热。④受照射后因严重呕吐和腹泻，可出现脱水现象，伤后 2~5d 内血红蛋白检测高于正常值。

4）脑型急性放射病的诊断：①一次或短时间（数日）内接受>50Gy 的全身均匀或比较均匀的电离辐射照射。②受照射剂量为 50~100Gy，病程为 2d 左右，受照射后出现站立不稳、步态蹒跚等共济失调现象，定向力和判断力障碍，肢体或眼球震颤，强直抽搐，角弓反张等征象。如受照剂量>100Gy，则受照射后意识丧失、瞳孔散大、大小便失禁、休克、昏迷，很快死亡，病程经过仅为数小时。

骨髓型急性放射病初期临床反应及受照射剂量范围参考值，骨髓型急性放射病临床诊断依据，见表 17-3 和表 17-4。

表 17-3　骨髓型急性放射病初期临床反应及受照射剂量范围参考值

分度	初期表现	照射后 1~2d 淋巴细胞绝对数最低值	受照射剂量范围参考值
轻度	乏力、不适、食欲减退	1.2×10^9/L	1.0~2.0Gy
中度	头昏、乏力、食欲减退、恶心，1~2h 后呕吐、白细胞数短暂上升后下降	0.9×10^9/L	2.0~4.0Gy
重度	1h 后多次呕吐，可有腹泻、腮腺肿大、白细胞数明显下降	0.6×10^9/L	4.0~6.0Gy
极重度	1h 内多次呕吐和腹泻、休克、腮腺肿大，白细胞数急剧下降	0.3×10^9/L	6.0 ~10.0Gy

表 17-4　骨髓型急性放射病临床诊断依据

临床征象		轻度	中度	重度	极重度
初期	呕吐	–	+	++	+++
	腹泻	–	–	–~+	+~++
极期	咽炎	–	+	++	++~+++
	体温	<38℃	38~39℃	>39℃	>39℃
	脱发	–	+~++	+++	+~+++

续表

临床征象		轻度	中度	重度	极重度
极期	出血	-	+~++	+++	-~+++
	柏油便	-	-	++	+++
	腹泻	-	-	++	+++
	拒食	-	-	-~+	+
	衰竭	-	-	++	+++
白细胞数最低值		>2.0×10^9/L	(1.0~2.0)$\times10^9$/L	(0.2~1.0)$\times10^9$/L	<0.2×10^9/L
极期开始出现时间		不明显	20~30d	15~25d	<10d

注：- 表示不出现该临床征象。
+ 表示出现该临床征象为轻度。
++ 表示出现该临床征象为中度。
+++ 表示出现该临床征象为严重。

（三）三级预防

1. 一般治疗

(1)治疗原则

1)针对不同的分型、分度和分期采取相应的治疗措施；

2)狠抓早期和兼顾极期；

3)积极对症综合治疗。

(2)早期治疗措施

1)早期应用辐射防治药物；

2)改善微循环和造血微环境。

2. 对症治疗

(1)抗感染治疗

1)根据病情建立不同的消毒隔离制度；

2)抗感染。

(2)防治出血。

3. 特殊治疗

(1)应用造血生长因子(HGF)；

(2)造血干细胞移植。

4. 对远后效应进行医学随访。

（杜钟庆 刘 彦）

第三节 外照射亚急性放射病的三级预防

外照射亚急性放射病是人体在比较长的时间以内连续或者间断受到比较低的剂量率和

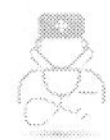

比较大的累积剂量外照射所引起的一种全身性疾病。1985 年 4 月 20 日至 9 月 23 日，牡丹江市的某育种试验站的 ^{137}Cs 放射源被从事废品收购人员从密封铅罐中取出并放在卧室的柜子上，导致其家庭的 3 名成员受到照射，发生亚急性放射病。

一、外照射亚急性放射病概述

（一）外照射亚急性放射病定义

人体在比较长的时间以内（数周至数月）连续或者间断受到比较低的剂量率和比较大的累积剂量外照射所引起的一种全身性疾病。照射的剂量率介于引起急性和慢性外照射放射病的剂量率之间。累积剂量大于 1 次或数日内引起的急性放射病的剂量阈值 1Gy，其上限值目前尚难以确定。

（二）外照射亚急性放射病主要接触作业

参见职业性外照射急性放射病的主要接触机会。

（三）外照射亚急性放射病临床表现

主要病理过程为造血组织损伤，功能障碍。由于照射剂量率低，照射时间长，造血组织的破坏和修复相间进行。根据症状和造血功能损伤程度分为轻度和重度。患者出现血细胞减少和骨髓增生减低。同时，轻者仅有头晕、乏力和食欲缺乏。稍重者可有心慌、气短和皮肤黏膜出血。重者可有血尿和消化道出血等各种内脏出血的表现，并且容易并发感染。通常起病隐袭，不伴有无力型神经衰弱综合征，无明显的恶心、呕吐或腹泻等初期反应。临床经过时相性不明显，见不到骨髓型急性放射病时所具有的临床分期。脱毛发一般不明显，但是如果局部在近距离受到照射，短时间内剂量比较大时，也可以出现局部脱毛发，甚至引起急性放射性皮肤损伤。与急性放射病一样，部分患者可见甲床色素沉着。造血功能恢复缓慢而不完全，经常遗留一些血液学异常，在远期有可能发展成为造血组织增生异常综合征和白血病。

二、外照射亚急性放射病的三级预防

（一）一级预防

参见职业性外照射急性放射病的一级预防。

（二）二级预防

参见职业性外照射急性放射病的二级预防。

外照射亚急性放射病诊断和鉴定如下：

(1) 诊断原则：必须依据受照史、受照剂量、临床表现和实验室检查所见，并结合健康档案综合分析，排除其他疾病，作出正确诊断。

(2) 诊断依据

1）在比较长的时间（数周至数月）内连续或间断累积接受大于全身均匀剂量 1Gy 的外照射；

2）全血细胞减少及其有关症状；

3）在淋巴细胞染色体畸变中，既有近期受照射诱发的非稳定性畸变，同时又有早期受照射残存的稳定性畸变，二者均增高；

4）骨髓检查显示增生减低，如增生活跃须有巨核细胞明显减少及淋巴细胞增多；

5）能排除其他引起全血细胞减少的疾病，如阵发性睡眠性血红蛋白尿，骨髓增生异常综合征中的难治性贫血，急性造血功能停滞，骨髓纤维化，急性白血病，恶性组织细胞病等；

6）一般抗贫血药物治疗无效；

7）可伴有下列检查的异常：①微循环障碍；②免疫功能低下；③凝血机制障碍；④生殖功能低下。

（三）三级预防

1. **一般治疗** 患者应当脱离接触射线，注意休息，加强营养，给予高蛋白、高热量和高维生素容易消化的饮食，并且进行对症治疗，注意精神心理护理特殊治疗。

2. **对症治疗** 对于亚急性放射病多采用综合对症治疗。其中，促进造血功能恢复是关键性措施。

（1）轻度患者可以在门诊接受对症治疗；重度患者需要住院接受治疗。

（2）当白细胞计数减少至 1.0×10^{9}/L 时，应住进层流洁净病房，进行全环境保护。

（3）促进造血功能恢复，可以联合应用男性蛋白同化激素与山莨菪碱。

（4）对于重度患者可以应用造血生长因子（G-CSF 或 GM-CSF、IL-11；红细胞生成素），但是不适宜多种长期应用。

（5）对于有中度和重度贫血的患者可以输注全血或其有形成分。

（6）增强机体免疫功能，可以应用人血丙种球蛋白。

（7）采用中医中药进行治疗。

3. **对远后效应进行医学随访** 亚急性放射病患者在临床治愈后有可能发生远后效应，也可能出现病情反复，因此，应对亚急性放射病患者的远后效应进行医学随访，尤其是血液学的变化，注意发生白血病。

（杜钟庆　刘春旭）

第四节　外照射慢性放射病的三级预防

外照射慢性放射病是放射工作人员在较长时间内受到较高年剂量的外照射，引起的以造血组织损伤为主并伴有其他系统改变的全身性疾病。在核技术应用的各种领域都有可能发生外照射慢性放射病。2006 年，我国发生外照射慢性放射病 13 例，占当年全部职业性放射性疾病病例总数的 41.9%，居于首位。2013—2017 年，我国发生外照射慢性放射病 18 例，占职业性放射性疾病病例总数的 16.98%，仅次于放射性肿瘤的病例数量。

一、外照射慢性放射病概述

（一）外照射慢性放射病定义

放射工作人员在较长时间内连续或间断受到较高年剂量的外照射，达到一定累积剂量

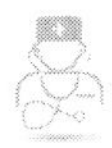

后引起的以造血组织损伤为主并伴有其他系统改变的全身性疾病。

（二）外照射慢性放射病主要接触作业

在医学应用中主要包括介入放射学的诊断、治疗；临床核医学的放射性药物制备、配药、分装、施给药、诊断和治疗；医用诊断放射学的 X 射线设备同室透视与摄影、床旁摄影和骨科复位等设备旁操作；在工业、农业、科研领域中，如使用含密封源仪表进行液位测量的液位计、料位计等；γ 辐照装置；非医用加速器；铀矿开采及核燃料循环工业；反应堆（如核电站、研究性实验堆、核潜艇、核动力舰船等）；工业探伤、油气田放射源测井的贮存、安装和校准等，见表 17-5。

表 17-5　部分行业和工种举例

序号	行业	工种
1	介入放射学	诊断、治疗
2	临床核医学	放射性药物制备、配药、分装、施给药、诊断和治疗
3	医用诊断放射学	放射诊断学用 X 射线设备同室透视与摄影、床旁摄影和骨科复位等设备旁操作
4	油气田放射源测井	贮存、安装和校准

（三）外照射慢性放射病发病机制

长期暴露于电离辐射，对细胞结构（细胞核和细胞膜）的损伤效应与适应过程同时发生。在慢性暴露的过程中，改变和适应过程的消长最终决定整体的组织反应，引起慢性放射病的循环性的发展。低剂量电离辐射会在受到照射的哺乳动物细胞引起双重的反应。一种主要导致 DNA 损伤，也能在暴露于高剂量以后观察到。另一种不是在高剂量时候观察到的，并且出现在不同的适应性反应中。这些反应保护细胞免于受到许多内源性和外源性有毒媒介（例如活性氧簇和电离辐射）的伤害。在细胞中适应性反应的诱导（不包括细胞凋亡）只发生在低剂量范围以内，随着剂量增加而减少，并且在剂量高于 0.5Gy 的低线性能量传递（linear energy transfer，LET）电离辐射观察不到。两种反应不仅发生在直接受到照射的细胞中，也发生在从组织基质和通过旁观者效应从邻近的受到照射的细胞收到信号的未受到照射的细胞。受到照射以后，细胞的功能和行为由基因和蛋白质的表达以及在个体细胞内的蛋白质的修饰和表观遗传性的改变决定。电离辐射能损伤细胞的任何分子，受损伤的细胞核 DNA 导致突变和染色体畸变，继而破坏细胞的功能和引起其死亡。DNA 损伤能被修复或能转变成突变；辐射也能扰乱基因表达以及修饰蛋白质和表观遗传性状态。细胞可以通过凋亡死亡，也可以进入晚期的分化或老化过程。辐射能够在任何阶段影响所有的这些过程。在基因组、表观基因组、转录组和蛋白质组中的诱导产生的改变共同损害细胞的分化（表现型）。其中的一些改变的分化状态可以导致出现在生长和生存方面具有优势的细胞，因而与癌症的发展产生联系。另一个结果是基因组的非稳定性。表现型发生改变的细胞能被免疫系统探测发现并消除。基因表达能通过 DNA 和染色质的表观遗传的改变被修正。慢性低剂量辐射暴露影响 DNA 甲基化取决于组织、性别和剂量率。辐射也能影响组织蛋白的甲基化模式，并且，染色质修正参与对 DNA 损伤信号产生反应。

适应于低剂量率辐射暴露是细胞、组织和机体防护的基本机制。ROS 是由于在所有需氧细胞内的氧代谢而产生的，并且对于细胞信号的正常功能有重要作用。然而，在暴露于电

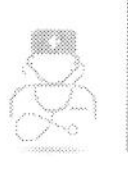

离辐射的过程中，产生的过量ROS能引起细胞死亡，而内源性抗氧化剂保护细胞免于受到ROS的致死效应。细胞的辐射适应过程主要与由于抗氧化防御系统、DNA损伤修复系统和对辐射最敏感的细胞凋亡的激活引起的在损伤的发生阶段中数量减少导致的损害下降有关系。适应性反应取决于自由基的类型、细胞的类型、细胞的代谢和细胞的周期。哺乳动物细胞通过与在细胞中的信号转导有关的蛋白质合成以及通过与细胞周期控制和DNA修复有关的基因的表达增加来对辐射引起的损伤产生反应。

细胞反应的信号就是细胞中存在DNA双链断裂。损伤信号通过多种激酶诱导早期响应基因（其产物启动一系列蛋白质-DNA相互作用）和调节基因转录，最终导致一种特定的生物学反应。对应激产生反应的很多基因是被电离辐射诱导的，但是调节细胞周期、凋亡和DNA修复的基因在抗辐射表现型的产生中发挥关键作用。这些反应包括晚期基因的活化，有助于生长因子和细胞因子的产生，引发DNA修复和调节细胞周期。在辐射适应中涉及的几种机制与关于细胞周期的辐射效应的机制同步发生。在低剂量的时候，前者比后者更加显著。在细胞周期的多个阶段中的延迟，主要在G1和G2阶段，是一种对各种DNA损伤的普遍反应，并且受几种基因调节。潜在的致死性损伤的修复过程的诱导是通过几种多肽和通过自分泌（细胞分泌调节其自身功能的因子）与旁分泌（调节其他细胞）调节发生作用的生长因子来介导的。应激反应的NF-kB转录因子活跃地参与ROS介导的凋亡。

在慢性暴露过程中，随着改变的广泛出现，适应性能力被耗尽，辐射损伤在细胞内积聚。观测到的效应明显是在长期的暴露过程中，修复性DNA合成效率下降或细胞的抗氧化潜能损耗的结果。对慢性放射性疾病的形成最重要的是在关键系统中的改变，例如，造血作用和免疫力抑制以及在调控系统（神经和内分泌）中的功能障碍，取决于剂量在机体的各部分和时间上的分布以及各种组织的辐射敏感性，在机体中产生一组独特的变化。同时，它的典型特征是可以明显地观测到变化的动态，首先取决于暴露剂量率，导致随着增加的剂量率和累积的组织剂量出现的疾病进展或随着下降的剂量率或在暴露结束后出现的不同程度的恢复。在最初的阶段，慢性放射性疾病呈现典型的调控障碍病理。在此基础之上，在调控系统（神经、内分泌和免疫-造血）中主要是辐射诱导的功能性损伤。实际上，在心血管、消化、生殖和其他系统的变化也是功能性和次要的。在暴露终止或剂量率显著下降以后，它们是可逆的。如果暴露继续进行，并且超过了特定器官的阈值，就会形成结构性变化（血管损伤、营养障碍、纤维化和红骨髓发育不良等），并且不可逆。

（四）外照射慢性放射病临床表现

1. 自觉症状　慢性放射性疾病主要是以造血组织损伤为主，伴随其他系统改变的全身性疾病。临床特点是症状多、阳性体征少。症状早于外周血象出现改变，主要是疲乏无力、头痛、头晕、记忆力减退、睡眠障碍、易激动、食欲减退、心悸、气短和多汗。慢性放射病是以无力型神经衰弱综合征为主要表现。根据国内统计，59.6%的症状出现在工龄10年以内。随着病情进展，可出现出血倾向和脱发；多有不同程度的性功能减退，男性患者出现阳痿，女性可有月经紊乱史，表现为经期延长、周期缩短和痛经，严重者可有闭经和不孕。

2. 体征

（1）皮肤黏膜出血：毛细血管脆性增加等原因引起牙龈出血、鼻出血、皮下瘀点和瘀斑等出血倾向。束臂试验多为阳性。

（2）免疫功能下降：患者易发上呼吸道感染，出现咽痛、咳嗽和咳痰。引起泌尿系统感

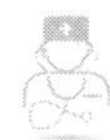

染,出现尿频、尿急和尿痛等症状。感染反复发作,可见病毒、细菌和真菌感染。应用抗生素治疗,效果欠佳。

(3)其他:患者可有肾上腺皮质、甲状腺和生殖等功能降低以及物质代谢异常。这些脏器功能降低多见于较重病例,也可同时伴有慢性放射性皮肤损伤和辐射性白内障。

二、外照射慢性放射病的三级预防

(一) 一级预防

1. **相关法律、法规和标准制定和完善** 《放射诊疗管理规定》要求,医疗机构使用放射性同位素、射线装置开展放射治疗、核医学、介入放射学和X射线影像诊断活动,需要经过卫生行政部门进行建设项目设计卫生审查和竣工卫生验收,应当配备并使用安全防护装置、辐射检测仪器和个人防护用品,应当定期对放射诊疗工作场所、放射性同位素储存场所和防护设施进行放射防护检测。《操作非密封源的辐射防护规定》(GB 11930—2010)对于生产和应用放射性同位素,从安全操作、辐射防护监测、放射性废物管理等方面提出了辐射防护的原则和要求。《放射诊断放射防护要求》(GBZ 130—2020)对于医用诊断放射学、牙科放射学和介入放射学,提出了关于X射线设备防护性能和机房防护设施的技术要求以及医用X射线诊断的防护安全操作的要求。

2. **辐射防护措施** 辐射防护的三原则包括实践的正当性、剂量限制和防护与安全的最优化。采用缩短时间、增加距离和使用屏蔽的方法减少外部暴露。

(1)非密封放射性物质

1)工作场所:依据日等效最大操作量,将非密封放射性物质工作场所划分为甲级、乙级和丙级。在核医学诊疗工作区域,控制区的入口和出口应设置门锁权限控制和单向门等安全措施,限制患者或受检者的随意流动。在分装和给药室的出口处应设计卫生通过间,进行污染检测。对于单一的诊断工作场所应设置给药前患者或受检者候诊区、放射性药物贮存室、分装给药室(可含质控室)、给药后患者或受检者候诊室(根据放射性核素防护特性分别设置)、质控(样品测量)室、控制室、机房、给药后患者或受检者卫生间和放射性废物储藏室等功能用房。对于单一的治疗工作场所应设置放射性药物贮存室、分装及药物准备室、给药室、病房(使用非密封源治疗患者)或给药后留观区、给药后患者专用卫生间、值班室和放置急救设施的区域等功能用房。诊断工作场所和治疗工作场所都需要设置清洁用品储存场所、员工休息室、护士站、更衣室、卫生间、去污淋浴间、抢救室或抢救功能区等辅助用房。对于综合性的核医学工作场所,部分功能用房和辅助用房可以共同利用。正电子药物制备工作场所至少应包括回旋加速器机房工作区、药物制备区、药物分装区及质控区等。

核医学放射工作场所应划分为控制区和监督区。控制区一般包括使用非密封源核素的房间(放射性药物贮存室、分装及/或药物准备室、给药室等)、扫描室、给药后候诊室、样品测量室、放射性废物储藏室、病房(使用非密封源治疗患者)、卫生通过间、保洁用品储存场所等。监督区一般包括控制室、员工休息室、更衣室、医务人员卫生间等。应根据GB 18871的有关规定,结合核医学科的具体情况,对控制区和监督区采取相应管理措施。

核医学工作场所的布局应有助于开展工作,避免无关人员通过。治疗区域和诊断区域应相对分开布置。根据使用放射性药物的种类、形态、特性和活度,确定核医学治疗区(病房)的位置及其放射防护要求,给药室应靠近病房,尽量减少放射性药物和给药后患者或受检者通过非放射性区域。通过设计合适的时间空间交通模式来控制辐射源(放射性药物、放射性废物、给药后患者或受检者)的活动,给药后患者或受检者与注射放射性药物前患者或受检者不交叉,给药后患者或受检者与工作人员不交叉,人员与放射性药物通道不交叉。合理设置放射性物质运输通道,便于放射性药物、放射性废物的运送和处理;便于放射性污染的清理、清洗等工作的开展。

正电子药物制备场所,应按相关的药物生产管理规定,合理规划工作流程,使放射性物质的传输运送最佳化,减少对工作人员的照射。回旋加速器室、药物制备室及分装区域的设置应便于放射性核素及药物的传输,并便于放射性药物从分装热室至注射室间的运送。

核医学的工作场所应按照非密封源工作场所分级规定进行分级,并采取相应防护措施。应依据计划操作最大量放射性核素的加权活度对开放性放射性核素工作场所进行分类管理,把工作场所分为Ⅰ、Ⅱ、Ⅲ三类。不同类别核医学工作场所用房室内表面及装备结构的基本放射防护要求见表17-6,核医学工作场所分类的加权活度计算方法见GBZ 120。

表17-6 不同核医学工作场所用房室内表面及装备结构的基本放射防护要求

种类	分类		
	Ⅰ	Ⅱ	Ⅲ
结构屏蔽	需要	需要	不需要
地面	与墙壁接缝无缝隙	与墙壁接缝无缝隙	易清洗
表面	易清洗	易清洗	易清洗
分装柜	需要	需要	不必须
通风	特殊的强制通风	良好通风	一般自然通风
管道	特殊的管道[a]	普通管道	普通管道
盥洗与去污	洗手盆[b]和去污设备	洗手盆[b]和去污设备	洗手盆[b]

注:[a]下水道宜短,大水流管道应有标记以便维修检测。

[b]洗手盆应为感应式或脚踏式等手部非接触开关控制。

核医学工作场所的通风系统独立设置,应保持核医学工作场所良好的通风条件,合理设置工作场所的气流组织,遵循自非放射区向监督区再向控制区的流向设计,保持含放射性核素场所负压以防止放射性气体交叉污染,保证工作场所的空气质量。合成和操作放射性药物所用的通风橱应有专用的排风装置,风速应不小于0.5m/s。排气口应高于本建筑物屋顶并安装专用过滤装置。分装药物操作宜采用自动分装方式,^{131}I给药操作宜采用隔室或遥控给药方式。给药后患者或受检者候诊室、扫描室应配备监视设施或观察窗和对讲装置。回旋加速器机房内应装备应急对外通讯设施。应为放射性物质内部运输配备有足够屏蔽的储存、转运等容器。容器表面应设置电离辐射标志。回旋加速器机房内、药物制备室应安装固定式剂量率报警仪。回旋加速器机房应设置门机联锁装置,机房内应设置紧急停机开关和紧急开门按键。回旋加速器机房电缆、管道等应采用S型或折型穿过墙壁;在地沟中水沟和电缆沟应分开。不带自屏蔽的回旋加速器应有单独的设备间。

核医学工作场所控制区的用房，应根据使用的核素种类、能量和最大使用量，给予足够的屏蔽防护。在核医学控制区外人员可达处，距屏蔽体外表面 0.3m 处的周围剂量当量率控制目标值应不大于 2.5μSv/h，控制区内屏蔽体外表面 0.3m 处的周围剂量当量率控制目标值应不大于 25μSv/h，宜不大于 2.5μSv/h；核医学工作场所的分装柜或生物安全柜，应采取一定的屏蔽防护，以保证柜体外表面 5cm 处的周围剂量当量率控制目标值应不大于 25μSv/h。

^{131}I 治疗病房区应为相对独立的场所，病房区入口处应设缓冲区。患者住院后，只能在治疗区活动。^{131}I 治疗病房区应有独立的通风系统，通风管道应有过滤装置，并定期更换，更换的过滤装置按放射性固体废物处理。病房内应设置患者专用厕所和淋浴间，厕所内应有患者冲厕所和洗手的提示。分装室与给药室之间药物传递应便捷，分装好的 ^{131}I 宜采用机械或自动、半自动的方式传递到给药室，给药过程应有监控。分装室应设置工作人员通过间，通过间应配备表面污染检测及剂量率检测仪表及清洗设施。施用了 ^{131}I 治疗药物的患者如需住院应使用专用病房。病房中应配备对讲、监控等设施。患者使用过的被服应先进行存放衰变，衰变至少一个半衰期再进行清洗。在 ^{131}I 病房场所应使用专用的保洁用品，不能和其他场所（包括核医学其他放射性场所）混用，病房区域内应有存放及清洗保洁用品的场所。

油气田测井的非密封放射性物质实验室应设置在单独建筑物或一般建筑物的最底层或一端，应有单独的出入口。应设置专用的放射性废液和固体废物的收集容器或贮存设施。非密封放射性物质实验室应按照操作放射性水平、放射性污染的危险程度，依次分为清洁区（包括办公室、休息室等）、低活性区（包括仪器维修室、放射性测量室和更衣、淋浴及辐射剂量检测间等）和高活性区（包括开瓶分装室、贮源库与废物贮存设施等）三个区域，低活性区和高活性区均为控制区，清洁区为监督区，控制区与监督区应按照 GB 18871 的要求分区管理。气流方向应从低活性区至高活性区，并通过过滤装置后从专用排风道排出，排风管道出口应高出本建筑物顶层。

油气田测井的非密封放射性物质实验室地面、墙壁、门窗及内部设备的结构力求简单，表面应光滑、无缝隙，地面与相邻墙宜采用圆滑式而非直角式连接；地面应铺设可更换、易去污的材料，并设地漏接放射性废水处理系统；墙面应耐酸、碱，易清洗。乙级实验室应设卫生通过间（包括更衣、淋浴和辐射剂量检测设施等），丙级实验室应设置供更衣、洗手和辐射剂量检测的设施等。供水应采用脚踏、臂肘或非接触感应式开关。

2）操作过程：操作放射性药物应有专门场所，如临床诊疗需要在非专门场所给药时则需采取适当的防护措施。放射性药物使用前应适当屏蔽。装有放射性药物的给药注射器，应有适当屏蔽。操作放射性药物时，应根据实际情况，熟练操作技能、缩短工作时间并正确使用个人防护用品。操作放射性碘化物等挥发性或放射性气体应在通风柜内进行。通风柜保持良好通风，并按操作情况必要时进行气体或气溶胶放射性浓度的监测；操作放射性碘化物等挥发性或放射性气体的工作人员宜使用过滤式口罩。控制区内不应进食、饮水、吸烟、化妆，也不应进行无关工作及存放无关物品。操作放射性核素的工作人员，在离开放射性工作场所前应洗手和进行表面污染检测，如其污染水平超过表 17-7 的规定值，应采取相应去污措施。从控制区取出物品应进行表面污染检测，以杜绝超过表 17-7 规定的表面污染控制水平的物品被带出控制区。放射性物质的贮存容器或保险箱应有适当屏蔽。放射性物质的放置应合理有序、易于取放，每次取放的放射性物质应只限于需用的部分。放射性物质贮存室应定期进行放射防护监测，无关人员不应入内。贮存和运输放射性物质时应使用专门容器，取放容器中内容物时，不应污染容器，容器在运输时应有适当的固定措施。

表 17-7 核医学工作场所的放射性表面污染控制水平 单位：Bq/cm^2

表面类型		α放射性物质		β放射性物质
		极毒性	其他	
工作台、设备、墙壁、地面	控制区[1]	4	4×10	4×10
	监督区	4×10^{-1}	4	4
工作服、手套、工作鞋	控制区 监督区	4×10^{-1}	4×10^{-1}	4
手、皮肤、内衣、工作袜		4×10^{-2}	4×10^{-2}	4×10^{-1}

注：[1] 该区内的高污染子区除外。

贮存的放射性物质应及时登记建档，登记内容包括生产单位、到货日期、核素种类、理化性质、活度和容器表面放射性污染擦拭试验结果等。所有放射性物质不再使用时，应立即送回原地安全储存。当发生放射性物质溢出、散漏事故时，应根据单位制定的放射事故处置应急预案，及时控制、消除放射性污染；当人员皮肤、伤口被污染时，应迅速去污并给予医学处理。

开展 ^{131}I 治疗，宜订购按照患者人份分装的 ^{131}I 药物，如果需要分装，则应配备分装防护通风橱，宜采用自动分装、机械手分装或半自动分装。给药过程中应提供防污染措施。医护人员宜通过视频及对讲进行查房等医疗活动。当医护人员必须进入专用病房对患者进行救治时，应穿戴个人防污染用品。病房区域内应配备测量患者体内活度的设备或可测量周围剂量当量率的仪器。

使用非密封放射性物质进行油气田测井，应注意以下几点：①在满足测井技术要求的条件下，选用毒性较低、γ辐射能量较低、半衰期较短的放射性核素，并尽量减少使用及贮存的活度。②采用远距离操作，尽量选用机械、自动和密闭的方式操作。③熟练操作技术，努力缩短操作时间。④及时处理放射性污染，防止污染的扩散。⑤尽量减少液体、固体等放射性废物的产生。⑥加强安全防护管理，防止放射性污染事故的发生。

操作非密封放射性物质前，应做好充分准备工作，熟悉操作程序，核对放射性物质名称、出厂日期、总活度、分装活度，检查仪器设备是否正常，通风是否良好，检查实际活度是否与标示活度一致。吸取放射性溶液时，应使用吸球或虹吸装置，严禁用口吸取。工作场所要经常湿式清扫，清洁工具不应与非放射性区清洁用具混用。开瓶、分装、配制、蒸发、烘干溶液或有气体、气溶胶产生的操作应在通风橱内进行，易于造成污染的放射性操作应在铺有易去污材料的工作台上或搪瓷盘内进行。通风橱内应保持负压，通风橱操作口半开时，操作口处风速应大于 1m/s，其排气系统应设过滤装置；通风橱底部应设置低放射性废液贮存设施。采用新技术新方法时，应通过“模拟试验”确认切实可行，并经使用单位组织的相关专家确认操作规程后，方能正式操作。

3）放射源贮存：设置专用的贮存场所存放放射源。贮源库的地面要光滑无缝隙、易去污、易冲洗。贮源库要有足够的使用面积和良好的通风与照明。所有放射性核素和示踪剂都必须盛放于严密盖封的内容器内，然后根据其辐射特性再放入具有一定屏蔽能力的贮存

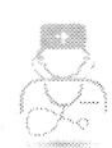

运输容器中。贮存非密封型放射源的保险橱和容器应有适当的屏蔽并符合防护要求。放射性物质的放置应合理有序，易于取放。每次取放的放射性物质，应只限于需用的那部分。贮存和运输放射性物质时均应使用专门容器。取放容器中内容物时，不应污染容器。容器在运输时，应有适当的放射防护措施。

4）放射性废物管理：尽量减少放射性废液和废物的产生。放射性废物应当分类收集，分别处理。设置专用的放射性废液和固体废物的收集容器或贮存设施。实验室内应设放射性污物桶，所有固体放射性废物应丢入污物桶内收集或放入贮存设施内暂存。实验剩余放射性溶液和高浓度的容器刷洗液等不能排放的废液，按半衰期长短分别收集在专用收集容器内，可作为放射性废物在贮存设施中封存。废原液和高污染的放射性废液应当专门收集存放。

（2）密封型放射源：粒籽源植入治疗手术结束后应对手术区域使用剂量率仪进行检测，以排除粒籽源在手术植入过程中遗漏的可能。拿出手术室的辅料等均应进行检测，防止粒籽源粘连带出手术室。待用的粒籽源应装入屏蔽容器内，并存放在专用房间。应建立粒籽源出入库登记制度，详细记录日期时间、入库活度 / 数量、送货人、接收人、出库活度 / 数量、去往场所、出库经手人、接收人等。应定期检查粒籽源实际库存数量及贮存场所，对库存中的粒籽源应标明其用途。应建立显示每个贮存器的标签，在标签上标明取出的粒籽源数量。消毒室（供应室）应注意检查是否有遗漏。废弃或泄漏的粒籽源应放置在专用铅罐内，退回厂家。操作人员应在铅当量不低于 0.5mm Pb 的屏风后分装粒籽源，屏风上应有铅玻璃观察窗，铅玻璃铅当量不低于 0.5mm Pb。操作前要穿戴好防护用品。粒籽源分装操作室台面和地面应无渗漏易于清洗，分装应采取防污染措施。分装过程中使用长柄镊子，轻拿轻放，避免损伤或刺破粒籽源，不应直接用手拿取粒籽源。在实施粒籽源手术治疗前，应制定详细可行的实施计划，并准备好所需治疗设备，如定位模板、植入枪等，尽可能缩短操作时间。拿取掉落的粒籽源应使用长柄器具（如镊子），尽可能增加粒籽源与操作人员之间的距离。在整个工作期间，应快速完成必要的操作程序。如粒籽源破损引起泄漏而发生污染，应封闭工作场所，将源密封在屏蔽容器中，控制人员走动，以避免放射性污染扩散，并进行场所去污和人员应急处理。

开展油气田测井，贮存大于 185GBq（5Ci）的中子源或大于 18.5GBq（0.5Ci）的 γ 源的源库，应有机械提升与传送设备。搬运或传递放射源的工具应操作灵活、使用方便、性能可靠，并使放射源与人体间保持适当的距离，不应徒手操作放射源。无机械化操作时，根据源的不同活度，应使用符合下列要求的工具：①大于等于 185GBq（5Ci）的中子源和大于等于 18.5GBq（0.5Ci）的 γ 源，操作工具柄长不小于 100cm；② 小于 185GBq 的中子源和小于 18.5GBq 的 γ 源，操作工具柄长不小于 50cm。

进行更换放射源外壳、密封圈或盘根等特殊操作时，应有专用操作工具和防护屏蔽等设备，防护屏蔽靠人体一侧的周围剂量当量率应小于 1mSv/h。

（3）放射诊断

1）机房：合理设置 X 射线设备、机房的门、窗和管线口位置，应尽量避免有用线束直接照射门、窗、管线口和工作人员操作位。机房（照射室）的设置应充分考虑邻室（含楼上和楼下）及周围场所的人员防护与安全。除床旁摄影设备、便携式 X 射线设备和车载式诊断 X 射线设备外，对新建、改建和扩建项目和技术改造、技术引进项目的 X 射线设备机房，其最小有效使用面积、最小单边长度应符合表 17-8 的规定。不同类型 X 射线设备机房的屏蔽防护应不低于表 17-9 的规定。机房的门和窗关闭时应满足表 17-9 的要求。车载机房应有固定屏蔽，除顶部和底部外，屏蔽应满足表 17-9 中屏蔽防护铅当量厚度要求。

机房的辐射屏蔽防护，应满足下列要求：①具有透视功能的 X 射线设备在透视条件下，周围剂量当量率应不大于 2.5μSv/h；② CT 机、乳腺摄影、乳腺 CBCT、口内牙片摄影、牙科全景摄影、牙科全景头颅摄影、口腔 CBCT 和全身骨密度仪机房外的周围剂量当量率应不大于 2.5μSv/h；③具有短时、高剂量率曝光的摄影程序（如 DR、CR、屏片摄影）机房外的周围剂量当量率应不大于 25μSv/h，当超过时应进行机房外人员的年有效剂量评估，应不大于 0.25mSv。

表 17-8　X 射线设备机房（照射室）使用面积和单边长度的要求

设备类型	机房内最小有效使用面积[d]/m²	机房内最小单边长度[e]/m
CT 机（不含头颅移动 CT）	30	4.5
双管头或多管头 X 射线设备[a]（含 C 形臂）	30	4.5
单管头 X 射线设备[b]（含 C 形臂、乳腺 CBCT）	20	3.5
透视专用机[c]、碎石定位机、口腔 CBCT 卧位扫描	15	3.0
乳腺机、全身骨密度仪	10	2.5
牙科全景机、局部骨密度仪、口腔 CBCT 坐位扫描 / 站位扫描	5	2.0
口内牙片机	3	1.5

注：[a] 双管头或多管头 X 射线设备的所有管球安装在同一间机房内。

[b] 单管头、双管头或多管头 X 射线设备的每个管球各安装在 1 个房间内。

[c] 透视专用机指无诊断床、标称管电流小于 5mA 的 X 射线设备。

[d] 机房内有效使用面积指机房内可划出的最大矩形的面积。

[e] 机房内单边长度指机房内有效使用面积的最小边长。

表 17-9　不同类型 X 射线设备机房的屏蔽防护铅当量厚度要求　　单位：mmPb

机房类型	有用线束方向的铅当量	非有用线束方向的铅当量
标称 125kV 以上的摄影机房	3.0	2.0
标称 125kV 及以下的摄影机房	2.0	1.0
C 形臂 X 射线设备机房	2.0	2.0
口腔 CBCT、牙科全景机房（有头颅摄影）	2.0	1.0
透视机房、骨密度仪机房、口内牙片机房、牙科全景机房（无头颅摄影）、碎石机房、模拟定位机房、乳腺摄影机房、乳腺 CBCT 机房	1.0	1.0
CT 机房（不含头颅移动 CT） CT 模拟定位机房	2.5	

2）操作：工作人员应在有屏蔽的防护设施内进行曝光操作。应尽量避免使用普通荧光透视检查，使用中应避免卧位透视，采用普通荧光屏透视的工作人员在透视前应做好充分的暗适应。进行消化道造影检查时，应严格控制照射条件和避免重复照射，对工作人员、受检者都应采取有效的防护措施。借助X射线透视进行骨科整复、取异物等诊疗活动时，不应连续曝光，并应尽可能缩短累积曝光时间。牙科摄影用X射线设备操作，口腔底片应固定于适当位置，否则应由受检者自行扶持。确需进行X射线检查且固定设备无法实施时才可使用便携式牙科X射线摄影设备，曝光时，工作人员躯干部位应避开有用线束方向并距焦点1.5m以上。移动式和便携式X射线设备操作，曝光时，工作人员应做好自身防护，合理选择站立位置，并保证曝光时能观察到受检者的姿态。需近距离操作检查系统的人员应该穿戴铅橡胶围裙或在移动铅防护屏风后进行操作。介入放射学和近台同室操作（非普通荧光屏透视）用X射线设备操作，除存在临床不可接受的情况外，图像采集时工作人员应尽量不在机房内停留；移动式C形臂X射线设备垂直方向透视时，球管应位于患者身体下方；水平方向透视时，工作人员可位于影像增强器一侧，同时注意避免有用线束直接照射。

(4)工业探伤：X射线探伤室的设置应充分考虑周围的辐射安全，操作室应与探伤室分开并尽量避开有用线束照射的方向。应对探伤工作场所实行分区管理，一般将探伤室墙壁围成的内部区域划为控制区，与墙壁外部相邻区域划为监督区。

X射线探伤室墙和入口门的辐射屏蔽应同时满足：

1）对职业工作人员在关注点的周剂量参考控制水平不大于100μSv/周；

2）关注点最高周围剂量当量率参考控制水平不大于2.5μSv/h。

X射线探伤室顶的辐射屏蔽应满足：

1）探伤室上方已建、拟建建筑物或探伤室旁邻近建筑物在自辐射源点到探伤室顶内表面边缘所张立体角区域内时，对职业工作人员在关注点的周剂量参考控制水平不大于100μSv/周，关注点最高周围剂量当量率参考控制水平不大于2.5μSv/h；

2）对不需要人员到达的探伤室顶，探伤室顶外表面30cm处的剂量率参考控制水平通常可取为100μSv/h。

探伤室应设置门-机联锁装置，并保证在门（包括人员门和货物门）关闭后X射线装置才能进行探伤作业。门打开时应立即停止X射线照射，关上门不能自动开始X射线照射。门-机联锁装置的设置方便探伤室内部的人员在紧急情况下离开探伤室。探伤室门口和内部应同时设有显示“预备”和“照射”状态的指示灯和声音提示装置。“预备”信号应持续足够长的时间，以确保探伤室内人员安全离开。“预备”信号和“照射”信号应有明显的区别，并且应与该工作场所内使用的其他报警信号有明显区别。照射状态指示装置应与X射线探伤装置联锁。探伤室内外醒目位置处应有清晰的对“预备”和“照射”信号意义的说明。探伤室内应安装紧急停机按钮或拉绳，确保出现紧急事故时，能立即停止照射。按钮或拉绳的安装，应使人员处在探伤室内任何位置时都不需要穿过主射线束就能够使用。按钮或拉绳应当带有标签，标明使用方法。

X射线现场探伤作业时，应对工作场所实行分区管理，并在相应的边界设置警示标识。一般应将作业场所中周围剂量当量率大于15μSv/h的范围内划为控制区。如果每周实际开机时间明显不同于7h，控制区边界周围剂量当量率应按式（17-1）计算。

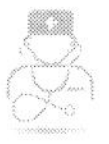

$$K=100/t \qquad 式(17-1)$$

式中：

K——控制区边界周围剂量当量率，单位：μSv/h；

t——每周实际开机时间，单位：h；

100——5mSv 平均分配到每年 50 工作周的数值，即 100μSv/ 周。

控制区边界应悬挂清晰可见的“禁止进入 X 射线区”警告牌，探伤作业人员在控制区边界外操作，否则应采取专门的防护措施。现场探伤作业工作过程中，控制区内不应同时进行其他工作。为了使控制区的范围尽量小，X 射线探伤机应用准直器，视情况采用局部屏蔽措施（如铅板）。控制区的边界尽可能设定实体屏障，包括利用现有结构（如墙体）、临时屏障或临时拉起警戒线（绳）等。应将控制区边界外、作业时周围剂量当量率大于 2.5μSv/h 的范围划为监督区，并在其边界上悬挂清晰可见的“无关人员禁止入内”警告牌，必要时设专人警戒。

使用移动式 X 射线探伤装置进行现场探伤时，应通过巡测确定控制区和监督区。当 X 射线探伤装置、场所、被检物体（材料、规格、形状）、照射方向、屏蔽等条件发生变化时，均应重新进行巡测，确定新的划区界线。在工作状态下应检测操作位置，确保操作位置的辐射水平是可接受的。在工作状态下应检测控制区和监督区边界线周围剂量当量率，确保其低于国家法规和运营单位制定的指导水平。探伤机停止工作时，还应检测操作者所在位置的辐射水平，以确认探伤机确已停止工作。

γ 射线探伤室的屏蔽墙厚度应充分考虑直射、散射和屏蔽物材料和结构等各种因素。在进行屏蔽墙设计时，剂量约束值可取为 0.1~0.3mSv/a，并要求探伤室屏蔽墙外 30cm 处空气比释动能率不大于 2.5μGy/h，无迷路探伤室门的防护性能应与同侧墙的防护性能相同。

移动式 γ 射线探伤，进行探伤作业前，应先将工作场所划分为控制区和监督区。控制区边界外空气比释动能率应低于 15μGy/h。在控制区边界上用现存的结构如墙、暂时的屏障或绳索、带子制作的警戒线等围住控制区。在控制区边界上合适的位置设置电离辐射警告标志并悬挂清晰可见的“禁止进入放射工作场所”标牌。探伤作业期间应安排人员对控制区边界进行巡逻，未经许可人员不得进入边界内。探伤作业期间还应对控制区边界上代表点的剂量率进行检测，尤其是探伤的位置在此方向或者辐射束的方向发生改变时，如有必要可调整控制区的边界。监督区位于控制区外，允许与探伤相关的人员在此区活动，培训人员或探访者也可进入该区域。其外边界空气比释动能率应不大于 2.5μSv/h。边界处应有电离辐射警告标志标牌，公众不得进入该区域。控制放射源传输的地点应尽可能设置于控制区外，同时应保证操作人员之间有效的交流。

移动式 γ 射线探伤机处于照射状态，用便携式辐射测量仪从探伤位置四周由远及近测量空气辐射剂量率，直到 15μGy/h 为控制区边界，到 2.5μGy/h 为监督区边界。收回放射源至屏蔽位置后，在探伤位置四周以该剂量的等剂量线为基础，确定控制区边界和监督区边界。

3. **个体防护措施** 临床核医学放射性药物在使用前应有适当的屏蔽。装有放射性药物的给药注射器应有适当的屏蔽，难以屏蔽时，应注意控制操作时间。镊子和自动注射器对于降低剂量非常有效。经常地更换手套并且避免接触清洁区或触摸自己的脸部。在注射之前，向患者告知相关的信息，使其在注射以后，自觉地保持适当的距离。在铅玻璃屏蔽后面制备和分装放射性药物，同时使用带有屏蔽的注射器。为患者注射放射性药物，穿戴铅橡胶围裙，使用注射器屏蔽。

开展核医学工作的医疗机构应根据工作内容，为工作人员配备合适的防护用品和去污用品，其数量应满足开展工作需要。当使用的 $^{99}Tc^{m}$ 活度大于 800MBq 时，防护用品的铅当量应不小于 0.5mm Pb。对操作 ^{68}Ga、^{18}F 等正电子放射性药物和 ^{131}I 的场所，此时应考虑其他的防护措施，如：穿戴放射性污染防护服、熟练操作技能、缩短工作时间、使用注射器防护套和先留置注射器留置针等措施。

根据工作内容为每台放射诊断学用 X 射线设备的工作人员配备防护用品和辅助防护设施，其数量应满足开展工作需要。从事放射诊断学用 X 射线设备同室透视和摄影或者骨科复位等设备旁操作，需要穿戴铅橡胶围裙，选配铅橡胶帽子、铅橡胶颈套、铅橡胶手套和铅防护眼镜，使用移动铅防护屏风。从事床旁摄影，需要穿戴铅橡胶围裙，选配铅橡胶帽子和铅橡胶颈套。从事介入放射学操作，需要穿戴铅橡胶围裙、铅橡胶颈套、铅防护眼镜和介入防护手套，选配铅橡胶帽子；使用铅悬挂防护屏、铅防护吊帘、床侧防护帘和床侧防护屏，选配移动铅防护屏风。对于移动式 X 射线设备使用频繁的场所（如：重症监护、危重患者救治、骨科复位等场所），应配备足够数量的移动铅防护屏风。除介入防护手套外，防护用品和辅助防护设施的铅当量应不小于 0.25mmPb；介入防护手套铅当量应不小于 0.025mmPb；甲状腺、性腺防护用品铅当量应不小于 0.5mmPb；移动铅防护屏风铅当量应不小于 2mmPb。

4. **放射防护管理**　在工作场所的入口处设置电离辐射警告标志、工作状态指示灯和电离辐射危害告知卡。应当配备专（兼）职的管理人员，负责放射工作的安全防护。其主要职责包括：

（1）组织制定并落实放射防护管理制度。

（2）定期组织对工作场所、设备和人员进行放射防护检测和检查。

（3）组织本机构放射工作人员接受专业技术、放射防护知识及有关规定的培训和健康检查；定期进行专业及防护知识培训，并分别建立个人剂量、职业健康管理和教育培训档案。

5. **职业健康教育**　工作人员的暴露水平主要取决于其个体的行为。在管理和控制辐射风险的过程中，防护培训是关键的组成部分。培训内容应当包括辐射的生物学效应、个人防护装备的使用方法和暴露的监测方法等。工作人员也需要接受专业知识培训。

6. **上岗前职业健康检查**　放射工作人员在上岗前，依据《放射工作人员健康要求及监护规范》（GBZ 98—2020），接受职业健康检查。放射工作人员应当神志清晰，精神状态良好，无认知功能障碍，语言表达和书写能力正常。内科、外科和皮肤科检查无明显异常，不影响正常工作。裸眼视力或矫正视力不低于 4.9，无红绿色盲，耳语或秒表测试无听力障碍。造血功能无明显异常。甲状腺功能无明显异常。外周血淋巴细胞染色体畸变率和微核率在正常参考值范围内。不应从事放射工作的指征包括：严重的视、听障碍；严重和反复发作的疾病，使之丧失部分工作能力，如：严重造血系统疾病、恶性肿瘤、慢性心肺疾患导致心肺功能明显下降、未能控制的癫痫和暴露部位的严重皮肤疾病等；未完全康复的放射性疾病。上岗前职业健康检查的必检项目包括：医学史、职业史调查；内科、皮肤科常规检查；眼科检查（色觉、视力、晶状体裂隙灯检查、玻璃体、眼底）；血常规和白细胞分类；尿常规；肝功能；肾功能检查；外周血淋巴细胞染色体畸变分析；胸部 X 线检查；心电图；腹部 B 超。上岗前职业健康检查的选检项目包括：耳鼻喉科、视野（核电厂放射工作人员）；心理测试（如核电厂操纵员和高级操纵员);甲状腺功能。

（二）二级预防

1. 工作场所辐射防护检测 在放射工作场所投入使用前,应当委托有资质的技术服务机构进行验收检测。在投入使用后,每年进行常规检测。开展核医学工作的医疗机构应定期对放射性药物操作后外照射周围剂量当量率和表面放射性污染进行自主监测。测井用非密封放射性物质实验室操作前、后,工作场所外照射周围剂量当量率和表面放射性污染应当每月检测1次。实验与测井操作人员每次工作结束离开实验室或现场时,需要检测其裸露皮肤、工作服和个人防护用品的放射性污染,发现污染应及时去污。

X射线影像诊断和介入放射学设备机房的防护检测应在巡测的基础上,对关注点的局部屏蔽和缝隙进行重点检测。关注点应包括:四面墙体、地板、顶棚、机房门、操作室门、观察窗、采光窗/窗体、传片箱、管线洞口、工作人员操作位等,点位选取应具有代表性。车载式诊断X射线设备检测点一般应包括:车载机房厢壁外;与机房连通的门、观察窗、过道;车内工作人员及其他人员经常停留位置。车外检测点位于车外3m处的临时控制区,检测点一般应包括:车头、车尾方向各1个点;车身两侧至少各3个点。关注点检测的位置要求包括:距墙体、门、窗表面30cm;顶棚上方(楼上)距顶棚地面100cm,机房地面下方(楼下)距楼下地面170cm。带有自屏蔽的设备一般选取工作人员操作位、屏蔽体外5cm处和100cm处作为关注点。

核医学工作场所外照射周围剂量当量率检测时,回旋加速器应按照常用最大生产条件下制药,在制药临近结束期间对机房周围进行检测。其他场所检测条件为常用最大用量或可能存在的最大活度条件下进行检测,核素的摆放位置应按临床实际使用的流程情况摆放。检测含CT部分的设备机房防护时,检测条件为工作条件下核素常用最大用量和CT常用最大扫描条件,并根据实际运行情况设置与之等效的散射体。

核医学工作场所外照射周围剂量当量率检测首先应进行巡测,以发现可能出现的高辐射水平区域。在巡测的基础上对关注点的局部屏蔽和缝隙进行重点检测,外照射辐射水平巡测关注点包括:防护墙、地板、顶棚、防护门、观察窗、操作位、管线洞口等具有代表性的检测点。

核医学工作场所控制区边界周围剂量当量率检测点包括:①防护墙外,高度1.3m,距离屏蔽体0.3m,每面墙体外至少1个检测点;②控制区房间顶棚区域,高度0.3m,至少1个检测点;③控制区房间下方人员可达处,高度1.7m,至少1个检测点;④防护门缝隙和中央,距离屏蔽体0.3m,每个缝隙和中央至少1个检测点;⑤观察窗,距离屏蔽体0.3m,至少1个检测点;⑥管线洞口/通风口,距离屏蔽体0.3m,1个检测点;⑦操作位,高度1m,1个检测点。

核医学工作场所外照射特殊检测位置包括:①PET/CT或PET工作场所,合成柜和分装柜的观察窗、手孔位、操作位、柜身周围(5cm),屏蔽容器的表面5cm及表面100cm处,注射台和注射车的观察窗、手孔位、操作位;②SPECT或SPECT/CT工作场所,淋洗装置的观察窗、操作位、装置周围(5cm),注射台、注射车的观察窗、手孔位、操作位,屏蔽容器的表面5cm及表面100cm处;③^{131}I治疗工作场所,分装装置的观察窗、手孔位、操作位;④敷贴治疗工作场所,敷贴治疗贮源箱的箱体表面5cm及表面100cm处、操作位;⑤粒子治疗工作场所,粒子源贮存器的贮存装置表面5cm及表面100cm处、操作位;⑥放射性废物桶表面5cm及表面100cm处。

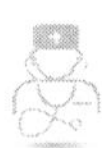

表面污染巡测时检测仪移动的速度应与所用仪器的响应时间匹配，探测器灵敏窗与被测表面的距离尽量靠近。一旦探测到污染区，应把探测器放在这个区域上方，在足够长时间内保持位置不变，测量 α 放射性物质污染时探测器灵敏窗与被测表面的距离 0.5cm，测量 β 放射性物质污染时探测器灵敏窗与被测表面的距离为 1cm。检测人员在检测过程中，应注意保护表面污染检测仪不被沾污，在检测工作结束后，应用检测仪器对自身的表面污染水平进行评估，特别是鞋底部分。敷贴治疗室内表面污染检测应注意避免敷贴器辐射的影响。

核医学工作人员的表面污染检测位置包括：手、皮肤暴露部分及工作服、手套、鞋、帽。核医学工作场所表面污染特殊检测位置包括：① PET/CT 或 PET 工作场所，药物生产、分装、注射及注射后候诊场所的地面、座椅、台面、洗手池、床面及可能污染的位置；② SPECT 或 SPECT/CT 工作场所，药物生产、分装、注射及注射后候诊场所的地面、座椅、台面、洗手池、床面及可能污染的位置；③ ^{131}I 治疗工作场所，分装、施用药物患者或受检者场所的地面、座椅、台面、洗手池、床面及可能污染的位置。

对 X 射线探伤室的放射防护检测，特别是验收检测时应首先进行周围辐射水平的检测，以发现可能出现的高辐射水平区域。巡测时应注意：

(1) 巡测范围应根据探伤室设计特点、照射方向及建造中可能出现的问题决定并关注天空反散射对周围的辐射影响；

(2) 无固定照射方向的探伤室在有用线束照射四面屏蔽墙时，应巡测墙上不同位置及门上、门四周的辐射水平；

(3) 设有窗户的探伤室，应特别注意巡测窗外不同距离处的辐射水平；

(4) 测试时，探伤机应工作在额定工作条件下、没有探伤工件、探伤装置置于与测试点可能的最近位置，如使用周向式探伤装置应使装置处于周向照射状态。

一般应检测以下各点：

(1) 通过巡测，发现的辐射水平异常高的位置；

(2) 探伤室门外 30cm 离地面高度为 1m 处，门的左、中、右侧 3 个点和门缝四周；

(3) 探伤室墙外或邻室墙外 30cm 离地面高度为 1m 处，每个墙面至少测 3 个点；

(4) 人员可能到达的探伤室屋顶或探伤室上层外 30cm 处，至少包括主射束到达范围的 5 个检测点；

(5) 人员经常活动的位置；

(6) 每次探伤结束后，应检测探伤室的入口，以确保 X 射线探伤机已经停止工作。

对 γ 射线探伤室的放射防护检测，首先巡测探伤室墙壁外 30cm 处的剂量率水平。巡测范围应根据探伤室设计特点、照射方向及建造中可能出现的问题决定。探伤室四面屏蔽墙外及楼上如有人员活动的可能，应巡测墙上不同位置及门外 30cm 门四周的辐射水平。

应检测以下各点：

(1) 探伤室门外 30cm 离地面高度为 1m 处，门的左、中、右侧 3 个点和门缝四周；

(2) 探伤室墙外或邻室墙外 30cm 离地面高度为 1m 处，每个墙面至少测 3 个点；

(3) 人员可能到达的探伤室屋顶上方 1m 处，至少包括主射束到达范围的 5 个监测点；

(4) 人员经常活动的位置。

2. 个人剂量监测　安排放射工作人员接受个人剂量监测。在预期外照射剂量有可能超过剂量限值的情况下，工作人员除应佩戴常规监测个人剂量计外，还应佩戴报警式个人剂量计或事故剂量计。对于如介入放射学、核医学放射药物分装与注射等全身受照不均匀的工作情况，应在铅围裙外锁骨对应的领口位置佩戴剂量计。采用双剂量计监测方法（在铅围裙内躯干上再佩戴另一个剂量计），且宜在身体可能受到较大照射的部位佩戴局部剂量计（如头箍剂量计、腕部剂量计、指环剂量计等）。常规外照射个人剂量监测周期一般为 1 个月，最长不得超过 3 个月。《电离辐射防护与辐射源安全基本标准》（GB 18871—2002）规定职业照射的剂量限值：

1）由审管部门决定的连续 5 年的年平均有效剂量（但不可作任何追溯性平均），20mSv；

2）任何一年中的有效剂量，50mSv；

3）眼晶状体的年当量剂量，20mSv；

4）四肢（手和足）或皮肤的年当量剂量，500mSv。《职业性外照射个人监测规范》（GBZ 128—2019）规定，当职业照射受照剂量大于调查水平时，除记录个人监测的剂量结果外，并作进一步调查。建议的年调查水平为有效剂量 5mSv，单周期的调查水平为 5mSv/（年监测周期数）。

建立并终身保存职业照射个人剂量监测档案。个人剂量档案除了包括放射工作人员平时正常工作期间的个人剂量记录外，还包括其在异常情况（事故或应急）下受到的过量照射记录。

3. **职业健康检查**　组织上岗后的放射工作人员定期进行在岗期间的职业健康检查，周期按照卫生行政部门的有关规定执行，一般为 1~2 年，不得超过 2 年，必要时，可适当增加检查次数。在岗期间职业健康检查的必检项目包括：医学史、职业史调查；内科、外科、皮肤科常规检查；眼科检查（色觉、视力、晶状体裂隙灯检查、玻璃体、眼底）；血常规和白细胞分类；尿常规；肝功能；肾功能检查；外周血淋巴细胞微核试验；胸部 X 线检查。在岗期间职业健康检查的选检项目包括：心电图；腹部 B 超、甲状腺功能；血清睾丸酮；外周血淋巴细胞染色体畸变分析。放射工作人员无论何种原因脱离放射工作时，放射工作单位应及时安排其进行离岗时的职业健康检查，以评价其离岗时的健康状况。离岗前职业健康检查的必检项目包括：医学史、职业史调查；内科、皮肤科常规检查；眼科检查（色觉、视力、晶状体裂隙灯检查、玻璃体、眼底）；血常规和白细胞分类；尿常规；肝功能；肾功能检查；外周血淋巴细胞染色体畸变分析；胸部 X 线检查；心电图；腹部 B 超。离岗前职业健康检查的选检项目包括：耳鼻喉科、视野（核电厂放射工作人员）；心理测试（核电厂操纵员和高级操纵员）；甲状腺功能。

对受到应急照射或事故照射的放射工作人员，放射工作单位应及时组织健康检查并进行必要的医学处理。应急 / 事故照射职业健康检查的必检项目包括：应急 / 事故照射史、医学史、职业史调查；详细的内科、外科、眼科、皮肤科、神经科检查；血常规和白细胞分类（连续取样）；尿常规；外周血淋巴细胞染色体畸变分析；外周血淋巴细胞微核试验；胸部 X 线摄影（在留取细胞遗传学检查所需血样后）；心电图。应急 / 事故照射职业健康检查的选检项目根据受照和损伤的具体情况，参照 GB/T 18199、GBZ 215、GBZ 112、GBZ 104、GBZ 96、GBZ 113、GBZ 106 有关标准进行必要的检查和医学处理。对受到过量照射的放射工作人员，应按 GBZ 215 的规定进行医学随访观察。建立并终身保存职业健康监护档案。

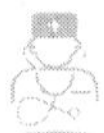

4. 外照射慢性放射病诊断和鉴定

(1) 诊断原则：根据职业受照史、受照剂量、临床表现和实验室检查，结合职业健康档案进行综合分析，排除其他原因所致的类似疾病，方可做出诊断。有明确的职业照射史，受照剂量达到剂量阈值，有明显的临床症状和白细胞计数持续减少，是诊断职业性外照射慢性放射病的必备条件。

(2) 诊断依据

1) 职业受照史：放射工作人员在较长时间内（一般 ≥ 5 年）连续或间断受到较高年剂量照射的职业受照史。

2) 剂量阈值：年剂量率 ≥ 0.25Gy/a 且全身累积剂量 ≥ 1.50Gy。

3) 症状体征：接触射线前体检合格，接触数年后出现明显的乏力、易疲劳、睡眠障碍、肌肉酸痛等神经衰弱症状或出血倾向。

(3) 辅助检查

1) 血细胞分析：接触射线前血细胞检测结果在正常值范围，接触射线一定时间后，经多次动态检测显示白细胞计数持续减少，以粒细胞的数量减少为主，可有血小板计数减少。血细胞分析检查要求在较长时间（6~12 个月）内多次检查（10 次以上），白细胞计数持续减少（血细胞分析结果按照 WS/T 405 执行）。

2) 骨髓检查：骨髓增生活跃或增生低下。骨髓改变主要包括髓系细胞成熟的延迟，有时伴有网状细胞和浆细胞的增生。

3) 可伴有免疫、性腺、甲状腺、神经、心血管及消化系统的功能障碍。

4) 外周血淋巴细胞染色体畸变分析可见到染色体型畸变率增高。外周血淋巴细胞染色体型稳定性畸变率增高或伴有其他职业性放射性疾病对诊断有参考意义。

(4) 分度诊断

1) Ⅰ度除符合职业受照史、剂量阈值和症状体征以外，具有下列情况者，可诊断为Ⅰ度：①白细胞计数持续 $<3.5\times10^9/L$；②脱离射线和积极治疗后可减轻或恢复。

2) Ⅱ度：除符合职业受照史、剂量阈值和症状体征以外，具有下列情况者，可诊断为Ⅱ度：①有较持久的自觉症状和明显的出血倾向；②白细胞计数持续 $\leqslant 3.0\times10^9/L$，伴有血小板减少；③骨髓增生不良；④脱离射线及积极治疗后恢复缓慢。

（三）三级预防

暂时脱离可能接触射线的工作。以对症治疗为主，可以根据病情，按照一般临床医学的经验和进展，采用中西医结合的综合治疗措施。包括：对症治疗；对白细胞减少的治疗；对内分泌功能减弱的治疗；提高免疫功能和控制感染；改善微循环和降低血黏度。个别患者的症状明显。对于白细胞数经过比较长的时间（6~12 个月）不恢复者或者两次出现放射反应者，应当给予适当的处理，并定期随访观察远后效应。观察 1 年以后，根据病情进行诊断和处理。对于Ⅰ度的患者，需要加强营养；在最初的 2 年中，每年检查 1 次；以后每 2 年全面检查 1 次；在此期间根据健康状况，可以参加非放射工作；恢复以后，再继续观察 1 年，经过临床确认治愈，则撤销外照射慢性放射病Ⅰ度的诊断。对于Ⅱ度的患者，需要住院积极治疗，全休；每 1~2 年全面复查 1 次；根据恢复情况，可以考虑参加力所能及的非放射工作。

（杜钟庆　刘　彦）

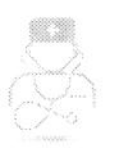

第五节　内照射放射病的三级预防

内照射放射病是放射性核素由外界进入人体内引起内照射损伤的放射性疾病。既有电离辐射作用所致的全身性表现，也有该放射性核素靶器官的局部损害。内照射放射病一般较少见，临床上见到的多为放射性核素的体内污染，放射性核素经呼吸道、消化道或皮肤黏膜（包括伤口）进入体内，体内放射性核素积累超过其自然存量所致。苏联发生的切尔诺贝利事故中被观察的206例患者里面，只有2例患者的内照射剂量在直接急性效应临床症状上起显著作用。本节主要从三级预防的角度出发，阐述内照射放射病的防治措施。

一、内照射放射病概述

（一）内照射放射病定义

内照射放射病是指内照射引起的全身性疾病，它包括内照射所致的全身性损伤和该放射性核素沉积相应的器官所致的局部损伤。内照射放射病是在放射性核素内污染基础上，放射性核素摄入量达到或超过导致严重确定性健康效应的剂量阈值即阈值摄入量，引起内照射放射病。

（二）内照射放射病主要接触作业

内照射放射病一般较少见，临床上见到的多为放射性核素的体内污染，即指体内放射性核素积累超过其自然存量所致。造成体内污染放射性核素的来源主要有：核工业生产中的开采矿石；放射性核素生产中的各个工序；工、农、医等行业中应用放射性核素的各个环节；反应堆和核动力装置的运行和维修等方面。从事矿石开采、放射性核素生产，核医学和核电工作的人员在工作过程中不能有效保护或不规范操作，致使放射性核素经呼吸道、消化道或皮肤黏膜（包括伤口）进入体内，见表17-10。

表17-10　造成放射性核素体内污染的部分行业工种举例

序号	行业
1	放射性矿石的勘探、开采、选矿及冶炼
2	放射性核素的生产和使用
3	医疗机构核医学科诊断及治疗
4	生产和使用荧光涂料
5	反应堆和核动力装置的运行和维修
6	工农业生产及科研中应用放射性核素的各个环节
7	核试验造成的放射性落下灰污染环境

（三）内照射放射病发病机制

放射性核素进入人体后的生物效应及远期后果，主要取决于污染核素的理化性质、进入

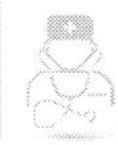

体内的途径，在体内的分布模型及污染核素种类和活度大小。

放射性核素进入人体内的途径主要是由呼吸道、消化道、正常皮肤和伤口进入，在核医学诊治或生物实验中还有静脉注入的途径进入。一旦放射性核素进入体内，在进入的那一刻或进入人体内初期的照射剂量率是最大的，并且其照射是持续的，直到放射性核素基本衰减完毕或被排出体外为止。放射性核素及其化合物的化学属性决定其在体内的吸收、转运、沉积部位，再分布及排出等。对于某些重金属元素，因其在人体内活度较低，故其近期生物学效应主要与它的化学属性有关，而远期效应与它的辐射属性有关。

ICRP 和美国国家辐射防护委员会都建立了人体呼吸道和消化道模型，可估计放射性核素在呼吸道和消化道内的沉积与滞留。

放射性核素进入人体后被吸收，其活度与时间的关系可分为长期均匀摄入、单次摄入、短期内多次摄入及递减性吸收 4 种模式，影响分布与滞留的主要因素包括参考人的参数、年龄、性别和个体差异等。参考人的概念是为了辐射防护或评估剂量的目的，由 ICRP 提出的具有某些特征的个体，可能不能完全代表受照个体的特征。

放射性核素主要由呼出气、尿、粪、汗液和唾液排出，也可能随乳汁排出。另外，机体中某些代谢产物，如胆酸、乳酸和枸橼酸等，影响放射性核素在体内的蓄积和排出。放射性核素自体内排出的速度以有效半减期表示，是指体内放射性核素沉积量经放射性衰变和生物排出使放射性活度减少一半所需要的时间。与核素的物理半衰期和生物半减期相关。物理半衰期是指该放射性核素自身衰变一半所需的时间。生物半减期是指该放射性核素通过生物代谢排泄一半所需的时间。

(四) 内照射放射病临床表现

内照射放射病的临床表现，以与外照射急性或亚急性放射病相似的全身性表现为主；因放射性核素动力学特征相同，而往往伴有以该放射性核素靶器官和源器官的损害，并具有放射性核素初始人体部位和经过的代谢途径（如肺、肠道和肾）的相同表现。

内照射放射病初期反应症状不明显或延迟，恶心、呕吐和腹泻为其主要临床表现。但放射性核素以吸入途径进入人体时，一般有腹泻出现。呕吐出现时间和严重程度与放射性核素摄入量密切相关。均匀或比较均匀地分布于全身的放射性核素（如 ^{3}H，^{137}Cs）引起的内照射放射病，其临床表现和实验室所见与急性或亚急性外照射放射病相似，以造血障碍、骨髓功能低下为主要临床表现。选择性分布的放射性核素引起的内照射放射病，呈现造血功能障碍等急性或亚急性外照射放射病相似的全身性表现，还伴有靶器官和 / 或源器官的损害为特征性临床表现。源器官和靶器官的损害因放射性核素种类廓清速率和侵入人体途径而异。吸入放射性核素多出现放射性肺炎的症状。食入放射性核素多出现肠道损伤的症状。稀土类放射性核素及在体内形成胶体的核素（如钋），易诱发网状内皮系统（如肝、脾和肾等器官）的损伤。镭和锶是碱土族元素的代表，均匀沉积于骨骼，导致骨质疏松、骨坏死、病理性骨折、贫血和骨髓功能障碍。因放射性碘甲状腺的高度选择性分布，引起甲状腺功能减退、甲状腺炎等甲状腺病变。吸入钚、镅、镎等锕系放射性核素可出现肺部损伤的症状。核素吸收入血，则主要沉积于骨表面，引起骨质改变和造血功能障碍。放射性锌则主要聚集于胰腺，易引起胰腺损伤。

内照射放射病与外照射急性放射病临床分期相同，分为初期、假愈期、极期和恢复期，但内照射放射病初期反应症状不明显或延迟，极期到来较晚，病程迁延。

内照射损伤的特点：①放射性核素对机体的持续照射作用，从进入人体到全部排出体外或衰变完毕为止，一般相当于该放射性核素在体内有效半衰期的6倍。②内照射源因释放的射线种类不同其效应也不同，如α粒子比γ射线生物效应大很多。

二、内照射放射病的三级预防

《职业病防治法》中指出，职业病防治工作坚持预防为主，防治结合的方针，建立用人单位负责、行政机关监管、行业自律、职工参与和社会监督的机制，实行分类管理、综合治理。其基本准则应按三级预防加以控制，以保护和促进职业人群的健康。

（一）一级预防

第一级预防又称病因预防，是从根本上消除或控制职业性有害因素对人的作用和损害，即改进生产工艺和生产设备，合理利用防护设施及个人防护用品，以减少或消除接触有害因素的机会。

1. **相关法律、法规及标准制定和完善**　国家制定有相关的《核医学放射防护要求》（GBZ 120—2020）、《职业性内照射个人监测规范》（GBZ 129—2016）、《放射性核素摄入量及内照射剂量估算规范》（GB/T 16148—2009）以及《内照射放射病诊断标准》（GBZ 96—2011）等标准，有效保障了内照射放射病的诊治和放射工作人员职业健康。

2. **生产工艺和生产设备改进和革新**

（1）在满足技术要求的条件下，选用毒性较低、γ辐射能量较低、半衰期较短的放射性核素，并尽量减少使用及贮存的活度。

（2）采用远距离操作，尽量选用机械、自动和密闭的方式操作。

（3）熟练操作技术，努力缩短操作时间。

（4）及时处理放射性污染，防止污染的扩散。

（5）尽量减少放射性废液、废物的产生。

3. **个体防护措施**　加强内照射防护，采取综合措施切断放射性核素进入人体内的各条途径。

（1）防止放射性物质由呼吸道进入体内：首先，应避免工作场所空气受到放射性核素污染。其次，加强通风换气，促使工作场所空气中放射性核素外排，必要时佩戴呼吸道防护器材。

（2）防止放射性物质由消化道进入体内：防止食物和饮水受到放射性核素污染，在开放源工作场所不进食、不饮水、不吸烟，防止放射性核素经手口途径进入人体。

（3）防止放射性核素由体表皮肤进入体内：核医学工作人员应加强个人防护，穿戴防护服装，避免皮肤直接接触放射性核素，工作时坚持佩戴个人剂量计。

4. **职业卫生管理**

（1）针对涉及可能的职业病危害及可能产生的放射事故，应根据《放射性同位素与射线装置安全和防护条例》相关要求，成立辐射安全应急组织，明确应急管理组织的职责，并制定应急处理预案。在辐射安全应急领导小组的协调下，有效地保障事故发生时能及时、有效地处置，尽可能降低事故造成的损失。同时定期组织放射事故应急演练，以有效保持其应急能力。

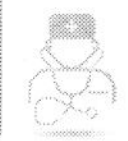

(2)非密封源工作场所应充分考虑周围场所的安全,尽可能做到相对独立布置或集中设置,宜有单独出、入口,出口不宜设置在人群稠密区域,布局应有助于开展工作,避免无关人员通过。通过设计合适的时间空间交通模式来控制辐射源的活动。合理设置放射性物质运输通道,便于放射性药物、放射性废物的运送和处理;便于放射性污染的清理、清洗等工作的开展。控制区的入口应设置电离辐射警告标志,场所中相应位置应有明确的导向标识或导向提示。

5. **职业健康教育** 放射工作人员上岗前应当接受放射防护和有关法律知识培训,考核合格方可参加相应的工作。放射工作人员两次培训的时间间隔不超过2年,每次培训时间不少于2d。放射工作单位应当建立并按照规定的期限妥善保存培训档案。培训档案应当包括每次培训的课程名称、培训时间、考试或考核成绩等资料。放射工作单位应当将每次培训的情况及时予以记录。

通过放射防护知识的培训,提高劳动者的自我保护意识,养成良好的个人行为。在工作时,劳动者应注意加强个人防护,严格执行安全卫生的操作规程;工作后应当及时换下工作服,淋洗浴,不把工作服带回家中,防止二次污染。

6. **上岗前职业健康检查** 放射工作人员上岗前,应当进行上岗前的职业健康检查,符合放射工作人员健康标准的,方可参加相应的放射工作。放射工作单位不得安排未经职业健康检查或者不符合放射工作人员职业健康标准的人员从事放射工作。

放射工作人员职业健康检查项目中包括基本信息资料、常规医学检查部分和特殊医学检查部分,基本信息资料和常规医学检查应详细记录既往病史、职业接触史(部门、工种、起始时间、操作方式、工作量、职业照射种类和放射因素名称),如有受照史和其他职业史也应记录,其中受照史应包括医疗照射,剂量资料记录在职业健康检查表中;特殊医学检查项目包括细胞遗传学检查和眼科检查,其中细胞遗传学检查包括外周血淋巴细胞染色体畸变分析和淋巴细胞微核率试验。

上岗前检查项目包括①必检项目:医学史、职业史调查;内科、皮肤科常规检查;眼科检查(色觉、视力、晶状体裂隙灯检查、玻璃体、眼底);血常规和白细胞分类;尿常规;肝功能;肾功能检查;外周血淋巴细胞染色体畸变分析;胸部X线检查;心电图;腹部B超。②选检项目(根据职业受照的性质、类型和工作人员健康损害状况选检):耳鼻喉科、视野(核电厂放射工作人员);心理测试(如核电厂操纵员和高级操纵员);甲状腺功能;肺功能(放射性矿山工作人员,接受内照射、需要穿戴呼吸防护装置的人员)。

(二)内照射放射病的二级预防

第二级预防是早期检测和诊断人体受到职业性有害因素所致的健康损害并予以早期治疗、干预。其主要手段是定期进行职业性有害因素的监测和对接触者的定期体格检查,以早期发现病损和诊断疾病,特别是早期健康损害的发现,及时预防、处理。

1. 职业病危害因素的识别与检测

(1)个人及工作场所监测:根据中华医学会核医学分会2014年的普查,截至2013年12月31日从事核医学专业相关工作的科室838个,开展核素治疗的医疗机构610个,共有8 678人从事核医学工作。工作人员在日常的诊断和治疗工作中,需要对被放射性核素标记的多种放射性药物进行不同的操作和处理,由于放射性药物属于非密封源,核医学工作人员在相关操作过程中存在发生内照射的风险。一般认为,核医学工作人员所受外照射通常高

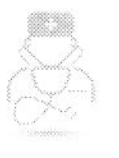

于内照射。尽管这样，还是应该评估摄入放射性核素的风险大小。必要的话，应针对操作非密封源的工作人员进行常规的内照射监测，以证实他们的个人剂量保持在尽可能低的水平。Dantas 等报道，由于把工作人员或生物测定样品运送到实验室以进行进一步分析的成本较高，建议核医学科使用自有的诊断设备对工作人员进行内照射监测。

使用非密封源的工作单位应对放射工作场所防护水平和污染水平进行自主监测。每日工作结束后，对重点区域使用表面污染仪进行检测，并记录在表格内，对工作中怀疑或易出现洒漏部位，发现问题及时检测并采取措施，完整记录并保存工作场所辐射监测结果。同时由有技术服务资质的职业卫生技术服务机构定期对放射性工作场所进行防护水平和污染水平进行检测。

外照射周围剂量当量率检测首先应进行巡测，以发现可能出现的高辐射水平区域。在巡测的基础上对关注点的局部屏蔽和缝隙进行重点检测，外照射辐射水平巡测关注点包括：防护墙、地板、顶棚、防护门、观察窗、操作位、管线洞口等具有代表性的检测点。表面污染巡测时检测仪移动的速度应与所用仪器的响应时间匹配，探测器灵敏窗与被测表面的距离尽量靠近。一旦探测到污染区，应把探测器放在这个区域上方，在足够长时间内保持位置不变，测量 α 放射性物质污染时探测器灵敏窗与被测表面的距离 0.5cm，测量 β 放射性物质污染时探测器灵敏窗与被测表面的距离为 1cm。根据采样点的物理化学性质，采用合适的收集介质，采样流量与收集介质效率相匹配，采样高度位于工作人员呼吸带处，采样位置尽量位于场所中央。对不同区域辐射水平巡测时应考虑房间设计的结构特点、照射方向及建造中可能出现的问题。在对同时存在 γ 射线和 β 射线场所进行表面污染检测时，应采取有效措施，排除 γ 射线的干扰。

(2) 个人剂量监测：放射工作人员个人剂量监测是职业健康监护的重要内容，是诊断职业性放射性疾病的必备条件之一。加强个人剂量监测管理工作，对保障放射工作人员的健康，做好放射防护工作具有重要意义。

个人剂量监测档案应当包括：

1) 常规监测的方法和结果等相关资料。

2) 应急或者事故中受到照射的剂量和调查报告等相关资料。

3) 放射工作单位应当将个人剂量监测结果及时记录在《放射工作人员证》中。

放射工作人员进入放射工作场所，应当遵守下列规定：

1) 正确佩戴个人剂量计。

2) 操作结束离开非密封放射性物质工作场所时，按要求进行个人体表、衣物及防护用品的放射性表面污染监测，发现污染要及时处理，做好记录并存档。

3) 进入强辐射工作场所时，除佩戴常规个人剂量计外，还应当携带报警式剂量计。

2. 职业健康检查

(1) 放射工作单位应当组织上岗后的放射工作人员定期进行职业健康检查，两次检查的时间间隔不应超过 2 年，必要时可增加临时性检查。

在岗期间检查项目为①必检项目：医学史、职业史调查；内科、外科、皮肤科常规检查；眼科检查（色觉、视力、晶状体裂隙灯检查、玻璃体、眼底）；血常规和白细胞分类；尿常规；肝功能；肾功能检查；外周血淋巴细胞微核试验；胸部 X 线检查。②选检项目（根据职业受照的性质、类型和工作人员健康损害状况选检）：心电图；腹部 B 超、甲状腺功能；血清睾丸酮；

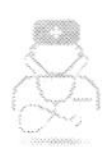

外周血淋巴细胞染色体畸变分析；痰细胞学检查和/或肺功能检查（放射性矿山工作人员，接受内照射、需要穿戴呼吸防护装置的人员）；使用全身计数器进行体内放射性核素滞留量的检测（从事非密封源操作的人员）。

（2）放射工作人员脱离放射工作岗位时，放射工作单位应当对其进行离岗前的职业健康检查。

离岗前检查项目为①必检项目：医学史、职业史调查；内科、皮肤科常规检查；眼科检查（色觉、视力、晶状体裂隙灯检查、玻璃体、眼底）；血常规和白细胞分类；尿常规；肝功能；肾功能检查；外周血淋巴细胞染色体畸变分析；胸部X线检查；心电图；腹部B超。②选检项目（根据职业受照的性质、类型和工作人员健康损害状况选检）：耳鼻喉科、视野（核电厂放射工作人员）；心理测试（核电厂操纵员和高级操纵员）；甲状腺功能；肺功能（放射性矿山工作人员，接受内照射、需要穿戴呼吸防护装置的人员）；使用全身计数器进行体内放射性核素滞留量的检测（从事非密封源操作的人员）。

（3）对参加应急处理或者受到事故照射的放射工作人员，放射工作单位应当及时组织健康检查或者医疗救治，按照国家有关标准进行医学随访观察。

应急/事故照射检查项目为①必检项目：应急/事故照射史、医学史、职业史调查；详细的内科、外科、眼科、皮肤科、神经科检查；血常规和白细胞分类（连续取样）；尿常规；外周血淋巴细胞染色体畸变分析；外周血淋巴细胞微核试验；胸部X线摄影（在留取细胞遗传学检查所需血样后）；心电图。②选检项目（根据职业受照的性质、类型和工作人员健康损害状况选检）：根据受照和损伤的具体情况，参照GB/T 18199、GBZ215、GBZ 112、GBZ 104、GBZ 96、GBZ 113、GBZ 106有关标准进行必要的检查和医学处理。

（4）放射工作单位对职业健康检查中发现不宜继续从事放射工作的人员，应当及时调离放射工作岗位，并妥善安置；对需要复查和医学随访观察的放射工作人员，应当及时予以安排。

（5）放射工作单位不得安排怀孕的妇女参与应急处理和有可能造成职业性内照射的工作。哺乳期妇女在其哺乳期间应当避免接受职业性内照射。

（6）放射工作单位应当为放射工作人员建立并终身保存职业健康监护档案。

3. 职业病的诊断与鉴定

（1）放射性核素一次或较短时间（数日）内进入人体内，或在相当长的时间内放射性核素多次、大量进入人体内，并通过体外直接测量或间接测量证实放射性核素摄入量达到或超过阈值摄入量，临床上出现与外照射急性或亚急性放射病相似的全身性表现或除了全身性表现外，还同时伴有以靶器官的损害为特征性临床表现，排除其他疾病，方可诊断内照射放射病。

（2）内照射放射病属确定性效应，应该给出剂量阈值，参考外照射放射病的阈剂量，内照射放射病的有效剂量当量应>1.0Sv，或机体对放射性核素的摄入量超过相应的年摄入量限值几十倍以上。依据《应急响应标准延伸框架的发展：中期评价报告》给出的内照射危害的效应模型和剂量计算原则，根据物理和化学手段获得监测数据，估算出放射性核素摄入量。计算出组织或器官的平均吸收剂量，再乘以相对生物效能值，得到组织或器官RBE吸收剂量，用以评价确定性效应。该版本最主要是给出了放射性核素内照射致病的剂量阈值。

（3）诊断时应以全血细胞减少、胃肠功能紊乱、脱发、多器官损伤和全身衰弱为主要特征

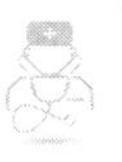

的其他疾病进行鉴别。如急性传染病、胃肠道感染和药物、重金属、细胞毒剂中毒，以及系统性红斑狼疮、再生障碍性贫血等。

4. 应急救援处置

(1)放射性核素内污染医学处理总则

1)疑有放射性核素内污染，应尽快收集样品和有关资料，做有关分析和测量，以确定污染放射性核素的种类和数量。

2)对放射性核素内污染及时、正确的医学处理是对内照射损伤的有效预防。应尽快清除初始污染部位的污染；阻止入体放射性核素的吸收；加速排出入体的放射性核素，减少其在组织和器官中的沉积。

3)对放射性核素入体可能超过2倍年摄入量限值以上的人员，宜认真估算摄入量和剂量，采取加速排出治疗措施；并对其登记，以便追踪观察。

4)放射性核素加速排出治疗的原则应权衡利弊，既要减少放射性核素的吸收和沉积，以降低辐射效应的发生率；又要防止加速排出措施可能给机体带来的毒副作用。特别要注意因内污染核素的加速排出加重肾脏损害的可能性，必要时应在肾脏损害极期到来之前，早期促排。

(2)放射性核素内污染量的确定和受照剂量的估算

1)如果发现导致放射性核素内污染的情况，如工作场所放射性核素外溢或放射性气溶胶浓度升高工作人员口罩内层污染；体表放射性核素严重污染等应立即着手调查污染核素种类，收集有关样品，对放射性核素摄入量作初步估计。做鼻拭子的测量，并应在工作人员淋浴前进行；留存口罩作放射化学分析；收集并分析测量尿样品，事故最初几次尿样可分别留存；以后连续24h收集；收集并分析测量粪便样品，至少收集最初3~4d的样品；取呼吸带气溶胶样品做放射性气溶胶粒谱的测量；做全身测量，有必要并有条件时做肺部测量；必要时留取血和其他样品。摄入镭(Ra)和钍(Th)时需要收集呼出气，做氡和氧的测量。

2)根据放射性核素分析结果和整体测量数据，按GB/T16148和其他有关方法估算放射性核素摄入量和受照剂量。

(3)减少放射性核素的吸收

1)减少放射性核素经呼吸道的吸收。首先用棉签式去鼻孔内污染物，剪去鼻毛，向鼻咽腔喷洒血管收缩剂。然后用大量生理盐水反复冲洗鼻咽腔。必要时给予祛痰剂。

2)减少射性核素经胃肠道的吸收。首先进行口腔含漱，机械或药物催吐，必要时用温水或生理盐水洗胃，放射性核素入体3~4h后可服用沉淀剂或缓泻剂。对某些放射性核素可选用异性阻吸收剂：如清除铯的污染可用亚铁氰化物(普鲁士蓝)；褐藻酸钠对锶、镭、钴等具有较好的阻吸收效果，锕系和镧系核素尚可口服适量氢氧化铝凝胶等。

3)减少放射性核素经体表(特别是伤口)的吸收首先应对污染放射性核素的体表进行及时、正确的洗消；对伤口要用大量生理盐水冲洗，必要时尽早清创。切勿使用促进放射性物质吸收的洗消剂。

(4)加速排出体内的放射性核素：根据放射性核素种类选择适宜的加速排出药物。

1)对锕系元素(^{23}Pu、^{241}Am、^{252}Cf等)，镧系元素(^{140}La、^{144}Ce、^{147}Pm等)和^{90}Y、^{60}Co、^{59}Fe等均可首选二乙烯三胺五乙酸(DTPA)。早期促排宜用其钙钠盐，晚期连续间断促排宜用其锌盐，以减低DTPA毒副作用。也可选用喹胺酸盐，其对Th的促排作用优于DTPA。

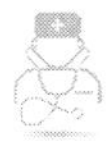

2）对 ^{210}Po 内污染则首选二巯基丙磺酸钠（Unithiol），也可用二巯基丁二酸钠（DMS）。

3）对碘的内污染应服用稳定性碘以阻止放射性碘在甲状腺的沉积。必要时可用抑制甲状腺素合成的药物，如他巴唑（Tapazol）。

4）铀的内污染可给予碳酸氢钠。^{3}H 内污染则要大量饮水，必要时用利尿剂。

（三）内照射放射病的三级预防

第三级预防的措施主要包括检查员工申请赔偿资料、因病缺勤资料和意外离职率等资料，分析例外离职和缺勤的程度和原因，目的是提供职业康复服务、咨询、促进员工返还工作，改善治疗制度。

1. **一般治疗**　因受照射人员体内存在放射性核素，应对其进行特殊护理和心理护理，加强营养，注意休息；均匀分布的放射性核素应参照外照射急性放射病进行处理。

由消化道进入者，应以洗胃、催吐、通便和缓泻；由呼吸道进入者应以鼻腔擦拭和生理盐水冲洗，必要时进行洗肺；由皮肤或污染伤口进入者，应进行皮肤去污伤口清洗或去污，必要时切除受污染组织。上述方法均是防止或减少放射性核素吸收，应首先争分夺秒地进行。其次是口服稳定性碘、铝制剂和褐藻酸钠等阻吸收药物。

2. **对症治疗**　依据放射性核素滞留的器官不同，可能出现的临床表现亦不同。例如，内照射引起的造血系统损伤，应参照外照射放射病诊断标准进行处理，其他脏器损伤可对症治疗。

3. 特殊治疗除短半衰期核素外，应尽早进行促排治疗，包括强制性饮水和应用祛痰药、利尿药、络合剂、螯合剂及中药治疗等。其重要性在于，减少体内放射性核素的负荷量，从而降低发生严重确定性健康效应的可能性。

（牛　振　刘春旭）

第六节　放射性皮肤疾病的三级预防

职业性放射性皮肤疾病包括电离辐射外照射和体表放射性核素沾染所致急性、慢性皮肤损伤和放射性皮肤癌。2013—2017 年，我国发生放射性皮肤疾病 11 例，占全国职业性放射性疾病病例总数的 10.38%。

一、放射性皮肤疾病概述

（一）放射性皮肤疾病定义

1. **急性放射性皮肤损伤**（acute radiation injuries of skin）　身体局部受到一次或短时间（数日）内多次大剂量外照射所引起的急性放射性皮炎及放射性皮肤溃疡。

2. **慢性放射性皮肤损伤**（chronic radiation injuries of skin）　局部皮肤长期受到超剂量限值照射，累积剂量一般大于 15Gy，数年后引起的慢性放射性皮炎及皮肤溃疡，亦可由急性放射性皮肤损伤迁延为慢性放射性皮肤炎或溃疡。

3. **放射性皮肤癌**（radiation skin cancer）　在电离辐射所致皮肤放射性损伤的基础上

发生的皮肤癌。

(二) 放射性皮肤疾病主要接触作业

参见职业性外照射急性放射病和职业性外照射慢性放射病的主要接触机会。

(三) 放射性皮肤疾病发病机制

射线作用于组织后，使组织细胞内的物质代谢、酶的活性、染色体的形态和功能都受到影响和损害，产生一系列生物效应，从而使组织细胞呈渐进性、持久性和不可逆的退行性改变和坏死。

有关放射性皮肤损伤机制的研究，以往主要认为有射线造成的组织细胞的直接损害和微血管的广泛损伤等因素。局部辐射损伤(烧伤)组织的早期主要为上皮的生发层和皮下血管的变化，晚期(慢性)除了进行性血管损害的变化外，还有血管壁周围的炎性细胞浸润，形成瘢痕，加重损伤。

皮肤上皮细胞和皮肤附属器的上皮细胞对射线是比较敏感的组织，受到一定剂量照射后，可发生一系列渐进性改变。受到小剂量(≥ 3Gy)照射后，表皮和毛囊的基底细胞分裂减少，并有轻度肿胀；表皮下乳头血管扩张，真皮层出现水肿。受到大剂量(≥ 10Gy)照射后，上皮细胞多呈空泡变，细胞核增大或缩小，真皮层肿胀；久之，细胞可发生崩解，可见细胞层次减少，有时也可出现区域性棘细胞层肥厚，汗腺和毛囊上皮萎缩，退变或消失。近年，通过电子显微镜观察，局部放射性溃疡的病变特点为成纤维细胞和毛细血管明显减少，成纤维细胞变性。病程在 6 个月以内者，主要是粗面内质网减少、扩张和脱颗粒。病程在 6 个月以上者，主要是粗面内质网及核蛋白体全面和极度减少，线粒体空泡化，同时，微管和微丝减少。受到更大剂量(≥ 20Gy)照射后，深部组织(皮下组织、肌肉和骨骼等)细胞发生变性和坏死。

血管内皮细胞对射线比较敏感。在损伤早期，真皮毛细血管充血、扩张、血流瘀滞、血管通透性增加；小血管壁肿胀、出现玻璃样变性、纤维素样坏死、胶原纤维和嗜银细胞肿胀和崩解等血管内膜炎改变。继之，造成血管壁增厚、管腔狭窄或闭塞、血液循环障碍及血管壁周围的炎性浸润；久之，形成纤维化瘢痕，压迫血管，又加重血管损伤。随着微血管系统损害的逐渐加重，血管数目减少，组织内因微循环障碍而缺血和缺氧，进而使组织受到破坏，由此加重了组织细胞的变性坏死。

但是，创伤愈合是一个十分复杂的过程。随着细胞生物学和分子生物学的发展，对其认识已经由形态学和病理生理学逐步深入到基因和蛋白等分子水平。近年，应用免疫组化和非核素端粒重复序列扩增技术等分子生物学研究证明，急性放射性皮肤溃疡组织中多种生长因子及其受体表达水平降低可能与放射性皮肤溃疡发生、发展及难愈合的分子机制相关，如表皮生长因子(EGF)、碱性成纤维细胞生长因子(bFGF)、血管内皮细胞生长因子(VEGF)和血小板衍生生长因子 -B(PDGF-B)等。组织修复细胞的过度凋亡是创面经久不愈的原因之一。原癌基因 *c-myc*、*c-fos* 与 *c-jun* 的低表达，可能下调成纤维细胞生长因子(FGF)基因，使成纤维细胞活性下降。辐射所致 MMP1 与金属蛋白酶组织抑制剂 1(TIMP1)在伤口肉芽组织中表达明显降低、直接影响细胞迁移、血管形成和瘢痕组织形成等病理过程，是辐射影响伤口愈合的重要机制之一。*MDM2*、*p53* 基因和蛋白质的分子病理变化也可能与放射性皮肤溃疡的癌前病变有关。

关于放射性皮肤损伤后恶性变的发病机制，目前主要存在两种学说。电离辐射直接致

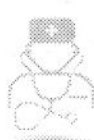

癌学说认为，辐射致癌的靶分子是 DNA。射线直接作用于组织细胞，以及电离辐射诱发的氧自由基造成细胞内 DNA 损伤，引起 DNA 双螺旋结构的复制发生紊乱和错误而导致细胞发生突变，最终形成癌肿。癌的启动学说认为，绝大多数癌症都存在单细胞（单克隆）突变起点，即使有不到百万分之一的癌的启动细胞残留下来也会发展到癌。由此提出了“辐射致癌无阈”的观点。也有学者认为，中等剂量照射（30~60Gy）与高剂量或低剂量相比，产生的亚致死损伤细胞多。这种细胞易发生癌变。慢性刺激学说认为，慢性放射性溃疡在皮肤癌的发生中具有重要的意义。慢性放射性皮炎或溃疡长期受到炎症刺激，可能既是一种致癌因素，又是一种促癌因素。溃疡边缘鳞状上皮细胞的反复退变和再生，既可诱发鳞状上皮细胞的突变，也可促使原有突变基础的表皮细胞癌变，最终演变为癌。近年，应用免疫组化方法对慢性放射性溃疡和放射性皮肤癌的研究中发现，p53 蛋白功能异常可能与溃疡的反复发作、经久不愈及最后发生癌变的机制有关。

（四）放射性皮肤疾病临床表现

1. 急性放射性皮肤损伤各分度的临床表现　皮肤损伤的分度均有其典型的临床表现，因射线种类、射线能量、吸收剂量、剂量率、受照部位、受照面积和全身情况等而异。可依据表 17-11，特别是临床症状明显期的皮肤表现，并参考局部吸收剂量值作出损伤深度的分度诊断。弱贯穿辐射造成皮肤损伤的参考剂量阈值为 2Gy。放射性皮肤损伤的分度诊断主要根据受照史、吸收剂量和逐渐显示出来的皮肤表现。

表 17-11　急性放射性皮肤损伤的分度诊断标准

分度	初期反应期	假愈期	临床症状明显期	参考剂量 /Gy
Ⅰ	—	—	毛囊丘疹、暂时脱毛	≥3
Ⅱ	红斑	2~6 周	脱毛、红斑	≥5
Ⅲ	红斑、烧灼感	1~3 周	二次红斑、水疱	≥10
Ⅳ	红斑、麻木、瘙痒、水肿、刺痛	数小时至 10d	二次红斑、水疱、坏死、溃疡	≥20

2. 慢性放射性皮肤损伤各分度的临床表现　受照数年后皮肤及其附件出现慢性病变，急性放射性皮肤损伤 6 个月以后可迁延为慢性改变。皮肤各损伤深度的分度均有其典型的临床表现。可依据表 17-12 作出分度诊断。

表 17-12　慢性放射性皮肤损伤的分度诊断标准

分度	临床表现（必备条件）	参考剂量（急性迁延）/Gy	参考剂量（慢性累积）/Gy
Ⅰ	皮肤色素沉着或脱失、粗糙，指甲灰暗或纵嵴色条甲	≥5	≥15
Ⅱ	皮肤角化过度，皲裂或萎缩变薄，毛细血管扩张，指甲增厚变形	≥10	≥30
Ⅲ	坏死溃疡，角质突起，指端角化融合，肌腱挛缩，关节变形，功能障碍（具备其中一项）	≥20	≥45

3. 放射性皮肤癌临床表现为以下特点

（1）肿瘤发生在受电离辐射损害部位皮肤并排除皮肤转移癌的可能性。

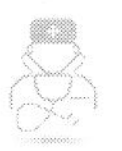

(2)有潜伏期,长短不一,一般为10~20年,最长可达30年。

(3)癌前表现为射线所致的慢性皮炎、角化增生或长期不愈的溃疡。

二、放射性皮肤疾病的三级预防

(一)一级预防

参见职业性外照射急性放射病和职业性外照射慢性放射病的一级预防。

(二)二级预防

参见职业性外照射慢性放射病的二级预防。

放射性皮肤疾病诊断和鉴定:根据明确的职业史、受照史、射线种类、吸收剂量和临床表现,参考辅助检查、组织病理学,排除其他因素所致的皮肤疾病而作出诊断。

(1)急性放射性皮肤损伤诊断依据

1)受照史:有明确的从事相关放射性工作的经历。有在工作中意外受到体表放射性核素沾染和/或外照射的事故照射,以及参加事故救援受到应急照射的经历。

2)吸收剂量:根据佩戴的个人剂量计、场所剂量监测和剂量重建资料,估算出局部皮肤吸收剂量。也可根据临床表现估算出局部吸收剂量。具体参考GBZ/T 244。

3)临床表现。

4)辅助检查:局部受照后,应用红外线热成像技术检查,可作为诊断局部损伤程度和范围的参考依据。

(2)慢性放射性皮肤损伤诊断依据

1)受照史:有明确的从事相关放射性工作的经历。局部皮肤长期受到超过年剂量限值的照射。亦可由急性放射性皮肤损伤迁延而来。

2)吸收剂量:累积吸收剂量(或分割照射剂量)大于15Gy,由急性损伤迁延而来的剂量大于5Gy。吸收剂量计算方法具体参考GBZ/T 244。

3)临床表现。

4)辅助检查:必要时行组织病理学检查。

(3)放射性皮肤癌诊断依据

1)受照史:有明确的从事相关放射性工作的经历。局部皮肤发生慢性放射性损伤并在此基础上发生癌变。

2)临床表现。

3)组织病理学:病变皮肤组织病理学证实存在恶性肿瘤细胞(恶性黑色素瘤除外),必要时行免疫组织化学检测。

(三)三级预防

放射性皮肤损伤的临床治疗是一个比较复杂和困难的问题,尤其是事故性病例,虽然损伤仅局限在某一部位,有时损伤面积不太大,但是多数病例除皮肤损伤外,同时还伴有一定程度的全身或内脏损伤,有的伴有局部严重的放射损伤后造成的全身反应。局部严重放射损伤除皮肤溃疡外,常波及肌肉、肌腱、神经干、大血管和骨骼,形成大而深的复合性溃疡,用一般传统的方法治疗难以奏效,若处理不当,可能影响其功能而造成伤残,甚至危及生命。因此,在治疗过程中,应当抓好全身治疗与局部处理两个环节。全身与局部的治疗相辅相

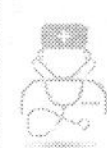

成，全身状况的改善有利于促进局部损伤创面的愈合，局部损伤处理的成功与否，直接影响到全身放射病的治疗。所以，应当根据病情发展各阶段有所侧重，不能顾此失彼，延误治疗。

1. 急性放射性皮肤损伤的治疗

(1) 全身治疗

1) 加强营养，给予高蛋白和富含维生素及微量元素的饮食。

2) 加强抗感染措施，应用有效的抗生素类药物。

3) 给予维生素类药物。

4) 给予镇静止痛药物。

5) 注意水、电解质和酸碱平衡，必要时可输入新鲜血液。

6) 根据病情需要，可使用各种蛋白水解酶抑制剂，自由基清除剂和增加机体免疫功能的药物。

7) 必要时，可使用活血化瘀，改善微循环的药物。

8) 如合并外照射急性放射病时，应按照 GBZ 104 进行处理；如合并内污染时，应按照 GBZ 96 进行处理。

(2) 局部保守治疗

1) Ⅰ度放射性皮肤损伤、Ⅱ度放射性皮肤损伤或Ⅲ度放射性皮肤损伤、Ⅳ度放射性皮肤损伤在皮肤出现水疱之前，注意保护局部皮肤。必要时可用抗组织胺类或皮质类固醇类药物。

2) Ⅲ度放射性皮肤损伤、Ⅳ度放射性皮肤损伤出现水疱时，可在严密消毒下抽去水疱液，可选用有效抗菌外用药物，结合使用含维生素 B_{12} 的溶液及抗菌敷料覆盖创面，加压包扎，预防感染。

3) 疱皮有放射性核素沾污时，应先行去污，再剪去疱皮。

4) Ⅳ度放射性皮肤损伤，水疱破溃形成浅表溃疡，可使用含维生素 B_{12} 的溶液外敷，预防创面感染。如创面继发感染，可根据创面细菌培养的结果，采用敏感的抗生素药物湿敷。进入恢复期后适时手术。

(3) 手术治疗

1) 急性期应尽量避免手术治疗，因此时病变尚在进展，难以确定手术的病变范围。必要时可进行简单的坏死组织切除及生物敷料和游离皮片覆盖术。注意保护局部功能。待恢复期后再施行完善的手术治疗。

2) 位于功能部位的Ⅳ度放射性皮肤损伤或损伤面积大于 $25cm^2$ 的溃疡，应进行早期手术治疗。

2. 慢性放射性皮肤损伤的治疗

(1) 全身治疗

1) 加强营养，给予高蛋白和富含维生素及微量元素的饮食。

2) 间断应用改善微循环及抗自由基的药物。

3) 如合并外照射慢性放射病时，应按照 GBZ 105 进行处理。

(2) 局部保守治疗

1) Ⅰ度损伤无须特殊治疗，可用润肤霜、膏，保护皮肤。

2) Ⅱ度损伤具有角质增生、脱屑、皲裂，使用含有脲素类药物的霜或膏软化角化组织或使用刺激性小的霜膏保护皮肤。

3）Ⅲ度损伤早期或伴有小面积溃疡，局部可使用含维生素 B_{12} 的溶液或含有 SOD、EGF、FGF、Zn 的抗生素类霜、膏，促使创面加速愈合。创面出现长期不愈合或反复破溃者，应及时手术治疗。

（3）手术治疗指征：对严重放射性皮肤损伤的创面，应适时施行彻底的局部扩大切除手术，再用皮片或皮瓣等组织移植，作创面修复。手术治疗的指征如下：

1）皮肤有严重角化、增生、萎缩、皲裂、疣状突起或破溃者。

2）皮肤瘢痕畸形有碍肢体功能者。

3）经久不愈的溃疡，其面积较大较深，周围组织纤维化，血供较差者。

3. 放射性皮肤癌的治疗

（1）全身治疗

1）加强营养，避免皮肤破损的感染，适当使用提高免疫力药物。

2）全身抗肿瘤药物的使用。

3）如合并外照射慢性放射病时，应按照 GBZ 105 进行处理。

（2）局部保守治疗

1）仅针对不能行手术治疗的患者。

2）局部肿瘤浸润皮肤部位，涂抹润肤霜、膏，保护皮肤，防止出现皮肤破损。

3）已经形成癌性创面的需要局部涂抹抗生素乳膏防止局部感染、必要时全身使用抗生素。

4）癌性创面紧邻大血管、神经、骨骼及关节的需要积极保护毗邻器官功能。

5）放射性皮肤癌对常规化疗药物不敏感，应对切除的肿瘤组织进行细胞培养后筛选敏感的抗肿瘤药物进行全身治疗。

6）有条件时可应用免疫调节剂治疗。

（3）手术治疗

1）尽早采用手术治疗，切除癌变组织外，还应连同放射损伤病变皮肤一并切除，应用皮肤皮片移植或皮瓣转移修复创面。

2）发生在四肢（或指）的放射性皮肤癌考虑截肢（指）时，应慎重。若肿瘤未侵犯骨膜尽量避免截肢（指）。

3）怀疑有淋巴结转移时，应进行淋巴结活检手术，一旦证实有淋巴结转移应行淋巴结清扫手术。

4）检查发现其他器官有肿瘤转移可能，应行手术或穿刺活检证实，若转移病灶影响重要器官功能，应予以手术切除。

（杜钟庆）

第七节　放射性肿瘤的三级预防

恶性肿瘤包括白血病和实体瘤两大类。后者是所有非白血病的恶性肿瘤的总称。放射

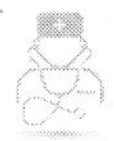

工作人员受到一定剂量某种射线照射，经一定潜伏期后发生特定类型的原发性恶性肿瘤，并且得到临床确诊者称为职业性放射性肿瘤。2013—2017年全国报告发生的职业性放射性肿瘤病例共计46例，其中结肠癌2例，肺癌8例，慢性粒细胞白血病8例，其他白血病6例，女性乳腺癌2例，肝癌1例，甲状腺癌15例，骨和关节恶性肿瘤1例，未分类肿瘤3例。本节主要从三级预防的角度出发，阐述职业性放射性肿瘤的预防措施，以期降低职业性放射性肿瘤的发生率，保护广大放射工作者的健康。

一、放射性肿瘤概述

（一）放射性肿瘤定义

放射性肿瘤是指接受电离辐射照射后发生的，并与所受该照射具有一定程度病因学联系的恶性肿瘤。

（二）放射性肿瘤主要接触作业

放射性肿瘤无明显行业特征，有接受一定剂量某种射线照射历史的工作人员均有可能罹患放射性肿瘤。如接受氡子体照射后发生的肺癌，接受X或γ射线照射后发生的白血病、甲状腺癌和乳腺癌，接受^{226}Ra射线照射后发生的骨恶性肿瘤。

（三）放射性肿瘤发病机制

到目前为止，人们认为癌是单细胞起源和多阶段发生的肿瘤。第一阶段，肿瘤的始动阶段，一个正常细胞变为突变细胞的过程。肿瘤细胞起源于单个组织干细胞，电离辐射通过直接和间接电离导致受照射细胞的DNA损伤。由于电离辐射能量沉积的不均匀性，其中很大比例DNA损伤是集簇和化学复杂的损伤，其修复较为困难。辐射引起细胞DNA损伤的数量和程度通常随剂量呈线性增加。第二阶段，肿瘤的促进阶段，在众多体内环境诱变因素的作用下，癌前细胞克隆加速生长，并累积突变。第三阶段，恶性转化阶段，在克服机体的免疫防御机制的遏制后，癌前细胞转变成癌细胞。第四阶段，肿瘤的发展阶段。在癌细胞和正常细胞之间的微环境相互作用下，使细胞获得快速增殖和浸润性生长特性，发展成为临床意义上的癌症。电离辐射作为基因和染色体的诱变剂，既可能是始动因子，也可能是促进、转化和发展因子，促使变异细胞的克隆，并转为恶性生长。辐射致癌是通过体细胞干细胞受照射后经过一个渐进的复杂演变过程才发展成癌症，有一个相当长的潜伏期。

（四）放射性肿瘤临床表现

与一般胃癌、肺癌、结肠癌、白血病、乳腺癌、食管癌、膀胱癌、肝癌、甲状腺癌和骨、关节恶性肿瘤等临床表现相同。

有接受一定剂量电离辐射的照射史和受照剂量相关资料，受照经一定潜伏期后发生的胃癌、肺癌、结肠癌、急性白血病、慢性粒细胞白血病，以及除了慢性淋巴细胞白血病以外所有类型白血病、女性乳腺癌、食管癌、膀胱癌、肝癌、甲状腺癌和骨、关节恶性肿瘤等原发性恶性肿瘤，并且得到临床确诊。根据患者性别、受照时年龄、发病时年龄和受照剂量，按GBZ P1—2009附录B至附录E所列方法计算恶性肿瘤起因于所受照射的病因概率（PC），起因于职业性照射的放射性肿瘤可以诊断为职业性放射性肿瘤。按规定的方法而得的95%可信限上限的PC$\geqslant$95%者，可判断为放射性肿瘤。

职业照射符合职业性化学致癌暴露，辐射致癌在危险增加中的相对贡献>1/2，合计的病因概率 PC ≥ 50% 者也可诊断为职业性放射性肿瘤。

二、放射性肿瘤的三级预防

(一) 一级预防

1. **相关法律、法规及标准制定和完善**　国家制定有相关的《职业性放射性肿瘤判断规范》(GBZ 97—2017)等标准,有效保障了放射性肿瘤的诊治和放射工作人员职业健康。

2. **生产工艺和生产设备改进和革新**

(1)医用射线装置:降低受检者辐射剂量的最好方法是避免不必要的 X 射线检查或者寻求非电离辐射的诊断模式。当因临床诊断需要必须进行 X 射线检查时,应遵循可合理达到的尽可能低的原则(ALARA)。根据患者受检者体型、投照部位及 X 射线机的性能等具体情况,综合运用自动管电流或管电压调制技术以及屏蔽防护等多种方法,个性化地、最大限度地降低 X 射线检查所致受检者的辐射剂量。

(2)工业用射线装置或放射源:辐射防护是工业射线检测技术的一个重要方面,也是涉及社会安全和环境保护的一个重大问题,它历来受到国际社会和国家有关方面的广泛注意。

放射工作场所选址时,应考虑该设施的污染源、地理环境、生态、地质、水文、气象条件和人口分布等因素,应同时考虑正常运行和意外事件;并满足剂量当量限值和公众的剂量当量符合可合理达到尽量低的原则,对具体的放射工作场所选址区分为不同类型,主要的规定如下:

1)开放型放射源工作场所的甲级实验室不得设于城市市区选址。

2)密封型放射源、X 射线机、加速器等辐照装置可以设于市区,必须有效屏蔽,使周围公众所受照射不超过相应的限值。

3)核设施选址时首先应考虑事故下放射性物质释放对公众的影响,还必须考虑多方面的因素,厂址应与城市市区保持适当的直线距离,厂址确定时应进行最优化分析,至少有三个候选厂址,综合评价,择优确定等。

3. **个体防护措施**

(1)医用射线装置

1)移动 X 射线设备连接曝光开关的电缆长度应不小于 3m,或配置遥控曝光开关。

2)介入放射学、同室近台操作的设备透视曝光开关应为常断式开关,并配有透视限时装置;X 射线设备在确保铅屏风和床侧铅挂帘等防护设施正常使用的情况下,在透视防护区检测平面上的周围剂量当量率应不大于 400μSv/h。

3)为不同放射检查类型的放射工作人员配备相应的个人防护用品,包括:铅橡胶围裙、铅橡胶颈套、铅橡胶帽子、铅防护眼镜等。

(2)工业用射线装置或放射源

1)工作人员进入控制区期间,都应当佩戴个人剂量计和个人剂量报警仪,携带便携式辐射剂量率巡测仪。工业探伤工作人员还需要佩戴直接读数式剂量计。当剂量和 / 或剂量率超过预先设定的数值,个人剂量报警仪将会发出报警信号。这些信息能够警示工作人员,从而预防或减轻突发事件的危害。

2)放射源不得徒手操作,无机械化操作时,根据源的不同活度,应使用符合下列要求的

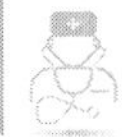

工具大于等于 200GBq(5Ci)的中子源和大于等于 20GBq(0.5Ci)的 γ 源,操作工具柄长不小于 100cm;小于 200GBq 的中子源和小于 20GBq 的 γ 源,操作工具柄长不小于 50cm。

(3)安全联锁装置:应采取多种安全保障措施,包括急停、拉线开关、安全联锁钥匙、警灯、警铃和公共广播系统。一旦误入或因紧急情况下而需要进入控制区,通过保护装置的联锁机构,自动切断电源,以保证人身安全。

4. **职业卫生管理**　环境保护主管部门对放射性同位素与射线装置的安全和防护工作实施监督管理,卫生行政部门对职业病防治工作进行监督检查。建设项目竣工以后,必须经过相关部门验收合格,方可运行。在工作场所的入口处设置电离辐射警告标志、工作状态指示灯和电离辐射危害告知卡。用人单位设立放射防护管理机构或者组织,指定辐射防护负责人,配备管理人员,明确规定岗位职责、管理程序和适合各级人员的培训制度。在运行程序中要列出有关工种人员的姓名和职责。制定和完善安全操作规程、放射防护管理制度、设备使用登记制度、设备检修维护制度和辐射事故应急救援预案。组织实施人员培训、个人剂量监测、职业健康监护和工作场所监测与评价,并妥善保管以上档案。配备具有专业技术资格的人员,负责在使用和运行过程中的安全管理。需要接受过理论培训,掌握相关的法律、法规、规章、射线装置的操作规程、所从事工作的电离辐射性质、暴露于辐射导致的健康危害、防护的基本原则和方法、对视觉与听觉警告信号和警报需要采取的响应行动。熟悉装置的结构性能和处理事故的应急措施。在需要的情况下,能够操作和运用计算机及其软件系统。运行人员需要熟悉射线装置的基本结构、运行和保养;辐射防护的原则和实际操作;正常运行的操作规程;管理和监督机构的管理条例。了解辐照室周围地区的辐射水平,熟悉射线装置的安全设施,例如联锁系统的联锁结构、各类信号的位置、警示灯光、声响信号和可见标志等。熟悉所使用的辐射测量仪器和测量单位以及管理部门对个人剂量监测的要求。能够记录运行日志。在必要的情况下,能够操作放射源和相关的设备。了解应急联络渠道和方式。通过职业技能培训和辐射安全培训,运行人员具备操作和事故(故障)处理能力后,才能允许其独立操作。在装置运行日志进行记录,内容包括所完成工作的有关情况和装置的运行状况。对故障和维修的细节应当按照专项进行记录。未经过许可,外来人员不应当进入辐照室和控制室。确实需要进入的,应当进行逐个登记,并有专人带领,按照进出辐照室的规定办理。对装置进行改造或对影响安全性能的参数进行修改,必须经过专家论证上报主管部门批准以后,才能实施。详细和准确地记录所有改动,并永久保存记录。放射工作单位定期对运行人员的安全表现进行检查和评议。对放射性同位素与射线装置的安全和防护状况进行年度评估。发现安全隐患的,应当立即进行整改。

5. **职业健康教育**　放射工作人员上岗前应当接受放射防护和有关法律知识培训,考核合格方可参加相应的工作。放射工作人员两次培训的时间间隔不超过 2 年,每次培训时间不少于 2d。放射工作单位应当建立并按照规定的期限妥善保存培训档案。培训档案应当包括每次培训的课程名称、培训时间、考试或考核成绩等资料。放射工作单位应当将每次培训的情况及时予以记录。

通过放射防护知识的培训,提高劳动者的自我保护意识,养成良好的个人行为。在工作时,劳动者应注意加强个人防护,严格执行安全卫生的操作规程。

6. **上岗前职业健康检查**　放射工作人员上岗前,应当进行上岗前的职业健康检查,符合放射工作人员健康标准的,方可参加相应的放射工作。放射工作单位不得安排未经职业

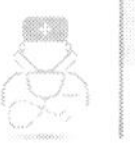

健康检查或者不符合放射工作人员职业健康标准的人员从事放射工作。

放射工作人员职业健康检查项目中包括基本信息资料、常规医学检查部分和特殊医学检查部分,基本信息资料和常规医学检查应详细记录既往病史、职业接触史(部门、工种、起始时间、操作方式、工作量、职业照射种类和放射因素名称),如有受照史和其他职业史也应记录,其中受照史应包括医疗照射,剂量资料记录在职业健康检查表中;特殊医学检查项目包括细胞遗传学检查和眼科检查,其中细胞遗传学检查包括外周血淋巴细胞染色体畸变分析和淋巴细胞微核率试验。

上岗前检查项目包括①必检项目:医学史、职业史调查;内科、皮肤科常规检查;眼科检查(色觉、视力、晶状体裂隙灯检查、玻璃体、眼底);血常规和白细胞分类;尿常规;肝功能;肾功能检查;外周血淋巴细胞染色体畸变分析;胸部 X 线检查;心电图;腹部 B 超。②选检项目(根据职业受照的性质、类型和工作人员健康损害状况选检):耳鼻喉科、视野(核电厂放射工作人员);心理测试(如核电厂操纵员和高级操纵员);甲状腺功能;肺功能(放射性矿山工作人员,接受内照射、需要穿戴呼吸防护装置的人员)。

7. 加强氡危害的防控 Roscoe 等研究了美国 Navajo 铀矿工队列,结果显示,757 人中有 34 例死于肺癌,远高于 10.2 例的预期死亡数,显然,铀矿工高肺癌死亡率与其接受氡及其子体照射密切相关。室内氡照射是继吸烟之后第二大肺癌风险因子,对不吸烟者则是第一大风险因子。加拿大调查了 19 个城市自 1970 年以来的氡水平和氡致肺癌风险,2009 年室内氡浓度为(41.9 ± 2.8) Bq/m^3;室内氡照射引起的肺癌约占总肺癌死亡率的 16%。人如果在氡浓度 370Bq/m^3 的室内环境中长期居住,预计每千人中将有 30~120 人死于肺癌。卢新卫等调查了我国 14 城市 1 524 个写字楼和居室,氡含量超过国家标准的占 6.8%,最高超过 6 倍;北京地区的一些家庭,室内氡含量较高,有的对人体健康已经造成了损害。

控制室内氡浓度的措施包括:①建筑选址避开高氡地区;②采用辐射水平符合国家标准的建筑材料;③建筑施工阶段对底层地坪要保持良好的整体性和密实性,对地下管道的缝隙和地板裂隙均要密封,以防止或降低氡的析出;④对建成房屋进行氡浓度监测,必要时采取治理措施降低室内氡水平;⑤加强建筑内通风是降低室内氡水平的有效措施。另一方面,对高氡区域生活和工作人群的健康进行重点监护。尤其对利用含氡地热水的工作场所,不但要按地热水放射卫生防护标准控制水中氡浓度,而且需严格控制工人和医务人员接触氡的时间及患者的治疗时间和次数。同时加强氡的健康危害评价基础研究,从生物医学方面寻求减轻氡致辐射损伤的有效方法和途径。

(二) 二级预防

1. 职业病危害因素的识别与检测 建设单位应定期对放射性工作场所放射防护水平进行监测,对于工作中怀疑或易出现泄漏的部位,发现问题及时采取措施,完整记录并保存工作场所辐射监测结果。同时由有技术服务资质的职业卫生技术服务机构定期对放射性工作场所防护水平进行检测。例如 X 射线设备机房的防护检测,应在巡测的基础上,对关注点的局部屏蔽和缝隙进行重点检测。关注点应包括:四面墙体、地板、顶棚、机房门、操作室门、观察窗、采光窗 / 窗体、传片箱、管线洞口、工作人员操作位等,点位选取应具有代表性。对于危害严重类的项目,应在控制区出入口以内的区域安装固定式辐射监测仪,探测控制区内的剂量水平。并且加强放射工作人员个人剂量监测。

2. 职业健康检查 参见内照射放射病职业健康检查。

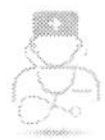

3. **放射性肿瘤的诊断与鉴定**　根据临床表现、病理学和其他辅助检查结果可诊断为恶性肿瘤。结合患者性别、受照射年份及靶器官剂量(具有受照射剂量记录或个人剂量档案)、所患癌症类型,计算辐射致癌病因概率的 95% 可信上限,当上限值 ≥ 50% 时,可诊断为放射性肿瘤。放射性肿瘤应与良性肿瘤和自发肿瘤鉴别。

(三) 三级预防

放射性肿瘤的治疗及预后与非放射原因引起的肿瘤相同。遵循循证医学和多学科协作的原则,根据患者的身体情况、疾病分期、病理组织学特点、分子分型及相关基因表达水平等进行综合和个体化治疗,包括外科手术治疗、化学治疗、分子靶向治疗、放射治疗、生物免疫治疗、中医药治疗、其他新技术的临床应用、对症镇痛姑息治疗、心理治疗和病例随访等。

(牛　振　张继勉)

第八节　放射性骨损伤的三级预防

放射工作人员身体局部受到一次或短时间(数日)内分次大剂量(参考阈值为 20Gy)外照射,可引起受到范围内(或照射野内)骨骼损伤,造成骨组织细胞死亡、骨组织成分和代谢改变。局部软组织的受损、溃疡、感染,可加重骨损伤。小剂量长期接触射线也可引起骨损伤,累积受照射剂量参考阈值为 50Gy。骨损伤的程度与放射源性质、照射剂量、剂量率、照射次数、间隔时间、照射部位及范围等因素有关。照射剂量大、间隔时间短、范围大者出现时间早、程度重,一次大剂量照射比分次小剂量照射损伤重。职业性放射性骨损伤的病例并不常见,我国 2013—2017 年间共报告职业性放射性骨损伤 1 例,约占全部报告职业性放射性疾病的 0.94%。

一、放射性骨损伤概述

(一) 放射性骨损伤定义

放射性骨损伤是放射工作人员全身或局部,受到一次或短时间内分次大剂量外照射,或长期多次受到超过剂量当量限值的外照射所致骨组织的一系列代谢和临床病理变化。按其病理改变,分为骨质疏松、骨髓炎、病理性骨折、骨坏死和骨发育障碍。

放射性骨质疏松是骨组织受到电离辐射以后,骨细胞变性坏死,产生以骨密度减低为主的一系列病理变化过程。

放射性骨髓炎是骨组织受到一定剂量电离辐射后,在骨质疏松基础上继发细菌感染而产生的炎性改变。

放射性病理性骨折是骨组织受到一定剂量电离辐射后,在骨质疏松、骨髓炎病变的基础上产生的骨的连续性破坏。

放射性骨坏死是骨组织受到一定剂量电离辐射后,骨细胞或骨营养血管损伤,血循环障碍而产生的骨块或骨片的坏死。

放射性骨发育障碍是骨骺软骨受到一定剂量电离辐射后,骨的生长发育障碍,使骨的长

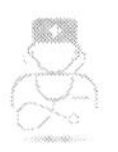

度和周径小于正常发育的骨组织。

（二）放射性骨损伤主要接触作业

放射性骨损伤无明显行业特征，放射性骨损伤属确定性效应，存在剂量阈值，但因各种射线的能量不同，受照射情况各异，身体各部位软组织厚薄不一，以及受照后处理不同，目前尚难以确定一个准确的通用阈剂量。

（三）放射性骨损伤发病机制

射线直接作用于骨组织，骨骼中的骨细胞和成骨细胞对射线比较敏感，骨骼在受到50Gy照射时骨组织细胞全面迅速死亡，而这种变化发生在血管变化之前。在一定剂量照射条件下，骨骼有机质代谢障碍，表现为骨骼有机质成分合成代谢过程减低，造成骨骼脱钙；当骨骼中的钙含量丧失大于20%时，X射线检查可呈现骨组织脱钙的征象。

（四）放射性骨损伤临床表现及诊断

有关放射性骨损伤的研究结果指出，骨组织受到射线照射后出现骨损伤的时间为2.4~10.0年。Schmeler等研究发现骨组织受到射线照射后，最短2.1个月即可出现骨损伤。放射性骨损伤按照损伤程度及临床表现分为放射性骨质疏松、放射性骨髓炎、放射性骨折、放射性骨坏死和放射性骨发育障碍。放射性骨损伤主要见于放射治疗的患者，目前国内外有关于该领域的临床研究主要集中于宫颈癌放射治疗对骨盆的影响。

放射性骨质疏松多伴有局部皮肤的放射性皮炎。X线影像学征象为轻者骨小梁疏松、粗糙；重者骨小梁网眼稀疏，有斑片透光区，骨皮质显著增厚成层板状或皮质线消失。

放射性骨折为继发于放射性骨损伤（骨质疏松、骨髓炎、骨坏死）的病理性骨折。局部皮肤有放射性皮炎或溃疡存在。骨折多发生在持重骨（椎体、股骨颈、桡骨头、胫腓骨、锁骨和肋骨等）；骨折发生前一般有程度不同的活动过度、外力作用等诱因，但有时诱因不明显。X线影像学征象为有骨质疏松基础，两断端有骨质疏松改变，骨折线一般较整齐。

放射性骨髓炎多伴有局部皮肤及软组织深达骨质的溃疡，常伴有不同程度的细菌感染。局部疼痛明显，呈持续性，X线影像学征象为骨皮质密度减低、变薄、表面不光滑、骨质有不规则破坏伴附近骨质疏松，并可见不规则的斑片状透光区，偶尔也伴有骨质增生或死骨形成。

放射性骨坏死多在骨萎缩、骨髓炎或骨折的基础上发生。伴有局部及软组织的重度放射性损伤。X线影像学征象：在骨质疏松区内或骨折断端附近出现不规则的片状致密阴影，夹杂一些透光区。

放射性骨发育障碍多见于受照射时骨骺呈活跃增生的儿童（约6岁前或青春期少年）。局部皮肤可无明显放射性损伤改变，或伴轻度放射性皮炎改变。X线影像学征象：骨与软骨生长发育迟缓，甚至停滞。长骨向纵向及横向生长皆有障碍，长度变短，骨干变细，皮质变薄。

应根据职业史、职业健康监护档案、受照射史、受照剂量、剂量率、临床表现和X线影像学特征，进行综合分析，并排除其他原因造成的骨疾病，方能诊断。

身体局部受到一次或短时间（数日）内分次大剂量外照射所引起的受照范围内（或照射野内）骨骼损伤，骨损伤剂量参考阈值为20Gy；长期接触射线所引起的骨损伤，累积受照射剂量参考阈值为50Gy。

骨损伤的程度与照射剂量、照射次数、间隔时间和剂量率等因素有关。照射剂量大、间

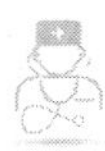

隔时间短，骨损伤出现时间早、程度重；受同等剂量照射时，一次大剂量照射比分次小剂量照射损伤重。叶根耀等分析了急性放射病4例的315张X线片后提出，γ射线急性照射引起骨骼放射性损伤的阈剂量为25~30Gy。有文献报道，成人骨的耐受剂量为30Gy，50Gy即可引起骨细胞死亡。放射治疗50~60Gy时发生骨损伤的机会最多，胸骨为55~70Gy，锁骨为74~102Gy；也有报道引起胸骨和肩胛骨损伤的累积剂量为15~18Gy。

由于骨损伤早期临床症状不明显，多数患者在复查或出现症状时才就诊，因此，骨损伤的确切时间较难确定。有作者认为，放疗后几乎所有骨骼都会发生变化，但只有当骨骼中钙盐含量丧失20%以上时才有X线片异常表现。如果没有受到大的创伤，没有并发骨髓炎，骨骼可以在很长时间内维持自身的形态和功能，这也给早期诊断带来困难。因此，对受照射部位应定期摄片随诊。有文献报道，出现骨损伤改变的时间平均为46年，肋骨和锁骨骨损伤出现较早，为23年。也有在受照射后7~10个月出现骨损伤的报道。

二、放射性骨损伤的三级预防

（一）一级预防

国家制定有相关的《外照射放射性骨损伤诊断》（GBZ 100—2010）等标准，有效保障了放射性骨损伤的诊治和放射工作人员职业健康。

其他一级预防参见放射性肿瘤。

相关研究结果提示亚硒酸钠对卵巢切除术后的大鼠的骨具有明显的放射保护作用，且未发现任何毒性作用。该研究为临床寻找放射性保护剂提供了新思路。

（二）二级预防

建设单位应定期对放射性工作场所放射防护水平进行监测，对于工作中怀疑或易出现泄漏的部位，发现问题及时采取措施，完整记录并保存工作场所辐射监测结果。同时由有技术服务资质的职业卫生技术服务机构定期对放射性工作场所防护水平进行检测。例如X射线设备机房的防护检测，应在巡测的基础上，对关注点的局部屏蔽和缝隙进行重点检测。关注点应包括：四面墙体、地板、顶棚、机房门、操作室门、观察窗、采光窗/窗体、传片箱、管线洞口、工作人员操作位等，点位选取应具有代表性。表面污染巡测时检测仪移动的速度应与所用仪器的响应时间匹配，探测器灵敏窗与被测表面的距离尽量靠近。一旦探测到污染区，应把探测器放在这个区域上方，在足够长时间内保持位置不变，测量α放射性物质污染时探测器灵敏窗与被测表面的距离0.5cm，测量β放射性物质污染时探测器灵敏窗与被测表面的距离为1cm。根据采样点的物理化学性质，采用合适的收集介质，采样流量与收集介质效率相匹配，采样高度位于工作人员呼吸带处，采样位置尽量位于场所中央。对不同区域辐射水平巡测时应考虑房间设计的结构特点、照射方向及建造中可能出现的问题。在对同时存在γ射线和β射线场所进行表面污染检测时，应采取有效措施，排除γ射线的干扰。

对于危害严重类的项目，应在控制区出入口以内的区域安装固定式辐射监测仪，探测控制区内的剂量水平。并且加强放射工作人员个人剂量监测。

对已确定局部受照剂量超过骨损伤的参考阈剂量，无论有无骨损伤的临床或X线表现，均应脱离放射线接触。凡出现骨损伤者，更应脱离放射线接触，或视全身情况改为非放射性工作。

（三）三级预防

1. 治疗原则和方法

(1) 一般治疗：对受到大剂量照射的四肢和其他部位应注意防止过度活动和外力撞击，及时、正确处理皮肤及软组织损伤。

(2) 对症治疗：如出现溃疡应及时手术治疗，用血循环丰富的皮瓣或肌皮瓣覆盖创面，以改善局部血液循环，保护骨组织。给予富含钙和蛋白质饮食，尤其是早期服用活血化瘀、改善微循环和促进组织再生、修复的药物，如复方丹参、谷胱甘肽、降钙素、维生素 A、维生素 D、司坦唑醇（康力龙）等，以及含钙制剂药物，可以延缓或减少骨损伤的发生。

(3) 特殊治疗：骨损伤已发生时，除上述药物治疗外，辅以高压氧治疗，可获得较好疗效。发生骨髓炎、骨坏死者，在有效抗生素控制下，及时手术治疗，彻底清除死骨，以带血管蒂的肌瓣或肌皮瓣充填、修复；也可用骨 - 肌皮瓣同时移植，既可修复骨缺损，又可修复创面。单个指（趾）骨出现骨髓炎、骨坏死时，应及时截指（趾）；如多个指（趾）或掌骨受累且功能丧失时，可考虑截肢，截肢高度应超过损伤近端 3~5cm。

(4) 有实验显示，在放射损伤早期，益气活血中药作用对预防骨细胞坏死方面有明显的作用，对减轻血管瘀血扩张作用不明显，这可能与中药提供骨细胞修复所需的某些营养物质及生长因子有关，在第三周后作用开始明显，血管肿胀减轻，骨细胞坏死得到缓解，损伤的血管内皮细胞修复，血管数及血液量较对照组明显好较，这可能与益气活血中药能改善骨微循环，减轻血管内皮细胞水肿，抑制纤维组织增生，抗自由基损伤等作用有关，其机制有待进一步深入研究。

2. 远后效应医学随访原则　对已确定局部受照射剂量超过骨损伤的参考阈剂量，无论有无骨损伤的临床或 X 射线表现，均应脱离射线工作；凡出现骨损伤者，更应脱离放射线工作或视全身情况改为非放射线工作。

根据体力情况进行不同活动量的保健操。适当运动，根据季节气候变化，做好防寒、防湿和防暑；增强体质锻炼，保持良好的精神情绪，促进身心健康进一步恢复。定期进行远后效应的医学随访工作，根据受照射剂量大小和损伤程度，按照相关标准进行相应的远期效应的医学随访观察和常规检查，骨科专科检查，可以每年做一次骨密度测定，尽量避免做放射检查，有指征时行 MR 检查，必要时可 2~3 年做一次 X 射线检查。随访检查与必要的治疗（处理）相结合。

（牛　振）

第九节　放射性甲状腺疾病的三级预防

甲状腺是对放射线比较敏感的组织。放射工作人员在工作过程中缺乏有效保护，甲状腺局部受到射线大剂量或超剂量照射可发生甲状腺疾病。机体其他组织受到射线大剂量或超剂量照射可发生继发性甲状腺疾病。非职业性受照人员意外受到电离辐射照射的情况下也可发生本病，但不属于职业病范畴。职业性放射性甲状腺疾病较为常见，放射工作人员对甲状腺防护亦是重点，2013—2017 年全国报告的职业性放射性疾病中职业性放射性甲状腺疾病 13 例（不包括 15 例放射性甲状腺肿瘤病例），占总报告职业性放射性疾病病例的 12.26%。

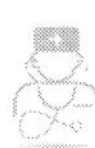

一、放射性甲状腺疾病概述

(一) 放射性甲状腺疾病定义

职业性放射性甲状腺疾病是指电离辐射以内照射和/或外照射方式作用于甲状腺和/或机体其他组织所引起的、原发性或继发性甲状腺功能和/或器质性改变，包括慢性放射性甲状腺炎、放射性甲状腺功能减退症、放射性甲状腺良性结节和放射性甲状腺癌。

慢性放射性甲状腺炎是指甲状腺一次或短时间(数周)内多次或长期受到电离辐射照射后导致的自身免疫性甲状腺损伤。

放射性甲状腺功能减退症是指甲状腺局部一次或短时间(数周)内，多次大剂量受照或长期超剂量限值的全身照射所引起的甲状腺功能减退。

放射性甲状腺良性结节是指甲状腺一次或短时间(数周)内多次或长期受到电离辐射照射后诱发的非恶性结节性病变。

放射性甲状腺癌是指甲状腺接受电离辐射照射后，发生的与所受辐射照射具有一定程度病因学联系的恶性肿瘤。

(二) 放射性甲状腺疾病发病机制

1. **急性放射性甲状腺炎** 使用大剂量 ^{131}I 治疗甲状腺功能亢进症时，电离辐射直接破坏甲状腺组织细胞而引起急性甲状腺炎。一般认为，急性甲状腺炎是由于 ^{131}I 损伤滤泡上皮细胞引起储存的甲状腺激素释放入血液循环所造成。

2. **慢性放射性甲状腺炎** 慢性放射性甲状腺炎，内照射、外照射均可诱发。发病机制可能与自身免疫反应有关，具有抗原性的甲状腺球蛋白和微粒体漏出，导致体内产生自身抗甲状腺体。

3. **放射性甲状腺功能减退症** 放射性原发性甲状腺功能减退症的发生可能因射线直接抑制滤泡上皮功能，减少功能性滤泡数量，改变血液供应或血管通透性所致，但确切发病机制尚不清楚。

4. **放射性甲状腺良性结节** 甲状腺良性结节的发病机制尚不明了，可能由于电离辐射致体内甲状腺激素相对不足而使垂体 TSH 分泌增多，甲状腺反复增生，伴有退行性变，最终形成结节性增生改变。

5. **放射性甲状腺癌** 放射性甲状腺癌的发病机制尚不明确，可能在电离辐射引起的有些结节性甲状腺肿中，由于上皮细胞的过度增生而形成甲状腺癌。另外，是否与电离辐射引起原癌基因的过度表达、突变或缺失有关，还需要进一步研究证实。

(三) 放射性甲状腺疾病临床表现及诊断

慢性放射性甲状腺炎在接触射线照射(照射剂量为 0.3Gy 以上)1 年后发病。甲状腺肿大，多数无压痛。有射线接触史，甲状腺吸收剂量为 0.3Gy 以上。可伴有甲状腺功能减退症。实验室检查甲状腺微粒体抗体(Tm-Ab)和/或甲状腺球蛋白抗体(Tg-Ab)阳性，促甲状腺激素(TSH)增高。

放射性甲状腺功能减退症在接触射线照射(甲状腺吸收剂量为 10Gy 以上)数月、数年甚至数十年后发病。实验室检查血清 T3、T4 经数次检查低于正常，TSH 升高(原发性)或降低(继发性)。

放射性甲状腺良性结节在接触射线照射(甲状腺吸收剂量为0.2Gy以上)10年后发病。经物理学、病理学和临床化验检查综合判定为良性结节。

放射性甲状腺癌的临床表现和一般甲状腺癌的临床表现相同。

根据受照史和个人受照剂量、临床表现、辅助检查并排除其他因素所致相似疾病,加以综合分析方可诊断。

二、放射性甲状腺疾病的三级预防

(一)一级预防

电离辐射与甲状腺癌的发生、发展呈显著的相关性,是到目前为止甲状腺癌最主要最明确的危险因素之一。甲状腺癌的发病率与放射线剂量呈线性相关,辐射时间越长,发病率越高。Cardis等发现切尔诺贝利核事故中的辐射剂量与甲状腺癌的发生呈一定的相关性。瑞典的流行病学研究认为,职业接触使用X线等电离辐射,甲状腺癌的发病率将明显升高。

1. **个体防护措施** 随着放射线在临床医学中的广泛应用,介入和放射技术已成为诊断和治疗疾病不可缺少的部分,在给人类带来巨大利益的同时,危害也随之而来,特别是放射线导致介入放射医务人员患放射性甲状腺疾病。介入放射医务人员由于长期并且多次受到X线的电离辐射,从而导致了不同程度、不同类型的放射性甲状腺疾病。

介入放射学操作必须配备的工作人员辅助防护设施包括:铅悬挂防护屏、铅防护吊帘、床侧防护帘、床侧防护屏,必须配备的工作人员个人防护用品包括:铅橡胶围裙、铅橡胶颈套、铅橡胶帽子和铅防护眼镜。在确保防护设施正常使用情况下,在透视防护区检测平面上的周围剂量当量率不大于400μSv/h。通过防护设施的配备达到比较理想的防护效果,确保介入手术者的安全。

2. 其他一级预防参见放射性肿瘤。

(二)二级预防

职业病危害因素的检测 放射工作人员个人剂量监测是职业健康监护的重要内容,是诊断职业性放射性疾病的必备条件之一。加强个人剂量监测管理工作,对保障放射工作人员的健康,做好放射防护工作具有重要意义。

个人剂量监测档案应当包括:①常规监测的方法和结果等相关资料。②应急或者事故中受到照射的剂量和调查报告等相关资料。③放射工作单位应当将个人剂量监测结果及时记录在《放射工作人员证》中。

放射工作人员进入放射工作场所,应当遵守下列规定:①正确佩戴个人剂量计。②操作结束离开非密封放射性物质工作场所时,按要求进行个人体表、衣物及防护用品的放射性表面污染监测,发现污染要及时处理,做好记录并存档。③进入强辐射工作场所时,除佩戴常规个人剂量计外,还应当携带报警式剂量计。

对从事介入放射学(包括骨科放射影像引导手术)诊疗的工作人员,应在铅围裙内的胸部或腰部,以及铅围裙外的颈部或肩处(通常在左领口处)各佩戴一个热释光剂量计,以估算人体未被屏蔽部分的剂量。放射工作人员外照射年剂量累计超过20mSv时,要开展相关调查,并提出辐射防护改进建议。

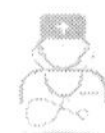

建设单位应定期对放射性工作场所放射防护水平进行监测，对于工作中怀疑或易出现泄漏的部位，发现问题及时采取措施，完整记录并保存工作场所辐射监测结果。同时由有技术服务资质的职业卫生技术服务机构定期对放射性工作场所防护水平进行检测。例如X射线设备机房的防护检测，应在巡测的基础上，对关注点的局部屏蔽和缝隙进行重点检测。关注点应包括：四面墙体、地板、顶棚、机房门、操作室门、观察窗、采光窗/窗体、传片箱、管线洞口、工作人员操作位等，点位选取应具有代表性。表面污染巡测时检测仪移动的速度应与所用仪器的响应时间匹配，探测器灵敏窗与被测表面的距离尽量靠近。一旦探测到污染区，应把探测器放在这个区域上方，在足够长时间内保持位置不变，测量α放射性物质污染时探测器灵敏窗与被测表面的距离0.5cm，测量β放射性物质污染时探测器灵敏窗与被测表面的距离为1cm。根据采样碘的物理化学性质，采用合适的收集介质，采样流量与收集介质效率相匹配，采样高度位于工作人员呼吸带处，采样位置尽量位于场所中央。对不同区域辐射水平巡测时应考虑房间设计的结构特点、照射方向及建造中可能出现的问题。在对同时存在γ射线和β射线场所进行表面污染检测时，应采取有效措施，排除γ射线的干扰。

对于危害严重类的项目，应在控制区出入口以内的区域安装固定式辐射监测仪，探测控制区内的剂量水平，并且加强放射工作人员个人剂量监测。

（三）三级预防

1. 急性放射性甲状腺炎

(1) 对症治疗：针对甲状腺功能亢进症的症状，可采用抗甲状腺药物治疗；失眠和焦虑者，可采用镇静药治疗。

(2) 特殊治疗：避免继续接触放射线或摄入放射性核素，促进体内 ^{131}I 排出。

2. 慢性放射性甲状腺炎　脱离射线，出现甲状腺功能减退症的症状，用甲状腺制剂替代治疗。对于甲状腺轻度肿大，无甲状腺功能亢进症的表现，无压迫症状，甲状腺功能正常，可不用药物治疗，但要注意随访观察甲状腺肿大及甲状腺功能变化。

3. 放射性甲状腺功能减退症　对亚临床型甲状腺功能减退症要密切观察病情，TSH及血脂持续升高者给予甲状腺制剂替代治疗，并暂时脱离射线，恢复后可继续从事放射性工作。临床型甲状腺功能减退症可采用甲状腺制剂替代治疗，并脱离射线，每年定期复查，恢复后可继续从事射线工作，持续不恢复者终身替代治疗。

4. 放射性甲状腺良性结节　脱离射线，采用甲状腺制剂治疗，癌症者手术切除。

5. 放射性甲状腺癌　外科手术切除后采用 ^{131}I 治疗，杀死术后残留的甲状腺癌细胞灶和转移灶。甲状腺制剂替代治疗。

（牛　振　刘春旭）

第十节　放射性性腺疾病的三级预防

睾丸和卵巢分别是雄性和雌性的重要性腺器官，对电离辐射高度敏感，在辐射事故及职业性照射条件下常常引起不孕(不育)症及月经失常。放射性性腺疾病是由于性腺器官受到局部照射所致，常会伴随着全身照射所引起的急慢性放射性疾病发生。2006 年全国诊断 1 例非医疗机构的外照射慢性放射病Ⅱ度合并放射性性腺疾病。本章主要从三级预防的角度，重点阐述放射性性腺疾病的防治措施。

一、放射性性腺疾病概述

（一）放射性性腺疾病定义

放射性性腺疾病指放射工作人员在工作时，电离辐射所致的性腺疾病，包括放射性不孕（不育）症及放射性闭经。放射性不孕（不育）症是指性腺受一定剂量电离辐射照射后所致的不孕（不育），分为暂时不孕（不育）和永久不孕（不育）。放射性闭经是指电离辐射所致卵巢功能损伤，或合并子宫内膜破坏、萎缩，停经 6 个月或 3 个月经周期（专指月经稀发患者）以上。

放射工作人员从事放射工作时性腺器官受到电离辐射意外照射可发生放射性性腺疾病。其他人受到非职业性照射也可致使性腺发生功能性或器质性改变，但不属于职业病范畴。

（二）放射性性腺疾病主要接触作业

放射性性腺疾病是由于性腺器官受到局部照射所致，常会伴随着全身照射所引起的急慢性放射性疾病发生。在职业照射或核与辐射事故过程中，全身受到超剂量照射的同时，卵巢或睾丸也接受了较大剂量照射，从而引起放射性性腺损伤。

1. **急性照射**　常见于异常照射（如应急照射或事故照射），主要由于放射源失去控制，放射工作人员受到大于规定的剂量限值的照射。在核工业应用中，如核反应堆事故以及核燃料循环过程中的事故等，因违反操作程序等原因，放射工作人员性腺受到大剂量中子和 γ 射线照射所引起损伤；在医疗应用中，含源类放射治疗机，由于辐射源滑出未被发觉，医生（放射工作人员）误入治疗室等；或在工业应用中，如大型 γ 辐照装置事故，悬吊式沽源上升后未复位，工作人员误入处于照射状态的照射室等所致损伤。

2. **慢性照射**　长期接触超剂量当量限值的照射所致性腺放射损伤。如医院放射工作人员（尤其核医学和介入工作人员）在工作过程中长期使用不符合要求的老旧 X 射线机，或防护机房建设不合格，工作人员不注意个人防护而造成的损伤；核工业应用中的反应堆、核燃料后处理，工业应用中辐照加工、X（或 γ）射线探伤及放射性核素生产使用中，放射工作人员不注意个人防护而造成的性腺损伤。

（三）放射性性腺疾病发病机制

睾丸和卵巢的生殖细胞对辐射高度敏感。电离辐射照射后生精细胞上皮受损，引起不育，通常其病理改变可分为 3 个阶段。

1. **生精细胞变性坏死期**　照射后各类生精细胞立即分裂停止，继之变性坏死；照后 2.5h，核分裂象减少，精原细胞核浓缩、固缩和破裂；照后 4.5h，累及精母细胞；照后 36h 各类生精细胞损伤加剧，出现“影子”核，并渐出现多核巨细胞，持续 1~3 周。

2. **生精细胞“空虚”期**　照后 3~4 周，生精小管萎缩变细，相互间隔加大，Leydig 细胞轻度变性，管内各级生精细胞和精子极度少或几近消失，仅残留 Sertoli 细胞；睾丸重量减轻。

3. **再生恢复期** 照后5周,出现新生的生精细胞,精原细胞恢复最早,依次是精母细胞和精子细胞,最后是精子;Leydig细胞无明显变化。照射极期时,间质出血多见。睾丸受到0.15Gy照射后,可引起暂时性生育能力丧失;照射剂量达到3.5~6.0Gy时可引起永久性不育。

卵巢的放射敏感性低于睾丸,照射后各级卵泡细胞变性坏死、萎缩,其中成熟卵泡最敏感,依次是生长卵泡和原始卵泡。照后数小时,卵母细胞核固缩、碎裂;极期时,卵泡数量减少,甚至见不到卵母细胞,恢复也较晚、较慢,一般需数月或更长时间。间质细胞仅于极期发生变性。如增加照射剂量,生殖功能不易恢复,导致暂时或永久不育。照射剂量较小的卵泡(随同卵母细胞)未完全破坏,生殖力一时丧失后可以恢复;照射剂量较大时卵泡全部破坏,则可发生永久性不育。两侧卵巢同时受到0.65Gy的照射,可迅速引起暂时性生育障碍,剂量达到2.5~6.0Gy时可引起永久不育。

(四) 放射性性腺疾病临床表现

夫妇同居1年以上未怀孕。受照射后晚期男性可出现睾丸萎缩、变软,女性可出现卵巢、子宫、输卵管、阴道、乳房萎缩变小。辐射致女性不孕的同时引起闭经,可影响到第二性征,出现类似更年期综合征临床表现。

二、放射性性腺疾病的三级预防

(一) 一级预防

放射性性腺疾病的一级预防是从根本上消除或控制放射性有害因素对人的作用和损害,主要通过职业卫生立法和有关标准、法规的制定,改进核工业生产工艺,优化辐射装置,合理利用防护设施及个人防护用品,加强工作人员岗前职业禁忌证筛检和防护培训,以控制或减少放射工作人员接触射线的机会。

1. **相关法律、法规及标准制定和完善** 国家制定有相关的《职业病防治法》《放射工作人员职业健康管理办法》以及《职业性放射性性腺疾病诊断》(GBZ 107—2015)等法律法规和标准,有效保障了放射工作人员职业健康,为职业性外照射所致放射性性腺疾病的诊断和处理提供依据。

2. **个人防护措施** 放射工作人员接触射线或放射性核素时,应按相关规定穿戴适宜的个人防护用品,如铅衣、铅围裙、铅眼镜和个人剂量报警仪等,尽量避免或减少照射。工作时坚持正确佩戴个人剂量计。

3. **职业卫生管理** 按照《职业病防治法》和《放射性同位素与射线装置安全和防护条例》等相关规定,建设项目生产布局合理,放射防护设施设计应当符合国家放射卫生标准和要求。建设项目可能产生职业病危害的,应进行职业病危害放射防护预评价和职业病危害放射防护控制效果评价。各放射工作单位制定有放射防护管理制度、操作规程和事故应急管理制度及预案,制定放射性职业病防治计划和实施方案,建立、健全职业卫生档案和劳动者健康监护档案,建立、健全工作场所职业病危害因素监测及评价制度,配备专(兼)职的管理人员,负责本单位的职业病防治工作。用人单位应当及时、如实向卫生行政部门申报危害项目,并接受监督。放射工作单位应当在醒目位置设置公告栏和警告标示,公布有关放射性职业病防治的规章制度、操作规程、职业病危害事故应急救援措施和工作场所放射性职业病

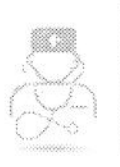

危害因素检测结果等信息。

4. 职业健康教育　按照《职业病防治法》规定，用人单位应当对劳动者进行上岗前的放射防护知识培训和在岗期间的定期放射防护培训，普及放射卫生知识，督促劳动者遵守职业病防治法律、法规、规章和操作规程，指导劳动者正确使用放射防护设施和个人防护用品。同时劳动者应当学习和掌握相关的放射防护知识，增强职业病防范意识，遵守职业病防治法律、法规、规章和操作规程，正确使用、维护放射防护设施和个人用品，发现职业病危害事故隐患应当及时报告。

《放射工作人员职业健康管理办法》规定，放射工作人员上岗前应当接受放射防护和有关法律知识培训，考核合格方可参加相应的工作，培训时间不少于 4d。放射工作单位应当定期组织本单位的放射工作人员接受放射防护和有关法律知识培训。放射工作人员两次培训的时间间隔不超过 2 年，每次培训时间不少于 2d。放射工作单位应当建立并按照规定的期限妥善保存培训档案。培训档案应当包括每次培训的课程名称、培训时间、考试或考核成绩等资料。

5. 上岗前职业健康检查　对从事接触放射性职业病危害作业的劳动者，用人单位应当依据《职业健康监护技术规范》（GBZ 188—2014）和《放射工作人员健康要求及监护规范》（GBZ 98—2020）要求组织上岗前职业健康检查，主要目的是发现有无职业禁忌证，建立接触职业病危害因素人员的基础健康档案。凡查出职业禁忌证者禁止从事放射工作。

（二）二级预防

1. 职业病危害因素的识别与检测　根据《职业病防治法》和《放射性同位素与射线装置安全和防护条例》，用人单位应当实施由专人负责的职业病危害因素日常监测，并确保监测系统处于正常运行状态。放射工作单位应定期对放射工作场所和防护设施进行放射防护检测与评价，保证辐射水平符合有关规定。日常工作场所和工作人员巡检可能到达的区域一般进行 γ 射线周围剂量当量率监测，如果存在中子辐射的区域进行中子周围剂量当量监测。防护检测应在控制区外屏蔽体外表面 30cm 处巡测的基础上，对关注点的局部屏蔽和缝隙进行重点检测。关注点应包括：四面墙体、地板、顶棚、机房门、观察窗、采光窗 / 窗体、管线洞口、工作人员操作位等，点位选取应具有代表性。检测与评价结果存入用人单位职业卫生档案，定期向所在地卫生行政部门报告并向劳动者公布。发现工作场所职业病危害因素不符合国家放射卫生标准和卫生要求时，用人单位应当立即采取相应治理措施，仍然达不到国家放射卫生标准和卫生要求的，必须停止存在职业病危害因素的作业；职业病危害因素经治理后，符合国家放射卫生标准和卫生要求的，方可重新作业。

2. 职业健康检查　放射工作单位应当组织上岗后的放射工作人员定期进行职业健康检查，两次检查的时间间隔不应超过 2 年，必要时可增加临时性检查。放射工作人员脱离放射工作岗位时，放射工作单位应当对其进行离岗前的职业健康检查。对参加应急处理或者受到事故照射的放射工作人员，放射工作单位应当及时组织健康检查或者医疗救治，按照国家有关标准进行医学随访观察。放射工作单位应当为放射工作人员建立并终身保存职业健康监护档案。

在国家统一规定的休假外，放射工作人员每年可以享受保健休假 2~4 周。从事放射工作满 20 年的在岗放射工作人员，可以由所在单位利用休假时间安排健康疗养。

3. 个人剂量监测与登记　放射工作单位应当按照本办法和国家有关标准、规范的要

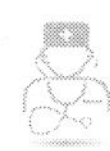

求，安排本单位的放射工作人员接受个人剂量监测，外照射个人剂量监测周期一般为 30d，最长不应超过 90d；内照射个人剂量监测周期按照有关标准执行，建立并终身保存个人剂量监测档案。

放射工作人员进入放射工作场所，应当正确佩戴个人剂量计，操作结束离开非密封放射性物质工作场所时，按要求进行个人体表、衣物及防护用品的放射性表面污染监测，发现污染要及时处理，做好记录并存档，进入辐照装置、工业探伤、放射治疗等强辐射工作场所时，除佩戴常规个人剂量计外，还应当携带报警式剂量计。

4. 放射性性腺疾病诊断与鉴定

(1) 诊断原则：根据职业受照史、受照剂量（有个人剂量监测档案、工作场所监测资料）、临床表现和辅助检查结果等进行综合分析，排除其他因素和疾病做出诊断。

(2) 放射性不孕症诊断：机体受到一次急性或长期慢性外照射，按照 GB/T 16149 估算性腺受照剂量达到或超过表 17-13 中放射性不孕症阈剂量值。男性急性照射后应及时常规检查精液作为患者精液的本底值，照后 1~2 个月复查。慢性照射可根据诊断需要随时检查。每次检查间隔时间不应少于 1 周，至少进行 3 次。具备下述三项中一项者可诊断为精液检查异常：① 3 次精液检查中有 2 次精子数 $<15 \times 10^9/L$；② 3 次精液检查中有 2 次活精子百分率 $<58\%$；③ 3 次精液检查中有 2 次正常形态的精子百分率 $<4\%$。女性受照射后患者卵巢功能检查包括基础体温测定为单相；阴道脱落细胞中底层细胞占 20% 以上，宫颈黏液少、黏稠、无结晶形成；B 超监测卵巢功能显示卵巢无排卵。辐射致不孕的同时需要做垂体内分泌激素测定以判断其变化情况，包括垂体促卵泡激素、垂体促黄体激素、睾酮、雌激素和孕激素（有条件时测定抗苗勒氏管激素），并排除其他因素和疾病，见表 17-13。

表 17-13　放射性不孕症阈剂量值

<table>
<tr><th>照射类型</th><th>受照器官</th><th>暂时不孕</th><th>永久不孕</th></tr>
<tr><td rowspan="2">急性照射 /Gy</td><td>睾丸</td><td>0.15</td><td>3.5~6.0</td></tr>
<tr><td>卵巢</td><td>0.65</td><td>2.5~6.0</td></tr>
<tr><td rowspan="2">慢性照射 /Gy/a</td><td>睾丸</td><td>0.40</td><td>2.0</td></tr>
<tr><td>卵巢</td><td colspan="2">>0.20</td></tr>
</table>

(3) 放射性闭经诊断：女性工作人员受到一次急性或长期慢性外照射、按照 GB/T 16149 估算性腺受照剂量达到或超过表 17-13 中急性或慢性照射条件下卵巢对应阈剂量值。放射性闭经分为暂时性闭经和绝经，其中暂时性闭经剂量值对应暂时不孕阈剂量值，绝经阈剂量值对应永久不孕阈剂量值。卵巢功能检查和内分泌激素测定见不孕症诊断中女性相关的辅助检查，并排除其他因素和疾病。

（三）三级预防

放射性性腺疾病的三级预防是指在患病以后，给予积极治疗和促进康复的措施。

暂时性放射性不育、不孕症患者应暂时脱离放射岗位，加强营养，每年复查，各项检查正常后可逐渐恢复放射工作。

永久性放射性不孕症患者应脱离放射岗位，进行中西医结合治疗，加强营养，定期随访，1~2 年复查 1 次。

男性受照在精子检查结果未恢复正常前应采取避孕措施。

放射性闭经应脱离岗位，合理安排工作和生活。加强营养，进食富含维生素和蛋白质饮食。进行中西医结合治疗，加强体育锻炼，增强体质，保持精神舒畅。

适时开展心理治疗。

（刘春旭）

第十一节　放射复合伤的三级预防

放射复合伤是由放射损伤和其他因素所致的复合损伤，病情复杂，病程较快，死亡率极高，常常发生在核事故和核武器爆炸中，虽然不多见，但一旦发生，后果极其严重。根据我国多次核试验和日本广岛、长崎受核袭击后的伤类统计，复合伤发生率可达所有伤员的85%以上，在1986年苏联切尔诺贝利核电站事故中放射复合伤的发生率也较高，重度以上放射病患者多合并有热烧伤，部分人员同时有β、γ辐射皮肤损伤。本章主要以放烧复合伤和放冲复合伤为重点，阐述放射复合伤的防治策略。

一、放射复合伤概述

（一）放射复合伤定义

放射损伤指电离辐射作用于机体后所引起的病理反应，分全身性损伤（急、慢性放射病）、局部损伤（如皮肤和视觉器官损伤）、复合性损伤及在此基础上的后遗症等。

放射复合伤指以放射损伤为主，还同时伴有其他因素所致的损伤。如核爆炸时，由核辐射和另外一种以上杀伤因素同时作用而发生的复合损伤。

冲击伤指由核爆炸、炸药或其他爆炸所产生的冲击波作用于人体引起的损伤。冲击波直接作用于人体引起的损伤称直接冲击伤；冲击波通过物体、建筑物等作用于人体引起的损伤称间接冲击伤。

根据放射损伤、烧伤和冲击伤的发生方式，放射复合伤分为四类：放射损伤伴烧伤和冲击伤（简称放烧冲复合伤）、烧伤伴放射损伤和冲击伤（简称烧放冲复合伤）、放射损伤伴烧伤（简称放烧复合伤）和放射损伤伴冲击伤（简称放冲复合伤）。在放射复合伤种类中，以放烧复合伤和放冲复合伤最具代表性和实用性。

（二）放射复合伤主要接触作业

1. 核电厂事故　核电站等反应堆事故中，由于设计上的缺陷，可发生堆芯熔毁，石墨燃烧、氢爆炸或工作人员操作失误，安全系统被切断，或冷却系统发生故障等引起的猛烈爆炸。由此引起大量放射性核素排放，以及增温引起火灾和冲击波，可造成核电厂工作人员以及前期消防人员等放射性复合伤。在苏联切尔诺贝利核电厂事故中，重度以上放射病患者多合并有热烧伤，部分人员同时有β、γ辐射皮肤损伤。

2. 核燃料循环事故　核燃料的精炼、浓缩和回收过程，放射源的保管、运输以及放射性核素使用中，有时会发生放射性核素污染合并酸烧伤或创伤。

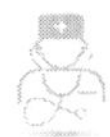

3. **核战争**　大剂量电离辐射与其他因素共同作用于机体所引起的放射性复合伤见于核战争情况下，由核武器爆炸时释放出巨大能量，以光辐射、冲击波、早期核辐射和放射性沾染4种杀伤因素造成的复合伤。

（三）放射复合伤发病机制

放射性复合伤的致伤因素比较复杂且呈多样化，除辐射因素外，还有创伤、烧伤、冲击伤等因素。所以放射性复合伤既不同于单纯放射性损伤，因其有创面、伤口等其他伤害；又不同于单纯烧伤或单纯创伤，因其有放射损伤。两伤复合后，常致损伤效应加重，救治难度大，死亡率高。一方面，烧伤、冲击伤加重放射性损伤；另一方面，放射性损伤也会延缓烧伤和创伤的愈合。

1. **烧伤、冲击伤加重放射性损伤**

(1) 死亡率高：复合伤的死亡率高于两单一伤的死亡率之和。

(2) 早期休克发生多：放射性复合伤早期休克发生率增多，程度加重，并具有兴奋期延长、抑制期缩短的特点。放射性复合伤时，中枢神经系统功能障碍，使机体对创伤的敏感性增加，以及严重的出血、水肿、创面液体流失、毛细血管通透性增加和血液动力学改变导致体内有效血容量减少，心输出量和心脏搏动功能降低，血管外周阻力升高也促成早期低血容量休克的发生。

(3) 造血组织破坏加重，主要原因为：放射性作用直接抑制造血功能；复合烧伤、创伤，产生毒性物质，广泛的脂质过氧化物和并发感染等进一步损伤造血组织；外周血白细胞大量地在烧伤面和创伤处消耗，并积聚于心脏血管床，也加速了白细胞下降；创面出血更加速贫血的发生。

(4) 多种因素诱发感染：放射性复合伤的直接致死原因是严重感染。主要原因为：局部感染易扩散，严重烧伤时，烧伤局部菌量 $\geqslant 10^5 g^{-1}$ 活组织时，即可发生创伤创面脓毒症，此时血培养阴性，无全身反应。

在放烧复合伤时，伤前期存在于毛囊内，或有外环境污染而来的细菌在全身抗感染功能极度下降的情况下，可经原始焦痂中的裂隙和毛囊腔隙直接蔓延至痂下形成菌团，发生早期痂下感染；焦痂软化溶解后更成为细菌滋长的适宜环境，感染更为严重，有时并发霉菌感染；细菌还可沿淋巴管、血管扩散，或在管腔内繁殖，阻塞血管，进一步引起组织坏死，淋巴结感染。由于细菌产生大量毒性物质，如卵磷脂酶破坏红细胞引起的溶血或其他细胞坏死；透明质酸酶溶解组织基质；胶原酶溶解胶原纤维，利于细菌在创面蔓延；肠源性等致病菌易侵入，严重烧伤、创伤时，出现的肠壁屏蔽功能障碍、肠腔菌群失调、肠运动紊乱等症状，多可导致肠上皮损伤，发生肠源性感染。免疫功能障碍，放射性复合伤时，免疫功能障碍发生机制与单纯放射病时相同，但更为严重。同时休克促进感染的发生。

2. **放射性损伤也会延缓烧伤和创伤的愈合**　烧伤创伤愈合过程大致可分为3个相互区分而又联系的阶段：炎症反应期、增殖期或肉芽组织形成期和组织改建期。关于电离辐射延缓烧伤创伤愈合的基本原因可概括为：

(1) 局部炎症反应削弱：中性粒细胞和巨噬细胞具有吞噬和分泌IL-1、TNF-α、bFGF和 $TGF\text{-}\beta_1$ 等多种参与修复启动的细胞因子，同时中性粒细胞还可促进成纤维细胞和血管内皮细胞增殖、迁移，能增加成纤维细胞的 ^3H- 脯氨酸的渗入，诱导巨噬细胞迁移，诱发后续修复过程。电离辐射时，中性粒细胞和巨噬细胞数量减少，吞噬和分泌功能减弱。另外骨髓的造血功能受到抑制，血细胞数量急剧减少，使创伤局部炎症反应明显减弱，炎细胞浸润减少，吞噬功能降低，细菌和坏死组织不易被吞噬和清除。

(2)细胞增殖受抑：烧伤创伤愈合速度和程度很大程度上取决于成纤维细胞和血管内皮细胞及表皮细胞的数量和功能，合并放射损伤后伤部成纤维细胞减少，其机制包括两个方面，即增殖受抑和凋亡增加。由于创伤局部成纤维细胞数量明显减少，合成胶原能力也受损，从而使肉芽组织形成和成熟明显减缓，创伤愈合明显延迟。

(3)细胞因子表达减少：细胞因子在烧伤创伤愈合过程中具有重要作用，特TGF-β、FGF、VEGF和血小板源性生长因子(FDGF)与创伤愈合关系尤为密切。电离辐射可通过影响创伤局部细胞因子含量变化而使伤口愈合延迟。

(4)细胞外基质反应减弱：胶原、透明质酸和纤维连接单位等细胞外基质成分的沉积、降解和重塑是创伤愈合的一个重要环节。细胞外基质不仅对细胞起连接、支持的作用，而且还可控制细胞的生长、分化、调节细胞受体和基因表达，影响细胞的代谢和运动。电离辐射后创伤局部不仅细胞外基质含量减少，而且细胞外基质的降解和重塑也有显著变化。

(5)局部组织感染、出血和水肿：放射性复合伤时，组织出血、水肿，使组织分离，稀释细胞间质，更利于细菌的入侵和播散。外周血白细胞数减少，易发生感染。而感染、出血和水肿又造成组织严重缺血乏氧，在放射病极期尤为严重，从而影响修复，甚至已经愈合部分，因发生感染、出血而再趋恶化。

(四) 放射复合伤临床表现

放射性复合伤以伤情严重程度可分为轻度、中度、重度和极重度4级。病程经过又可分为休克期、局部感染期、极期和恢复期，轻度病程经过轻，分期不明显；极重度病程经过极重，往往休克期过后即进入极期。

1. **休克期**　休克期是放射性复合伤病程的第一期，伤后最初数天内出现烦躁不安、口渴、恶心、呕吐和腹泻，烧伤局部体液丢失，血液浓缩，外周血白细胞、血小板数短暂上升后下降。休克期常有兴奋期延长、抑制期缩短的特点，当进入抑制期后，抗休克措施的效果明显降低。

2. **局部感染期**　局部感染期是放射性复合伤病程的第二期，神经和胃肠症状缓解或消失，但造血功能障碍继续发展，创面炎性反应减弱并发生感染。

3. **极期**　极期是放射性复合伤病程发展到最严重的时期，全身情况恶化，再次发生呕吐、腹泻，造血功能障碍处于低谷，并发生全身感染，创面易感染、出血。肉芽组织和上皮再生延迟以致停止。

4. **恢复期**　如病情不严重或经过适当治疗可进入恢复期，此期病情好转，上述症状和体征逐渐消失，造血功能恢复，创面肉芽组织和上皮再生修复。

二、放射复合伤的三级预防

(一) 一级预防

放射复合伤一般发生在核与辐射事故及核爆炸情况下，其防治重点主要为加强核与辐射设施的安全措施，防止意外事故的发生，这也是第一级预防。从根本上杜绝放射性危害因素对人的伤害，即改进核电站技术工艺水平和核电站配套设施、加强核电站的安全防护措施；优化核燃料循环工艺；避免核战争；以及做好核与辐射事故应急预案和演习工作等。

1. **生产工艺和生产设备改进和革新** 核电站按反应堆类型分类，可分为气冷堆型核电站、改进型气冷堆型核电站、轻水堆型核电站（轻水堆型核电站又可分为沸水堆型和压水堆型）、重水堆型核电站、快中子增殖型核电站。目前，世界上85%以上的核电站均采用轻水堆型（我国全部采用此种堆型）。随着技术工艺水平的不断发展，核电站的安全性也在不断地提高，使得核电站发生堆芯熔化事故和大量放射性释放的概率分别由10^{-4}和10^{-5}降低为10^{-5}和10^{-6}，有效地控制核事故的发生。

2. **核反应堆的自屏蔽设施** 典型的压水堆型核电站具有三道严密可靠的自屏蔽设施，堆芯为第一道屏障，作为燃料包壳，包壳为锆合金管或不锈钢管制成，核燃料芯密封于包壳内。它的第二道屏障为压力壳，这是反应堆冷却剂压力边界，由一回路和反应堆压力容器组成。壳体是一层厚合金钢板（通常功率为30万kW的压水堆，压力壳壁厚为160mm；90万kW的压水堆，压力壳壁厚超过200mm），其功用是燃料包壳密封万一损坏，放射性物质泄漏到水中，也仍然处在密封的一回路中，受到压力壳的屏障。它的第三道屏障为安全壳，或称反应堆厂房。它是一座顶部呈球面的预应力钢筋混凝土建筑物，其壁厚约1m，内衬6~7mm厚钢板。一回路的设备都安装在安全壳内，具有良好的密封性能，即使在严重事故情况下，如一回路管道损坏或地震等，也能确保放射性物质不致外泄，防止核电站周围环境受到核放射污染。

3. **核电站的安全防护措施** 主要包括：反应堆控制系统核紧停堆系统；堆芯应急冷却系统；安全壳顶部设置的冷水喷淋系统；容积控制系统（它主要调节主冷却剂水的含硼量及容积变化）；化学控制系统（它主要用于控制一回路冷却剂水的含氧量和pH，抑制有关设备和材料的腐蚀）；其他系统，如余热导出系统、冷却剂净化系统、三废（废气、废液、废渣）处理系统等。可以有效确保核电站安全及环境保护，防止放射性物质逸出。

4. **反应堆运行人员资格** 反应堆的运行人员是经过系统的专业学习和培训并取得授权资格和上岗证书的有经验人员，这在运行技术上保障了反应堆的安全运行。

5. **职业健康教育** 加强健康安全教育，普及核与辐射安全知识，能够提高工作人员的自我保护意识和能力。如不幸发生核与辐射事故，可以选用就近的建筑物进行隐蔽，并关闭门窗和通风设备；当判断有放射性散布事件发生时，切忌不能迎风或顺风跑，应尽量往风向的侧面躲，并迅速进入建筑物内隐蔽。采取呼吸防护，包括用湿毛巾、布块等捂住口、鼻，过滤放射性粒子。若怀疑身体表面有放射性污染，采用洗澡和更换衣物来减少放射性污染。防止食入污染的水和食品。

6. **核与辐射事故应急防护** 在核与辐射技术应用中，尽管对各种安全问题给予了高度重视，但是核与辐射事故还是可能发生。因此，建立核与辐射事故应急体系，做好应急预案和技术准备，并定期开展应急演习，对确保发生核与辐射事故后，能快速、有效地展开应急处置至关重要。

7. **核电站的选址** 目前我国核电站的选址距离城市中心较远。

（二）二级预防

放射性复合伤多发生于核与辐射事故和核爆炸等情况下，事故发展迅速，一旦产生放射性复合伤，应立即紧急救治，进入三级预防。但是为了更好地采取防护对策和医学处理方案，在正常运行或事故发生的早期，应尽可能获得有关放射性物质释放的资料、数据和环境监测的初步结果。

在事故中期，根据已获得的环境监测结果和数据，可确定主要照射途径的预计剂量。同时根据监测数据，对事故的发展做出预判，减少或者避免在应急救援过程中，应急救援人员受到二次伤害。根据事故特点，在已发生的核与辐射事故中，总结经验教训，在生产工艺，人员制度等层面，杜绝此类事故的再次发生。

（三）三级预防

以放射损伤为主的放射复合伤的治疗要采取防治休克，早期使用防辐射损伤防治药物，防治感染，防治出血、促进造血，纠正水、电解质紊乱的综合治疗措施。必要时给予外科手术治疗。

1. 放冲复合伤的治疗

(1) 救治原则：放冲复合伤救治应根据整体伤情和不同的受伤部位，采取先重后轻，快抢快救，严密观察的救治原则，救治的重点在心肺伤、腹部脏器伤，挤压伤、听器损伤和玻片伤。

(2) 现场急救：包括止血、固定、包扎、止痛、防休克和防窒息等。疑有放射性核素严重沾染时，对服装和体表暴露部位进行局部除沾染；抢救人员和伤员可采取戴口罩、围毛巾等防护措施。放冲复合伤伤员及时口服和／或注射抗放药物，并继续口服抗感染药物；常规注射破伤风抗毒素。

(3) 早期治疗：包括持续给氧，输入高渗葡萄糖、甘露醇，减轻肺水肿，降低颅内压，摄胸部 X 线片，注意监视心功能，必要时给予强心药物，注意全身和局部感染等。放冲复合伤的外科处理，应尽量在急性放射病极期前或恢复期完成。疑有放射性核素沾染并超过沾染程度限值的伤员，采血测定血常规和淋巴细胞染色体畸变率后进行洗消。发生放射性核素体内污染时，根据不同的核素种类，按照 GB/T 18197 的规定，可应用不同的相关促排药物或阻吸收剂并实施综合对症治疗。

(4) 专科治疗：对严重体表沾染者进行彻底洗消；对体内放射性污染的伤员给予口服或注射促排药物；轻度放冲复合伤者给予对症治疗，加强营养，注意休息；中度、重度伤员初期用止吐、镇静药物和尽早使用抗放药；假愈期重视预防感染、出血，保护造血功能；极期在加大抗感染，抗出血治疗的同时，注意进一步加强营养，维持水、电解质平衡和支持疗法，提高机体抵抗力。伤情重者输注新鲜全血、成分血，必要时伤后早期行造血干细胞移植；恢复期加强营养、促进康复。极重度放冲复合伤，特别注意尽早采取抗感染、抗出血治疗及纠正水、电解质紊乱。积极抗休克，防治创伤并发症。恢复期后作器官修复和整形手术。

2. 放烧复合伤的治疗

(1) 救治原则：放烧复合伤采取快抢、快救、快送，防治休克、感染，尽早封闭创面和防治内脏并发症的救治原则。

(2) 现场急救：包括灭火、遮盖创面；镇静、止痛、保暖和口服补液防治休克；口服抗菌药预防感染；防治窒息。静脉输注低分子右旋糖酐，对症治疗及补充营养。注射破伤风类毒素。呼吸道烧伤有窒息危险时，立即行气管插管或行气管造口，有条件时尽早给氧。疑有放射性核素严重沾染时，应进行放射性沾染检查。对服装和体表暴露部位进行局部除沾染；抢救人员和伤员可采取戴口罩、毛巾等防护措施。放烧复合伤伤员及时用抗放药物，必要时使用促排药和阻吸收剂。

(3) 早期治疗：包括处理烧伤创面，防治休克，防治感染，纠正水电解质失衡，注意防止

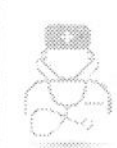

呕吐物误吸入呼吸道等。对体表有放射学沾染并超过允许水平的伤员，在不危及生命救治的条件下及时进行洗消。伴有放射性核素体内污染时，应及时催吐和洗胃、服用吸附剂、缓泻剂。

对轻度放烧复合伤，给予对症治疗，加强营养，注意休息；对中度、重度伤员初期用止吐、镇静药物和尽早使用抗放药；假愈期重视预防感染、出血，保护造血功能；极期在加大抗感染、抗出血治疗的同时，注意维持水、电解质平衡，进行输血和综合治疗；恢复期加强营养，促进康复。极重度放烧复合伤，特别注意尽早采取抗感染、抗出血治疗及纠正水、电解质紊乱。

(4) 烧伤创面处理：早期清创，用生理盐水和 0.1% 新洁尔灭溶液清洗创面，创面如有放射性核素沾染，应尽早清除沾染，并可与早期清创结合进行。在Ⅱ度烧伤创面上涂布具有杀菌、消炎、收敛作用和促进愈合的制剂，防止创面感染。对Ⅲ度烧伤一般应尽早切（削）痂，自体植皮，争取极期前闭合创面，变复合伤为单伤，但具体实施须根据整体病情综合考虑。

(5) 专科治疗：对严重体表沾染者，进行彻底洗消；对体内放射性污染的伤员给予口服促排药物。积极抗休克，防治烧伤并发症。休克平稳后，尽早清创。对视网膜烧伤应迅速止血，积极抗炎症反应，同时处理视网膜脱离和玻璃体增殖。继续治疗重度以上放烧复合伤。加强营养和支持疗法，提高机体抵抗力。极期需综合治疗。恢复期后作器官修复和整形手术。

（刘春旭　刘　彦）

第十二节　职业性放射性疾病预防典型案例

一、案例一

（一）案例基本情况

1982 年 9 月 2 日位于挪威 Kjeller 的能源技术研究所的 γ 射线辐照装置发生事故。1 名维修技师在受到照射以后发生急性放射综合征，在第 13 天死亡。该装置安装了 ^{60}Co 放射源，用于对医学设备进行灭菌消毒。发生事故时的放射性活度为 $2.430\,9\times10^{15}$Bq (65 700Ci)。1982 年 9 月 2 日 3 点 30 分，辐照装置内输送样品的传送系统停运，触发了控制间和研究所主报警控制台的报警器，保卫人员打电话通知在家值班的运行工程师。早晨 7 点以后，维修技师到达研究所，他关掉了控制台上的报警器，看到在控制台上的绿色信号灯开启，于是就打开门进入到辐照室，关掉了输送系统的压缩空气，并检查运装箱的位置，在辐照室停留的时间大概为几分钟。7 点 30 分，被人发现坐在装置外面的楼梯上，显示病重。患者在过去的几年中患有中度高血压和心绞痛，并主诉中度胸部疼痛，于是就被送入医院。医生以为是心肌梗死，准许其进入重症监护病房。8 点以后，其他人员到达现场。发现在控制台上显示放射源不在储存位置，而是处于几乎完全非屏蔽状态的位置；铁栅栏门已经被打开。尽管如此，控制台上的绿色信号灯却是开启状态，显示了虚假信号。与辐射监测仪连接的剂量率仪和打印机都显示存在辐射。打印机的显示表明，自从发生报警以来，一直存在辐射，包括维修技师在辐照室期间。通过调查分析，确认发生了辐射事故。患者携带的胶片剂量计被损坏，导致胶片无效。对患者在裤子口袋中携带的硝酸甘油药片的辐射导致的糖成分自由基进行电子自旋共振（ESR）光谱学分析，剂量大约是40Gy。估算全身平均剂量为(22 ± 2) Gy，全身红骨髓平均剂量为(21 ± 2) Gy，脑部剂量为(14.0 ± 1.5) Gy，腹部（肠道）剂量为15~35Gy。诊断为肠型急性放射病。

（二）案例分析

此病例发生于辐照加工行业，在使用 ^{60}Co 放射源过程中，由于相关设备故障，导致安全连锁装置失效，在安全连锁装置未能正常工作的情况下，仍然开展辐射相关工作，导致误照射事故的发生，致使1例肠型急性放射病患者。该辐照装置的控制室到辐照室的迷路入口处安装了铁栅栏门，可以有效避免无关人员进入。在控制台上的放射源位置指示器可以显示0~25个位置的数字，只有当放射源处于贮存位置（被屏蔽状态）时，才显示“0”，在控制台上和通往控制室的楼梯入口处的绿色信号灯才会开启。当传送系统发生故障时，放射源将会自动下降到贮存位置，当放射源位于贮存位置时，在控制台上和在通往控制室的楼梯入口处的绿色信号灯才会开启。在辐照室内安装了电离室型辐射监测仪，可以连续记录辐射水平；并且与控制台上的模拟仪表和在附近墙上的打印机相连接。在辐照室内安装了盖革-米勒计数管型辐射监测仪，与门实行了安全联锁。当迷路内的辐射剂量率高于预置值时，门不能被开启。由于此监测仪经常出现功能异常，在当年的5月25日被拆掉修理，导致门安全联锁失效，导致维修工程师在放射源未在储存位置时进入辐照室，发生辐照事故。

（三）三级预防策略

如果从三级预防角度，可从以下方面避免或减少上述职业病的发生。

1. **一级预防策略**　辐照装置的防护设施在设计阶段需要通过审查，在竣工以后需要通过验收。放射工作单位建立防护管理组织和管理制度，规范放射工作人员的安全操作规程。放射工作人员在上岗前和在岗期间定期接受放射防护知识等相关教育培训。主管部门定期监督检查，在放射工作场所相关防护设施（设备）失效时，应及时维修并停产，保证所有的放射防护设施或措施正常使用的前提下才能进行放射相关操作。应当保证当遇到火灾或传送系统故障等情况时，放射源能够自动下降到贮存位置。对安全联锁装置进行日常维护，每日进行辐射相关工作前，确保安全联锁装置正常工作，当放射源处于未完全屏蔽状态时，通过辐射监测仪阻止门开启。工作人员在进入辐照室之前，应当全面观察控制台上的信号的显示情况和辐照室迷路入口处的辐射水平记录仪的显示情况。工作人员进入辐照室需要佩戴个人剂量计和个人剂量报警仪，携带便携式辐射巡测仪，并观察辐射巡测仪的读数变化。经常检查和维护以上各种安全设施，保证能够正常发挥作用。

2. **二级预防策略**　二级预防包括估算物理剂量和生物剂量，根据急性放射损伤的早期症状和体征以及血液学变化诊断分类。

3. **三级预防策略**　包括一般治疗、对症治疗、特殊治疗和对远后效应进行医学随访。

二、案例二

（一）案例基本情况

1990年6月25日，在位于上海市的第二军医大学放射医学研究室的γ射线辐照装置发生事故。7名工作人员分别受到2~12Gy的照射。该装置安装有 ^{60}Co 放射源。发生事故时的放射性活度为 8.5×10^{14}Bq（22 973Ci）。事故发生前一天的上午，工作人员启动辐照装置，

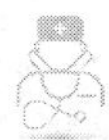

对承接的人造石英玻璃、化妆粉原料和成品乳酸钙药品进行辐照。在事故发生的当天早晨6点，负责管理人员到操纵室打开通风开关，以准备上班后按计划将辐照后的物品搬出。通风开关打开后即离去。8点，又到操纵室打开照明开关，未接通控制放射源升降的电源。随后与1名临时工人外出。9点，两人返回研究室。负责管理人员未再进入操纵室，未打开操纵台的电源，未降下放射源，也未持个人剂量报警器，而是直接用钥匙打开了第二道防护门。此时联锁装置无电不能工作，因此在防护门被强行打开人员闯入时不能被迫降源。负责管理人员与研究室的3人先后进入辐照室搬运受照物品。另外3人分别于9点零8分、9点20分和9点23分先后进入辐照室参加搬运工作。7名人员无1人携带剂量报警器。9点40分，负责管理人员到操纵室核对物品受照剂量记录时，发现操纵台未接通电源，放射源仍在工作位置。于是立即接通电源，降下放射源。未将此事立即报告有关领导，也未告诉其他受照人员，而是继续工作到10点40分，受照物品全部搬出。随后将人员受照事故报告了其中的1人。11点20分有关领导得知发生人员受照事故后，立即安排将7名受照人员送往医院检查。经过临床诊断，其中3人患中度骨髓型急性放射病，2人患重度骨髓型急性放射病，2人患极重度骨髓型急性放射病。

（二）案例分析

此病例发生于辐照加工行业，在使用 ^{60}Co 放射源过程中，由于工作人员的操作不规范，发生事故后未能立即报告，辐射相关管理不到位，辐射应急响应迟缓，辐射安全装置出现故障后，在故障未排除的情况下便进行放射相关工作等，导致先后多人被照射事故的发生。该辐照装置的辐照室迷宫出口与外界之间设有三道防护门。由外向内第一道防护门单纯用于辐射屏蔽，进入时需用钥匙打开。第二道防护门与放射源升降联锁，正常操作必须通过操纵台开门按钮方可打开，如放射源在工作位置，则门开源落，开门后则不能升源。考虑到停电和故障检修等原因，此门也可用钥匙打开。规定正常操作时不得用钥匙开门，以防止在无电情况下联锁装置不能工作。第三道防护门由电动机通过操纵台控制开关，无钥匙开门功能。如果第三道防护门功能正常，必须通过在操纵台上按动此门的开门按钮方能打开，即使放射源在工作位置此门也能通过联锁装置实现门开源落。第一道门外墙上装有红灯警告装置。放射源在工作位置则红灯报警。红灯电源与操纵台总电源相连，即放射源在工作位置时，如果切断总电源则红灯亦熄灭。操纵室内配备FD-3007K型剂量报警器和70型辐射探测仪。规定进入辐照室必须手持报警器。放射源升降采用电机、减速器带动平衡锤机械升降方法。放射源在工作位置和贮存位置均有行程开关控制过度升降。通过平衡锤位置也可以判断放射源的位置。室内通风和照明为独立线路，不受控制放射源升降电源的支配。辐照室和迷路上设平面反光镜，在防护门外通过铅玻璃窗口和反光镜可以观察放射源的位置。但在事故前2个月，因第三道防护门控制电机损坏被操作人员自行拆除，又未及时维修而是带故障运行，因此可以轻易地用手拉开此门。为防止受照物品的倒塌影响放射源的回落，3个月前在放射源的外面又安装了全封闭的白铁皮罩子。导致人员误入后无法发现放射源在工作位置而尽快逃离。同时，进入辐照室内的工作人员无1人携带剂量报警器也是导致此次多人被照射事故发生的主要原因之一。

（三）三级预防策略

如果从三级预防角度，可从以下方面避免或减少上述职业病的发生。

1. 一级预防策略　放射工作单位建立防护管理组织、管理制度和安全操作规程，并监督放射工作人员完全按照相关制度和操作规程进行安全操作。放射工作单位应制定放射应急制度,并定期开展放射应急演练,在发生放射事故时,应第一时间向相关负责人员和相关部门报告,避免放射事故的进一步恶化。放射工作人员在上岗前和在岗期间定期接受教育培训,提高放射安全意识。主管部门定期监督检查,及时维修第三道防护门的控制电机,保证防护门与放射源的升降联锁装置的正常工作。在放射工作场所应避免堆积或安装无关的设备。在本案例中应拆除在放射源外安装的铁皮罩子,以方便观察其位置。严格遵守操作规程和程序,在进入辐照室前接通控制放射源升降的电源并在操纵台上通过按钮打开第二道和第三道防护门。在进入辐照室前观察防护门外的工作状态指示灯。工作人员进入辐照室需要佩戴个人剂量计和个人剂量报警仪,携带便携式辐射巡测仪,并观察辐射巡测仪的读数变化。经常检查和维护以上各种安全设施,保证能够正常发挥作用。发现人员受到照射以后,应当立即上报,以利于及时安排救治。

2. **二级预防策略**　二级预防包括估算物理剂量和生物剂量,根据急性放射损伤的早期症状和体征以及血液学变化诊断分类。

3. **三级预防策略**　包括一般治疗、对症治疗、特殊治疗和对远后效应进行医学随访。

三、案例三

(一) 案例基本情况

女性患者,54 岁,已婚,就业前身体健康,放射工龄 15 年。1976—1984 年于心导管室工作,从事左心造影、冠状动脉造影,安放起搏器。右心导管每人需 6h,安放起搏器每人需 6~14h,平均每周 3~4 次。1988—1994 年主要用小型 X 射线机于监护室床旁拍片,1~2 人次 /d。工作期间无任何防护,无休假。1980 年始发头晕、乏力、气短、嗜睡等症状。1984 年开始咽痛、咳嗽、肺部感染、化脓性中耳炎、牙龈肿痛、牙龈易出血、皮下易发瘀斑。上述症状经常反复发作,不易痊愈。化验结果:粒细胞形态异常,退行性改变,可见少量中毒空泡,胞核部分溶解。1998 年进行骨髓穿刺术,显示骨髓造血功能低下。肺功能测定:限制性通气功能障碍。1999 年入院时乏力、气短、头晕等症状较明显。无低热及盗汗,无吸烟史。一共进行了 8 次血细胞分析检查。甲状腺功能和皮质醇均正常。染色体畸变率为 2%,微核率为 8‰。估算累积剂量当量为 3.16Sv。诊断结果为外照射慢性放射病Ⅱ度。

(二) 案例分析

此病例发生于介入放射学和 X 射线影像诊断行业,患者在使用床旁射线装置时,未使用个人防护用品,常年工作暴露于 X 射线照射下致使累积剂量增高,导致外照射慢性放射病的发生。

(三) 三级预防策略

如果从三级预防角度,可从以下方面避免或减少上述职业病的发生。

1. **一级预防策略**　防护设施实行建设项目设计卫生审查和竣工卫生验收。放射工作单位建立防护管理组织和管理制度。放射工作人员在上岗前和在岗期间定期接受教育培训,了解射线的危害及放射防护相关知识。在工作中应采取个人防护措施,并采用缩短时间、增加距离和使用屏蔽的方法减少外部暴露。主管部门定期监督检查。

2. **二级预防策略**　委托放射卫生技术服务机构开展外照射个人剂量监测。由审管部门决定的连续 5 年的平均有效剂量(但不可做任何追溯性平均),20mSv;任何一年中的有效

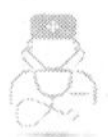

剂量，50mSv。当年有效剂量达到5mSv，应当调查。定期对工作场所进行防护检测。配备检测仪器，开展自主监测。如果发现异常，及时调整工作量并改进。定期参加职业健康检查。如果发现异常，及时脱离接触辐射的工作。

3. **三级预防策略** 暂时脱离可能接触射线的工作。以对症治疗为主，可以根据病情，按照一般临床医学的经验和进展，采用中西医结合的综合治疗措施。个别患者的症状明显，应当给予适当的处理，并定期随访观察远后效应。

四、案例四

（一）案例基本情况

男性患者，62岁，1958—1992年从事骨科工作，从业之前身体健康。在骨折整复过程中受到X射线照射。在1986年11月出现疲乏无力、面色苍白、头痛头晕、睡眠障碍和牙龈出血，在劳累后气急。经过血细胞分析检查，外周血白细胞计数为4.0×10^9/L。经过治疗以后，病情稳定。在1988年1月又出现上述症状。在1992年1月进入医院接受检查。面色比较苍白，脱发明显。外周血白细胞计数的范围在3.1×10^9~4.0×10^9/L。血小板计数为120×10^9/L。骨髓检查的结果表现为再生障碍性贫血的骨髓象。外周血淋巴细胞染色体总畸变率为6%。估算累积剂量当量为2.31Sv。

（二）案例分析

此病例发生于骨科医学行业，患者使用射线装置在骨折整复过程中由于未使用个人防护用品或防护用品使用不当，受到X射线照射且累积剂量较高。

（三）三级预防策略

如果从三级预防角度，可从以下方面避免或减少上述职业病的发生。

1. **一级预防策略** 防护设施实行建设项目设计卫生审查和竣工卫生验收。放射工作单位建立防护管理组织和管理制度。放射工作人员在上岗前和在岗期间定期接受教育培训。采取个人防护措施。采用缩短时间、增加距离和使用屏蔽的方法减少外部暴露。主管部门定期监督检查。

2. **二级预防策略** 委托放射卫生技术服务机构开展外照射个人剂量监测。由审管部门决定的连续5年的平均有效剂量（但不可做任何追溯性平均），20mSv；任何一年中的有效剂量，50mSv。当年有效剂量达到5mSv，应当调查。定期对工作场所进行防护检测。配备检测仪器，开展自主监测。如果发现异常，及时调整工作量并改进。定期参加职业健康检查。如果发现异常，及时脱离接触辐射的工作。

3. **三级预防策略** 暂时脱离可能接触射线的工作。以对症治疗为主，可以根据病情，按照一般临床医学的经验和进展，采用中西医结合的综合治疗措施。个别患者的症状明显，应当给予适当的处理，并定期随访观察远后效应。

五、案例五

（一）案例基本情况

1991年12月11日，位于美国马里兰州的一座工业辐照装置发生了工作人员受照射的

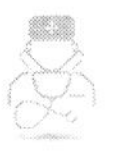

事故。该装置为 Dynamitron 型加速器，属于 potential drop 类。其最高电势为 3MV，最大电子束流为 25mA。其产生的电子束流用于对材料进行加工处理。1991 年 12 月 11 日晚上，1 名操作人员和他的助手正在完成一项为期 3d 的对加速器进行维护的任务。事故发生的时候，加速器已经停止了片刻。在检修的过程中，加速器在最高电势和最大束流的情况下运行了大约 15~20min。在这次测试期间结束的时候，为了检查由于电子冲击压力板导致的窗口组合的异常的周围温度的升高，操作者步行穿过迷路进入辐照室。当装置被供以电压的时候，助手未进入迷路。操作人员有意地从仅存的能正常发挥作用的第二道联锁下面通过。进入装置内部，他感觉到了窗口发热，但并未引起注意，随后他把头伸进了线束中，检查窗口。在辐照室内停留了 1~3min 后走出迷路。操作者认为，当电流关断时不存在辐射，并且，他感觉如果必须开展进一步测试，保持加速电势开通可以节省时间。最终导致了放射性皮肤损伤。大约 2 周以后，头发脱落。1 个月以后，脚上出现水疱。3 个月以后，右手的 4 个手指和左手的 4 个手指的大部分被截掉。左手中指的中节指骨的平均剂量估计是(55.0 ± 3.5)Gy。

（二）案例分析

此病例发生于辐照加工行业，患者在维修加速器的过程中受到了意外照射。适合采用三级预防策略。

参与本次检修的操作人员已经被雇佣 1 年半并且通过了资格认证已经有 10 个月，但是助手只是临时雇员，从未接受过任何关于辐射安全的培训，且第一天在这里工作。在检修过程中他们都没有佩戴个人剂量计，也没有使用任何辐射巡测设备。在这次检查中，电子源的丝极电压被关掉，可是加速电势仍然停留在高电压的终点，当时，用于监测加速器束流的控制台仪表显示 0.090mA，其中包括正常的基线读数 0.040mA。表明大约存在 50μA 的暗电流。由于与加速器上的高压实行联锁，线束扫描电磁体依然被供以能量。只要在装置上存在高压，就会一直开通。在检修过程中，用于与高压相连的闪光警告信号被忽略了。在 1992 年 1 月之前，通向辐照室的入口被两个 2.44m 高度的链式连接的门控制，分别位于进口和出口。进口和出口各存在两扇门，一扇在上，另一扇在下。每扇门依靠各自的铰链系统独立运作。4 扇门都安装了各自的挂锁以阻止未经授权而进入辐照室的行为。在事故发生时，产品入口门未锁住，并且挂锁已经被移除。还有三道光电联锁系统，当光电线束被打断时，将会自动关闭加速器。第一道联锁被安装在产品进口门，第三道联锁被安装在产品出口门，但是都不能操作。产品进口门被用于人员进入。在未通知当地环境辐射健康计划部或获得许可的情况下，在第一道联锁处安装了开关，而事故发生当天，开关处于关断位置。事故发生时，操作人员有意地绕开了一个关键的辐射安全系统，且在未经过主管部门的批准的情况下，当人员在上面走过时，会自动关闭加速器的一套压力垫联锁系统，被擅自移除了。操作人员在未确认安全连锁装置正常使用的情况下，为了节省时间，未按照要求进行设备维修，导致了辐照事故的发生。

（三）三级预防策略

如果从三级预防角度，可从以下方面避免或减少上述职业病的发生。

1. 一级预防策略 辐照装置的防护设施在设计阶段需要通过审查，在竣工以后需要通过验收。放射工作单位建立防护管理组织和管理制度，同时应严格按照管理制度执行。所有放射工作人员在上岗前均应接受放射防护相关知识培训，同时在岗期间也应定期接受教育培训。主管部门应定期对放射防护安全装置及工作人员的操作进行监督检查。操作人员必须接受全面系统的职业知识培训，应当掌握加速器的冷阴极放电的危害。所有的操作均应在安全联锁系统正常运行的情况下进行。严格遵守操作规程和程序。工作人员进入辐照室需要佩戴个人剂量计和个人剂量报警仪，携带便携式辐射巡测仪，并观察辐射巡测仪的读数变化。经常检查和维护以上各种安全设施，保证能够正常发挥作用。

2. **二级预防策略**　二级预防包括估算物理剂量和生物剂量，根据急性放射损伤的早期症状和体征以及血液学变化诊断分类。

3. **三级预防策略**　包括一般治疗、对症治疗、特殊治疗和对远后效应进行医学随访。

六、案例六

（一）案例基本情况

男性患者，46 岁，在医院的骨科担任医生，从事工作 28 年。使用过 4 种 X 线机，其最高电流分别为 10mA、15mA、30mA 和 50mA。采用徒手闭合手法复位。平均每天治疗 10~20 人次，有时候连续 8h 在机房内工作。在 1986 年以前无任何防护，以后配备了铅橡胶围裙和铅眼镜。在工作了 20 年以后，双手手指疼痛，多处溃疡长期不愈。经过检查，双手皮肤干燥、粗糙和脱屑；有色素沉着，皮肤变薄；出现数个增殖结节。指甲灰暗、增厚变脆；有纵嵴和变形。指端角化，指纹模糊不清。右手食指指甲坏死；无名指有色带。经过辅助检查，血红蛋白为 167g/L，白细胞计数为 9.9×10^9/L，染色体畸变率正常。淋巴细胞微核率 2‰。甲皱微循环管袢模糊，管袢数量减少，输出枝管径变细，畸形管袢增多；血流速度减慢；袢周有渗出、中度陈旧出血和乳头浅波纹状。右手食指的增生物的病理切片显示，鳞状上皮组织，仅见少数细胞有轻度至中度的异形性。估计的皮肤累积剂量为 2.05Sv。诊断为手部慢性放射性皮肤损伤Ⅲ度。对右手的拇指和中指进行了植皮；对中指进行了拔甲。对左手食指进行了截指；对中指进行了植皮和拔甲。

（二）案例分析

此病例发生于骨科医学行业，患者在前期使用射线装置进行骨科手术时，均未穿戴任何防护用品，且长时间在射线下进行相关工作，导致累积剂量增高，最终导致职业性放射性疾病的发生。

（三）三级预防策略

如果从三级预防角度，可从以下方面避免或减少上述职业病的发生。

1. **一级预防策略**　防护设施实行建设项目设计卫生审查和竣工卫生验收。放射工作单位建立防护管理组织和管理制度。放射工作人员在上岗前和在岗期间定期接受教育培训，了解放射防护相关知识。在接触射线的工作过程中穿戴合适的个人防护用品。采用缩短时间和使用屏蔽的方法减少外部射线的照射。同时，主管部门定期监督检查，放射工作人员按照相关管理制度和操作规程严格执行。

2. **二级预防策略**　委托放射卫生技术服务机构开展外照射个人剂量监测。由审管部门决定的连续 5 年的平均有效剂量（但不可做任何追溯性平均），20mSv；任何一年中的有效剂量，50mSv。当年有效剂量达到 5mSv，应当调查。定期对工作场所进行防护检测。配备检测仪器，开展自主监测。如果发现异常，及时调整工作量并改进。定期参加职业健康检查。如果发现异常，及时脱离接触辐射的工作。

3. **三级预防策略**　暂时脱离可能接触射线的工作。以对症治疗为主,可以根据病情,按照一般临床医学的经验和进展,采用中西医结合的综合治疗措施。个别患者的症状明显,应当给予适当的处理,并定期随访观察远后效应。

七、案例七

(一) 案例基本情况

某工作人员从1980年开始在医院的核医学科使用放射性核素 ^{131}I($Na^{131}I$ 溶液)诊断和治疗甲状腺疾病。1988年出现多梦、失眠、双眼干涩、记忆力下降,双手指端麻木,右手食、中、拇指指纹模糊不清。经过山东省职业病防治所鉴定为Ⅰ度慢性放射病。从1998年开始呈进行性加重,右手指端脱皮严重,皮肤粗糙干裂,颜色较左手淡白、麻木、反应差,伴有烧灼感及针刺样疼痛,自然指纹消失,指甲凹凸不平,空洞变形,皮肤有瘀血点等出血倾向。经过实验室检查,血红蛋白为151g/L,白细胞计数为 $5.4 \times 10^9/L$,染色体畸变率正常。经过中国人民解放军三零七医院确诊为右手慢性放射性皮肤损伤Ⅱ度。

(二) 案例分析

此病例发生于核医学行业,患者使用非密封型放射性核素 ^{131}I 开展相关诊断和治疗工作,在工作过程中,未规范使用和穿戴个体防护用品,且长时间的接触来自其所诊治患者体内携带的放射性核素 ^{131}I 所放出射线的照射,从而导致慢性放射病的发生。

(三) 三级预防策略

如果从三级预防角度,可从以下方面避免或减少上述职业病的发生。

1. **一级预防策略**　防护设施实行建设项目设计卫生审查和竣工卫生验收。放射工作单位建立防护管理组织和管理制度。放射工作人员在上岗前和在岗期间定期接受教育培训。在工作中应采取个人防护措施,正确穿戴个体放射防护装备。采用缩短时间、增加距离和使用屏蔽的方法减少外部暴露,降低外部射线对工作人员的照射危害。主管部门定期监督检查。

2. **二级预防策略**　委托放射卫生技术服务机构开展个人剂量监测。佩戴常规个人剂量计、指环剂量计和腕部剂量计。定期对工作场所进行防护检测。核医学科配备检测仪器,开展自主监测。如果发现异常,及时调整工作量并改进。定期参加职业健康检查。如果发现异常,及时脱离接触辐射的工作。

3. **三级预防策略**　暂时脱离可能接触射线的工作。以对症治疗为主,可以根据病情,按照一般临床医学的经验和进展,采用中西医结合的综合治疗措施。个别患者的症状明显,应当给予适当的处理,并定期随访观察远后效应。

八、案例八

(一) 案例基本情况

患者男性,44岁,某县医院放射科主治医师,1976年6月起从事X射线诊断工作。在此之前无有毒有害工作职业史。1990年以前应用50mA、200mA X射线机从事胸透、胃肠检查及其他造影工作。1991年后应用200mA、400mA、500mA X射线机从事诊断工作。既往

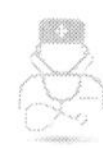

健康状况：1976 年 6 月开始从事 X 射线工作，几个月后自检血常规示 WBC 3.0×10^9/L，经短暂休息恢复至正常水平后继续从事本职工作。1982 年 11 月体检诉有心悸、内科检查示心律不齐，血常规示 WBC 5.3×10^9/L。1986 年 11 月主诉疲乏、易激动、易感冒，血常规示 WBC 5.9×10^9/L，1995 年开始自感乏力、嗜睡、易感冒、时有发热、有鼻出血等症状，此后多次血常规检查示 WBC 6.5×10^9/L 左右。1996 年 4 月到苏州医学院附院就诊，经骨髓穿刺检查诊断为急性淋巴细胞白血病。

（二）案例分析

上述案例中患者有接受一定剂量某种射线照射的历史，接受 X 或 γ 射线照射后发生的白血病，在日常工作中加强放射防护是防治的关键控制点。

（三）三级预防策略

如果从三级预防角度，可从以下方面避免或减少上述职业病的发生。

1. **一级预防策略**　为不同放射检查类型的放射工作人员配备相应的个人防护用品，包括：铅橡胶围裙、铅橡胶颈套、铅橡胶帽子、铅防护眼镜等；加强放射防护知识培训，放射工作人员上岗前应当接受放射防护和有关法律知识培训，考核合格方可参加相应的工作。主管部门定期监督检查，保证放射工作人员按照制度规范操作射线装置，正确穿戴个体放射防护用品。

2. **二级预防策略**　建设单位应定期对放射性工作场所放射防护水平进行监测，对于工作中怀疑或易出现泄漏的部位，发现问题及时采取措施，完整记录并保存工作场所辐射监测结果。同时由有技术服务资质的职业卫生技术服务机构定期对放射性工作场所防护水平进行检测。加强放射工作人员个人剂量的监测，定期开展职业健康检查，对保障放射工作人员的健康，做好放射防护工作具有重要意义。

3. **三级预防策略**　遵循循证医学和多学科协作的原则，根据患者的身体情况、疾病分期、病理组织学特点、分子分型及相关基因表达水平等进行综合和个体化治疗，包括外科手术治疗、化学治疗、分子靶向治疗、放射治疗、生物免疫治疗、中医药治疗、其他新技术的临床应用、对症镇痛姑息治疗、心理治疗和病例随访等。

九、案例九

（一）案例基本情况

患者，女，40 岁，某市级三甲医院心内科副主任医师，因偶然发现左乳肿块，于 2012 年 1 月 12 日入住某省级三甲医院。患者自诉平时易感冒、易疲劳，从 2007 年初开始，白细胞降低，波动在 $3\,000\times10^9$/L 左右。家族史：父母均健在，家族中无类似病史，因从事心血管介入治疗工作，接触 X 射线，向本院申请职业病诊断，依据《放射性肿瘤病因判断标准》（GBZ 92—2009）诊断为：职业性放射性肿瘤。

（二）案例分析

本例患者从事心血管介入治疗工作，符合职业辐射人群绝大多数职业受照者受到的是小剂量和低剂量率（分次、多次小剂量）照射的特征，属于在放射工作单位从事放射职业活动中受到电离辐射照射人员即放射工作人员。个人防护用品采用铅围裙、铅围脖。本例工作期间，从未接受过职业健康教育，缺乏职业病防治知识，加上用人单位也没有按照国家《职

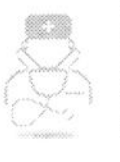

业病防治法》第三十六条的规定，对从事接触职业病危害作业的劳动者组织上岗前，在岗期间的职业健康检查，导致接触放射线工作1年后发现白细胞总数在 3.09×10^9/L 情况下，仍继续工作。依据《放射工作人员的健康标准》，就业后白细胞总数在 $(4.0\sim11.0) \times 10^9$/L 范围，应脱离或暂时脱离放射工作。

用人单位和职业卫生监管部门应将从事介入诊断治疗工作人员纳入放射工作人员管理中，对其加强职业健康教育和职业健康监护，以保护本领域工作人员的身体健康。

（三）三级预防策略

如果从三级预防角度，可从以下方面避免或减少上述职业病的发生。

1. **一级预防策略**　加强放射防护知识培训，放射工作人员上岗前应当接受放射防护和有关法律知识培训，考核合格方可参加相应的工作。

2. **二级预防策略**　加强放射工作人员个人剂量的监测，定期开展职业健康检查，对保障放射工作人员的健康，做好放射防护工作具有重要意义。

3. **三级预防策略**　遵循循证医学和多学科协作的原则，根据患者的身体情况、疾病分期、病理组织学特点、分子分型及相关基因表达水平等进行综合和个体化治疗，包括外科手术治疗、化学治疗、分子靶向治疗、放射治疗、生物免疫治疗、中医药治疗、其他新技术的临床应用、对症镇痛姑息治疗、心理治疗和病例随访等。

十、案例十

（一）案例基本情况

患者，男，43岁。从事放射工作21年，3年前发现左手中指末节皮炎，瘙痒，后逐渐形成溃疡，深达骨质，肿胀，渗出，指端疼痛，麻木。X线征象：骨皮质密度减低、变薄、表面不光滑、骨质有不规则破坏伴附近骨质疏松，并可见不规则的斑片状透光区。后溃疡加重，且形成窦道，有死骨流出，X线征象：在骨质疏松区内出现不规则的片状致密阴影，夹杂透光区，末节部分缺如。诊断：外照射放射性骨损伤。处理：截指，截指高度超过损伤平面近端4cm。术后抗感染对症治疗，标本送检。

（二）案例分析

外照射放射性骨损伤对从事放射性工作人员而言即为职业病，近年由于设备更新、保护措施得力，放射性骨损伤临床少见。本例患者自购医疗单位淘汰设备，长期从事放射工作，且无任何防护措施，发现放射性骨损伤后未立即脱离射线，积极治疗，致使病情由放射性骨质疏松、皮炎 - 放射性骨髓炎、溃疡放射性骨折、骨坏死一步步恶化，最后不得不截指处理。

（三）三级预防策略

如果从三级预防角度，可从以下方面避免或减少上述职业病的发生。

1. **一级预防策略**　从事放射性工作应配备相应的个人防护用品，包括：铅橡胶围裙、铅橡胶颈套、铅橡胶帽子、铅防护眼镜等；工作人员应当接受放射防护和有关法律知识培训，考核合格方可参加相应的工作。

2. **二级预防策略**　加强放射工作人员个人剂量的监测，定期开展职业健康检查，发现剂量超标和放射工作禁忌证时应及时脱离放射工作岗位。

3. **三级预防策略**　对受到大剂量照射的四肢和其他部位应注意防止过度活动和外力撞

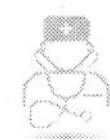

击，及时、正确处理皮肤及软组织损伤，如出现溃疡应及时手术治疗，用血循环丰富的皮瓣或肌皮瓣覆盖创面，以改善局部血液循环，保护骨组织。给予富含钙和蛋白质饮食，尤其是早期服用活血化瘀、改善微循环和促进组织再生、修复的药物，如复方丹参、谷胱甘肽、降钙素、维生素A、维生素D、司坦唑醇（康力龙）等，以及含钙制剂药物，可以延缓或减少骨损伤的发生。

（牛振　刘彦）

参考文献

[1] 李智民, 李涛, 杨径, 等. 现代职业卫生学 [M]. 北京: 人民卫生出版社, 2018.

[2] 张永伟. 法定职业病速查手册 [M]. 北京: 人民军医出版社, 2012.

[3] 刘树铮. 医学放射生物学 [M]. 3 版. 北京: 原子能出版社, 2006.

[4] 姜德智. 放射卫生学 [M]. 江苏: 苏州大学出版社, 2004.

[5] 姜恩海, 龚守良, 曹永珍, 等. 电离辐射损伤与临床诊治 [M]. 北京: 人民军医出版社, 2015.

[6] 邢家骝, 王桂林, 罗卫东. 辐射事故临床医学处理 [M]. 北京: 军事医学科学出版社, 2006.

[7] 何仕均. 电离辐射工业应用的防护与安全 [M]. 北京: 原子能出版社, 2009.

[8] 杨志祥, 姜恩海, 傅宝华. 放射性皮肤疾病图谱 [M]. 北京: 人民军医出版社, 2013.

[9] 中华医学会核医学分会. 2014 年全国核医学现状普查简报 [J]. 中华核医学与分子影像杂志, 2014, 34 (5): 389.

[10] 王红波, 张钦富, 侯长松, 等. 医院核医学科工作人员内照射监测的必要性研究 [J]. 中国工业医学杂志, 2016, 29 (5): 333-335.

[11] 赵斌, 陈灿, 何海军. 氡的危害与防护 [J]. 广州化工, 2011, 39 (9): 61.

[12] 马力文. 放射治疗与放射性骨损伤关系研究进展 [J]. 中国职业医学, 2015, 42 (4): 461-463.

[13] 刘长路, 吴岩, 毕立夫. 甲状腺癌流行现状及危险因素的研究进展 [J]. 中国地方病学杂志, 2012, 31 (2): 234-236.

[14] 于晓会, 单忠艳. 甲状腺结节的病因与流行病学趋势 [J]. 中国普外基础与临床杂志, 2011, 18 (8): 800-802.

[15] 孙全富. 从核电站事故谈职业性放射性疾病的预防 [J]. 劳动保护, 2011, 4 (5): 80-82.

[16] 刘丽波, 朴春姬. 放射性性腺疾病诊断解析 [J]. 中国辐射卫生, 2019, 28 (5): 480-484.

[17] 李小亮, 苏垠平, 雷淑洁, 等. 2013—2017 年我国职业性放射性疾病诊断情况分析 [J]. 中华放射医学与防护杂志, 2018, 38 (10): 779-783.

[18] 牛昊巍, 孙全富, 李小娟, 等. 我国职业性放射性疾病诊断的发展概况及存在问题 [J]. 中华放射医学与防护杂志, 2014, 34 (9): 700-703.

[19] 孟祥顺, 陈杞, 肖锦松, 等. 上海 “6. 25” γ 辐照装置事故经过及原因分析 [J]. 中华放射医学与防护杂志, 1994, 14 (4): 271-273.

[20] 杨宇华. 外照射慢性放射病两例报告 [J]. 职业医学, 1997, 24 (3): 35-36.

[21] CHENG T, Chen CHEN Z, Yan YAN Y, et al. Experimental studies on the treatment and pathological basis of combined radiation and burn injury [J]. Chin Med J, 2002, 115 (12): 1763.

[22] DANTAS B M, Lucena LUCENA E A, Dantas DANTAS A L A. Internal exposure innuclear medicine: Application of IAEA criteria to determine the need for internal monitoring [J]. Braz Arch Boil Technol, 2008, 51: 103-107.

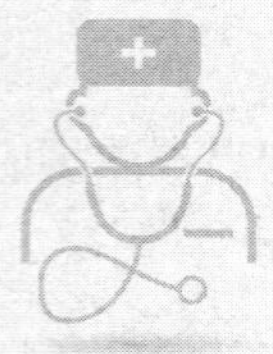

第十八章　职业性传染病的三级预防

职业性传染病是在职业生产过程中接触传染性病原体所致的一种传染病，它既具有职业病的特点，又具有传染病的特点，与患病者所从事的职业有着必然的内在联系。职业性传染病的相关职业多为与相关病原体的动物宿主密切接触的职业，例如与牛羊等牲畜密切接触的畜牧业、养殖业、兽医等；或有机会接触病原体的野生宿主、传播媒介或动物产品的职业，例如林业工人、野外工作人员、皮毛加工工人等；或者由于自身职业特点有机会接触到高危人群并被其感染，例如由于工作原因感染艾滋病的医疗卫生人员及人民警察。2009—2019 年，我国共确诊职业病 289 682 例，其中职业性传染病 4 461 例，占总确诊病例的 1.54%，职业性传染病患者数呈增长趋势。从病种分布看，布鲁氏杆菌病和森林脑炎发病占主要部分。报告病例主要分布在农林牧渔业和制造业。由于职业性传染病的传染特征，除了要做好对职业性传染病的相关职业预防，也应做好被感染者的治疗和管理，从而防止对周围人群的次级感染和传播。

第一节　职业性传染病概述

一、概述

（一）职业性传染病定义

职业性传染病（occupational infectious diseases）是指在特殊工作场所因感染细菌或病毒而患的传染病，多为人畜共患传染病。

（二）职业性传染病职业接触机会

职业性传染病的职业接触机会多为与携带职业性传染病的病原体的人员、动物（牲畜或野生动物）、传播媒介（节肢动物）或动物产品密切接触。不同职业性传染病的病原体、传播途径以及常见行业和工种，见表 18-1。

表 18-1　职业性传染病简介

职业性传染病	病原体	传播途径	常见行业、工种
炭疽	炭疽杆菌	接触、食用	皮毛加工、屠宰、兽医、畜牧、肉食品加工、疫苗和诊断制品生产及从事炭疽防治的工作人员
森林脑炎	森林脑炎病毒	带病毒的蜱叮咬	森林地区作业人员
布鲁氏菌病	布鲁氏杆菌	皮肤、消化道、呼吸道接触	兽医、畜牧、屠宰、肉食品加工、皮毛加工、疫苗和诊断制品生产及从事布鲁氏菌病防治的工作人员等
艾滋病	人免疫缺陷病毒	血液、精液、乳汁	医疗卫生人员和警察具有一定的职业风险
莱姆病	伯氏疏螺旋体	带螺旋体的蜱叮咬	从事林区、野外作业人员

(三) 职业性传染病分类

2013 年原国家卫生和计划生育委员会、人力资源和社会保障部、原国家安全生产监督管理总局、中华全国总工会联合发布了《职业病分类和目录》，将“莱姆病”和“艾滋病(限于医疗卫生人员和人民警察)”增加到职业性传染病的诊断目录中。因此，目前我国法定的职业性传染病共有 5 种，分别为：炭疽、森林脑炎、布鲁氏菌病、艾滋病(限于医疗卫生人员及人民警察)和莱姆病。

2021 年 7 月，国家卫生健康委发布《职业病分类和目录(征求意见稿)》，参照国外职业病目录，并结合我国实际情况，在职业性传染病分类中，拟增加新型冠状病毒肺炎(限于职业活动中接触新冠病毒感染者或新冠肺炎患者，或者接触新冠病毒或被明确新冠病毒污染物品的劳动者)、病毒性肝炎(限于职业活动中经血液传播途径感染乙、丙、戊型病毒性肝炎的劳动者)、结核病(限于职业活动中接触结核感染者或结核患者的医疗卫生、疾病控制及有关研究人员)、血吸虫病(限于血吸虫疫区，因职业活动中接触疫水作业的劳动者)，计划新增的 4 种传染病均附加了作业或者特定人群的限制条件。同时增加一个开放性条款“根据《职业性传染病诊断标准》可以诊断的，上述条目未提及的与职业危害因素接触之间存在直接因果联系的其他传染病”。

(四) 职业性传染病发病机制

职业性传染病是在职业生产过程中接触传染性病原体所致的一种传染病，例如附着于动物皮毛上的炭疽杆菌、布鲁氏杆菌、蜱媒森林脑炎病毒、蜱媒螺旋体以及人免疫缺陷病毒等致病微生物对职业人群健康引起的损害。病原体不同，其致病机制、感染途径和病灶部位也不尽相同，如布鲁氏杆菌以皮肤接触和消化道感染为主，炭疽杆菌以直接或间接接触感染为主，森林脑炎和伯氏疏螺旋体以蜱虫叮咬为主，艾滋病以接触被人免疫缺陷病毒感染的血液和体液为主。具体详见下面分节介绍。

(五) 职业性传染病临床表现

由于职业性传染病的致病病原体不同，其致病机制和病灶部位也不尽相同，从而导致其各自具有相应传染病的临床表现。布鲁氏菌病可侵犯各种组织器官，临床表现复杂多样，

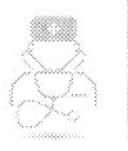

急性期主要表现为发热、多汗和关节肌肉疼痛，慢性期以疲乏、关节肌肉疼痛、低热、失眠、全身不适为主要表现。炭疽病分为皮肤炭疽、肺炭疽、肠炭疽、脑膜型炭疽和败血型炭疽，其中以皮肤炭疽最为常见。森林脑炎轻者表现为发热、头痛、恶心、呕吐，严重者可有颈肩或肢体肌肉迟缓性瘫痪、吐咽困难、语言障碍、意识障碍、呼吸衰竭等表现。莱姆病发病初期大多表现为皮肤的慢性游走性红斑，常伴有乏力、畏寒发热、头痛、恶心、呕吐、关节和肌肉疼痛等症状，还可有脑膜炎、颅神经根炎、脊神经根炎、脑脊髓炎等中枢或周围神经系统炎症。艾滋病毒是一种能攻击人体免疫系统的病毒，使人体丧失免疫功能，因机体抵抗力极度下降，会出现多种感染，后期常发生恶性肿瘤，并发生长期消耗。具体详见下面分节介绍。

二、职业性传染病预防策略

职业性传染病的预防，除运用预防职业病的常规措施外，还要运用预防传染病的常规措施，采取的措施包括针对病原体、易感人群、传播途径和疫源地等方面的措施。

（一）一级预防

职业性传染病一级预防的目的是从根本上阻断病原生物（病原体）对职业人群的感染。主要通过管理传染源、切断传播途径、保护易感人群等传染病预防措施，同时加强健康宣传教育，提高自我预防保健意识，做好对职业性传染病的预防工作。具体到不同的职业性传染病的一级预防策略，详见各节。

1. **相关法律、法规及标准制定和完善**　我国政府颁布了《职业病防治法》和《传染病防治法》，为职业病防治和传染病控制提供了明确的法律依据。建立传染病报告制度，将炭疽、布鲁氏菌病和艾滋病纳入乙类传染病进行管理。

2. **管理传染源**　一经发现传染源，就应该按照传染病防治法的规定实行分级管理。肺炭疽必须实施隔离治疗，必要时可请公安部门协助，一般应隔离至临床或实验室证明患者一经痊愈为止。病畜及时隔离治疗，必要时宰杀。病畜的流出物及死畜必须深埋。来自疫区的牲畜均要隔离，严控牧畜收购、调运、屠宰和畜产加工环节的监督管理。对于森林脑炎和莱姆病加强防鼠、灭鼠、灭蜱工作。

3. **切断传播途径**　加强对畜产品的卫生监督管理，防止病畜或患者的排泄物污染水源，对病死牲畜和被污染的皮毛原料认真消毒，再加工。对牲畜、皮毛污染的场所进行消毒。做好工作场所周围的环境卫生。医务人员和警务人员要避免直接与艾滋病患者的血液、精液、乳汁接触。

4. **保护易感人群**　保护易感人群及健康家畜，重要措施是进行疫苗的预防接种。工作时要穿戴工作服、帽和口罩，严禁吸烟进食，下班要清洗，消毒更衣。进入林区工作人员应穿戴好防护服，并扎紧袖口、领口、下摆、裤脚口，以防蜱虫叮咬，工作间隙不要坐或躺在林区草地休息。医务人员和警察要做好个人防护，避免直接接触患者或嫌疑人的血液。

5. **职业健康教育**　通过对工作人员进行相关法律法规以及职业性传染病防治基本知识的宣传教育，提高其对职业性传染病的意识，了解掌握职业性传染病的预防方法。

6. **上岗前职业健康检查**　依据《职业健康监护技术规范》（GBZ 188—2014）要求，对拟从事接触布鲁氏杆菌和炭疽杆菌危害作业的新录用人员，包括转岗到该种作业岗位的人员应进行上岗前健康检查，主要目的是发现有无职业禁忌证，建立接触职业病危害因素人员的

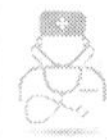

基础健康档案。布鲁氏菌病的职业禁忌证包括：慢性肝炎、骨关节疾病和生殖系统疾病。炭疽杆菌病的职业禁忌证包括：泛发慢性湿疹和泛发慢性皮炎。

（二）二级预防

职业性传染病二级预防的目的是早发现、早诊断、早治疗。主要是做好相关职业易感人群的定期健康检查，同时应做好易感动物的定期检疫。具体到不同的职业性传染病的二级预防策略，详见各节。

1. **职业病危害因素的识别与检测**　对牧场、乳厂和屠宰场的牲畜要定期进行卫生检查，对感染性疾病患者、手术患者和重症监护患者以及贩毒、吸毒人员做好 HIV 病毒的检测工作。

2. **职业健康检查**　依据《职业健康监护技术规范》(GBZ 188—2014)要求，从事布鲁氏杆菌和炭疽杆菌等有害生物因素作业人员应定期开展在岗期间职业健康检查工作，同时做好应急健康检查和离岗时职业健康检查。目标疾病分别为职业性布鲁氏菌病和职业性炭疽。检查的内容详见《职业健康监护技术规范》(GBZ 188—2014)。

3. **职业病的诊断与鉴定**　职业性传染病的诊断原则要求具有确切的病原生物（病原体）的职业接触史和具有明确的传染病临床表现和特异性实验室检查结果。职业接触史的确认：具有染疫（布鲁氏菌病、炭疽）动物或其产品的密切接触史，病原体直接接触史；医疗卫生人员和警务人员在从事 HIV 感染者或艾滋病患者的防治和管理等活动中意外感染 HIV；在林区、草原等地工作时有蜱等吸血节肢动物叮咬史。职业性布鲁氏菌病、职业性炭疽、职业性森林脑炎、职业性艾滋病等疾病的临床表现和特异性检查项目和方法分别参照 WS 269、WS 283、GBZ 88 和 WS 293。

（三）三级预防

职业性传染病三级预防的目的是积极治疗患者和促进患者康复。主要治疗原则包括：适当休息，必要时隔离；使用疗效确切的抗生素或抗病毒药物；消除或减轻病原体所致的病理损害，维护机体内环境稳定，减轻患者痛苦；提高机体免疫力，给予心理治疗、康复治疗等。具体根据不同职业性传染病特点，采用不同的治疗和康复方案对疑似病例、临床诊断病例和确诊病例进行治疗。针对职业性传染病的治疗，应在治疗过程中做好防护，防止医源性感染。

（刘　畅　刘春旭）

第二节　炭疽的三级预防

炭疽(anthrax)是由炭疽芽孢杆菌(*Bacillus authracis*)引起的人畜共患传染性疾病，是我国乙类传染病之一。炭疽的传染源主要为牛、马、羊、骆驼等食草动物，人因直接或间接接触患病动物而感染，患者的病灶分泌物也具有传染性，潜伏期为 12h 至 12d。

炭疽芽孢杆菌，最早由德国科学家罗泊特·科赫(Robert Koch)于 1877 年首次发现。该菌的芽孢可以抵御紫外线、高温等恶劣环境，在适宜环境下转变为有感染能力的炭疽杆菌，因此对其清除具有一定的困难，在实际操作中应引起重视，严格按照无害化流程进行。20

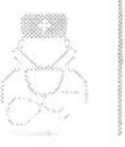

世纪 50 年代炭疽曾在我国发病较多，后经卫生防疫部门多年努力，采取一系列有效防治措施，疫情得以控制。目前炭疽病基本表现为疫区的零星感染。

一、炭疽概述

（一）炭疽定义

炭疽是由炭疽杆菌所致，是一种人畜共患的急性传染病，呈地方性流行，为一种自然疫源性疾病。

（二）炭疽主要接触作业

与炭疽相关的职业包括农牧民、屠宰工、兽医、畜产品加工人员、疫苗和诊断制品生产、研究、应用人员以及从事炭疽防治的工作人员。

（三）炭疽发病机制

炭疽杆菌产生外毒素，可引起组织水肿和出血，此外其荚膜多糖可保护其不被吞噬细胞所吞噬。炭疽杆菌芽孢通常从皮肤侵入，在皮下迅速繁殖产生强烈外毒素和形成抗吞噬的荚膜，引起局部组织缺血、坏死和周围水肿以及毒血症。该菌也可以从呼吸道吸入，引起严重肺炎和肺门淋巴结炎；或经胃肠道侵入，引起急性肠炎和局部肠系膜淋巴结炎；也可经口咽黏膜侵入，引起口咽炭疽。患肺炎和肠炎者易发生败血症。如发生败血症，则该菌播散全身，引起各组织器官的炎症，如并发血源性肺炎和脑膜炎等。炭疽杆菌的外毒素可损伤微血管的内皮细胞而释放出组织凝血活酶，导致弥散性血管内凝血，也可引起微循环障碍而发生感染性休克。

（四）炭疽临床表现

炭疽的平均潜伏期 1~5d，短到 12h，长达 12d。炭疽临床上主要表现为皮肤坏死、溃疡、焦痂和周围组织广泛水肿及毒血症症状，皮下及浆膜下结缔组织出血性浸润；血液凝固不良，呈煤焦油样，偶可引致肺、肠和脑膜的急性感染，并可伴发败血症。临床分型分为 5 型，分别为皮肤炭疽、肺炭疽、肠炭疽、脑膜型炭疽和败血型炭疽，其中以皮肤型最为多见，占 90% 以上。

二、炭疽的三级预防

（一）一级预防

炭疽预防的重要措施包括：管理传染源、切断传播途径、保护易感人群和强化健康宣传教育。

1. **管理传染源**　对可疑患者要进行隔离治疗，尤其是肺炭疽患者要及时、就地隔离并报告，分泌物、排泄物及患者用过的敷料、剩余的食物、病室内垃圾均应烧毁，尸体火化；对可疑病畜进行隔离治疗，病死牲畜需要焚烧或深埋（2m 以下、加入生石灰搅拌）。来自疫区或从疫区运出的牲畜均要隔离 5 日，严控牧畜收购、调运、屠宰和畜产加工各环节的兽医监督关。

2. **切断传播途径**　对被污染的皮毛原料应认真消毒，然后再加工；对牲畜、皮毛污染的场所也应消毒；牲畜屠宰、皮毛加工场所要符合卫生条件，预防污染水源。

3. **保护易感人群**　皮肤受伤后立即用 2% 碘酊涂擦，密切接触者及带菌者可用抗生素预防；在发生疫情时对职业接触人员应急接种炭疽减毒活疫苗；最好的预防措施是在疾病流行区对动物接种疫苗。

4. **职业健康教育**　对从事炭疽相关职业的工作人员加强健康宣传教育，从事畜牧业和畜产加工厂的工人及诊治病畜的卫生人员都要熟知炭疽病的预防方法。工作时要穿戴工作服、帽、口罩等，严禁吸烟及进食，下班时要清洗，消毒更衣。

5. **上岗前职业健康检查**　依据《职业健康监护技术规范》(GBZ 188—2014)要求对拟从事接触炭疽作业的人员进行上岗前职业健康检查，发现有无职业禁忌证，建立职业健康档案。其职业禁忌证包括：泛发慢性湿疹和泛发慢性皮炎。主要检查内容包括：症状询问（重点是皮肤疾病史）、体格检查（内科常规检查和皮肤科常规检查等）、实验室（血常规、尿常规、心电图、血清 ALT 等）以及其他检查（胸部 X 线摄片和肝脾 B 超等）。

（二）二级预防

1. **畜牧业监督检疫**　在牧畜收购、调运、屠宰和畜产加工等各环节进行监督检疫。

2. **职业健康检查**　依据《职业健康监护技术规范》(GBZ 188—2014)要求开展定期职业健康检查，及时发现疑似职业性炭疽和其职业禁忌证，以便及时、有效的采取干预措施。对于近期在职业活动中有密切病畜、患者接触史或可疑接触者，进行应急健康检查，以便及时发现炭疽病患者，了解疾病流行情况，控制疫情发展。

3. **炭疽的诊断与鉴定**　炭疽的诊断前提是从事接触炭疽杆菌的相关职业，14d 内接触过疑似炭疽的病、死动物或其残骸，或食用过疑似炭疽的病、死动物肉类或其制品，或吸入可疑炭疽芽孢杆菌污染的粉尘，或从事与毛皮等畜产品密切接触、与炭疽芽孢杆菌研究使用相关的职业，或在可能被炭疽芽孢污染的地区从事养殖、放牧、耕耘或挖掘等活动等流行病学接触史。再结合临床表现和实验室检查进行炭疽的诊断与鉴定，具体临床表现及分型见表 18-2。注意与肺鼠疫、马鼻疽肺病变、细菌性痢疾等疾病鉴别。

表 18-2　炭疽临床表现及分型

炭疽分型	主要临床表现
皮肤炭疽	手、前臂、面、颈等暴露部位的局部皮肤出现不明原因的斑疹、丘疹、水疱，周围组织肿胀及浸润，继而中央坏死形成溃疡性黑色焦痂，焦痂周围皮肤发红，肿胀，疼痛不显著，稍有痒感。典型皮肤损害表现为具有黑痂的浅溃疡，周边有小水疱，附近组织较为广泛的非凹陷性水肿。除皮损外，患者多出现发热、头痛、关节痛、全身不适以及局部淋巴结和脾肿大等症状和体征。少数严重病例，局部呈大片水肿和坏死
肠炭疽	发热，腹胀，腹部剧烈疼痛，腹泻，通常为血样便或血水样便。可有恶心、呕吐，呕吐物中可含血丝及胆汁。可伴有消化道以外症状和体征
肺炭疽	高热，呼吸困难，可有胸痛及咳嗽，咳极黏稠血痰。肺部体征常只有散在的细湿啰音。胸部 X 线主要表现为纵隔影增宽，胸腔积液
脑膜炎型炭疽	剧烈头痛，呕吐，颈项强直，继而出现谵妄、昏迷、呼吸衰竭，脑脊液多为血性。多继发于皮肤炭疽、肠炭疽和肺炭疽，也可能直接发生
败血症型炭疽	高热、寒战，感染性休克与弥漫性血管内凝血（DIC）表现，皮肤出现出血点或大片瘀斑，腔道出血，迅速出现呼吸与循环衰竭。多继发于皮肤炭疽、肠炭疽和肺炭疽，也可能直接发生

（三）三级预防

炭疽的三级预防主要是对患者隔离，并给予积极治疗，主要包括：对症治疗、局部治疗、病原治疗。

1. **对症治疗**　对患者应严格隔离，对其分泌物和排泄物，按芽孢的消毒方法进行消毒处理；必要时静脉内补液，出血严重者应适当输血；皮肤恶性水肿者可应用肾上腺皮质激素，对控制局部水肿的发展及减轻毒血症有效，一般可用氢化可的松，短期静脉滴注，但必须在青霉素的保护下采用；有 DIC 者，应及时应用肝素、双嘧达莫（潘生丁）等。

2. **局部治疗**　对皮肤局部病灶，除取标本作诊断外，切忌挤压，也不宜切开引流，以防感染扩散而发生败血症；局部可用 1∶2 000 高锰酸钾液洗涤，敷以四环素软膏，用消毒纱布包扎。

3. **病原治疗**　对皮肤炭疽，青霉素分次肌内注射，疗程 7~10d；对肺炭疽、肠炭疽、脑膜炎型及败血症型炭疽应作静脉滴注，并同时合用氨基糖苷类，疗程需延长至 2~3 周以上。对青霉素过敏者可采用环丙沙星、四环素、链霉素、红霉素及氯霉素等抗生素；抗炭疽血清治疗目前已较少使用，但对毒血症严重者除抗生素治疗外，可同时应用抗炭疽血清肌内注射或静脉注射，使用前需做皮试。

（刘　畅　刘春旭）

第三节　森林脑炎的三级预防

森林脑炎（forest encephalitis）是由蜱传脑炎病毒（森林脑炎病毒）所致的中枢神经系统急性传染病，是典型的人畜共患病。本病多见于森林地带，流行于春、夏季节，患者常为森林作业人员。致病病毒为 RNA 病毒，可在多种细胞中增殖，耐低温，而对高温及消毒剂敏感。野生啮齿动物及鸟类是主要传染源，林区的幼畜及幼兽也可成为传染源，传播途径主要由于硬蜱叮咬。人群普遍易感，但多数为隐性感染，仅约 1% 出现症状，病后免疫力持久，但恢复期较长，可留有瘫痪后遗症。我国森林脑炎的发病率高达 85%，死亡率为 5%~35%，应引起足够重视。

一、森林脑炎概述

（一）森林脑炎定义

森林脑炎又称蜱传脑炎（TBE）、俄国春夏季脑炎、东方蜱传脑炎等，由黄病毒属蜱传脑炎病毒所致，为中枢神经系统急性传染病，蜱为其传播媒介。

（二）森林脑炎主要接触作业

森林脑炎是森林地区自然疫源性疾病，流行于我国东北和西北的原始森林地区、俄罗斯的远东地区及朝鲜北部林区。有严格的季节性，自 5 月上旬开始，6 月高峰期，7~8 月下降，呈散发状态。人群普遍易感，所有患者均有森林作业接触。由于传播森林脑炎的蜱主要生活在以针叶树为主的针阔叶混交林，因此本病主要发生在森林调查员、林业工人、筑路工人

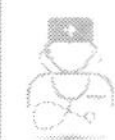

等与森林有关的人员。林业工人中的集材工和采伐工，森林脑炎的发病率明显高于其他工种，其中使用畜力的集材工发病率最高。

（三）森林脑炎发病机制

森林脑炎病毒通过蜱叮咬进入人体，进入局部淋巴结或单核巨噬细胞后，病毒在细胞内进行复制。复制的病毒不断释放进而感染肝、脾等脏器。感染后3~7d，复制的病毒大量释放至血液中形成病毒血症，可表现病毒血症症状。病毒随血流进脑毛细血管，最后侵入神经细胞，亦可通过淋巴及神经途径抵达中枢神经系统，产生广泛性炎症改变，临床上表现为明显的脑炎症状。

（四）森林脑炎临床表现

森林脑炎的潜伏期为10~15d，最短为2d，长者可达35d。受感染后约有1%的人呈典型症状，出现明显的脑膜刺激症状，意识障碍和肩胛肌、上肢瘫痪等。该病的严重程度与潜伏期的长短有一定关系，潜伏期短者症状不十分严重，恢复后很少留有后遗症。长潜伏期者重症较多，且大部分留有严重的后遗症。临床上以突起高热、头痛、意识障碍、脑膜刺激征、瘫痪为主要特征，常有后遗症，病死率较高。

二、森林脑炎的三级预防

（一）一级预防

森林脑炎发病后果严重，未经早期治疗者，病死率可达20%，并且重症患者后遗症较多。因此应以一级预防为主，主要包括：防蜱灭蜱、个人防护和预防接种。

1. **加强防鼠灭鼠、防蜱灭蜱，做好环境防护**　林边居住区及宿营地，周围30m内，清除杂草及灌木丛，保持环境卫生；林间作业区及附近居民区，在春季未发病前，草木尚未茂密前，应加强防鼠灭鼠防蜱灭蜱。对于防蜱灭蜱，可用化学药物消灭蜱虫，常用的有拟除虫菊酯类杀虫剂、有机磷类杀虫剂、脒基类杀虫剂等。可以根据季节和应用对象，选用喷涂、药浴等方式。不过要注意的是，这些药剂长时间使用后，会使蜱虫产生抗药性，药剂应混合使用或者轮流使用。近些年来，已经开始采用遗传防治和生物防治灭蜱虫。遗传防治是采取辐射或者化学不育剂使雄性蜱虫失去生殖能力，使蜱虫种群能力不断衰减；生物防治是利用蜱虫的天敌来灭蜱。现已发现膜翅目跳小蜂科的一些寄生蜂，可以在一些若蜱体内产卵，成虫后才从若蜱体内逸出，寄生后不久若蜱就死了。还有猎蝽科的昆虫，也可导致蜱死亡。

2. **做好个人防护工作**　进入林区工作应穿戴好防护服（或着长袖、长裤、长布袜等紧口工作服），并扎紧袖口、领口、裤脚，最好在暴露的皮肤上喷涂罗浮山百草油或是驱蚊液，尽量避免在野外长时间坐卧，防止蜱叮刺，离开时应相互检查，勿将蜱带出林区；草原地带采用牧场轮换和牧场隔离办法灭蜱。结合垦荒，清除灌木杂草，清理禽畜圈舍，堵洞嵌缝以防蜱类孳生；蜱类栖息及越冬场所可喷洒敌敌畏、马拉硫磷、杀螟硫磷等；休息时不要在草地坐卧，应选择向阳干燥或除过草喷过灭虫剂的地方；由于蜱虫主要栖息在草地、树林中，因此外出游玩时蜱常附着在人体的头皮、腰部、腋窝、腹股沟及脚踝下方等部位。如出现发热、叮咬部位发炎破溃及红斑等症状，要及时就诊。

3. **预防接种**　对森林工作人员在流行季节前两个月接种森林脑炎疫苗，皮下间隔注射，接种后 1.5~2 个月产生免疫力，持续时间为 1 年；注意有严重慢性病、神经系统疾病、过敏性疾病及发热等急性疾病不可注射；对未经疫苗接种者，在蜱叮咬后使用免疫血清注射，进行被动免疫保护，并注意观察。

（二）二级预防

森林脑炎应根据职业人群春夏季节在森林地区工作且有蜱的叮咬史、突然发热、典型急性中枢神经系统损伤的临床表现、特异性血清学检查阳性，参考现场森林脑炎流行病学调查结果，综合分析，并排除其他病因所致的类似疾病方可诊断。具体诊断及分级标准，见表 18-3。

表 18-3 森林脑炎诊断及分级标准

森林脑炎分级	具体临床症状
轻度森林脑炎	突然起病，发热，伴头痛、恶心、呕吐等症状，体温多在一周内恢复正常；血清特异性抗体 IgM 或 IgG 阳性
中度森林脑炎	上述表现加重，并出现颈项强直及阳性 Kernig 征、Brudzinski 征等脑膜刺激征
重度森林脑炎	上述表现加重，并具有下列情况之一者：颈肩部或肢体肌肉迟缓性瘫痪；吞咽困难；语言障碍；意识障碍或惊厥；呼吸衰竭

（三）三级预防

患者早期隔离休息，补充液体及营养，加强护理等方面与乙型脑炎相同。治疗方式如下：

1. **对症治疗** 高热的处理可采用空调室内降温的方法，或输入低温液体的方法降温。对于上升型森林脑炎，出现周围性呼吸麻痹，如能及时施气管切开和使用呼吸器，部分患者治疗后呼吸肌功能可能恢复，患者能获得生存。而对混合型患者，尤以脑膜脑炎型加脑干型所致的中枢性呼吸衰竭，气管切开后虽能延长患者生命，但严重的病灶性延髓损害难以恢复，预后很差。

2. **病原治疗** 国外有报告干扰素及干扰素诱导剂聚肌胞在动物实验中获得满意疗效，但临床上还待进一步观察。国外试用核酸酶制剂，包括核糖核酸酶和去氧核糖核酸酶，据称能对病毒的核酸合成起选择性破坏作用，干扰病毒的复制而不损害机体细胞。近年来国内报告早期应用利巴韦林，静脉滴注，疗程为 3~4 周，疗效较好。应用中药板蓝根等组成方剂用于临床，在退热、缩短病程、恢复病情上治疗组均明显优于对照组。

3. **免疫疗法** 曾发现森林脑炎患者细胞免疫功能显著低于正常人，其细胞免疫功能的高低与临床表现和转归有一定相关性，可选用免疫促进剂，如免疫核糖核酸、胸腺素、转移因子等治疗。病初 3d 内可用恢复期患者或林区居住多年工作人员血清治疗，肌内注射，用至体温降至 38℃以下停用，有一定疗效。特异性高价免疫球蛋白，肌内注射，据报道疗效甚好。

4. **并发症及后遗症处理** 并发支气管肺炎者应用抗生素治疗。有瘫痪后遗症者可用针灸、按摩、推拿、热疗、电疗、体疗等综合治疗措施。

（刘 畅 韩 承）

第四节　布鲁氏菌病的三级预防

布鲁氏菌病(brucellosis)是由布鲁氏杆菌引起的人畜共患急性、慢性传染病,又名马耳他热、波状热、波浪热、地中海弛张热、布鲁斯氏菌病。布鲁氏杆菌是一类革兰氏阴性的短杆菌,牛、羊、猪等动物最易感染,引起母畜传染性流产。人类接触带菌动物或食用病畜及其乳制品,均可被感染。2014—2016 年我国内蒙古巴彦淖尔市共确诊职业性布鲁氏菌病 192 例,男性发病率较高,占 81.8%;发病区域主要集中在大型屠宰养殖企业聚集的临河区,占 94.3%;发病率最高的两个工种分别为内脏副产品加工工种(20.3%)和牛、羊分割工种(18.7%);工龄为 1~4 年的劳动者发病率最高,为 51.6%,其次为工龄小于 1 年的劳动者,发病率为 38%。

一、布鲁氏菌病概述

(一) 布鲁氏菌病定义

布鲁氏菌病是由布鲁氏杆菌引起的人畜共患传染病,其主要传染源为患病的绵羊和山羊,其次是猪和牛等。职业性布鲁氏菌病是指劳动者在生产劳动及各种职业活动中,接触布鲁氏杆菌引起的疾病,是国家法定职业病。

(二) 布鲁氏菌病主要接触作业

职业性布鲁氏菌病主要接触的行业有畜牧养殖业、食品加工业等,牧民接羔为布鲁氏菌病的主要传染途径,兽医为病畜接生也极易感染。布鲁氏杆菌经破损的皮肤、黏膜及消化道、呼吸道等途径侵入人体,但以皮肤接触及消化道感染最为常见。主要发生在挤奶工、屠宰工、兽医、皮毛工、饲养工及农民等人群,有明显的职业特点。

(三) 布鲁氏菌病发病机制

布鲁氏杆菌通过皮肤或黏膜侵入人体,随淋巴液到达淋巴结,被吞噬细胞吞噬。布鲁氏杆菌在胞内生长繁殖,形成局部原发病灶。细菌在吞噬细胞内大量繁殖导致吞噬细胞破裂,随之大量细菌进入淋巴液和血循环形成菌血症。在血液里细菌又被血流中的吞噬细胞吞噬,并随血流带至全身,在肝、脾、淋巴结、骨髓等处的单核 - 吞噬细胞系统内繁殖,形成多发性病灶。当病灶内释放出来的细菌,超过了吞噬细胞的吞噬能力时,则在血流中生长、繁殖,临床呈现明显的败血症。在机体各因素的作用下,有些遭破坏死亡,释放出内毒素及菌体其他成分,造成临床上不仅有菌血症、败血症,而且还有毒血症的表现。如果机体免疫功能正常,通过细胞免疫及体液免疫清除病菌而获痊愈。如果免疫功能不健全,或感染的菌量大、毒力强,则部分细菌逃脱免疫,又可被吞噬细胞吞噬带入各组织器官形成新感染灶,进入多发性病灶阶段。

(四) 布鲁氏菌病临床表现

布鲁氏菌病的潜伏期为 5~60d,平均为两周。临床表现变化多端,就个别患者而言,其临床表现可以仅简单表现为局部脓肿,或者表现为多个脏器和系统同时受累。羊型和猪型

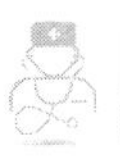

布鲁氏菌病病情多较重，牛型的症状较轻，部分病例可以不发热。国内以羊型布鲁氏菌病最为多见，未经治疗者的自然病程为3~6个月(平均4个月)，但个别案例可仅1个月或长达数年以上。多数表现为缓起，以高热、寒战等急剧起病者仅占10%~27%。关节痛最为明显，且呈游走性，见于膝、肩、腕、肘等大关节，与风湿热类似，常因此被迫卧床；神经痛、睾丸痛也是此病特征；还可有头痛、下背酸痛等多种综合征。

二、布鲁氏菌病的三级预防

(一) 一级预防

布鲁氏菌病作为一种人畜共患病，严重影响畜牧业的发展，危害相关劳动者身体健康。对于布鲁氏病应以一级预防为主。

1. **管理传染源**　发现疑似病畜应及时向当地动物卫生监督机构报告，同时限制疑似病畜移动，立刻实施隔离。经动物卫生监督机构确诊后，对患病动物和检出阳性动物要全部扑杀并做无害化处理；对病畜污染的畜舍、场地、用具等，使用质量分数5%的克辽林或来苏尔溶液、10%~20%石灰乳、2%氢氧化钠溶液进行消毒。病畜以淘汰为宜，确实需要治疗者可在隔离条件下进行。对受威胁畜群(同群畜)实施隔离检疫，两次布病检疫阴性的家畜，及周围受威胁畜群，一律进行疫苗免疫接种。

2. **切断传播途径**　加强对畜产品的卫生监督管理，禁食病畜肉及乳品。防止病畜或患者污染水源。

3. **保护易感人群和健康家畜**　加强工作人员呼吸和皮肤防护，避免布鲁氏杆菌通过呼吸、皮肤及消化道侵入人体。

在布鲁氏菌病常发地区的家畜，每年都要定期预防注射。在检疫后淘汰病畜的基础上，第一年做基础免疫，第二年做加强免疫，第三年做巩固免疫，从而达到净化畜群的目的。动物疫苗对人有一定的致病力，因此制苗及预防接种人员需做好防护，避免感染或引起过敏反应。

(二) 二级预防

1. **畜牧业监督检疫**　对牧场、乳厂和屠宰场的牲畜定期进行卫生监督检疫。提倡自繁自养，限制从外地购买家畜。新购入的家畜，必须隔离观察1个月，做2次布鲁氏杆菌检疫，确认健康后，方能合群。每年配种前，种畜也必须进行检疫，确认健康后方能配种。养殖场每年需做2次检疫，检出的病畜，应严格隔离饲养，固定放牧地点及饮水场，严禁与健康畜接触。

2. **职业健康检查**　依据《职业健康监护技术规范》(GBZ 188—2014)要求开展定期职业健康检查，及时发现疑似职业性布鲁氏菌病和其职业禁忌证，以便及时、有效的采取干预措施。对于近期在职业活动中有密切病畜、患者接触史的职业人群，进行应急健康检查，以便及时发现炭疽病患者，了解疾病流行情况，控制疫情发展。同时在离岗时进行职业健康检查。

3. **职业性布鲁氏菌病的诊断与鉴定**　职业性布鲁氏菌病的诊断前提是从事接触布鲁氏菌病动物或其产品的相关职业。结合WS269布鲁氏菌病的临床表现及特异性实验室检查结果进行诊断。注意与风湿热、伤寒、副伤寒、结核、感染性多发性神经根炎、病毒性脑炎

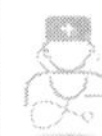

等疾病鉴别。

（三）三级预防

布鲁氏菌病的临床治疗，针对急性感染：

1. 一般疗法及对症疗法，患者应卧床休息，注意水、电解质及营养的补充，给予足量B族维生素和维生素C，以及易于消化的饮食。高热者可同时应用解热镇痛剂。肾上腺皮质激素（激素）有助改善血症症状，但必须与抗生素合用，疗程3~4d。有认为感染累及中枢神经系统及长期有睾丸肿痛者，均有应用激素的指征。

2. 抗菌治疗，利福平对本病有效。羊、猪型感染者以四环素与链霉素合用为宜。针对慢性感染者，一般认为四环素与链霉素合用有一定疗程，但四环素的疗程应延长至6周以上，链霉素以4周为宜。对脓性病灶可予手术引流。

（刘　畅　韩　承）

第五节　艾滋病的三级预防

艾滋病（acquired immune deficiency syndrome，AIDS）是获得性免疫缺陷综合征的英文缩写音译，是一种由人免疫缺陷病毒（HIV）感染后，引发的一种综合征，其治疗需要长期服用抗逆转录病毒药物。艾滋病作为职业性传染病，仅限于医疗卫生人员及人民警察，主要是考虑到上述工作人员在工作过程中，不幸暴露感染HIV，可以通过职业病界定，保障其长期治疗及合法权益。据报道，在美国1981—1993年发现的30多万艾滋病患者中，其中的6%是卫生工作者。在受感染的卫生工作者中，护士占63%，医师占14%，化验师占10%，输血工作者占8%。已有资料显示，在因职业引起的感染途径中，主要危险是针刺损伤（占80%），而通过黏膜或非完整性皮肤接触感染的仅占10%。

一、艾滋病概述

（一）艾滋病定义

艾滋病（AIDS）是一种危害性极大的传染病，我国乙类法定传染病，由感染HIV引起，HIV攻击破坏人类免疫系统，造成患者易于感染各种疾病，并易发恶性肿瘤。

（二）艾滋病主要接触作业

HIV主要通过血液传播、母婴传播及性传播三种途径进行传播，在性工作者及吸毒人员中感染比例较高，因此医疗卫生人员和警察工作过程时与上述人员接触中具有一定的感染风险。

（三）艾滋病发病机制

HIV将人体免疫系统中$CD4^{+}T$淋巴细胞作为主要攻击目标，大量破坏该细胞，使人体丧失免疫功能。机体抵抗力极度下降会出现多种病原感染，如带状疱疹、口腔霉菌感染、肺结核，特殊病原微生物引起的肠炎、肺炎、脑炎，念珠菌、肺孢子虫等多种病原体引起的严重感染等，后期机体常常发生恶性肿瘤，并发生长期消耗，以致全身衰竭而死亡。

（四）艾滋病临床表现

HIV 感染者的潜伏期平均为 8~9 年；HIV 感染者患艾滋病以前，可以没有任何症状地生活和工作多年；要经过数年、甚至长达 10 年以上的潜伏期后才会发展成艾滋病患者，最终死于并发感染。艾滋病一般初期的症状如同普通感冒、流感样，可有全身疲劳无力、食欲减退、发热等，随着病情的加重，症状日见增多，如皮肤、黏膜出现白念珠菌感染，出现单纯疱疹、带状疱疹、紫斑、血疱、淤血斑等；以后渐渐侵犯内脏器官，出现原因不明的持续性发热，可长达 3~4 个月；还可出现咳嗽、气促、呼吸困难、持续性腹泻、便血、肝脾肿大、并发恶性肿瘤等。临床症状复杂多变，但每个患者并非上述所有症状全都出现。侵犯肺部时常出现呼吸困难、胸痛、咳嗽等；侵犯胃肠可引起持续性腹泻、腹痛、消瘦无力等；还可侵犯神经系统和心血管系统。至今尚未研制出根治艾滋病的特效药物，也没有可用于预防的有效疫苗。抗病毒治疗是艾滋病治疗的关键，随着采用高效抗逆转录病毒联合疗法的应用，大大提高了抗 HIV 的疗效，显著改善了患者的生活质量和预后。

二、艾滋病的三级预防

（一）一级预防

艾滋病的职业性感染，主要是医疗卫生人员或警察在职业工作中与 HIV 感染者的血液、组织、体液或 HIV 污染的医学器材及设备等接触而造成的感染。HIV 感染高危人群包括男同性恋、双性恋、性工作者、静脉吸毒人员、曾经入狱者、来自高流行国家（人群血清阳性率＞1%）人员、性伴侣来自上述人群以及性犯罪者。

根据感染暴露的程度不同，可分为三级：一级暴露，暴露源为体液、血液或含有体液、血液的医疗器材和物品，暴露类型为暴露源沾染有损伤的皮肤或黏膜，暴露量小且暴露时间短；二级暴露，在一级暴露的基础上，若暴露量大且暴露时间较长，或暴露类型为暴露源刺伤（或割伤）皮肤，损伤程度较轻，为表皮擦伤或针刺伤；三级暴露：暴露源为体液、血液或含有体液、血液的医疗器材和物品，暴露类型为暴露源刺伤（或割伤）皮肤，损伤程度较重，为深部伤口或割伤物有明显可见血液。

对于职业性艾滋病的一级预防，应当尽量避免感染性暴露，同时对可能出现的危险情况进行预判避免。

（二）二级预防

医疗卫生人员及人民警察等在职业活动中发生艾滋病病毒职业暴露后，应当及时就近到医疗机构进行局部紧急处理，并在 1h 内报告用人单位。用人单位应当在暴露发生后 2h 内向辖区内的处置机构报告，并提供相关材料，配合处置工作。暴露者局部紧急处理措施包括：

1. 用肥皂液和流动的清水清洗被污染局部。

2. 污染眼部等黏膜时，应用大量等渗氯化钠溶液反复对黏膜进行冲洗。

3. 存在伤口时，应轻柔挤压伤处，尽可能挤出损伤处的血液，再用肥皂液和流动的清水冲洗伤口。

4. 用 75% 的酒精或 0.5% 碘伏对伤口局部进行消毒、包扎处理。

发生 HIV 暴露后立即、4 周、8 周、12 周和 6 个月后检测 HIV 抗体，一般不推荐进行

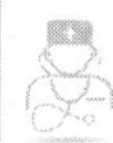

HIV p24 抗原和 HIV RNA 测定。同时，对服用药物的毒性进行监控和处理，观察和记录艾滋病病毒感染的早期症状等。对于暴露者存在基础疾患或免疫功能低下，产生抗体延迟等特殊情况的，随访期可延长至 1 年。

职业性艾滋病的诊断前提是医疗卫生人员和人民警察在从事 HIV 感染者或艾滋病患者的防治和管理等活动中意外感染 HIV。结合 WS293 艾滋病的临床表现及特异性实验室检查结果进行诊断。注意与传染性单核细胞增多症及结核、结缔组织病、先天性免疫缺陷病、特发性 CD4 细胞减少症、霍奇金病、假性艾滋病综合征等疾病鉴别。

（三）三级预防

发生 HIV 职业暴露后应进行预防性抗病毒治疗。推荐的预防性治疗方案为：TDF+FTC（3TC）+LPV/r 或 RAL。开始治疗的时间及疗程：在发生 HIV 暴露后尽可能在最短的时间内（尽可能在 2h 内）进行预防性用药，最好不超过 24h，但即使超过 24h，也建议实施预防性用药。用药方案的疗程为连续服用 28d。

目前在全世界范围内仍缺乏根治 HIV 感染的有效药物。现阶段的治疗目标是最大限度和持久地降低病毒载量；获得免疫功能重建和维持免疫功能；提高生活质量；降低 HIV 相关的发病率和死亡率。本病的治疗强调综合治疗，包括：一般治疗，对 HIV 感染者或获得性免疫缺陷综合征患者均无须隔离治疗；对无症状 HIV 感染者，仍可保持正常的工作和生活；对艾滋病前期或已发展为艾滋病的患者，应根据病情注意休息，给予高热量、多维生素饮食；不能进食者，应静脉输液补充营养。加强支持疗法，包括输血及营养支持疗法，维持水及电解质平衡。抗病毒治疗，抗病毒治疗是艾滋病治疗的关键。随着采用高效抗逆转录病毒联合疗法的应用，大大提高了抗 HIV 的疗效，显著改善了患者的生活质量和预后。

（刘　畅　牛　振）

第六节　莱姆病的三级预防

莱姆病（Lyme disease）是一种由伯氏疏螺旋体（Borrelia burgdorferi）所引起，经硬蜱（tick）为主要传播媒介的自然疫源性疾病。莱姆病临床表现为慢性炎症性多系统损害，除慢性游走性红斑和关节炎外，还常伴有心脏损害和神经系统受累等症状。我国于 1985 年首次在黑龙江省林区发现本病病例，目前已经证实 29 个省（市、区）的人群中存在莱姆病的感染，并从病原学上证实至少有 19 个省（市、区）存在该病的自然疫源地，因此应引起足够重视。

一、莱姆病概述

（一）莱姆病定义

莱姆病是一种以蜱为媒介的螺旋体感染性疾病，是由伯氏疏螺旋体所致的自然疫源性疾病。

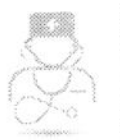

(二) 莱姆病主要接触作业

莱姆病通常在夏季和早秋发病，可发生于任何年龄，男性略多于女性。发病以青壮年居多，与职业密切相关，以野外工作者、林业工人感染率较高。

(三) 莱姆病发病机制

伯氏疏螺旋体通过蜱叮咬人，侵入人体皮肤的微血管，经血流至全身各器官组织。病原体引发菌血症期较短，血液中螺旋体量也不多，但可引起多器官及多系统的损害，其致病机制可能是多因素综合的结果。例如，螺旋体细胞壁中有脂多糖（LPS）组分，具有类似内毒素的生物学活性；外膜表面蛋白 OspA，OspB，OspC 具有重要的致病力和侵袭力；以及螺旋体的两种黏附素，即 DbpA 和 DbpB，通过黏附素使螺旋体结合到细胞外基质蛋白多糖上，使细胞发生病变。

(四) 莱姆病临床表现

莱姆病最主要的临床表现是神经系统损害。神经系统损害以脑膜炎、脑炎、颅神经炎、运动和感觉神经炎最为常见。潜伏期 3~32d，平均 7d 左右。临床症状可分三期：其中一期莱姆病仅用抗生素即可奏效，发展至二期、三期，使用抗生素无效，特别是针对神经系统损害无特效疗法。

二、莱姆病的三级预防

(一) 一级预防

莱姆病作为一种蜱传人兽共患传染病，一级预防措施手段主要包括：加强防治知识宣传、控制传染源、切断传播途径和保护易感人群。

1. **控制传染源**　莱姆病的病原体的宿主动物种类比较广泛，分布也比较复杂，因此很难将其一举消灭。对于莱姆病传染源的控制措施重点在于改变环境，从生态学上影响野生动物、家畜和小型啮齿动物的分布，以控制其传播。强化灭鼠，控制家犬，防范野犬，对家畜严格管理。

2. **切断传播途径**　清除驻地及周围环境的杂草及无经济价值的灌木丛，实施人工造林，使蜱无栖身之地、鼠类难以隐蔽，一般在驻地以外 10~20m 范围铲除杂草或用化学除草剂，清除破坏蜱虫栖息地。对家畜涂抹驱蜱剂，家畜圈舍离开住房 10~20m，家犬不进入人居住房间。总之，控制蜱虫密度是切断莱姆病传播途径的重要环节。

3. **保护易感人群**　主要是做好个人防护，尽量避免在蜱类主要栖息地（草地、树林等）长时间坐卧；进入森林、草地前穿着覆盖手臂和腿部的浅色衣服，以便容易发现黏在衣服上的蜱，扎紧裤脚、领口、袖口，有条件地使用“五紧防护服”；涂抹驱蜱剂（二乙甲苯酰胺）；每天对身体进行全面检查及清洁；发现蜱，使用镊子或其他工具夹取后烧死，皮肤不慎接触蜱（尤其是蜱挤破后的流出物）要及时消毒。莱姆病疫苗可用于工作在蜱虫的寄生地、草地或森林地区的人员。

4. **职业健康教育**　各级卫生、农林部门应充分利用网络、电视、广播等多种媒体，加强对莱姆病等蜱传疾病的防治知识宣传，提高公众对蜱传疾病的防护意识和知识；在林区和农牧区创建蜱害综合治疗示范区；在高发地区举办针对临床机构和疾控机构的莱姆病防治专业培训班，提高莱姆病的诊疗水平和防控能力。

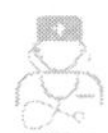

（二）二级预防

莱姆病应根据职业人群春夏季节在林区、草原等地工作且有蜱的叮咬史伴有莱姆病临床表现、特异性血清学检查阳性，参考现场职业卫生学调查结果，综合分析，并排除梅毒皮疹、结缔组织病、森林脑炎、病毒性脑炎、结核性脑膜炎、风湿和类风湿性关节炎、心肌病、急性单核细胞增多症等疾病方可诊断。

（三）三级预防

1. **抗生素治疗**　对莱姆病的各种病变均有效，可应用四环素（孕妇、哺乳期妇女和儿童禁用）、阿莫西林、青霉素静脉滴注、其他多西环素、第 3 代头孢霉素等可选用。

2. **非甾体抗炎药**　用于莱姆病关节炎的治疗，如消炎痛、芬必得等。

3. **糖皮质激素**　适用于莱姆病脑膜炎或心肌炎患者；泼尼松，症状改善后逐渐减量至停药。

4. 严重房室传导阻滞患者，应积极对症处理，严重的关节炎可进行滑膜切除。

（刘　畅　牛　振）

第七节　其他职业性传染病的三级预防

当前，世界性公共卫生问题频繁出现，新型冠状病毒肺炎疫情、结核病、病毒性肝炎和血吸虫病，严重威胁着人类生命健康，阻碍经济社会的发展。为贯彻落实《"健康中国 2030"规划纲要》《国务院关于实施健康中国行动的意见》和《健康中国行动（2019—2030 年）》等文件精神，国家卫生健康委员会结合我国实际，提出新增上述 4 种职业性传染病，2021 年已经完成了征求意见。本节主要从职业病三级预防的角度，重点阐述新增的新型冠状病毒肺炎、结核病、病毒性肝炎和血吸虫病四种职业性传染病的防治策略。

一、职业性新型冠状病毒肺炎

（一）概述

1. **定义**　新型冠状病毒肺炎是一种由新型冠状病毒引起的传染性疾病。职业性新型冠状病毒肺炎，是指在职业活动中因接触新冠病毒污染物而感染的相应职业人群的新型冠状病毒肺炎。

2. **主要接触作业**　职业性新型冠状病毒肺炎的主要接触作业为：仅限于职业活动中接触新冠病毒感染者或新冠肺炎患者，或者接触新冠病毒或被新冠病毒污染物的劳动者。

3. **发病机制**　新型冠状病毒肺炎是由于新型冠状病毒直接侵犯肺组织所导致，病毒的 S 蛋白与血管紧张素转化酶 2（angiotensin converting enzyme，ACE2）接触后，病毒与 ACE2 的跨膜区域一起通过胞吞作用进入细胞，在胰蛋白酶或弗林蛋白酶的作用下，S 蛋白被进一步激活，发生膜融合后释放出新冠病毒 RNA 引起肺部细胞损伤，造成弥漫性肺间质及肺泡内膜水肿，进而可能导致急性低氧性呼吸功能不全，甚至导致急性呼吸窘迫综合征。同时细胞免疫功能下降、免疫串扰失调和凝血异常、炎症风暴、细胞凋亡级联反应和细胞代谢异常等同时参与新冠病毒的发病机制。

4. 临床表现　新型冠状病毒感染的肺炎患者以发热、乏力、干咳为主要临床表现，鼻塞、流涕等上呼吸道症状少见，会出现缺氧低氧状态。约半数患者多在一周后出现呼吸困难，严重者快速进展为急性呼吸窘迫综合征、脓毒症休克、难以纠正的代谢性酸中毒和出凝血功能障碍。值得注意的是，重症、危重症患者病程中可表现为中低热，甚至无明显发热。部分患者起病症状轻微，可无发热，多在1周后恢复。多数患者预后良好，少数患者病情危重，甚至死亡。

（二）职业性新型冠状病毒肺炎的三级预防

1. 一级预防　根据职业性新型冠状病毒肺炎的特点，其可认定的人群范围为职业活动中接触新冠病毒感染者或新冠肺炎患者，或者接触新冠病毒或被新冠病毒污染物的劳动者。因此对于职业性新型冠状病毒肺炎的一级预防，主要为避免或减少职业暴露。

（1）职业健康教育：对从事可能接触新冠病毒感染者或新冠肺炎病人，或者接触新冠病毒或被新冠病毒污染物的劳动者开展呼吸道传染病的防控知识和策略措施的培训教育，督促并指导其正确穿戴个人防护用品，严格按照操作规程从事相关工作。医疗卫生机构和公共卫生机构应强化院内感染控制，提高医技工作者自我防护和防控新冠意识。

（2）消毒：加强工作场所环境和物体表面的预防性消毒，做好医疗垃圾和污水的收集和无害化处理。切断其传播途径，降低职业人群的暴露风险。

（3）做好个人防护：新冠病毒肺炎实验应在三级生物安全实验室操作，实施两级隔离：一级隔离通过生物安全柜、负压隔离器、正压防护服、手套、眼罩等实现；二级隔离通过实验室的建筑、空调净化和电气控制系统来实现。同时在处置新型冠状病毒肺炎相关疫情及实验室操作相关病毒时，应严格按照操作规程进行操作，以减少或避免职业暴露。此外，要强化防护物资保障，做好职业人群日常防护。

（4）疫苗接种：做好职业暴露风险较高的职业人群的疫苗接种工作，为其提供健康保护，降低职业人群的感染风险，如北京生物、武汉生物和北京科兴的灭活疫苗，康希诺腺病毒载体疫苗等。

（5）物品和环境监测：对工作场所和场所内物品开展抽样核酸检测，低温条件下应适当增加检测频次和抽样数量。

2. 二级预防

（1）职业健康检查与监测：对从事新冠防控工作者进行定期核酸检测，对于近期在职业活动中有职业暴露史者，应及时进行职业健康检查和健康观察，有利于提早发现职业性新型冠状病毒肺炎的感染情况，提早采取治疗和相关防控措施。

（2）职业性新型冠状病毒肺炎的鉴别诊断：结合职业暴露史和符合临床表现中任意2条可定为疑似病例：①出现发热和/或呼吸道症状等新冠肺炎相关临床表现；②胸部影像学，早期呈现多发小斑片影及间质改变，以肺外带明显；进而发展为双肺多发磨玻璃影、浸润影，严重者可出现肺实变，胸腔积液少见；MIS-C时，心功能不全患者可见心影增大和肺水肿；③发病早期白细胞总数正常或降低，淋巴细胞计数正常或减少。疑似病例同时具备以下病原学或血清学证据之一者为确诊病例：①实时荧光RT-PCR检测新型冠状病毒核酸阳性；②病毒基因测序，与已知的新型冠状病毒高度同源；③新型冠状病毒特异性IgM抗体和IgG抗体阳性；④新型冠状病毒特异性IgG抗体由阴性转为阳性或恢复期IgG抗体滴度较急性期呈 4 倍及以上升高。新型冠状病毒核酸检测阳性为确诊的首要标准。未接种新型冠状病毒疫苗者新型冠状病毒特异性抗体检测可作为诊断的参考依据。接种新型冠状病毒疫苗者和既往感染新型冠状病毒者，原则上抗体不作为诊断依据。

3. **三级预防**　根据病情确定治疗场所。疑似及确诊病例应在具备有效隔离条件和防护条件的定点医院隔离治疗，疑似病例应单人单间隔离治疗，确诊病例可多人收治在同一病室。危重型病例应当尽早收入 ICU 治疗。

一般治疗包括：卧床休息，加强支持治疗，及时给予有效氧疗措施，抗菌药物治疗；抗病毒治疗；免疫治疗；糖皮质激素治疗等。

重型、危重型病例的治疗，治疗原则：在上述治疗的基础上，积极防治并发症，治疗基础疾病，预防继发感染，及时进行器官功能支持，包括：呼吸支持、循环支持，必要时进行血流动力学监测，指导输液和血管活性药物使用，改善组织灌注等。抗凝治疗，急性肾损伤和肾替代治疗，血液净化治疗，中医治疗等。

二、职业性结核病

（一）概述

1. **定义**　结核病是一种常见的并可致命的传染病，由结核分枝杆菌导致的以呼吸道传播为主的慢性传染病。职业性结核病是指在职业活动中因接触结核患者或结核感染者的医疗卫生人员以及相关研究人员的结核病。

2. **主要接触作业**　职业性结核病的主要接触作业为：仅限于职业活动中接触结核感染者或结核患者的医疗卫生人员及有关研究人员。

3. **发病机制**　结核菌进入人体后被巨噬细胞吞噬，细菌在细胞内的存在和长期存活引发的宿主免疫反应是影响发病、疾病过程和转归的决定性因素。经飞沫吸入的结核菌被巨噬细胞吞噬，活化的肺泡巨噬细胞，形成早期感染病灶。结核菌在巨噬细胞内的最初生长，形成中心呈固态干酪坏死的结核灶，能限制结核菌继续复制。由 T 细胞介导的细胞免疫和迟发型变态反应在此期形成。从而对结核病的演变、转归起决定性的影响。共生期大部分感染者的结核菌可持续存活，细菌和宿主共生，纤维包裹的坏死灶干酪性中央部位被认为是细菌持续存在的主要场所。干酪灶中包含具有生长能力但不繁殖的结核菌，干酪灶一旦液化便给细菌提供理想繁殖环境。细胞凋亡在结核病的感染、发生发展中起着重要的作用。当机体某一局部被结核杆菌侵染，自身的免疫系统将会开启，释放出巨噬细胞吞噬结核杆菌，可以使结核杆菌丧失其生存环境，降低结核杆菌的活性，之后受感染的细胞及巨噬细胞进行自主凋亡过程，清除机体受损伤部位。近年来，在结核病的耐药基因研究发现，*rpoB* 基因突变和 *katG* 基因突变尤为突出，分别存在于 9 成以上的耐利福平菌株和一半以上的耐异烟肼菌株，*inhA* 基因或 *ahpC* 基因突变则发生较少。

4. **临床表现**　结核病患者的临床表现根据结核分枝杆菌入侵的部位不同，表现也不同，一般情况下植物神经紊乱较局部症状出现的早，早期很轻微，不引起注意。发热常是肺结核的早期症状之一，体温的变化可以有以下几种：体温不稳定，轻微的体力劳动即引起发热，经过 30 分钟休息，也往往不能恢复正常；长期微热，多见于下午和傍晚，次晨降到正常，伴随倦怠不适感；病灶急剧进展和扩散时，发热更显著，可出现恶寒，发热达到 39~40℃；女性病人在月经前体温升高，延长至月经后体温亦不恢复正常。盗汗多发生在重症患者，在入睡或睡醒时全身出汗，严重者衣服浸湿，伴随衰竭感。有时婴幼儿肺结核以吼喘为首发症状。肺部病灶损害所引起局部症状主要有咳嗽、咳痰、咯血、胸痛等。

（二）职业性结核病的三级预防

1. 一级预防　根据职业性结核病的特点，其可认定的人群范围为职业活动中接触结核感染者或结核患者的医疗卫生人员及有关研究人员。因此对于职业性结核病的一级预防，主要为强化医疗卫生和公共卫生机构院内感染控制管理和措施。

(1)职业健康教育：对从事可能接触结核感染者或结核病人的医疗卫生人员及有关研究人员开展结核病防控知识和策略措施的培训教育，提高医疗卫生人员和公共卫生人员自我防护和预防结核病的意识。

(2)灭菌：加强工作场所环境和物体表面的预防性消毒灭菌，采取紫外线照射，可高效杀灭空气中微滴核中的细菌。

(3)做好个人防护：结核分枝杆菌实验操作应在具有两级隔离的三级生物安全实验室进行，医疗卫生人员及有关研究人员在接触结核感染者或结核患者时，应严格按照操作规程进行操作，以减少或避免职业暴露。同时强化防护物资保障，做好职业人群日常防护。

(4)通风：加强工作场所室内通风，室内每小时与户外通风 6 次，可减少 99% 的微滴核。

2. 二级预防

(1)职业健康检查与监测：对从事接触结核感染者或结核患者的医疗卫生人员及有关研究人员，定期进行职业健康检查，如胸部 X 射线检查、γ 干扰素释放试验和结核菌素试验(PPD)等，有利于提早发现职业性结核病的感染情况，提早采取治疗和相关防控措施。

(2)职业性结核病的鉴别诊断：根据职业暴露史、临床表现及实验室检查即可确诊。病因和临床表现见本节 4 种职业性传染病临床表现中结核病的临床表现。实验室检查主要有：①涂片检测，将患者的痰或是其他部位的体液制成涂片在镜下检测患者的阴、阳性。② X 线检查，不但可早期发现结核，而且可对病灶的部位、范围、性质、发展情况和效果作出诊断。③结核菌素试验：阳性表示结核感染，但并不一定患病。稀释度一做皮试呈阳性者，常提示体内有活动性结核灶。阴性提示没有结核菌感染，但仍要排除下列情况：结核菌感染后，需 4~8 周变态反应才能充分建立，所以在变态反应前期，结素试验可为阴性；应用糖皮质激素等免疫抑制剂者营养不良以及麻疹、百日咳患者，结核菌素反应可暂时消失；严重结核病和各种危重患者对结核菌素无反应；其他：如淋巴免疫系统缺陷(白血病、结节病)患者和老年人的结核菌素反应也常为阴性。④淋巴细胞培养 +γ 干扰素释放试验，比结核菌素试验(PPD)皮试更敏感和更特异，不受既往卡介苗注射的干扰，但不能区分隐性感染或活动性结核。⑤分子生物学方法：PCR-TB。

3. 三级预防　在确定治疗原则和选择疗法之前，应确定结核病的类型和现阶段病灶进展情况，并检查肺以外其他部位有无活动性结核存在。同时遵循以下治疗原则：①早期病变中的细菌多，药物容易发挥作用；②剂量适宜既能发挥最大杀菌或抑菌作用，同时患者也易耐受，毒性反应不大；③联合用药可防止耐药性产生，联合用药还可针对各种代谢状态细菌及细胞内外菌选药，以达到强化药效的目的；④用药不能随意间断，间歇疗法在剂量及间隔上有特定要求，用法也有一定规律，不属间断疗法；⑤化疗要坚持全程，目的在于消灭持存菌，防止复发，全程不一定是长程。只有遵循以上 5 个原则，早期、适量、联合、规律、全程，才

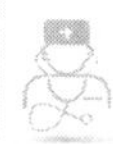

能确保治疗彻底。

三、职业性血吸虫病

（一）概述

1. **定义**　血吸虫病是由血吸虫寄生于人和多种哺乳动物而引起的一种人畜共患寄生虫病。职业性血吸虫病是指在疫区从事涉水作业的劳动者在职业活动中感染的血吸虫病。

2. **主要接触作业**　职业性血吸虫病的主要接触作业为：仅限于血吸虫疫区，因职业活动中接触疫水的劳动者，如水利勘测设计、水文测量等水利作业，航运、航道管理和航标维护等作业，水利灌溉、抗洪抢险等作业人员。

3. **发病机制**　血吸虫虫卵释放可溶性虫卵抗原型成虫卵肉芽肿，刺激机体产生炎症反应，并形成以虫卵为中心的肉芽肿，进而引起细胞外基质过量沉积而致，与肝星状细胞、T细胞及IL-12、IL-18、IFNγ、IL-4、IL-5、IL-13、TGFβ1等其他细胞因子密切相关。目前已有研究证实，miR-199a、miR-199a、miR-200a和miR-200b等microRNA在血吸虫诱发的机体固有免疫和炎症反应中发挥着重要作用。

4. **临床表现**　急性血吸虫病典型症状为发热，除皮炎外还可出现荨麻疹，多伴有食欲减退、腹部不适、肝脾大、轻微腹痛、腹泻、呕吐等。半数以上患者有咳嗽、气喘、胸痛，危重患者咳嗽较重，咳血痰，并有胸闷、气促等，呼吸系统症状多在感染后两周内出现。另外，重症患者可出现神志淡漠、心肌受损、重度贫血等，亦可迅速发展为肝硬化。

慢性血吸虫病重者可有内分泌紊乱、性欲减退，女性有月经紊乱、不孕等表现。早期肝大，尤以左叶为主，表面光滑，质中等硬。随病程延长进入肝硬化阶段，肝脏质硬，表面不平，有结节，脾脏逐渐增大。下腹部可触及大小不等的痞块，为增厚的结肠系膜、大网膜和肿大的淋巴结，因虫卵沉积引起的纤维化、粘连缠结所致。

晚期血吸虫病表现为脾大、腹水、腹痛、腹泻、便秘，或腹泻与便秘交替出现。幼年慢性反复感染，可导致垂体前叶和性腺功能不全，以及上消化道大出血。

异位血吸虫病表现为轻度咳嗽与胸部隐痛、痰少，咯血罕见。有时可闻及干、湿啰音，但重型患者肺部有广泛病变时，胸部X线检查可见肺部有弥漫云雾状、点片状、粟粒样浸润阴影，边缘模糊，以位于中下肺尤为多见。肺部病变经病原学治疗后，3~6个月内可逐渐消失。

（二）职业性血吸虫病的三级预防

1. **一级预防**

（1）职业健康教育：对在血吸虫疫区，因职业活动中接触疫水的劳动者，如水利勘测设计、水文测量等水利作业，航运、航道管理和航标维护等作业，水利灌溉、抗洪抢险等作业人员开展防控知识和策略措施的培训教育，对血吸虫病的传染途径、传播特点以及发病特征等进行职业健康教育。督促并指导其正确穿戴个人防护用品，严格按照操作规程从事相关工作，提高劳动者自我防护意识和健康素养。

（2）灭虫：加大对流行区家畜的检疫力度，并进行化疗和管控，降低家畜的感染率及其对周边环境的污染；改善疫水水质，保障用水安全，提供清洁用水，可采用合适的药物杀灭工作环境疫水中的病原体和螺类，并定期进行监测。

（3）做好个人防护：对于生产中不可避免接触疫水的工作人员可采取涂擦防护药膏、使

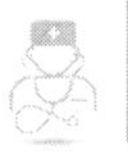

用防护用具等，以避免尾蚴侵入人体。防护药膏的药效维持4h左右，如下水作业时间超过有效期，应进行二次涂药。常用的防护用具有缠布绑腿，棉、布质裤袜，长筒胶靴、塑料手套等，使用药物浸渍的裤袜防护效果可持续半年，经常下水的作业者可穿着药物浸渍的裤袜。

(4) 药物预防：血吸虫病重点职业人群可用吡喹酮或青蒿琥酯进行预防性服药，防止血吸虫病的传染。

2. 二级预防

(1) 职业健康检查与监测：对于职业人群，可采用血清学方法进行筛查，实施选择性化疗。

(2) 职业性血吸虫病的鉴别诊断：结合职业暴露史，血吸虫病的诊断包括病原诊断和免疫诊断两大部分。患者的确诊需要从粪便中检获虫卵或孵化毛蚴。①病原学诊断：从粪便内检查血吸虫虫卵和毛蚴以及直肠黏膜活体组织检查虫卵称病原学检查，是确诊血吸虫病的依据。常用的病原学检查方法有改良加藤法、尼龙袋集卵孵化法、塑料杯顶管孵化法等。②免疫学诊断：免疫学诊断包括检测患者血清中循环抗体、循环抗原和循环免疫复合物。常采用的诊断方法有间接红细胞凝集试验、酶联免疫吸附试验、胶体染料试纸条法和斑点金免疫渗滤试验等。

3. 三级预防　急性期持续高热患者，可先用肾上腺皮质激素或解热剂缓解中毒症状和降温处理。对慢性和晚期患者，应加强营养给予高蛋白饮食和多种维生素，并注意对贫血的治疗，肝硬变有门脉高压时，应加强肝治疗，以及外科手术治疗。患有其他肠道寄生虫病者应驱虫治疗。病原治疗：①吡喹酮目前为治疗血吸虫病的首选药物，具有高效、低毒、副作用轻、口服、疗程短等优点。对幼虫、童虫及成虫均有杀灭作用。对急性血吸虫病临床治疗治愈率很高。副作用少而轻，可有头昏、乏力、出汗、轻度腹疼等。②蒿甲醚和青蒿琥酯也可用于治疗血吸虫病。

四、职业性病毒性肝炎

(一) 概述

1. 定义　病毒性肝炎是由多种肝炎病毒引起的常见传染病，具有传染性强、传播途径复杂、流行面广泛，发病率较高等特点，病毒性肝炎分甲型、乙型、丙型，丁型和戊型肝炎五种。职业性病毒性肝炎是指在职业活动中经血液传播途径感染乙、丙、戊型病毒的病毒性肝炎。

2. 主要接触作业　职业性病毒性肝炎的主要接触作业为：仅限于职业活动中经血液传播途径感染的乙、丙、戊型病毒性肝炎的劳动者。

3. 发病机制　对于乙型肝炎病毒引起的职业性病毒性肝炎发病机制为，乙型肝炎病毒(HBV)进入人体后，侵袭肝细胞，在其中复制繁殖，然后从肝细胞中逸出，并不引起肝细胞的损害，但在肝细胞膜表面上形成特异性的病毒抗原，从肝细胞逸出的病毒进入血循环后，可刺激免疫系统(T淋巴细胞和B淋巴细胞)，产生致敏淋巴细胞(细胞免疫)和特异性抗体(体液免疫)，进入血液循环的病毒被具有免疫活性的T淋巴细胞识别，后者致敏增生，此种致敏淋巴细胞与肝细胞膜表面上的病毒抗原相结合，使致敏淋巴细胞释放出各种体液因子，如淋巴毒素、细胞毒因子、趋化因子、移动抑制因子、转移因子等，结果将病毒杀灭，肝细胞亦遭受损害，引起坏死和炎症反应，免疫反应强烈的患者可能发生急性重症肝炎（暴发性肝炎），细胞免疫功能低下者，感染 HBV 后易演变为慢性肝炎或携带者；免疫功能正常且侵及肝细胞的病毒量较多时，临床表现多为一般的急性黄疸型肝炎，导致慢性持续 HBV 感染的机制，可能包括病毒和宿主两方面的因素，特异性细胞免疫反应是引起乙型肝炎慢性化的重要原因之一，同时也有赖于 HLA（组织相容抗原）的密度，肝细胞表面 HLA 表达的减少可能是 Tc 不能有效地清除细胞内肝炎病毒抗原机制之一，自然杀伤细胞（NK）和干扰素在抗病毒机制中具有相当重要作用。

丙肝的病理改变与乙肝极为相似，以肝细胞坏死和淋巴细胞浸润为主。戊肝的确切发病机制，目前尚知之较少，主要为病毒诱发的细胞免疫反应介导肝细胞溶解。

4. 临床表现　急性肝炎可分为急性黄疸性肝炎和急性无黄疸性肝炎。急性黄疸性肝炎起病较急，有畏寒、发热、乏力、厌食、厌油、恶心、呕吐等症状，约 1 周后尿色深黄，继而巩膜及皮肤出现黄疸，肝脾均可肿大，肝区触叩痛明显，约经 2~3 周后黄疸逐渐消退，精神，食欲好转，肝肿大逐渐消退，病程约 1~2 个月。急性无黄疸性肝炎起病稍缓，一般症状较轻，大多不发热，整个病程中始终无黄疸出现，其他症状和体征与急性黄疸性肝炎相似，但发病率高，约占急性肝炎总人数的 70%~90%。

慢性肝炎可分为慢性迁延性肝炎和慢性活动性肝炎。慢性迁延性肝炎：由急性肝炎迁延而至，病程达半年以上而病情未明显好转，仍有食欲减退、肋痛、乏力、肝肿大、肝区痛等。慢性活动性肝炎：病程超过 1 年，症状和体征及肝功能检查均有明显异常，主要症状为乏力、纳差、腹胀、肝区痛等，且有肝病面容、肝掌、蜘蛛痣、黄疸、肝质较硬、脾肿大等体征，治疗后有的病人可恢复或稳定，有的则不断恶化，发展为坏死性肝硬化。

重症肝炎可分为急性重症肝炎和亚急性重症肝炎。急性重症肝炎骤起高热，来势凶险，黄疸出现后迅速加深，肝脏缩小，伴有明显肝臭，肝功能显著减退，常有出血或出血倾向、腹水、下肢浮肿、蛋白尿、管型尿等，并可出现烦躁不安、谵妄、狂躁等精神症状，随后进入肝昏迷状态，抢救不及时可导致死亡。亚急性重症肝炎发病初期类似肝炎，经 2~3 周后病情不见减轻，反而逐渐加重，常有乏力、厌食、严重的腹胀、尿少、重度黄疸、明显的出血倾向和腹水，晚期可出现中枢神经系统症状，亦可发生昏迷，多于发病后 2~12 周死亡，一部分患者可发展为坏死后肝硬化。

（二）职业性病毒性肝炎的三级预防

1. 一级预防

（1）职业健康教育：对从事可能接触到乙、丙、戊型病毒性肝炎病毒所感染血液的劳动者开展病毒性肝炎防控知识和策略措施的培训教育，掌握病毒性感染的经血液传播规律，采取有效的预防与控制措施，提高劳动者个体防护意识。

（2）消毒：做好手术刀、注射器、牙钻、内镜和腹腔镜等易被患者血液污染的医疗器械的消毒，以防肝炎病毒经破损皮肤或黏膜进入职业人群体内而感染。

（3）做好个人防护：职业活动中有可能接触到乙、丙、戊型病毒性肝炎病毒所感染血液的劳动者，应严格按照操作规程进行操作，尽量避免工作过程中造成皮肤破损、割伤或意外针刺，严禁使用未消毒或消毒不彻底的医疗器械。

（4）疫苗接种：做好职业暴露风险较高的职业人群的疫苗接种工作，为其提供健康保护，病毒肝炎疫苗的接种，能够降低职业人群的感染风险。

2. 二级预防

(1)职业健康检查与监测:对从事接触到乙、丙、戊型病毒性肝炎病毒所感染血液的劳动者,定期进行职业健康检查,如肝功能和病毒核酸检测等,对于近期在职业活动中有职业暴露史者,应及时进行职业健康检查和健康观察,有利于提早发现职业性病毒性肝炎的感染情况,提早采取治疗和相关防控措施。

(2)职业性病毒性肝炎的鉴别诊断:结合职业暴露史,职业性病毒性肝炎的诊断包括乙型肝炎,经筛查发现乙型肝炎五项出现三项表面抗原 e 抗原或者 e 抗体或者核心抗体这四项中有三项阳性,可以诊断为慢性乙型肝炎病毒感染,如果合并转氨酶升高或者其他肝功损害的证据可以诊断慢性或者急性乙型肝炎。丙型肝炎,一般临床症状不明显,经过化验检查发现丙型肝炎抗体阳性,无论转氨酶、肝功能是否异常都可以诊断慢性丙型肝炎。戊型肝炎,如果有急性肝脏损害临床表现,排除其他原因,而戊肝 IgM 抗体阳性或者在急性期与恢复期戊肝 IgG 抗体呈 4 倍升高可以诊断急性戊型肝炎。

3. **三级预防** 一般采取综合疗法,绝大多数肝炎病人都可恢复健康,治疗原则以适当休息,合理营养为主,适当辅以药物,避免饮酒、过度劳累和使用对肝脏有损害的药物。慢性病毒性肝炎目前尚缺少有效治疗方法,鉴于其发病原理可能与病毒株的毒力、受感染肝细胞的数量和患者免疫系统的效应等因素有一定关系,故应用抗病毒药物,调整机体免疫功能及改善肝细胞功能的药物治疗,可起一定作用。

(刘 彦 刘春旭)

第八节 职业性传染病预防典型案例

一、案例一

(一)案例基本情况

2005 年 3 月 12 日,陕西省蓝田县樊坡村村民丁某家中饲养的一只成年母羊突然死亡。死前尖叫,很快倒地死亡,死后肚胀,肛门出血,眼圈发红,四肢发软。丁某妻子同儿子将死羊在自家屋后宰杀,内脏、羊皮埋在自家屋前的树旁,肉煮熟后食用。13 日,丁某家中另一只成年母羊出现相同症状而突然死亡。丁某以 60 元的价格将死羊出售给同村村民张某。张某在自家院中与其他两人一同宰杀死羊,宰杀后,大、小肠、肺脏让自家狗和猫自由采食,心、肺、肾及肉自留。14 日早,张某向烤肉店李某出售羊肉 15kg,羊皮卖与一羊皮贩子,其余肉与 10 多名村民分食。3 月 21 日,蓝田县卫生防疫站通报,樊坡村村民丁某之妻和儿子患皮肤型炭疽确诊;22 日,另一宰杀死羊者张某患皮肤型炭疽确诊;24 日,3 人送西安市疾控中心传染病医院接受治疗。处理情况:立刻追寻张某售出的 15kg 羊肉及羊皮,采取焚烧和消毒措施;对全村所有动物实施紧急免疫接种;对丁某和张某两家宰杀现场挖深 10cm,对挖出的土用烧碱拌匀后,再用消特灵喷雾彻底消毒,防止炭疽芽孢形成;对丁某的另一只羊按照同群畜处理,进行捕杀;对丁某和张某家庭、院落、畜舍进行全方位消毒。

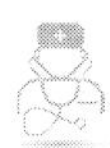

（二）案例分析

这是一起典型的因无知和缺乏监督引起的疫情。村民在发现其所饲养的羊非正常死亡后，未向有关部门报告，而是将其宰杀自食或出售，肉食店老板未按照相关规定在正规渠道购买生肉，导致了上述职业性传染病的发生。根据我国农村以散养为主的实际情况，应做好产地的检疫工作，提高产地的检疫覆盖率，把患病动物控制在源头。

（三）三级预防策略

如果从三级预防角度，可从以下方面避免或减少上述皮肤型炭疽职业性传染病的发生。

1. **一级预防策略**　应建立村级动物协检员制度，每村选 1~2 名责任心强、文化素质高、积极进取、吃苦耐劳的人员，经过系统学习培训后，直接从事工作，主要职责是宣传动物防疫法规、普及动物饲养及防治常识、建立动物免疫档案、协助动物防疫监督人员检疫等。同时要加强完善肉品市场准入制度，普及科学知识，提高农民的科技水平，减少因无知造成的灾害。

2. **二级预防策略**　当疫情发生时，及时调查疫情发生过程，疫病家畜及其产品流向。对有可能接触疫情的人员进行隔离、检查；对疫情家畜及产品销毁处理；对疫情发生场所进行无害化消毒处理；对周围家畜进行紧急免疫接种。

3. **三级预防策略**　对感染人员情况上报防疫站，送至传染病医院接受治疗。

二、案例二

（一）案例基本情况

2006 年 6 月 18 日，吉林省通化市人民医院接受 2 名病患。其一，女性，53 岁，因头痛、发热、腰痛及左下肢无力入院。患者居住林区，发病前 1 个月被蜱叮咬，查体体温 39℃，血压 90/60mmHg，急性病容，表情淡漠，懒言，咽部充血，心率 48/min，左下肢肌力Ⅲ+ 级，肌张力正常，项强 3 横指。血常规：WBC 11.53×10^9/L，S 76.6%，L 15%。心电示窦性心动过缓。脑脊液无色透明，无血，无凝块，潘氏反应阴性，压力 190mmH_2O，细胞总数 6.8×10^7/L，WBC 6×10^7/L，L 90%，S 5%，M 5%，LDH 36U/L，CI 113.9mmol/L。抗感染、抗病毒、减轻脑水肿、激素对症治疗。两天后，转吉林大学第一医院治疗，诊断为森林脑炎，治疗 10d 好转回当地治疗。激素、丙种球蛋白、针灸理疗后，好转出院。患者二，男，39 岁，因发热 1 周，抽搐、神志不清入院。患者居住林区，发病前 1 周有蜱叮咬史，体温最高 40℃，抽搐时头后仰，舌尖咬伤，尿失禁，四肢强直。查体体温 38℃，脉搏 119/min，项强 2 横指。心电示窦性心动过速。脑脊液无色透明，潘氏反应阳性，压力 120mmH_2O，细胞总数 6×10^7/L，WBC 5.5×10^7/L，L 40%，S 60%，LDH 60U/L，CI 106.6mmol/L。诊断为森林脑炎，因病情重，转上级医院治疗。

（二）案例分析

本案例中的两位森林脑炎患者是发生在我国东北及西北林区较为典型的森林脑炎职业病案例，两位患者在发病前均有蜱叮咬史。林区的职业人群在相关工作过程中，未做好预防措施，皮肤裸露在外被蜱虫叮咬，从而导致森林脑炎的发生。

（三）三级预防策略

如果从三级预防角度，可从以下方面避免或减少上述森林脑炎职业性传染病的发生。

1. **一级预防策略**　森林脑炎在我国主要出现于东北及西北原始森林地区，流行于 5~6 月，8 月后下降，多散发，林区采伐工人患病较多。本病具有严格的地区性，进入疫区前应积极做好预防措施。相关地区应做好疫病的宣传和防疫工作。

2. **二级预防策略**　森林脑炎的潜伏期 1~3 周，先发热、头痛、恶心、呕吐及神志不清、颈项强直，同时伴有面色潮红及眼结膜、口腔黏膜充血。病毒侵犯脊髓颈段，可迅速出现颈部、肩部和上肢肌肉瘫痪，表现为头无力抬起、眉下垂、双手无力而摇摆等森林脑炎特异症状，若侵犯延髓可导致呼吸衰竭。出现相应症状结合蜱叮咬史、时间、地区因素，应及时就诊。

3. **三级预防策略**　由于森林脑炎病程发展迅速，严重情况可能会危及生命，应送至正规医院，及时治疗，减少误诊误治。

三、案例三

（一）案例基本情况

1999 年 8 月，山西省沁源县琵琶园村和崖头村暴发布鲁氏菌病。琵琶园村 102 户，398 人，养羊 600 余只，崖头村共 123 户 520 人，养羊 3 500 余只。两村均为半农半牧区，琵琶园村部分羊只与平遥羊只合牧，春季返回当地喂养，崖头村曾从外地购回部分未检验羊只，年初春季母羊流产率很高。进入 8 月崖头村、琵琶园村发生 49 例布鲁氏菌病感染患者，均为成年农民和养羊户，年龄在 30~76 岁之间，其中男性 48 例、女性 1 例，琵琶园村 27 例、崖头村 17 例，两村共占全县感染总数的 61.1%。患者发病前均有接触史，主要接触山羊流产胎羔，初步认定传染源是患布鲁氏菌病的山羊。该地区过去并无布鲁氏菌病的流行，从 1996 年发生 7 例以来，1997 年发生 15 例，1998 年发生 24 例，1999 年发生 72 例，发病人数成逐年上升的趋势。人通过羊只的流产物、死羔、胎盘等排泄物接触，流产物处理不当，污染环境发生间接传播，而造成布鲁氏菌病的暴发。患者表现为不同程度的发热，多汗全身疲乏无力，游走性关节疼痛症状。

（二）案例分析

本次布鲁氏菌病暴发流行，主要由农村牲畜市场买卖频繁，管理不善，缺乏牲畜检疫观念，私自交易，使病畜流动范围扩大，健康畜与患病畜接触增加，混合牧羊，导致布鲁氏菌病暴发且扩大疫情范围。

（三）三级预防策略

如果从三级预防角度，可从以下方面避免或减少上述布鲁氏菌病职业性传染病的发生。

1. **一级预防策略**　在疫情流行区域，应加强管理，严禁私自交易，牲畜交易过程中要严格检疫，防止病畜的流入或输出。广泛开展宣传教育，提高群众自我防病意识，搞好环境卫生，要对水源进行保护，妥善处理垃圾和牲畜粪。

2. **二级预防策略**　加强对传染源的管理，发现病畜要彻底捕杀，对被病畜流产物或分泌物污染处要严格消毒，深入开展监测，发现疫情及时采取措施，防止疫情扩散和蔓延。与疫情接触人员进行隔离观察。

3. **三级预防策略**　对确认感染人员情况，上报防疫机构，及时进行对症治疗。

四、案例四

（一）案例基本情况

36 岁男性患者，大兴安岭地区森林防火员，工龄 12 年，2017 年 4 月曾接种森林脑炎

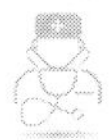

疫苗，同年7月2日日间在巡山时颈前部被蜱叮咬，当时未留意，晚上发现局部不适将蜱虫取出，7月4日叮咬局部出现红斑，直径2cm，未予特殊处理。7月9日红斑扩大至8cm，伴有发热，体温最高38.9℃、持续头晕、头胀痛，当地诊所按照感冒和过敏处理，症状无改善。7月12日当地林业总医院就诊，查体：体温38.5℃，脉搏107次/min，血压125/80mmHg。一般状态尚可，嗜睡，查体欠合作。颈部甲状软骨处红色斑丘疹，直径8.5cm，双肺呼吸音清，未闻及干、湿性啰音，心律齐，各瓣膜听诊区无杂音，腹软，无压痛。神经系统：反应缓慢，眼球活动自如，双侧瞳孔等大约3.0mm，等圆，对光反射灵敏，双侧额纹对称，示齿口角不偏，两侧鼻唇沟对称，伸舌居中，四肢肌张力正常，肌力Ⅴ级，颈强(++)，克氏征(+)。辅助检查：心电图，窦性心动过速；森林脑炎IgG 1∶20阴性；莱姆病IgM 1∶128阳性，IgG 1∶128阳性。临床确定诊断：职业性莱姆病(Ⅱ期)。治疗时考虑到患者有脑膜炎的临床表现，给予静脉青霉素G，每次1 200万U，1日2次：甲泼尼龙120mg，1日1次，静脉滴注3日，以及其他对症支持治疗。治疗1周后，体温逐渐恢复正常；4周后临床症状消失，痊愈出院。

（二）案例分析

本案例中莱姆病患者是发生在莱姆病疫区的典型案例，患者在发病前有蜱叮咬史。在莱姆病疫区职业人群在相关工作过程中，未做好预防措施，皮肤裸露在外被蜱虫叮咬，从而导致莱姆病的发生。

（三）三级预防策略

如果从三级预防角度，可从以下方面避免或减少上述莱姆病职业性传染病的发生。

1. 一级预防策略　案例发生区域为莱姆病疫区，相关工作人员应按时接种疫苗，并定期对机体抗体进行检测。

2. 二级预防策略　患者在第一时间发现被蜱叮咬，应引起足够重视，出现早期症状后，应及时就医诊治。

3. 三级预防策略　患者具有明确的工作期间被蜱虫叮咬的职业病危害接触史；出现发热、皮肤红斑和脑膜炎等中枢神经系统损伤的临床表现，符合莱姆病的临床特点；莱姆病特异性抗体阳性；可排除其他类似神经系统疾病如蛛网膜下腔出血、森林脑炎；据此综合分析诊断为“职业性莱姆病(Ⅱ期)”，对症治疗后痊愈。

（刘　畅　刘春旭　牛　振）

参 考 文 献

［1］朱秋鸿, 黄金祥, 周安寿, 职业病诊断标准实施指南(第2卷)新增职业病诊断标准[M]. 北京: 科学出版社, 2018.

［2］毕振旺. 莱姆病的流行病学和预防控制[J]. 山东医药, 2012, 52 (43): 89-90.

［3］王晓娟, 陈泽, 杨晓军. 莱姆病流行病学及其预防[J]. 医学动物防制, 2007, 23 (3): 162-164.

［4］赵平. 家畜布鲁氏杆菌病的诊断与预防措施[J]. 农业技术与装备, 2014, 299 (23): 33-35.

［5］阿克力·再依尼丁. 规模化养羊场羊布鲁氏杆菌病的预防控制[J]. 兽医导刊, 2017, 2 (4): 85-86.

［6］王东梅, 胡大勇, 汪滢滢. 浅谈布鲁氏杆菌病的危害和预防措施[J]. 吉林畜牧兽医, 2014, 35 (2): 64-65.

[7] 闫佳. 关于布鲁氏杆菌病在人群中流行的预防 [J]. 现代畜牧兽医, 2013 (2): 38-39.

[8] 王淑云, 刘春芝. 对林区野外工作人员森林脑炎预防的探讨 [J]. 黑龙江医学, 1994,(4): 44-45.

[9] 王宏博. 一起炭疽病案例引发的思考 [J]. 中国动物检疫, 2005, 22 (9): 9-10.

[10] 潘业. 艾滋病的职业暴露防治两手都要硬 [J]. 医师在线, 2017, 23: 42-43.

[11] 杨玉红, 赵普, 桂丽, 等. 2014—2016 年内蒙古巴彦淖尔市职业性布鲁氏菌病流行病学分析 [J]. 医学动物防制, 2018, 34 (4): 373-375.

[12] 王毓萍, 范晓莉. 职业性 HIV 感染不容忽视 [J]. 中华护理杂志, 1998 (11): 53-54.

[13] 张雪涛, 王祖兵, 刘武忠. 医务人员职业接触感染新型冠状病毒肺炎纳入职业病目录的理论依据和法律基础 [J]. 职业卫生与应急救援, 2020, 02: 109-111.

[14] 洪中, 吴铃铃, 王丽萍, 等. 全球血吸虫病防控进展及面临的挑战 [J]. 中国寄生虫学与寄生虫病杂志, 2021, 04: 514-519.

[15] 陈韬, 王晓晶, 习东, 等. 2020 年感染病学领域研究新进展 [J]. 中华医学信息导报, 2021, 04: 3-5, 7.

[16] 杨仕贵. 消除病毒性肝炎公共卫生威胁, 机遇与挑战并存 [J]. 中华疾病控制杂志, 2021, 07: 749-752.

[17] 王霜, 王贵佐, 唐甜, 等. 新型冠状病毒肺炎发病机制及药物治疗研究进展 [J]. 陕西医学杂志, 2021, 05: 638-641.

[18] 任福贵. 结核病发病机制及诊断的研究进展 [J]. 社区医学杂志, 2016, 24: 58-60.

[19] 赵雷, 杨东亮. 血吸虫病肝纤维化发病机制研究 [J]. 临床肝胆病杂志, 2015, 03: 342-344.

[20] 詹思延. 流行病学 [M]. 7 版. 北京: 人民卫生出版社, 2013.

[21] 孙殿军. 地方病学 [M]. 7 版. 北京: 人民卫生出版社, 2011.

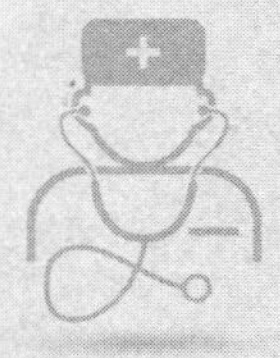

第十九章　职业性肿瘤的三级预防

恶性肿瘤是严重威胁人类健康的常见疾病，2018年世界范围内肿瘤的发病人数为1 808万人，956万人死于肿瘤，现有肿瘤患者4 384万人，其中亚洲肿瘤的现患人数为1 739万人，居世界首位。据流行病学研究报道，职业性肿瘤约占全部肿瘤的4%。英国在1775年报道烟囱中的烟尘与阴囊癌存在相关关系，后续相继报道，褐煤干馏工厂工人被诊断为皮肤癌，芳香胺类染料厂工人患职业性膀胱癌，职业性苯接触与白血病存在相关关系，煤焦油中多环芳烃可以诱发皮肤癌等。由于多种职业病危害因素均可导致肿瘤发病，因此，控制和消除职业病危害因素，预防职业性肿瘤的发病则显得尤为重要。

第一节　职业性肿瘤概述

一、概述

（一）职业性肿瘤定义

职业性肿瘤指在工作环境中长期接触致癌因素，经过较长潜伏期所引起的某种特定肿瘤。

（二）职业性肿瘤分类

《职业病分类和目录》（国卫疾控发〔2013〕48号）共包括11种职业性肿瘤，分别为石棉所致肺癌、间皮瘤；联苯胺所致膀胱癌；苯所致白血病；氯甲醚、双氯甲醚所致肺癌；砷及其化合物所致肺癌、皮肤癌；氯乙烯所致肝血管肉瘤；焦炉逸散物所致肺癌；六价铬化合物所致肺癌；毛沸石所致肺癌、胸膜间皮瘤；煤焦油、煤焦油沥青、石油沥青所致皮肤癌；β-萘胺所致膀胱癌。1990年国际癌症研究署（International Agency for Research on Cancer，IARC）已将镍化合物列为人类确定致癌物，镍和含镍合金列为人类可能致癌物，我国于2021年把镍及其化合物所致肺癌列入《职业病分类和目录（征求意见稿）》中第十一类职业性肿瘤的第12种。不同致癌物致癌的潜伏期有所不同，最短4~6年，最长40年以上，多数潜伏期为12~25年，一般比非职业性肿瘤的发病早10~15年，发病年龄以40~50岁更多见。

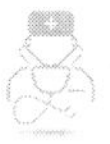

（三）职业性肿瘤主要接触作业

不同种类的致癌因素职业接触机会有所不同。具体详见表19-1职业性肿瘤相关职业病危害因素的职业接触机会。

表19-1 职业性肿瘤相关职业病危害因素的职业接触机会

职业病危害因素	职业接触机会
石棉	采矿、石棉加工和使用
联苯胺	印染、纺织和皮革、油墨和涂料行业
苯	原料，溶剂、萃取剂、稀释剂和染料行业
氯甲醚、双氯甲醚	塑料和橡胶生产，化学中间产物，烷化剂，实验室试剂，离子交换树脂和聚合体
砷及其化合物	砷矿和其他有色金属矿的开采和冶炼过程
氯乙烯	用于制造聚合氯乙烯塑料，也可与醋酸乙烯、丙烯腈、偏氯乙烯制成共聚物，用作绝缘材料、黏合剂、涂料、纺织合成纤维、薄膜等，也可用作中间体或溶剂
焦炉逸散物	炼焦、炼钢、铸造熔化等过程
六价铬化合物	铬化合物生产、金属冶炼、电镀、不锈钢焊接、含铬耐火材料制造以及其他一些化学工业
毛沸石	多存在于其他沸石的生产和使用中
煤焦油、煤焦油沥青、石油沥青	煤焦油是炼焦中煤炭化的副产品，主要用于高档染料中间体、合成导光、导电材料、合成活性物质、香味保持剂等，煤焦油沥青用于制造涂料、电极、沥青焦、油毛毡等，亦可作为燃料及沥青炭黑的原料，石油沥青用于交通、建筑等行业的工程建设中
β-萘胺	主要用作合成染料中间体，本身也曾用作色基、印刷、纺织、塑料、橡胶及电缆工业中

二、职业性肿瘤的三级预防

职业性肿瘤的危害因素已经非常明确，采取相应的防护措施可以预防和控制发病。

（一）一级预防

职业性肿瘤的一级预防主要包括严格执行相关法律、法规及标准，生产工艺革新，采用无致癌性替代品以消除或降低职业病危害因素的接触剂量，按要求佩戴个体防护用品，严格按照操作规程进行操作，加强职业卫生管理和培训，提高劳动者自身抗癌防癌的能力，按期组织上岗前职业健康检查，保护相应职业病危害因素的易感人群等措施。

（二）二级预防

职业性肿瘤的二级预防主要以早发现、早诊断和早治疗为目的，主要包括职业病危害因素的识别与检测，动态观察环境中职业病危害因素水平；在岗期间和离岗时职业健康检查，及时发现职业病或疑似职业病患者以及职业禁忌证的劳动者，并做好相关人员的处理与安置；早期生物标志物和早期诊断以期发现早期癌前病变，及时脱离职业病危害因素的接触以

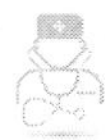

降低健康损伤。

（三）三级预防

职业性肿瘤的三级预防主要包括对症治疗、并发症治疗、保健康复治疗等综合治疗方式，以期能减轻患者的症状、延缓病情进展、延长患者寿命、提高其生活质量。

（李 培　李 莲）

第二节　石棉所致肺癌、胸膜间皮瘤的三级预防

石棉所致肺癌、胸膜间皮瘤是在工作环境中接触石棉，经过较长的潜隐期而患的肺癌、胸膜间皮瘤。石棉职业接触机会主要有采矿、石棉加工和使用。目前，世界范围内约1.25亿劳动者接触石棉，据WHO最新估计，每年职业接触石棉劳动者中因肺癌、间皮瘤和石棉肺死亡的患者超过10.7万人，每年因接触石棉可导致152.3万年伤残调整寿命年损失。石棉致癌机制主要为细胞损伤和基因组损伤。石棉所致肺癌、胸膜间皮瘤的预防主要从根本上禁止石棉的开采使用，同时对工作环境中石棉的浓度进行动态检测，探索石棉所致肺癌、胸膜间皮瘤早期生物标志物，早期发现易感人群，早干预早治疗。

一、石棉所致肺癌、胸膜间皮瘤概述

（一）石棉所致肺癌、胸膜间皮瘤定义

石棉所致肺癌、胸膜间皮瘤是指在工作环境中接触石棉，经过较长的潜隐期而患的肺癌、胸膜间皮瘤。从开始接触石棉至发病潜伏期约为20~40年，石棉致癌作用的强度与石棉的种类及纤维形态相关。

（二）石棉主要接触作业

石棉是天然纤维状硅酸盐类矿物的总称，呈纤维状、丝状。石棉在工业上的用途达3 000种以上。石棉的职业接触机会主要有采矿、石棉加工和使用。采矿包括石棉采矿和选矿，石棉加工和使用包括纺织、建筑、绝缘、造船、造炉、电焊、耐火材料、石棉制品检修、保温材料、刹车板制造和使用等。

（三）石棉致肺癌和胸膜间皮瘤发病机制

国际癌症研究机构将石棉确认为Ⅰ类致癌物。石棉致肺癌、胸膜间皮瘤受多种因素影响，如石棉粉尘接触量、石棉纤维类型、纤维长度，劳动者的工种、吸烟习惯和肺内纤维化情况等。石棉纤维的化学组成、长度存在差异，小于5μm的短纤维对肺组织穿透力更强，更易到达肺深部，甚至侵犯至胸膜，引起肺癌、胸膜斑及胸膜间皮瘤。目前国内外学者对石棉致癌机制的研究主要集中在以下几个方面：

1. **细胞损伤**　在细胞水平，长期职业接触石棉会引起氧化应激、纤维化和慢性炎症。

（1）氧化应激：石棉随呼吸进入人体，促使活性氧生成，引发细胞膜、核膜、线粒体膜等生物膜上不饱和脂肪酸发生链式反应，使生物膜结构受损，细胞内能量代谢紊乱和离子失衡，最终导致自噬和细胞凋亡。

(2)纤维化损伤：石棉刺激巨噬细胞和上皮细胞分泌促进细胞增殖和组织修复的细胞因子、蛋白酶、促纤维化形成因子等，导致肺泡Ⅰ型上皮细胞，Ⅱ型上皮细胞肥大，成纤维细胞修复损伤部位，促进肌成纤维细胞增殖及胶原蛋白沉积，进而导致肺组织纤维化。

(3)慢性炎症：石棉刺激巨噬细胞、中性粒细胞等聚集和活化，局部形成慢性炎症反应。

2. 基因组损伤

(1)遗传损伤：石棉可引起多种致癌基因的激活和抑癌基因的失活。石棉可诱导原癌基因(*c-fos*、*c-jun*、*c-sis* 等)表达水平上调，*c-fos* 和 *c-jun* 与 DNA 结合可激活与细胞分裂相关的基因转录，加速细胞分裂，引起细胞表型改变。*c-sis* 表达增强，可导致血小板生长因子过度表达，从而改变细胞表型，同时，*c-sis* 蛋白可直接激活 *c-fos* 和 *c-jun* 基因，对细胞增殖起正调控作用。石棉致恶性胸膜间皮瘤患者中全基因组甲基化水平高于对照组。研究还证明肿瘤抑制因子 BRCA1 相关蛋白 1 突变将增加石棉导致间皮瘤的风险。

(2)染色体损伤：石棉引起的染色体损伤主要表现为染色体的倒位、易位、重排和缺失及染色体倍性的变化和染色体不稳定性。

(四) 石棉所致肺癌、胸膜间皮瘤临床表现

石棉所致肺癌、胸膜间皮瘤初期表现为咳嗽、咳痰等呼吸系统症状。随着疾病的进展，出现咯血、胸痛、呼吸困难。当瘤体压迫上腔静脉时，血液回流受阻，胸部和两上肢出现静脉怒张、发绀、水肿；当肺尖部肿瘤增大，压迫神经时，出现一侧上肢或肩部电击性疼痛、臂神经丛区域感觉麻痹和肌肉萎缩，或伴有同侧瞳孔缩小、眼睑下垂、眼裂狭小，面颊部出汗减少，癌性胸膜炎和心外膜炎等。胸部听诊，吸气时肺底部可闻及持续性捻发音。胸部 X 线片和 CT 摄片可见肺癌阴影、胸膜肥厚斑阴影或钙化。痰中可见石棉小体。

二、石棉所致肺癌、胸膜间皮瘤的三级预防

(一) 一级预防

石棉所致肺癌、胸膜间皮瘤一级预防的目的是从根本上消除或控制石棉对人体健康的危害，主要通过法律法规、标准规范，改进生产工艺和生产设备，合理使用防护设施及个人防护用品，减少或消除劳动者的接触机会。

1. 相关法律、法规及标准制定和完善　国际劳工组织(International Labor Organization，ILO)和 WHO 职业卫生联合委员会 2003 年提出应特别重视消除石棉相关疾病。2006 年，WHO 提出消除石棉相关疾病最有效的措施是停止使用所有类型石棉制品。同年，ILO 提出关于禁止石棉使用的决议。2007 年 WHO 开展一项消除石棉相关疾病的全球运动。目前，世界范围内已有 52 个国家禁用石棉。

中华人民共和国成立后颁布了一系列的法律措施来预防石棉的危害。《职业病防治法》中为控制石棉危害和防治石棉致肺癌、胸膜间皮瘤提供了明确的法律依据。为了保证石棉产业的安全性，还出台了其他相关政策，包括 2002 年原国家经贸委公布的《淘汰落后生产能力、工艺和产品目录(第三批)》提出禁用青石棉，并严格了温石棉产业准入政策；2013 年国家发展和改革委员会修正了《产业结构调整指导目录》，提出禁止使用青石棉，淘汰石棉绒质离合器面片、合成火车闸瓦，淘汰石棉软木湿式离合器面片及用于机动车制动含石棉材料的摩擦片；2014 年工信部发布《温石棉行业准入标准》进一步严格限制了温石棉准入

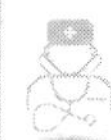

条件。

与此同时，我国还制定了一系列职业卫生标准来改善作业场所环境卫生，保障劳动者身体健康，预防职业病，如《石棉作业职业卫生管理规范》(GBZ/T 193—2007)为工作场所防尘提供技术支撑，《呼吸防护用品的选择、使用与维护》(GB/T 18664—2002)为防尘口罩的使用和维护提供依据，《工作场所有害因素职业接触限值 第1部分：化学有害因素》(GBZ 2.1—2019)中列出了石棉粉尘/纤维的职业接触限值，石棉粉尘(石棉含量>10%)总尘PC-TWA为0.8mg/m^3，石棉纤维(石棉含量>10%)总尘PC-TWA为0.8f/mL。

2. 生产工艺和生产设备改进和革新　采用先进的工程技术措施消除或降低石棉的危害，是预防石棉致肺癌、胸膜间皮瘤的根本措施。

(1)改革工艺过程、革新生产设备：这是消除石棉危害最主要的途径。改革工艺过程，不使用石棉或采用危害小的其他产品替代石棉，如条件受限，应革新生产设备，将产生石棉污染严重的部分隔离或密闭，防止石棉扩散，利用先进的自动化生产技术，如遥控操作、计算机控制、隔室监控等措施避免劳动者直接接触石棉；如还不能实现，则应该增加劳动者与污染区的距离，尽量实现远距离操作。

(2)湿式作业：这是一种既经济又行之有效的防尘、降尘措施。如石棉开采，矿山湿式凿岩，石棉注水加工均可防止石棉长期悬浮于空气中。

(3)密闭抽风除尘：针对不能湿式作业的工作场所，采取密闭抽风除尘的方法，通过局部通风、吹吸式通风、全面通风等工程防护措施防止石棉粉尘的外逸，抽出的含石棉尘空气需经除尘装置处理后方能排入大气中。

3. 个体防护措施　当工作场所通过一系列的防尘、降尘措施后粉尘浓度仍然难以达到职业卫生标准要求的水平时，可佩戴防尘护具作为辅助性防护措施。接触石棉粉尘劳动者个体防护措施的选择应依据职业环境石棉粉尘的检测水平、《个体防护装备配备规范 第1部分：总则》(GB 39800.1—2020)和《呼吸防护用品的选择、使用与维护》(GB/T 18664—2002)。选择个体防护用品首先须具备一定的针对性和充分的防护功能；其次防护用品的防护性能必须适度；再者，要充分考虑多种防护用品之间的搭配使用问题，及防护用品与作业环境、作业活动之间可能产生的相互影响。对于石棉防护，由于石棉除经呼吸道吸入外，还可经完整皮肤、黏膜吸收引起全身反应，所以，对接触石棉的劳动者主要通过呼吸系统防护、躯体防护和眼面部防护来实现。另外，还应注意个人卫生，杜绝将粉尘污染的工作服带回家。

4. 职业卫生管理　按照《建设项目职业病危害风险分类管理目录(2021年版)》(国卫办职健发〔2021〕5号)和《国民经济行业分类》(GB/T 4754—2017)建立职业卫生管理机构，配置职业卫生管理人员；依据《工作场所职业卫生管理规定》(国家卫生健康委员会令第5号)对接触石棉的劳动者进行上岗前职业卫生培训和在岗期间的定期职业卫生培训，并建立、健全职业卫生管理制度和操作规程；按照《工作场所职业病危害警示标识》(GBZ 158—2003)规定在存在或产生石棉的工作场所、作业岗位、设备、设施等醒目位置设置图形、警示线、警示语句等警示标识和载明产生石棉危害的种类、后果、预防和应急处置措施等中文警示说明；依据《职业卫生档案管理规范》(安监总厅安健〔2013〕171号)和《用人单位职业健康监护监督管理办法》(国家安监总局令〔2012〕49号)建立职业卫生档案和接触石棉劳动者职业健康监护档案，并按照规定的期限妥善保存。

5. **职业健康教育**　加强宣传教育，保持身心健康，加强职业健康教育，努力普及职业卫生知识，提高劳动者对职业病危害因素的认知，增强劳动者自我保护意识和能力。

6. **上岗前职业健康检查**　《职业健康监护技术规范》(GBZ 188—2014)对石棉粉尘的上岗前职业健康检查作出了明确规定。企业应认真负责地安排好石棉接触劳动者上岗前职业健康检查工作，上岗前职业健康检查重点询问呼吸系统、心血管系统疾病史、吸烟史及咳嗽、咳痰、喘息、胸痛、呼吸困难、气短等症状；体格检查包括内科常规检查，重点检查呼吸系统和心血管系统；血常规、尿常规、心电图、血清 ALT、后前位 X 线高千伏胸片或数字化摄影胸片(DR 胸片)、肺功能为实验室和其他检查项目中的必检项目，不得将患有活动性肺结核病，慢性阻塞性肺疾病、慢性间质性肺病、伴肺功能损害的疾病的劳动者安排至有石棉粉尘危害的岗位。

(二) 二级预防

石棉所致肺癌、胸膜间皮瘤的二级预防是早期检测和诊断劳动者受到职业性有害因素所致的健康损害并予以早期治疗和干预。尽管一级预防措施是最理想的方法，但是所需的费用较大，在现有的技术条件下有时难以达到理想的效果，仍可造成劳动者出现不同健康损害，因此就需进行二级预防。二级预防主要以早发现、早诊断和早治疗为目的，主要包括职业病危害因素识别与检测、职业健康检查、新型生物监测指标和职业病的诊断与鉴定。

1. **职业病危害因素识别与检测**　石棉粉尘现场采样按照《工作场所空气中有害物质监测的采样规范》(GBZ 159—2004)执行。采样流量由石棉纤维采样器决定，一般情况个体采样采用 2L/min，定点采样采用 2~5L/min；采样方式应根据实际工作条件、样品分析方法等可能性来考虑，最好的采样方式是全天 8h 连续采样或分时段采样，但应根据工作环境中石棉粉尘的浓度和滤膜大小，及时更换滤膜，防止滤膜过载。浓度测定采用滤膜 / 相差显微镜法，原理是用滤膜采集空气中的石棉纤维粉尘，滤膜经透明固定后，相差显微镜下计数石棉纤维数，计算单位体积空气中石棉纤维根数，具体参见《工作场所空气中粉尘测定　第 5 部分　石棉纤维浓度》(GBZ/T 192.5—2007)。

2. **职业健康检查**　《职业健康监护技术规范》(GBZ 188—2014)对石棉粉尘的在岗期间职业健康检查，离岗时职业健康检查作出了明确规定。企业应认真负责地安排好石棉接触劳动者在岗期间和离岗时职业健康检查工作。在岗期间职业健康检查重点询问咳嗽、咳痰、胸痛、呼吸困难，也可有喘息、咯血等症状；体格检查主要有内科常规检查，重点检查呼吸系统和心血管系统；实验室必检项目主要包括后前位 X 线高千伏胸片或数字化摄影胸片(DR 胸片)、肺功能、心电图，定期体格检查的时间间隔原则上根据疾病的发病时间和严重程度、接触职业性有害因素的浓度或强度和时间、接触人群的易感性，生产性粉尘作业分级Ⅰ级，2 年 1 次，生产性粉尘作业分级Ⅱ级及以上的，1 年 1 次，胸部 X 线表现为观察对象者健康体检每年 1 次，连续观察 5 年，若 5 年内不能确诊为石棉肺患者，按上一条执行体检，石棉肺患者每年检查 1 次，或根据病情随时检查。

劳动者应加强自身职业卫生安全知识学习，提高自身健康保护意识。认真学习有关的职业卫生安全的法律、法规知识，正确佩戴个体防护用具，保持良好的生活习惯。离岗后，石棉粉尘接触工人可根据自己的职业接触史，依据《职业健康监护技术规范》(GBZ 188—2014)的建议，开展离岗后健康检查。接触石棉粉尘、工龄在 10 年(含 10 年)以下者，劳动者应到职业健康检查机构进行体检，建议坚持 10 年；接触石棉粉尘工龄超过 10 年者，建议坚持体检 21 年；若接尘工龄在 5 年(含 5 年)以下者，且接尘浓度达到国家卫生标准(0.8mg/

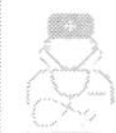

m^3）可以不体检。如有身体不适，应尽早就诊，以免错过疾病早期诊断的时机。

3. 新型生物监测指标

（1）接触生物标志物：接触生物标志物可以在劳动者各种体液中检测到，如血清、血液、尿液、鼻腔灌洗液、气管和支气管、痰等。目前研究发现石棉的接触生物标志物包括支气管肺泡灌洗液中纤维浓度、患者痰中石棉小体的数目和石棉小体内包含的石棉纤维、M1dG加合物等，但这些指标均存在局限性。因此，迄今为止未发现有效的反映石棉接触水平的生物标志物。

（2）效应生物标志物：效应标志物可反映外源性物质导致的早期效应、机体结构和/或功能改变及疾病等。在石棉致病过程的研究中，效应标志物的研究占主要部分，分以下几个部分进行叙述。

1）基因水平：石棉致病过程研究中，涉及的microRNA（miRNA）中主要有miR-126、miR-1915、miR-6125、miR-6089和miR-6865；石棉致病过程研究中，涉及的基因包括*p53*基因、致癌基因*Neu*、谷胱甘肽S转移酶M1（glutathione S transferase M1，GSTM1）、谷胱甘肽S转移酶T1（glutathione s transferase T1，GSTT1）、人类8-羟基鸟嘌呤DNA糖苷酶（human 8-oxoguanine DNA glycosydase1，hOGG1）基因和乳腺癌1号基因相关蛋白BAP1基因。

2）蛋白水平：目前认为，人血清克拉拉细胞蛋白（clara cell protein，CC16）可作为肺损伤的早期检测指标。血红素加氧酶（heme oxygenase1，HO-1）水平可以评价肺组织氧化应激损伤程度，HO-1可作为石棉致肺部损伤的早期指标，但该指标在人体的作用仍需进一步验证。接触石棉劳动者中，肺从正常实质发展到临界变化再到纤维化，血浆脂肪酶水平呈线性上升趋势，并且与实质纤维化呈正相关。目前公认的间皮瘤早期效应生物标志物包括血清可溶性间皮瘤素相关蛋白（serum soluble mesothelin-related protein，SMRP）、骨桥素及组织特异性的钙网素，还包括DNA甲基化产物、血小板衍生生长因子（platelet-derived growth factor，PDGF）、细胞角蛋白、组织多肽抗原和癌胚抗原等，但敏感性和特异性等均低于SMRP和组织特异性的钙网素。此外，近期研究表明，高迁移率族蛋白B1（high mobility group 1 protein，HMGB1），纤维蛋白3（fibulin-3）等也可能成为接触石棉劳动者的效应生物标志物。

3）细胞及亚细胞水平：单核细胞和多核细胞增多可作为早期肺炎症反应的半定量指标，但该指标在人体内的变化尚需验证。

4. 职业病的诊断和鉴定

（1）肺癌

1）石棉肺合并肺癌者，应诊断为石棉所致肺癌；

2）不合并石棉肺的肺癌患者，在诊断时应同时满足以下三个条件：①原发性肺癌诊断明确；②有明确的石棉粉尘职业接触史，累计接触年限1年以上（含1年）；③潜隐期15年以上（含15年）。

（2）间皮瘤

1）石棉肺合并间皮瘤者，应诊断为石棉所致间皮瘤；

2）不合并石棉肺的间皮瘤患者，在诊断时应同时满足以下三个条件：①间皮瘤诊断明确；②有明确的石棉粉尘职业接触史，累计接触年限1年以上（含1年）；③潜隐期15年以上（含15年）。

（三）三级预防

1. 手术治疗 外科手术治疗已被公认为是治疗肺癌的首选方法。

2. **放射治疗**　放射治疗包括腔内、体外照射；使用的设备包括镭锭、X 线机、钴炮，现多用加速器，近年来又发展有后装机、各种“光子刀、X 刀”等。

3. **化学治疗**　化学治疗在肺癌治疗中有着重要地位，根据目前的观点，无论早期还是晚期，无论手术还是放疗，都要结合化疗，才能提高生存率。

4. **免疫治疗**　免疫治疗是利用免疫制剂提高人体的免疫能力，消除机体的抗肿瘤免疫抑制或消灭残存的瘤细胞，可作为手术后化疗及放疗的辅助治疗。

5. **中医中药治疗**　目前中医中药对肺癌疗效不理想，它适用于不能手术、放疗、化疗的晚期患者。它能缓解症状、减轻痛苦、提高生活质量，在临床上应用也较为普遍。

6. **生物基因治疗**　目前对癌症的生物基因治疗，主要是从肿瘤与血管形成之间有着密切的关系理论入手，主要采用生物基因技术，用抗血管生成抑制剂阻止血管生长，使毛细血管发生萎缩并切断肿瘤的营养供应，以达到治疗癌症的目的。

7. **其他治疗**　冷冻治疗、加热治疗、激光治疗，虽然对肺癌有一定效果，但因各种原因限制，应用不普遍，确切疗效也缺乏有说服力的资料。

（李　培）

第三节　联苯胺所致膀胱癌的三级预防

世界范围内膀胱癌的发病率位于恶性肿瘤的第 10 位，2018 年《临床医师癌症杂志》显示，不同国家和地区、不同性别膀胱癌发病率和死亡率的时间趋势各异，近年来，日本、德国男性发病从 2005 年开始呈现上升趋势，中国、英国男性发病呈下降趋势；女性中，意大利、德国、日本、法国从 2004 年开始发病率呈上升趋势，英国、中国从 2002 年开始发病率呈明显下降趋势；膀胱癌死亡率呈下降趋势的国家主要分布在欧洲地区，中国、日本、美国呈平稳趋势，加拿大呈小幅波动状态。我国膀胱癌是泌尿系统最常见的肿瘤，据报道，2015 年膀胱癌患者新发病例约 80 500 例，因膀胱癌死亡病例约 32 900 例。膀胱癌中，90% 以上属于尿路上皮癌。流行病学研究表明，吸烟、职业接触联苯胺等芳香胺类化合物是引起膀胱癌的重要原因。1954 年 Case 等通过流行病学调查证实接触工业染料与膀胱癌的发病有关，提出了“职业膀胱癌”的概念。随后，欧美等国家相继报道二者的相关关系。1987 年 IARC 将其列为确定的人类致癌物。

一、联苯胺所致膀胱癌概述

（一）联苯胺所致膀胱癌定义

联苯胺所致膀胱癌是指在工作环境中接触联苯胺，经过较长的潜隐期而患的膀胱癌。

（二）联苯胺主要接触作业

联苯胺是一种白色或淡红色的粉状或片状晶体，可与亚硝酸发生重氮化反应生成重氮盐，此盐与芳香胺或酚耦联可得多种联苯胺染料。由于其特殊的化学作用，目前联苯胺作为原料被广泛应用于印染、纺织、皮革、油墨和涂料行业。因为其颜料品种色泽鲜艳，着色力

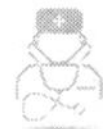

高，价格便宜，在塑料着色中发挥重要作用。同时，联苯胺在染发剂和油漆生产、临床实验室血液检测等也有应用。

（三）联苯胺致肺癌发病机制

联苯胺是芳香胺类有机物质，易溶于乙醇、苯及乙醚等，毒性较大，经呼吸道、消化道、皮肤吸收进入人体。急性毒性较低，经口 LD_{50} 小鼠为 214mg/kg，大鼠为 309mg/kg。对皮肤和黏膜有刺激作用，偶尔可引起接触性皮炎，形成高铁血红蛋白的作用轻微，临床上急性毒性少见。1954 年 Case 等通过流行病学调查证实接触工业染料与膀胱癌的发病有关，提出了“职业膀胱癌的概念”。随后，欧美等国家相继报道两者的相关关系。1987 年 IARC 将其列为确定的人类致癌物。

癌症的发生是一个多因素、多基因、多阶段连续发生的复杂过程，其根本机制尚未完全清楚。关于联苯胺致膀胱癌的机制主要集中在以下两个方面：一是外源性化学物质对靶分子的损害，产生 DNA 加合物、DNA 断裂等，最终导致基因突变；二是外源性化合物对癌基因与抑癌基因的影响，主要导致癌基因激活和抑癌基因的失活。体外实验发现苯二胺可以激活 ERK1/2 信号通路导致 p53 蛋白的突变，并刺激细胞自我吞噬。联苯胺通过激活 PI3K/Akt 信号通路促进膀胱黏膜上皮细胞异常增殖，该信号通路下游，细胞周期相关蛋白表达异常，如细胞周期素 1（CyclinD1）、增殖细胞核抗原（proliferating cell nuclear antigen，PCNA）和细胞周期蛋白依赖性激酶抑制物 p21，其中，CyclinD1 过表达导致 G0 期间隔，与肿瘤的发生发展和预后密切相关，PCNA 高表达与病理分级相关，提示肿瘤细胞的异常增殖，p21 作为抑癌基因，被 Akt 磷酸化后便从细胞核中退出并解除对细胞周期蛋白依赖性激酶的抑制作用，加速细胞周期进程。另外，2- 乙酰氨基芴（2-acetyl amino fluorine，2-AAF）代谢是芳香胺致癌机制中研究得最清楚的一种致癌剂，2-AAF 经 N- 羟化生成 N- 羟基 -AAF 进一步经肝转硫酶作用酯化后，生成 N- 羟基 -AAF 硫酸酯，与机体内生物大分子结合而使细胞发生癌变。

（四）联苯胺致肺癌临床表现

膀胱癌常见的临床表现为血尿、膀胱刺激症状和其他症状。

1. **血尿**　血尿是膀胱癌最常见的症状，其中以无痛性、间歇性肉眼血尿最为常见。约 85% 膀胱癌患者会出现肉眼血尿的症状。

2. **膀胱刺激症状**　尿频、尿急、尿痛是仅次于血尿的第二常见症状，约有 10% 的膀胱癌患者以此为首发症状。膀胱刺激征产生的原因有很多种，大多是由于机械性的因素，如肿瘤体积较大、肿瘤位于膀胱颈或三角区、出血后形成的血栓等，可直接刺激膀胱壁而引起。

3. **其他症状**　晚期膀胱癌可出现下腹部疼痛、肿块，下肢水肿，肾输尿管积水，甚至出现肾功能损害、贫血、消瘦、恶病质等表现。膀胱癌发生盆腔广泛浸润时，可出现盆腔及大腿的疼痛，亦可因侵犯肛门括约肌而出现肛门刺激的症状。膀胱癌远处转移时，则会出现相应部位的临床症状。

二、联苯胺所致膀胱癌的三级预防

（一）一级预防

预防联苯胺所致膀胱癌，要从根本上消除、控制或尽可能减少联苯胺对劳动者的侵害。

应遵循“三级预防”原则，倡导并推行“清洁生产”，重点做好“前期预防”。具体控制措施概括为以下几个方面。

1. 相关法律、法规及标准制订和完善 首先停止联苯胺及其染料生产的是西德。随后，日本《劳动安全卫生》规定禁止制造、销售以及使用联苯胺。1976 年，美国规定联苯胺不再用于商业销售生产，所有大规模的生产均被停止，只允许少量用于诊断检测。1995 年，德国政府禁止生产和销售产生致癌芳香胺的偶氮染料的纺织品和皮革制品。1982 年国际癌症研究中心将联苯胺和 4- 氨基联苯列入确认的人类致癌物。1987 年我国将联苯胺所致膀胱癌确定为法定职业病。

2. 生产工艺和生产设备改进和革新 从生产工艺流程中用无毒或低毒物质代替有毒或高毒物质，比如在染料行业中，国内外开发绿色直接染料的一个重点就是如何用新型二氨基化合物生产直接染料，目前用于生产的二氨基化合物有 4,4'- 二氨基苯磺酰替苯胺、4,4'- 二氨基二苯胺、4,4'- 二氨基苯甲酸替苯胺、二氨基二苯乙烯二磺酸和 4,4'- 二氨基二苯脲等，前三种为最新的二氨基化合物，其中 4,4'- 二氨基苯磺酰替苯胺合成的染料既是直接染料又是酸性染料。另外针对羊毛、丝绸和锦纶的酸性染料开发了绿色酸性染料，该染料不仅不会还原分解出致癌芳胺，还不含重金属，并有较好的日晒和水洗牢度。另外新型液体分散染料对涤纶织物的上染率极高，染料的利用率也提高了，布面均匀性良好，染色牢度优于传统工艺。制革行业中所用的染料一般是专用染料，专用染料趋向于开发联苯胺的代用品、金属络合染料以及活性染料。因工艺要求必须使用联苯胺原料时，应强化局部密闭和通风排毒等措施，使职业环境中联苯胺的浓度控制在国家职业卫生标准以内。

将产生联苯胺污染严重的职业环境尽量密闭，生产过程的密闭包括设备本身的密闭以及投料、出料、物料运输、粉碎、包装等过程的密闭和毒物的不逸散；利用先进的自动化的生产技术，如遥控操作、计算机控制、隔室监控等措施避免劳动者直接接触毒物；如还不能实现，则应该增加劳动者与污染区的距离，尽量实现远距离操作。

有毒物质生产过程中，如密闭不严或条件不允许，仍有联苯胺逸散入职业环境空气中，应采用局部通风、吹吸式通风、全面通风等工程防护措施防止毒物的外逸，抽出的含毒空气需经处理后方能排出。目前常见的有关联苯胺类化合物的污染处理研究方法包括物理法、生物法和氧化法。物理法是最常见的一种吸附法，利用联苯胺类化合物在水中的低溶解度和其易从水相中转移到沉积物和有机质中的特点，利用各种吸附剂去除环境中联苯胺的方法，常见的吸附剂主要有活性炭、SiO_2 粉末、合成树脂（壳聚糖树脂等）、炉灰、工业废料（煤渣、粉煤灰等）以及各种矿物（膨润土、硅藻土）等。氧化法研究较成熟的方法有 Fenton 法、电催化氧化法、臭氧氧化法、湿式氧化法和超临界水氧化法。生物法中关于联苯胺结构的偶氮染料的高效降解菌的文献报道很多，专门高效的处理联苯胺类化合物的微生物却不多见，能吸附降解联苯胺结构的微生物有 Pseudomonas desmolyticum NCIM 2112 菌种、白腐菌 Trametes versicolo、Escherichi-a coli 菌种、荧光极毛杆菌 D41。同时利用酶催化氧化也能有效氧化降解，实现无害化。

3. 个体防护措施 接触联苯胺劳动者个体防护措施的选择应依据职业环境联苯胺的使用情况、《个体防护装备配备规范 第 1 部分：总则》（GB 39800.1—2020）（2022 年 1 月 1 日实施）和《呼吸防护用品的选择、使用与维护》（GB/T 18664—2002）。劳动者进入联苯胺浓度较高的工作环境中时，佩戴防毒面具，紧急事态抢救或逃生时，佩戴自给式呼吸器，戴安

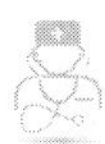

全防护眼镜，穿紧袖的工作服，长筒胶鞋，戴橡皮手套。劳动者应熟练掌握个体防护装备正确佩戴和使用方法，在使用个体防护装备前，劳动者应对个体防护装备的外观和适合性进行检测，以确保其能够正常使用。工作现场禁止吸烟、进食和饮水，及时换洗工作服，工作前后不饮酒，用温水洗澡。

4. **职业卫生管理**　建立职业卫生管理机构，配置职业卫生管理人员；对接触联苯胺劳动者进行上岗前职业卫生培训和在岗期间的定期职业卫生培训，并建立、健全职业卫生管理制度和操作规程；在存在或产生联苯胺的工作场所、作业岗位、设备、设施等醒目位置设置警示标识和载明产生联苯胺危害的种类、后果、预防和应急处置措施等中文警示说明；建立职业卫生档案和接触联苯胺劳动者职业健康监护档案，并按照规定的期限妥善保存。

5. **职业健康教育**　职业健康教育是工程技术及管理有效实施的保障，也是预防职业病的重要措施。在职业健康教育时，应充分应用作业标准（规程）、MSDS 等，重点针对联苯胺理化特性、接触途径、职业接触的防护设施及其维护管理、个体防护用品、异常紧急情况时的应急措施等实施职业健康教育。

6. **上岗前职业健康检查**　《职业健康监护技术规范》（GBZ 188—2014）对接触联苯胺岗位劳动者上岗前职业健康检查作出了明确规定。上岗前职业健康检查要重点询问泌尿系统疾病史及相关症状，体格检查主要包括内科常规检查；实验室和其他检查中血常规、尿常规、心电图、血清 ALT、尿脱落细胞检查（巴氏染色法或荧光素吖啶橙染色法）为必检项目，膀胱 B 超或彩超为选检项目。上岗前检查发现尿脱落细胞检查巴氏分级国际标准Ⅳ级及以上者禁止上岗。

（二）二级预防

二级预防主要以早发现、早诊断和早治疗为目的，主要包括职业病危害因素的识别与检测、职业健康检查、新型生物监测指标和职业病的诊断与鉴定。目前，我国尚未制定联苯胺的标准检测方法，因此，下面主要介绍职业健康检查、新型生物监测指标和职业病的诊断与鉴定。

1. **职业健康检查**　《职业健康监护技术规范》（GBZ 188—2014）对接触联苯胺岗位劳动者在岗期间职业健康检查，离岗时、离岗后职业健康检查和应急健康检查作出了明确规定。

(1) 在岗期间职业健康检查：在岗期间职业健康检查的体检周期为 1 年，目标职业病分别为联苯胺所致膀胱癌和职业性接触性皮炎。检查时重点询问泌尿系统疾病史及相关症状，如无痛性血尿等；体格检查重点检查皮肤、腰腹部包块和膀胱触诊检查；实验室和其他检查中血常规、尿常规、尿脱落细胞检查（巴氏染色法或荧光素吖啶橙染色法）为必检项目，选检项目有膀胱镜检查、膀胱 B 超或彩超。

(2) 离岗时、离岗后职业健康检查：离岗时职业健康检查目标疾病和检查内容与在岗期间职业健康检查的内容一致。离岗后健康检查是推荐性的，以接触联苯胺的劳动者为检查对象，以联苯胺所致膀胱癌为目标疾病，症状询问、体格检查、实验室和其他检查与在岗期间职业健康检查一致。离岗后应进行为期 10 年的随访，了解离岗劳动者健康状况，并且每 2 年进行 1 次健康体检。

(3) 应急健康检查：应急健康检查也是健康监护的一部分，对紧急情况作业时遭受或者可能遭受急性职业病危害的劳动者，用人单位应当及时组织救治，并进行应急职业健康检查和医学观察。

2. **新型生物监测指标**　膀胱癌在我国男性泌尿生殖肿瘤居首位，每年用于社区人群膀胱癌诊断、治疗、复发监测和治疗相关并发症的费用高昂，给患者带来巨大经济负担。目前，膀胱移行细胞癌诊断金标准仍然是膀胱镜检查和尿细胞学检查，膀胱镜检查具有侵入性，细胞学检查的敏感性低，因此，高敏感性和特异性的膀胱癌生物标志物对于肿瘤的早期诊断和治疗具有重要的应用价值。

(1) 易感性生物标志物：N- 乙酰基转移酶（n-acetyltransferase，NAT）是体内催化含氮化合物的重要酶系，在芳香胺和杂环胺类等致癌物的灭活和活化过程中起重要作用。20 世纪 70 年代，研究者发现膀胱癌患者中 NAT 表型呈慢代谢型较多，随后大量研究证实 NAT 慢代谢型是膀胱癌的重要易感因素。谷胱甘肽 S 移换酶（glutathione s-transferase，GST）在很多外源性化学物和药物的解毒代谢中起重要作用，该超家族中 GSTM1、GSTT1 和 GSTP1 基因具有多态性，GST 纯合子缺失型（0/0）表达的酶催化能力弱，该型个体的膀胱癌发生率高。尿苷二磷酸葡糖醛酸转移酶（udp-glucuro-nosyltransferase，UGT）也是重要的Ⅱ相代谢酶，人类 UGT 超基因家族可以编码许多同工酶，根据克隆 cDNA 序列的相似性将 UGT 分为 UGT1 和 UGT2 两个家族，UGT2B7 是 UGT2B 亚家族中的一员，联苯胺暴露个体中 UGT2B7 C802T（H268Y）突变的多态性是决定暴露个体的膀胱癌易感性的风险因子。

(2) 效应生物标志物：效应标志物可反映外源性物质导致的早期效应、机体结构和 / 或功能改变及疾病等。尽早识别效应指标，发现高危人群，采取干预或治疗措施，预防或减慢癌变发展进程，也是控制癌症的有效手段。目前发现的效应生物标志物主要是 DNA 加合物、膀胱癌相关抗原 p300、核基质蛋白 22、膀胱肿瘤抗原试验和 AN43。

3. **职业病的诊断与鉴定**　诊断时应同时满足以下三个条件：①原发性膀胱癌诊断明确；②有明确的联苯胺职业接触史，累计接触年限 1 年以上（含 1 年）；③潜隐期 10 年以上（含 10 年）。

（三）三级预防

膀胱癌的三级预防又称临床预防，指防止伤残和促进功能恢复，提高生存质量，延长寿命，降低病死率。

膀胱癌的治疗主要是对症治疗和康复治疗措施。康复治疗措施包括功能康复和心理康复、社会康复和职业康复等。

（李　培）

第四节　苯所致白血病的三级预防

白血病（leukemia）是累及造血干细胞的血液系统恶性肿瘤。根据白血病细胞的分化成熟程度及主要受累细胞的系列，白血病分为 4 种主要类型：急性淋巴系白血病（acute lymphoblastic leukemia，ALL），急性髓系白血病（acute myelogenous leukemia，AML），慢性淋巴系白血病（chronic lymphoblastic leukemia，CLL）和慢性髓系白血病（chronic myelogenous leukemia，CML）。2018 年《临床医学癌症杂志》显示，世界范围内，白血病发病率为 5.2/10

万，位列全部肿瘤发病率的第 14 位；病死率为 3.5/10 万，位列全部肿瘤的第 11 位；中国的白血病的发病率居第 12 位，死亡率居第 8 位。不同地区、不同性别标化发病率和死亡率存在较大差异，美国、中国、韩国 50 岁以上男性白血病的标化发病率增长均很明显；加拿大和美国 40 岁以上女性标化发病率上升显著；美国和加拿大 60 岁以上的年龄别死亡率增长明显。国内外研究学者证实苯与白血病的发病存在密切联系，具有长期苯接触史的劳动者白血病发病率远高于其他人群。我国调查显示长期接触苯的劳动者白血病发病率是其他人群的 5~6 倍，临床潜伏期约为 11.4 年，且以 AML 最为多见。

一、苯所致白血病概述

（一）苯所致白血病定义

苯所致白血病多见于长期、高浓度接触劳动者，发病时间短者为 4 个月，长者可达 23 年，个别劳动者在停止接触多年后仍可发生苯中毒所致造血异常。苯所致白血病以急性髓细胞白血病多见，初期刺激骨髓细胞增殖，抑制细胞分裂，引起核型异常或多倍体，最终发展为白血病。

（二）苯的主要接触作业

苯广泛应用于工农业生产中，作为有机化学合成中常用的原料，如制造苯乙烯、苯酚、药物、农药、合成橡胶、塑料、染料、合成纤维等；作为溶剂、萃取剂和稀释剂，用于制药、印刷、树脂、人造革、黏胶和油漆等制造；用作染料，如工业汽油中苯的含量可高达 10% 以上。我国苯接触工作绝大多数接触苯及其同系物甲苯和二甲苯，属于混苯作业。

（三）苯所致白血病发病机制

苯的毒作用机制仍未完全阐明，目前公认的过程为苯经肝脏代谢为酚类，苯酚进一步代谢为苯的多羟基化合物，如氢醌、邻苯二酚、苯三醇，以上物质被转运至骨髓，在氧化酶的作用下转化为苯醌和半醌类自由基，醌类经氧化还原过程形成 ROS，其主要靶分子为微管蛋白、组织蛋白、DNA 连接蛋白、Topo Ⅱ，最终引起染色体缺失和易位、DNA 链断裂和非整倍体形成。如靶器官为早期祖细胞或骨髓造血干细胞，则引起基因融合，抑癌基因失活和原癌基因激活，从而启动致癌过程，形成白血病细胞克隆。

（四）苯所致白血病临床表现

常见的首发症状包括发热、进行性贫血、显著的出血倾向或骨关节疼痛等。

1. **发热**　表现为不同程度的发热和热型。发热的主要原因是感染，也可能是急性白血病本身的症状，而不伴有任何感染迹象。

2. **感染**　病原体以细菌多见，疾病后期，由于长期粒细胞低于正常和广谱抗生素的使用，真菌感染的可能性逐渐增加。

3. **出血**　出血部位可遍及全身，以皮肤、牙龈、鼻腔出血最常见。

4. **贫血**　患者往往伴有乏力、面色苍白、心悸、气短、下肢水肿等症状。

5. **骨和关节疼痛**　骨和骨膜的白血病浸润引起骨痛，可为肢体或背部弥漫性疼痛，亦可局限于关节痛，常导致行动困难。

6. **肝脾和淋巴结肿大**　以轻度、中度肝脾肿大多见。淋巴结肿大 ALL 也比 AML 多见。

7. **中枢神经系统白血病**　浸润部位多发生在蛛网膜、硬脑膜。重症者有头痛、呕吐、项强、视乳头水肿，甚至抽搐、昏迷等颅内压增高的典型表现。

8. **其他组织和器官浸润**　白血病浸润还可累及肺、胸膜、肾、消化道、心、脑、子宫、卵巢、乳房、腮腺和眼部等各种组织和器官，并表现出相应脏器的功能障碍。

二、苯所致白血病的三级预防

（一）一级预防

预防苯所致白血病，要从根本上消除、控制或尽可能减少苯对劳动者的危害。涉苯企业和生产单位应制定严格的管理和使用制度，改进和革新生产工艺、生产设备，配备合适有效的个人防护措施，加强苯作业人员职业卫生培训，做好上岗前职业健康检查等，具体控制措施概括为以下几个方面。

1. **相关法律、法规及标准制定和完善**　《危险货物品名表》（GB 12268—2012）规定，苯属第三类危险货物易燃液体中的中闪点液体，贮存和运输时要求远离火源和热源，防止静电。2003 年，我国制定了《高毒物品目录》（卫法监发〔2003〕142 号），将苯实施高毒物品管理。我国 1956 年制定的苯的职业接触限值为最高容许浓度 50mg/m^3，1979 年将其降至 40mg/m^3，2019 年调整 PC-TWA 为 6mg/m^3 和 PC-STEL 为 10mg/m^3。美国职业安全卫生研究所推荐苯的 PC-TWA 应低于 0.1ppm，PC-STEL 不超过 1ppm，美国政府职业卫生工作者协会推荐 PC-TWA 为 0.5ppm，PC-STEL 为 2.5ppm。英国和韩国制定苯的最大接触限值为 1ppm。就目前国内外研究看，我国现行的苯职业卫生标准仍然偏高。

2. **生产工艺和生产设备改进和革新**　从生产工艺流程中用无毒或低毒物质代替有毒或高毒物质。研究者以 60~90℃沸程的石油醚为溶剂替代苯测定小麦、小麦粉、挂面、稻谷及大米 5 个品种的脂肪酸值以进行对比试验，最终取得了较好的效果。

当工艺要求必须使用苯原料时，应强化局部密闭和通风排毒等措施，使职业环境中苯的浓度控制在国家职业卫生标准以内。选用机械化、自动化程度较高、密闭性较好的设备，劳动者尽量采取隔离控制。优先采用安全仪表系统、设备包控制系统等对生产过程进行监控，避免劳动者直接接触。设置通风系统，杜绝苯蒸气直接对外排放，残样密闭回输到生产系统，采样口位置应低于呼吸带，便于操作。配料、喷涂、烘干场所设置通风柜或局部排风罩，通风柜或排风罩内应有足够的风量，并保持负压状态，防止气体外逸。

3. **个体防护措施**　接触苯劳动者个体防护措施的选择应依据职业环境苯检测水平、《个体防护装备配备规范　第 1 部分：总则》（GB 39800.1—2020）和《呼吸防护用品的选择、使用与维护》（GB/T 18664—2002）。劳动者应熟练掌握个体防护装备正确佩戴和使用方法，在使用个体防护装备前，劳动者应对个体防护装备的外观和适合性进行检测，以确保其能够正常使用。孕妇、哺乳期妇女应脱离苯作业。严禁在工作区域吸烟、饮食或摘下防护用品。

4. **职业卫生管理**　用人单位应建立职业卫生管理机构，配置职业卫生管理人员，并接受职业卫生培训；对接触苯的劳动者进行上岗前职业卫生培训和在岗期间的定期职业卫生培训，并建立、健全职业卫生管理制度和操作规程；在存在或产生苯危害的工作场所、作业岗位、设备、设施等醒目位置设置警示标识、中文警示说明和高毒物品苯告知卡；用人单位应建立职业卫生档案和接触苯的劳动者职业健康监护档案，并按照规定的期限妥善保存。

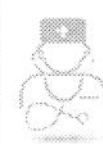

5. **职业健康教育** 加强苯作业劳动者职业健康教育，重点关注苯理化特性、苯的接触途径，健康损害及临床表现，案例分析，相关的防护设施及其维护管理，配备的个体防护用品的种类、性能、使用方法及维护管理，应急救援措施，其他预防健康损伤的要点。

6. **上岗前职业健康检查** 《职业健康监护技术规范》（GBZ 188—2014）对接触苯岗位劳动者上岗前职业健康检查作出了明确规定。上岗前职业健康检查要重点询问神经系统和血液系统病史及症状，体格检查中血常规、尿常规、心电图、血清 ALT、肝脾 B 超为必检项目。上岗前检查发现白细胞计数低于 $4\times10^9/L$ 或中性粒细胞低于 $2\times10^9/L$，血小板计数低于 $8\times10^{10}/L$ 以及造血系统疾病者禁止上岗。

（二）二级预防

二级预防主要以早发现、早诊断和早治疗为目的，主要包括职业病危害因素的识别与检测、职业健康检查、新型生物监测指标和职业病的诊断和鉴定。

1. **职业病危害因素的识别与检测** 空气中的气溶胶态苯现场采样按照《工作场所空气中有害物质监测的采样规范》（GBZ 159—2004）执行，短时间采样以 0.1L/min 流量采集 15min 空气样品，长时间采样以 0.05L/min 流量采集 2~8h 空气样品。依据《工作场所空气中有毒物质测定 第 66 部分：苯、甲苯、二甲苯和乙苯》（GBZ/T 300.66—2017）检测空气中的气溶胶态苯浓度，将采过样的前后段活性炭分别放入溶剂解吸瓶中，各加入 1mL 二硫化碳进行解吸，解吸后，采用气相色谱，通过色谱柱分离，氢焰离子化检测器检测，以保留时间定性，峰高或峰面积定量。

2. **职业健康检查** 《职业健康监护技术规范》（GBZ 188—2014）对接触苯岗位劳动者在岗期间职业健康检查，离岗时职业健康检查和应急健康检查作出了明确规定。

在岗期间和离岗时职业健康检查的体检周期为 1 年，目标职业病分别为职业性慢性苯中毒和职业性苯所致白血病，目标职业禁忌证为造血系统疾病。检查时重点询问神经系统和血液系统症状，如头痛、头晕、乏力、失眠、多梦、记忆力减退、皮肤黏膜出血、月经异常等；体格检查主要为内科常规检查；实验室和其他检查中血常规（注意细胞形态及分类）、尿常规、心电图、血清 ALT、肝脾 B 超为必检项目，选检项目有尿反 - 反黏糠酸测定、尿酚、骨髓穿刺。当受检人员血液指标异常者应每周复查 1 次，连续 2 次。

应急健康检查也是健康监护的一部分，对紧急情况作业时遭受或者可能遭受急性职业病危害的劳动者，用人单位应当及时组织救治，并进行应急职业健康检查和医学观察。苯作业岗位的应急健康检查目标疾病为职业性急性苯中毒，检查时重点询问短期内大量苯的职业接触史及头晕、头痛、恶心、呕吐、烦躁、步态蹒跚等症状；体格检查主要包括内科常规检查，神经系统常规检查及运动功能、病理反射检查和眼底检查；实验室和其他检查中血常规、尿常规、心电图、肝功能、肝脾 B 超为必检项目，选检项目有尿反 - 反黏糠酸测定、尿酚、脑电图、头颅 CT 或 MRI。

3. **新型生物监测指标**

（1）接触生物标志物：目前苯接触标志物主要包括血苯、呼出气苯、尿苯、尿酚以及苯的代谢物苯巯基尿酸（S-phenylmercapturic acid，SPMA）和反 - 反黏糠酸（Trans-trans muconic acid，tt-MA）。血苯、呼出气苯、尿苯、尿酚可用于苯暴露水平的监测，由于苯的生物半衰期较短，约为 10h，因此血苯、呼出气苯、尿苯、尿酚仅反映近期的苯接触水平。目前为止最敏感的苯接触标志物为尿液中 SPMA 和 tt-MA 的水平，随着紫外高效液相色谱法的普及，这两

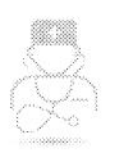

个生物标志物已经用于职业健康检查的常规监测，但由于 tt-MA 的水平还受其他物质（如梨酸）代谢影响，因此，不能作为苯的特异性接触标志物，尤其不适用于低水平苯暴露的接触标志物，而 SPMA 的敏感性和特异性较高，为职业苯暴露的首选接触标志物。

（2）效应生物标志物：效应标志物是机体发生可检测到的生理、生化或其他指标。主要包括苯的 DNA 和蛋白加合物、血液毒性标志物、遗传学标志物、氧化应激标志物和表观遗传学标志物。

1）苯的 DNA 和蛋白加合物：DNA 加合物是外源性或内源性亲电子物质通过双亲电交联、烷基化、芳基化形成脂质过氧化反应中间体或自由基活化，对 DNA 结构进行修饰，并与其形成加合物。DNA 加合物反映致癌物到达靶点的实际剂量，定量分析特定位点 DNA 加合物水平可获得致癌物的生物有效剂量、遗传毒性风险和致癌机制等信息。在苯暴露几天或几周后，苯氧化物、氢醌与 DNA 共价结合形成 DNA 加合物，苯暴露工人尿 etheno-DNA 加合物（εdA，εdC 加合物）的水平显著高于对照组。DNA 加合物稳定性依赖于化学物质的亲电性、结构和化合物与 DNA 结合能力，肿瘤相关基因关键位点 DNA 加合物的形成被认为是化合物致癌的起始阶段，如果加合物导致的 DNA 损伤被成功识别并修复，则大部分 DNA 加合物被机体快速排出，未破坏细胞的生长调节功能，因此，目前 DNA 加合物能否作为苯暴露的生物标志物还需进一步研究。

苯的氧化物与血红蛋白或白蛋白反应生成氧化苯血红蛋白加合物和氧化苯白蛋白加合物。氧化苯血红蛋白加合物和氧化苯白蛋白加合物共价结合牢固，正常生理条件下不能解离，直至与之共价结合的大分子蛋白生命周期终止，变为游离状态排出体外。氧化苯血红蛋白加合物在体内存留时间较长，反映近 4 个月红细胞内的累积剂量，而氧化苯白蛋白加合物在体内生命周期约 20~25d，作为累积剂量的监测指标具有一定的局限性。同时，两种加合物在无苯暴露史工人血液中本底值较高，并且苯 - 蛋白质加合物浓度受生活方式、人口学资料等因素影响，因此蛋白加合物尚不能应用于苯暴露的常规监测。

2）血液毒性标志物：苯酚类化合物对造血细胞的毒作用表现为红细胞、白细胞、血小板、淋巴细胞的绝对数变化。在苯暴露工人、苯染毒动物、细胞的血液毒性研究中检测出免疫相关的细胞、细胞因子及相关调控基因水平发生改变。体内 B 淋巴细胞在外源性物理、化学、生物等因素刺激下产生免疫球蛋白，包括 IgM、IgG、IgA。中山大学研究发现苯暴露可能导致工人血清免疫球蛋白 IgG、IgA 持续降低，对免疫系统的影响是苯中毒前的代偿过程，反映机体对苯负荷增加的敏感指标，且该结果出现时间可能早于血细胞计数的降低，提示 IgG、IgA 是苯暴露早期效应生物标志物。同时，在肝脏中合成的纤维蛋白溶酶原激活后可水解纤维蛋白、凝血酶原、以及凝血因子Ⅴ、Ⅷ、Ⅸ等，从而增强纤溶活力，促进血栓溶解，低水平苯暴露工人纤维蛋白溶酶原水平高于对照组，进一步表明低水平苯暴露对免疫系统的影响。蛋白组学分析发现，苯暴露可引起载脂蛋白 A-I 水平上调，甲状腺素运载蛋白水平下调，但是其相关性还需要进一步研究证明。

3）遗传学标志物：苯及苯代谢产物可增强体内脂质过氧化，增加自由基，提高染色体畸变率、微核率和染色体交换率。染色体畸变和微核可通过普通光学显微镜观察到的损伤，是反映染色体水平遗传损伤的生物标志物，它们代表过去 3~6 个月或更长时间的累积苯暴露所致遗传损伤。研究发现，当作业环境苯浓度符合国家规定的职业卫生标准，职业健康检查血常规中白细胞计数在正常范围内，苯暴露组微核率、微核细胞率高于对

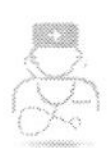

照组，提示微核遗传损伤较血液毒性标志物白细胞计数更敏感，更适合作为早期生物标志物。

4）氧化应激标志物：氧化应激是指细胞中氧化与抗氧化之间的平衡被打破，造成氧化剂的积累。DNA 可受超氧阴离子、羟自由基等活性氧自由基攻击，出现氧化损伤，DNA 分子主要的氧化损伤是鸟嘌呤碱基第 8 位碳原子被攻击生成的氧化应激产物 8- 羟基脱氧鸟嘌呤核苷（8-hydroxy-2-deoxyguanosine，8-OHdG），8-OHdG 是 DNA 合成或修复过程重要成员，它能与胞嘧啶和腺嘌呤结合，当其空间构想改变时，优先与腺嘌呤配对，使 DNA 链 G:C 置换为 T:A，造成 DNA 链空间结构发生变化，因此，8-OHdG 可作为评价 DNA 氧化应激反应的生物标志物。苯暴露人群中 8-OHdG 水平上调，它是细胞核 DNA 或线粒体 DNA 被活性氧自由基攻击后形成的产物，是 DNA 受羟基基团攻击的指标，因此，将 8-OHdG 应用于苯暴露的效应生物标志物具有一定的价值。近期研究发现血清中脂质过氧化物丙二醛和谷胱甘肽硫转移酶在苯暴露人群中增多。低浓度苯暴露的作业工人仍可出现相对线粒体 DNA 拷贝数的改变，进一步证明职业性苯暴露可能导致线粒体损伤和氧化应激的产生。

5）表观遗传学标志物：表观遗传学分为 DNA 甲基化、组蛋白修饰和 RNA 干扰，苯引起的表观遗传学研究多集中在 DNA 甲基化。2007 年，BOLLATI 等首次报道苯暴露导致作业工人血细胞中产生表观遗传效应，全基因组 DNA 甲基化水平降低。随后，加州大学发现苯的代谢物对苯二酚类似烷化剂或 DNA 拓扑异构酶Ⅱ抑制剂诱导人淋巴母细胞系 TK6 发生表观遗传效应，中科院在人正常肝 L02 细胞中发现对苯二酚和 1，4- 苯醌可诱导全基因组 DNA 低甲基化，且 1，4- 苯醌可抑制 DNA 甲基转移酶（DNA methytransferase，DNMT）的活性，虽然目前没有明确证据表明 DNMT 活性降低与肿瘤的发生有关，但研究证明 DNMT 通过调节 DNA 甲基化在肿瘤的发生中起关键作用，DNMT3A 和 DNMT3B 是 DNA 胞嘧啶必需酶，无论 DNA 甲基化状态如何，DNMT3A 和 DNMT3B 将甲基添加到 DNA 胞嘧啶残基，形成 5- 甲基胞嘧啶，DNMT 异常导致的基因高甲基化可影响启动子和增强子功能，破坏 CTCF 结合位点，改变染色体的结构，允许启动子和增强子异常的相互作用，引起肿瘤的发生和发展。2014 年，首都医科大学通过建立苯染毒的 SD 雄性大鼠模型发现肿瘤抑制基因磷酸酶及张力蛋白同源物基因（phosphatase and tensin homology deleted on chromosome ten，PTEN）启动子区域甲基化水平上调，目前认为 CpG 岛胞嘧啶甲基化与哺乳动物发育过程中基因的转录沉默有关，而基因的转录沉默将增加肿瘤易感性。加拿大一项研究在苯染毒 CD-1 小鼠骨髓细胞中观察到全基因组 DNA 甲基化水平降低。苯暴露，尤其低水平苯暴露与表观遗传效应的关系仍然存在争议，如，研究发现低水平苯暴露人群 LINE-1、STAT3 甲基化水平降低，而 5MeCyto、MAGE-1（melanoma antigen familu A1）、p14ARF 和 p15INK4b 甲基化水平升高，后期仍需大量大样本流行病学研究低水平苯暴露与表观遗传效应的关系。表观遗传学改变对环境暴露相对敏感，甲基化水平异常表达通常发生在疾病早期阶段，参与 DNA 损伤和修复过程调控。这种改变可累积存在很长时间甚至可以传递给下一代，这些特点使其在职业暴露和早期生物标志物研究中具有潜在的应用价值。

（3）易感性生物标志物

1）苯生物转化相关基因多态性：CYP2E1 参与苯生物转化途径的第一步，CYP2E1 基

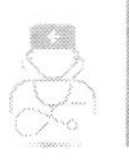

因的启动子和外显子等区域 SNP 可能成为苯暴露的易感性生物标志。谷胱甘肽硫转移酶家族(GSTs)如 GSTM1、GSTT1 等基因的多态性与苯暴露以及其代谢物具有相关性。此外，髓性过氧化物酶(MPO)、GSTA、GSTP1、EPHX1、TNF-α、还原型辅酶醌类氧化还原酶(NQO1)等与苯暴露的关系也有报道，但是其相关性尚有争议，需要进一步研究证明。

2)DNA 修复相关基因多态性:DNA 修复途径大致分为四种，分别是碱基切除修复(base excision repair，BER)、核苷酸切除修复(nucleotide excision repair，NER)、双键断裂修复(double strand break repair，DSBR)和错配修复(mismatch repair，MMR)。BER 在哺乳动物 DNA 修复过程中主要作用是修补单个或少量碱基异常表达或缺失，清除小片段的 DNA 加合物。脱嘌呤 / 脱嘧啶核酸内切酶(apurinic-apyrimidinic endonuclease，APE)能自主校正并切除错配核酸，调节 DNA 转录因子的结合能力，BER 不同修复过程，需要的 DNA 聚合酶便存在差异，如，X 线修复交叉互补因子 1(X-ray repair cross-complemneting group1，XRCC1)是 DNA 单链断裂修复的聚合酶，XRCC1 对 DNA 聚合酶 β(DNA polymerase β，Polbβ)、DNA 连接酶Ⅲ(DNA ligase Ⅲ，LIG Ⅲ)和 PARP 具有稳定和调控作用。NER 通路主要对 DNA 损伤进行广谱修复，包括紫外线诱发的损伤、DNA 加合物和其他一些氧化损伤，其核心基因包括着色性干皮病互补因子 A(xeroderma pigmentosum complementation group F，XPA)、XPB/ 切除修复交叉互补基因 3(ERCC3)、XPC、XPD/ERCC2、XPE/DDB2、XPF/ERCC4、XPG/ERCC5、ERCC1。研究发现，APE1、ERCC1、ERCC2、ERCC3、WRN、TP53 和 BRCA2、8- 人类 Mut Y 同源物(hMYH)等基因的多态性与苯暴露以及其代谢物具有相关性。

3)其他基因多态性:血管内皮生长因子(vascular endothelial growth factor，VEGF) rs3025030 处变异等位基因 C 与低苯(c<1ppm)暴露作业工人白细胞和中性粒细胞计数增加有关。细胞黏附因子(VCAM1)rs1041163 变异等位基因 T 与 B 细胞、自然杀伤细胞、$CD4^+$T 细胞和单核细胞的计数减少相关。微粒体环氧化水解酶 SNP(rs2234922)与苯暴露工人中较低的白细胞计数相关。微粒体环氧化水解酶基因多态性可能与中国职业人群发生慢性苯中毒的风险有关。NAD(P)H:醌氧化还原酶 1(NAD(P)H:quinone oxidoreductase 1，NQO1)rs1800566 可能作为中国汉族人群苯毒性的功能性遗传标记。

4. 职业病的诊断与鉴定

(1)慢性苯中毒(GBZ 68)病史者所患白血病，应诊断为苯所致白血病。

(2)无慢性苯中毒病史者所患白血病，在诊断时应同时满足以下三个条件:①白血病诊断明确;②有明确的苯职业接触史，累计接触年限 6 个月以上(含 6 个月);③潜隐期 2 年以上(含 2 年)。

(三)三级预防

白血病的三级预防又称临床预防，指防止伤残和促进功能恢复，提高生存质量，延长寿命，降低病死率。

白血病的治疗:AML 治疗通常需要进行联合化疗。联合化疗治疗后如果获得缓解，根据预后分层继续强化巩固化疗或进入干细胞移植程序。巩固治疗后，通常不进行维持治疗，可以停药观察，定期随诊。

(李 培)

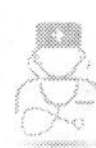

第五节　氯甲醚、双氯甲醚所致肺癌的三级预防

肺癌是世界范围内发病率和死亡率均居首位的恶性肿瘤，2018 年我国肺癌患病例数为 77 万人，因肺癌死亡的人数为 69 万人（2018 年《临床医学癌症杂志》）。肺癌是环境因素和遗传因素共同作用的结果，大约 9% 的男性肺癌和 2% 的女性肺癌由职业暴露引起。氯甲醚为无色挥发性液体，在水和热的乙醇溶液中分解产生氯化氢，双氯甲醚在塑料合成和离子交换树脂中用作烷基化剂，双氯甲醚与氯甲醚相似，但吸入毒性较大。在实际生产中，两者难以严格区分，统称为氯甲醚类。凡生产和使用双氯甲醚及工业品氯甲醚的劳动者均可接触。IARC 将氯甲醚、双氯甲醚列为第一类人类致癌物。职业环境中长期反复接触低剂量或高剂量的氯甲醚、双氯甲醚所导致的肺癌，即为氯甲醚、双氯甲醚所致肺癌。

一、氯甲醚、双氯甲醚所致肺癌概述

（一）氯甲醚、双氯甲醚所致肺癌定义

氯甲醚、双氯甲醚均为无色液体，具有高度挥发性，多用于生产离子交换树脂，对呼吸道黏膜具有强烈的刺激作用。职业环境中长期反复接触氯甲醚、双氯甲醚可导致肺癌。职业性氯甲醚、双氯甲醚所致肺癌常见的组织类型为燕麦细胞型癌（未分化小细胞），恶性程度高。

（二）氯甲醚、双氯甲醚主要接触作业

氯甲醚、双氯甲醚的主要接触机会为塑料和橡胶生产，化学中间产物，烷化剂，实验室试剂，离子交换树脂和聚合体。

（三）氯甲醚、双氯甲醚所致肺癌临床表现

症状和体征参见石棉致肺癌、胸膜间皮瘤。

二、氯甲醚、双氯甲醚所致肺癌的三级预防

（一）一级预防

预防氯甲醚、双氯甲醚所致肺癌，要从根本上消除、控制或尽可能减少氯甲醚、双氯甲醚对劳动者的侵害。应遵循“三级预防”原则，倡导并推行“清洁生产”，重点做好“前期预防”。具体控制措施概括为以下几个方面。

1. **相关法律、法规及标准制订和完善**　《高毒物品目录》（卫法监发〔2003〕142 号）中将氯甲醚实施高毒物品管理。我国还制定了工作场所氯甲醚类的职业接触限值，《工作场所有害因素职业接触限值 第 1 部分：化学有害因素》（GBZ 2.1—2019）列出了氯甲醚类的 MAC 为 $0.005mg/m^3$。

2. **生产工艺和生产设备改进和革新**　从生产工艺流程中用无毒或低毒物质代替有毒或高毒物质，比如在聚苯乙烯阴离子交换树脂的生产过程中，传统的氯甲基化法有多种弊

端，如，反应原料氯甲醚或二氯甲醚具有强致癌作用，反应中存在多取代和二次交联问题，南京工业大学以乙酰化聚苯乙烯微球为原料经Mannich反应制备了一种新型胺基树脂，该树脂可替代氯甲基树脂制备的阴离子交换树脂及酶固定化胺基载体，因此避免了氯甲基树脂生产中使用氯甲醚等致癌物质及多取代、二次交联等不良反应的问题。袁新华等以明胶为分散剂，液体石蜡为致孔剂，交联反应中用溴乙烷代替氯甲醚，分别以苯酚和萘酚参与Friedel-Crafts后交联反应，成功制备了酚羟基修饰的超高交联聚苯乙烯吸附树脂LM-5和LM-6。

因工艺要求必须使用氯甲醚类原料时，应强化局部密闭和通风排毒等措施，使生产环境中氯甲醚类的浓度控制在国家职业卫生标准以内。

将产生氯甲醚类污染严重的环境尽可能密闭，生产过程的密闭包括设备本身的密闭以及投料、出料、物料运输、粉碎、包装等过程的密闭和氯甲醚类的不逸散；利用先进的自动化的生产技术，如遥控操作、计算机控制、隔室监控等措施避免劳动者直接接触氯甲醚类；如还不能实现，则应该增加劳动者与污染区的距离，尽量实现远距离操作。

在有毒物质生产过程中，如密闭不严或条件不允许，仍有氯甲醚类逸散入职业环境中，采用局部通风、吹吸式通风、全面通风等工程防护措施防止氯甲醚类的外逸。

3. **个体防护措施**　接触氯甲醚类劳动者个体防护措施的选择应依据职业环境氯甲醚类检测水平、《个体防护装备配备规范 第1部分：总则》（GB 39800.1—2020）和《呼吸防护用品的选择、使用与维护》（GB/T 18664—2002）。劳动者应熟练掌握个体防护装备正确佩戴和使用方法，在使用个体防护装备前，劳动者应对个体防护装备的外观和适合性进行检测，以确保其能够正常使用。工作现场禁止吸烟、进食和饮水，工作结束后应淋浴，更换工作服，并保持良好的卫生习惯。

4. **职业卫生管理**　用人单位应当建立职业卫生管理机构，配置职业卫生管理人员，并接受职业卫生培训；依据《工作场所职业卫生管理规定》（国家卫生健康委员会令第5号）对接触氯甲醚类的劳动者进行上岗前职业卫生培训和在岗期间的定期职业卫生培训，建立、健全职业卫生管理制度和操作规程；在存在或产生氯甲醚类危害的工作场所、作业岗位、设备、设施等醒目位置设置警示标识和中文警示说明；按照《高毒物品作业岗位职业病危害告知规范》（GBZ/T 203—2007）的规定在醒目位置设置高毒物品氯甲醚类告知卡，告知卡中应当载明高毒物品的名称、理化特性、健康危害、防护措施及应急处理等告知内容与警示标识；用人单位还应建立职业卫生档案和接触氯甲醚类的劳动者职业健康监护档案，并按照规定的期限妥善保存。

5. **职业健康教育**　职业健康教育是工程技术及管理有效实施的保障，也是预防职业病的重要措施。在职业健康教育时，应重点针对氯甲醚、双氯甲醚理化特性，氯甲醚、双氯甲醚的接触途径，减少或防止职业接触的防护设施及其维护管理、异常处理等的方法，所配备个体防护用品的种类、性能、使用方法及维护管理，发生异常紧急情况时的应急措施，其他预防健康损害的事项等实施职业健康教育。

6. **上岗前职业健康检查**　《职业健康监护技术规范》（GBZ 188—2014）对接触氯甲醚类岗位劳动者上岗前职业健康检查作出了明确规定。上岗前职业健康检查要重点询问呼吸系统疾病史及相关症状，体格检查主要包括内科常规检查；实验室和其他检查中血常规、尿常规、心电图、血清ALT、胸部X线摄片、肺功能为必检项目。上岗前检查发现慢性阻塞性

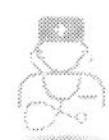

肺疾病者禁止上岗。

（二）二级预防

二级预防主要以早发现、早诊断和早治疗为目的，主要包括职业病危害因素的识别与检测、职业健康检查和职业病的诊断与鉴定。

1. 职业病危害因素的识别与检测　目前国家尚未公布氯甲醚、双氯甲醚的标准测定方法，氯甲醚、双氯甲醚标准测定方法的缺失导致职业卫生现场检测结果缺乏法律依据。美国职业安全与健康管理局采用溶液吸收法采集-气相色谱法同时测定空气中氯甲醚、双氯甲醚，该法是利用两者均能与2,4,6-三氯苯酚钠盐的甲醇溶液发生衍生反应，生成具有强电负性的稳定衍生物，采用电子捕获检测器（electron capture detector，ECD）进行测定。广东省职防院使用高灵敏度的ECD气相色谱检测器，能够更加灵敏、准确地检出工作场所空气中极低质量浓度的氯甲醚、双氯甲醚。近年来，便携式气相色谱-质谱（GC-MS）仪因其能够快速定性及定量检测被广泛应用于环境污染监测及职业卫生现场快速检测领域，北京市朝阳区疾病预防控制中心联合中国疾病预防控制中心职业卫生与中毒控制所建立了测定工作场所空气中双氯甲醚的便携式GC-MS法准确度较高，用于工作场所空气中双氯甲醚的快速定性和定量检测。

2. 职业健康检查　《职业健康监护技术规范》（GBZ 188—2014）对接触氯甲醚类岗位劳动者在岗期间职业健康检查，离岗时职业健康检查作出了明确规定。在岗期间职业健康检查的体检周期为1年，目标职业病为职业性氯甲醚所致肺癌，目标职业禁忌证为慢性阻塞性肺疾病。检查时重点询问呼吸系统症状；体格检查主要为内科常规检查；实验室和其他检查中血常规、心电图、胸部X线摄片、肺功能为必检项目，选检项目为胸部CT。

离岗时职业健康检查目标疾病为慢性阻塞性肺疾病，检查内容与在岗期间职业健康检查的内容一致。离岗后健康检查为推荐性检查，检查对象为氯甲醚的作业人员，目标疾病为职业性氯甲醚所致肺癌，检查内容与在岗期间职业健康检查的内容一致，检查的周期为每2年1次，随访10年。

3. 职业病的诊断与鉴定　诊断时应同时满足以下三个条件：①原发性肺癌诊断明确；②有明确的氯甲醚或双氯甲醚职业接触史，累计接触年限1年以上（含1年）；③潜隐期4年以上（含4年）。

（三）三级预防

肺癌的三级预防又称临床预防，指防止伤残和促进功能恢复，提高生存质量，延长寿命，降低病死率。参见石棉致肺癌、胸膜间皮瘤。

（李　培　刘　静）

第六节　砷及其化合物所致肺癌、皮肤癌的三级预防

砷在自然界中主要共存于各种黑色或有色金属矿中，有灰、黄、黑3种同素异构体，质脆而硬，具有金属性。砷的化合物种类繁多，主要包括砷酸钙、砷酸铅、亚砷酸铅、亚砷酸钠、亚砷酸钙、五氧化二砷、砷化镓、三氧化砷、甲基砷酸锌、甲基砷酸钙、甲基砷酸铁铵。砷的毒性

与其价态有关，三价砷的毒性远远大于五价砷。早在1820年Paris就提出了砷的致癌性，直到1979年国际癌症组织认为，虽然至今尚未建立起无机砷致癌的动物模型，但是大量流行病学资料已经充分证明无机砷化合物是人类皮肤癌和肺癌的致癌物。长期反复暴露在砷及其化合物的职业环境中所患的肺癌和皮肤癌称为砷及其化合物所致肺癌、皮肤癌。2009年9月广东佛山某电器公司男性喷涂工人出现左下肺癌和多发性骨转移腺癌，被诊断为砷所致肺癌。

一、砷及其化合物所致肺癌、皮肤癌概述

（一）砷及其化合物所致肺癌、皮肤癌定义

砷及其化合物的职业接触所致肺癌常见于含砷采矿业、冶炼业及农药砷接触劳动者，砷及其化合物所致肺癌主要组织类型表现为腺癌，燕麦细胞癌亦有所增加。长期反复暴露在砷及其化合物的职业环境中可致手或脚掌角化过度或蜕皮，典型表现为手掌的尺侧缘、手指根部有许多角样或谷粒状角化隆起，即砒疔或砷疔，后期可融合为疣状物或坏死，继发感染形成经久不愈的溃疡，最终发展为皮肤原位癌。

（二）砷及其化合物主要接触作业

职业性砷接触主要为砷矿和其他有色金属矿的开采和冶炼过程，其他如造纸、玻璃、皮革、半导体元件、炼焦、颜料、化工及含砷农药的生产或加工过程等。含砷较多的矿藏有硫砷铁矿、斜方砷铁矿、雄黄和雌黄矿，砷还伴生于金、银、铜、锌、硒、汞、铅、镍、锑、钴、硫、铁等多种矿藏中。在矿石的开采和冶炼过程中，无机砷以粉尘或烟尘的形式弥散于生产环境中，通过呼吸道进入人体。

（三）砷及其化合物所致肺癌、皮肤癌发病机制

砷具有致癌、致畸、致突变的作用。一般认为致癌作用主要由As^{3+}引起，研究表明As^{5+}也具有致癌作用。目前研究发现砷对遗传物质的作用主要为抑制DNA修复过程、导致DNA损伤、低剂量的砷可影响DNA对其他诱变因素的敏感性从而引起染色体畸变。

（四）砷及其化合物所致肺癌、皮肤癌临床表现

肺癌参见石棉致肺癌。无机砷诱发的皮肤癌早期为四肢及面部皮肤出现过度角化、色素沉着、溃疡形成、Bowen病，这些变化可能属于癌前病变，后期可发展成扁平细胞角化癌或腺癌。

二、砷及其化合物所致肺癌、皮肤癌的三级预防

（一）一级预防

预防砷及其化合物所致肺癌、皮肤癌，要从根本上消除、控制或尽可能减少砷及其化合物对劳动者的伤害。在砷及其化合物的应用方面予以严格的管理，具体控制措施概括为以下几个方面。

1. **相关法律、法规及标准制定和完善**　我国制定了《高毒物品目录》（卫法监发〔2003〕142号），将砷及其化合物实施高毒物品管理。还制定了工作场所砷及其化合物的职业接触限值，《工作场所有害因素职业接触限值　第1部分：化学有害因素》（GBZ 2.1—2019）中的

限值要求，砷及其化合物的 PC-TWA 为 0.01mg/m^3，PC-STEL 为 0.02mg/m^3。

2. **生产工艺和生产设备改进和革新**　生产工艺流程中用无毒或低毒物质代替有毒或高毒物质，比如在木材防腐剂中以环保无害的材料代替砷剂。美国密执安科技大学林业和木制品学院的学者研究发现北美红杉富含一种缩合丹宁的物质，通过分析它的结构和化学性质发现这些含缩合丹宁的长寿树具有天然的防御能力，致使木材中的有害真菌和细菌失去活性，从而大大削弱了对木材的破坏作用。在农药生产行业，以不含砷剂的新白蚁粉代替用砷制剂的白蚁粉和有机氯灭蚁灵制剂。

优先选用先进的生产工艺技术，采用机械化、自动化较高的生产设备，因生产工艺和生产设备受限时，应强化局部密闭和通风排毒等措施。设备及管道应严格密闭，防止物料"跑、冒、滴、漏"。在金的冶炼中针对砷化物收集和包装，应采用密闭管道送风系统、全自动包装机作业，并配套真空负压吸尘装置。

3. **个体防护措施**　接触砷及其化合物劳动者个体防护措施的选择应依据职业环境砷及其化合物检测水平、《个体防护装备配备规范 第 1 部分：总则》(GB 39800.1—2020)和《呼吸防护用品的选择、使用与维护》(GB/T 18664—2002)。选择个人防护用品应注意其防护特性和效能，劳动者应熟练掌握个体防护措施正确佩戴和使用方法，在使用个体防护装备前，劳动者应对个体防护装备的外观和适合性进行检测，以确保其能够正常使用。工作现场禁止吸烟、进食和饮水，工作后彻底清洗，注意个人清洁卫生。

4. **职业卫生管理**　用人单位按照《建设项目职业病危害风险分类管理目录(2021 年版)》(国卫办职健发〔2021〕5 号)和《国民经济行业分类》(GB/T 4754—2017)建立职业卫生管理机构，配置职业卫生管理人员，并接受职业卫生培训；对接触砷及其化合物的劳动者进行上岗前职业卫生培训和在岗期间的定期职业卫生培训，并建立、健全职业卫生管理制度和操作规程；在存在或产生砷及其化合物危害的工作场所、作业岗位、设备、设施等醒目位置设置警示标识、中文警示说明和高毒物品砷及其化合物告知卡；用人单位应当建立职业卫生档案和接触砷及其化合物的劳动者职业健康监护档案，并按照规定的期限妥善保存。

5. **职业健康教育**　在职业健康教育时，应重点针对砷及其化合物理化特性，砷及其化合物的接触途径、主要危害，减少或防止职业接触的防护设施及其维护管理、异常处理等的方法，所配备个体防护用品的种类、性能、使用方法及维护管理，发生异常紧急情况时的应急措施，其他预防健康损害的事项等实施职业健康教育。

6. **上岗前职业健康检查**　《职业健康监护技术规范》(GBZ 188—2014)对接触砷的岗位劳动者上岗前职业健康检查作出了明确规定。上岗前职业健康检查要重点询问神经系统、消化系统等相关病史及症状，体格检查主要包括内科常规检查，神经系统常规检查及肌力、共济运动检查、皮肤科检查；实验室和其他检查中血常规、尿常规、心电图、肝功能为必检项目。神经 - 肌电图、尿砷、肝脾 B 超为选检项目。上岗前检查发现慢性肝病、多发性周围神经病和严重慢性皮肤疾病者禁止上岗。

(二) 二级预防

二级预防主要以早发现、早诊断和早治疗为目的，主要包括职业病危害因素的识别与检测、职业健康检查、新型生物监测指标和职业病的诊断与鉴定。

1. **职业病危害因素的识别与检测**　空气中蒸气态和气溶胶砷及其化合物现场采样按照《工作场所空气中有害物质监测的采样规范》(GBZ 159—2004)执行，短时间采样用装好浸渍滤膜的大采样夹，以 3L/min 流量采集 15min 空气样品，长时间采样用装好浸渍滤膜的小采样夹，以 1L/min 流量采集 2~8h 空气样品。采样后样品置于清洁的容器内，低温下可保存 15d。依据《工作场所空气有毒物质测定　第 47 部分：砷及其无机化合物》（GBZ/T 300.47—2017）检测空气中蒸气态和气溶胶砷及其化合物浓度，消解后，砷被还原成砷化氢，在原子荧光光度计的原子化器中，生成的砷基态原子吸收 193.7nm 波长，发射出原子荧光，测定原子荧光强度，进行定量。

2. **职业健康检查**　《职业健康监护技术规范》（GBZ 188—2014）对接触砷的岗位工劳动者在岗期间职业健康检查，离岗时职业健康检查作出了明确规定。在岗期间职业健康检查目标职业病分别为职业性慢性砷中毒，目标职业禁忌证与上岗前体检一致。检查时除询问上岗前检查所列的症状外，重点询问呼吸系统症状，如咳嗽、咳痰、痰中带血、咯血、胸闷、呼吸困难；体格检查主要为内科常规检查，神经系统常规检查及肌力、共济运动检查，皮肤科检查；实验室和其他检查中血常规、尿常规、心电图、肝功能、肝脾 B 超、尿砷或发砷、胸部 X 线摄片为必检项目，选检项目有胸部 CT、神经 - 肌电图。肝功能检查每半年检查 1 次，作业场所有毒作业分级Ⅱ级及以上者 1 年检查 1 次，作业场所有毒作业分级Ⅰ级者 2 年检查 1 次。

离岗时职业健康检查目标疾病为职业性慢性砷中毒和职业性砷所致肺癌、皮肤癌。检查内容与在岗期间职业健康检查的内容一致。

离岗后健康体检为推荐性的，检查对象为砷作业人员。目标疾病为职业性慢性砷中毒和职业性砷所致肺癌、皮肤癌。检查的内容与在岗期间职业健康检查的内容一致。检查时间的规定如下，接触砷工龄在 10 年（含 10 年）以下者，随访 9 年；接触砷工龄在 10 年以上者，随访 21 年，随访周期为 3 年 1 次。若接触砷工龄<5 年，且接触浓度符合国家职业卫生标准可以不随访。

3. **新型生物监测指标**

（1）接触生物标志物：砷传统的接触生物标志物是在血液、尿液、头发、指甲等生物样本中检测到的指标，最常见的砷接触生物标志物是尿液中总砷量。最近研究提示，唾液中总砷量可能成为砷的接触生物标志物，与其他常规生物样本比较，唾液具有非侵入性、收集方法便利、存放方便等优点，可以作为砷暴露新型生物监测指标。

（2）效应生物标志物：砷不具有直接遗传毒性，砷毒性的潜在机制包括诱导氧化应激和炎症、抑制 DNA 修复和表观遗传失调。

1）免疫应激相关生物标志物：研究显示，血清脂质过氧化物的水平在砷暴露人群中显著升高，尿液中 8- 羟基脱氧鸟苷（8-hydroxy-2′-deoxyguanosine，8-OHdG）水平与砷暴露具有显著相关关系。目前使用最广泛的 DNA 氧化损伤的生物标志物为尿液中 8-OHdG 水平和淋巴细胞的彗星实验。

2）基因毒性生物标志物：淋巴细胞姐妹染色单体交换、淋巴细胞微核、染色体畸变等为效应生物标志物，其中淋巴细胞微核分析被认为是一种敏感且简单的方法。

3）外周淋巴细胞基因表达：外周淋巴细胞中与炎症相关的细胞因子和生长因子中白细胞介素 -1、白细胞介素 -6、CD14 抗原和 MPP1 等在砷暴露的劳动者外周血中表达上调。SOD2、CCL20、ERCC、OGG1 等基因表达在砷暴露劳动者和未暴露劳动者之间有显著差异。

4）表观遗传学标志物：砷暴露可通过改变 DNA 甲基化酶的表达量和活性引起细胞

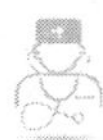

DNA的甲基化状态变化。研究发现砷诱导的恶性转化可导致癌症患者全基因组DNA低甲基化。砷暴露不仅引起全基因组DNA甲基化变化还会引起特异基因(ABR基因)甲基化水平的变化。

4. 职业病的诊断与鉴定

(1)肺癌：砷及其化合物所致肺癌在诊断时应同时满足以下三个条件：①原发性肺癌诊断明确；②有明确的砷及其化合物职业接触史，累计接触年限3年以上(含3年)；③潜隐期6年以上(含6年)。

(2)皮肤癌：砷及其化合物所致皮肤癌在诊断时应同时满足以下两个条件：①慢性砷中毒病史者所患皮肤癌应诊断为砷所致皮肤癌；②无慢性砷中毒病史者所患皮肤癌在诊断时应同时满足以下三个条件：原发性皮肤癌诊断明确；有明确的砷及其化合物职业接触史，累计接触年限5年以上(含5年)；潜隐期5年以上(含5年)。

(三) 三级预防

砷及其化合物所致肺癌、皮肤癌的三级预防又称临床预防，指防止伤残和促进功能恢复，提高生存质量，延长寿命，降低病死率。

1. 肺癌的治疗　见石棉所致肺癌。

2. 皮肤癌的治疗　见煤焦油、煤焦油沥青、石油沥青所致皮肤癌。

(李　培　李　莲)

第七节　氯乙烯所致肝血管肉瘤的三级预防

氯乙烯是一类不饱和卤代脂肪烃类化合物，微溶于水，可溶于盐水、乙醇、二氯乙烷、轻汽油，极易溶于乙醚、四氯化碳。在阳光直射下形成黏稠的物质，易燃、易爆，与空气混合时的爆炸极限为3.6%~26.4%。氯乙烯主要为职业性接触，长期接触氯乙烯后可引起人体多系统的损害。氯乙烯具有致癌性，可以诱发肝血管肉瘤。肝血管肉瘤又称血管内皮细胞肉瘤或恶性血管内皮瘤，是由肝窦细胞异形增生所造成的原发性恶性肿瘤。职业性肝血管肉瘤多见于接触高浓度氯乙烯的清釜工，潜伏期10~35年不等。1996年对某聚氯乙烯树脂厂的调查显示工龄一年以上的405名接触氯乙烯的工人中发现了1例肝血管肉瘤病例。

一、氯乙烯所致肝血管肉瘤概述

(一) 氯乙烯所致肝血管肉瘤定义

长期接触氯乙烯后可引起人体多系统的损害，如神经衰弱、肝脾肿大、雷诺氏症、肢端溶骨症及硬皮样改变等。氯乙烯具有致癌性，可以诱发肝血管肉瘤。肝血管肉瘤是由肝窦细胞异形增生所造成的原发性恶性肿瘤。

(二) 氯乙烯主要接触作业

氯乙烯主要用于制造聚合氯乙烯塑料；也可与醋酸乙烯、丙烯腈、偏氯乙烯制成共聚物；用作绝缘材料、黏合剂、涂料、纺织合成纤维、薄膜等；也可用作中间体或溶剂。氯乙烯合成过程中，在转化、分馏塔、贮槽、压缩机及聚合釜、离心机处都可能接触到氯乙烯，特别是进入聚合釜内清洗或抢修和意外事故时，接触浓度最高。

（三）氯乙烯所致肝血管肉瘤发病机制

氯乙烯的致癌机制尚未清楚，肝是主要的靶器官。目前认为在体内肝微粒体细胞色素P450（CYP2E1）作用下，氯乙烯在啮齿动物的代谢主要通过饱和代谢过程，产生氧化氯乙烯和其重排产物氯乙醛，氧化氯乙烯和氯乙醛具有强烈的烷化作用，可与DNA等大分子物质结合形成多种加合物，诱导DNA或RNA合成出现错误，从而引起致癌作用。

（四）氯乙烯所致肝血管肉瘤临床表现

早期有腹胀、腹痛、倦怠，随后可能出现消瘦、腹水、腹痛加剧、消化道出血、腹腔内出血、黄疸、肝功能异常、肾功能不全、贫血、末梢性血小板破坏，较多地出现淤血性心功能不全、肺炎、胸腔积液、血性心包液。大多数肝血管肉瘤患者有肝门静脉高压，可因肝功能不全出现肝性脑病，或大量消化道出血，或腹腔内出血而死亡。

二、氯乙烯所致肝血管肉瘤的三级预防

（一）一级预防

预防氯乙烯所致肝血管肉瘤，要从根本上消除、控制或尽可能减少氯乙烯对劳动者的侵害。应遵循“三级预防”原则。具体控制措施概括为以下几个方面。

1. 相关法律、法规及标准制定和完善　2003年，我国制定了《高毒物品目录》（卫法监发〔2003〕142号），将氯乙烯实施高毒物品管理。我国还制定了工作场所氯乙烯的职业接触限值，《工作场所有害因素职业接触限值　第1部分：化学有害因素》（GBZ 2.1—2019）中的限值要求，氯乙烯的时间加权容许浓度为10mg/m^3。

2. 生产工艺和生产设备改进和革新　从生产工艺流程中用无毒或低毒物质代替有毒或高毒物质，比如在高分子化合物生产中可以采用乙烯、丙烯等毒性较小的原材料替代氯乙烯。

因工艺要求，必须使用氯乙烯原料或生产过程中产生氯乙烯时，应强化局部密闭和通风排毒等措施，使生产环境中氯乙烯的浓度控制在国家职业卫生标准以内。

氯乙烯生产车间，须做好设备及管道的密闭，注意防火、防爆，并加强设备维护保养。氯乙烯具有中毒危害、易燃、易爆，依据《职业性接触毒物危害程度分级》（GBZ 230—2010）氯乙烯为极度危害气体，这样的介质不允许泄漏，氯乙烯的冷凝装置采用夹套水冷却装置，防止聚合釜内温度剧升及氯乙烯蒸气逸出。传统板式换热器存在换热器半片之间不是永久性连接的问题，通过预紧力加紧，所以会出现泄漏和串液的问题，新一代半焊式板式换热器将相邻的两块板片的四周边缘部分由激光焊接组焊在一起，形成一个薄薄的腔体，四周密封，只留下两对供液体进出的端口，氯乙烯可以在激光焊接成的板片腔体内流动，与传统的板式换热器相比，大大减少了物料的泄漏点。

在有毒物质生产过程中，如密闭不严或条件不许可，仍有氯乙烯逸散入作业环境空气中。采用防爆型局部通风、吹吸式通风等工程防护措施防止毒物的外逸。由于氯乙烯易燃特性，还应安装可燃气体检测报警系统，实时监测工作环境中检测气体浓度，并实现信号传送、报警和联锁保护的功能。另外，以氯乙烯为原料生产聚氯乙烯时，聚氯乙烯粉尘的危害

也不容忽视，应采用旋风除尘器净化粉尘，避免二次污染，并能回收原料，创造经济效益。

3. **个体防护措施** 接触氯乙烯劳动者个体防护措施的选择应依据职业环境氯乙烯检测水平、《个体防护装备配备规范 第1部分：总则》（GB 39800.1—2020）和《呼吸防护用品的选择、使用与维护》（GB/T 18664—2002），并远离火种、热源，工作场所内严禁吸烟。劳动者应熟练掌握个体防护装备正确佩戴和使用方法，在使用个体防护装备前，劳动者应对个体防护装备的外观和适合性进行检测，以确保其能够正常使用。严格遵守职业卫生操作规程，尤其是清釜的工作，进釜前须先进行釜内通风换气，或用高压水或无害溶剂冲洗，并经测定釜内温度和氯乙烯浓度合格后，佩戴防护服和送风式防毒面罩，并在他人监督下方可进釜。

4. **职业卫生管理** 用人单位应当按照《建设项目职业病危害风险分类管理目录（2021年版）》（国卫办职健发〔2021〕5号）和《国民经济行业分类》（GB/T 4754—2017）建立职业卫生管理机构，配置职业卫生管理人员，并接受职业卫生培训；对接触氯乙烯的劳动者进行上岗前职业卫生培训和在岗期间的定期职业卫生培训，并建立、健全职业卫生管理制度和操作规程；在存在或产生氯乙烯危害的工作场所、作业岗位、设备、设施等醒目位置设置警示标识、中文警示说明和高毒物品氯乙烯告知卡；用人单位应当建立职业卫生档案和接触氯乙烯的劳动者职业健康监护档案，并按照规定的期限妥善保存。

5. **职业健康教育** 在职业健康教育时，应重点针对氯乙烯理化特性，氯乙烯的接触途径（经呼吸道），氯乙烯的毒理和毒性特征，所配备个体防护用品的种类、性能、使用方法及维护管理，发生异常紧急情况时的应急措施以及其他预防健康损害的事项实施职业健康教育。

6. **上岗前职业健康检查** 《职业健康监护技术规范》（GBZ 188—2014）对接触氯乙烯岗位工人上岗前职业健康检查作出了明确规定。上岗前职业健康检查要重点询问肝脏疾病史及关节肿痛、僵硬等症状，体格检查主要包括内科常规检查和手指骨关节的检查；实验室和其他检查中血常规、尿常规、肝功能、心电图、类风湿因子，肝脾B超为必检项目。上岗前检查发现慢性肝病和类风湿关节炎者禁止上岗。

（二）二级预防

二级预防主要以早发现、早诊断和早治疗为目的，主要包括职业病危害因素的识别与检测、职业健康检查、新型生物监测指标和职业病的诊断和鉴定。

1. **职业病危害因素的识别与检测** 空气中的氯乙烯现场采样按照《工作场所空气中有害物质监测的采样规范》（GBZ 159—2004）执行，短时间采样用活性炭管以0.1L/min流量采集15min空气样品，长时间采样用活性炭管以0.05L/min流量采集2~8h空气样品。依据《工作场所空气有毒物质测定 第78部分：氯乙烯、二氯乙烯、三氯乙烯和四氯乙烯》（GBZ/T 300.6678—2017）检测空气中的氯乙烯的浓度，将活性炭管放入热解吸器中，其进气口端与100mL注射器连接，另一端与载气（氮）相连，流量为50mL/min，在250℃下，解吸至100mL，热解吸后进样，经气相色谱柱分离，氢焰离子化检测器检测，以保留时间定性，峰高或峰面积定量。

2. **职业健康检查** 《职业健康监护技术规范》（GBZ 188—2014）对接触氯乙烯岗位劳动者在岗期间职业健康检查，离岗时职业健康检查和应急健康检查作出了明确规定。在岗期间职业健康检查，检查内容包括①症状询问：重点询问乏力、恶心、食欲减退、肝区胀痛、手指麻木及小关节疼痛等症状。②体格检查：内科常规检查；骨科检查：注意手指骨、关节的检查。③实验室和其他检查：必检项目包括血常规、尿常规、肝功能、手部X射线摄片（清釜工)、肝脾 B 超，白指诱发实验。在岗期间检查发现职业性慢性氯乙烯中毒和氯乙烯所致肝血管肉瘤者应调离该岗位。在岗期间每半年进行 1 次肝功能检查，作业场所有毒作业分级Ⅱ级及以上的 1 年体检 1 次，作业场所有毒作业分级Ⅰ级的 2 年体检 1 次。

应急健康检查的目标疾病为职业性急性氯乙烯中毒，检查时重点询问的症状为短时间吸入大量氯乙烯气体的职业接触史及头晕、头痛、恶心、胸闷、乏力、步态蹒跚等酒醉样症状；体格检查主要包括内科常规检查，神经系统常规检查及运动功能、病理反射检查，以及眼底检查；实验室和其他检查中血常规、尿常规、心电图、肝功能、肝脾 B 超为必检项目，选检项目为脑电图、头颅 CT 或 MRI。

离岗时职业健康检查目标疾病为慢性阻塞性肺疾病，检查内容与在岗期间职业健康检查的内容一致。

3. 新型生物监测指标

(1) 接触生物标志物：尿液中的亚硫基二乙酸是氯乙烯单体(vinyl chloride monomer，VCM)的主要代谢产物，尿液中的亚硫基二乙酸被认为是 VCM 的接触生物标志物，因为它比 VCM 更稳定，半衰期更长。

(2) 效应生物标志物

1) 基因毒性生物标志物：职业接触氯乙烯可导致微核频率增加。

2) 癌基因突变：ras-p21 基因突变和 p53 基因突变作为氯乙烯暴露的分子生物标志物，已经应用于反映氯乙烯暴露劳动者靶组织中发生 DNA 损伤的风险评估。

3) 表观遗传标志物：职业接触氯乙烯所致肝细胞肝癌患者中 $p16^{INKa}$ 启动子高甲基化与 Kras 突变相关；微核频率的增加与氯乙烯接触暴露劳动者 O^6- 甲基鸟嘌呤 -DNA 甲基转移酶(O^6-methylguanine DNA methyltransferase，MGMT)启动子甲基化水平的改变有关。

(3) 易感性生物标志物：研究发现多种代谢酶基因和 DNA 修复基因的多态性与氯乙烯接触劳动者的遗传毒性或致癌性有相关关系。

1) 代谢相关易感性生物标志物：在职业暴露氯乙烯的劳动者中代谢相关基因 CYP2E1、GSTP1、乙醛脱氢酶Ⅱ(Aldehyde dehydrogenase Ⅱ，ALDH2)等基因多态性与微核频率相关。

2) DNA 修复相关易感性生物标志物：核苷酸切除修复(nucleotides excision repair，NER)通路上的着色性干皮病 A 基因(xeroderma pigmentosum group a，XPA)、着色性干皮病 D 基因(xeroderma pigmentosum group D，XPD)、着色性干皮病 C 基因(xeroderma pigmentosum group c，XPC)、着色性干皮病 F 基因(xeroderma pigmentosum group f，XPF)等多态性有助于反映职业接触氯乙烯劳动者染色体损伤的水平。X 线修复交叉互补基因 1(x-ray repair cross-complementing group，XRCC1)、人类 8- 羟基鸟苷糖苷酶(human 8-hydroxyguanine glycosylase，hOGG1)等多态性可能与氯乙烯诱导的染色体损伤有关系。

3) 细胞周期与凋亡相关易感性生物标志物：细胞周期与凋亡相关基因如 *p53*、*p21*、鼠双微体基因 2(murine double minute gene 2，MDM2)、B 淋巴细胞瘤 -2 基因(b-cell lymphoma-2，BCL-2)、生长抑制及 DNA 损伤诱导基因家族 45(growth arrest and DNA damage-indueible genes 45，GADD45)、细胞周期蛋白依赖的激酶抑制剂 2A(cyclin-dependent kinase inhibitor 2A，CDKN2A)等多态性在职业暴露氯乙烯的工人中与微核频率相关。

4. 职业病的诊断与鉴定　诊断时应同时满足以下三个条件：①原发性肝血管肉瘤诊断

明确；②有明确的氯乙烯单体职业接触史，累计接触年限 1 年以上（含 1 年）；③潜隐期 1 年以上（含 1 年）。

（三）三级预防

肝血管肉瘤的三级预防又称临床预防，指防止伤残和促进功能恢复，提高生存质量，延长寿命，降低病死率。

肝血管肉瘤的治疗：局限性结节不伴有肝硬化者，争取早期发现、早期手术切除。不能切除的肿瘤，可采用化疗药物氟尿嘧啶、长春新碱、环磷酰胺、多柔比星（阿霉素）、表柔比星（表阿霉素）和/或放疗，可延长患者生存期。

（李 培　李 莲　杜钟庆）

第八节　焦炉逸散物所致肺癌的三级预防

焦炉逸散物（coke oven emissions，COEs）是烟煤在高温缺氧的焦炉炭化室内干馏过程中从焦炉逸出的气体、蒸汽和烟尘的总称。COEs 成分复杂，含有大量的 CO_2、SO_2、粉尘、苯、甲苯和多环芳烃，可引起呼吸系统疾病，如慢性阻塞性肺疾病和肺癌等。人群流行病学研究发现，职业接触 COEs 是肺癌的危害因素，据美国联邦环保署估计每年 1.5%~1.6% 肺癌死亡病例与职业接触 COEs 相关。在职业活动中长期反复接触焦炉逸散物而诱发的肺癌称为焦炉逸散物所致肺癌。2007—2014 年武汉市共报告焦炉逸散物所致肺癌患者 37 例，全部为炼焦操作工，其中男性有 34 例，占 91.89%，女性有 3 例，占 8.11%。

一、焦炉逸散物所致肺癌概述

（一）焦炉逸散物所致肺癌定义

焦炉逸散物是烟煤在高温缺氧的焦炉炭化室内干馏过程中，从焦炉逸出的气体、蒸汽和烟尘的总称，含有多种致癌的多环芳烃类化合物，在职业活动中长期反复接触焦炉逸散物而诱发的肺癌称为焦炉逸散物所致肺癌。

（二）焦炉逸散物主要接触作业

炼焦、炼钢、铸造熔化等过程中均能接触焦炉逸散物。炼焦中炉顶装煤、扫盖、测炉温、出炉、推焦、拦焦、熄焦岗位均能接触焦炉逸散物。

（三）焦炉逸散物所致肺癌发病机制

焦炉逸散物被国际癌症研究机构归为Ⅰ类致癌物。我国于 1984 年将焦炉工肺癌列为 8 种法定的职业肿瘤之一。焦炉逸散物致癌机制尚不完全清楚，一致认为与焦炉逸散物中的苯并（a）芘有关，但也有人认为焦炉工肺癌的病因是综合性的，多种致癌性多环芳烃在致癌过程中可能共同发挥作用，甚至存在协同性增强作用，同时焦炉逸散物中的固体颗粒焦尘可能存在辅助作用。

（四）焦炉逸散物所致肺癌临床表现

症状和体征见石棉致肺癌。

二、焦炉逸散物所致肺癌三级预防

(一) 一级预防

预防焦炉逸散物所致肺癌，要从根本上消除、控制或尽可能减少焦炉逸散物对劳动者的危害。在焦炉逸散物的应用方面予以严格的管理，改进和革新生产工艺、生产设备，配备合适有效的个人防护措施，加强职业卫生培训，做好上岗前职业健康检查等具体控制措施概括为以下几个方面。

1. **相关法律、法规及标准制定和完善**　2003年，我国制定了《高毒物品目录》(卫法监发〔2003〕142号)，将焦炉逸散物实施高毒物品管理。我国还制定了工作场所焦炉逸散物的职业接触限值，《工作场所有害因素职业接触限值 第1部分：化学有害因素》(GBZ 2.1—2019)列出了焦炉逸散物的8h时间加权容许浓度为0.1mg/m^3。

2. **生产工艺和生产设备改进和革新**　从生产工艺流程中用无毒或低毒物质代替有毒或高毒物质，我国炼钢产能与日俱增，传统的炼焦煤资源日渐匮乏，并且严重危害劳动者健康，内蒙古科技大学研究发现，高炉喷吹系统应用喷吹煤粉代替部分焦炭，增加了自动控制的集成程度，实现了煤粉预热喷吹、自动倒灌作业与自动调节回路，可有效降低对原料的要求和企业生产成本，便于及时发现和消除隐患。

因工艺受限时，应强化局部密闭和通风排毒等措施，使生产环境中焦炉逸散物的浓度控制在国家职业卫生标准以内。

焦炉进料口、出料口、运输管道等采取消烟措施，并采取密封措施防止泄漏；生产车间设置操作室、仪表室和休息室，减少劳动者接触焦炉逸散物的机会；焦炉门、炉顶盖、放散管等处设置有害气体检测装置，工艺设备和管道的设计中采用防腐或耐腐蚀材料。

厂房、工段如焦炉地下室及其他产生有害气体的工位采取相应的通风换气措施。焦化厂中采用拦焦除尘装置，该装置包括拦焦机集尘罩及皮带提升小车，集尘固定干管及百叶蓄热式冷却器和与冷却器相连的地面除尘站。炼焦室等可能产生化学毒物的车间应设置事故通风系统，换气次数不小于12次/h，事故通风机宜与浓度检测、报警装置联锁。

3. **个体防护措施**　接触焦炉逸散物劳动者个体防护措施的选择应依据职业环境焦炉逸散物情况、《个体防护装备配备规范 第1部分：总则》(GB 39800.1—2020)和《呼吸防护用品的选择、使用与维护》(GB/T 18664—2002)。劳动者应熟练掌握个体防护装备正确佩戴和使用方法，在使用个体防护装备前，劳动者应对个体防护装备的外观和适合性进行检测，以确保其能够正常使用。严禁在工作区域吸烟、饮食或摘下防护用品。

4. **职业卫生管理**　用人单位按照《建设项目职业病危害风险分类管理目录(2021年版)》(国卫办职健发〔2021〕5号)和《国民经济行业分类》(GB/T 4754—2017)建立职业卫生管理机构，配置职业卫生管理人员；对接触焦炉逸散物的劳动者进行上岗前职业卫生培训和在岗期间的定期职业卫生培训，并建立、健全职业卫生管理制度和操作规程；在存在或产生焦炉逸散物危害的工作场所、作业岗位、设备、设施等醒目位置设置警示标识和中文警示说明；用人单位建立职业卫生档案和接触焦炉逸散物的劳动者职业健康监护档案，并按照规定的期限妥善保存。

5. **职业健康教育**　加强焦炉逸散物作业劳动者职业健康教育，重点针对焦炉逸散物理化特性、焦炉逸散物的接触途径，健康损害及临床表现，案例分析，相关的防护设施及其维护管理，配备的个体防护用品的种类、性能、使用方法及维护管理，应急救援措施，其他预防健康损伤的要点等实施职业健康教育。

6. **上岗前职业健康检查** 《职业健康监护技术规范》(GBZ 188—2014)对接触焦炉逸散物岗位劳动者上岗前职业健康检查作出了明确规定。上岗前职业健康检查要重点询问呼吸系统疾病史及相关症状，体格检查主要包括内科常规检查和皮肤科常规检查；实验室和其他检查中血常规、尿常规、心电图、血清 ALT、胸部 X 线摄片和肺功能为必检项目，选检项目为胸部 CT。上岗前检查发现慢性阻塞性肺疾病者禁止上岗。

(二) 二级预防

二级预防主要以早发现、早诊断和早治疗为目的，主要包括职业病危害因素的识别与检测、职业健康检查、新型生物监测指标和职业病的诊断和鉴定。

1. **职业病危害因素的识别与检测** 目前国家尚未制定焦炉逸散物配套的标准测定方法，焦炉逸散物测定方法的缺失导致职业卫生现场检测结果缺乏法律依据。2008 年，河南省平顶山市职业病防治院采用重量法测定工作场所空气中焦炉逸散物，方法简便，易于操作。2015 年，江苏省疾病预防控制中心研究发现便携式色谱 - 表面声波检测仪可以较好地识别焦炉逸散物中存在的有机化合物的种类、浓度，该方法具有分析周期短、操作简便、灵敏度良好的优点。

2. **职业健康检查** 《职业健康监护技术规范》(GBZ 188—2014)对接触焦炉逸散物岗位劳动者在岗期间职业健康检查，离岗时职业健康检查作出了明确规定。在岗期间职业健康检查的体检周期为 1 年，目标职业病为职业性焦炉逸散物所致肺癌和焦炉逸散物所致职业性皮肤病，目标职业禁忌证为慢性阻塞性肺疾病。检查时重点询问呼吸系统相关症状；体格检查主要为内科常规检查和皮肤科常规检查；实验室和其他检查与上岗前检查一致。

离岗后健康检查为推荐性检查，检查对象为焦炉逸散物的接触人员；目标疾病为职业性焦炉逸散物所致肺癌；检查内容包括①症状询问：重点为呼吸系统疾病史及相关症状。②体格检查：内科常规检查。③实验室和其他检查：必检项目为血常规、心电图、肺功能、胸部 X 线摄片；选检项目为胸部 CT。随访 10 年，每 2 年检查 1 次。

3. **新型生物监测指标**

(1) 接触生物标志物：焦炉逸散物的接触生物标志物研究主要集中在尿中 1- 羟基芘、尿中萘及其代谢产物、尿中菲及其代谢产物、白蛋白加合物、DNA 加合物、热休克蛋白 70 和 8- 羟基 -2'- 脱氧鸟嘌呤。

(2) 效应生物标志物：目前研究较多的为染色体畸变和姐妹染色单体交换、胞质分裂阻滞微核碱性彗星实验测定 DNA 单链断裂、DNA 修复能力、肺功能、氧化应激及抑癌基因改变等。最近发现了一系列可能成为焦炉逸散物新的效应生物标志物，如 DNA 甲基化改变、miRNA 表达改变、拷贝数改变等。

1) DNA 加合物：外周血白细胞中苯并(a)芘二环氧化物 -DNA 加合物与焦炉工人焦炉逸散物多环芳烃化合物(polycyclicaromatichydrocarbons，PAHs)暴露有相关性，尿液中 DNA 加合物在焦炉逸散物 PAHs 暴露人群中高于未暴露人群。

2) DNA 甲基化改变：研究显示全基因组甲基化水平和特定基因甲基化位点的甲基化

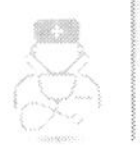

水平，如 p53、p16、肿瘤超甲基化基因 1（hypermethylated in cancer 1，HIC-1）、白细胞介素 -6（Interleukin-6，IL-6）、芳烃受体抑制因子（arylhydrocarbon receptor repressor，AhRR）等基因启动子区域甲基化水平在焦炉逸散物 PAHs 暴露的人群中显著升高。

3）端粒长度：焦炉工人暴露于焦炉逸散物 PAHs 的时间越长端粒长度越短，端粒长度可能成为焦炉工人暴露于焦炉逸散物 PAHs 的效应生物标志物。

4）miRNA：研究发现焦炉工人血清中 miR-24-3p、miR-27a-3p、miR-142-5p、miR-28-5p、miR-150-5p 的表达水平与焦炉逸散物 PAHs 的暴露有相关性。

5）拷贝数变异：接触焦炉逸散物 PAHs 的劳动者线粒体 DNA 拷贝数显著高于未接触 PAHs 人群。

⑶ 易感性生物标志物：易感性生物标志物研究主要包括 PAHs 代谢酶基因多态性与暴露标志物的关联研究、PAHs 代谢酶基因多态性与效应标志物的关联研究、碱基切除修复（base excision repair，BER）基因多态性研究、NER 修复基因多态性研究和 DNA 双链断裂修复（DNA double-strand break repair，DSBR）基因多态性研究。到目前为止，GSTM1、GSTT1、CYP1A1、XRCC、XPA、XPC、端粒酶逆转录酶（telomerase reverse transcriptase，TERT）、Vps10p 尾端交互 1a（vps10p tail interacting 1a，VTI1A）、染色质重塑因子（bromodomain PHD finger transcription factor，BPTF）等基因的 SNP 跟焦炉逸散物 PAHs 的暴露有相关性，其中研究最多的是 GSTM1 的 SNP。2013 年的 meta 分析中显示，GSTM1 基因编码区的 SNP 位点与劳动者接触焦炉逸散物 PAHs 有相关性，2017 年的 meta 分析中显示未发现 GSTM1 基因编码区的 SNP 位点与职业接触焦炉逸散物 PAHs 具有统计学意义的相关关系，相关性尚有争议，尚需进一步人群流行病学研究。

4. 职业病的诊断与鉴定 在诊断时应同时满足以下三个条件：①原发性肺癌临床诊断明确；②有明确的焦炉逸散物职业接触史，累计接触年限 1 年以上（含 1 年）；③潜隐期 10 年以上（含 10 年）。

（三）三级预防

肺癌的三级预防又称临床预防，指防止伤残和促进功能恢复，提高生存质量，延长寿命，降低病死率。见石棉致肺癌、胸膜间皮瘤。

（李 培 李 莲 杜钟庆）

第九节 六价铬化合物所致肺癌的三级预防

六价铬［Cr（Ⅵ）］是一种强氧化剂，损害肝、肾，对呼吸道黏膜有刺激性，并因其致敏作用引起过敏性哮喘。Cr（Ⅵ）易于经消化道和皮肤吸收，吸收后的铬很快分布于肺、肝、肾，并经肾从尿液排出。20 世纪 80 年代，流行病学调查发现铬酸盐劳动者肺癌高发。1990 年 IARC 将六价铬确定为人类致癌物，我国于 1987 年把铬酸盐所致肺癌列入职业性肿瘤，2013 年修改为六价铬化合物所致肺癌。2016 年重庆市 69 家企业的 817 名接触铬的劳动者的职业健康检出 1 例六价铬化合物所致肺癌。

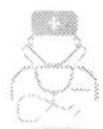

一、六价铬化合物所致肺癌概述

(一) 六价铬化合物所致肺癌定义

铬在自然界普遍存在，它的毒性取决于氧化状态及溶解度，六价铬可经呼吸道进入肺组织中，在职业环境中长期反复接触六价铬化合物，经过较长的潜隐期而患的肺癌。

(二) 六价铬化合物主要接触作业

铬是一种银灰色硬而脆的金属，工业上六价铬化合物是矿物中三价铬在有氧条件下加热得到的。据估计，约 80 种不同行业的劳动者可能接触六价铬，包括铬化合物生产、金属冶炼、电镀、不锈钢焊接、含铬耐火材料制造以及其他一些化学工业如染料、金属抛光、木材处理、催化剂、杀菌剂、防锈剂、制革等。

(三) 六价铬化合物致肺癌发病机制

六价铬化合物致肺癌的机制尚未明确，目前普遍认为 Cr(Ⅵ)能够诱导氧化应激、DNA 损伤、细胞凋亡以及基因突变等。

1. **DNA 损伤与氧化应激**　一般认为 Cr(Ⅵ)及中间态通过单电子氧化还原循环、Fenton 样反应等可造成 DNA 损伤，如 DNA 加合物、DNA- 氨基酸交联、DNA 链间交联、DNA 链断裂和碱基氧化。氧化应激是引起组织炎症反应和诱导细胞毒性的重要过程。Cr 诱导氧化应激的过程同样涉及价态的转变、ROS 和自由基的产生。

2. **基因突变**　Cr(Ⅵ)所诱导的碱基置换和移码突变多数位于 A/T 富集序列，以 T → A 和 T → G 置换为主，细胞水平也观察到相同的突变特异性。Cr(Ⅵ)致突变中的链差异，77% T 碱基置换发生在非转录链，这种高序列特异的突变谱提示 Cr(Ⅵ)的特殊形态可能直接与 DNA 在热点序列具有相互作用。

3. **细胞凋亡**　金属离子诱导细胞凋亡途径主要有死亡受体途径和 p53 依赖性凋亡途径。Cr(Ⅵ)可引发细胞线粒体结构和功能损伤，还原过程中产生的 ROS 能引发线粒体膜通透性转运孔开放、线粒体膜电位降低及线粒体内钙超载等，释放多种凋亡诱导因子导致细胞凋亡。大量 Cr(Ⅵ)诱导细胞凋亡实验证明 Cr(Ⅵ)可能通过 p53 依赖性凋亡途径诱导细胞凋亡。

(四) 六价铬化合物致肺癌临床表现

症状和体征见石棉致肺癌。

二、六价铬化合物所致肺癌的三级预防

(一) 一级预防

预防六价铬化合物所致肺癌，要从根本上消除、控制或尽可能减少六价铬化合物对劳动者的侵害。应遵循“三级预防”原则，倡导并推行“清洁生产”，重点做好“前期预防”。具体控制措施概括为以下几个方面。

1. **相关法律、法规及标准制定和完善**　由欧盟立法制定的一项强制性标准《关于限制在电子电器设备中使用某些有害成分的指令》，于 2006 年 7 月 1 日开始实施，目的在于消除电器电子产品中的铅、汞、镉、六价铬、多溴联苯和多溴二苯醚共 6 项物质。目前我国已经开

始推行与欧盟指令配套的"中国 ROHS（restriction of hazardous substances，ROHS）"计划。

2003 年，我国制定的《高毒物品目录》（卫法监发〔2003〕142 号），将铬及其化合物实施高毒物品管理。我国还制定了工作场所三氧化铬、铬酸盐、重铬酸盐的职业接触限值。《工作场所有害因素职业接触限值　第 1 部分：化学有害因素》（GBZ 2.1—2019）中的限值要求，三氧化铬、铬酸盐、重铬酸盐 PC-TWA 为 $0.05mg/m^3$。

2. 生产工艺和生产设备改进和革新　从生产工艺流程中消除六价铬化合物，用无毒或低毒物质代替有毒或高毒物质，比如在制革行业中，铬鞣剂是常用的鞣剂，使皮革变得柔软和耐用，可用无铬鞣剂，如铝鞣剂、植物鞣剂、稀土鞣剂、有机鞣剂等来代替铬鞣剂应用于皮革鞣制。在电镀行业六价铬使用无氰电镀、代镉电镀、低铬电镀、三价铬电镀、达克罗技术、无铬电镀等减量化工艺技术代替高毒、高污染工艺。

因工艺要求必须使用六价铬化合物原料时，应强化局部密闭和通风排毒等措施，使职业环境中六价铬化合物的浓度控制在国家职业卫生标准以内。

采用密闭罩将挥发大量含酸、碱、铬酸盐、重铬酸盐等职业病危害因素的处理槽密闭化，并设计槽边侧吸罩或吹吸罩；利用先进的自动化生产技术，如遥控操作、计算机控制、隔室监控等措施避免劳动者直接接触六价铬化合物等职业病危害因素；如还不能实现，则应该增加劳动者与污染区的距离，尽量实现远距离操作。

电镀生产线根据不同化学物质性质设置独立抽风管道。抽出的含毒空气需经处理后方能排出，并注意回收综合利用。如采用喷淋塔凝聚回收含铬废气；电镀废水水量大、成分复杂、污染严重，六价铬废水氧化性强、毒性大，需要单独收集和处理，六价铬废水处理技术主要包括化学沉淀法、物理化学法、生物修复法、重金属捕集法和光催化法。

3. 个体防护措施　接触六价铬化合物劳动者个体防护措施的选择应依据职业环境六价铬化合物检测水平、《个体防护装备配备规范　第 1 部分：总则》（GB 39800.1—2020）和《呼吸防护用品的选择、使用与维护》（GB/T 18664—2002）。劳动者应熟练掌握个体防护装备正确佩戴和使用方法，在使用个体防护装备前，劳动者应对个体防护装备的外观和适合性进行检测，以确保其能够正常使用。严禁在工作区域吸烟、饮食或摘下防护用品。

4. 职业卫生管理　按照《建设项目职业病危害风险分类管理目录（2021 年版）》（国卫办职健发〔2021〕5 号）和《国民经济行业分类》（GB/T 4754—2017）建立职业卫生管理机构，配置职业卫生管理人员，并接受职业卫生培训；对接触六价铬化合物的劳动者进行上岗前职业卫生培训和在岗期间的定期职业卫生培训，并建立、健全职业卫生管理制度和操作规程；按照《工作场所职业病危害警示标识》（GBZ 158—2003）规定在存在或产生六价铬化合物危害的工作场所、作业岗位、设备、设施等醒目位置设置图形、警示线、警示语句等警示标识和载明产生六价铬化合物危害的种类、后果、预防和应急处置措施等中文警示说明；按照《高毒物品作业岗位职业病危害告知规范》（GBZ/T 203—2007）的规定在醒目位置设置高毒物品六价铬化合物告知卡，告知卡中应当载明高毒物品的名称、理化特性、健康危害、防护措施及应急处理等告知内容与警示标识；依据《职业卫生档案管理规范》（安监总厅安健〔2013〕171 号）和《用人单位职业健康监护监督管理办法》（国家安监总局令〔2012〕49 号）建立职业卫生档案和接触六价铬化合物的劳动者职业健康监护档案，并按照规定的期限妥善保存。

5. 上岗前职业健康检查　《职业健康监护技术规范》（GBZ 188—2014）对接触铬及其

化合物岗位劳动者上岗前职业健康检查作出了明确规定。上岗前职业健康检查要重点询问鼻腔、皮肤疾病史，体格检查主要包括内科常规检查、鼻及咽部常规检查和皮肤科常规检查；实验室和其他检查中血常规、尿常规、心电图、血清 ALT、胸部 X 线摄片为必检项目，肺功能为选检项目。上岗前职业健康检查发现慢性皮肤溃疡和萎缩性鼻炎者禁止上岗。

（二）二级预防

二级预防主要以早发现、早诊断和早治疗为目的，主要包括职业病危害因素的识别与检测、职业健康检查、新型生物监测指标和职业病的诊断和鉴定。

1. 职业病危害因素的识别与检测　空气中的气溶胶态铬及其化合物现场采样按照《工作场所空气中有害物质监测的采样规范》(GBZ 159—2004)执行，短时间采样在采样点用装好微孔滤膜的大采样夹以 5.0L/min 流量采集 15min 空气样品，长时间采样在采样点用装好微孔滤膜的小采样夹以 1.0L/min 流量采集 2~8h 空气样品。空气中的气溶胶态铬及其化合物浓度检测依据《工作场所空气中有毒物质测定　第 9 部分：铬及其化合物》(GBZ/T 300.9—2017)，样品用 1 体积高氯酸（ρ_{20}=1.67g/mL）与 9 体积硝酸（ρ_{20}=1.42g/mL）混合进行消解，消解后，用乙炔 - 空气火焰原子吸收分光光度计在 357.9nm 波长下测定吸光度，进行定量。

2. 职业健康检查　《职业健康监护技术规范》(GBZ 188—2014)对接触铬及其化合物岗位劳动者在岗期间职业健康检查，离岗时职业健康检查作出了明确规定。在岗期间职业健康检查的体检周期为 1 年，目标职业病为职业性铬鼻病、职业性铬溃疡、职业性铬所致皮炎和职业性铬酸盐制造工人肺癌。检查时重点询问咳嗽、咳痰、咯血、胸痛等呼吸系统症状，耳鼻喉、皮肤疾病史及相关症状；体格检查鼻及咽部常规检查和皮肤科常规检查；实验室和其他检查中血常规、尿常规、胸部 X 线摄片为必检项目，选检项目有心电图、抗原特异性 IgE 抗体、胸部 CT、变应原皮肤斑贴实验、肺功能、尿铬。

离岗后健康检查是推荐性的，以铬酸盐制造业工人为检查对象，以六价铬化合物所致肺癌为目标疾病，症状询问和体格检查与在岗期间职业健康检查一致，实验室和其他检查以血常规、心电图、肺功能、胸部 X 线摄片为必检项目，胸部 CT 为选检项目。离岗后应进行为期 10 年的随访，了解离岗工人健康状况，并且每 2 年进行 1 次健康体检。

3. 新型生物监测指标

(1) 易感性生物标志物：接触六价铬化合物劳动者易感性生物标志物的研究主要围绕表面活性物质蛋白、8- 羟基鸟嘌呤糖苷酶 1、X 线交叉互补基因、谷胱甘肽过氧化物酶、锰过氧化物歧化酶等相关基因多态性。

(2) 效应生物标志物：效应标志物反映外源性物质导致的早期效应、机体结构和 / 或功能改变及疾病等。六价铬化合物致病过程中效应标志物的研究分以下几个部分进行叙述。

1) DNA 链断裂水平：六价铬化合物通过单电子氧化还原循环过程产生羟自由基，造成 DNA 损伤，导致 DNA 链断裂，这一过程是引起细胞毒效应及癌变的关键。因此，DNA 链断裂水平可作为接触六价铬化合物劳动者遗传损伤的效应生物标志物。

2) 氧化应激产物：六价铬化合物作为一种强氧化剂进入劳动者体内引起机体的氧化损伤，目前研究发现的主要氧化应激产物包括激活转录因子 4、人类生长因子受体结合蛋白 2 相关的接头蛋白 1、低密度脂蛋白受体、NAD(P)H、醌氧化还原酶 1 等。

3）8- 羟基脱氧鸟嘌呤：接触六价铬化合物劳动者尿中铬浓度与尿中 8- 羟基脱氧鸟嘌呤水平存在明显的剂量 - 反应关系，但尿中 8- 羟基脱氧鸟嘌呤水平受吸烟、饮酒等因素的影响，因此，应用该指标时应注意控制饮酒、吸烟等混杂因素的影响。

4. 职业病的诊断与鉴定　诊断时应同时满足以下三个条件：①原发性肺癌临床诊断明确；②有明确的六价铬化合物职业接触史，累计接触年限 1 年以上（含 1 年）；③潜隐期 4 年以上（含 4 年）。

（三）三级预防

见石棉致肺癌、胸膜间皮瘤。

（李　培　李　莲　杜钟庆）

第十节　毛沸石所致肺癌、胸膜间皮瘤的三级预防

毛沸石是一种罕见的天然纤维状硅酸盐矿物，属于沸石类，通常以毛状易碎纤维存在于因气候变化或地下水作用而风化的火山灰岩石空隙中，是一种含水的架状铝硅酸盐，形成于火山岩沉积，含有碱金属与碱土金属的结晶质，主要为 Na、Ba、K、Ca、Sr、Mg。早在 20 世纪 70 年代，土耳其学者研究发现土耳其中部卡安纳托利亚和卡帕多西亚地区居民因接触毛沸石而患病，毒理学实验证实毛沸石是肺癌和恶性间皮瘤的危险因素，随后，美国和墨西哥研究均证实这一结论。在职业环境中长期反复接触毛沸石所诱发的肺癌和恶性间皮瘤称为毛沸石所致肺癌、胸膜间皮瘤。

一、毛沸石所致肺癌、胸膜间皮瘤概述

（一）毛沸石所致肺癌、胸膜间皮瘤定义

毛沸石是一种罕见的天然纤维状硅酸盐矿物，属于沸石类，可导致弥散性肺间质纤维化、胸膜钙化和胸膜斑，形成铁小体。在职业环境中长期反复接触毛沸石可诱发肺癌和恶性间皮瘤。

（二）毛沸石主要接触作业

毛沸石的主要接触机会多在其他沸石的生产和使用中。沸石的用途广泛，可以做水泥的活性混合材料，人造轻骨料，建筑材料，化工催化剂，气体、液体的净化剂、分离剂，燃料点火剂，CO_2 吸附剂，原子裂变产物及同位素的储存剂，纸张的吸潮去垢剂，还用于电子工业的防潮密封和保真空材料等。

（三）毛沸石所致肺癌、胸膜间皮瘤临床表现

毛沸石暴露引起肺组织改变的临床表现与石棉类似，可导致弥漫性肺间质纤维化（沸石肺）、胸膜钙化和胸膜斑，形成铁小体，铁小体的形态和典型的石棉小体类似，铁小体的核心可检测到毛沸石纤维，在毛沸石暴露者的支气管肺泡灌洗液中可发现裸露的毛沸石纤维。毛沸石导致的间皮瘤病情进展比石棉致胸膜间皮瘤更快，中位生存期平均为 10 个月。

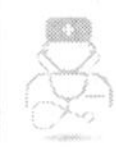

二、毛沸石所致肺癌、胸膜间皮瘤的三级预防

（一）一级预防

预防毛沸石所致肺癌、胸膜间皮瘤，要从根本上消除、控制或尽可能减少毛沸石对劳动者的危害。应遵循“三级预防”原则。相关法律、法规及标准制定和完善，改进和革新生产工艺、生产设备，配备合适有效的个人防护措施，加强接触毛沸石作业人员职业卫生培训，做好上岗前职业健康检查等，具体控制措施概括为以下几个方面。

1. 相关法律、法规及标准制定和完善　我国制定了工作场所沸石的职业接触限值。《工作场所有害因素职业接触限值　第1部分：化学有害因素》(GBZ 2.1—2019)列出了沸石粉尘（总尘）的时间加权容许浓度为5mg/m^3。

2. 生产工艺和生产设备改进和革新　采用先进的工程技术措施消除或降低毛沸石粉尘的危害，是预防毛沸石致肺癌、间皮瘤的最根本的措施。

改革工艺过程，不使用毛沸石或采用危害小的其他产品替代毛沸石，如条件受限，应革新生产设备，将产生毛沸石粉尘污染严重的部位隔离密闭或采用湿式作业防止毛沸石粉尘扩散，利用先进的自动化的生产技术，如遥控操作、计算机控制、隔室监控等措施避免劳动者直接接触粉尘；如还不能实现，则应该增加劳动者与污染区的距离，尽量实现远距离操作。

3. 个体防护措施　当职业环境通过一系列的防尘、降尘措施后毛沸石粉尘浓度仍然难以达到职业卫生标准时，可佩戴防尘护具作为辅助性防护措施。接触毛沸石粉尘劳动者个体防护措施的选择应依据《个体防护装备配备规范　第1部分：总则》(GB 39800.1—2020)和《呼吸防护用品的选择、使用与维护》(GB/T 18664—2002)。接触毛沸石粉尘劳动者应熟练掌握个体防护装备正确佩戴和使用方法，在使用个体防护装备前，劳动者应对个体防护装备的外观和适合性进行检测，以确保其能够正常使用。另外，还应注意个人卫生，杜绝将粉尘污染的工作服带回家。

4. 职业卫生管理　用人单位应当建立职业卫生管理机构，配置职业卫生管理人员，并接受职业卫生培训；对接触毛沸石粉尘的劳动者进行上岗前职业卫生培训和在岗期间的定期职业卫生培训，并建立健全职业卫生管理制度和操作规程；在存在或产生毛沸石粉尘危害的工作场所、作业岗位、设备、设施等醒目位置设置警示标识和中文警示说明；建立职业卫生档案和接触毛沸石粉尘的劳动者职业健康监护档案，并按照规定的期限妥善保存。

（二）二级预防

二级预防主要以早发现、早诊断和早治疗为目的，主要包括职业病危害因素的识别与检测、职业健康检查、新型生物监测指标和职业病的诊断和鉴定，目前国家相关部门尚未出台空气毛沸石检测标准和毛沸石接触劳动者的职业健康监护策略。下面主要介绍新型生物监测指标和职业病的诊断和鉴定。

1. 新型生物监测指标　毛沸石暴露的生物标志物研究报道有限，迄今为止，接触生物标志物有一些报道，但是未发现有效的效应标志物和易感性生物标志物。接触生物标志物中包括检测肺和胸膜组织中毛沸石颗粒或者毛沸石纤维，多种采样技术如支气管镜联合支气管肺泡灌洗液或者通过胸膜活检、胸腔镜检查或开胸手术进行胸膜采样等可以应用到肺和胸膜组织的采样。目前为止，支气管镜联合支气管肺泡灌洗液仍然是一种有效且相对侵入性较小的技术，通过测量受试者支气管肺泡灌洗液中毛沸石颗粒的浓度，接触过毛沸石20年后仍能检测到。

2. 职业病的诊断与鉴定

(1)肺癌：诊断时应同时满足以下三个条件：①原发性肺癌诊断明确；②有明确的毛沸石粉尘职业接触史，累计接触年限1年以上(含1年)；③潜隐期10年以上(含10年)。

(2)间皮瘤：诊断时应同时满足以下三个条件：①原胸膜间皮瘤诊断明确；②有明确的毛沸石粉尘职业接触史，累计接触年限1年以上(含1年)；③潜隐期10年以上(含10年)。

(三) 三级预防

见石棉致肺癌、胸膜间皮瘤。

(李 培　李 莲)

第十一节　煤焦油、煤焦油沥青、石油沥青所致皮肤癌的三级预防

煤焦油是焦化工业的重要产品之一，多数情况下由煤焦油工业专门进行分离、提纯后加以利用。沥青主要分为煤焦油沥青、石油沥青和天然沥青，其中煤焦油沥青是炼焦副产品，石油沥青是原油蒸馏后的残渣。煤焦油、煤焦油沥青、石油沥青的暴露工作场所主要为油毡厂、化工厂等生产、加工车间，碳素厂沥青工作车间、纺织器材厂棉扣沥青摇线车间等，长期反复接触该类危害因素，可导致慢性皮炎、毛囊角化、伴有溃疡的乳头状瘤，甚至鳞状上皮细胞癌。

一、煤焦油、煤焦油沥青、石油沥青所致皮肤癌概述

(一) 煤焦油、煤焦油沥青、石油沥青所致皮肤癌定义

煤焦油、煤焦油沥青、石油沥青中主要含致癌力最强的苯并(a)芘及少量多环芳烃，长期反复接触煤焦油、煤焦油沥青、石油沥青可导致皮肤癌，此种皮肤癌的组织类型主要为鳞状上皮细胞癌，好发于手臂、面部、颈部等暴露部位，一般伴随慢性皮炎、皮肤黑变、毛囊角化、有溃疡的乳头状瘤，甚至远处转移。好发年龄多见于40岁以上劳动者，疣状损害和上皮癌在劳动者脱离接触致癌物后亦可发病。

(二) 煤焦油、煤焦油沥青、石油沥青主要接触作业

煤焦油是炼焦中煤炭化的副产品，煤焦油产量随焦炭产量的增加而增加。我国是焦炭生产大国，约占世界的36%左右。自1993年起，我国焦炭产量连续居世界第一位。煤焦油因干馏温度不同分为低温焦油、中温焦油和高温焦油。高温焦油主要应用在煤焦油的蒸馏技术、特殊精馏技术和沥青深加工；低温焦油综合利用包括转入炼焦配煤、生产低温沥青、制作防腐防水用的环氧煤焦油和油毛毡、代替重油炼钢，还可将精炼的煤焦油与水、乳化剂混合制备柴油。传统的焦油加工产品如萘、蒽、苊、芴、酚类及沥青开发出了新的用途，如蒽氧

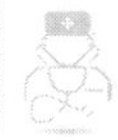

化制得高档染料中间体；咔唑除了作重要的染料中间体，还可用于合成导光、导电材料，合成活性物质；吲哚除了用作香料工业中不可缺少的香味保持剂，还用作植物生长激素；由苊开发出的红色染料具耐热、耐晒特点；α- 甲基萘、β- 甲基萘用于印染助剂；洗油可以取代工业萘制取高效减水剂。

煤焦油沥青是指高温煤焦油经蒸馏提取馏分后的残留物，占煤焦油的 50%~60%，用于制造涂料、电极、沥青焦、油毛毡等，亦可作为燃料及沥青炭黑的原料。

石油沥青是由性质及相对分子质量不同的烃和烃的衍生物组成的混合物，常温下呈固体、半固体，颜色为深褐色至黑色，因产地、结构、加工工艺等不同，其化学成分亦有较大区别。常用的石油沥青主要分为直溜沥青和氧化沥青，直馏沥青是石油原油提炼出汽油、煤油、中油、重油等产品剩余的残渣；氧化沥青是直馏沥青在氧化釜内加温注氧后形成。石油沥青作为一种主要的石油产品，以其优良的黏附、防水、防腐、绝缘等性能而被广泛应用于交通、建筑等行业的工程建设中，发挥着重要作用。

（三）煤焦油、煤焦油沥青、石油沥青致皮肤癌发病机制

煤焦油中含有上万种有机化合物，目前可以鉴定出的仅有 500 余种化合物，还含有其他稠环和含氧、含硫等杂环化合物。煤焦油沥青组成成分非常复杂，主要是四环以上的多环芳烃（PAHs），也有部分含氧、氮、硫等元素的杂原子化合物。石油沥青主要成分除沥青和树脂外，还含有少量的苯、萘、蒽、菲、吡啶、吖啶、咔唑、酚等挥发性物质。

煤焦油、煤焦油沥青、石油沥青致癌的主要成分为 PAHs。PAHs 进入人体后需经过肝脏代谢形成多环芳烃环氧化物，部分Ⅰ相代谢反应生成的环氧化物异构体形成单羟基化合物，与硫酸盐、葡糖醛酸等物质结合后，大部分结合物经肾脏代谢以尿液的形式排出体外；剩余部分环氧化物经Ⅱ相代谢反应生成具有亲电性的终致癌物与 DNA、酶等体内大分子化合物结合，形成加合物，产生活性氧，引起 DNA 链断裂、基因突变等，造成遗传损伤，最终产生致癌作用。

（四）煤焦油、煤焦油沥青、石油沥青致皮肤癌临床表现

职业性煤焦油、煤焦油沥青、石油沥青接触所致皮肤癌的类型多为鳞状上皮细胞癌，前驱皮损表现为接触部位产生煤焦油黑变病、痤疮、乳头状瘤及煤焦油软疣，常见于面、颈、前臂和阴囊，其他前驱性皮损还有皮肤炎症、红斑疹、指甲变化、白斑症、角化过度和局限性、侵蚀性溃疡。

二、煤焦油、煤焦油沥青、石油沥青所致皮肤癌的三级预防

（一）一级预防

预防煤焦油、煤焦油沥青、石油沥青所致皮肤癌，要从根本上消除、控制或尽可能减少煤焦油、煤焦油沥青、石油沥青对劳动者的危害。应遵循“三级预防”原则，一级预防包括相关法律、法规及标准制定和完善，改进和革新生产工艺、生产设备，配备合适有效的个人防护措施，加强煤焦油、煤焦油沥青、石油沥青作业人员职业卫生培训，做好上岗前职业健康检查等，具体控制措施概括为以下几个方面：

1. 相关法律、法规及标准制定和完善　国际癌症组织将煤焦油、煤焦油沥青列为人类已知致癌物。2013 年国家卫生计生委发布的新版《职业病分类和目录》（国卫疾控发

〔2013〕48号）中将煤焦油、煤焦油沥青、石油沥青所致皮肤癌列入职业性肿瘤范畴中。我国还制定了工作场所煤焦油沥青和石油沥青烟职业接触限值，《工作场所有害因素职业接触限值 第1部分：化学有害因素》（GBZ 2.1—2019）中列出煤焦油沥青挥发物的时间加权容许浓度为0.2mg/m^3，石油沥青烟的时间加权容许浓度为5mg/m^3。

2. 生产工艺和生产设备改进和革新　从生产工艺流程中消除煤焦油、煤焦油沥青、石油沥青，用无毒或低毒物质代替有毒或高毒物质，比如制作防水材料可以用高分子防水卷材如聚氯乙烯、氯化聚乙烯、氯化聚乙烯-橡胶共混、橡塑共混、再生胶、土工膜防渗卷材、聚乙烯丙纶等。

因工艺要求必须使用煤焦油、煤焦油沥青、石油沥青时，应强化局部密闭和通风排毒等措施，使生产环境中煤焦油、煤焦油沥青、石油沥青的浓度控制在国家职业卫生标准以内。

将产生煤焦油、煤焦油沥青、石油沥青污染严重的环境尽可能密闭，如在制作防水材料时将胎基烘干、胎基预浸、改性沥青的涂覆和覆膜均设置密闭罩，避免生产过程中沥青烟尘逸散，利用隔室监控避免劳动者直接接触毒物；如还不能实现，则应该增加劳动者与污染区的距离，尽量实现远距离操作。

采用局部通风、吹吸式通风等工程防护措施防止毒物的外逸。抽出的含毒空气需经处理后方能排出，并注意回收综合利用。在制作防水材料预浸池上方设置烟气收集罩将沥青烟气收集至净化装置，并采用电化学催化净化将烟雾分子分解或氧化为低分子无害的物质。

3. 个体防护措施　接触煤焦油、煤焦油沥青、石油沥青劳动者个体防护措施的选择应依据《个体防护装备配备规范 第1部分：总则》（GB 39800.1—2020）和《呼吸防护用品的选择、使用与维护》（GB/T 18664—2002）。劳动者应熟练掌握个体防护装备正确佩戴和使用方法，在使用个体防护装备前，劳动者应对个体防护装备的外观和适合性进行检测，以确保其能够正常使用。脱离职业环境应及时更换工作服及防护用品。

4. 职业卫生管理　用人单位应该建立职业卫生管理机构，配置职业卫生管理人员，并接受职业卫生培训；对接触煤焦油、煤焦油沥青、石油沥青的劳动者进行上岗前职业卫生培训和在岗期间的定期职业卫生培训，并建立、健全职业卫生管理制度和操作规程；在存在或产生煤焦油、煤焦油沥青、石油沥青危害的工作场所、作业岗位、设备、设施等醒目位置设置警示标识和中文警示说明；建立职业卫生档案和接触煤焦油、煤焦油沥青、石油沥青的劳动者职业健康监护档案，并按照规定的期限妥善保存。

（二）二级预防

二级预防主要以早发现、早诊断和早治疗为目的，主要包括职业病危害因素的识别与检测、新型生物监测指标和职业病的诊断和鉴定。

1. 职业病危害因素的识别与检测　目前我国尚未制定煤焦油、煤焦油沥青和石油沥青检测标准。河北省煤矿卫生与安全实验室通过超细玻璃纤维滤膜采集空气样品，用苯超声洗脱30min，苯溶解物用称重法测定，从而能准确测定工作场所空气中煤焦油沥青挥发物中苯溶解物的水平。煤焦油、煤焦油沥青和石油沥青中含有大量PAHs，PAHs分析方法主要有气相色谱法、高效液相色谱法、紫外分光光度计法及荧光光谱法。张秋民等利用SE-54毛细管柱对分离煤焦油沥青中PAHs很有效，用装有SE-54毛细管柱的气相色谱借助保留指数定性和内标法定量来分析煤焦油沥青中PAHs的含量及分布是准确可靠的。

2. 新型生物监测指标　煤焦油、煤焦油沥青、石油沥青的主要成分多环芳烃（PAHs），如苯并（a）芘，苯并（a）蒽等具有细胞毒性，致癌性和致突变性。因此，煤焦油、煤焦油沥青、石油沥青的标志物研究主要集中在PAHs暴露的检测，与焦炉逸散物的生物标志物有很多是共有的。

(1)接触生物标志物：接触生物标志物包括尿中1-羟基芘(1-Hydroxypyrene，1-OHP)、PAH-DNA、PAH-蛋白加合物等。1-OHP是多环芳烃的代谢产物，目前被认为是多环芳烃主要的接触生物标志物。

(2)效应生物标志物

1)基因毒性生物标志物：姐妹染色单体交换(sister chromatid exchanges，SCEs)和胞质分裂阻断微核(cytokinesis-bloek micronucleus，CBMN)的频率是职业接触PAHs最常见的细胞遗传学接触生物标志物。

2)二氢二醇环氧苯并(a)芘(7，8-dihydrodiol 9，10-epoxide benzo(a)pyrene，BPDE)BPDE-DNA加合物：在PAHs/BAP(职业暴露、吸烟者)中的人血清中发现了Ab-BPDE-DNA加合物，并认为是PAHs潜在的效应生物标志物。

3)端粒长度：接触煤焦油沥青的职业人群端粒长度比正常人群短，端粒长度可能成为接触煤焦油沥青的效应生物标志物。

(3)易感性生物标志物：小样本的研究中发现接触煤焦油的职业人群GSTM1和GSTT1的SNP位点与染色体畸变和微核的频率具有相关性。

3. 职业病的诊断与鉴定　诊断时应同时满足以下三个条件：①原发性皮肤癌临床诊断明确；②有明确的煤焦油、煤焦油沥青、石油沥青职业接触史，累计接触年限6个月以上(含6个月)；③潜隐期15年以上(含15年)。

(三) 三级预防

皮肤癌的治疗Ⅰ期和Ⅱ期患者采取比较彻底的手术切除，力争达到治愈；Ⅲ期和Ⅵ期转移患者使用综合疗法，以期达到缓解、延长存活时间和减轻患者的痛苦，达到预防并发症的发生和发展，提高生存质量。

(李　培　杜钟庆)

第十二节　β-萘胺所致膀胱癌的三级预防

膀胱癌是全球第10位恶性肿瘤，是泌尿系统第1位恶性肿瘤。我国膀胱癌发病率、死亡率呈逐年上升趋势。流行病学调查资料证明，25%~27%膀胱癌患者可能因接触芳香族化合物引起(β-萘胺、联苯胺)。β-萘胺为白色至淡红色叶片状晶体，略有芳香气味，溶于热水、乙醇、乙醚，随水蒸气挥发，可通过呼吸道、消化道和皮肤进入人体。β-萘胺主要用于合成染料中间体和分析试剂，主要接触人群为从事染料、橡胶的劳动者。长期反复职业暴露β-萘胺所诱发的膀胱癌为β-萘胺所致膀胱癌。

一、β-萘胺所致膀胱癌概述

(一) β-萘胺所致膀胱癌定义

β-萘胺为白色至淡红色叶片状晶体，略有芳香气味，溶于热水、乙醇、乙醚，随水蒸气挥

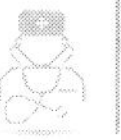

发，可通过呼吸道、消化道和皮肤进入人体。长期反复职业暴露β-萘胺所诱发的膀胱癌为β-萘胺所致膀胱癌。

（二）β-萘胺的主要接触作业

β-萘胺接触机会主要为生产合成染料中间体，β-萘胺也曾用作色基。

（三）β-萘胺所致膀胱癌临床表现

临床表现为无痛性、间歇性、肉眼全程血尿。部分患者首先出现膀胱刺激症状，无明显肉眼血尿。平均潜伏期为15~20年。

二、β-萘胺所致膀胱癌的三级预防

（一）一级预防

预防β-萘胺所致膀胱癌，要从根本上消除、控制或尽可能减少β-萘胺对劳动者的侵害。在β-萘胺的应用方面予以严格的管理，相关法律、法规及标准制定和完善，改进和革新生产工艺、生产设备，配备合适有效的个人防护措施，加强β-萘胺作业人员职业卫生培训等，具体控制措施概括为以下几个方面：

1. **相关法律、法规及标准制定和完善**　国际癌症组织将β-萘胺列为人类已知致癌物。ILO和NIOSH将其列入职业性肿瘤致癌因素之一。目前许多国家和地区已经禁止生产和使用β-萘胺，我国尚未禁止β-萘胺的生产和使用。

2. **生产工艺和生产设备改进和革新**　从生产工艺流程中用无毒或低毒物质代替有毒或高毒物质，比如在染料行业中使用新型绿色环保材料染化剂和助剂代替β-萘胺。

采取密封措施防止泄漏，生产车间设置操作室、仪表室和休息室，减少劳动者直接接触β-萘胺的机会。设置专用的染化料磅秤、配料的操作间，并与劳动者休息室严格分开。

对可能产生β-萘胺的车间应安装全面通风装置或局部通风装置，送风口和排风口的位置应合理布置，避免气流短路，生产时应保持运行，通风量应符合要求。

3. **个体防护措施**　接触β-萘胺的劳动者个体防护措施的选择应依据《个体防护装备配备规范　第1部分：总则》（GB 39800.1—2020）和《呼吸防护用品的选择、使用与维护》（GB/T 18664—2002）。劳动者应熟练掌握个体防护装备正确佩戴和使用方法，在使用个体防护装备前，劳动者应对个体防护装备的外观和适合性进行检测，以确保其能够正常使用。工作现场禁止吸烟、进食和饮水，工作后彻底清洗，注意个人清洁卫生。

4. **职业卫生管理**　用人单位应该建立职业卫生管理机构，配置职业卫生管理人员，并接受职业卫生培训；对接触β-萘胺的劳动者进行上岗前职业卫生培训和在岗期间的定期职业卫生培训，并建立、健全职业卫生管理制度和操作规程；在存在或产生β-萘胺危害的工作场所、作业岗位、设备、设施等醒目位置设置警示标识和中文警示说明；建立职业卫生档案和接触β-萘胺的劳动者职业健康监护档案，并按照规定的期限妥善保存。

5. **职业健康教育**　加强β-萘胺作业劳动者职业健康教育，重点针对β-萘胺理化特性、β-萘胺的接触途径，健康损害及临床表现，案例分析，相关的防护设施及其维护管理，配备的个体防护用品的种类、性能、使用方法及维护管理，应急救援措施，其他预防健康损伤等要点实施职业健康教育。

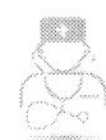

（二）二级预防

β- 萘胺二级预防包括职业病危害因素的识别与检测、职业健康检查和职业病的诊断和鉴定，目前我国尚未制定职业环境 β- 萘胺标准检测方法和职业健康监护的相关标准，下面主要介绍职业病的诊断和鉴定，在诊断时应同时满足以下三个条件：①原发性膀胱癌临床诊断明确；②有明确的 β- 萘胺职业接触史，累计接触年限 1 年以上（含 1 年）；③潜隐期 10 年以上（含 10 年）。

（三）三级预防

膀胱癌的三级预防又称临床预防，指防止伤残和促进功能恢复，提高生存质量，延长寿命，降低病死率。膀胱癌的治疗见联苯胺所致膀胱癌。

（李 培　李 莲）

第十三节　镍及其化合物所致肺癌的三级预防

镍（nickel，Ni）是一种银白色、坚韧并具有铁磁性的过渡金属，不溶于水，可溶于硝酸，是人体必需微量元素之一，过量接触会对健康产生不良影响。乙酸镍、硫酸镍和氯化镍等可溶性镍化合物经呼吸道吸收，但不在组织中蓄积，主要经尿排出，硫化镍、亚硫化镍和氧化镍等难溶性镍化合物可蓄积在呼吸道。经呼吸道吸入镍及其化合物是劳动者职业暴露的主要途径，流行病学研究发现镍精炼劳动者呼吸道肿瘤发病率增高。1990 年国际癌症研究署（International Agency for Research on Cancer，IARC）已将镍化合物列为人类确定致癌物，镍和含镍合金列为人类可能致癌物，我国于 2021 年把镍及其化合物所致肺癌列入《职业病分类和目录（征求意见稿）》中第十一类职业性肿瘤。

一、镍及其化合物所致肺癌概述

（一）镍及其化合物所致肺癌定义

镍是地壳中含量最丰富的金属元素之一，主要以硫化物、氧化物和硅酸盐的形式存在，工业上常见的镍化合物有一氧化镍、三氧化二镍、氢氧化镍、硫酸镍、氯化镍、硝酸镍等，可经呼吸道吸入途径进入肺组织中。劳动者在职业环境中长期反复暴露镍及其化合物所诱发的肺癌为镍及其化合物所致肺癌。

（二）镍及其化合物主要接触作业

镍因其资源丰富，且具有良好的可塑性、耐腐蚀性和导电性，被广泛应用于多种工业生产过程中，涉及镍及其化合物接触的作业主要有合金生产（如镍钢和镍银）、电池、电子制造、电气工程、橡胶工业以及化学和食品工业中的催化剂等。氯化镍、硫酸镍等被广泛用于电镀行业。在作业场所中，以镍精炼、电镀和焊接过程中接触镍及其化合物为主。

（三）镍及其化合物所致肺癌发病机制

细胞凋亡和自噬是维持细胞内稳态的两种重要的分子机制，当两者出现异常调节时可能会诱发癌变，肺癌的侵袭和转移是极其复杂的多基因调控和多步骤发展过程，是肿瘤的恶

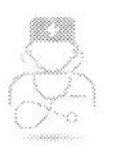

性标志和特征，已有研究表明镍及其化合物可影响细胞的凋亡、自噬、侵袭和转移、增殖等过程。当前镍及其化合物致肺癌的发病机制尚不明确，普遍认为表观遗传改变（DNA 甲基化、组蛋白修饰）、氧化应激、细胞铁稳态破坏和缺氧信号通路的激活是镍及其化合物致癌的主要分子机制。

当镍进入细胞核内，镍及其诱导的活性氧可与 DNA 和组蛋白相互作用，导致 DNA 损伤和表观遗传学改变（例如 DNA 甲基化和组蛋白乙酰化）。DNA 链断裂损伤和抑制 DNA 修复的间接遗传毒性作用被认为是镍致癌潜在机制之一。镍暴露可诱导多种基因（启动子区）高甲基化和抑癌基因失活（p16、MGMT、RAR-b2、RASSF1A 和 CDKN2A）。此外，镍暴露导致细胞信号通路激活、基因转录变化和表观遗传重塑的过程受缺氧影响，而缺氧本身会促进肿瘤生长，低氧促进肿瘤生长的机制之一是高保真 DNA 修复通路下调而导致的基因组不稳定，而镍暴露会导致修复蛋白（如 HDR 和 MMR）下调。另有研究发现癌症干细胞会在镍暴露诱导的恶性转化细胞中积累，超氧化物歧化酶 1（SOD1）是癌症干细胞积累的驱动力。镍及其化合物致肺癌的分子机制十分复杂，有待进一步研究。

（四）镍及其化合物所致肺癌临床表现

镍及其化合物所致肺癌的症状和体征见石棉致肺癌。

二、镍及其化合物所致肺癌的三级预防

（一）一级预防

因镍资源丰富，理化性质独特，被广泛应用于工业生产过程中，自 2021 年以来，国内外在新能源产业上对精炼镍的需求越来越高，需求量的大幅提高势必会给精炼镍劳动者职业健康带来更大的威胁。预防镍及其化合物所致肺癌，要从根本上消除、控制或尽可能减少镍及其化合物对劳动者的伤害。相关企业和生产单位应当制定并严格履行职业卫生管理制度，加强镍及其化合物作业人员的职业卫生培训，提高职业健康保护意识。倡导并推行“清洁生产”，重点做好“前期预防”。具体控制措施概括为以下几个方面：

1. **相关法律、法规及标准制定和完善**　国际癌症研究机构于 1990 年将镍化合物列为人类确定致癌物，将镍和含镍合金列为人类可能致癌物。我国制定颁布的《高毒物品目录》（卫法监发〔2003〕142 号）中将可溶性镍化物、镍与难溶性镍化物和羰基镍列为高毒物品。为保护劳动者职业健康、指导用人单位和职业卫生技术服务机构更好评价镍及其化合物水平，我国还制定有工作场所镍及其化合物的职业接触限值，《工作场所有害因素职业接触限值　第 1 部分：化学有害因素》（GBZ 2.1—2019）中限值要求：金属镍与难溶性镍化合物 PC-TWA 为 1mg/m^3；可溶性镍化合物 PC-TWA 为 0.5mg/m^3；羰基镍 MAC 为 0.002mg/m^3。此外，我国《工作场所空气有毒物质测定　镍及其化合物》（GBZ/T 160.16—2004）中规定了工作场所空气中镍及其化合物的浓度测定方法，对检测工作具有指导意义。

2. **生产工艺和生产设备改进和革新**　采用先进的工程技术措施消除或降低镍及其化合物的危害，是预防镍及其化合物所致肺癌最根本的措施，比如使用无镍电镀方式，减少镍对冶炼、电镀行业劳动者的健康损害。必须使用镍及其化合物作为原料或生产过程中会产生含有镍及其化合物的中间物时，应强化局部密闭和通风排毒等措施，使劳动者暴露镍及其化合物的浓度控制在职业接触限值以内，生产时通风设备应保持有效运行。

尽量采用遥控操作、计算机控制等自动化程度高的先进生产技术，避免劳动者直接暴露职业病危害因素。电镀废水水量大、成分复杂，是重金属污染的重要来源之一，随着行业清洁生产标准的推行，电镀废水的处理和资源化过程愈发重要。含镍电镀废水的处理方法主要包括化学沉淀法、铁氧体法、蒸发浓缩法、离子交换技术和吸附技术等。

3. **个体防护措施**　个体防护装备的正确应用是保护劳动者职业健康的重要辅助措施，应结合作业场所镍及其化合物的检测水平和《个体防护装备配备规范 第1部分：总则》（GB 39800.1—2020）选择合适的防护措施，注意其防护特性和效能，避免防护不到位和过度防护。应尤其注意镍及其化合物作业劳动者的呼吸防护，依据《呼吸防护用品的选择、使用与维护》（GB/T 18664—2002），做好呼吸防护用品的选择、使用与维护。此外，还需做好皮肤防护。劳动者应熟练掌握个体防护措施正确佩戴和使用方法，在使用个体防护装备前，劳动者应对个体防护装备的外观和适合性进行检测，以确保其能够正常使用，有效发挥防护作用。工作现场禁止吸烟、进食和饮水，工作后彻底清洗，注意个人清洁卫生。

4. **职业卫生管理**　按照《建设项目职业病危害风险分类管理目录》（国卫办职健发〔2021〕5号）和《国民经济行业分类》（GB/T 4754—2017）建立职业卫生管理机构，配置职业卫生管理人员，并接受职业卫生培训；依据《工作场所职业卫生管理规定》（中华人民共和国国家卫生健康委员会令第5号），用人单位明确自身职责及法律责任等，对接触镍及其化合物的劳动者进行上岗前职业卫生培训和在岗期间的定期职业卫生培训，并建立、健全职业卫生管理制度和操作规程；按照《工作场所职业病危害警示标识》（GBZ 158—2003）规定在存在或产生镍及其化合物危害的工作场所、作业岗位、设备、设施等醒目位置设置图形、警示线、警示语句等警示标识和载明产生镍及其化合物危害的种类、后果、预防和应急处置措施等中文警示说明；按照《高毒物品作业岗位职业病危害告知规范》（GBZ/T 203—2007）的规定在醒目位置设置高毒物品告知卡，载明高毒物品名称、理化特性、健康危害、防护措施及应急处理等告知内容与警示标识；依据《职业卫生档案管理规范》（安监总厅安健〔2013〕171号）和《用人单位职业健康监护监督管理办法》（国家安监总局令〔2012〕49号）建立职业卫生档案和接触镍及其化合物的劳动者职业健康监护档案，并按照规定的期限妥善保存。

5. **职业健康教育**　为提高劳动者职业健康防护意识，用人单位应加强对镍及其化合物作业劳动者职业健康教育，定期组织镍及其化合物作业劳动者进行培训学习，重点针对镍及其化合物的理化特性、接触途径、健康损害及临床表现、防护设施和案例分析，以及配备的个体防护用品的性能、正确使用方法和维护管理等方面。

6. **上岗前职业健康检查**　《职业健康监护技术规范》（GBZ 188—2014）对接触羰基镍劳动者上岗前职业健康检查作出了有关规定，见羰基镍中毒的三级预防。除羰基镍外，尚无其他镍及其化合物接触岗位劳动者的上岗前职业健康体检有关标准规范，有待进一步完善。

（二）二级预防

镍及其化合物所致肺癌的二级预防主要包括镍及其化合物的识别、监测与评价，以及职业健康检查。

1. **镍及其化合物的识别与检测**　依据《工作场所职业卫生管理规定》（中华人民共和国国家卫生健康委员会令第5号），用人单位应按时组织开展镍及其化合物的检测、评价工作。作业场所空气中镍及其化合物现场采样按照《工作场所空气中有害物质监测的采样规范》（GBZ 159—2004）执行，金属镍、氧化镍和硝酸镍等的浓度测定依据我国《工作场所空

气有毒物质测定 镍及其化合物》(GBZ/T 160.16—2004)执行。

2. **职业健康检查**　《职业健康监护技术规范》(GBZ 188—2014)对接触羰基镍劳动者在岗期间职业健康检查和应急健康检查作出了明确规定，见羰基镍中毒的三级预防。除羰基镍外，尚无其他镍及其化合物接触岗位劳动者的职业健康体检有关标准规范，有待进一步完善。

3. **新型生物监测指标**　镍及其化合物的生物监测样本以血液和尿液为主。当需要长时间、反复动态观察时，血液样本收集存在困难，而尿液易于收集，故较多应用尿镍含量作为镍接触的生物监测指标，但需要考虑尿镍的稳定性及能否反映机体内镍的蓄积量等问题，注意尿液样本采集的时机、污染控制和运送等。为使监测结果更具参考价值，也可采用尿液和血液样本中镍含量同时检测的方法。

目前有关镍及其化合物所致肺癌的生物标志物研究相对较少。钙激活蛋白(calcium actived protein，Cap43)基因稳定，在肿瘤发生发展的早期转录和表达，有研究发现Cap43蛋白在肺癌患者血清和肿瘤组织中的表达密切相关，且Cap43蛋白在镍致肺癌患者血清中高表达，提示Cap43蛋白有可能成为镍及其化合物致肺癌的一个重要的血清学标志物。此外，与DNA修复蛋白、转录因子和肿瘤抑制因子等锌指蛋白相互作用被认为与有毒金属介导的致癌作用相关，特定的锌指蛋白或许可成为镍及其化合物致肺癌的生物标志物，有待进一步研究。

4. **职业病的诊断与鉴定**　2021年，我国将镍及其化合物所致肺癌列入《职业病分类和目录(征求意见稿)》中第十一类职业性肿瘤，相关诊断和鉴定工作尚未明确，有待开展。

(三) 三级预防

镍及其化合物所致肺癌的三级预防又称临床预防，指防止伤残和促进功能恢复，提高生存质量，延长寿命，降低病死率。参见石棉致肺癌、胸膜间皮瘤。

(刘保峰　秦汝男)

第十四节　职业性肿瘤预防典型案例

一、案例一

(一) 案例基本情况

某市石棉矿厂劳动者，咳嗽、咳痰，严重时伴有喘息，呼吸困难，经医院确诊为石棉肺合并肺癌。该患者从事石棉作业20年，主要工作内容为将矿石通过手推矿车运送至露天选矿场，中间路程长达几公里，每天工作10h。

(二) 案例分析

该石棉矿厂每天都被笼罩在石棉粉尘的“烟雾”之中，每次采矿爆破时在距离矿区20余公里的地方仍有石棉粉尘飘落，石棉粉尘危害严重，在石棉的开采、运输和储存的过程中均会接触浓度较高的石棉粉尘。矿厂防护设施简陋，未采取湿式作业、未配置通风除尘等防护措施，也未给劳动者提供有效的防护口罩，无法满足防护的需求，石棉矿厂未定期组织

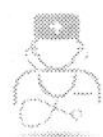

石棉粉尘作业的劳动者进行职业健康检查，未能及时发现疑似职业病和职业禁忌证，贻误了病情。劳动者缺乏个人防护意识，这些均是导致劳动者罹患肺癌的重要原因。

（三）三级预防策略

如果从三级预防角度，可从以下方面避免或减少上述职业病的发生。

1. **一级预防策略**　用其他材料如玻璃纤维代替石棉，杜绝石棉的接触；实施湿式作业抑制石棉粉尘的产生；用局部抽出式通风除尘设备，减少环境中的石棉粉尘含量，并制定合理的劳动者作息制度，减少劳动者与石棉粉尘的接触机会和接触时间；给劳动者配备合理、有效的个人防护用品；组织劳动者上岗前职业健康检查和职业卫生培训，及时发现职业禁忌证。

2. **二级预防策略**　石棉矿厂应定期对作业环境中石棉粉尘浓度进行检测，确保作业环境石棉粉尘浓度不超过职业接触限值的要求，并定期组织石棉粉尘作业的劳动者开展在岗期间和离岗时职业健康体检，及时发现疑似职业病和职业禁忌证。

3. **三级预防策略**　确诊为石棉致肺癌、胸膜间皮瘤的患者应进行积极的对症治疗和康复治疗，加强体育锻炼，合理饮食，培养良好的生活习惯，戒烟限酒，增强机体抵抗力，预防并发症。

二、案例二

（一）案例基本情况

广东省深圳市某鞋厂劳动者（老家为河南省滑县），2003 年 11 月 19 日开始从事制鞋底的工作，经常接触皮革、胶水等原料，空气中苯浓度未知，只佩戴一次性口罩。上岗前职业健康检查无职业禁忌证和其他疾病，工作 5 个月后，出现了鼻子出血、全身乏力等症状，期间该制鞋厂未安排在岗期间职业健康检查。2004 年 6 月中旬，该劳动者已经无法行走，经安阳市（2014 年前滑县隶属安阳市）人民医院确诊为急性非淋巴细胞性白血病。2004 年 8 月 21 日，该劳动者经救治无效去世。

（二）案例分析

该制鞋厂未给接触苯作业的劳动者提供有效的防护口罩或面具及相应的防护手套、防护服，未组织上岗前职业卫生培训，导致劳动者个人防护意识薄弱。同时，制鞋厂未定期组织接触苯作业的劳动者进行职业健康检查，未能及时发现疑似职业病和职业禁忌证，贻误了病情。另外，制鞋厂未进行职业环境苯的定期监测，不能动态掌握环境中苯的浓度，导致劳动者长期暴露在高浓度苯的作业环境中，最终罹患苯所致白血病。

（三）三级预防策略

如果从三级预防角度，可从以下方面避免或减少上述职业病的发生。

1. **一级预防策略**　以无毒或低毒的物质代替苯，这是一项根本性的杜绝苯危害的措施；生产工艺改革，从生产方式和工艺过程上进行改革，以达到工作人员不接触或少接触苯的有害气体，如制鞋工业中改用无苯胶等；通风排毒以局部机械通风方式为主，根据操作方式和生产特点，设计出各种形式的通风装置，以达到就地排出的目的，排出前应进行回收处理以防止污染大气环境；为劳动者提供适合有效的个人防护措施；加强苯作业人员上岗前职业卫生培训。安排接触苯作业劳动者进行上岗前职业健康检查，上岗前检查发现白细胞

计数低于 4×10^9/L 或中性粒细胞低于 2×10^9/L，血小板计数低于 8×10^{10}/L 以及造血系统疾病者禁止上岗。

2. **二级预防策略**　该制鞋厂应定期对作业环境中苯浓度进行识别和检测，确保作业环境的苯浓度不超过职业接触限值的要求，并定期组织员工开展在岗期间和离岗时职业健康体检，及时发现疑似职业病和职业禁忌证。在岗期间职业健康检查的体检周期为 1 年，目标职业病分别为职业性慢性苯中毒和职业性苯所致白血病，目标职业禁忌证为造血系统疾病。检查时重点询问神经系统和血液系统症状，如头痛、头晕、乏力、失眠、多梦、记忆力减退、皮肤黏膜出血、月经异常等；体格检查主要为内科常规检查；实验室和其他检查中血常规（注意细胞形态及分类）、尿常规、心电图、血清 ALT、肝脾 B 超为必检项目，选检项目有尿反 - 反黏糠酸测定、尿酚、骨髓穿刺。

3. **三级预防策略**　确诊为苯致白血病的患者应进行积极的对症治疗和康复治疗，加强体育锻炼，合理饮食，培养良好的生活习惯，戒烟限酒，增强机体抵抗力，预防并发症。

（李　培）

参考文献

[1] 牛侨. 职业卫生与职业医学 [M]. 2 版. 北京: 中国协和医科大学出版社, 2007.

[2] 邬堂春. 职业卫生与职业医学 [M]. 8 版. 北京: 人民卫生出版社, 2017.

[3] 李立明. 流行病学 [M]. 3 版. 北京: 人民卫生出版社, 2014.

[4] 任引津. 实用急性中毒全书 [M]. 4 版. 北京: 人民卫生出版社, 2014.

[5] 刘宝龙. 化学有害因素风险评价与控制技术 [M]. 北京: 煤炭工业出版社, 2018.

[6] 姜向阳. 典型行业职业病危害评价要点分析 [M]. 北京: 煤炭工业出版社, 2013.

[7] 余善法. 职业病案例与防治 [M]. 郑州: 河南人民出版社, 2010.

[8] 朱秋鸿, 黄金祥, 周安寿. 新增职业病诊断标准 (第 2 卷)[M]. 北京: 人民卫生出版社, 2018.

[9] 张永伟. 法定职业病速查手册 [M]. 北京: 人民军医出版社, 2012.

[10] 王玉琳, 邓建军, 杨洁, 等. 石棉致细胞毒性的氧化应激机制的研究进展 [J]. 上海: 环境与职业医学, 2017, 34 (8): 734-739.

[11] 叶薇, 张青碧. 石棉在恶性间皮瘤发病分子机制中的作用 [J]. 现代医药卫生, 2014, 30 (6): 865-867.

[12] 付德辰, 刘秉慈, 缪庆, 等. 石棉肺癌组织中 p53 基因突变的 PCR-SSCP 及部分序列分析研究 [J]. 卫生研究, 1997 (5): 289-292.

[13] 张天伟. 石棉暴露诱发的肿瘤中非整倍体产生的途径和细胞学机制 [D]. 北京: 中国科学技术大学, 2011.

[14] 庄祥云. 肺癌症状和临床特征 [J]. 日本医学介绍, 2001, 22 (11): 508-510.

[15] 窦婷婷, 周志俊. 全球禁止石棉, 消除石棉相关疾病 [J]. 职业卫生与应急救援, 2013, 31 (4): 226-226.

[16] 陈刚, 张忠彬, 刘宝龙, 等. 我国与主要国家温石棉安全使用政策和法规对比研究 [J]. 中国安全生产科学技术, 2018, 14 (1): 117-122.

[17] 余珉. 警惕职业致癌因素石棉 [J]. 劳动保护, 2016 (2): 15-17.

[18] 尹先宏, 夏海玲, 蒋兆强, 等. 石棉暴露人群血浆中差异 microRNA 筛选及功能分析 [J]. 预防医学, 2016, 28 (3): 221-225.

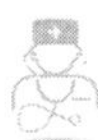

[19] 张永幸, 贺涵贞, 邬堂春, 等. 职业性肺癌中热应激蛋白 70、热应激蛋白 27 与 p53 表达的相关性研究 [J]. 中华劳动卫生职业病杂志, 1998, 4 (2): 78-80.

[20] 梁克诚, 郑楚, 甘浪舸. GSTM1、GSTT1 基因多态性与肺癌易感性 [J]. 华夏医学, 2009, 22 (3): 579-582.

[21] 尹衍玲. 石棉作业工人血浆中谷胱甘肽 S- 转移酶的活性及谷胱甘肽 S- 转移酶 M1 基因型的影响 [C]//. 中华预防医学会首届学术年会, 2002.

[22] 闫蕾, 王起恩. 谷胱甘肽 S- 转移酶 M1 基因型与石棉作业工人血液脂质过氧化水平的关系 [J]. 中华劳动卫生职业病杂志, 2002, 20 (2): 97-99.

[23] 刘志奇. ERK5/AP-1 信号通路在联苯胺诱导膀胱上皮细胞间质转化的作用及姜黄素干预机制的研究 [D]. 合肥: 安徽医科大学, 2017.

[24] 陈庆, 康维钧. 联苯胺类化合物的毒性研究进展 [J]. 河北医科大学学报, 2007, 28 (6): 460-462.

[25] 赵理. 联苯胺诱发膀胱癌的可能机制及社区高危人群预防干预措施研究 [D]. 合肥: 安徽医科大学, 2015.

[26] 陈荣圻. 绿色染化料的开发和应用 (三)[J]. 上海染料, 2006, 34 (1): 1-9.

[27] 张建国, 赵霞霞, 钱琴芳, 等. 新型液体分散染料的染色工艺 [J]. 印染, 2016, 42 (12): 26-28, 41.

[28] 张萍萍. Fe_3O_4 微纳米材料活化 S_2O8_2- 降解联苯胺的研究 [D]. 合肥: 安徽理工大学, 2016.

[29] 郝钢跃, 张维东, 陈永和, 等. NAT2 基因多态性与膀胱癌遗传易感性的关系 [J]. 中华肿瘤杂志, 2004, 26 (5): 283-286.

[30] 叶细标, 傅华. 苯致白血病机制研究的进展 [J]. 中华劳动卫生职业病杂志, 2005, 23 (5): 392-395.

[31] 蒙进怀, 李少旦. 苯接触人群的生物标志物研究进展 [J]. 中国职业医学, 2008, 35 (4): 327-328.

[32] 姚晶, 何南, 潘小涛, 等. 白血病的治疗 [J]. 吉林医药学院学报, 2010, 31 (4): 232-233.

[33] 朱建星, 魏荣卿, 刘晓宁, 等. 一种新型胺基树脂的制备 [J]. 过程工程学报, 2005, 5 (1): 49-53.

[34] 袁新华, 雷燕, 刘黎明, 等. 酚羟基修饰超高交联吸附树脂的制备与性能 [J]. 江苏大学学报 (自然科学版), 2008, 29 (5): 410-414.

[35] 戎伟丰, 凌伟洁, 胡嘉雯, 等. 气相色谱法测定工作场所空气中氯甲甲醚和双氯甲醚 [J]. 中国职业医学, 2017, 44 (1): 75-79.

[36] 孙冉, 闫慧芳. 便携式气相色谱- 质谱法检测工作场所空气中双氯甲醚 [J]. 中国职业医学, 2017, 44 (4): 466-468.

[37] 李维长. 美国加强无毒防腐剂的研究 [J]. 世界林业研究, 1989 (2): 87-87.

[38] 陈波藩, 林学量. 新白蚁粉防治家白蚁和黑翅土白蚁研究 [J]. 城市害虫防治, 2005 (2): 16-19.

[39] 李永超, 马跃军, 王春静. 半焊式板式换热器应用于氯乙烯冷凝装置的可行性 [J]. 石油和化工设备, 2014, 17 (7): 66-67.

[40] 王维军. 可燃气体检测报警系统及其应用 [J]. 安装, 2001 (2): 23-24.

[41] 张德恩, 张伟. 聚氯乙烯塑料管道生产通风防尘措施的优化设计研究 [J]. 中国安全生产科学技术, 1997 (6): 35-38.

[42] 鱼涛. 焦炉工外周血 IgA、IgE、IgG 和 TNF-α 水平与尿 1- 羟基芘相关性研究 [D]. 北京: 中国疾病预防控制中心, 2009.

[43] 李辉. 高炉喷吹系统自动控制研究与应用 [J]. 中小企业管理与科技, 2018 (10): 156-157.

[44] 郭梅, 商懿. 某焦化厂推焦及拦焦通风除尘控制工程研究 [J]. 职业卫生与应急救援, 2017, 35 (1): 9-11.

[45] 孙世义, 齐新周, 郭新华, 等. 工作场所空气中焦炉逸散物的检测方法研究 [J]. 中国卫生检验杂志, 2008, 18 (9): 1922-1922.

[46] 张力. 便携式色谱: 表面声波检测仪在焦炉逸散气组分识别中的应用 [J]. 江苏预防医学, 2015, 26 (1): 94-95.

[47] 潘祖飞, 郑玉新. 焦炉工生物监测研究进展 [J]. 工业卫生与职业病, 2010 (3): 178-183.

[48] 王晓峰, 楼建林, 邢鸣鸾, 等. 六价铬致小鼠 DNA 损伤及肝肾氧化应激的实验研究 [J]. 环境科学学报, 2006, 26 (11): 1860-1864.
[49] 赵飞, 朱晶, 刘新峰, 等. 牙科铸造合金中镍、铬、钴三种金属离子引起细胞氧化应激机制的研究进展 [J]. 北京口腔医学, 2016, 24 (1): 55-57.
[50] 刘翔, 刘世杰. 铬化合物的 DNA 损伤作用及其机制 [J]. 癌变. 畸变. 突变, 1999, 11 (1): 60-63.
[51] 李艳红. Cr (Ⅵ) 诱导肝细胞凋亡与线粒体电子传递链功能障碍的关系 [D]. 长沙: 中南大学, 2011.
[52] 冯豫川, 赵青, 鲁晓华, 等. 制革工业中铬污染及防治 [J]. 皮革科学与工程, 2001, 11 (3): 64-68.
[53] 王谦. 电镀行业六价铬污染防治最佳可行技术评估的研究 [D]. 南京: 南京大学, 2013.
[54] 叶秀, 曹兆进, 王强, 等. 铬的生物标志物及其在健康影响评价中的应用 [J]. 环境与健康杂志, 2015, 32 (4): 366-369.
[55] 张飞. 铬、镍、锰作业工人的 DNA 损伤和褪黑素的影响因素的研究 [D]. 太原: 山西医科大学, 2016.
[56] 左春雨, 商慧珍, 孙建娅, 等. 职业性镍铬接触工人尿中 8- 羟基脱氧鸟苷的研究 [J]. 中国药物与临床, 2014, 14 (4): 468-469.
[57] 王海珍. 职业性铬暴露与外周血 P16 基因甲基化关联性研究 [D]. 太原: 山西医科大学, 2017.
[58] 叶秀, 曹兆进, 王强, 等. 铬的生物标志物及其在健康影响评价中的应用 [J]. 环境与健康杂志, 2015, 32 (4): 366-369.
[59] 刘志英. 煤焦油深加工现状新技术和发展方向 [J]. 中国化工贸易, 2011, 3 (7): 50-51.
[60] 骆仲泱, 王少鹏, 方梦祥, 等. 煤焦油沥青的深度利用及发展前景 [J]. 化工进展, 2016, 35 (2): 611-616.
[61] 王亮, 王蓉辉, 曹祖宾. 煤焦油的综合利用 [J]. 燃料与化工, 2005, 36 (5): 52-53.
[62] 杨怀旺, 姚润生. 煤焦油加工技术进展和发展对策 [J]. 煤化工, 2006, 34 (1): 11-14.
[63] 慈捷元. 石油沥青的毒性及职业危害 [J]. 卫生毒理学杂志, 2001, 15 (3): 180-181.
[64] 王仁辉, 程国香. 石油沥青产品的开发与应用 [J]. 石油沥青, 2002 (2): 1-5.
[65] 窦红兵, 畅宾平, 郑水山, 等. 煤焦油加工的国内外现状及发展趋势探讨 [J]. 河南冶金, 2006, 14 (5): 22-23.
[66] 骆仲泱, 王少鹏, 方梦祥, 等. 煤焦油沥青的深度利用及发展前景 [J]. 化工进展, 2016, 35 (2): 611-616.
[67] 孙晓晨. 煤焦油沥青 (CTP) 职业接触工人健康损伤及生物标志物的研究 [D]. 济南: 济南大学, 2017.
[68] 沈春林. 国内外建筑防水材料现状和我国发展规划及建议 [J]. 新型建筑材料, 2003 (4): 36-40.
[69] 白玉萍, 刘莉, 陈刚, 等. 超声洗脱法测定工作场所空气煤焦油沥青烟挥发物和焦炉逸散物中苯溶物 [J]. 中国职业医学, 2011, 38 (1): 70-71.
[70] 张秋民, 黄杨柳, 关珺, 等. 煤焦油沥青中致癌多环芳烃含量气相色谱法测定研究 [J]. 大连理工大学学报, 2010, 50 (4): 481-485.
[71] 吴卫东, 刘树春. 沸石及其危害 [J]. 国外医学: 卫生学分册, 1989 (6): 321-324.
[72] 陈晓芳, 陈万青, 周薇薇, 等. 2013 年中国膀胱癌发病和死亡流行状况分析 [J]. 中国肿瘤, 2018, 27 (2): 81-85.
[73] 史军, 单宝荣. 某染料厂 22 例联苯胺致膀胱癌分析 [J]. 中华劳动卫生职业病杂志, 2011, 29 (5): 395-395.
[74] 王艳斌, 段晓冉, 张育红, 等. 煤焦沥青职业接触人群 DNA 甲基化和端粒损伤研究 [J]. 中华劳动卫生职业病杂志, 2015, 33 (7): 507-511.
[75] 张志强. Cap43 作为镍接触肺癌肿瘤标志物的研究 [D]. 沈阳: 中国医科大学, 2008.
[76] 杨志杰, 刚葆琪, 孙善忠. 镍矿接镍作业生物学监测指标的探讨 [J]. 工业卫生与职业病, 1987, 13 (04): 196-199.
[77] 朱晓晓, 张顺, 蔡挺. 镍暴露相关的肺癌发生分子机制研究 [J]. 医学信息, 2018, 31 (17): 4-7.
[78] 肖隆庚. 含镍电镀废水处理技术研究概述 [J]. 广东化工, 2016, 43 (03): 93-94+92.

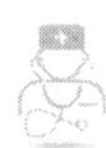

[79] 杨越, 王玥, 安学军, 等. 镍冶炼烟尘对大鼠肺细胞凋亡相关蛋白表达水平的影响 [J]. 中国工业医学杂志, 2016, 29 (04): 289-292+321.

[80] OSPINA D, VILLEGAS VE, RODRIGUEZ-LEGUIZAMON G, et al. Analyzing biological and molecular characteristics and genomic damage induced by exposure to asbestos [J]. Cancer Manag Res, 2019 (11): 4997-5012.

[81] GUARRERA S, VIBERTI C, CUGLIARI G, et al. Peripheral Blood DNA Methylation as Potential Biomarker of Malignant Pleural Mesothelioma in Asbestos-Exposed Subjects [J]. J Thorac Oncol, 2019 (3): 527-539.

[82] BHATTACHARYA K, DOPP E, KAKKAR P, et al. Biomarkers in risk assessment of asbestos exposure [J]. Mutation Research/fundamental & Molecular Mechanisms of Mutagenesis, 2005, 579 (1-2): 6-21.

[83] SARTORELLI P, SCANCARELLO G, ROMEO R, et al. Asbestos exposure assessment by mineralogical analysis of bronchoalveolar lavage fluid [J]. Journal of Occupational & Environmental Medicine, 2001, 43 (10): 872-881.

[84] VALENTINA P, RICCARDO R, GERARDINA S A, et al. Asbestos exposure biomarkers in the follow-up of asbestos-exposed workers [J]. Industrial Health, 2018, 56 (3): 249-254.

[85] PARIS C, GALATEAU-SALLE F, CREVEUIL C, et al. Asbestos bodies in the sputum of asbestos workers: correlation with occupational exposure [J]. European Respiratory Journal, 2002, 20 (5): 1167-1173.

[86] MATSUZAKI H, KUMAGAI-TAKEI N, LEE S, et al. Search for biomarkers of asbestos exposure and asbestos-induced cancers in investigations of the immunological effects of asbestos [J]. Environmental Health and Preventive Medicine, 2017, 22 (1): 53.

[87] LEIVO-KORPELA S, LEHTIMÄKI L, NIEMINEN R, et al. Adipokine adipsin is associated with the degree of lung fibrosis in asbestos-exposed workers [J]. Respiratory Medicine, 2012, 106 (10): 1435-1440.

[88] RUDY F, ALESSANDRA B, STEFANO L, et al. Biomarkers in the prevention and follow-up of workers exposed to asbestos [J]. Journal of Thoracic Disease, 2018, 10 (2): 360-368.

[89] LING L, SHI HZ, LIANG Q L, et al. Diagnostic value of soluble mesothelin-related peptides for malignant mesothelioma: A meta-analysis [J]. Respir Med, 2010, 104 (1): 149-156.

[90] HOLLEVOET K, NACKAERTS K, THIMPONT J, et al. Diagnostic performance of soluble mesothelin and megakaryocyte potentiating factor in mesothelioma [J]. American journal of respiratory and critical care medicine, 2010, 181 (6): 620-625.

[91] HUANG Y C, HUNG W C, CHYE S M, et al. para-Phenylenediamine-induced autophagy in human uroepithelial cell line mediated mutant p53 and activation of ERK signaling pathway [J]. Toxicology in Vitro, 2011, 25 (8): 1630-1637.

[92] SALLINEN S L, SALLINEN P K, KONONEN J T, et al. Cyclin D1 expression in astrocytomas is associated with cell proliferation activity and patient prognosis [J]. The Journal of Pathology, 1999, 188 (3): 289-293.

[93] AGARWAL P, SEN A, BHARDWAJ M, et al. Study of Proliferating cell nuclear antigen expression and Angiogenesis in Urothelial neoplasms: Correlation with tumor grade and stage [J]. Urology Annals, 2018, 10 (2): 209-214.

[94] CARREÓN T, RUDER AM, SCHULTE P A, et al. NAT2 slow acetylation and bladder cancer in workers exposed to benzidine [J]. International Journal of Cancer, 2006, 118 (1): 161-168.

[95] YOON J H, KWAK W S, AHN Y S. A brief review of relationship between occupational benzene exposure and hematopoietic cancer [J]. Ann Occup Environ Med, 2018, 30 (1): 33-37.

[96] SNYDER R. Leukemia and benzene [J]. Int J Environ Res Public Health, 2012, 9 (8): 2875-2893.

[97] DOUGHERTY D, GARTE S, BARCHOWSKY A, et al. NQO1, MPO, CYP2E1, GSTT1 and GSTM1 polymorphisms and biological effects of benzene exposure—A literature review [J]. Toxicology Letters, 2008, 182 (3): 7-17.

[98] FUSTINONI S, BURATTI M, CAMPO L, et al. Urinary t, t-muconic acid, S-phenylmercapturic acid and benzene as biomarkers of low benzene exposure [J]. Chemico-Biological Interactions, 2005, 153: 253-256.

[99] BOOGAARD P J, SITTERT N V. Biological monitoring of exposure to benzene: a comparison between S-phenylmercapturic acid, trans, trans-muconic acid, and phenol [J]. Occupational & Environmental Medicine, 1995, 52 (9): 611-620.

[100] CHEN Y, SUN P, BAI W, et al. MiR-133a regarded as a potential biomarker for benzene toxicity through targeting Caspase-9 to inhibit apoptosis induced by benzene metabolite (1, 4-Benzoquinone)[J]. Science of the Total Environment, 2016, 571 (15): 883-891.

[101] CHEN YJ, SUN PL, GUO XL, et al. MiR-34a, a promising novel biomarker for benzene toxicity, is involved in cell apoptosis triggered by 1, 4-benzoquinone through targeting Bcl-2 [J]. Environmental Pollution, 2017, 221 (5): 256-265.

[102] FUSTINONI S, F ROSSELLA, POLLEDRI E, et al. Global DNA methylation and low-level exposure to benzene [J]. La Medicina del lavoro, 2012, 103 (2): 84-95.

[103] BOLLATI V, BACCARELLI A, HOU L, et al. Changes in DNA Methylation Patterns in Subjects Exposed to Low-Dose Benzene [J]. Cancer Research, 2007, 67 (3): 876-880.

[104] VÄÄNÄNEN T, LEHTIMÄKI L, VUOLTEENAHO K, et al. Glycoprotein YKL-40 Levels in Plasma Are Associated with Fibrotic Changes on HRCT in Asbestos-Exposed Subjects [J]. Mediators of inflammation, 2017, 2017 (5): 1797512.

[105] LIANG B, ZHONG YZ, CHEN KK, et al. Serum plasminogen as a potential biomarker for the effects of low-dose benzene exposure [J]. Toxicology, 2018, 410 (5): 59-64.

[106] CARBONARI D, PROIETTO A, FIORETTI M, et al. Influence of genetic polymorphism on t, t-MA/S-PMA ratio in 301 benzene exposed subjects [J]. Toxicology Letters, 2014, 231 (2): 205-212.

[107] KIM S, LAN Q, WAIDYANATHA S, et al. Genetic polymorphisms and benzene metabolism in humans exposed to a wide range of air concentrations [J]. Pharmacogenetics and Genomics, 2007, 17 (10): 789-801.

[108] HARTWIG, A. The role of DNA repair in benzene-induced carcinogenesis [J]. Chem Biol Interact, 2010, 184 (1-2): 269-272.

[109] XIAO S, GAO L, LIU Y, et al. Association of genetic polymorphisms in ERCC1 and ERCC2/XPD with risk of chronic benzene poisoning in a Chinese occupational population [J]. Mutation Research, 2013, 751 (1): 52-58.

[110] HUGHES MF. Biomarkers of exposure: a case study with inorganic arsenic [J]. Environ Health Perspect, 2006, 114 (11): 1790-1796.

[111] WONGSASULUK, P, CHOTPANTARAT S, SIRIWONG W, et al. Using urine as a biomarker in human exposure risk associated with arsenic and other heavy metals contaminating drinking groundwater in intensively agricultural areas of Thailand [J]. Environ Geochem Health, 2018, 40 (1): 323-348.

[112] WANG D, SHIMODA Y, WANG S, et al. Total arsenic and speciation analysis of saliva and urine samples from individuals living in a chronic arsenicosis area in China [J]. Environmental Health and Preventive Medicine, 2017, 22 (1): 45.

[113] DEMANELIS K, ARGOS M, LIN T, et al. Association of Arsenic Exposure with Whole Blood DNA

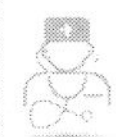

Methylation: An Epigenome-Wide Study of Bangladeshi Adults [J]. Environmental Health Perspectives, 2019, 127 (5): 57011.

[114] XU YY, WANG Y, LI X, et al. Variations in arsenic methylation capacity and oxidative DNA lesions over a 2-year period in a high arsenic-exposed population [J]. International archives of occupational and environmental health, 2009, 82 (2): 251-258.

[115] PI J, YAMAUCHI H, KUMAGAI Y, et al. Evidence for Induction of Oxidative Stress Caused by Chronic Exposure of Chinese Residents to Arsenic Contained in Drinking Water [J]. Environmental Health Perspectives, 2002, 110 (4): 331-336.

[116] CHEN CJ, HSU LI, WANG CH, et al. Biomarkers of exposure, effect, and susceptibility of arsenic-induced health hazards in Taiwan [J]. Toxicol Appl Pharmacol, 2005, 206 (2): 198-206.

[117] WU MM, CHIOU HY, HO IC, et al. Gene expression of inflammatory molecules in circulating lymphocytes from arsenic-exposed human subjects [J]. Environmental health perspectives, 2003, 111 (11): 1429-1438.

[118] ARGOS M, KIBRIYA M G, PARVEZ F, et al. Gene expression profiles in peripheral lymphocytes by arsenic exposure and skin lesion status in a Bangladeshi population [J]. Cancer Epidemiol Biomarkers Prev, 2006, 15 (7): 1367-1375.

[119] HOSSAIN K, SUZUKI T, HASIBUZZAMAN MM, et al. Chronic exposure to arsenic, LINE-1 hypomethylation, and blood pressure: a cross-sectional study in Bangladesh [J]. Environ Health, 2017, 16 (1): 20.

[120] MARTIN E M, FRY RC. Environmental Influences on the Epigenome: Exposure-Associated DNA Methylation in Human Populations [J]. Annu Rev Public Health, 2018, 39: 309-333.

[121] CHEN C W, DENNIS H, FUNG-CHANG S, et al. Feasibility of using urinary TDGA as a biomarker for VCM exposures [J]. Regul Toxicol Pharmacol, 2018, 97: 82-87.

[122] BOLOGNESI C, BRUZZONE M, CEPPI M, et al. The lymphocyte cytokinesis block micronucleus test in human populations occupationally exposed to vinyl chloride: A systematic review and meta-analysis [J]. Mutat Res, 2017, 774: 1-11.

[123] WEIHRAUCH M, BENICKE M, LEHNERT G, et al. Frequent k-ras-2 mutations and p16 (INK4A) methylation in hepatocellular carcinomas in workers exposed to vinyl chloride [J]. Br J Cancer, 2001, 84 (7): 982-989.

[124] WEIHRAUCH M, LEHNERT G, KÖCKERLING F, et al. p53 mutation pattern in hepatocellular carcinoma in workers exposed to vinyl chloride [J]. Cancer, 2000, 88 (5): 1030-1036.

[125] WU F, LIU J, QIU Y L, et al. Correlation of chromosome damage and promoter methylation status of the DNA repair genes MGMT and hMLH1 in Chinese vinyl chloride monomer (VCM)-exposed workers [J]. Int J Occup Med Environ Health, 2013, 26 (1): 173-182.

[126] CHRISTIANI DC. Prevalence and persistence of chromosomal damage and susceptible genotypes of metabolic and DNA repair genes in Chinese vinyl chloride-exposed workers [J]. Carcinogenesis, 2010, 31 (4): 648-653.

[127] QIU, YL, et al., DNA repair gene polymorphisms and micronucleus frequencies in Chinese workers exposed to vinyl chloride monomer [J]. Int J Hyg Environ Health, 2011. 214 (3): 225-230.

[128] QIU YL, WANG W, TONG W, et al. Genetic polymorphisms of XRCC1, HOGG1 and MGMT and micronucleus occurrence in Chinese vinyl chloride-exposed workers [J]. Carcinogenesis, 2010, 31 (6): 1068-1073.

[129] FENG N, ZHENG G, HAO Y, et al. Mutations in apoptotic genes and micronucleus occurrence in vinyl

chloride-exposed workers in China [J]. Environ Mol Mutagen, 2017, 58 (1): 39-45.

[130] YONG, LI, NAN-NAN, et al. Polymorphisms in the p53 pathway genes and micronucleus occurrence in Chinese vinyl chloride-exposed workers [J]. Int J Occup Med Environ Health, 2013, 26 (6): 825-836.

[131] HANSEN AM, MATHIESEN L, Pedersen M, et al. Urinary 1-hydroxypyrene (1-HP) in environmental and occupational studies--a review [J]. Int J Hyg Environ Health, 2008, 211 (5-6): 471-503.

[132] SAMIR AM, SHAKER AH, FATHY MM, et al. Urinary and Genetic Biomonitoring of Polycyclic Aromatic Hydrocarbons in Egyptian Coke Oven Workers: Associations between Exposure, Effect, and Carcinogenic Risk Assessment [J]. Int J Occup Environ Med, 2019, 10 (3): 124-136.

[133] WANG Y, YANG H, LI L, et al. Biomarkers of chromosomal damage in peripheral blood lymphocytes induced by polycyclic aromatic hydrocarbons: a meta-analysis [J]. Int Arch Occup Environ Health, 2012, 85 (1): 13-25.

[134] DUAN H, LENG S, PAN Z, et al. Biomarkers measured by cytokinesis-block micronucleus cytome assay for evaluating genetic damages induced by polycyclic aromatic hydrocarbons [J]. Mutat Res, 2009, 677 (1-2): 93-99.

[135] SOFIA P, ANGELA-C P, LAURA D, et al. Shorter telomere length in peripheral blood lymphocytes of workers exposed to polycyclic aromatic hydrocarbons [J]. Carcinogenesis, 2010, 31 (2): 216-221.

[136] PAVANELLO S, BOLLATI V, PESATORI AC, et al. Global and gene-specific promoter methylation changes are related to anti-B [a] PDE-DNA adduct levels and influence micronuclei levels in polycyclic aromatic hydrocarbon-exposed individuals [J]. Int J Cancer, 2009, 125 (7): 1692-1697.

[137] YANG J, LIU YL, ZHANG HT, et al. Urinary 1-hydroxypyrene and smoking are determinants of LINE-1 and AhRR promoter methylation in coke oven workers [J]. Mutat Res Genet Toxicol Environ Mutagen, 2018, 826: 33-40.

[138] DUAN H, HE Z, MA J, et al. Global and MGMT promoter hypomethylation independently associated with genomic instability of lymphocytes in subjects exposed to high-dose polycyclic aromatic hydrocarbon [J]. Arch Toxicol, 2013, 87 (11): 2013-2022.

[139] DENG Q, DAI X, GUO H, et al. Polycyclic aromatic hydrocarbons-associated microRNAs and their interactions with the environment: influences on oxidative DNA damage and lipid peroxidation in coke oven workers [J]. Environ Sci Technol, 2014, 48 (7): 4120-4128.

[140] DENG Q, HUANG S, ZHANG X, et al. Plasma microRNA expression and micronuclei frequency in workers exposed to polycyclic aromatic hydrocarbons [J]. Environ Health Perspect, 2014, 122 (7): 719-725.

[141] PAVANELLO S, DIONI L, HOXHA M, et al. Mitochondrial DNA copy number and exposure to polycyclic aromatic hydrocarbons [J]. Cancer Epidemiol Biomarkers Prev, 2013, 22 (10): 1722-1729.

[142] DAI X, DENG S, TIAN W, et al. Associations between 25 lung cancer risk-related SNPs and polycyclic aromatic hydrocarbon-induced genetic damage in coke oven workers [J]. Cancer Epidemiol Biomarkers Prev, 2014, 23 (6): 986-996.

[143] CHOI Y H, KIM J H, HONG Y C. CYP1A1 genetic polymorphism and polycyclic aromatic hydrocarbons on pulmonary function in the elderly: haplotype-based approach for gene-environment interaction [J]. Toxicol Lett, 2013, 221 (3): 185-190.

[144] F WANG, HE Y, GUO H, et al. Genetic variants of nucleotide excision repair genes are associated with DNA damage in coke oven workers [J]. Cancer Epidemiol Biomarkers Prev, 2010, 19 (1): 211-218.

[145] KUMAR A, YADAV A, GIRI SK, et al. Influence of GSTM1 and GSTT1 genotypes and confounding factors on the frequency of sister chromatid exchange and micronucleus among road construction

workers [J]. Chemosphere, 2011, 84 (5): 564-570.

[146] LIU M, CHEN L, ZHOU R, et al. Association between GSTM1 polymorphism and DNA adduct concentration in the occupational workers exposed to PAHs: a meta-analysis [J]. Gene, 2013, 519 (1): 71-76.

[147] LI D, WANG B, FENG G, et al. Effect of the GSTM1 genotype on the biomarkers of exposure to polycyclic aromatic hydrocarbons: Meta-analysis [J]. Int J Occup Med Environ Health, 2017, 30 (2): 177-201.

[148] RAGER JE, SUH M, CHAPPELL GA, et al. Review of transcriptomic responses to hexavalent chromium exposure in lung cells supports a role of epigenetic mediators in carcinogenesis [J]. Toxicol Lett, 2019, 305: 40-50.

[149] BARIS I, SIMONATO L, ARTVINLI M, et al. Epidemiological and environmental evidence of the health effects of exposure to erionite fibres: a four-year study in the Cappadocian region of Turkey [J]. International Journal of Cancer Journal International Du Cancer, 1987, 39 (1): 10-17.

[150] HILL RJ, EDWARDS RE, CARTHEW P. Early changes in the pleural mesothelium following intrapleural inoculation of the mineral fibre erionite and the subsequent development of mesotheliomas [J]. J Exp Pathol, 1990, 71 (1): 105-118.

[151] DOGAN AU, DOGAN M, HOSKINS JA. Erionite series minerals: mineralogical and carcinogenic properties [J]. Environmental Geochemistry & Health, 2008, 30 (4): 367-381.

[152] ORTEGA-GUERRERO MA, CARRASCO-NÚÑEZ G, BARRAGÁN-CAMPOS H, et al. High incidence of lung cancer and malignant mesothelioma linked to erionite fibre exposure in a rural community in Central Mexico [J]. Occupational & Environmental Medicine, 2015, 72 (3): 216-218.

[153] Dumortier P, Coplü L, Broucke I, et al. Erionite bodies and fibres in bronchoalveolar lavage fluid (BALF) of residents from Tuzkoy, Cappadocia, Turkey [J]. Occup Environ Med, 2001, 58 (4): 261-266.

[154] DUMORTIER P, GÖCMEN A, LAURENT K, et al. The role of environmental and occupational exposures in Turkish immigrants with fibre-related disease [J]. Eur Respir J, 2001, 17 (5): 922-927.

[155] BEAUCHAM C, KING B, FELDMANN K, et al. Assessing occupational erionite and respirable crystalline silica exposure among outdoor workers in Wyoming, South Dakota, and Montana [J]. J Occup Environ Hyg, 2018. 15 (6): 455-465.

[156] PROGRAM N T. Coal tars and coal tar pitches [J]. Report on Carcinogens Carcinogen Profiles, 2002, 10: 68.

[157] KLÖSLOVÁ Z, DRÍMAL M, BALOG K, et al. The Relations between Polycyclic Aromatic Hydrocarbons Exposure and 1-OHP Levels as a Biomarker of the Exposure [J]. Cent Eur J Public Health, 2016. 24 (4): 302-307.

[158] BORSKÝ P, ANDRÝS C, KREJSEK J, et al. Serum Level of Antibodies (IgG, IgM) Against Benzo [a] pyrene-7, 8-diol-9, 10-epoxide-DNA Adducts in Children Dermatologically Exposed to Coal Tar [J]. Acta Medica, 2017, 60 (1): 27-31.

[159] GALATI R, ZIJNO A, CREBELLI R, et al. Detection of antibodies to the benzo (a) pyrene diol epoxide-DNA adducts in sera from individuals exposed to low doses of polycyclic aromatic hydrocarbons [J]. J Exp Clin Cancer Res, 2001, 20 (3): 359-364.

[160] KUMAR A, YADAV A, GIRI SK, et al. Effect of genetic polymorphism of GSTM1 and GSTT1 genotypes on cytogenetic biomarkers among coaltar workers [J]. Environ Toxicol Pharmacol, 2011. 32 (2): 128-135.

[161] ZHAO J, SHI X, CASTRANOVA V, et al. Occupational toxicology of nickel and nickel compounds [J].

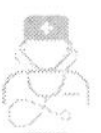

J Environ Pathol Toxicol Oncol, 2009. 28 (3): 177-208.
[162] SON YO. Molecular Mechanisms of Nickel-Induced Carcinogenesis [J]. Endocr Metab Immune Disord Drug Targets, 2020. 20 (7): 1015-1023.
[163] PAN YL, XIN R, WANG SY, et al. Nickel-smelting fumes induce mitochondrial damage and apoptosis, accompanied by decreases in viability, in NIH/3T3 cells [J]. Arch Biochem Biophys, 2018. 660: 20-28.
[164] KOEDRITH P, SEO YR. Advances in carcinogenic metal toxicity and potential molecular markers [J]. Int J Mol Sci, 2011. 12 (12): 9576-9595.

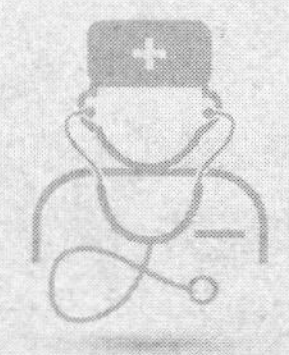

第二十章　其他职业病的三级预防

2013 年 12 月 23 日国家卫生计生委、安全监管总局、人力资源社会保障部和全国总工会颁布的《职业病分类和目录》(国卫疾控发〔2013〕48 号)中的其他职业病包括金属烟热，滑囊炎(限于井下工人),股静脉血栓综合征、股动脉闭塞症或淋巴管闭塞症(限于刮研作业人员)。根据《我国卫生健康事业发展统计公报》数据显示，自 2015 年至 2020 年，我国其他职业病的新发病例数分别为 28 例、24 例、12 例、7 例、11 例和 10 例，其中以滑囊炎占比较高。本章主要从三级预防的角度出发，对其他职业病中的三类疾病分别进行详细介绍，并阐述其相关的防治措施，以期为保护相关劳动者的职业健康提供支撑。

第一节　金属烟热的三级预防

熔炼锌、铜、银、铁、镉、砷、锡等矿物时可产生新生氧化物，此类新生的金属氧化物烟，会引起金属烟热。其中锌由于熔点较低，故以吸入氧化锌烟而致病者最常见。某地 1993—1997 年陆续出现 15 例金属烟热，均为氧化锌烟引起。金属烟热临床具有自限性，因此容易被医务人员忽视，单个病例往往被误诊。金属烟热具有发病急、群体性的特点，故可能造成较大的社会影响。由于吸入金属氧化物的种类、暴露剂量、生物效应的不同，该疾病发病方式有所区别。近些年来该疾病严重病例在国外也屡见报道。

一、金属烟热概述

(一) 金属烟热定义

金属烟热(metal fume fever，MFF)是急性职业病，是吸入金屑加热过程释放出的大量新生成的金屑氧化物粒子引起的。临床表现为流感样发热，有发冷、发热以及呼吸系统症状。以典型性骤起体温升高和血液白细胞数增多等为主要表现的全身性疾病。

(二) 金属烟热主要接触作业

熔炼锌、铜、银、铁、镉、砷、锡等矿物时，可产生新生氧化物，大量新生氧化物吸入呼吸道深部可引起金属烟热。多种金属如锌、铜、镁等均可引起金属烟热，特别是氧化锌。金属烟热的主要接触作业工种包括：金属熔炼和浇铸、锌的冶炼、铸造、锌白制造、焊锌、喷锌、镀锌；气割铜、银、镉、铝、铁等工种。具体见表 20-1。

表 20-1 接触金属烟的部分行业工种举例

序号	行业	工种
1	无机盐制造业	锌盐制取
2	其他基本化学原料制造业	锌粉制取、氧化锌制取
3	化学农药制造业	其他杀菌剂合成
4	涂料及颜料制造业	油漆配料、树脂制备、锌铬黄制取、氧化锌制粉
5	催化剂及各种化学助剂制造业	ZDC 促进剂合成、光稳定剂合成
6	其他有机化学产品制造业	氯丁胶备料
7	日用化学产品制造业	粉剂制备、香饼压制、粉剂灌装
8	橡胶制品业	橡胶配料、混炼
9	塑料制品业	塑料备料、筛分研磨
10	陶瓷制品业	釉料粉碎
11	钢压延加工业	钢材镀锌
12	重有色金属冶炼业	铅锌配布料、铅锌烧结、铅锌熔炼、铅浴冷凝、虹吸放铅、锌烟输送、铅锌冷却分离、保温分层、粗铅铸板、锌矿焦结、锌矿蒸馏、锌镉熔炼、镉烟冷凝、锡矿烟化
13	稀有金属冶炼业	氧化锗制取
14	有色金属压延加工业	有色金属熔炼、有色金属浇铸、有色金属热轧
15	金属制品业	金属材料切割、模具模型、焊丝制备
16	金属表面处理及热处理业	镀锌、镀件纯化
17	机械工业	金属粉末冶炼
18	交通运输设备制造业	船舶批碳、船舶泥工、船舶钣金

（三）金属烟热发病机制

目前针对金属烟热的发病机制意见尚不统一，可能的发病机制主要包括如下几个方面：

1. **热反应** 新生金属氧化微粒可以透过肺泡，被体内多形核细胞吞噬，释放致热源，刺激体温调节中枢，使机体产生放热反应。

2. **变态反应** 新生金属氧化物微粒损伤肺泡，结合成金属 - 蛋白复合物成为抗原，形成抗原 - 抗体复合物致发热。

3. **直接作用** 新生金属氧化物微粒直接损伤肺泡，释放出变性蛋白引起症状。

4. **炎症反应** 焊接过程中中性粒细胞增多可能与细胞因子 IL-8、IL-1 或 TNF 有关。

（四）金属烟热临床表现

金属烟热的临床表现具有一定的特点。工作时吸入大量氧化金属烟雾后，口中有一种

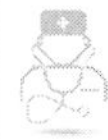

微甜带腥的金属味；潜伏期为 6~12h，故常在下班时或下班后 3~4h 内发作。发热前有恶寒及寒战，体温可达 38~39℃，伴有头痛、耳鸣，乏力加剧，四肢肌肉及关节酸痛。脉搏、呼吸加快，有咳嗽。肺部可闻及干啰音，咽喉及面部充血，眼结膜充血，皮肤发红，有时出现恶心、呕吐、腹痛。发作期一般持续 6~7h，大量出汗后体温下降。第二天症状几乎完全消失，如持续时间超过 1d，可能合并感染。

金属烟热在急性发作期会出现血白细胞增多，4~12h 恢复正常，亦有可持续 24h；如发热及白细胞增高持续不恢复，则应检查是否并发感染；可出现尿糖、尿蛋白阳性，偶有管型尿，多在 24~48h 可消失；血清和尿中重金属含量升高，可作为参考指标；支气管肺泡灌洗液中中性粒细胞明显增多；血清肌酸激酶升高。

二、金属烟热的三级预防

（一）一级预防

金属烟热主要是吸入工作场所中的金属氧化物所致，因此控制工作场所中金属烟雾的浓度和劳动者呼吸道暴露是金属烟热一级预防的重点。一级预防策略主要包括如下几个方面：

1. **相关法律、法规及标准制定和完善**　我国制定了一系列有关金属及金属氧化物职业卫生标准来改善作业场所环境卫生，保障劳动者身体健康，预防职业病。《工作场所有害因素职业接触限值 第 1 部分：化学有害因素》（GBZ 2.1—2019）列出了氧化镁烟、氧化锌、铜烟、二氧化锡的职业接触限值。

2. **生产工艺和生产设备改进和革新**　冶炼、铸造作业应尽量采用密闭化生产、加强通风以防止金属烟尘和有害气体逸出，并回收加以利用。

3. **个体防护措施**　在通风不良的场所进行焊接、切割时，应加强通风，操作者应戴送风面罩或防尘面罩，并缩短工作时间。

4. **职业卫生管理**　相关企业和生产单位应当制定严格的管理制度，加强劳动者使用个人防护用品的培训，监督劳动者正确使用个人防护用品。

建立完善的岗位操作规程。应当定期对工作场所空气中氧化镁烟、氧化锌、铜烟、二氧化锡浓度进行监测，并为生产事故建立应急预案。在易产生金属烟（氧化镁烟、氧化锌、铜烟、二氧化锡）区域设定醒目的警示标识，提示工人按规程操作。

5. **职业健康教育**　重点针对以下事项实施职业卫生培训：①金属烟接触途径，可能造成的健康损害及其表现；②所配备个体防护用品的种类、性能、使用方法及维护管理；③发生异常紧急情况时的应急措施。

6. **上岗前职业健康检查**　根据《职业健康监护技术规范》（GBZ 188—2014），对接触氧化锌等金属烟雾的劳动者进行上岗前健康检查。氧化锌的职业禁忌证：未控制的甲状腺功能亢进症。凡有职业禁忌证者，禁止从事相关的工作。

检查内容为①症状询问：重点询问多汗、食欲不振、消瘦、心悸等高代谢和交感神经兴奋症状。②体格检查：内科常规检查和甲状腺检查。③实验室和其他检查必检项目：血常规、尿常规、心电图、血清 ALT；选检项目：血清游离甲状腺素（FT_4）、血清游离三碘甲腺原氨酸（FT_3）、促甲状腺激素（TSH）。

7. **其他**　如某消防演习，于楼层燃放烟雾弹（后证实含锌，燃放后产生氧化锌）制造浓

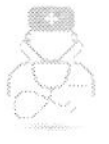

烟,致 13 例金属烟热。主要是因对烟雾弹成分事先不了解,患者脱离现场初期无不适症状,且潜伏期长短不一,先后就医,曾被疑为流感,而引起恐慌。应引起相关单位注意,以免导致不必要的麻烦。

（二）二级预防

金属烟热的二级预防关键主要是实现“三早预防”,包括早发现、早诊断和早治疗。主要策略如下:

1. **职业病危害因素的识别与检测**　定期监测氧化金属烟雾如氧化锌等金属烟雾的浓度,判定其是否满足《工作场所有害因素职业接触限值　第 1 部分:化学有害因素》(GBZ 2.1—2019)的要求,如有不符合项应尽快进行整改。《工作场所空气有毒物质测定　第 16 部分:镁及其化合物》(GBZ/T 300.16—2017)、《工作场所空气有毒物质测定　第 31 部分:锌及其化合物》(GBZ/T 300.31—2017)、《工作场所空气有毒物质测定　第 11 部分:铜及其化合物》(GBZ/T 300.11—2017)、《工作场所空气有毒物质测定　第 26 部分:锡及其无机化合物》(GBZ/T 300.26—2017)是我国工作场所氧化镁、氧化锌、铜烟、二氧化锡测定的现行标准,该标准针对样品的采集、样品处理、标准曲线的制作等细节进行规定,确保对工作场所的监管更加精准和科学。《工作场所有害因素职业接触限值　第 1 部分:化学有害因素》(GBZ 2.1—2019)中规定了氧化锌的职业接触限值,PC-TWA 为 $3mg/m^3$,PC-STEL 为 $5mg/m^3$。

依据《工作场所空气中有害物质监测的采样规范》(GBZ 159—2004)和《工作场所空气有毒物质测定　第 31 部分:锌及其化合物》(GBZ/T 300.31—2017),空气中气溶胶态锌及其化合物(包括氧化锌等)用微孔滤膜采集,定点采样时选择氧化锌浓度最高、劳动者接触时间最长的工作地点,短时间采样在采样点用装好微孔滤膜的空气采样器(大采样夹)以 5.0L/min 流量采集 15min 的空气样品;个体采样(或定点长时间采样)时,选择代表性的采样对象(采样点)用装好微孔滤膜的空气采样器(小采样夹),以 1.0L/min 流量采集 2 ~8h 空气样品。采样后,将微孔滤膜接尘面朝里对折两次,放入清洁的塑料袋或纸袋中,样品在室温下可长期保存。样品可采用酸消解 - 火焰原子吸收光谱法进行处理,在 213.8nm 波长下测定吸光度后定量计算。

2. **职业健康检查**　根据《职业健康监护技术规范》(GBZ 188—2014),接触氧化锌等金属烟雾的劳动者进行在岗、应急健康检查。早期发现职业禁忌证和职业病患者。

(1)在岗期间职业健康检查:目标疾病同上岗前。检查内容同上岗前。健康检查周期为 3 年。

(2)应急健康检查:职业病为金属烟热。检查内容包括症状询问:重点询问短时间内吸入高浓度氧化锌烟尘的职业接触史及头晕、疲倦、乏力、胸闷、气急、肌肉痛、关节痛、发热、畏寒等临床症状;体格检查:内科常规检查;实验室和其他检查:必检项目为血常规、尿常规、心电图、胸部 X 线摄片。

3. **新型生物监测指标**　有研究表明血锌或尿锌可以反映暴露情况,对金属烟热诊断具有参考价值,但仍须进一步研究血尿金属水平与急性暴露时间的关系,为金属烟热的诊断与职业健康监护提供更有价值的指标。

4. **职业病的诊断与鉴定**　金属烟热的诊断原则与其他职业病相同,主要包括金属氧化物烟的职业接触史,典型骤起的临床症状,特殊的体温标化及血白细胞数增多,参考作业环境,综合分析,排除类似疾病,方可诊断。金属烟热的诊断标准应依据《金属烟热诊断标准》

(GBZ 48—2002)进行。金属烟热应与疟疾、感冒、急性气管炎、急性支气管炎等疾病相鉴别。金属烟热在发病前的12h内，有密切金属氧化物接触史；在发病期间，有典型的体温升高，并伴有血白细胞数增多，病情在一天内不经特殊处理可自愈。

5. **应急救援处置** 金属烟会导致多人集中发生金属烟热，金属粉尘聚集也可能发生粉尘爆炸事故，企业应建立金属烟热的应急预案。一旦发生事故，应急处理人员戴防尘面具(全面罩)、穿防尘服或防静电工作服，工作场所注意通风。

(三) 三级预防

1. **治疗原则和方法** 金属烟热的三级预防主要是对症治疗。发生金属烟热后，应调离原有工作岗位。如发生吸入反应一般不需要特殊药物治疗。较重者，根据病情给予对症治疗，并给予心理护理。

2. **康复措施** 促进患者康复，预防并发症的发生和发展。特别是早期应多饮水，饮热茶，可口服红糖生姜煎剂，促使出汗，可减少发作症状；发作期一般不需要治疗，发冷、发热时应卧床休息，注意保暖；发热较高时，可口服阿司匹林或银翘解毒片等，干咳者可口服咳必清。经适当休息，金属烟热患者预后可继续从事原工作，定期复查。如发生高热，可密切观察体温的变化，保持皮肤的清洁、干燥，及时更换被汗水浸湿的衣裤等，并加强心电监护，密切观察心率、脉搏、呼吸、血压等的变化，发现异常，及时给予对症处理。

(封琳敏 倪 洋)

第二节 滑囊炎(限于井下工人)的三级预防

井下作业是在野外进行、流动性大、环境艰苦，并且是多工种协作施工。在煤层薄，作业条件差、机械化程度低、劳动保护条件差的煤矿，滑囊炎患病率较高。某省调查煤矿井下工人479人，滑囊炎患者45名，患病率为9.4%。尤其是在那些煤层只有25~70cm厚，煤层倾斜角又较大的矿井，因工作环境所迫，矿工必须匍匐爬行，肘、膝部滑囊炎患病率特别高。不同工种之间滑囊炎患病率亦有显著差异，其中采煤工最高，掘进工次之，运输工第三，其他辅助工种较低。《职业病分类和目录》2021年正在进行修改，拟将滑囊炎(限于井下工人)调整至职业性肌肉-骨骼系统疾病。

一、滑囊炎(限于井下工人)概述

(一) 滑囊炎(限于井下工人)定义

煤矿井下工人滑囊炎是指煤矿井下工人在特殊的劳动条件下，致使滑囊急性外伤或长期摩擦、受压等机械因素所引起的无菌性炎症改变。原来滑囊炎的职业人群限定为煤矿井下工人，后来《职业病分类和目录》(国卫疾控发〔2013〕48号)修改为井下工人，扩大了职业人群范围。

(二) 滑囊炎(限于井下工人)主要接触作业

滑囊炎(限于井下工人)主要见于煤矿井下工人、金属和化工矿山开采、隧道等工人。在

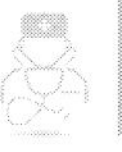

薄煤层工作的采煤工人进出及掘进时全靠肘、膝支撑身体爬行，使肘、膝部滑囊长期受压；呈跪位或侧卧位工作时，肘、膝、肩、髂外侧、踝部等多处受压；煤矿井下运输靠肩拖使双肩长期受压和摩擦。具体接触作业工种见表 20-2。

表 20-2　接触井下不良作业条件的部分行业工种举例

序号	行业	工种
1	煤矿采选业	煤矿井下作业（掘进工、台车工、喷浆工、出矿工、运矿工、维修工、信号工）
2	黑色金属矿采选业	开采、隧道等井下作业
3	有色金属矿采选业	开采、隧道等井下作业
4	非金属矿采选业	开采、隧道等井下作业

（三）滑囊炎（限于井下工人）发病机制

滑囊是结缔组织中的囊状间隙，是由内皮细胞组成的封闭性囊，内壁为滑膜，有少许滑液。少数与关节相通，位于关节附近的骨突与肌腱或肌肉、皮肤之间。凡摩擦力或压力较大的地方，都可有滑囊存在。滑囊炎（限于井下工人）的主要发病原因是滑囊的摩擦和压迫所导致，特别是长期、反复、持续、集中和压力较大的摩擦和压迫容易导致。也可由于慢性损伤的基础上，受到直接的暴力损伤，而导致滑囊劳损导致炎症。

（四）滑囊炎（限于井下工人）临床表现

煤矿井下工人劳动条件和姿势较为特殊。在跪和爬行时，膝关节较易受累，髌前滑囊炎多见；在侧卧和爬行时，膝、肘关节较易受累，膝外侧滑囊炎和鹰嘴滑囊炎多见；在肩扛时，肩关节较易受累，肩峰下滑囊炎多见。

多无明确原因而在关节或骨突出部逐渐出现圆形或椭圆形包块，缓慢长大伴压痛，表浅者可摸及清楚边缘，有波动感，皮肤无炎症部位深者，边界不清，有时可误诊为实质性肿瘤。当受较大外力后，包块可较快增大，伴剧烈疼痛，皮肤有红热，但无水肿。包块穿刺，慢性期为清晰黏液，急性损伤时为血性黏液，偶尔因皮肤磨损而继发感染，则有化脓性炎症表现。

二、滑囊炎（限于井下工人）的三级预防

（一）一级预防

滑囊炎（限于井下工人）的一级预防主要是减少滑囊损伤，具体策略如下：

1. **相关法律、法规及标准制定和完善**　确保《职业病防治法》能够在各个国有矿山企业得到切实的执行，做好职业危害防治工作。同其他职业病一样，要在矿山企业建立健全的职业病防治机构，对井底作业工人进行定期检查，建立滑囊炎患者疗养制度以及滑囊炎档案管理和报告制度。

2. **生产工艺革新**　提高薄煤层掘进和采煤的机械化程度，减少肩拖、跪爬等不良姿势的劳动操作。

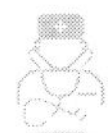

3. 个体防护措施　在一些条件比较差的矿井下，矿工长期处于低矮不能直立行走的巷道，需要双膝接触地面以跪式作业，造成膝（肘）关节软组织损伤，在这种矿井下作业的人员应佩戴护膝（护肘），在工作服的膝（肘）部位应有加厚层。同时工人平时要加强身体素质的锻炼，提高抗病的能力。

4. 职业卫生管理　矿工长时间在井下作业，膝肘等部位不断受到摩擦和压迫，容易引发滑囊炎。如实行休息制度或者轮班作业制度，可以有效地降低矿工滑囊炎患病率，工人得到充分的休息，能够更好地投入工作，同时减少企业的医疗负担。

5. 职业健康教育　加强对煤矿井下工人的防护知识宣传，做好劳动保护，易受挤压的、摩擦的部位应佩戴护膝、护肘、护肩等。避免长期关节摩擦及关节感染。

（二）二级预防

滑囊炎（限于井下工人）的二级预防策略主要是早期发现职业禁忌证，职业病患者。《职业健康监护技术规范》（GBZ 188—2014），尚未规定对井下劳动者进行在岗期间健康检查的内容。

滑囊炎（限于井下工人）主要为煤矿井下工人滑囊炎，其诊断可根据《煤矿井下工人滑囊炎诊断标准》（GBZ 82—2002）进行，需有急性外伤和长期摩擦或压迫的职业史、典型的临床表现、结合现场劳动卫生学调查，综合分析，并排除其他类似表现的疾病，方可诊断。在诊断时，须注意与骨关节炎、腱鞘囊肿、滑膜瘤、滑膜囊肿、Baker 囊肿、纤维瘤、脂肪垫以及化脓性滑囊炎、类风湿性滑囊炎和结核性滑囊炎等疾病相鉴别。有困难时，可施行 X 线摄片和 / 或滑囊造影术。为明确诊断分期，可辅作病理组织学活检。

诊断及分期标准如下：

1. 急性滑囊炎　有急性外伤史，或在关节局部受摩擦、压迫的初期关节周围出现有部位固定、表面光滑、有波动感、界限清楚、压之疼痛的囊性肿物，穿刺液为血性渗出液。

2. 亚急性滑囊炎　关节局部有受反复摩擦、压迫史，或急性滑囊炎史，局部有不适感，压之疼痛较轻，见有边界清晰的囊肿，常反复发作，穿刺液为淡黄色透明黏液。

3. 慢性滑囊炎　关节有长期反复摩擦、压迫史，或亚急性滑囊炎经多次穿刺及药物注射后，局部皮肤有瘙痒、皱襞感、粗糙和胼胝样变，穿刺液为少量淡黄色黏液。

煤矿井下工人滑囊炎分急性、亚急性和慢性 3 期，分期的确定直接关系到滑囊炎患者的处理和预后，诊断分期主要根据为患者关节外伤和摩擦或压迫的职业史、典型的临床症状和体征以及滑囊穿刺液的性质。病程对于确定滑囊炎的分期亦甚重要，急性滑囊炎病程一般为 10~14d，亚急性为 1~3 个月，慢性为 3 个月以上。在煤矿井下工人中，以亚急性和慢性滑囊炎最为多见。

（三）三级预防

滑囊炎（限于井下工人）的三级预防主要以休息为主。急性滑囊炎以休息为主，暂时脱离井下作业，避免继续受压和摩擦，防止继发感染。亚急性滑囊炎及慢性滑囊炎参照外科治疗。急性、亚急性滑囊炎患者治愈后可恢复原工作，亚急性患者久治不愈或反复发作者以及慢性患者应调离原工作岗位。

（封琳敏　任　婕）

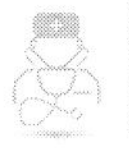

第三节　股静脉血栓综合征、股动脉闭塞症或淋巴管闭塞症的三级预防

手工刮研作业在机床生产、精密加工和维修中十分普遍，具有一定暴露人群。由于刮研作业长期压迫，一些劳动者出现股静脉血栓、股动脉闭塞或淋巴管闭塞的症状。为此，国家卫生计生委、人力资源社会保障部、国家安全监管总局、全国总工会等部门组织中国疾病预防控制中心相关专家，深入企业调研，经反复研究论证，一致同意将刮研作业局部压迫所致股静脉血栓综合征、股动脉闭塞症或淋巴管闭塞症列入《职业病分类和目录》(2013 版)。《职业性股静脉血栓综合征、股动脉闭塞症或淋巴管闭塞症的诊断》(GBZ 291—2017) 于 2017 年 5 月 18 日发布，并于 2017 年 11 月 1 日实施。根据调查，粗略估计全国从事刮研作业的人员有 10 万余人，从事手工刮研作业工人占行业一线工人人数的 5%~6%。将刮研作业导致的股静脉血栓综合征、股动脉闭塞症或淋巴管闭塞症纳入《职业病分类和目录》，有助于保障刮研作业人员的职业健康权益。

一、股静脉血栓综合征、股动脉闭塞症或淋巴管闭塞症（限于刮研作业人员）概述

（一）股静脉血栓综合征、股动脉闭塞症或淋巴管闭塞症（限于刮研作业人员）定义

职业性股静脉血栓综合征、股动脉闭塞症或淋巴管闭塞症是指长期从事刮研作业而引起的作业侧股静脉血栓综合征、股动脉闭塞症或淋巴管闭塞症。

股静脉血栓综合征、股动脉闭塞症、淋巴管闭塞症均为周围血管疾病，可分别表现为肢体均匀性非凹陷性肿胀，浅表静脉扩张或曲张，小腿皮肤色素沉着，淤积性皮炎，下肢间歇性跛行，静息痛，感觉异常以及下肢象皮肿等。严重者不仅影响患者的生活质量，而且可使肢体处于病废状态。

（二）股静脉血栓综合征、股动脉闭塞症或淋巴管闭塞症（限于刮研作业人员）主要接触作业

股静脉血栓综合征、股动脉闭塞症或淋巴管闭塞症（限于刮研作业人员）的接触人群主要为机床生产、精密加工和维修中的手工刮研作业人员，见表 20-3。

表 20-3　接触刮研作业的部分行业工种举例

序号	行业	工种
1	金属加工机械制造	钳工（手工刮研）
2	专用仪器仪表制造	钳工（手工刮研）
3	金属制品、机械和设备修理业	钳工（手工刮研）

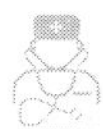

（三）股静脉血栓综合征、股动脉闭塞症或淋巴管闭塞症（限于刮研作业人员）发病机制

刮研作业作为一个重要的工种，在机床生产、精密加工和维修中具有不可替代的位置。刮研工用自己的髂骨和腰部施刀柄以推力，身体前倾，左手在前，右手在后握持刮刀，使刀柄与大腿上部相抵，刮研频率一般掌握在每分钟40~80次。长期的腹股沟刮刀顶压可导致血液、淋巴液循环障碍，出现下肢瘀血，压力增高，组织缺氧，造成股静脉血栓综合征、股动脉闭塞症及淋巴循环障碍。

（四）股静脉血栓综合征、股动脉闭塞症或淋巴管闭塞症（限于刮研作业人员）临床表现

病变早期主要为下肢肿胀和乏力。患肢仅有轻度的水肿，病情进展可表现为下肢静脉曲张、下肢水肿、色素沉着等。病变加重可出现小腿溃疡等症状。

股静脉血栓综合征、股动脉闭塞症、淋巴管闭塞症，3种疾病均属于周围血管病，具有周围血管病共同的临床表现，如可出现患肢疼痛、发凉、怕冷、针刺感、奇痒感、麻木感、烧灼感等异常感觉。趾（指）甲增厚、变形，水肿严重时出现坏疽和溃疡。但从发病原因、机制、临床表现等方面还是有疾病各自特点，为三个并列疾病，故在诊断依据各个疾病特点及受累肢体损伤的程度、部位、范围综合考虑，注重其临床应用的可操作性，以便为其诊断、治疗、研究和赔偿等提供依据。

二、股静脉血栓综合征、股动脉闭塞症或淋巴管闭塞症（限于刮研作业人员）的三级预防

（一）一级预防

股静脉血栓综合征、股动脉闭塞症或淋巴管闭塞症（限于刮研作业人员）的一级预防策略包括如下几个方面：

1. 改进生产工艺和生产设备，尽量采用铣削取代刮研工艺。

2. 让劳动者初步了解肢体动脉与静脉血管发生的症状变化，如色泽、疼痛、间歇性跛行，体温及其他一些症状的变化，做好防治工作。

3. 严格戒烟，吸烟对周围血管有一定危害，也是致病因素之一。因为尼古丁（烟碱）是一种收缩血管的物质，长期吸烟可以引起肢体动脉处于持续的痉挛状态，日久发生血管壁的营养障碍；烟碱还可以使动脉血与氧的结合减弱，血液黏稠度高，使肢体血流缓慢，逐渐血栓形成而产生肢体血管疾病。

4. 避免寒冷与外伤。寒冷是肢体血管疾病诱发和致病的主要因素。湿邪致病症状更为严重，所以防寒同时应注意防湿。肢体静止的工作，应做好保暖，并在一段时间后，尽可能变换体位。

（二）二级预防

股静脉血栓综合征、股动脉闭塞症或淋巴管闭塞症（限于刮研作业人员）的二级策略主要是早期发现职业禁忌证，职业病患者。《职业健康监护技术规范》（GBZ 188—2014），尚未规定对刮研作业人员在岗期间健康检查的内容。

根据《职业性股静脉血栓综合征、股动脉闭塞症或淋巴管闭塞症的诊断》（GBZ 291—2017）进行诊断。

1. **股静脉血栓综合征**　依据有明确的作业侧股静脉血栓病史，或血管超声检查提示有

血栓残留、股静脉缩窄或不同程度地静脉瓣反流，作业侧下肢可出现疼痛、痉挛、沉重感、感觉异常、瘙痒、水肿、皮肤硬结、色素沉着、潮红、静脉扩张、小腿挤压痛、溃疡等不同临床表现进行诊断。

2. **股动脉闭塞症**　依据作业侧下肢出现急性缺血表现，如疼痛、苍白、无脉、麻痹、感觉异常等临床表现，结合彩色多普勒检查作业侧股动脉狭窄或闭塞，参考作业侧肢体踝肱指数进行诊断（见 WS 339 下肢动脉硬化闭塞症诊断）。

3. **淋巴管闭塞症**　依据作业侧下肢出现进行性肿胀、皮肤增厚、过度角化、溃疡等临床表现，结合磁共振成像（MRI）检查具有淋巴水肿的特征性改变，可参考淋巴水肿分期进行诊断。

（三）三级预防

股静脉血栓综合征、股动脉闭塞症或淋巴管闭塞症（限于刮研作业人员）的临床治疗大致分为三部分，即中西药物治疗、手术治疗和介入治疗。中医药治疗周围血管病具有明显优势，主要治法有活血化瘀、益气养阴、温经通络、清热解毒等。

1. 股静脉血栓综合征治疗

(1) 日常防护：抬高患肢、下肢规律运动。

(2) 加压治疗：弹力袜、弹力绷带及充气加压治疗等。

(3) 药物治疗：静脉活性药物、扩血管药物等。

(4) 手术治疗："戴戒" 手术或腔内介入治疗等。

2. 股动脉闭塞症治疗

(1) 日常防护：改善下肢循环、适当下肢功能锻炼。

(2) 药物治疗：抗凝药物、扩血管药物治疗。

(3) 手术治疗：介入球囊扩张、下肢人工或自体血管转流术等。

3. 淋巴管闭塞症治疗

(1) 日常防护：认真清洗并保持患肢干燥，休息时抬高患肢，防止感染和积极治疗感染。

(2) 物理治疗：手法按摩、弹力绷带或三级压力弹力袜、烘绑疗法、间歇性加压驱动疗法等。

(3) 手术治疗：淋巴回流重建和病变组织切除术。

（封琳敏　任　婕）

第四节　其他职业病的预防典型案例

一、案例一

（一）案例基本情况

1993 年 4 月和 1997 年 7 月，某市某 50 万伏超高压变电站工地（以下称 "工地一"）和某市某发电厂汽轮机维修工地（以下称 "工地二"），分别陆续出现了 11 名和 4 名以发热为主要症状的患者，因病因不明和患者成批出现，这两起 "不明热" 均导致停工。

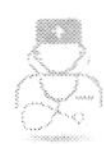

工地一是对高压电线杆的钢管进行除锈和喷锌，共有操作工人 37 人，其中喷砂工 20 人，用高压喷砂枪对钢管进行除锈，工人用工作服和防尘面罩进行防护，露天作业；喷锌工 17 人，用电熔喷锌枪，将熔锌均匀地喷射到钢管表面，工人身着工作服，佩戴纱布口罩，棚内分班轮流作业。施工第 2 天，有两名喷锌工下班后出现咽干、头痛、畏寒、发热现象，体温分别为 37.8℃和 38.3℃，自认为是感冒，去单位诊所治疗，经服药和休息后体温降至正常。但在休息 1~2d 后再次工作，又出现重复发热现象。在 15d 内先后有 11 名喷锌工人出现类似发热症状，体温在 37.1~38.4℃之间，休息以后体温恢复正常。

工地二是对汽轮机进行大修，其中有拆管工 5 名，将汽轮机中锌铜热水交换管拆下更换，工人身着工作服，先用乙炔气割下旧管，然后再焊上新管，作业环境狭窄，通风不良，烟尘较多。因天气炎热，工人未戴防毒口罩，施工当天一名工人出现班后发热现象，体温 37.2℃，在以后 5d 内又有 3 名工人发病，体温在 37.2~38.6℃之间，经休息后均恢复正常。

（二）案例分析

两工地“不明热”均为氧化锌引起，是由于施工过程中吸入氧化锌烟引起的金属烟热，本症见于熔炼、铸造和焊接等工种，致病因子有铜、锌、锑、镉、铅、镍等金属，其中锌由于熔点较低，故以吸入氧化锌烟而致病者最常见。锌在高温下熔化后产生大量氧化锌烟，其颗粒细微，具有很强的生物活性，通过呼吸道进入人体后，被体内单核细胞和巨噬细胞吞噬后，产生和释放内源性致热物质，从而诱导体温调节中枢的调定点上移引起发热。常见症状有咽干、胸部紧迫感、咳嗽、寒战和发热等。一次发作后常可获短暂免疫，经星期日或假日后上班时较其他工作日容易发病。本次调查工人发病症状、过程和特点均与此相符。

（三）三级预防策略

如果从三级预防角度，可从以下方面避免或减少金属烟热职业病的发生。

1. 一级预防策略

(1) 改进生产工艺和生产设备：工地二是对汽轮机进行大修。其中有拆管工 5 名，将汽轮机中锌铜热水交换管拆下更换，工人身着工作服，先用乙炔气割下旧管，然后再焊上新管，作业环境狭窄，通风不良，烟尘较多。此类作业，无法采用密闭化生产，只能加强通风以防止金属烟尘和有害气体逸出。

(2) 检测工作场所氧化金属烟雾（如氧化锌）的浓度，判定其是否满足《工作场所有害因素职业接触限值　第 1 部分：化学有害因素》（GBZ 2.1—2019）的要求。在这两个工地所属的建设项目控效评价期间应进行检测，如氧化金属烟雾（如氧化锌）的浓度超标应尽快进行整改。

(3) 个人防护用品：工地发病者均为喷锌工人，他们是由喷砂工转变工种而来，以前从未接触过锌，对锌的毒性缺乏了解，只根据防尘经验佩戴纱布口罩。工人在以前的非接触锌施工中从未有过类似发病症状。11 名发病者均在工作后出现发热，而同工段的喷砂工无 1 人发病。工地二 4 名发病者均为拆管工人，而在附近工作的转子清洗工人无发病。工人既往施工时间均在秋季，因佩戴防毒口罩，也无发病。以上两个工地工人发病，均因为未正确佩戴防护用品。在通风不良的场所进行焊接、切割时，应加强通风，操作者应戴送风面罩或防尘面罩，并缩短工作时间。

(4) 职业禁忌证的筛查：根据《职业健康监护技术规范》（GBZ 188—2014），对接触氧化锌等金属烟雾的劳动者进行上岗前健康检查。氧化锌的职业禁忌证：未控制的甲状腺功能亢进症。凡有职业禁忌证者，禁止从事相关的工作。

检查内容为①症状询问：重点询问多汗、食欲不振、消瘦、心悸等高代谢和交感神经兴奋症状。②体格检查：内科常规检查和甲状腺检查。③实验室和其他检查必检项目：血常规、尿常规、心电图、血清 ALT；选检项目：血清游离甲状腺素（FT_4）、血清游离三碘甲腺原氨酸（FT_3）、促甲状腺激素（TSH）。

2. 二级预防策略

（1）职业病危害因素的识别与检测：依据《工作场所空气中有害物质监测的采样规范》（GBZ 159—2004）和《工作场所空气有毒物质测定　第 31 部分：锌及其化合物》（GBZ/T 300.31—2017），空气中气溶胶态锌及其化合物（包括氧化锌等）用微孔滤膜采集，定点采样时选择氧化锌浓度最高、劳动者接触时间最长的工作地点，短时间采样在采样点用装好微孔滤膜的空气采样器（大采样夹）以 5.0L/min 流量采集 15min 的空气样品；个体采样（或定点长时间采样）时，选择代表性的采样对象（采样点）用装好微孔滤膜的空气采样器（小采样夹），以 1.0L/min 流量采集 2~8h 空气样品。采样后，将微孔滤膜接尘面朝里对折两次，放入清洁的塑料袋或纸袋中，样品在室温下可长期保存。样品可采用酸消解 - 火焰原子吸收光谱法进行处理，在 213.8nm 波长下测定吸光度后定量计算。

现场监测和生物学测定结果表明，喷锌工人操作处空气氧化锌最高浓度为 27.6mg/m^3，超过国家卫生标准（5mg/m^3）近 5 倍。喷砂岗位空气氧化锌浓度未检出。拆管工人操作处空气氧化锌浓度为 16.4mg/m^3，转子清洗岗位空气氧化锌浓度未检出。喷锌工人收集晨尿 15 份，尿样中有 6 份尿锌大于 15.3μmol/L，超过正常水平（2.9μmol/L）。拆管工人收集晨尿 5 份，有 2 份尿锌大于 15.3μmol/L。上述病因调查表明，两工地“不明热”均为氧化锌引起，是由于施工过程中吸入氧化锌烟引起的金属烟热。这两个工地所属建设项目验收后，每年应定期监测职业病危害因素，如氧化锌的等金属烟雾的浓度，并调查劳动者接触时间。如不符合，尽快整改，或调整劳动者接触时间。

（2）根据《职业健康监护技术规范》（GBZ 188—2014），接触氧化锌等金属烟雾的劳动者进行在岗、应急健康检查。早期发现职业禁忌证，职业病患者。

在岗期间职业健康检查：目标疾病同上岗前。检查内容同上岗前。健康检查周期为 3 年。

应急健康检查：①职业病为金属烟热。②检查内容为症状询问：重点询问短时间内吸入高浓度氧化锌烟尘的职业接触史及头晕、疲倦、乏力、胸闷、气急、肌肉痛、关节痛、发热、畏寒等临床症状；体格检查：内科常规检查；实验室和其他检查：必检项目包括血常规、尿常规、心电图、胸部 X 线摄片。

3. 三级预防策略

（1）对已有健康损害的接触者应调离原有工作岗位，并结合合理的治疗。根据金属氧化物烟的职业接触史，典型骤起的临床症状，特殊的体温变化及血白细胞数增多，参考作业环境，综合分析，排除类似疾病，方可诊断。金属烟热常在接触金属氧化物烟后数小时内骤起发病。首先是头晕、疲倦、乏力、胸闷、气急、肌肉痛、关节痛，然后发热、血白细胞数增多，较重者伴有畏寒、寒战。

（2）根据接触者受到健康损害的原因，对生产环境和工艺过程进行改进。氧化锌烟雾颗粒极其细微，很容易穿透纱布口罩进入呼吸道，对其防护应采用含有滤料的过滤式防毒口

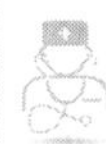

罩。本次调查中，工地一由于工人缺乏对锌毒物的了解，只是根据既往防尘工作经验佩戴纱布口罩，因而防护效果不佳，造成工人发病；工地二由于未戴防毒口罩造成发病。两工地改用活性炭滤料防毒口罩后未再有新患者发生。

(3) 促进患者康复，预防并发症的发生和发展。早期多饮水，饮热茶，可口服红糖生姜煎剂，促使出汗，可减少发作症状；发作期一般不需要治疗，发冷、发热时应卧床休息，注意保暖；发热较高时，可口服阿司匹林或银翘解毒片等，干咳者可口服咳必清。经适当休息，金属烟热患者痊愈后可继续从事原工作，定期复查。

二、案例二

(一) 案例基本情况

2002 年 7 月 12 日，某厂铸造车间从下午 2 点左右开炉熔炼，生产现场有熔炼操作工、浇注工和管理人员等 10 人。熔炼操作工 3 人(往电炉里加金属并搅拌)因离电炉比较近，电炉中烟雾升腾，大约开炉 5h 后，有 2 人当场昏迷，另外 1 人在送卫生院的途中昏迷。现场的 4 名浇注工，在距离电炉 < 8m 的范围内来往操作，工作期间感到头晕、疲倦、乏力、胸闷、气急、肌肉痛、关节痛。下班后，嗜睡不醒，伴有发热，体温 37~39℃不等。昏睡 1d 后，症状为头晕、耳鸣、干咳、呼吸道感染等症状。1d 后退烧，1 周后症状消失。现场有管理人员 3 人，当时感到咽部发甜，略有干咳。熔炼结束 3~5h 后，表现出头晕、疲倦、乏力、精神萎靡、不思饮食等症状，但体温正常。随时间延长，症状有所减轻，1 周以后，症状消失。事故发生之后，专业医疗人员依据《金属烟热诊断标准》(GBZ 48—2002)进行分析，认为这是一次典型的金属烟热中毒事故，并非一般的中暑。

(二) 案例分析

该乡办企业利用闲置的熔炼铸钢中频炉生产铸铜材料 Cu-Zn 合金，其熔化时的加料顺序为，先加入金属 Cu，待金属 Cu 熔化后，再加入金属 Zn。由于 Cu 的熔点为 1 083℃，Zn 的熔点为 419.5℃，沸点为 907℃，当加入 Zn 时，合金液体的温度已经超过 Zn 的沸点，致使部分 Zn 金属汽化，Zn 蒸气与空气中的氧气反应生成有毒物质 ZnO 烟尘颗粒，人体吸入后可造成健康损害。该厂为典型的金属烟热中毒事故。

(三) 三级预防策略

如果从三级预防角度，可从以下方面避免或减少金属烟热职业病的发生。

1. **一级预防策略**

(1) 改进生产工艺和生产设备：此案例中生产现场为开炉熔炼，且熔炼工人往电路内加金属并搅拌，离电炉比较近，吸入大量烟雾，所以当场昏迷。冶炼、铸造作业应尽量采用密闭化生产、加强通风以防止金属烟尘和有害气体逸出，并回收加以利用。

(2) 项目试运行期间应进行控效评价，检测工作场所氧化金属烟雾(如氧化锌)的浓度，判定其是否满足《工作场所有害因素职业接触限值 第 1 部分：化学有害因素》(GBZ 2.1—2019)的要求。

(3) 个人防护用品：由于该案例中生产场地通风不好，ZnO 烟雾被封闭在车间内。现场 4 名浇注工，在距离电炉 < 8m 范围内来往操作，且没有佩戴个人防护用品，故而电炉旁工人较车间内其他人的金属烟热症状重。故在通风不良的场所进行操作时，应加强通风，操作者

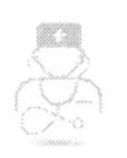

应戴送风面罩或防尘面罩，并缩短工作时间。

2. 二级预防策略

(1) 定期监测职业病危害因素，如氧化锌等金属烟雾的浓度，并调查劳动者接触时间。

(2) 根据《职业健康监护技术规范》(GBZ 188—2014)，接触氧化锌等金属烟雾的劳动者进行在岗、应急健康检查。

(3) 职业禁忌证的筛查：根据《职业健康监护技术规范》(GBZ 188—2014)，对接触氧化锌等金属烟雾的劳动者进行上岗前健康检查。氧化锌的职业禁忌证：未控制的甲状腺功能亢进症。凡有职业禁忌证者，禁止从事相关的工作。早期发现职业禁忌证，职业病患者。

3. 三级预防策略

(1) 此案例中在熔炼过程中，操作工人最初感到鼻腔和咽部有粉状物刺激；继而，咽部发甜，但又咳不出任何东西；接着感到头晕、疲倦、乏力、胸闷、气急、肌肉痛、关节痛、有呼吸道感染、发热的症状；直至头晕加剧，畏寒、寒战，严重者昏迷。昏迷的 2 名熔炼操作工被送到乡卫生院后，接诊医生误认为是中暑(铸造工在暑天容易发生中暑)，以清热解毒进行治疗。对患者首先进行物理降温，将患者安置在常温的安静病室中，在头部、腋下和腹股沟等处放置冰袋，用冷水、冰水或酒精擦身，并用风扇向患者吹风。

(2) 根据金属氧化物烟的职业接触史，典型骤起的临床症状，特殊的体温变化及血白细胞数增多，参考作业环境，综合分析，排除类似疾病，方可诊断。金属烟热常在接触金属氧化物烟后数小时内骤起发病。首先是头晕、疲倦、乏力、胸闷、气急、肌肉痛、关节痛，然后发热、血白细胞数增多，较重者伴有畏寒、寒战。事故发生之后，专业医疗人员依据《金属烟热诊断标准》(GBZ 48—2002) 进行分析，认为这是一次典型的金属烟热中毒事故，并非一般的中暑。

(3) 根据接触者受到健康损害的原因，对生产环境和工艺过程进行改进。此案例，由于该企业技术水平的局限性，缺乏熔炼 Cu-Zn 合金的工业卫生知识，也没有采取任何防护措施。

在 Cu-Zn 合金的熔炼中，ZnO 烟雾的生成是不可避免的，预防金属烟热事故的发生，应该从两个方面采取措施：

1) 化学法。利用化学反应，使有毒性的 ZnO 转化成无毒性的物质。ZnO 的化学性质是对热稳定，与 H_2、C、CO 等一起加热生成金属 Zn，遇水能生成 $Zn(OH)_2$，但速度非常慢。ZnO 呈两性，溶于稀无机酸中生成锌盐，溶于碱金属氢氧化物溶液中生成的锌酸盐。据此，可以用化学法使 ZnO 转化，但由于反应装置复杂、成本高、不易操作而不被采用。

2) 物理法。主要采取强化通风，使产生的 ZnO 烟迅速排出室外。或用铜皮包裹 Zn 块后投入炉中，并迅速压入金属液内，可减少 ZnO 烟雾的形成。另外，应对操作工人进行有关 ZnO 危害预防知识的教育，使其在操作时使用个人防护用品，如防尘口罩等，尽可能采取措施，有效地预防金属烟热中毒事故。

(4) 促进患者康复，预防并发症的发生和发展。

昏迷的 2 名熔炼操作工被送到乡卫生院后，接诊医生误认为是中暑(铸造工在暑天容易发生中暑)，以清热解毒进行治疗。对患者首先进行物理降温，将患者安置在常温的安静病室中，在头部、腋下和腹股沟等处放置冰袋，用冷水、冰水或酒精擦身，并用风扇向患者吹风。

同时加用药物降温，氯丙嗪 25~50mg + 生理盐水 500mL，静脉滴注 1~2h，输液几小时

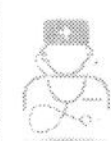

后，熔炼工从昏迷中醒来，20h 以后体温正常，即停止给药和物理降温。2d 后出院，但仍有类似感冒的症状，1 周后完全康复。浇注工都自认为患了感冒，其中 3 人剂量不同地服用了治感冒的药，但都觉效果不明显；其中人卧床休息 2d，1 周后 4 人完全康复。管理人员没有服用任何药物，休息 1d 后，正常上班，注意大量饮水，1 周后康复。

从金属烟热发生条件上，“锌冶炼、锌白的制造，镀锌、喷锌、锌焊等锌作业”“铜、银、铁、镉、铅、砷等矿物在冶炼和铸造过程中产生的金属氧化物烟”能够发生金属烟热。金属烟热的临床症状呈急性发作，无慢性进展过程和后遗症。常在接触高浓度金属氧化物烟后 6~12h 内骤起头晕、疲倦、乏力、多汗、发热、胃寒、寒战等症，体温升至 37.5 ℃以上。从治疗原则上，一般不需要特殊药物治疗。较重者，根据病情给予对症治疗。

早期多饮水，饮热茶，可口服红糖生姜煎剂，促使出汗，可减少发作症状；发作期一般不需要治疗，发冷、发热时应卧床休息，注意保暖；发热较高时，可口服阿司匹林或银翘解毒片等，干咳者可口服咳必清。经适当休息，金属烟热患者痊愈后可继续从事原工作，定期复查。

三、案例三

(一) 案例基本情况

平顶山矿区、焦作矿区、千秋煤矿、大平煤矿，发现可疑及阳性者到医院进行 X 线摄片，抽取滑囊内容物化验，病理切片等检查。共调查煤矿井下工人 479 人，患者 45 名，患病率为 9.4%。其中采掘工人 330 人，患者 41 名，患病率为 12.4%，井下辅助工 149 人，患者 4 名，患病率为 2.7%。

各矿患病情况具体情况见表 20-4。

表 20-4　煤矿滑囊炎患病率

单位	检查人数 / 例	病例数 / 例	患病率 /%
平顶山矿区	248	17	6.9
焦作矿区	108	15	13.9
千秋煤矿	64	6	9.4
大平煤矿	59	7	11.9
合计	479	45	9.4

(二) 案例分析

以上案例调查煤矿井下工人滑囊炎患病率平均为 9.4%，在一些机械化程度高的煤矿，患病率较之机械化程度低的煤矿明显下降，最多可达十几个百分点。

人的躯体内滑囊数目众多，在井下这种特殊作业环境中，侧卧工作可致肘膝、肩、髂耻、外踝滑囊炎，挥镐挖煤可在肱骨头处、肩胛骨上方出现滑囊炎，在煤层工作的煤矿工人滑囊炎多发生在膝、肘、肩等长期受压和机械摩擦的部位，且同时发生在膝、肘、肩的滑囊炎也不少见。具体见表 20-5。

表 20-5　煤矿井下工人滑囊炎的好发部位

序号	滑囊炎部分	构成比 /%	序号	滑囊炎部位	构成比 /%
1	髌前滑囊炎	25.2	9	肘肱桡骨滑囊炎	3.4
2	鹰嘴滑囊炎	18.6	10	髌上滑囊炎	3.0
3	膝外侧滑囊炎	8.7	11	肘滑囊炎	2.5
4	肩峰下滑囊炎	8.0	12	坐骨结节滑囊炎	2.3
5	膝内侧滑囊炎	7.4	13	跟腱滑囊炎	2.2
6	腋窝囊肿	4.4	14	外踝滑囊炎	1.8
7	喙突下滑囊炎	4.3	15	大粗隆滑囊炎	1.7
8	跟骨滑囊炎	3.9	16	棘突滑囊炎	1.3

煤矿井下工人工种不同，其长期、持续、反复、集中磨压的部位不同，滑囊炎的好发部位就不尽相同。采煤工、掘进工由于长期爬行于坑道中，跪、侧卧工作与煤层中，滑囊炎的好发部位多在膝、肘、肩关节周围，所以通常称髌前滑囊炎和鹰嘴滑囊炎为“矿工膝”“矿工肘”是有道理的。

职业性滑囊炎与职业的类型、工种、职业环境、劳动强度等密切相关。

滑囊炎患病率同煤层也有一定的联系。在煤层薄、倾角大的煤矿，矿工须长期爬行、蹲、跪、侧卧和肩扛等进行作业，滑囊炎多发于膝、肘、肩关节等处于长期机械摩擦和受压部位，患病率较高，可达 14.4%；而在煤层较厚，劳动条件好的煤矿，患病率不足 1%。

（三）三级预防策略

如果从三级预防角度，可从以下方面避免或减少滑囊炎职业病的发生。

1. 一级预防策略

(1) 改进生产工艺和生产设备，提高薄煤层掘进和采煤的机械化程度，减少肩拖、跪爬等不良姿势的劳动操作。

政府要鼓励矿山企业加大对滑囊炎防治的投入力度，主要是能够投资改善矿工的作业环境，减少矿工在工作中的摩擦和压迫。机械化程度越高，滑囊炎的患病率就越低。

(2) 加强对煤矿井下工人的防护知识宣传，做好劳动保护，易受挤压的、摩擦的部位应佩戴护膝、护肘、护肩等。避免长期关节摩擦及关节感染。

在一些条件比较差的矿井下，矿工长期处于低矮不能直立行走的巷道，需要双膝接触地面以跪式作业，造成膝(肘)关节软组织损伤，在这种矿井下作业的人员应佩戴护膝(护肘)，在工作服的膝(肘)部位应有加厚层。同时工人平时要加强身体素质的锻炼，提高抗病的能力。

(3) 劳动与休息相结合：案例调查发现，滑囊炎的发病时间最短为 2 个月，最长 3 年，以 6~12 个月为最多，病变程度随工龄的增长，工作时受压时间的相应增加而明显加重，与体重及个人体质无关。发病时间还与矿工个人防护有着密切的关系。不同工种的患病率见表 20-6。

表 20-6　不同工种滑囊炎患病率

工种	检查人数 / 例	病例数 / 例	病患率 /%
采煤	207	38	18.4
掘进	123	4	3.2
辅助	149	4	2.7
合计	479	45	9.4

不同工种之间，滑囊炎患病率已有显著差异，本次调查中以采煤工最高为 18.4%，掘进工次之为 3.2%，辅助工最低为 2.7%。煤矿井下工人滑囊炎可发生在任何年龄，但因多次慢性摩擦受压损伤为其致病因素，故有随年龄增长、井下工龄延长，其患病率有呈逐渐增高的趋势。

煤矿井下工人工龄越长，患病率越高，最多见于连续在井下工作 5 年以上的工龄组。因此，煤矿井下工人滑囊炎与长期、反复的慢性机械刺激有着极为密切的联系。

矿工长时间在井下作业，膝肘等部位不断受到摩擦和压迫，容易引发滑囊炎。如实行休息制度或者轮班作业制度，可以有效地降低矿工滑囊炎患病率，工人得到充分的休息，能够更好地投入工作，同时减少企业的医疗负担。

2. 二级预防策略　职业禁忌证的筛查：《职业健康监护技术规范》（GBZ 188—2014）尚未规定对接触井下不良作业条件的劳动者进行岗前健康检查。加大对滑囊炎防治的投入力度。首先，要加强对滑囊炎基础研究的投入，在已掌握的滑囊炎研究的基础上，提高层次，寻求理论上的突破。在明确机制的基础上，开发新的滑囊炎的防治技术。早期发现职业禁忌证，职业病患者。《职业健康监护技术规范》（GBZ 188—2014）尚未规定对井下劳动者进行在岗期间健康检查的内容。

3. 三级预防策略

（1）落实职业病防治法律法规。确保《职业卫生防治法》能够在各个国有矿山企业得到切实的执行，做好职业危害防治工作。同其他职业病一样，要在矿山企业建立健全的职业病防治机构，对井下作业工人进行定期检查，建立滑囊炎患者疗养制度以及滑囊炎档案管理和报告制度。

（2）急性滑囊炎以休息为主，暂时脱离井下作业，避免继续受压和摩擦，防止继发感染。亚急性滑囊炎及慢性滑囊炎参照外科治疗。加强滑囊炎治疗技术的研究。滑囊炎患者一般在离开作业环境，得到充分休息的条件下，会自行慢慢康复。进行治疗的方法，主要是穿刺抽液、理疗等方法，治疗过程比较痛苦，如果进行手术，更提高了治疗的成本。需要寻求更有效的方法，在控制医疗费用的同时，能够减轻患者的痛苦。

（3）急性、亚急性滑囊炎患者治愈后可恢复原工作，亚急性患者久治不愈或反复发作者以及慢性患者应调离原工作岗位。

四、案例四

（一）案例基本情况

患者，男，72 岁，北京某仪表分公司机修钳工岗位。从事刮研工作，工龄 27 年。用挺刮法刮研，纯手工操作，右侧作业。钢制刮刀长60cm，宽2.5~3cm，刀柄为直径10cm的木制圆球。每天工作量最大8h，每月最大工作量约15d。

工作27年后无明显诱因出现右下肢红肿，反复发作，常伴有患肢麻木、疼痛、发凉、温感觉减退，伴发热，且反复发作，逐年加重，肿胀至膝关节以上。

患肢查体：双下肢皮温暖，无破溃，右小腿胫前局部发红、伴色素沉着，皮温高于对侧，右小腿轻度可凹性水肿，右足中重度肿胀，压之凹陷，右足背、胫后动脉触诊不清。肢围：膝上15cm，左56cm，右55cm；膝下15cm，左37.5cm，右40.8cm。双下肢静脉超声：双侧小腿皮下软组织水肿，双侧腓静脉及胫后静脉中下段显示不清，双侧小腿肌间静脉扩张；双下肢动脉彩超：双下肢动脉粥样硬化，双侧胫前动脉、足背动脉闭塞不除外。

血管外科医师会诊，依据《实用外科学》第3版、《临床血管外科学》，诊断为股静脉血栓综合征、下肢淋巴管闭塞症。

（二）案例分析

根据《职业性股静脉血栓综合征、股动脉闭塞症或淋巴管闭塞症的诊断》（限于刮研作业人员）（GBZ 291—2017），以上案例诊断为“职业性股静脉血栓综合征、职业性下肢淋巴管闭塞症”。

（三）三级预防策略

如果从三级预防角度，可从以下方面避免或减少以上职业病的发生。

1. 一级预防策略

（1）改进生产工艺和生产设备：案例中患者从事刮研工作，工龄27年。用挺刮法刮研，纯手工操作，右侧作业。钢制刮刀长60cm，宽2.5~3cm，刀柄为直径10cm的木制圆球。每天工作量最大8h，每月最大工作量约15d。应尽量采用铣削取代刮研工艺。

（2）让劳动者初步了解肢体动脉与静脉血管发生及症状变化，如色泽、疼痛、间歇性跛行，体温及其他一些症状的变化，做好防治工作。

工作27年后无明显诱因出现右下肢红肿，反复发作，常伴有患肢麻木、疼痛、发凉、温感觉减退，伴发热，且反复发作，逐年加重，肿胀至膝关节以上。就因为劳动者不了解此病发生及症状变化，没有做好防治工作。

（3）严格戒烟，吸烟对周围血管有一定危害，也是致病因素之一。

（4）避免寒冷与外伤。寒冷是肢体血管疾病诱发和致病的主要因素。湿邪致病症状更为严重，所以防寒同时应注意防湿。肢体静止的工作，应做好保暖，并在一段时间后，尽可能变换体位。

2. 二级预防策略　早期发现职业禁忌证，职业病患者。《职业健康监护技术规范》（GBZ 188—2014）尚未规定对刮研作业人员在岗期间健康检查的内容。

3. 三级预防策略　周围血管病的临床治疗大致分为三部分，即中西药物治疗、手术治疗和介入治疗。中医药治疗周围血管病具有明显优势，主要治法有活血化瘀、益气养阴、温经通络、清热解毒等。

（1）股静脉血栓综合征治疗

1）日常防护：抬高患肢、下肢规律运动。

2）加压治疗：弹力袜、弹力绷带及充气加压治疗等。

3）药物治疗：静脉活性药物、扩血管药物等。

4）手术治疗：“戴戒”手术或腔内介入治疗等。

⑵股动脉闭塞症治疗

1）日常防护：改善下肢循环、适当下肢功能锻炼。

2）药物治疗：抗凝药物、扩血管药物治疗。

3）手术治疗：介入球囊扩张、下肢人工或自体血管转流术等。

⑶淋巴管闭塞症治疗

1）日常防护：认真清洗并保持患肢干燥，休息时抬高患肢，防止感染和积极治疗感染。

2）物理治疗：手法按摩、弹力绷带或三级压力弹力袜、烘绑疗法、间歇性加压驱动疗法等。

3）手术治疗：淋巴回流重建和病变组织切除术。

（封琳敏　倪 洋）

参 考 文 献

[1] 刘移民. 职业病防治理论与实践 [M]. 北京: 化学工业出版社, 2010.

[2] 闫京宁. 赵尚华周围血管病治验集 [M]. 北京: 中国中医药出版社, 2016.

[3] 朱秋鸿, 黄金祥, 周安寿. 新增职业病诊断标准 [M]. 北京: 科学出版社, 2018.

[4] 张嘉勇, 巩学敏, 刘楠. 职业病危害与防治 [M]. 武汉: 武汉大学出版社, 2018.

[5] 高琳. 消防演习致金属烟热 13 例分析 [J]. 中国误诊学杂志, 2007, 27 (7): 6669.

[6] 张琳, 李萍. 周围血管病的研究诊治概要 [J]. 中医药信息. 2007, 24 (5): 16-18.

[7] 郭胜利, 王丽霞. 15 例金属烟热的调查报告 [J]. 劳动医学. 2000, 17 (2): 101.

[8] 司秀云, 苗延虹, 颜世义. 熔炼 Cu-Zn 合金发生金属烟热中毒事故的报告 [J]. 工业卫生与职业病. 2007, 33 (2): 127.

[9] 高钦. 河南省国有矿山企业职业病危害调查与研究 [D]. 天津: 天津大学环境科学与工程学院. 2007: 31-33.

[10] 侯强, 张雪涛, 闫丽丽. 金属烟热的研究进展 [J]. 职业卫生与应急救援. 2019, 37 (1): 44-46.

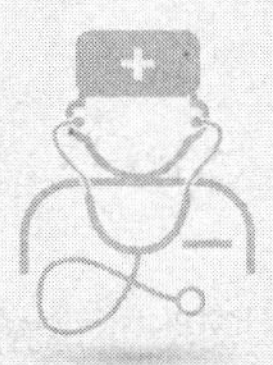

第二十一章　职业性精神和行为障碍的三级预防

20世纪初以来，随着工业化、城市化以及信息革命的发展，劳动者的职业紧张（工作压力）日益增加，各种由职业紧张引起的心理疾病不断增多。大量的职业医学与流行病学研究指出，工作中的社会心理危害造成劳动者心理压力，并透过各种生理、心理致病机制，引起许多身体与心理疾病和健康问题。

因工作造成的心理压力导致劳动者发生心理疾病乃至自杀的情况有逐年增多的趋势，导致了生产力降低、利润减少、人力资源损失、组织管理成本增加，给社会带来巨大的负担和损失。我国正处于社会经济转型期，工业化与城市化加速，劳动者心理不适和社会适应失调等心理健康问题日益突现。长期以来，尽管现代工作环境发生了深刻的变化，关于职业伤病的实践与理论都主要集中在骨骼肌肉等身体安全健康的保护上，主要讨论关于物理因素、化学因素或其他物质条件导致的职业伤病问题，对职业心理安全健康问题关注不多。

《健康中国行动（2019—2030年）》中提出，"职业病防治形势严峻、复杂，新的职业健康危害因素不断出现，疾病和工作压力导致的生理、心理等问题已成为亟待应对的职业健康新挑战。"WHO称职业紧张已成为世界范围的流行病，国际劳工组织将精神和行为失调列入2010年版职业病名单，包括创伤后应激障碍和工作中暴露的危险因素与工人患有精神和行为失调之间存在着直接科学联系的其他精神或行为失调。一些国家和地区（如日本、我国台湾省）已将工作场所心理因素所致精神疾患列为法定职业病。我国职业病分类和目录同样参照了许多国家或地区的职业病名单，计划纳入"职业性精神和行为障碍"中创伤后应激障碍，为更多的心理疾病扩展奠定了基础。

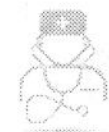

第一节 职业性精神和行为障碍概述

精神和行为障碍属于一种精神性的疾患，当部分人士遭受到严重的创伤事件或负性事件刺激后，则容易引发个体产生不安的情绪与思想，导致他的精神和躯体上均感到极度的痛苦，身心都惨受折磨。这些负面的情感发生后，继而影响到个人的认知观念（cognitive concept)，以及相应的行为模式，并且会持续一段时间，可能会因时间的逝去，而逐渐地减轻个人的精神障碍问题，但也有部分人士终身都受该刺激源折磨。

目前对于精神和行为障碍的病因剖析大致可以分为两个方面：一是源于个体内在的生物学，如遗传因素、躯体因素等；二是源于个体外在的社会学，如个体素质、精神刺激等。这意味着病因学上很难确认精神和行为障碍的精准病因。但是职业压力导致的精神和行为障碍早已成为工业化国家主要的职业性疾患，职业压力会导致精神障碍日益成为一种社会共识。国外研究表明，25%~30% 急诊患者的就诊原因归为精神因素的影响。WHO 的一份报告表明，与工作相关的慢性非传染性疾病（如职业紧张）引起的心血管疾病和抑郁症也可以导致作业工人长期患病和缺勤率的增加。我国目前精神病性障碍患者约有 1 600 万，抑郁症患者约有 3 000 万，且识别率、治疗率较低，其中职业精神障碍患者占比日益增多。随着精神压力、过劳等成为劳动者的常态，以及技术革新和发展所带来的工种、岗位的更新，越来越多的人承受着工作带来的精神疾病的困扰。由此可见，职业所致精神和行为障碍的工伤认定就必然是一个亟待解决的问题。

一、职业性精神和行为障碍定义

职业性精神和行为障碍为长期职业性相关因素引起延迟性、持续性的心理障碍，导致精神和行为障碍。精神障碍是一类具有诊断意义的精神方面的问题，特征为认知、情绪、行为等方面的改变，可伴有痛苦体验和 / 或功能损害。运动行为障碍包括精神运动性兴奋和精神运动性抑制，前者是指整个精神活动的增强，言语和行为普遍增多和兴奋；后者表现为整个精神活动的降低，言语和行为普遍减少和抑制。职业紧张是职业条件下客观需要与主观反应能力之间的一种失衡状态，包括失衡带来的各种心理和生理反应，并可引起许多功能性紊乱，常为职业性精神和行为障碍的诱因。

二、职业性精神和行为障碍分类

《国际疾病与相关健康问题统计分类》(InternationaStatistical Classification of Diseases and Related HealthProblems，ICD)，是在 WHO 的领导下由全球多个国家的研究中心共同起草的疾病分类标准，旨在为不同医疗资源下的广大医务工作者在临床诊断及治疗方案选择上提供有效的工具。2019 年 5 月 25 日举行的第 72 届世界卫生大会审议通过了第 1 次修订版本（ICD-11)，ICD-11 中精神与行为障碍包括：精神分裂症与其他原发性精神病性障碍、紧张症、心境障碍、焦虑及恐惧相关障碍、强迫及相关障碍、应激相关障碍、分离（dissociative disorders）障碍、喂食及进食障碍、排泄障碍、躯体痛苦和躯体体验障碍、药物使用和成瘾行为所致障碍、冲动控制障碍、破坏性行为和反社会障碍、人格障碍及相关人格特质、性欲倒错障碍、做作障碍、神经认知障碍、在他处归类的心理或行为因素影响的障碍或疾病、与归类于他处疾病相关的继发性精神和行为综合征等。

创伤后应激障碍是在很多重大危机事件之后都可能会爆发的一种心理障碍，这类心理障碍是在亲自体验、目睹到创伤事件或受到相关威胁后容易触发的，创伤后应激反应如不能得到及时缓解，可能诱导各种不同行为形式的精神与行为障碍。表现在以下几个方面：经历创伤及相关事件的人们，容易在未来的一段时间内通过回忆或噩梦重复体验此次创伤，并伴有强烈的情绪体验，好像自己又在重复经历这些创伤的折磨，在临床上称为"闪回"，会出现更多的回避行为，在情感上容易变得克制或麻木，影响原先正常的人际关系，变得难以和朋友对话，很难关心自己的爱人和孩子，难以获得有效的人际支持或表达他对别人的关怀。日常表现会变得过度敏感，容易受惊、动怒、寝食难安，打人骂人变得多见，甚至会做出伤人伤己或自我毁灭的行为。

（杨雪莹　刘义涛）

第二节　职业性创伤后应激障碍概述

一、创伤后应激障碍定义

创伤后应激障碍（post traumatic stress disorder，PTSD）又被称为延迟性心因性反应，是指对创伤性等严重应激因素的一种非正常的精神反应，它是一种延迟性、持续性的心理障碍。通常是因为受到超常的威胁性、灾难性的创伤，而导致延迟出现和长期持续的心理障碍。PTSD 的主要症状反应为个体会主动回避一些容易引发创伤体验的活动或情境，觉醒程度比较强烈以及会反复出现精神创伤事件的再现等 3 个方面，并且伴随着生理、思维、情感和行为反应等症状贯穿于其中至少会持续 1 个月，伴随持续的反应性麻木症状群、反复发生的闯入性再体验症状群、警觉性增高症状群。

二、创伤后应激障碍主要高危职业

一般而言，大多数人在碰到创伤事件后，个体并不一定会诱发创伤后应激障碍的问题，即使出现一些负面的情感，也能够在短时间内释怀，不至于引起严重的心理疾病。不过，对于长期处于高压力作业环境的职业人群，存在着较高风险的诱发因素，促使个体罹患上创伤后应激障碍。

1. **医疗工作人员**　医护人员每天面对的是生死的抉择，会接触到大量的病危患者，或者是处理严重意外的濒死人士。临床实践具有高风险性、不确定性和信息不对称性等显著特点。比如新冠肺炎疫情期间，医护人员站在抗疫最前线，他们不仅要超负荷完成救治工

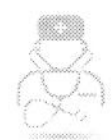

作，也面临着感染各种生物性污染，如乙肝、新冠肺炎等感染风险，甚至还要24h处于待命状态，身心承受着巨大压力。

2. **司机和船长**　这一类职业的人士有着相似的共同点，就是在工作过程中，掌管着众多乘客的性命安危。在平常的工作里并未涉及生命安全问题，一旦遇上严重的交通意外或者安全事故的发生，无论基于个人的一时疏忽还是其他原因，即使自己能够逃过一劫，免于遭受到躯体上的伤害，但是造成多人受伤或死亡的情况，也会使他们长期备受事故惨烈景象或者良心道德与外界社会的谴责，成为导致创伤后应激障碍的根本原因。

3. **紧急救护人员**　警察、救护人员与消防员等为社会大众提供服务，他们在平常可能会遇上严重伤亡事件，必须要在短时间之内，作出至关重要的明确决定，这可能会危及多条性命和自身安危，若能成功地解决难题，则不易产生过多的负面影响和不良情绪；反之，瞬间的决定如果是错误的行为，该行为诱发了严重的恶性事件发生，或者在紧急情况下，未完成上级的指挥或固定程序处理，这种责任是必须要承担的，也会引起心理的过激反应。

4. **其他高风险职业**　记者、城市管理人员、殡葬师等职业，他们的工作也存在着一定的风险，也可能会听闻到部分同业人员的死亡消息，或者由于偶尔与死者打过交道。其身心都会因为恐惧死亡的随时发生，常常在脑海里浮现出可怕的画面，被迫影响到正常的认知和社会行为模式。

三、创伤后应激障碍分类

创伤后应激障碍是目前第4个最常见的精神疾病。根据DSM-Ⅲ将创伤后应激障碍分为3种亚型：①急性创伤后应激障碍，指症状持续至少3个月。②慢性创伤后应激障碍，指症状持续3个月或更长。③延迟发生创伤后应激障碍，指在创伤性事件后至少6个月出现症状。

四、创伤后应激障碍病理机制

个体在面对创伤事件的发生时，不仅在心理上会迅速地作出反应，也会在躯体上呈现肾上腺素快速增加，继而可能影响到大脑的神经功能正常运作。如果个体持续地受到高水平的刺激，则容易引起不良的后果发生，对外界的事物感到恐惧和过度反应，不利于个人的身心健康发展。同样地，大多数创伤后应激障碍患者，其尿液里会出现低分泌皮质醇（cortisol，压力荷尔蒙）和高分泌儿茶酚胺（catecholamine），使体内的皮质醇数值上升，最终形成去甲肾上腺素（nor-epinephrine）/皮质醇的比值增高。另一方面，大量的学者经过仪器的检查，可以发现部分患者的脑部结构发生改变，他们的海马体（Hippocam-pus，负责记忆的保存）发生缩小现象，而Hen-drickson等学者的研究数据显示，他们的杏仁核（amygdala，主要是与情绪反应有关）则有过度反应的倾向。值得讨论的是，上述的生理性改变是否必然与创伤后应激障碍有密切的关联，依然存在着众多的疑问，无法轻易地认定两者存在关系。

五、创伤后应激障碍影响因素

1. **遗传因素**　当个体具有一定易感素质时，即使遇到强度较低的应激因子也很有可能

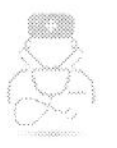

致使应激障碍发生。相关研究表明,创伤后应激障碍患者中 A1 等位基因的频率显著高于未患病且有战争经历的同期参战军人,同时发现创伤后应激障碍核心症状的严重程度与 A1 等位基因频率显著相关。此外有酒精依赖家族史、精神障碍的家族史者也易在应激事件发生后出现创伤后应激障碍。

2. **神经内分泌** 病理心理和内分泌失调有关,创伤事件后,受害者的皮质醇水平减低。在创伤事件后的低皮质醇水平对巩固创伤事件的记忆可能有加强作用,这会使患者产生强烈的痛苦感,使恢复延缓而反应加强;个体面对创伤事件时,交感神经系统活性增高,下丘脑 - 垂体 - 肾上腺轴负反馈抑制增强,致使个体内环境随之变化,免疫功能受到抑制,导致患者身体愈合速度和程度降低。

3. **脑功能** 许多调查研究显示在创伤后应激障碍患者有海马功能活动下降、N- 乙酰天冬氨酸的减少以及海马萎缩等现象。另有研究发现 PTSD 患者面对创伤暴露物时,能抑制脑中前额叶中央区的活动,致使 PTSD 患者闯入性记忆加强,前额叶受损的患者表现为不能根据外界环境的变化随之调整自己的情绪。

4. **心理因素** 童年时代的心理创伤(如遭受性虐待、6 岁前父母离异),性格内向及有神经质倾向,创伤性事件前后有其他负性生活事件,家境不好,躯体健康状态欠佳以及个体人格特性、教育程度、智力水平、信念和生活态度等形成个体易患性影响等。

5. **社会因素** 诸多研究表明创伤后患者的应激状况与患者的性别、年龄、职业、收入等有密切关系。社会支持是指一个人通过社会联系所能给他人在精神上的支持,即在社会中被尊重、被理解、被同情的主观体验,是人们通过社会联系所获得的能减轻应激反应、缓解情绪、提高适应能力的各种影响,它能提高伤员的心理应付能力,有"缓冲垫"样的保护作用;伤者如得不到足够的社会支持,会增加创伤后应激障碍的发生概率。

六、创伤后应激障碍诊断和临床表现

如果病史资料完整,临床表现典型,通常诊断 PTSD 是不难的。一般来说,患者经历过特别严重、威胁生命安全的创伤(包括目睹可怕的场景)后有以下 3 组典型的症状:①反复重现创伤性体验,如不自主回想,做创伤内容的噩梦,反复出现错觉、幻觉,反复发生触景生情式的精神痛苦,目睹死者遗物、旧地重游等会有明显生理反应如心悸、出汗、面色苍白等(至少 1 项);②持续性警觉增高与焦虑,如入睡困难,易激惹,注意力集中困难,过分担惊受怕(至少 1 项);③对类似创伤情境或线索的回避,如极力不回想有关创伤性经历的人与事,避免参加能引起痛苦回忆的活动或去能引起痛苦回忆的地方,不能回忆创伤性事件的某些方面(选择性遗忘),不愿与人交往、对亲人冷淡,兴趣范围变窄,对未来失去信心(至少 2 项)。上述症状在创伤后延迟出现,即经数日甚至数月后出现,但罕见经过 6 个月以后才发生。按照 CCMD-3 症状持续 3 个月以上才能作出 PTSD 的诊断。

七、创伤后应激障碍自评式量表

PTSD 症状自评式量表形式多样、内容简单、可操作性强,且具有较高的信度和效度,已被广泛用于临床筛查和治疗前评估。目前应用较多的自评量表包括 PTSD 检查表(PCL)、

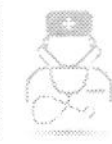

PTSD 初级保健量表（PC-PTSD）、事件影响量表（IES-R）、Davidson 创伤量表（DTS）和创伤后诊断量表（PDS）等，此外还有其他通用的心理健康调查量表如一般健康问卷（GHQ），可以辅助评估 PTSD 患者的心理健康状况。

（杨雪莹　刘义涛）

第三节　创伤后应激障碍的三级预防

一、一级预防

在 PTSD 尚未发生之前，通过多元化的企业组织和社区预防项目来增强服务对象的保健意识，从而减小 PTSD 发生的可能性。以教育、舆论宣传来倡导关注自我身心健康的意识；以基本训练帮助人们抵御生活事件压力和提高社会适应能力；营造和平、稳定的社会氛围。这一阶段需要集合整个企业组织和专业服务团队的力量，因为它针对的是全部高危职业人群。

（一）政策支持

《健康中国行动（2019—2030 年）》中明确指出，职业人群的职业健康工作不容忽视。职业紧张作为创伤后应激障碍主要影响因素，预防创伤后应激障碍首先环节是关注劳动者职业紧张状态。

（二）管理措施

企业应遵循国家法律、法规要求，在生产技术、劳动组织、工作时间安排和工人福利待遇方面促进企业生产，并保证员工在职业健康安全的环境中发挥创造价值，减少或避免个体产生心理、生理负面影响。企业与各类组织通过调整工作安排和生产方式降低员工的职业紧张程度。针对不同情况，开展职业相关培训，提高员工个体应对能力，鼓励个体主动积极适应职业环境。提高个体应对能力对改善职业紧张程度非常必要，工作中得到同事和领导的支持，对个体生理、心理反应有利。提高企业管理者和员工的认知水平，主要通过健康教育来完成，健康教育的内容应主要包括职业卫生、职业安全、传染病、慢性非传染性疾病、职业相关疾病、健康生活方式等。通过提高企业管理者和员工的认知水平，领导支持，员工参与的方式，才能促进企业健康措施的实施和执行。

（三）健康教育

不良工作行为是影响职业紧张的因素，常见不良的生活方式包括吸烟、酗酒、熬夜、缺乏体育锻炼、饮食不规律、运动量过少、长期面对手机、电脑等设备、长期佩戴耳机听歌、三餐不规律等。企业管理者了解企业存在的不良工作行为的现况，改善管理制度。通过改善不良工作行为，减少创伤后应激的发生。

二、二级预防

及早识别，有效治疗，防止情绪障碍演化为严重心理障碍。很多 PTSD 患者由于一些主客观因素而错过了接受治疗的最佳时机。如果他们能及时得到有效的治疗，会大大减少患

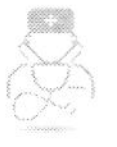

病的痛苦甚至降低患病概率。有效的高危筛查有助于识别出高危因素和高危人群(如女性、高龄、特殊人格特质、创伤经历等),防患于未然,合理利用量表评估创伤后应激障碍程度和水平。及时性和即时性是这一阶段干预措施的基本原则,常见的介入技术包括心理事后解说技术、其他简明心理社会干预、药物治疗等。事后解说技术是事件发生后立即实施的一次性访谈,目的是帮助当事人应对创伤情绪反应,防止产生 PTSD。该方法鼓励个体详尽而系统地讲述所发生的事件及他们自身的情绪反应,以此帮助个体将有关事件的记忆纳入一般记忆系统。在使用这一方法的时候要特别注意把握叙事的节奏和内容,防止产生二次创伤。其他简明心理社会干预方法散见于各临床实验,包括重整记忆法、心理教育、视像法等。

三、三级预防

目前关于创伤后应激障碍的治疗方法,主要是通过心理治疗和药物治疗两种手段,也可以同时运用联合治疗的方式,帮助病程较严重的人员。认知行为疗法被认为能较为有效地改善个人的认知、行为模式,它首先从认知上减轻个体对创伤事件的恐慌情绪,帮助个体把创伤后产生的新认知顺利整合进内在认知系统中;同时把个体的行为控制在自然、普通、非紧张化的水平上。

针对使用药物的方式,去治疗创伤后应激障碍患者的研究数据并不是太多,并且没有足够的理论基础去支持它使用的正确性和合理性。目前来说,在医务人员的指导之下,配合使用 5- 羟色胺重吸收抑制剂(SSRI)、抗抑郁剂单胺氧化酶抑制剂(MAOI)、三环抗抑郁剂(tricylics)等药物以减少 PTSD 的核心症状。

由于该障碍的患者容易引发其他类型的心理疾病,这些药物或许能够发挥抑制的效果,防止患者被多种疾病共同困扰,从而起到病程控制的效果。目前广大学者的普遍共识是无法单靠药物,彻底治愈创伤后应激障碍的患者,应当配合心理治疗的方式,争取最大限度的治疗效果。

(杨雪莹　李晓林)

第四节　创伤后应激障碍预防典型案例

一、案例一

(一) 案例基本情况

王某,男,28 岁,2013 年某警官学校毕业后到某省警察局从事刑警工作,在工作中,经常面对的是形形色色的犯罪分子,肩负社会的稳定和国家、人民财产的安全,工作的负荷、危险性、复杂性日趋增加。由于工作的特殊性,他生活、饮食和起居缺乏规律,在紧急情况下常夜以继日地工作,加班和倒班不能按时休息是工作常态。一次恶劣案件处置后,惨烈的血淋淋的场面常常在他眼前浮现。惨烈案件的场面不停在脑中闪烁,尤其是睡不着觉时候,他会不自觉的想抽烟。看着马路上人影光线和自己办理的各类案件交缠在一起,他失眠越来越严重。这种犹豫和恍惚影响着他的心理状态,难以集中注意力,情绪不稳定,以至于开始厌倦怀疑自己工作能力，消极无助，恍惚不安，无法积极面对生活。

（二）案例分析

警察从事特殊的社会工作，在维护社会治安，保护人民生命财产安全方面起重要作用。他们经常接触各种社会人群，追踪、侦破刑事案件，主要同社会阴暗面作斗争，工作任务繁重，还要斗智、斗勇。职业的性质、特点和所担负的职责、任务决定了警察的工作往往与艰苦、紧张、困难、危险等紧密相连，承受着难以想象的压力，付出巨大的心理能量。警察是创伤后应激障碍的高风险职业，过度的紧张、焦虑、抑郁、恐惧、孤独，再加上恶劣的工作环境、无规律的饮食起居影响警察心理和生理健康，长期职业紧张状态下，在某次恶性事件创伤后容易造成创伤后应激障碍。

（三）三级预防

如果从三级预防角度，可从以下方面避免或减少上述职业病的发生。

1. 一级预防策略 警察是创伤后应激障碍的高风险职业，应采取多种措施改善警察面对创伤后的心理应激，提供继续教育机会，开展有益身心的问题活动，提供调适情绪困扰或心理压力的培训，增强对警察的社会支持，包括情感的支持，对技术能力方面的承认、业务水平的指导和帮助等；稳定和谐的婚姻与和睦的家庭可以给警察带来心理上的支持与慰藉，缓解警察的工作压力，在一定程度上降低警察罹患创伤后应激障碍的风险。将积极心理学的思想引进警察心理健康教育中，激发警察的优秀品质和潜能，使警察队伍能够适应社会需求，生活得更幸福、更充实。采用多种形式开设心理健康课程、心理辅导和心理知识讲座的形式。心理辅导针对的是少数有心理问题的民警，目的是消除不良情绪，预防心理问题的出现。

2. 二级预防策略 目前创伤后应激障碍的健康监护未列入《职业健康监护技术规》（GBZ 188—2014）健康监护技术规范内。由于创伤后应激障碍的判定主要靠量表，合理利用量表评估创伤后应激障碍水平，并改变工人对工作中紧张源的反应方式。二级预防的干预措施包括为已经具有创伤后应激障碍的员工提供缓解职业紧张的知识、技术和资源，防止症状进一步发展，专业技术知识培训、心理健康知识培训、锻炼、放松活动等。其中情绪管理和放松技术的培训可以改善工人个体应对困难工作时间和情景的能力。

目前国内外识别和评价创伤后应激障碍的主要方法是心理学量表和问卷，但心理学测量工具受主观因素的影响太大，即便有很好的效度和信度，也存在测量结果的偏倚，因此创伤后应激障碍客观评价指标（或生物标志）的研究就显得意义重大。当前，国内外对创伤后应激障碍生物标志物的研究主要集中在内分泌激素、神经递质和细胞（免疫）因子等方面。

3. 三级预防策略 在医务人员的指导之下，配合使用药物以减少 PTSD 的核心症状。

二、案例二

（一）案例基本情况

某科技集团自 2010 年 1 月 23 日该公司员工第一跳起至 2010 年 11 月 5 日，已发生 14 起跳楼事件，引起社会各界乃至全球的关注。2012 年 6 月 12 日下午一名员工坠楼死亡，很多员工目睹自己同事跳楼后惨状。

（二）案例分析

对于该企业有年轻人以跳楼画上生命的句号，引起社会惊愕关注，探求原因，需要了

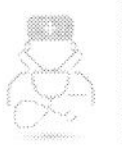

解员工的生产和生活状态。媒体的实地调查报道展示了企业的诸多细节，比如“每天去加班”“同寝室员工互不相识”“工作纪律很严格，随便与同事说话就会被上司批评”等。跳楼事件密集于一家企业，企业的管理模式、工作强度、人际关系、职工权利保障等问题，首当其冲会受到追问。分析个案之后，从年轻人身处的相同环境出发，可以尝试对可能影响青年人自杀的普遍因素进行归纳。工人不是机器、零件，他们住在那里，没有文化娱乐，没有朋友交往，这对很多“80后”“90后”农民工来说是无法忍受的。他们当中很多人是独生子女，心理比较脆弱，虽然生活在城市，却无法融入城市，长期职业紧张状态下，尤其在看到同事跳楼等相关负面消息后，心理无法承受。其他同事的跳楼恶性事件刺激后容易引发个人的应激障碍，出现过激行为。

（三）三级预防

1. 一级预防策略　在工作负荷重、工作环境单调，职业紧张状态下职业人群容易产生创伤后应激障碍等负性心理状态，从而引发他们选择极端方式结束生命。由于职业紧张的来源往往是多方面的，单靠个人的努力往往达不到预期效果，企业方应创造良好的组织氛围，引导员工认同企业文化，并积极引导员工个体价值观和企业文化的融合。另外，通过教育，帮助劳动者自身的身心状态的调整，帮助他们树立良好的自信心。教导他们性格要乐观和有平衡的心态，亲朋好友之间要互相多进行沟通交流，善于发泄和缓解劳动中的各种精神压力。劳动者业余时间注意接受新知识培训，使自己具备多方面的知识和较高的专业技能，以增加就业机会，减轻就业压力带来的思想负担。改变不良的生活方式，注意养成平衡饮食习惯、充足的休息和睡眠、戒烟戒酒、户外活动，合理的作息时间等。

2. 二级预防策略　早期检测和诊断人体受到损害并予以早期治疗、干预。目前职业紧张的健康监护未列入《职业健康监护技术规范》(GBZ 188—2014)健康监护技术规范内。二级预防的干预措施包括专业技术知识培训、心理健康知识培训、锻炼、放松活动等。其中情绪管理和放松技术的培训可以改善工人个体应对困难工作时间和情景的能力。

3. 三级预防的策略　在医务人员的指导之下，配合使用药物以减少PTSD的核心症状。

三、案例三

（一）案例基本情况

2017年12月16日凌晨，某医院方医生猝死在医院值班室，原因就是工作连轴转，积劳成疾。医务人员在人们的生活中扮演重要的作用，他们承担着救死扶伤、治病救人的崇高使命，他们在治愈别人的伤痛甚至从死亡线拉回来无数生命同时，他们也在辛苦的付出。我们在医院常常看到，很多医务工作者非常忙碌，门诊大夫并非严格每天8h工作制度，他们每天坐诊时间不是上午下午连续，而是一周有几个半天坐诊，坐诊时，由于患者太多喝水的时间都没有，面对各类病患通常延迟下班。不坐诊的时间，还需要到住院部查房，值夜班对护理人员和医生非常普遍的。除了坐诊忙碌、夜班工作外，医护人员还面临各种职业暴露。如北京某三甲医院的一位年轻外科医生在急诊连续做了3台手术，在为一位患急性肠梗阻的老太太进行术后缝合时，他的手被针扎伤了。这在工作强度和紧张程度都很高的急诊科很常见。因为抢救时间有限，对伤口进行简单处理后，这位外科医生接着做完了手术。3d之后，

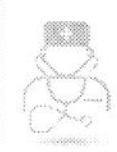

检测报告提示：老太太是艾滋病病毒感染者。当时，这位外科医生已经过了24h的保护性服药期，这时再服药，已无法保证100%不被感染。“你暴露了”，对于医务人员来说，像是可怕的梦魇，形成可怕心理创伤，更像是挣不脱的魔障。有的医务人员无法适应这种高强度状态，失眠抑郁接踵而来。

(二) 案例分析

医护人员每天面对的是生死的抉择，会接触到大量的病危患者，处理严重意外的濒死人士，他们不仅要超负荷完成救治工作，还要面临着各种疾病感染的风险，甚至还要24h处于待命状态，身心承受着巨大压力。长期职业紧张下，一次风险性高的操作，容易引发心理的创伤性应激障碍。

(三) 三级预防

1. 一级预防策略　医护人员个体的身心健康状况，直接影响到其为患者提供的服务质量和水平，职业紧张引发应激障碍，也增加了发生差错事故和职业风险的概率。预防和减少医护人员的职业紧张应采用三级预防的综合策略，早发现早处理，减少应激障碍的发生。一级预防针对紧张的来源，通过改善工作环境提高医护人员工作舒适度，有效调整及合理调配人力资源，改进工作流程，明确各级护理人员的职责，并与绩效挂钩，减轻任务冲突的发生。尽力协助医护人员进行职业规划，拓展其职业发展路径和空间，提高其归属感和成就感。对于工作时间较长、倒班作业的医务人员，医院管理部门应适当进行这些医务人员所在部门人员的补充，以降低个体工作时间，必要时可采取轮转制度，以缓解压力。医院管理者应当给予医务人员更多的人文关怀。

2. 二级预防策略　合理利用量表评估应激程度和水平，并改变医护人员应对工作中紧张源的反应方式。

3. 三级预防策略　药物干预治疗的同时，加强康复服务、咨询、支持医护人员重返工作。医护人员普遍处于较高的职业紧张水平，应采用三级预防的综合措施，减轻医护人员紧张心理，提高工作效率，保证医护人员身心健康。

(杨雪莹　刘义涛)

参 考 文 献

[1] 郑尚元. 我国社会保险制度历史回眸与法制形成之展望 [J]. 当代法学, 2013, 27 (02): 123-129.

[2] 刘燕斌. 不可忽视的职场精神健康 [J]. 中国人力资源社会保障, 2010 (09): 44-45.

[3] 范肖东, 汪向东, 于欣, 等译. ICD—10 精神与行为障碍分类 [M]. 北京: 人民卫生出版社, 1993.

[4] 丁薇, 郑涌. 创伤与创伤后的应激障碍 [J]. 中国临床康复, 2006 (18): 145-148.

[5] 颜刚威. 创伤后应激障碍的研究综述 [J]. 江西科学, 2020, 38 (04): 529-536.

[6] 郎旭, 张权. 神经影像技术用于创伤后应激障碍的研究进展 [J]. 国际医学放射学杂志, 2016, 39 (6): 615-617.

[7] 马磊, 王家同, 谭庆荣, 等. 应激障碍的危险因素分析 [J]. 临床精神医学杂志, 2004 (05): 257-258.

[8] 谭红, 施琪嘉. 创伤后应激障碍的神经生物学机制 [J]. 临床精神医学杂志, 2004 (06): 376-377.

[9] 廖建梅. 创伤住院患者心理问题及护理对策的研究 [D]. 重庆: 第三军医大学, 2009.

[10] 郑日昌. 灾难的心理应对与心理援助 [J]. 北京师范大学学报 (社会科学版), 2003 (05): 28-31.

[11] 徐俊冕. 创伤后应激障碍的诊断与治疗 [J]. 世界临床药物, 2009, 30 (04): 196-200.

[12] 黄瑞雯, 沈涛, 吴诗瑜. 创伤后应激障碍诊断与症状自评式量表的研究进展 [J]. 新医学, 2021, 52 (05): 309-312.

[13] SANDERSON K, ANDREWS G. Common mental disorders in the workforce: recent findings from descriptive and social epidemiology. Can J Psychiatry. 2006 Feb; 51 (2): 63-75.

[14] American Psychiatry Association. Diagnostic and statistical manual of mental disorder, Fourth Edition (DSM-IV)[M]. Washington, DC: AmericanPsychiatricAssociation, 1994.

[15] HAYES JP, HAYES S, MILLER DR, et al. Automated measurement of hippocampal subfields in PTSD: Evidence for smaller dentate gyrus volume.[J]. J Psychiatr Res, 2017 (95) 247-252.

[16] HENDRICKSON RC, RASKIND MA. Noradrener-gic dysregulation in the pathophysiology of PTSD [J]. Exp Neurol, 2016 (284) 181-195

[17] YOUNG RM, LAWFORD BR, NOBLE EP, et al. Harmful drinking in military veterans with post-traumatic stress disorder: association with the D2 dopamine receptor A1 allele [J]. AlcoholAlcohol. 2002, 37 (5): 451-456.

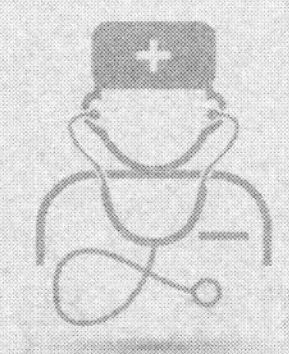

第二十二章　职业性肌肉 - 骨骼系统疾病的三级预防

职业性肌肉 - 骨骼系统疾病（occupational musculoskeletal disorders，OMD）作为一种常见的职业性多发病，严重影响正常工作，威胁劳动者健康，也是 20~60 岁职业人群劳动效率下降的主要原因。职业性肌肉 - 骨骼系统疾病已成为许多发达国家的主要职业健康问题。国际劳工组织、美国、英国、德国等机构和国家已将其列入职业病目录。

自 20 世纪 80 年代后期以来，职业性肌肉 - 骨骼系统疾病在工业化国家工伤和职业性赔偿疾患中占很大的比例，成为这些工业化社会一个重要的公共卫生问题。美国、德国和加拿大统计显示肌肉骨骼系统疾患所带来的经济损失在 130 亿 ~900 亿美元之间不等。职业性肌肉 - 骨骼系统疾病的严重程度已经引起经济发达国家政府和卫生研究机构的普遍关注。近几十年来，我国的职业性肌肉 - 骨骼系统疾病问题日趋突出，在各个行业均可发生，不仅影响劳动者的工作效率和健康，也给国家社会经济发展造成直接、间接影响。我国相关调查发现职业性肌肉 - 骨骼系统疾病年发病率在 22.87%~94.49% 之间，引起了学界和社会各方的关注。不同职业活动对职业性肌肉 - 骨骼系统疾病的发病部位及发病率有一定影响。如在山东省一项关于汽车加工工人的调查显示肌肉 - 骨骼系统疾病患病率高达 51.9%，以颈部、肩部、手 / 腕部最为明显。深圳市一项针对办公室文员的调查显示患病率最高的为颈部，其次为肩部、腰部。由此可见，职业性肌肉 - 骨骼系统疾病也已逐渐成为我国职业人群的职业健康突出问题。但目前我国只将肌肉 - 骨骼系统疾病列为职业相关疾病，在今后职业病目录的更新中也有望将其增加为法定职业病。本章节将着重介绍常见职业性肌肉 - 骨骼系统疾病的分类、症状、预防和治疗等信息。

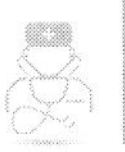

第一节　职业性肌肉 - 骨骼系统疾病概述

职业性肌肉 - 骨骼系统疾病的发生与人体工效学因素、作业类型、作业场所环境和社会心理因素等密不可分，可能对身体的每一个部分都造成影响，包括不限于：背部、颈部、肩部、手部、手臂、臀部、腿部以及脚部。主要症状表现有疼痛、僵硬、痉挛、麻木等。生物力学上，根据肌肉收缩情况、参与劳动肌肉量的多少以及是否做功可分为静力作业和动力作业。静力作业主要通过肌肉等长收缩来维持体位，使躯体和四肢关节保持不动进行作业。静力作业时常因肌张力超过代谢水平造成局部肌肉缺氧、乳酸堆积引起疼痛和疲劳。动力作业是在保持肌张力不变的情况下，肌肉交替收缩舒张，使关节活动完成作业。在作业过程中工人需克服保持某一姿势所产生的工作负荷，容易引起疲劳。有必要在工作中合理安排劳动组织（即生产过程中按生产过程或工艺流程安排使用劳动力，以达到提高劳动效率目标的形式、方法和措施）、减少负重用力、改善人机界面、对工人开展相关职业健康培训、合理选择安排轮班和工间休息以及劳动定额。工作环境中的气温、噪声、照明、颜色等均对工人的作业能力、工作效率有一定的影响，因此用人单位除了要采用合理的人机系统，还要注意创造良好的工作环境。改善社会心理因素（如单调、工作负荷大、低水平工作控制力和社会支持）也有助于降低职业性肌肉 - 骨骼系统疾病患病风险。如果工人被确诊患有肌肉 - 骨骼系统疾病，需要开展针对性治疗和康复，完全恢复后才可以返岗工作。

一、职业性肌肉 - 骨骼系统疾病定义

职业性肌肉 - 骨骼系统疾病是一类常见的职业性疾病或职业相关疾病。其定义是指在职业活动中高重复性操作、不良姿势、用力负荷、身体振动以及其他不良工效学因素、社会心理因素、个人因素等引起的肌肉骨骼损伤，主要表现有腰背、肩、颈、臂、手部的疼痛、僵硬、痉挛、麻木等。

二、职业性肌肉 - 骨骼系统疾病主要接触作业

由于职业性肌肉 - 骨骼系统疾病包括种类较多，主要按疾病种类介绍接触作业。

1. **鹰嘴滑囊炎**　长期反复用力姿势作业，如长期攀爬工作的井下工人等重体力劳动。

2. **肩峰撞击综合征**　肩关节长期过度上举及外展作业，如建筑工人。

3. **急性 / 慢性腰背痛**　不同工作中急性 / 慢性腰背痛病因不同，可能是急性的、也可能是慢性的。建筑工人搬举重物、司机驾驶车辆高频加速减速、手工搬运作业人员、汽车制造工人、煤矿开采行业等均有急性 / 慢性腰背痛的报告。

4. **膝滑囊炎**　长期蹲跪姿作业，如汽车生产、机加工、建筑、维修工人。

5. **半月板损伤**　长期蹲跪姿作业，如汽车生产、机加工、建筑、维修工人。

6. **肌腱炎和腱鞘炎**　肌腱炎和腱鞘炎的主要接触作业包括：快速、重复、手工操作的服

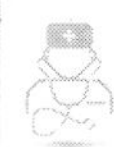

务业或者制造业，尤其是流水作业或者包装工作。同一部位的肌肉持续收缩，比如需要手握工具或者保持某一姿势，都可能对肌肉 - 肌腱系统造成影响。

7. **周围神经卡压综合征**　某种身体姿势可能会增加对神经的直接压力，局部缩短或紧绷的肌肉可能会进一步压缩神经。当身体与工具、工作站、椅子、设备的硬面或锐边接触时会产生外部压力，尤其是对于表面附近的神经或易受外部压力挤压的神经。其他常见接触作业还有重复内转前臂（手掌向下旋转）、胳膊频繁地、持续地或强力地举过肩部之上或者手臂延伸至身体中线之后。常见的腕管综合征，涉及作业主要包括打字及其他作业，生产、装配、包装、使用振动手工具的工作及各种涉及高重复性及高强度的手工工作。特定的危险因素包括频繁的、长期的或强力地抓捏或其他的手指活动，或者手掌或手背部弯曲。从事手臂、全身振动工作也会对神经造成损伤。

8. **腰椎间盘突出症**　重复搬运重物或过度弯腰作业、接触全身垂直振动的作业，如司机、建筑工、重体力劳动者、纺织工人、医护人员等。

三、职业性肌肉 - 骨骼系统疾病发病机制

1. **鹰嘴滑囊炎**　尺骨鹰嘴长期反复受不良刺激、摩擦肘囊导致滑液渗漏不能完全吸收。

2. **肩峰撞击综合征**　目前研究发现导致肩部撞击综合征的原因较多，可概括为两大类即内在因素和外在因素。内在因素包括肌肉力量或协调性下降和肌腱退行性变或肌腱的炎症；外在因素包括肩峰形态学异常、肱盂关节不稳定、肩锁关节退行性改变、喙肩韧带撞击等。

3. **急性 / 慢性腰背痛**　急性 / 慢性腰背痛的发病机制还不能确定。病理生理学认为与损伤或腰椎间盘微损伤或者支持结构损伤有关。损伤可能源于直接创伤，例如摔倒，用力过度，搬举特别重或庞大的物体，反复的软组织负重。肌肉或韧带拉伤、关节面炎症、脊椎狭窄炎症病变、环形纤维板压力增加等都可引起腰背痛。急性 / 慢性腰背痛也与社会心理刺激有关，例如经常反复的对工作不满意、缺乏工作控制力和社会支持。目前我国尚未制定职业性急性 / 慢性腰背痛的诊断标准，美国的物理治疗协会骨科分会功能、残疾和健康国际分类相关临床实践指南制定的腰背痛诊断标准可以作为参考。

4. **膝滑囊炎**　关节屈伸、外展、长期持续的摩擦和压迫使膑前滑囊劳损导致炎症，滑囊因磨损而变厚。

5. **半月板损伤**　内侧半月板损伤是由于半月板结构和关节的矛盾运动，半月板整体或部分分层撕裂或前脚或外援压碎式损伤。外侧半月板损伤时由于半月板的结构和反复频繁磨研造成的。

6. **肌腱炎和腱鞘炎**　肌腱炎是由于肌肉纤维过度使用，反复强烈牵拉而引起，是内源性和外源性因素相互作用的结果。肌肉每收缩一次，肌腱就会被稍微拉直一下，如果在肌腱还没有完全恢复到原来状态，肌肉进行了第二次收缩，那么就可能造成肌腱劳损，并损伤相关的细胞和组织。用力的力度和持续时间、休息的频率以及整个工作时间都会影响肌腱的恢复。内源性因素包括身体相关因素如对线不良、肌肉力量差等。外源性因素包括操作设备、工作组织和环境因素等。腱鞘是指保护和润滑腱鞘的滑膜。腱鞘炎发病机制与肌肉过度活动后，肌肉、肌腱及其周围的筋膜和腱周组织充血、水肿，滑膜纤维素渗出增多相关。

7. **周围神经卡压综合征**　周围神经卡压综合征损伤机制是由于身体结构或内部结构

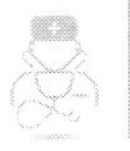

与外部压力间的周围神经受到机械卡压或刺激而导致的。卡压使得神经的传导受限,并且可能破坏营养物质。在神经卡压的早期阶段,神经的血液循环受损,进而此区域的瘢痕组织会增加。当感觉神经或运动神经受到长时间卡压后,使得从肢体传导入身体其他部位的信号传导变慢或不完全,进而诱发受神经支配部位不适或神经及肌肉功能缺失。如果此时血液循环也受到挤压,就会导致神经的血液供应量减少,从而加剧神经损伤。神经卡压综合征的特定病因依据于神经类型及其卡压位点。周围神经可能会受到内部或外部压力的卡压。当神经穿过两组织结构时,可能会产生内部压力,最常见的是关节附近。例如腕管综合征是由腕部外伤、骨折、脱位、扭伤或腕部劳损等原因引起腕横韧带增厚、管内肌腱肿胀使组织变性或腕骨退变增生,使管腔内周径缩小,从而压迫正中神经,引起手指麻木无力。

8. **腰椎间盘突出症** 纤维环功能退化或迫于外力作用,椎间盘内部压力发生变化进而使髓核组织突出,关联的腰脊神经受压,从而引发腰部疼痛,更有甚者引发单侧乃至双侧腿部触电样疼痛等。

四、职业性肌肉-骨骼系统疾病临床表现

1. **鹰嘴滑囊炎** 急性表现为迅速肿胀,有局限性、边缘比较清晰的圆形凸出,有压痛但活动正常。慢性表现为肘关节肿胀不明显但囊壁常有肥厚感,挤压样疼痛伸肘时疼痛,晚期可见鹰嘴嵴有“成角”样骨质增生。

2. **肩峰撞击综合征** 临床表现以肩痛和肩部功能障碍为主,肩痛具有夜间痛、被动活动疼痛减轻等特点,症状与肩关节周围炎类似。诊断需结合X线检查、CT和CT关节造影、超声、磁共振和磁共振关节造影进行判断。

3. **急性/慢性腰背痛** 表现为疼痛、肌肉紧张、局部僵硬、下至单侧或双侧有麻醉感。

4. **膝滑囊炎** 表现为髌骨前方疼痛,初期呈间断性,在有炎症或剧烈运动时呈持续性疼痛,还可出现膑前软组织肿胀,活动受限。

5. **半月板损伤** 表现为患膝疼痛、肿胀,症状轻时仅有疼痛无活动受限,重时关节肿胀疼痛、活动受限和关节机械性压力,膝关节伸曲时可能出现交锁现象。

6. **肌腱炎和腱鞘炎** 表现为关节或关节附近的触痛,尤其肩腕或跟腱等周围或肘外侧(网球肘),出现麻木或刺痛,伴有疼痛的关节僵硬,限制了受累关节的运动。偶尔关节轻微肿胀,持续疼痛。肌腱从原来的损伤复发后持续疼痛或很久以后再发。若疼痛7~10d无好转,疼痛很严重并伴有肿胀,可能出现肌腱断裂,需立即进行治疗。

7. **周围神经卡压综合征** 周围神经受到卡压后出现的症状表现取决于影响的神经类型(是感觉神经、运动神经还是自主神经)。感觉神经纤维受到压迫后,通常会出现刺痛、麻木或压迫点疼痛。伴随着感觉神经损伤,其所影响的肌肉力量及灵活性也会客观地降低,严重时还会出现肌肉萎缩。根据严重程度,感觉神经或运动神经的腱反射会变弱或者缺失。这些症状通常会渐进地和间歇地发展为灼痛、疼痛性麻木、钝疼或是无体征的肿胀感,有时这些症状会在肢体内来回传播。运动神经纤维受到压迫后通常会引起虚弱、支配的肌肉区域反应迟钝,比如举轻物费力但不会扔掉。自主神经受到压迫后会干扰正常的血液循环系统,出现的症状包括:皮肤干燥,由于血液循环不好会导致皮肤苍白。神经卡压综合征由于其发生的部分非常多,各个部位的神经卡压综合征的诊断需与该处可能发生的相似疾病进

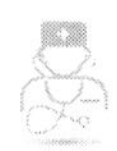

行鉴别。以常见腕管综合征为例，起初症状是徐发性的，主要是手指感到刺痛及麻木，早期常发于夜间。正中神经分布的区域包括大拇指、食指、中指和无名指的部分区域。症状会逐渐发展为灼痛，严重的及疼痛性的麻木，无他觉症的肿胀感，或者是抓东西时虚弱无力（由于感觉功能缺失）。灵敏度及感觉控制的缺失使得手部活动时有困难，例如开瓶子、转动门把手和钥匙或是在抓小东西时都会吃力。通过 Phalen's 实验（保持腕部弯曲 1min）或 Tinel's 实验（敲打腕部褶痕处的正中神经）能激起或放大这些症状，大拇指及所影响手指的任何一处都可能出现力量缺失，或指尖的触诊及两点辨别感缺失。严重病患的大拇指根部会出现肌肉萎缩。

8. **腰椎间盘突出症** 常表现为腰痛、下肢放射性疼痛、麻木、无力，可能会出现脊柱侧凸、腰椎活动度减少、肌力下降等。

五、职业性肌肉-骨骼系统疾病分类

1. **鹰嘴滑囊炎** 长期反复用力姿势作业，如煤矿工人人工开凿矿井等重体力劳动，致使滑囊急性外伤或长期摩擦、受压等机械因素所引起的无菌性炎症改变。一般首选保守治疗。

2. **肩峰撞击综合征** 与长期过度使用肩关节有关。因肩袖、滑囊反复受到损伤，组织水肿、出血、变性乃至肌腱断裂而引起症状。保守治疗方式多种，包括口服消炎止痛药物、肩峰下注射糖皮质激素、针灸、推拿等，严重时可行肩峰下滑囊切除术、前肩峰成形术等。

3. **急性/慢性腰背痛** 可以影响到骨、肌腱、神经、韧带、腰椎间盘，常见于一些需要频繁抬重物的工作，特别是结合其他刺激，例如窘迫的姿势或全身扭曲会显著增加风险。康复治疗常见健康教育、卧床休息、腰围制动、物理治疗、牵引治疗、手法治疗、运动疗法等。

4. **膝滑囊炎** 长期蹲跪姿作业、复性或者重量负荷较大的工作可能引起膝滑囊炎。如汽车生产、机加工、建筑、维修工人。尽量休息避免剧烈运动，局部热敷理疗，外敷膏药，口服镇痛药物，严重时需进行手术治疗，切除滑囊。

5. **半月板损伤** 半月板损伤可由于职业活动外伤引起，也可以由退变引起。因剧烈外伤引起的半月板损伤，可并发膝部软组织的损伤，如侧副韧带损伤、交叉韧带损伤、关节囊损伤、软骨面损伤等，往往也是产生损伤后肿胀的原因。治疗上，可暂停活动，保证休息，急性期可进行冷敷以减轻疼痛，可采用中药熏洗，局部理疗等，严重者可进行关节镜手术治疗，出现交锁现象患者应在医生指导下活动。

6. **肌腱炎和腱鞘炎** 肌腱炎和腱鞘炎的名称表明了炎症所发生的位置，比如侧部或者中间的上髁炎（网球肘和高尔夫肘），二头肌腱鞘炎（二头肌的上部），旋转肌肌腱炎（尤其影响肩部的肌腱）。常见炎症发生在拇指肌腱引起骨结节肿大或者腱鞘狭窄时，便会出现“扳机指”或者“扳机拇指”。这就导致手指总是弯曲而不能正常活动。腱鞘囊肿是指在发生炎症的部位引起的水肿或者囊块，它并不一直疼，但是就像扳机指，它影响肌腱的活动的灵活性。一旦被诊断就应该立即进行治疗和休息。可以在工作使用夹板或者弹性绷带。

7. **周围神经卡压综合征** 周围神经受到卡压后出现的症状取决于所影响的神经类型。其中常见腕管综合征、旋前圆肌综合征、腕部尺神经卡压症、肘管综合征、肩胛上神经卡压综合征和跗管综合征等。大部分早期可行保守治疗，压迫严重者可行切开减压神经松解术。

8. **腰椎间盘突出症** 职业活动中长时间保持一个姿势，腰部肌肉容易劳损，腰部的生

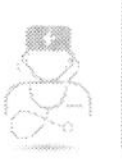

理曲度容易受到影响，骨盆容易后倾，增大腰椎间盘突出症患病风险。物理治疗主要包括卧床休息、运动疗法、腰椎牵引等，药物治疗所起作用较为局限，仅能缓解症状，包括非甾体抗炎药、镇痛剂、激素、神经营养剂等；严重者需进行手术治疗可有效解决患者的疼痛和功能障碍，包括单纯髓核摘除术、人工椎间盘置换术等。

（韩 承）

第二节　职业性肌肉 - 骨骼系统疾病的三级预防

针对职业性肌肉 - 骨骼系统疾病职业人群和危险因素，三级预防策略行之有效。本节将着重介绍常见职业性肌肉 - 骨骼系统疾病的三级预防策略。

一、一级预防

1. **生产工艺和生产设备改进和革新**　一级预防应该从根本上消除和控制职业病危害因素，着重在工程控制上，尤其是工作场所、设备和工具符合人体力学特征以及使工作量、节奏和力度适应机体。将肌肉骨骼系统的负荷及重复性、机械卡压力、过度寒冷源、振动振幅及频率最小化。

力度负荷工程控制方面，可以通过减少重量或者小频率的举重、改善手和工具之间的摩擦以及局部控制优化等策略进行预防控制。例如，使用滑动离合器减少电动手工具产生的扭矩，减少了力度以及传递给手的扭矩；在架空平衡器或者工作台上安装省力工具；设计和安装一些零件、工具和设备使得工作过程中不再使用窘迫的身体姿势或者手部用力捏握。定期保养工具和设备，保持其良好工作状态。正确使用手套，用来保护手部不被磨损、机械压力、冷、振动或者化学物质伤害。增大物件和工具摩擦力，以减小手握工具或零件的用力。

姿势控制方面，对工作台及工具的人体工效学设计应该排除或减少笨拙、窘迫或非直立的姿势工作的可能性，例如手腕弯曲，前臂旋前、高于肩高、远于手臂的长度或者身体中线后方工作地点。避免工具架空，减少伸展抓举。尽可能的提供座椅可减少长时间静态肌肉的伸缩。设计和选择座椅时应该顾及特定的工作以及功能性伸手距离和手工高度的兼容性。设备和硬件应该适于工人的高度以及身体活动范围。

在工效学风险较高的工作中，通常会有两个或者更多危险因素会同时出现并且协同作用增加风险、引起病变。生产工艺和生产设备改进和革新总体目标应该是减少或者消除以上提到的肌肉骨骼疾病风险因素。

2. **职业健康管理**　不良作业环境是常见职业性肌肉骨骼系统疾病的重要原因。用人单位应改革生产工艺，创造轻松的工作环境，提供工间休息的场所，按照工效学原则改进工作场所设施和设备，维持合适的温度、照明、颜色等，减少振动、噪声、化学物质等有害因素的影响。用人单位在组织生产劳动时，应根据工作任务、劳动强度、工作时间以及工人的生理、心理适应能力进行合理安排：调整作业制度，合理安排工作节奏，定期进行工种轮换，适当增加工休时间。组织工人进行适当的锻炼和伸展活动，以利于工人及时消除疲劳、恢复体力、增加个体的力量、灵活性以及耐久力。注重提高工人工作满意感，减轻工人心理负荷，降低发生职业性肌肉 - 骨骼系统疾病的风险。此外，应针对推、拉、抬、举等较重的体外负荷作业，正确有效执行负重标准，避免超负荷作业。

3. **职业健康教育**　目前对尚无对症治疗肌肉骨骼疾病患者往往只能暂时缓解症状，故根据其病理学特点、工程分析有的放矢地预防尤为重要。开展相关的职业健康教育十分必要。对劳动者要进行上岗前培训和定期进行宣教，使其了解所从事工种的职业健康保护注意事项、工作任务、劳动强度、工作时间、作业制度、工种轮换、工休时间，以利于工人及时消除疲劳、恢复体力的各项措施。倡导工人应积极参加体育活动，提倡工间操、工后操，要进行耐力和耐寒锻炼，不断增强机体的耐受力和抵抗力。

二、二级预防

二级预防措施就是通过早发现、早诊断、早治疗预防职业性肌肉 - 骨骼系统疾病的发展。由于肌肉 - 骨骼系统疾病尚未列为我国的职业病，故还未制定针对职业性肌肉 - 骨骼系统疾病的健康检查标准。

由于缺少客观的、特异性指标，职业性慢性肌肉骨骼疾病的诊断十分困难。一些学者从肌电图频谱、神经传导速度、体积描记、局部温度、血清中肌肉酶含量（肌酐磷酸酶、醛缩酶）、血乳酸、行为功能等方面进行了探讨尚未发现有诊断价值的生理、生化指标。与其他职业病诊断原则一样，职业性慢性肌肉 - 骨骼疾病的诊断必须依靠详细的职业史、现场工效学调查、工程分析、病史、体格检查及排除其他原因引起的慢性肌肉骨骼损伤性疾病的检查综合判定。

存在暴露风险的工人和健康监护人员之间应加强有关于肌肉骨骼疾病体征和症状的信息交流。并不是所有有症状的工人都立即引起了医学上的注意，因此应该实施科学有效健康监护以判定哪些工人需要治疗和哪些工作场所或者从事的工作需要重新进行符合人体工效学的设计。一旦有工人患有肌肉骨骼疾病相关症状，该工人应该立即治疗，并且分析其工作是否符合人体工效学预防控制原则，然后进行可能的改善提高。

用人单位应加强培训卫生保健人员在采访调查和临床检查中对相关疾病的识别和诊断能力。在发现症状时就立即重视并采取措施，这可能有效减少肌肉 - 骨骼系统疾病的发生，也要避免误诊可导致非特异性疼痛的疾病。建立临床检测程序来确定早期阶段的职业性肌肉 - 骨骼系统疾病。一旦有确诊，应该谨慎治疗病例，并且进行工效学分析和改善。

三、三级预防

三级预防是指肌肉骨骼疾病患者在明确诊断后，得到及时、合理的处理，防止疾病恶化及复发，防止劳动能力丧失，主要包括物理疗法、药物治疗和手术治疗等。对于有些患者，停止工作后症状可能会消失，但若未痊愈而恢复工作则症状可能会重新出现。

1. **鹰嘴滑囊炎**　物理治疗包括红外线照射、按摩、外敷滑囊炎散、中药熏洗等，如果效果欠佳可采取微创手术治疗。

2. **肩峰撞击综合征**　保守治疗方式多样，包括口服消炎止痛药物、肩峰下注射糖皮质激素、针灸、推拿等，严重时可行肩峰下滑囊切除术、前肩峰成形术等。

3. **急性 / 慢性腰背痛**　止痛药仅短期用于中度以上疼痛的患者，使用时间小于 2 周。首选解热镇痛药，其次选择非甾体抗炎药，其他药物可选择肌肉松弛剂、复方药、营养神经药物等，中药治疗可选择丹参注射液、根痛平等，物理疗法包括超短波、超声波、红外线和磁疗等。患有马尾综合征患者，经非手术治疗症状加重、功能受限且 MRI 明确腰椎间盘突出的可考虑手术治疗。

4. **膝滑囊炎**　尽量休息避免剧烈运动，局部热敷理疗，外敷膏药，口服镇痛药物，严重时需进行手术治疗，切除滑囊。

5. **半月板损伤**　患者需注意减少运动量，减轻膝部负担，可服用中药消肿止痛，还可进行热敷、热理疗、针灸、按摩等，严重者需进行手术治疗，切除半月板。

6. **肌腱炎和腱鞘炎**　合理休息，减少活动。用夹板或石膏固定肌腱或使其保持休息，热敷或冷敷，局部用麻醉药物、非类固醇抗炎药。腱鞘内注射肾上腺皮质激素也有一定疗效。物理疗法包括超声、推拿等，病情严重者可采用针刀治疗、微创手术等方法。

7. **周围神经卡压综合征**　局部制动，注射皮质类固醇和服用非甾体抗炎药减轻卡压病变的炎性反应，缓解症状。但本病为缓慢进行性疾病，很少自愈。患者较常进行的是手术治疗，一般经手术切开骨 - 纤维通道，使神经得以减压松解。

8. **腰椎间盘突出症**　物理治疗主要包括卧床休息、运动疗法、腰椎牵引等，药物治疗所起作用较为局限，仅能缓解症状，包括非甾体抗炎药、镇痛剂、激素、神经营养剂等；严重者进行手术治疗可有效解决患者的疼痛和功能障碍，包括单纯髓核摘除术、人工椎间盘置换术等。

还有研究提出使用运动干预方法，并用表面肌电图技术对治疗效果进行客观定量的评估。在运动疗法过程中贯穿了阻力的施加，以通过施加阻力这种本体感觉刺激，增强相关神经肌肉反应，促进其相关肌肉功能的恢复。肌力和耐力训练可以促进血液循环，排出代谢废物，增加抑制氧化酶的活性，从而增加肌肉组织内的氧和营养，缓解疼痛。

职业性慢性肌肉骨骼疾病的预后取决于症状持续的时间、损伤的严重程度、治疗及时与否、能否坚持治疗以及免除引起损伤活动的程度。总的说来绝大部分患者经休息、调整工作及必要的康复治疗后可明显好转或完全恢复。

（韩　承）

第三节　职业性肌肉 - 骨骼系统疾病预防典型案例

一、案例一

（一）案例基本情况

32 岁的贾某在一家外企工作，岗位是综合秘书，常有加班，长期使用键盘、鼠标。某日早晨，贾某驾车去上班，前面的一辆汽车突然熄火了，她赶紧踩了一脚急刹车，突然，右手开始发麻、无力，连方向盘都没法握稳。自述事发前出现右手虽不红肿，但存在发麻、僵硬症

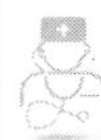

状，夜间手指麻木，白天从事某些活动也会引起手指麻木的加重。

（二）案例分析

上述案例符合“鼠标手”症状，是腕管综合征中常见的一种表现。腕管综合征起初症状是徐发性的，包括拇指、食指、中指感觉异常和麻木。影响范围包括正中神经分布的区域，包括大拇指、食指、中指和无名指的部分区域。症状会逐渐发展为灼痛，严重的及疼痛性的麻木，无他觉症的肿胀感，或者是抓东西时虚弱无力（由于感觉功能缺失）。灵敏度及感觉控制的缺失使得手部活动时有困难，例如开瓶子、转动门把手和钥匙或是在抓小东西时都会吃力。夜间手指麻木很多时候是腕管综合征的首发症状，许多患者均有夜间手指麻醒的经历。手指麻木的不适可通过改变上肢的姿势或甩手而得到一定程度的缓解。患者在白天从事某些活动也会引起手指麻木的加重，如键盘输入、驾车、长时间手持电话或长时间手持书本阅读。随着病情加重，患者可出现明确的手指感觉减退或散失，拇短展肌和拇对掌肌萎缩或力弱，拇指不灵活，与其他手指对捏的力量下降甚至不能完成对捏动作。

（三）三级预防策略

从三级预防角度，可从以下方面预防和控制职业性肌肉 - 骨骼系统疾病发生。

1. **一级预防策略**　应采取符合人体工效学的人机系统布置，其要点为：头颈部、肩腕、手及脚部均要自然舒适，坐姿自然；控制好人机之间的相对位置，始终接近解剖学中性位置。针对案例中患者的工作习惯，首先应避免长时间手腕部的工作，保持正确的坐姿，上臂和前身夹角保持 45°，椅子的高低、电脑桌的高度、键盘鼠标与手臂的距离需要科学配置。可通过重新设计工具、工作台及工作方法来消除抓捏及手腕弯曲的需要。通过升高或降低键盘、工作台或其他的工作面，使得手腕能保持挺直状态。使用符合生物力学设计的键盘、鼠标，体积重量要合适。选择能够提供手臂、手腕支撑的鼠标垫，降低分布在手腕、手臂上的重力。另外还可尝试更换鼠标操作手。合理休息，每 30min 休息一次，改变手的位置，活动手腕。进行休息时，应彻底地离开视屏作业工作，进行健身活动或做其他工作。保持舒适的键击速度，或缩短每次持续键击工作时间。

2. **二级预防策略**　通过早发现、早诊断、早治疗预防职业性肌肉 - 骨骼系统疾病的发展。通过 Phalen's 实验（保持腕部弯曲 1min）或 Tinel's 实验（敲打腕部褶痕处的正中神经）能激起或放大这些症状，大拇指及所影响手指的任何一处都可能出现力量缺失，或指尖的触诊及两点辨别感缺失。即使物理检测及实验测试结果是阴性或不确定时，也应该立即引起重视。一经诊断，应谨慎进行治疗并进行工效学分析和改善。

3. **三级预防策略**　局部制动，注射皮质类固醇和服用非甾体抗炎药减轻卡压病变的炎性反应，缓解症状。腕管综合征为缓慢进行性疾病，很少自愈。严重者可进行手术治疗，一般经手术切开骨 - 纤维通道，使神经得以减压松解，但如果治疗后仍继续原来的工作方式，那么外科手术也只是暂时有效；而且手术可能会造成肌肉力量和灵活性下降，这就需要从预防入手以免复发。

二、案例二

（一）案例基本情况

王某，男，29 岁，右侧腰背痛 7 年之久，自述久坐或久站偶尔会感觉右侧腰臀到大腿酸痛，无法确定何种动作会加重或缓解症状。近期 1 个月内，腰背痛和晨起僵硬，活动后减轻，伴乏力。以往影像检查未发现结构上的问题。患者工作以搬运重物工作为主，每班可能会搬运和抬举重量超过 20kg 的袋装原材料，垂直移动高度 50cm，超过每天站立工作不低于 4h。

（二）案例分析

上述案例符合急性 / 慢性腰背痛描述。常见为“急性 / 慢性腰背痛”。

（三）三级预防策略

从三级预防角度，可从以下方面预防和控制职业性肌肉 - 骨骼系统疾病发生。

1. 一级预防策略

（1）有效的工程设计能够减轻背痛综合征：机械升降设施能减少或消除重物搬运抬举工序，减轻腰椎间盘的支持结构的负重，预防搬运抬举作业人员的腰背痛。搬运抬举工作应当没有任何阻碍或限制，以避免抬举、搬运时发生肌肉痉挛。正确使用大小、尺寸、功能适当的辅助性容器、工具、零件能减少肌肉骨骼过度负重。

（2）培训工人以安全和有效的方式工作是最传统和普遍的使用方法。学习正确的搬运抬举姿势有助于预防多数行业中的腰背损伤问题。致力于改善强度和适合度的监管培训计划能够减少急性 / 慢性腰背痛恢复后复发的可能性。

（3）对轻微腰背损伤工人，可以做如下调整：更换工具、位置，或者改变工作方式。调整为相对“轻负荷”任务，即工人被分配不能引起腰背损伤恶化，或者疾病进一步发展的新任务、岗位。对于患有急性 / 慢性腰背痛的工人来说，调整通常涉及减少搬运、抬举活动程度和频率，减少工人举重负荷，为站姿和坐位提供灵活柔韧的姿势支撑设备。

2. 二级预防策略　还没有证据支持岗前职业体检能查出工人可疑有后背痛或者预防将来的后背痛。岗前下背 X 线检查不足以作为一项预防性工具，还可能对工人产生危害。尽管一些研究表明腰背部强度、灵活性、个人健康状态和后背痛的发病率之间的相关性，但是这些前瞻性数据很少。除了在某些高危行业中岗前对工人使用强度或适合度筛查标准以减少发病率很有效之外，其他行业证据是很少的。另外，对高危行业来说，考虑到以前有下背疼痛的工人更可能复发，筛查以前是否有下背疼痛病史有积极作用。相反的，对于无症状或轻微腰背损伤的工人，应尽量应用一级预防策略。

3. 三级预防策略　当改变工作内容、方式和环境不可能实现的情况下，确诊职业性肌肉骨骼疾病的职业人群需要完全康复后才可以返岗工作。

康复治疗常见健康教育、卧床休息、腰围制动、物理治疗、牵引治疗、手法治疗、运动疗法等。急性腰背痛患者疼痛较剧烈时，可指导患者短时间卧床休息，一般以 2~3d 为宜。不主张长期卧床。严格的卧床休息不仅对腰背痛的恢复无积极治疗作用，而且会使患者产生过多的心理负担等问题而延误功能恢复，造成慢性腰背痛。佩戴腰围护具可以限制腰椎的运动，特别是协助背肌限制一些不必要的前屈动作，以保证损伤组织可以局部充分休息。合理使用腰围护具，还可减轻腰背肌肉劳损，在松弛姿势下，减轻腰椎周围韧带负担，在一定程度上缓解和改善椎间隙内的压力。但不应该长期使用，以免造成腰背部肌力下降和关节活动度降低，从而引起肌肉废用性萎缩，对腰围护具产生依赖性。佩戴期间根据情况可增强腰腹肌力训练。物理治疗在腰背痛的保守治疗中是不可缺少的治疗手段，对缓解各类疼痛、改善患部微循环，消除水肿，减轻肌肉及软组织痉挛，促进腰部及肢体功能的恢复起着非常重要的作用。临床常根据患者的症状、体征、病程等特点选用高频电疗、低中频电疗、直流电药物

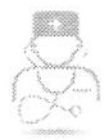

离子导入、光疗、蜡疗等治疗。

康复训练计划除了遵临床医嘱以外，还必须在职业健康专业人员监督的情况下实行。将岗位培训与强化身体和心理康复训练计划整合起来，逐渐恢复成全日制工作，对慢性下背疼痛患者康复、返岗很有益处。

三、案例三

（一）案例基本情况

广州市职业病防治院对337名从事视频作业（video display terminals，VDT）人员进行问卷调查和健康检查资料分析。结果显示骨骼肌肉酸痛不适的自觉症状的检出率为31.1%，其中以颈部（25.2%）、肩膀（19.3%）、下背部（18.1%）为主，颈椎及腰椎X线异常检出率分别为24.1%、17.3%。其中以颈曲变直（18.4%）、颈椎骨质增生（13.9%）、颈椎椎间隙变窄（9.8%）、腰椎骨质增生（13.6%）、腰椎退行性改变（11.3%）为主。

（二）案例分析

视屏作业是指利用个人电脑、计算机系统的视屏显示终端进行人机交互工作的总称。视屏作业中存在多种职业危害，其中比较常见和广受重视的是肌肉骨骼疾病危害，主要是指由于头、颈、肩、上肢部位处于强迫体位操作姿势，同时进行一定负荷和重复性运动，而导致的视屏作业人群肌肉骨骼系统的疲劳、疼痛和损伤。

综合相关研究据结果分析，主要发现：VDT作业人员肘部、腕部、手部、手臂、颈肩区域存在着不同程度的不适、疲劳、疼痛症状。原因在于长时间以不良姿势、高重复性进行视屏作业、累积疲劳和职业紧张等。

（三）三级预防策略

从三级预防角度，可从以下方面预防和控制职业性肌肉 - 骨骼系统疾病发生。

1. **一级预防策略**　有效的工程设计和劳动组织能够预防视屏作业人群肌肉骨骼系统的疲劳、疼痛和损伤，包括以下内容：

（1）视屏作业工作场所选址、布局、视屏显示装置（VDTs）部件选择和安排，以及工作场所环境等方面应符合《计算机场地通用规范》（GB/T 2887—2011）、《音频、视频及类似电子设备安全要求》（GB 8898—2011）、《数据中心设计规范》（GB 50174—2017）、《建筑采光设计标准》（GB/T 50033—2013）和《建筑照明设计标准》（GB 50034—2013）的要求，满足视屏作业人群操作过程安全，以及设备和物料运输、设备散热、安装和维护等要求。

（2）视屏作业工作场所应选择在远离产生粉尘、有害气体以及生产或储存腐蚀、易燃、易爆物品的场所，应远离强振动源和强噪声源，应避开强电磁场的干扰与辐射。在视屏作业中涉及到人与物的组织安排及布局时，如视屏使用者、相关人员、视屏显示装置、桌椅、工作站的设备及办公室环境，应考虑使工作人员的身体健康与卫生安全达到最佳状态；应保证操作位置、工作环境及工作组织的协调具有灵活性，以便视屏作业人员可以较容易地进行工作，并为未来可能发生变化的工作区留有余地。视屏作业人员及其他人所在位置的进出通路、缆线和其他联网系统、视屏、存储物及工作站的布置要正确、宽松，以使操作者有足够的空间能自由活动，可以安全地操作而不致发生失误，引起危害事故的发生。视屏作业人员及其他人所在位置的进出通路、缆线和其他联网系统、视屏、存储物及工作站的布置要正确、宽松，以使操作者有足够的空间能自由活动，可以安全地操作而不致发生失误，引起危害事故的发生。

(3)使用集中空调通风系统的视屏作业场所应保证新鲜空气量 ≥ 30m³/(h·人)。工作场所应设置一般照明和应急照明，可设置局部照明。视屏作业工作场所选用的照明灯具应符合《灯具 第 1 部分：一般要求与试验》(GB 7000.1—2015)的有关规定(宜选用细管径直管形荧光灯作为照明灯具)。工作场所一般照明的照度均匀度不应小于 0.7，而作业面邻近周围的照度均匀度不应小于 0.5。工作场所应设置一般照明和应急照明，可设置局部照明。照明光源色宜采用中间色，照明光源的显色指数(Ra)不宜小于 80。工作场所 0.75m 水平面照度标准值不应低于 300lx，存在视屏作业的主控室、网络中心及计算机中心不应低于 500lx。

(4)视屏作业的工作场所宜远离噪声车间。若无法远离，应采取必要的隔声、吸声措施，使其工作环境的噪声低于 70dB(A)。对于可能产生非电离辐射的视屏显示设备与装置应采取有效的屏蔽、接地等工程技术措施，使其工作场所电磁辐射符合《工业企业设计卫生标准》(GBZ 1—2010)、《工作场所有害因素职业接触限值 第 2 部分：物理因素》(GBZ 2.2—2007)、《电离辐射防护与辐射源安全基本标准》(GB 18871—2002)等的要求。

(5)为避免反射眩光，视屏与窗户或反射眩光的光源应呈直角。若不能将视屏放置在不出现反射的位置上，便需要有其他的控制措施，例如：提高视屏；使显示屏的面稍向下倾；或使用有效的幕帘等。头顶上的照明不应放置于“刺眼区”或直接放在使用者身后。在安装荧光灯之处，装置的长轴应与视线平行。

(6)操作人员应采取符合人体工效学的人机位置，其要点为：头颈部、肩腕、手及脚部均要自然舒适，坐姿自然；控制好人机之间的相对位置，始终处于最佳状态；适当进行间隔休息，坚持做眼保健操。长时间高度集中注视屏幕，宜每小时休息 10min。进行休息时，应彻底地离开视屏作业工作，进行健身活动或做其他工作。保持舒适的键击速度。不熟练的操作者应保持低速敲击按键，或缩短每次持续键击工作时长。

(7)办公室桌椅应使视屏作业人员在工作时感到舒适和促进工作效率提高，符合《工作座椅一般人类工效学要求》(GB/T 14774—1993)和《人类工效学工作岗位尺寸设计原则及其数值》(GB/T 14776—1993)要求。在选择设备和安排计算机工作站时，应使其能适合使用左手的操作员或残疾人、孕妇，很高、很矮或肥胖的人及视力有问题等有其他特殊要求的人。

(8)视屏作业时，操作者思维往往处于高度集中和紧张状态，作业方式单调，缺乏社会支持等，这会导致神经衰弱症状等职业紧张的症状。缓解职业紧张，要养成健康的生活、工作方式。良好的工作安排，从容工作，减少精神压力和紧张，对现实生活、人际关系保持浓厚兴趣，合理安排时间做健身运动，这有利于舒缓精神紧张。

(9)加强职业健康教育和培训。培训的目的是保证经过训练的每个视屏作业操作者能够在从事视屏作业中，不伤害自己或他人健康，并提高工作效率。培训对象为视屏作业人员及管理者，培训周期为每年至少 1 次。培训内容包括：视屏作业系统及设备的使用要求与操作要点；视屏作业操作训练；视屏作业工作中职业危害因素以及引发的健康问题；防护要点与防护设施的正确使用方法等。

2. **二级预防策略**　用人单位应按照《工作场所物理因素测量》(GBZ/T 189—2007)、《照明测量方法》(GB/T 5700—2008)、《采光测量方法》(GB/T 5699—2017)等相应标准，至

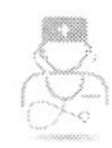

少每 2 年对视屏作业工作场所职业病危害因素进行检测与评估，及时对不符合要求的场所进行整改。

用人单位应按照《职业健康监护技术规范》(GBZ 188—2014) 的规定检查项目，对视屏作业人员进行上岗前职业健康检查，至少每 2 年 1 次的在岗期间职业健康检查，以及离岗时的职业健康检查，并为视屏作业人员建立职业健康档案。腕管综合征、类风湿关节炎、颈椎病、矫正视力小于 4.5 的人员，不宜从事视屏作业。

(1) 上岗前职业健康检查。

目标疾病：职业禁忌证，①腕管综合征；②类风湿关节炎；③颈椎病；④矫正视力小于 4.5。

检查内容：①症状询问，重点询问上肢、手、腕部有无疼痛伴麻木、针刺感，甩手后症状是否减轻和恢复知觉；视觉有无模糊、眼睛酸胀、发干、流泪等症状。②体格检查：内科常规检查；外科检查：Tinel 试验 (叩击试验)、Phalen 试验 (屈腕试验)；眼科常规检查。③实验室和其他检查：必检项目为血常规、尿常规、心电图；选检项目为颈椎正侧位 X 射线摄片、正中神经传导速度、类风湿因子。

(2) 在岗期间职业健康检查

目标疾病：腕管综合征、颈肩腕综合征。

检查内容：①症状询问，重点询问上肢、手、腕部有无疼痛伴麻木、针刺感，甩手后症状是否减轻和恢复知觉；视觉有无模糊、眼睛酸胀、发干、流泪等症状。②体格检查：内科常规检查；外科检查：Tinel 试验 (叩击试验)、Phalen 试验 (屈腕试验)；眼科常规检查。③实验室和其他检查：必检项目为颈椎正侧位 X 射线摄片；选检项目为颈椎双斜位 X 射线摄片、正中神经传导速度。

健康检查周期：2 年。

3. 三级预防策略　视屏作业肌肉骨骼疾病最好的治疗是让被损伤的肌肉、肌腱、关节或者神经得到充分的休息。对于常见的腕管综合征和颈部损伤治疗方案如下。

腕管综合征的治疗方案，主要依据病情的程度，轻型应以保守治疗为主，热敷或冷敷，局部用麻醉药物、非类固醇抗炎药。中型及重型则以手术治疗为主。但如果治疗后仍继续原来的工作方式，那么外科手术也只是暂时有效；而且手术可能会造成肌肉力量和灵活性下降，这时就需要从一级预防入手以免复发。

颈部损伤治疗方案包括：

(1) 药物治疗：布洛芬、双氯芬酸、阿司匹林、肌松药 (用于缓解肌肉痉挛所致的颈肩痛，解除对神经、血管的刺激)、镇静剂 (适于精神兴奋、紧张、激动的患者，可减轻神经的兴奋性，也能使肌肉的紧张得到缓解)。

(2) 手术治疗：颈椎前路间盘切除植骨融合术、颈椎后路减压手术。

(3) 物理治疗：颈椎牵引 (有效恢复颈椎曲度，后方小关节的嵌顿和错位也可因牵引而得到纠正)、颈椎制动 (可使手术部位获得外在稳定，有利于手术部位的早日恢复)、理疗 (常用的颈部理疗方法有离子导入疗法、超短波、短波、石蜡疗法等)。

(4) 其他治疗：对颈部进行专业、适宜的推拉、旋转等，使颈部关节得到放松，功能得以改善。矫正支具治疗，可以用于固定颈部起到保护颈部的作用，常用的工具有围领、颈托以及颈部矫正器等，避免因颈椎不良运动导致进一步的损伤加重。但使用支具的时间不应过长，以免导致颈部肌肉长时间固定而引起颈部肌无力或活动不良。

四、案例四

（一）案例基本情况

有研究选取某市三所规模较大的综合性教学医院临床科室中工龄满一年或以上的护理人员 752 名作为研究对象，均为女性，年龄 18~65 岁，平均年龄（31.7 ± 9.3）岁，工龄（12.1 ± 8.6）岁，以科室为单位作整群抽样。三所医院床位数、门诊量相当，护理操作模式相似，均排除现患有肝、胆、肾、妇科疾病及外伤性肌肉骨骼损伤者。采用问卷调查的方式，由专人分发调查表、专人负责审核后收回。调查表内容主要包括年龄、职业史、既往病史、外伤史等一般项目以及社会、行为、心理因素项目。依据下背痛发作病史（至少 2 年，每年至少发作 1 次），下背痛初发年龄和疼痛性质，并排除外伤所致者，作出下背痛诊断。劳动姿势观察采用多瞬间观察法，按该作业姿势占总的时间百分比计算。结果显示受调查的 752 名护理人员，下背痛的患病率为 56.9%，其中 86.0% 为间歇疼。有压痛者占 48.4%，经常疼痛者为 74.3%。各科室的护理人员作业姿势均以站、坐、走为主。儿科和耳鼻喉等科室中弯腰作业所占劳动时间百分比相对较大。各科室作业人员的下背痛患病率差异不大，均在 50% 以上。

（二）案例分析

护理工作岗位存在多种职业健康风险，其中所致的下背痛是较为突出的问题之一。多数研究认为与工作的负荷量较大、动作姿势不良和长时间工作有关。由于工作任务繁重、时间紧迫，护理人员不得不快速完成工作，忽略腰酸背痛。甚至不能正确运用合理、舒适姿势完成。社会心理因素在职业性下背痛的发生发展中所起的作用日益受到重视。职业性紧张疲劳、轮班、劳动条件不良、工作责任和压力大，以及对待遇不满意等均与下背痛患病有显著的关联。个体生物学因素中，年龄被公认为是累积性慢性肌肉骨骼损伤的重要因素之一，文献报道其高发年龄在 30~55 岁之间，且于 25 岁以后下背痛的患病率即开始明显升高，可能与女性在此年龄段已开始结婚生育，家庭负担增大等因素有关。

（三）三级预防策略

从三级预防角度，可从以下方面预防和控制职业性肌肉 - 骨骼系统疾病发生。

1. 一级预防策略

（1）有效的工程设计能够减轻下背痛，包括以下内容：机械升降设施能减少或消除重物搬运抬举工序，减轻腰椎间盘支持结构的负重，预防医护人员的腰背痛。抬举工作应当没有任何阻碍或者限制，以避免抬起、搬运时发生肌肉痉挛。正确使用大小、尺寸、功能适当的辅助性容器、工具、零件能减少肌肉骨骼过度负重。

（2）加强人体工效学培训，运用人体工效学原理指导搬运工作，能显著减轻护理人员的腰背损伤。有研究通过三维静态生物力学模型对搬运病人的作业姿势观察分析。结果发现腰 5- 骶 1 椎间盘的压力过大。如果运用生物力学原理指导搬运操作，可显著减轻护理人员的腰背部劳损。

（3）改进护理工具及操作所需物品的高度及角度。病床高度与护士下背痛发生关系密切，病床高度为 65cm 时下背痛发生率最高，其次是 90cm、50cm、80cm。

（4）坚持身体锻炼，每天进行 15~20min 的腰背肌、腿部肌肉的放松训练，以促进局部组织血液循环，减少水肿和渗出，加强肌肉韧带等组织韧性及抗疲劳能力，增强腹部肌肉的力量，从而减少下背痛发生。

(5) 加强对护理人员的心理疏导、减轻职业紧张、改善社会心理因素。

2. **二级预防策略**　还没有证据支持岗前职业体检能查出工人可疑有后背痛或者预防将来的后背痛。岗前下背 X 线检查不足以作为一项预防性工具，还可能对工人产生危害。尽管一些研究发现腰背部强度、灵活性、个人健康状况和后背痛的发病率之间的相关性，但是这些前瞻性数据很少。除了在某些高危行业中岗前对工人使用强度或适合度筛查标准以减少发病率很有效之外，其他行业证据是很少的。另外，对高危行业来说，考虑到以前有下背疼痛的工人更可能复发，筛查下背疼痛病史有积极作用。无症状作业人员，应尽量应用一级预防策略。

医院建立“总体医护人员损伤”上报体系，还有必要对已有上报体系进行完善，包括区分由于照顾患者，与照顾患者无关原因造成的损伤，对于上报的不良事件进行总结和分析，提出预防和改进措施，降低下背痛发生率。医院应加强培训卫生保健人员在采访调查和临床检查中对相关疾病的识别和诊断能力。在发现症状时就立即重视并采取措施，可有效减少肌肉 - 骨骼系统疾病的发生。也要避免误诊可导致非特异性疼痛的疾病。建立临床检测程序来确定早期阶段的职业性肌肉 - 骨骼系统疾病。一旦有确诊，应该谨慎治疗病例，并且改善工效学设计。

3. **三级预防策略**　当改变工作内容、方式和环境不可能实现的情况下，确诊职业性肌肉骨骼疾病的职业人群需要完全康复后才可以返岗工作。

康复治疗常见健康教育、卧床休息、腰围制动、物理治疗、牵引治疗、手法治疗、运动疗法等。急性腰背痛患者疼痛较剧烈时，可指导患者短时间卧床休息，一般以 2~3d 为宜，不主张长期卧床。严格的卧床休息不仅对腰背痛的恢复无积极治疗作用，而且会使患者产生过多的心理负担等问题而延误功能恢复，造成慢性腰背痛。佩戴腰围护具可以限制腰椎的运动，特别是协助背肌限制一些不必要的前屈动作，以保证损伤组织可以局部充分休息。合理使用腰围，还可减轻腰背肌肉劳损，在松弛姿势下，减轻腰椎周围韧带负担，在一定程度上缓解和改善椎间隙内的压力。但不应该长期使用腰围，以免造成腰背部肌力下降和关节活动度降低，从而引起肌肉废用性萎缩，对腰围产生依赖性。佩戴期间根据情况可增强腰腹肌力训练。物理治疗在腰背痛的保守治疗中是不可缺少的治疗手段，对缓解各类疼痛、改善患部微循环，消除水肿，减轻肌肉及软组织痉挛，促进腰部及肢体功能的恢复起着非常重要的作用。临床常根据患者的症状、体征、病程等特点选用高频电疗、低中频电疗、直流电药物离子导入、光疗、蜡疗等治疗。

康复训练计划除了遵临床医嘱以外，还必须在职业健康专业人员监督的情况下实行。将岗位培训与强化身体和心理康复训练计划整合起来，逐渐恢复成为全日制工作，对慢性下背疼痛患者康复、返岗很有益处。

五、案例五

（一）案例基本情况

张某，女，52 岁，水产公司包装作业人员，该岗位工龄 10 年。主动就医，自述：右拇指间断性疼痛 3 个月，加重伴活动受限 1 周。病史：3 个月前因劳累后出现右拇指掌指关节处疼痛，经休息及热敷后症状好转，1 周前因过度劳累后疼痛症状加重，拇指屈伸受限伴弹响。专科检查发现：第一掌指关节掌侧压痛明显，局部可触摸到一黄豆样大小结节，手指屈伸时可感到结节状物滑动，拇指屈伸活动受阻，持续用力时可突然完成屈伸动作，类似扣动扳机，伴有弹响或弹跳，疼痛明显。

（二）案例分析

上述案例符合拇指屈指肌腱腱鞘炎描述，常称作“扳机指”又叫“弹响指”。

屈指肌腱腱鞘炎是由于屈指肌腱与掌指关节处的屈指肌腱纤维鞘管反复摩擦，产生慢性无菌性炎症反应，局部出现渗出、水肿和纤维化，鞘管壁变厚，肌腱局部变粗，阻碍了肌腱在该处的滑动而引起的临床症状。当肿大的肌腱通过狭窄鞘管隧道时，可发生一个弹拨动作和响声，故又称为板机指或弹响指。

快速、重复、手工操作的服务业或者制造业，尤其是流水作业或者包装的工作存在多种职业健康风险，其中导致的拇指屈指肌腱腱鞘炎是较为突出的问题之一，多数研究认为与工作的负荷量较大、动作姿势不良和长时间工作有关。同一部位的肌肉持续反复收缩，比如需要手握工具或者保持某一姿势，这都可能对肌肉 - 肌腱系统结构造成影响。在工作时，腕部、手指弯曲、手臂伸展或者其他部位的持续活动都可能需要肌肉有力的收缩去完成工作，这可能就会造成生理医学上的影响甚至造成损害。

（三）三级预防策略

从三级预防角度，可从以下方面预防和控制职业性肌肉 - 骨骼系统疾病发生。

1. 一级预防策略 有效的工程设计能够降低风险，包括以下内容：减少不良人体工效学危害因素的暴露，尤其是在那些需要大力度的手工操作的工作、存在不良或者窘迫的身体姿势的工作、高度重复的工作以及快速的流水作业工作，比如计件、计时的工作或者机器流水线作业的工作。因此为了预防肌腱炎的发生，在工程设计的时候应尽可能考虑应用合理的人体工效学设计、合理的分工和合适的工具等措施而代替单纯的行政干预。

2. 二级预防策略 通过早发现、早诊断、早治疗预防职业性肌肉 - 骨骼系统疾病的发展。肌腱炎可以根据病史以及病变部位疼痛、压痛，功能障碍，炎症反应来明确诊断。在反复牵拉活动时疼痛加重，亦可出现静息疼痛。肌腱或腱鞘炎性水肿，导致病变部位疼痛与功能障碍。根据发生部位不同，临床表现有所不同。检查肌腱炎可以做 X 线检查：排除有骨损伤的情况，X 线检查常可见肌腱及其腱鞘有钙质沉积；磁共振：可帮助确定肌腱损伤的严重程度，且在肌腱完全撕裂时能够准确地显示出来，这对鉴别诊断具有一定的意义。

培训职业健康管理、保健人员在采访调查和临床检查中对肌腱炎相关的疾病的识别和诊断。在发现症状时就立即重视并采取措施，这可有效减少肌腱炎的发生，也可能导致把非特异性疼痛误诊为肌腱炎进行治疗的发生。

3. 三级预防策略 一旦被诊断为肌腱炎就应该立即进行治疗和休息。若工作不要过度用力，可以在工作时使用夹板或者弹性绷带，在工作时还应该尽量避免用力过猛或者突然用力。为了确保工作方式持续改善而避免腕部的持续负重和症状不再进一步发展，还需坚持随访。

当疾病加重或者以上措施都不起作用时，可以选择临床治疗。包括：

（1）常规治疗：急性期应使用冰敷，每数小时冰敷患区 20min，并且抬高并固定患肢；对

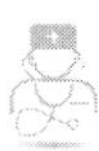

于上肢的肌腱炎，可以使用支具或石膏固定于合适的功能位置，休息是缓解肌肉紧绷的最好方法；其他位置的肌腱炎，可以用弹力绷带包扎减轻水肿。急性期过后，制定适合的康复计划，提高肌肉的强度，恢复活动范围。

(2)药物治疗：可以使用非甾体抗炎药物缓解疼痛。严重的疼痛，可以局部注射类固醇激素，可以控制炎症、减轻疼痛。然而不推荐反复多次注射类固醇，因为多次注射类固醇可以减弱肌腱的强度，导致肌腱断裂。

(3)手术治疗：部分患者、尤其是产生粘连时；若以上治疗方式无效，可考虑手术治疗。术纵行切开狭窄腱鞘，切除一小条腱鞘，从而根除疼痛来源。缺点：创伤大，痛苦大，恢复期长。

(4)理疗：热敷可帮助提高体温并促进血液循环。有采用超声波疗法治疗肌腱炎，特别是伴有钙化的肌腱炎的报道，但其疗效仍需要进一步证实。

六、案例六

(一) 案例基本情况

国内铝生产行业规模较大，且多采用电解法生产工艺，职业人群数量大。有研究对某铝厂进行了下背痛职业流行病学调查，并对其有关因素进行了分析。选择某市某铝厂电解、铝加工、机修三个车间的全部职工(包括办公室工作的行管人员和微机操作工)作为调查对象，共 403 人，调查对象平均年龄(32.3 ± 9.6)岁，平均工龄(10.7 ± 8.8)岁，男性 359 人，排除患肝肾疾病及外伤性肌肉骨骼疾患。另选公园管理人员、宾馆服务员及部分教师等非强迫体位、工作时不需负重者 207 名作对照组，平均年龄(31.2 ± 10.5)岁，平均工龄(11.1 ± 9.4)岁。调查采用问卷方式，由专人负责询问，内容主要包括年龄、性别、文化程度等一般项目，以及既往史、个人史、社会、行为心理因素等方面，同时对出现下背痛症状的部位进行骨科检查。电解铝厂工人职业性下背痛总体患病率为 45.4%，各车间不同工种间下背痛患病率以打壳工最高、铝加工最低，其间差异未见显著性，但均显著高于非强迫体位、工作时不需负重的对照组。电解工以弯腰、负重、转体和站立姿势为主；机修工以站立和坐姿为主，而办公室工作人员则以坐姿为主。

(二) 案例分析

电解铝生产存在多种职业健康风险，其中所致的下背痛是较为突出的问题之一，与工作的负荷量较大、动作姿势不良和长时间工作有关。本调查铝厂工人中，下背痛发病随总工龄延长而增加。女性工人下背痛患病率高于男性，可能与女性多从事办公室、微机监视等以坐姿为主的强迫体位及女性生理解剖结构特点有关。身高成为危险因素，可能与较高的人股骨转子间距离大，生物力学结构不良有关。工人受教育程度与下背痛患病率呈负相关；不良生活习惯如吸烟、饮酒亦使患病危险性增加。性格内向、心情抑郁、活动量减少同样使得下背痛患病率增加；与工作中紧张感下班后疲劳感等因素有一定的关联强度。

(三) 三级预防策略

从三级预防角度，可从以下方面预防和控制职业性肌肉 - 骨骼系统疾病发生。

1. 一级预防策略

(1)有效的工程设计能够减轻下背痛，包括以下内容：机械升降设施能减少或消除重物

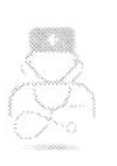

搬运抬举工序，减轻腰椎间盘的支持结构的负重，预防搬运抬举作业人员的腰背痛。搬运抬举工作应当没有任何阻碍或限制，以避免抬举、搬运时发生肌肉痉挛。正确使用大小、尺寸、功能适当的辅助性容器、工具、零件能减少肌肉骨骼过度负重。

(2) 加强人体工效学培训，运用人体工效学原理指导搬运、负重、抬举、扭转身体等作业工作，能显著减作业人员腰背损伤。

(3) 坚持合理休息、身体锻炼，每天进行 15~20min 的腰背肌、腿部肌肉的放松训练，以促进局部组织血液循环，减少水肿和渗出，加强肌肉韧带等组织韧性及抗疲劳能力，增强腹部肌肉的力量，从而减少下背痛发生。

(4) 加强心理疏导、减轻职业紧张、改善社会心理因素。

(5) 加强健康教育促进，提高个人健康素养和水平。

2. **二级预防策略** 还没有证据支持岗前职业体检能查出工人可疑有后背痛或者预防将来的后背痛。岗前下背 X 线检查不足以作为一项预防性工具，还可能对工人产生危害。一些研究发现腰背部强度、灵活性、个人健康状况和后背痛的发病率之间的相关性，但是这些前瞻性数据很少。除了在某些高危行业中岗前对工人使用强度或适合度筛查标准以减少发病率很有效之外，其他行业证据是很少的。另外，对高危行业来说，考虑到以前有下背疼痛的工人更可能复发，筛查下背疼痛病史有积极作用。无症状作业人员，应尽量应用一级预防策略。

3. **三级预防策略** 当改变工作内容、方式和环境不可能实现的情况下，确诊职业性肌肉骨骼疾病的职业人群需要完全康复后才可以返岗工作。

康复治疗常见健康教育、卧床休息、腰围制动、物理治疗、牵引治疗、手法治疗、运动疗法等。急性腰背痛患者疼痛较剧烈时，可指导患者短时间卧床休息，一般以 2~3d 为宜，不主张长期卧床。严格的卧床休息不仅对腰背痛的恢复无积极治疗作用，而且会使患者产生过多的心理负担等问题而延误功能恢复，造成慢性腰背痛。佩戴腰围护具可以限制腰椎的运动，特别是协助背肌限制一些不必要的前屈动作，以保证损伤组织可以局部充分休息。合理使用腰围，还可减轻腰背肌肉劳损，在松弛姿势下，减轻腰椎周围韧带负担，在一定程度上缓解和改善椎间隙内的压力。但不应该长期使用腰围，以免造成腰背部肌力下降和关节活动度降低，从而引起肌肉废用性萎缩，对腰围产生依赖性。佩戴期间根据情况可增强腰腹肌力训练。物理治疗对缓解各类疼痛、改善患部微循环，消除水肿，减轻肌肉及软组织痉挛，促进腰部及肢体功能的恢复起着非常重要的作用。临床常根据患者的症状、体征、病程等特点选用高频电疗、低中频电疗、直流电药物离子导入、光疗、蜡疗等治疗。康复训练计划除了遵临床医嘱以外，还必须在职业健康专业人员监督的情况下实行。将岗位培训与强化身体和心理康复训练计划整合起来，逐渐恢复成为全日制工作，对慢性下背疼痛患者康复、返岗很有益处。

（韩 承）

参考文献

［1］过邦辅，张言凤. 急性/ 慢性腰背痛的诊断和治疗 [M]. 上海: 上海科学技术文献出版社, 2002.

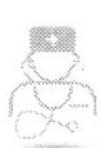

[2] 范振华. 骨科康复医学 [M]. 上海: 上海医科大学出版社, 1999.

[3] 何丽华, 王生, 杨磊, 等. 职业性肌肉骨骼损伤的流行病学研究 [C]// 中国职业安全健康协会. 中国职业安全健康协会, 2013.

[4] 何丽华, 王生, 于红, 等. 职业性肌肉骨骼损伤的预防控制技术研究 [C]// 中国职业安全健康协会学术年会. 2013.

[5] 周杰, 王生, 唐仕川, 等. 职业性肌肉骨骼损伤的危险因素与工效学预防措施 [J]. 伤害医学 (电子版), 2014, 3 (4): 26-29.

[6] 王忠旭, 秦汝莉, 李玉珍, 等. 汽车装配作业工人肌肉骨骼损伤的流行病学调查 [C]//2011 年中国生理学会运动生理学专业委员会会议暨 "运动与骨骼肌" 学术研讨会.

[7] 杨敬林, 贾光, 余善法. 职业性肌肉骨骼损伤的流行现状及预防策略 [J]. 中华预防医学杂志, 2013, 47 (5): 403-407.

[8] 俞晓杰, 王祥瑞. 腰痛的诊疗进展 [J]. 国际麻醉学与复苏杂志, 2011, 32 (6): 737-741.

[9] 白璐, 王建新, 岳朋朋. 职业性肌肉骨骼疾患研究现状 [C]// 中华预防医学会全国职业病学术交流大会. 2009.

[10] 韩长磊, 张强. 职业性肌肉骨骼疾患的危险因素 [J]. 职业与健康, 2008, 24 (3): 264-265.

[11] 顾玉东. 腕管综合征与肘管综合征诊治中的有关问题 [J]. 中华手外科杂志, 2010, 26 (6): 321-323.

[12] 白璐, 王建新, 岳朋朋. 职业性肌肉骨骼疾患研究现状 [J]. 中国工业医学杂志, 2009 (5): 356-359.

[13] 陈振龙, 赵艳, 易桂林, 等. 某电子企业作业工人肌肉骨骼疾患调查分析 [J]. 工业卫生与职业病, 2016 (6): 433-436.

[14] 宋挺博, 陈飙, 孙敬智, 等. 肌肉骨骼疾患危险因素的现场评价 [J]. 中华劳动卫生职业病杂志, 2011 (2): 112-115.

[15] 余善法, 谷桂珍, 周文慧, 等. 职业应激与下肢肌肉骨骼系统疾患的关系 [J]. 中华劳动卫生职业病杂志, 2011, 29 (12): 882-886.

[16] 雷玲, 金克峙, 梁友信. 美国 2001—2010 年职业性肌肉骨骼疾患的研究方向 [J]. 环境与职业医学, 2002, 19 (2): 128.

[17] 张俐娜, 张红娣, 万松泉, 等. 三种行业工人职业性肌肉骨骼疾患调查分析 [J]. 公共卫生与预防医学, 2006, 17 (2): 74-75.

[18] 韩承, 李津, 赵淑岚, 等. 视屏显示终端使用模式与肌肉骨骼疾病的工效学研究进展 [J]. 职业与健康, 2017, 33 (2): 285-288.

[19] 韩承, 李津, 张万超, 等. 天津市视屏作业肌肉骨骼疾病危害因素调查 [J]. 职业与健康, 2017, 33 (21): 2910-2913.

[20] 顾玉东. 重视对腕管综合征的诊治 [J]. 中国矫形外科杂志, 2005, 13 (5): 325-326.

[21] 余秋月, 胡传来, 杨永坚, 等. 护理人员下背痛危险因素分析 [J]. 中华疾病控制杂志, 2003, 7 (001): 25-27.

[22] 胡传来, 杨永坚. 电解铝厂工人职业性下背痛危险因素探讨 [J]. 中国职业医学, 1999, 26 (5): 15-17.

[23] BERNARD BP (ED.). Musculoskeletal Disorders and Workplace Facto-rs: Critical Review of Epidemiologic Evidence for Work-Related Musculoskeletal Disorders of the Neck, Upper Extremity, and Low Back [M]. Cincinnati, OH: NIOSH, 1997.

[24] CAILLIET R. Hand Pain and Impairment [M]. 3rd ed. Philadelphia: F. A. Davis, 1982.

[25] HARRINGTON JM, CARTER JT, BIRRELL L, et al. Surveillance case definitions for work-related upper limb pain syndromes [J]. Occupational and Environmental Medicine, 1998, 55: 164-271.

[26] HERBERT R, GERR F, DROPKIN J. Clinical evaluation and management of work-related carpal tunnel syndrome [J]. American Journal of Industrial Medicine, 2000, 37: 62-74.

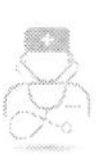

[27] JARVIK JG, YUEN E. Diagnosis of carpal tunnel syndrome: Electrodiagnostic and magnetic resonance imaging evaluation [J]. Neurosurgery Clinics of North America, 2001, 12: 241-253.

[28] KANNAN N, SAWAYA R. Carpal tunnel syndrome: Modern diagnostic and management techniques [J]. British Journal of General Practice, 2001, 41: 311-314.

[29] LINCOLN AE, VERNICK JS, OGAITIS S et al. Interventions for the primary prevention of work-related carpal tunnel syndrome [J]. American Journal of preventive Medicine, 2000, 18: 37-50.

[30] REMPEL DM, EVANOFF B, AMADIO PC, et al. Consensus criteria for the classification of carpal tunnel syndrome in epidemiologic studies [J]. American Journal of Public Health, 1998, 88: 1447-1451.

[31] SLUITER JK, REST KM, FRINGS-DRESEN M Criteria document for evaluation of the work-related ness of upper extremity musculoskeletal disorders [J]. Scandinavian Journal of Work, Environment, and Health, 2001, 27 (Suppl 1): 1-102.

[32] VIIKARI-JUNTURA E, SILVERSTEIN BA. Role of physical load factors in carpal tunnel syndrome [J]. Scandinavian Journal of Work Environment and Health, 1999, 25: 163-185.

[33] BERNARD BP (ED.). Musculoskeletal Disorders and Workplace Factors: A Critical Review of Epidemiologic Evidence for Work-Related Musculoskeletal Disorder of the Neck, Upper Extremity, and Low Back [M]. Washington: DC: NIOSH, 1997.

[34] CAILLIET R. Low Back Pain Syndrome [M]. 5 th ed. Philadelphia: F. A. Davis, 1995.

[35] GUO H-R, TANAKA S, CAMERON LL, et al. Back pain among workers at high risk [J]. American Journal of industrial Medicine, 1995, 28: 591-602.

[36] HANBERG M, SILVERSTEIN BA, WELLS RP, et al.(Eds.). Work-related Musculoskeletal Disorder (WMSD): A Handbook for Prevention [M]. London: Taylor and Francis, 1995.

[37] HIMMELSTEIN JH, ANDERSSON G. Low back pain: Fitness and risk evaluations [J] . State of the Art Reviews in Occupational Medicine, 1988, 3: 255-269.